# Perioperative Pain Medicine

# 围术期
# 疼痛医学

主编　陈向东　米卫东　王　锷

中国科学技术出版社

·北京·

**图书在版编目（CIP）数据**

围术期疼痛医学 / 陈向东 , 米卫东 , 王锷主编 . 北京：中国科学技术出版社 , 2025. 6. -- ISBN 978-7 -5236-1289-7

Ⅰ . R619；R441.1

中国国家版本馆 CIP 数据核字第 2025P09Q97 号

| | | |
|---|---|---|
| **策划编辑** | 延　锦　陈　雪 | |
| **责任编辑** | 延　锦 | |
| **装帧设计** | 佳木水轩 | |
| **责任印制** | 徐　飞 | |

| | | |
|---|---|---|
| 出　　版 | 中国科学技术出版社 |
| 发　　行 | 中国科学技术出版社有限公司 |
| 地　　址 | 北京市海淀区中关村南大街 16 号 |
| 邮　　编 | 100081 |
| 发行电话 | 010-62173865 |
| 传　　真 | 010-62179148 |
| 网　　址 | http://www.cspbooks.com.cn |

| | |
|---|---|
| 开　　本 | 889mm × 1194mm　1/16 |
| 字　　数 | 768 千字 |
| 印　　张 | 29.5 |
| 版　　次 | 2025 年 6 月第 1 版 |
| 印　　次 | 2025 年 6 月第 1 次印刷 |
| 印　　刷 | 北京博海升彩色印刷有限公司 |
| 书　　号 | ISBN 978-7-5236-1289-7/R · 3462 |
| 定　　价 | 298.00 元 |

# 编著者名单

主　编　陈向东　米卫东　王　锷
副主编　杨建军　黑子清　张良成　曹君利　夏中元
　　　　刘学胜　李　洪　陈世彪　王　强　倪新莉
编　者　（以姓氏笔画为序）

刁玉刚　上官王宁　马　万　王阶波　王　强　王　锷
王韶双　孔令琼　叶建荣　田首元　代月娥　邢　飞
刘学胜　米卫东　李　洪　李　傲　杨建军　杨贵英
连朝辉　吴多志　邹小华　宋宗斌　张文颉　张宇轩
张良成　张咏梅　张诗海　张登文　陈世彪　陈向东
陈桂英　易　斌　洪　毅　姚伟锋　姚国泉　贺文泉
夏中元　钱　昊　倪新莉　徐尤年　徐桂萍　徐　锋
郭志佳　唐玲华　梅　斌　曹君利　章　扬　黑子清
舒海华　雷　迁　黎安良

## 内容提要

　　编者在参考了国内外围术期疼痛医学的前沿基础和临床研究，最新指南及专家共识的基础上，从新理念、新方法、新思路的多维视角出发，编写了这部内容翔实的临床实用参考书，以期帮助指导疼痛医学研究。全书围绕疼痛基础、疼痛评估、疼痛治疗及管理、疼痛相关并发症处理、疼痛医学新进展，以及疼痛相关科研展开，以围术期临床疼痛为关注重点，设计和论述了拓展疼痛医学的临床实践和科研创新。本书可供高等医学院校医学生及从事疼痛医学或麻醉学的研究人员阅读参考，对围术期疼痛处置、管理、治疗及围术期疼痛医学的临床实践亦有很好的借鉴及指导作用。

# 主编简介

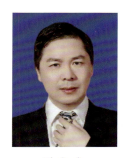

陈向东

医学博士，主任医师，教授，博士研究生导师。华中科技大学同济医学院附属协和医院麻醉科主任，麻醉复苏教育部重点实验室及麻醉与危重病学教研室主任。湖北省政协委员，湖北省致公党省委常委。中国医师协会麻醉学医师分会副会长，世界麻醉医师协会联盟疼痛委员会委员，中国心胸血管麻醉学会围术期康复分会副主任委员，中国整形美容协会麻醉与镇静镇痛分会副会长，中国研究型医院学会麻醉学专业委员会常务委员，教育部学位与研究生教育发展中心评审专家，湖北省医师协会麻醉学医师分会会长，湖北省医学会麻醉学分会候任主任委员，湖北省欧美同学会医药卫生委员会副会长，武汉市临床重点专科评审专家，"新型冠状病毒肺炎科研成果学术交流平台"学术委员会委员，《中华麻醉学杂志》《Anesthesiology（中文版）》常务编委，《临床麻醉学杂志》《国际麻醉学与复苏杂志》等期刊编委。*JATM* 期刊主编，*WJCCM* 英文期刊编辑部成员。在日本札幌医科大学和美国 Virginia 大学留学 10 余年。主持美国、日本研究基金和中国国家自然科学基金 10 余项。荣获 2017 年湖北省科技进步奖二等奖（麻醉药物调控神经系统机制研究及应用）。主要研究方向为麻醉药物和疼痛分子机制，在 *PNAS*、*Journal of neuroscience*、*British journal of anaesthesia* 和 *Anesthesiology* 等期刊发表论文 60 余篇，论文总被引用 2000 次以上。

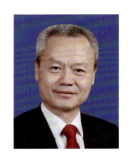

米卫东

主任医师，教授，博士研究生导师，中国人民解放军总医院第一医学中心麻醉科主任，专业技术少将军衔，享受国务院政府特殊津贴。围术期麻醉管理及军事医学专家，全军麻醉与复苏学专业委员会主任委员，中国医师协会麻醉学医师分会第五任会长，军队"十四五"重点实验室主任，全军医学重点专科主任，军队重点项目首席科学家，国家重点研发计划重点专项课题负责人，国家老年疾病临床医学研究中心（解放军总医院）副主任。中华医学会麻醉学分会委员会副主任委员，北京医学会麻醉学分会委员会主任委员。《麻醉安全与质控》《Anesthesiology（中文版）》主编，《中华麻醉学杂志》《临床麻醉学杂志》《北京医学》等期刊副主编。擅长严重创伤及急危重症患者的麻醉管理。主持国家及省部级课题 14 余项，经费 8000 余万元。承担多项国家及军队重大科研任务，获军队科技进步一等奖 1 项、军队科技进步二等奖 2 项、军队医疗成果二等奖 2 项。获批国内专利 4 项，国防发明专利 1 项。主持制订标准、指南等 16 部。以第一作者和通讯作者身份在 *Lancet Reg Health West Pac*、*Int J Surg*、*J Neuroinflammation*、*Anesthesiology*、*J Clin Anesth* 等期刊发表 SCI 论文 130 余篇，主编（译）专著 15 部。

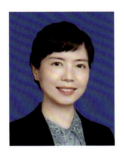

王 锷

主任医师，教授，中南大学湘雅医院麻醉手术部主任。中华医学会麻醉学分会常务委员，中国医师协会麻醉学医师分会常务委员，中国医学妇女协会麻醉学委员会副主任委员，中国睡眠研究会麻醉镇痛分会副会长，中国心胸血管麻醉学会心血管麻醉分会副会长。临床研究方向为心血管麻醉、心力衰竭机制、老年人睡眠障碍机制、脑心互动。已在 *Hypertension Neuroscience and Biobehavioral Reviews*、*Anesthesiology*、*Anesthesia & Analgesia* 等期刊发表论文 100 余篇，主编、参编著作及教材 10 余部。

# 前 言

　　疼痛的定义是组织损伤或与潜在组织损伤相关的一种不愉快的躯体感觉和情感体验。医学界认为，免除疼痛是患者的基本权利。而今，世界卫生组织将疼痛确定为继血压、呼吸、脉搏、体温之后的"第五大生命体征"。当前疼痛相关的研究及疼痛医学的发展越来越被社会及医学界所重视。围术期疼痛是围术期特有的疼痛类别，即术前、术中及术后疼痛的相关临床过程及表现。目前尚缺乏针对围术期疼痛相关的临床指导及参考用书。这一背景更加凸显出了编写本书的必要性和迫切性。本书有望弥补当前围术期疼痛医学发展的不足及围术期疼痛临床管理的短板。

　　本书具有较好的临床实用性。本书立足于临床实践，以临床医生视角搭建框架并展开论述。全书共八篇 38 章，围绕疼痛基础、围术期疼痛的临床评估和诊断检查、围术期疼痛治疗药物、围术期疼痛管理、围术期专科手术疼痛管理、围术期疼痛相关并发症、围术期疼痛医学新进展、围术期疼痛医学的科学研究展开论述。

　　本书亦具有临床应用的新颖性。编者结合前沿基础和临床研究，对围术期疼痛研究的新理念、新方法进行了汇编整理，有助于临床医生快速了解疼痛医学的最新发展及动态。书中所述汇集了疼痛医学的全新研究方法和研究思路，并提出了目前主流的研究方向和选题来源，具有很强的科研指导价值。

　　本书兼具基础和临床科研参考价值。编者从术前疼痛、术中疼痛、术后疼痛及疼痛转归等方面进行了融会贯通，充分体现了围术期疼痛医学的临床实践核心及内涵。考虑到从事围术期疼痛医学研究临床工作者的诉求，本书特意加入了关于疼痛医学基础及临床研究的章节，分别从研究的选题、方向及实施方法来帮助初入疼痛学领域的研究人员快速融入。编者衷心希望本书能够在围术期疼痛医学科学研究及临床实践中发挥抛砖引玉的作用。

　　本书主要由工作在临床一线的围术期疼痛医学相关医疗工作者和博士研究生共同撰写，在此向他们的辛苦付出表示感谢。由于医学发展日新月异，书中信息整合恐有疏漏，对于书中的不足之处，恳请读者指正。

华中科技大学同济医学院附属协和医院　

# 目　录

# 第一篇

## 疼痛基础

# 第1章 疼痛的概念及分类

## 一、疼痛的概念

疼痛是一种与伤害及痛苦相关联的令人不愉快的主观感受。常可涉及全身各部位、各系统器官和组织。引起疼痛的病因是多方面的，包括创伤、炎症、内脏的牵张、神经病变等。疼痛现象的复杂性使其无法被简单直接地定义。1979年国际疼痛研究协会（International Association for the Study of Pain，IASP）将疼痛定义为："一种与实际或潜在的组织损伤相关（或以类似损伤描述的）的不愉快的感觉和情绪体验。"近年来，该领域的一些人认为对疼痛理解的进步需要重新评估该定义并提出修改建议。2020年IASP最终将疼痛的定义修改为"与实际或潜在组织损伤相关或类似相关的不愉快的感觉和情绪体验"。这些修订通过减少对组织损伤的强调，并且通过删除"描述"一词，允许使用其他经过验证的疼痛指标来评估那些不能用言语表达的人。通过添加短语"类似于与实际或潜在组织损伤相关的"，强调在许多疼痛情况下，如神经性和伤害可塑性疼痛，个人可能会在没有临床可检测到的组织损伤的情况下报告疼痛，为自我报告提供了更多空间和尊重。新定义强调了疼痛的生物、心理和社会内涵，有利于我们更加全面、深刻地理解疼痛。随着人们对疼痛病理生理规律的不断探索，疼痛的定义可能会被修改以及不断完善。

疼痛不同于伤害性感受（nociception）。这是两个有密切关系但又不相同的概念。疼痛是主观的并且可以被个体的生活经历所改变。伤害性感受是指神经系统响应伤害性刺激的一种神经活动，包括生理活动、生化反应和其他细胞分子生物学反应过程等。纯粹生物学意义上、基于感觉神经通路活动的伤害性感受，不能构成"疼痛"这一概念的全部意义。疼痛是"一种心理概念，而不是物理测量"，必须将疼痛体验与有害刺激区分开来，疼痛的体验不能仅从感觉神经元的活动中推断出来。

在正常生理条件下，疼痛提供躯体受到威胁的警报信号，是不可缺少的一种生命保护功能。但同时疼痛也可能对疼痛主体的身体功能和心理健康，甚至对疼痛主体所处的社会关系和社会健康产生不利影响。在病理条件下，疼痛是大多数疾病具有的共同症状，往往与自主神经活动、运动反射、心理和情绪反应交织在一起，给患者带来痛苦。慢性疼痛不仅仅是一种症状，它本身也可以是一种疾病，是临床的一大难题。

## 二、疼痛的分类

疼痛涉及全身各部位、各系统器官和组织，引起疼痛的病因是多方面的，包括创伤、炎症、内脏的牵张、神经病变等。对疼痛进行分类有助于对疼痛的流行病学、病因、预后和治疗效果等各方面，进行研究和临床诊断与治疗效果评估。1994年，IASP制订了疼痛的五轴分类法，但由于方法比较复杂，难以被普及应用。而应用更为普遍的是根据疼痛发生部位、原因、性质及持续时间等进行的疼痛分类方法。

### （一）根据疼痛持续时间分类

根据疼痛的持续时间可分为急性疼痛（acute pain）和慢性疼痛（chronic pain）。慢性疼痛被定义为持续时间超过3~6个月的持续性或复发性疼痛，主要分为七大类，包括慢性原发性疼痛、慢性癌痛、慢性创伤后和术后疼痛、慢性神经性疼痛、慢性头痛和口面部疼痛、慢性内脏疼痛，以及慢性肌肉骨骼疼痛。一定情况下急性痛会发展为慢性疼痛。

## （二）根据疼痛发生的系统和器官分类

可分为躯体痛、内脏痛和中枢痛。

### 1. 躯体痛

躯体痛（somatic pain）是由浅表（皮肤、皮下组织、黏膜）或深部组织（肌肉、肌腱、筋膜、关节、骨骼）的疼痛感受器受到各种伤害性刺激所引起。躯体痛多为局部性，疼痛剧烈、定位清楚，如牙痛，肩周炎、膝关节炎导致的关节痛等。

### 2. 内脏痛

内脏痛（visceral pain）位于深部，是由于内脏牵拉、压迫、扭转或肠管扩张引起。一般定位不准确，可呈隐痛、胀痛、牵拉痛或绞痛。如胆石症导致的胆绞痛、肾输尿管结石导致的肾绞痛。有时还存在牵涉痛，牵涉痛常远离病变部位，如心绞痛时可牵涉左上肢，胆囊炎时可出现右肩部疼痛。

### 3. 中枢痛

中枢痛（central pain）主要指脊髓、脑干、丘脑和大脑皮质等中枢神经疾病所致疼痛。中枢痛难以定位，在病变后立即出现或延迟几年，疼痛性质不固定，多表现为持续性刺痛或麻木，活动加重，休息好转，如脑出血、脑肿瘤、脊髓空洞症等引起的疼痛。

## （三）根据疼痛的性质分类

### 1. 刺痛

刺痛又称第一疼痛、锐痛或快痛，其痛刺激冲动是经外周神经中的 Aδ 纤维传入中枢的。痛觉主观体验的特点是定位明确，痛觉产生迅速，消失也快，常伴有受刺激的肢体出现保护性反射，一般不产生明显的情绪反应。

### 2. 灼痛

灼痛又称第二疼痛、慢痛或钝痛，其痛觉信号是经外周神经中的 C 纤维传入的。其主观体验的特点是定位不明确，往往难以忍受。痛觉的形成慢，消失也慢。

### 3. 酸痛

酸痛又称第三疼痛，其痛觉冲动经外周神经中的 Aδ 纤维和 C 纤维传入。其主观体验的特点是痛觉难以描述，感觉定位差，很难确定痛源部位。

其他还包括绞痛、胀痛、钻顶样痛、爆裂样痛、跳动样痛、撕裂样痛、牵拉样痛和压榨样痛等。

## （四）根据疼痛的原因分类

根据疼痛的原因分类主要有创伤性疼痛、炎症疼痛、神经病理性疼痛、癌痛和精神（心理）性疼痛等。

### 1. 创伤性疼痛

创伤性疼痛主要是皮肤、肌肉、韧带、筋膜、骨的损伤引起的疼痛，如骨折急性或慢性腰扭伤、肱骨外上髁炎、烧伤等。

### 2. 炎症疼痛

由于生物源性炎症、化学源性炎症所致的疼痛，如风湿性关节炎、类风湿关节炎、强直性脊柱炎等。

### 3. 神经病理性疼痛

神经病理性疼痛（neuropathic pain）是指神经系统包括周围神经和中枢神经任何部位的神经病变和损害相关的痛觉过敏、痛觉异常所致的疼痛，如带状疱疹后神经痛、糖尿病性神经病变等。

### 4. 癌痛

癌痛（cancer pain）是由于肿瘤压迫使组织缺血、肿瘤浸润周围器官、神经引起的疼痛，常见于肝癌、胃癌、胰腺癌、胆管癌和恶性肿瘤骨转移。

### 5. 精神（心理）性疼痛

精神（心理）性疼痛（psychogenic pain）主要是由于心理障碍引起的疼痛，多无确切的病变和阳性检查结果，患者常主诉周身痛或多处顽固性痛。可伴其他心理障碍表现，如失眠、多梦、困倦等。

（黑子清 姚伟锋）

## 参考文献

[1] RAJA S N, CARR D B, COHEN M, et al.The Revised IASP definition of pain: concepts, challenges, and compromises[J]. *Pain*, 2020, 161(9): 1976-1982.

[2] STEVENS B.Revisions to the IASP definition of pain—What does this mean for children?[J]. *Paediatr Neonatal Pain*, 2021, 3(3): 101-105.

[3] 韩济生 . 疼痛学 [M]. 北京：北京大学医学出版社 , 2011.

[4] 刘延清 . 实用疼痛学 [M]. 北京：人民卫生出版社 , 2013.

[5] 郭政 , 王国年 . 疼痛诊疗学 [M]. 4 版 . 北京：人民卫生出版社 , 2016.

# 第 2 章　疼痛解剖生理学

疼痛本身既是生理感觉，也是一种情感反应。人体参与疼痛的神经系统是一个复杂的神经结构，同时疼痛的传导也是一个极为复杂的过程，在调控疼痛产生的神经系统中，除了上行传导通路外，还有下行通路参与调节疼痛，因此，上行和下行感觉信号在中枢神经的复杂聚集及调制共同构成了疼痛感觉的形成。

## 一、疼痛传导通路的基本结构

疼痛传导通路的基本结构主要包括伤害性感受器、传入纤维、脊髓及疼痛高级中枢几个部分。

### （一）伤害性感受器

伤害性感受器（nociceptor）是一种感知各种对组织器官有伤害性的刺激并进行反应的神经元。不同部位、不同类型的伤害性感受器可出现不同形式的疼痛感受，如皮肤可表现为刺痛或钝痛；肌肉可表现为酸痛；内脏器官可表现为绞痛、胀痛等；伤害性感受器属于 Aδ 类和 C 类两种感觉纤维，刺激 Aδ 类感觉纤维可呈现准确定位的尖锐、针刺样的快痛，而刺激 C 类纤维则为定位不准确、烧灼感或钝性的延迟性疼痛。

伤害性感受器根据不同伤害性感受器功能特征，可以分为以下几类。①高阈值机械性伤害感受器：多为 Aδ 纤维，是高阈值、传导迅速的机械伤害性感受器，但对高强度热刺激反应较差。②有髓的机械 – 热伤害感受器：同属 Aδ 纤维，激活阈值相对较低，并对热刺激迅速产生疼痛反应。③C 类机械 – 热伤害感受器：主要特征为易疲劳、习惯化和敏化。④温热伤害感受器：仅对热刺激产生疼痛反应，并表现为全或无的特征。⑤C 类多觉型伤害性感受器：大多数为 C 类纤维，激活阈值较高，对高强度的温度、化学性及机械性刺激较敏感。

### （二）传入纤维

根据神经纤维的粗细和传导速度可将其分为 A、B、C 三类纤维（表 2-1）。A 类纤维直径最大，传导速度最快；B 类纤维是中等大小的纤维，传导速度稍慢；C 类纤维直径最小，传导速度最慢。其中，机体传导疼痛最主要的神经纤维是 Aδ 纤维，Aδ 纤维也是机体疼痛传导纤维中传导速度最快的；C 类纤维则是疼痛传导纤维中最慢的纤维。Aδ 类纤维主要传导快速、明确且定位准确的疼痛，常被患者描述为刺痛、锐痛或剧痛，从而引起机体产生躲避反应，防止后续进一步的损伤；而 C 类纤维传导的则是相对较稳定而缓慢且持续的钝性疼痛，具体定位较差，但能持续传导疼痛信号从而使疼痛持续存在，促使患者寻求治疗。

### （三）脊髓

瑞典解剖学家 Rexed 根据大小、性状、密度、走向，按罗马字母Ⅰ～Ⅹ将猫的脊髓灰质分为 10 层（表 2-2），后来研究也证实，其他动物包括人类的脊髓灰质也分为 10 层。在脊髓的横切面上，可见在细小中央管的周围有呈 H 形的灰红色区域，即为灰质，灰质两侧边的后半称为后角（dorsal horn），包括脊髓的第Ⅰ～Ⅶ层，它是感觉传入信息的处理中心。

第Ⅰ层也称边缘层，边界薄而不清，包含大、中、小神经元，层内含有后角边缘核第Ⅰ层的神经元发出纤维参与组成脊髓丘脑束。第Ⅱ层占据灰质后角头的大部分，此层不含有髓纤维故髓鞘染色不着色，质地呈胶状质样，故也称胶状质（substantia gelatinosa）。第Ⅱ层分内侧部和外侧

表 2-1　周围神经纤维主要分类

| 神经纤维类型 | 直径（μm） | 传导速度（m/s） | 主要分布及功能 |
| --- | --- | --- | --- |
| Aα | 12～20 | 70～120 | 运动 |
| Aβ | 5～15 | 30～70 | 触觉、本体感觉 |
| Aγ | 6～8 | 15～30 | 触觉、肌张力 |
| Aδ | 1～4 | 12～30 | 热/机械刺激伤害性感受器 |
| B | 1～3 | 3～15 | 自主神经节前神经元 |
| C | 0.5～1.5 | 0.5～2 | 热/机械刺激伤害性感受器、自主神经节后神经元 |

表 2-2　脊髓灰质的主要分层与核团相对应关系

| 灰质分层 | 相对应核团或部位 |
| --- | --- |
| I | 后角尖，后角边缘核 |
| II | 后角头，胶状质 |
| III | 后角头，后角固有核 |
| IV | 后角头，后角固有核 |
| V | 后角颈，网状核 |
| VI | 后角底 |
| VII | 中间带，胸核 |
| VIII | 前角底部 |
| IX | 前角 |
| X | 中央灰质 |

部，内侧部细胞主要对非伤害性刺激起反应，而外侧部细胞则主要对伤害性刺激起反应。同时板层 II 的其他细胞也起着升高或降低各类刺激阈值的作用。第 III 层和第 IV 层内有较大的细胞群，被称为后角固有核。传入纤维主要是低阈值机械性伤害感受器，部分来自于广动力范围神经元；传出纤维则参与并组成上行传导束。第 V 层为灰质后角颈，其传入纤维主要来自于脑干下行传导纤维及其他板层发出的神经元间的联系纤维，同时也有来自其他脏器、皮肤的伤害性刺激的传入纤维。第 VII 层是灰质的后角基底部，其中颈髓和腰骶髓节段的第 VII 层较为明显此板层中的细胞接受各个肢体肌肉、皮肤组织的传入信息。

第 I、II、V 层均被认为是伤害感受信息处理的重要结构。伤害感受信息处理，尤其是内脏伤害感受信息处理的另一重要区域是第 X 层，即中央管周围灰质。该层围绕脊髓中央管，其中很多神经元接受来自内脏的神经传入，该层内也能发现脊髓丘脑投射的神经元。

### （四）疼痛高级中枢

#### 1. 侧丘脑核团

侧丘脑核团主要包括髓板内核、丘脑中央下核（submedius nucleus，Sm）和腹内侧核（ventromedial nucleus，VM）和背内侧核（mediodorsal thalamic nucleus，MD）。主要参与介导伤害性感受和疼痛感觉的情绪 - 激动成分。内侧丘脑核团神经元的轴突广泛投射到大脑皮层，其中包括与情感有关的额皮层，它同时也接受与边缘系统、下丘脑有密切联系的网状结构的传入。因此，这个与疼痛情绪反应相关的通路也被称为旁中央系统。

#### 2. 外侧丘脑核团

包括腹后核群（ventral posterior nucleus，VP）、丘脑网状核（reticular nucleus of thalamus，Rt）和未定带（zona incerta，ZI）。主要参与痛觉鉴别等方面。

#### 3. 大脑皮质

作为人类感觉整合的最高级中枢，接受各种感觉传入信息进行加工，最终上升到意识。但是目前针对大脑皮质接受痛觉传入传导的部位及机制还没有明确的研究结论，有待进一步的动物模型实验进行验证探索。

## 二、疼痛的上行传导通路与调制

### （一）周围神经传导

来自体内或者外界产生的各种伤害性刺激均可导致局部组织破坏、损害，随后损伤的组织细胞释放各种内源性致痛因子。损伤的组织局部微环境中各类致痛因子浓度的变化随即转变为发生在神经纤维上的动作电位，并向上传递到脊髓。脊髓是疼痛信号处理的初级中枢，各类伤害性刺激的信号经过传入脊髓背角后的初步整合，一方面可作用于腹侧角运动细胞，引起局部的防御性反射如屈肌反射等，另一方面，信号则继续沿上行传导通路继续向神经中枢传递。

### （二）疼痛上行传导通路

所有伤害性感受刺激的信息经过脊髓后角的传递和调节后，发出的相应神经纤维经脊髓丘脑束（spinothalamic tract，STT）传递至丘脑，再经过脊髓中脑束（spinomesencephalic tract，SMT）、脊髓网状束（spinoreticular tract，SRT）传递至脑干，或者经脊髓下丘脑束（spinohypothalamic tract，SHT）传递至下丘脑。伤害性刺激还可以通过间接上行传导通路向大脑传递信息，如经后柱突触后系统（dorsal column postsynaptic system，DCPS）、脊髓颈丘脑束（spinocervicothalamic tract，SCT）及脊髓臂旁通路（spinoparabrachial pathway）等。

#### 1. 脊髓丘脑束

脊髓丘脑束可分为传递疼痛的痛感觉成分的"新脊 – 丘束"，和传递痛觉的情感成分的"旧脊 – 丘束"（脊髓到丘脑髓板内核群）的区别主要在于起源细胞以及中枢投射不相同。新脊髓丘脑束的起源神经元位于脊髓对侧后角的第 Ⅰ 层及第 Ⅴ 层，但旧脊髓丘脑束起源的神经元则位于第 Ⅴ 层及其他一些更深的板层，且动物实验研究证实了不同的动物种系之间差异性较大。

#### 2. 脊髓中脑束

脊髓中脑束神经纤维终止于脑干中网状结构亚核，其中包括导水管周围灰质对外侧亚核、楔状核、旁鳃核、丘间核、Darkschewitsch 核、Edineger-Westphal 核和 Cajal 间质核等。不同动物种群的脊髓中脑束神经元的分布差异性也较大，例如大鼠的脊髓中脑束胞体位于第 Ⅰ、Ⅴ、Ⅵ、Ⅹ 层和背外侧束核，猫的脊髓中脑束位于第 Ⅰ、Ⅳ 层和第 Ⅴ 层，猴脊髓中脑束的则位于第 Ⅰ 层和第 Ⅳ～Ⅷ 层。

#### 3. 脊髓网状束

脊髓网状束在脊髓内伴随脊髓丘脑束以及脊髓中脑束走行，但在脑干内则走行于脊髓丘脑束和脊髓中脑束的内侧。

脊髓网状束主要由位于脊髓背角的第 Ⅶ、Ⅷ 层和少数第 Ⅰ、Ⅴ、Ⅵ 层的神经元轴突组成并投射到延脑和脑桥网状结构。

#### 4. 后柱突触后系统

后柱突触后系统起源于脊髓后角第 Ⅳ、Ⅴ、Ⅵ 层的细胞，主要由伤害感受刺激特异性神经元、广动力范围神经元和低阈值机械感觉性神经元组成。后柱突触后系统以拓扑分布的形式经后柱投射至延脑的薄束核和楔束核。目前主流观点认为，经丘脑腹后外侧核中继的后柱突触后系统纤维主要介导参与痛感觉识别功能，而经丘脑腹内核后部中继的后柱突触后系统纤维则主要与痛觉的情感 – 动机功能相关，并且这是重要的一条内脏痛上行传导通路。

### （三）脊髓上行传导通路的调制

总的来说，机体的神经系统中存在一个潜在调制痛觉上行传递的网络。脊髓首先是痛觉调制的初级中枢，初级传入神经的中枢突、背角神经元和下行纤维末梢在脊髓后角浅层胶质区汇聚，即第 Ⅰ 层和第 Ⅱ 层的区域，此区域包含众多的神经活性物质、受体及中间神经元，经此各类伤害性信息进行传入和整合以待下一步传递。伤害性刺激通过传入神经纤维进入脊髓背角（dorsal horm，DH），与背角中的神经元产生突触联系，随后突出经过刺激产生兴奋性突触后电位（excitatory posteynaptic potential，EPSP），此过程就完成了背根神经节（dorsal root ganglion，DRG）神经元与背角神经元之间的信息传递。另外，背根神经节神经元上的多种受体如瞬时受体电位香草酸亚型 1 通道（transient receptor potential vanilloid 1 channel，TRPV1）受体、P2X3 嘌呤受体、N– 甲基 –D– 天冬氨酸受体（N-methyl-D-aspartate receptor，NMDAR）内含传入神经纤维中枢端内部各种化学物质的释放，共同影响机体内外的各类伤害性信息由外周向中枢传递过程。

## 三、疼痛中枢下行传导与调制通路

### （一）下行抑制系统

疼痛感觉的产生来源于上传到中枢神经系统的疼痛信号，同时也受中枢下行抑制系统的调节。

中枢系统下行抑制系统（descending inhibition system of nervous system）主要以中脑导水管周围灰质（periaqueductal gray matter，PAG）为中心，联合延髓头端腹侧（rostal ventrical medulla，RVM）结构，经脊髓背外侧束下行对延髓和脊髓背角痛觉感受性信息的传入产生抑制性调制进一步调节疼痛。中脑 PAG 是内源性痛觉调制系统中一个上行与下行通路中的主要结构，其腹外侧部是主要镇痛区，如脑啡肽细胞、β 内啡肽末梢、P 物质等；RVM 内侧网状结构也是内源性痛觉调制系统中的重要结构，其中最重要的是中缝大核（magnus raphe nucleus，MRN），多数为 5- 羟色胺能神经元。除了 PAG 和 RVM 内侧核群，延髓尾部的外侧网状核和蓝斑核也是下行抑制系统中的一个重要结构。这些结构主要涉及内源性阿片物质、5- 羟色胺、去甲肾上腺素等多种神经递质参与的镇痛作用。

### （二）下行易化系统

下行易化系统（descending facilitatory system）通过降低疼痛阈值来提高机体对伤害性刺激的反应能力，其在痛觉过敏和中枢敏化的形成过程在发挥重要作用。下行易化系统主要是通过中脑 PAG 和 RVM 内侧核群内的神经多肽、脊髓内的胆囊收缩素和受体相结合，增加释放兴奋性氨基酸，进一步易化疼痛信号的传递。高级中枢（丘脑和大脑皮质）同样也直接或间接参与疼痛信号的调制过程。人体的心理因素、应激状态等也会影响痛觉调制过程。因此，大脑皮质的心理活动、情绪等均可通过下行通路影响对疼痛的耐受性。

（黑子清　姚伟锋）

## 参考文献

[1] 李丽梅，郑宝森，张志利，等 . 背根神经节解剖及其参与神经病理性疼痛机制的研究进展 [J]. 中国疼痛医学杂志，2022, 28(7): 531–540.

[2] BANNISTER K, SACHAU J, BARON R, et al. Neuropathic Pain: Mechanism-Based Therapeutics[J]. Annu Rev Pharmacol Toxicol, 2020, 60: 257–274.

[3] ATTAL N, BOUHASSIRA D. Advances in the treatment of neuropathic pain[J]. Curr Opin Neurol, 2021, 34(5): 631–637.

[4] 刘延青 . 实用疼痛学 [M]. 北京：人民卫生出版社，2013.

[5] 韩济生 . 疼痛学 [M]. 北京：北京大学医学出版社，2012.

[6] 郭政，王国年 . 疼痛诊疗学 [M]. 4 版 . 北京：人民卫生出版社，2016.

# 第3章　疼痛神经生物学

## 一、疼痛的细胞生物学机制

疼痛往往涉及复杂的痛觉信号传输通路（pain pathway），尤其是慢性疼痛，这些通路包括外周伤害性感受器、背根神经节、脊髓及大脑等结构，包含种类繁多的细胞。细胞是生物体最基本的结构和功能单位，阐明疼痛的细胞生物学机制是全面认识与深入研究疼痛的基础。目前已知有10余种细胞类型参与了疼痛的起始与维持，但研究最清楚、最深入的是脊髓与大脑的神经元和胶质细胞，因此本节主要介绍中枢神经系统神经元与胶质细胞如何参与并调控疼痛。

### （一）神经元

#### 1. 脊髓神经元

中枢神经系统的细胞主要分为两大类，一类是神经元，另一类是胶质细胞。神经元是一种高度分化的细胞，是神经系统的基本结构和功能单位之一，具有感受刺激和传导兴奋的功能。神经元的超兴奋性（neuronal hyperexcitability）是指神经元的兴奋性升高，神经元可在没有刺激或者微小刺激的情况下被激活。痛觉信号传输通路中神经元的超兴奋性是慢性疼痛的典型特征，例如脊髓损伤（spinal cord injury，SCI）模型小鼠的脊髓神经元表现出对非伤害性和伤害性外周刺激的反应性增强，包括自发活动和放电后活动增加。神经元的超兴奋性是神经病理性疼痛行为的电生理基础，如脊髓损伤后的机械性超敏和冷、热痛觉过敏均与神经元超兴奋性密切相关。脊髓神经元的超兴奋与谷氨酸受体/钠通道的上调、胶质细胞的激活和内源性抑制活性分子的降低密切相关。脊髓损伤引起这些生化与分子的变化，进而引起脊髓神经元的超兴奋性。

脊髓背角神经元可分为3种类型：低阈值（low threshold，LT）神经元、高阈值（high threshold，HT）神经元以及广动力范围（wide dynamic range，WDR）神经元。LT神经元对非伤害性刺激的反应最强，主要分布在深层背角（第Ⅲ～Ⅵ层），从Aβ初级传入纤维接收非伤害性信息。HT神经元对中度和伤害性刺激的反应最强，对非伤害性刺激反应很少或没有反应，主要分布在浅层背角（第Ⅰ～Ⅱ层），主要接收来自C和Aδ初级传入纤维的伤害性信息。WDR神经元对刺激强度的增加表现出分级活动模式，在脊髓背角浅层和深层都有分布，主要介导受伤后疼痛感觉信息的传输。半横断脊髓损伤后，所有3种类型的背角神经元的兴奋性均显著增加，表现为神经元自发放电增加、对诱发刺激的反应性增强，导致痛觉信号传输通路的高兴奋性。此外，脊髓损伤使脊髓背角神经元比例发生改变。半横断脊髓损伤后，脊髓背角同侧和对侧的WDR神经元比例显著增加。

丝裂原活化蛋白激酶（mitogen activated protein kinase，MAPK）转录途径与脊髓损伤后神经元的超兴奋性密切相关。离子型谷氨酸受体（ionotropic glutamate receptor，iGluR）和电压门控钙通道（voltage-gated calcium channel，VGCC）激活引起细胞内钙离子浓度升高，激活钙介导的蛋白激酶。例如，细胞内钙离子增加会激活蛋白激酶A（protein kinase A，PKA）、蛋白激酶C（protein kinase C，PKC）和$Ca^{2+}$－钙调蛋白依赖性激酶Ⅱ（calcium/calmodulin-dependent protein kinases，CaMKⅡ）通路，随后激活MAPK/细胞外信号调节激酶（extracellular signal regulated kinase，ERK）。脊髓损伤会引起p38 MAPK和ERK的激活，引发脊髓损伤后背角神经元的超兴奋性和神经病理性疼痛。鞘内注射抑制药抑制 p38 MAPK 激活，可以抑制胸挫伤后机械性痛觉超敏及背角神经元超兴奋性。此外，脊髓损伤后脊髓背角 γ- 氨基丁酸（gamma-aminobutyric acid，GABA）能神经元抑制功能减退也是脊髓神经元的超兴奋性的机制之一。增强 GABA 能神经元功能的药物治疗可减轻脊髓损伤后的神经病理性疼痛及神经元超兴奋性，鞘内注射 GABA 可减轻脊髓后角神经元的超兴奋性以及动物的机械性痛觉过敏。

### 2. 脊髓上脑区神经元

延髓、边缘系统、丘脑、大脑皮层等脊髓上区域都是痛觉信号传输通路的重要脑区，这些脑区的神经元高兴奋性也与疼痛行为学密切相关，尤其对大脑皮层的研究最为深入。人类的脑功能成像研究及动物的电生理研究表明，多个大脑皮层区域与疼痛密切相关，包括初级和次级躯体感觉皮层、运动皮层、岛叶皮层、前扣带回皮层和前额叶皮层等。慢性疼痛引起上述脑区的神经元超兴奋性。在功能性脑成像研究中，神经损伤患者表现出中央第一感觉区皮质厚度及兴奋性增强，其变化程度与机械性痛觉过敏程度高度相关。坐骨神经部分结扎导致躯体感觉皮层兴奋性增加，而皮层兴奋性的增加与神经病理性疼痛的发展密切相关。在神经病理性疼痛小鼠模型中，通过光遗传技术改变神经元膜特性和减少兴奋性突触传输的频率，使皮质超兴奋性正常化，可以有效缓解疼痛行为。

前扣带回皮质（anterior cingulate cortex，ACC）与疼痛的情绪反应密切相关，其神经元兴奋性过高是神经病理性疼痛重要病理生理学机制之一。电生理研究表明，ACC 第 II/III 层神经元的兴奋性增加主要是由于痛觉信息传输通路中长期外周敏化改变了兴奋性传入。在慢性收缩损伤（chronic constriction injury，CCI）后的脑切片中发现，ACC 第 V 层神经元代谢型谷氨酸受体 1 在外周神经损伤后被上调和激活，通过抑制 ACC 神经元中的超极化激活的环核苷酸 1 诱导神经元超兴奋性。慢性收缩损伤导致 ACC 锥体神经元的内在兴奋性（intrinsic excitability）增强。慢性

收缩损伤引起的神经病理性疼痛伴随着 ACC 神经元自发振荡频率的增加，这种变化可能对疼痛超敏反应和自发性疼痛也至关重要。周围神经损伤或其他疼痛状态下引起 ACC 神经元的生化与分子变化，如多巴胺 $D_1$ 和 $D_2$ 受体表达减少、突触后 α- 氨基 -3- 羟基 -5- 甲基 -4- 异噁唑丙酸受体（α-Amino-3-hydroxy-5-methyl-4-isoxazole propionic acid receptor，AMPA）受体增加、星形胶质细胞活化、脑源性神经营养因子（Brain derived neurotrophic factor，BDNF）表达增加等，导致 ACC 神经元的超兴奋性。

### 3. 以神经元为靶点的疼痛治疗

神经元超兴奋性是神经病理性疼痛的电生理基础。目前，多项临床研究试图以抑制神经元超兴奋性为靶点来控制神经病理性疼痛，主要包括两类药物。第一类药物主要阻止神经系统动作电位的产生和传播。由于电压门控钠通道在动作电位生成中至关重要，因此有几种化合物以电压门控钠通道为靶点。利多卡因、拉莫三嗪和普鲁卡因通过抑制电压门控钠通道功能缓解慢性疼痛。第二类药物则通过抑制突触传递来抑制神经元的超兴奋性。钙通道阻滞药（加巴喷丁、普瑞巴林和齐康肽）、GABA 转运体抑制药（噻加宾）、GABA 受体拮抗药（苯二氮䓬类和巴氯芬）、$\alpha_2$ 受体激动药（可乐定）、NMDAR 拮抗药（氯胺酮和美金刚）及阿片类药物，则是通过阻断中枢突触机制来抑制脊髓神经元超兴奋性和减轻神经病理性疼痛。

### （二）胶质细胞

胶质细胞广泛分布于中枢和周围神经系统，是神经系统除神经元之外的另一类主要细胞。传统观点认为胶质细胞主要起支撑和营养的功能，但近年来研究发现，胶质细胞参与神经系统的发育与损伤之后的修复，参与免疫应答、形成髓鞘，以及血脑屏障、神经递质的快速清除与回收等。此外，胶质细胞通过突触传递、电突触等形式直接与神经元产生化学能与电能的信息交流，从而更广泛地参与各种生理病理过程。中枢神经系统

中的胶质细胞分为三大类：星形胶质细胞、小胶质细胞和少突胶质细胞。其中，星形胶质细胞、小胶质细胞在疼痛起始与维持中发挥重要作用，也是有效的疼痛治疗靶点。

**1. 星形胶质细胞**

(1) 概述：星形胶质细胞是大脑中分布最广泛的一类细胞。星形胶质细胞不仅为神经元提供结构和营养支持，同时在许多关键的神经生理过程中也发挥作用，如血脑屏障的形成、神经递质的循环、细胞外离子浓度的调节等。星形胶质细胞的特异性标志物为胶质纤维酸性蛋白（glial fibrillary acidic protein，GFAP）。星形胶质细胞的一大重要特点是可以直接以缝隙连接（gap junction）的方式物理连接在一起，胞质中的离子和小的胞质成分可以在细胞间快速交换，此外电信号也可以借此快速传输。星形胶质细胞也与神经元间突触有广泛接触，在突触形成及突触传递中发挥重要作用。

在神经损伤引起的神经病理性疼痛中，星形胶质细胞发挥重要作用。在多种神经损伤导致的慢性疼痛模型中都观察到脊髓星形胶质细胞增生（astrogliosis；星形胶质细胞的一种激活反应）。在神经病理性疼痛中，在疼痛的早期就观察到脊髓星形胶质细胞增生，并可持续数月的时间，表明星形胶质细胞不仅参与急性到慢性疼痛的转变，也参与了疼痛的维持阶段。抑制脊髓星形胶质细胞增殖可减轻神经损伤引起的神经病理性疼痛，如通过反义寡核苷酸下调 GFAP 表达，可减少神经病理性疼痛行为。氟乙酸是星形胶质细胞的抑制药，鞘内注射氟乙酸可以缓解多种慢性疼痛。研究表明，脊髓星形胶质细胞衍生的介质足以产生疼痛超敏反应。通过激动剂或光遗传技术刺激脊髓星形胶质细胞，可在正常大鼠身上产生机械性痛觉过敏反应，表明星形胶质细胞的激活足以产生疼痛。

星形胶质细胞的关键特性之一是形成细胞间缝隙连接网络。连接蛋白 43（connexin 43，CX43）是星形胶质细胞的主要缝隙连接蛋白。CX43 半通道在开放时可以释放三磷腺苷（adenosine triphosphate，

ATP）或谷氨酸等胞质成分。在啮齿动物中，神经损伤或脊髓损伤后星形胶质细胞中 CX43 表达上调，非选择性抑制药卡宾诺酮抑制缝隙连接功能可有效逆转机械性痛觉过敏。通过干扰 RNA 特异性抑制 CX43 的表达，也可以减轻神经损伤后的机械性痛觉过敏。使用 CX43 模拟肽 Gap26 和 Gap27 也成功实现了选择性 CX43 阻断，减轻了小鼠的晚期神经病理性疼痛。星形细胞衍生的趋化因子可增强脊髓痛觉信息传输通路中的兴奋性突触传递，通过调控神经元 – 星形胶质细胞相互作用促进神经性疼痛。

神经损伤后星形胶质细胞激活也发生在与痛觉信息处理相关的脊髓上脑区。眶下神经结扎造成神经损伤后，在延脑头端腹内侧区中观察到星形胶质细胞活化，星形胶质细胞活化后通过分泌肿瘤坏死因子（tumor necrosis factor，TNF）和白介素（interleukin，IL）-1β 信号调节神经病理性疼痛。此外，大脑皮层星形胶质细胞的激活也参与调节慢性疼痛，例如，ACC 星形胶质细胞的激活参与了炎性痛的调节。大鼠神经损伤后在初级躯体感觉皮层也观察到星形胶质细胞的激活。慢性腰痛患者的脑功能成像研究表明，包括丘脑和躯体感觉皮层在内的多个大脑区域中都存在胶质细胞激活，这表明人类大脑脊髓上脑区中星形胶质细胞激活可能参与了慢性疼痛。

(2) 以星形胶质细胞为靶点的疼痛治疗：鉴于星形胶质细胞在疼痛诱导和维持中起关键作用，有学者提出以星形胶质细胞为靶点的疼痛治疗策略。在动物模型中，通过药物清除星形胶质细胞或阻断星形胶质细胞功能，能够减轻神经病理性疼痛。在人体试验中，鉴于星形胶质细胞在多种正常生理过程中所起的重要作用，需要开发针对星形胶质细胞的特异性药物，但进展缓慢。目前正在动物模型中研究几种非药物疗法，包括细胞疗法（如骨髓干细胞）、运动和神经调节（包括脊髓刺激、针灸），通过调节星形胶质细胞的活性和神经炎症控制慢性疼痛。

**2. 小胶质细胞**

(1) 概述：小胶质细胞是广泛存在于神经系统

中的巨噬细胞，参与神经系统的细胞免疫过程，能够识别免疫威胁，维持神经系统的稳态。正常情况下，小胶质细胞处于静息状态，在该状态下，小胶质细胞通过其分支感知环境，起到免疫监测作用。小胶质细胞动态地与突触相互作用，以改变其结构和功能。小胶质细胞正在成为脑疾病的关键调节因子，包括神经退行性疾病（如阿尔茨海默病、帕金森病）和神经精神疾病（如抑郁和焦虑）等。周围神经损伤会激活小胶质细胞，诱导小胶质细胞增生。小胶质细胞增生表现为形态的巨大变化，静息状态下小胶质细胞表现为胞体较小、突起较长的分枝状，小胶质细胞激活后，表现为胞体变大、突起缩短的阿米巴状。同时，小胶质细胞增生表现为小胶质细胞特殊标志物（如 CCR3/CD11b、MHC Ⅱ 和 IBA1）的上调。脊髓注射 ATP 激活的小胶质细胞足以在 1h 内引起快速机械性痛觉过敏。米诺环素是一种非特异性小胶质细胞抑制药，在脊髓神经横断后的早期注射米诺环素可以抑制机械性痛觉过敏，但在后期注射米诺环素则无效，这表明在神经损伤早期抑制小胶质细胞可以减轻神经病理性疼痛。上面的研究均表明小胶质细胞激活参与了慢性疼痛的发生。

最新研究表明，激活的小胶质细胞释放生物活性介质，促进脊髓和脊髓上水平的痛觉信息传导，从而导致神经性疼痛。神经损伤激活脊髓背角小胶质细胞，小胶质细胞内多种受体、激酶及转录因子等升高，通过复杂的信号通路调控疼痛。

① MAPK：神经损伤后，脊髓小胶质细胞磷酸化的 p38 MAPK 增加，通过级联反应促进 TNF-α、IL-1β、脑源性神经营养因子（brain-derived neurotrophic factor，BDNF）等物质的合成与分泌，调控兴奋性突触传递及抑制性突触传递，从而在慢性疼痛中发挥重要作用。通过鞘内途径抑制 p38 MAPK 活性，抑制了各种神经病理性疼痛模型中机械性痛觉过敏。

② 嘌呤能受体（purinergic receptor）：ATP 是小胶质细胞的重要激活物，ATP 通过结合嘌呤能受体激活小胶质细胞。嘌呤能受体有 3 种亚型：腺苷 P1 受体、P2X 离子通道受体和 G 蛋白耦联 P2Y 受体。神经损伤上调小胶质细胞的 P2X4R 与 P2X7R，P2X4R 与 P2X7R 抑制药均可减轻神经病理性疼痛。除 P2X 亚型外，外周神经损伤还导致脊髓小胶质细胞中 P2Y6R、P2Y12R、P2Y13R 和 P2Y14R mRNA 表达显著增加，所有这些 P2Y 受体的功能阻断均能缓解神经病理性疼痛。表明小胶质细胞中嘌呤能受体可能在神经病理性疼痛中发挥重要作用。

③ Toll 样受体（Toll-like receptor，TLR）：TLR4 在神经损伤引起的神经病理性疼痛中的作用已被广泛研究。$L_5$ 脊神经横断后 4h 脊髓小胶质细胞中 TLR4 的表达迅速增加。鞘内注射 TLR4 拮抗药可逆转小鼠神经损伤引起的机械性痛觉过敏和热性痛觉超敏；TLR4 缺陷小鼠在神经损伤后机械性痛觉过敏和热痛觉超敏均减轻。这些结果表明，TLR4 在脊髓小胶质细胞活化和神经病理性疼痛中起着重要作用。在某些神经损伤模型中，TLR2 基因敲除小鼠也表现出脊髓小胶质细胞活化减少，并能缓解神经病理性疼痛。

④ 趋化因子受体（chemokine receptor）：在脊髓中，趋化因子受体 CX3CR1 仅在小胶质细胞中表达，并在神经损伤后上调。在 CX3CR1 基因敲除小鼠中，坐骨神经部分结扎损伤引起的脊髓小胶质细胞激活受到抑制，并且不会发生机械性痛觉过敏。

⑤ Src 家族激酶（Src-family kinases）：神经损伤导致脊髓小胶质细胞中 Src 磷酸化显著增加，激活的 Src 促进了神经病理性疼痛的发展。鞘内注射 Src 抑制药减弱机械性超敏反应。

⑥ 转录因子（transcription factor）：神经损伤后脊髓小胶质细胞中的干扰素调节因子 8（interferon regulatory factor 8，IRF8）表达仅上调，IRF8 激活小胶质细胞的基因转录，并促进神经病理性疼痛。脊髓中 IRF8 表达的下调导致触觉超敏的恢复。此外，IRF8 基因敲除小鼠的神经损伤引起的神经病理性疼痛减弱。

外周神经损伤后激活小胶质细胞，激活后的小胶质细胞如何调控痛觉信息传输通路从而调控慢性疼痛呢？小胶质细胞激活后释放炎性因子、趋化因子等介质，通过这些介质调节痛觉传输信息通路的突触可塑性和中枢敏化，从而参与慢性疼痛。

⑦ 中枢敏化（central sensitization）：中枢敏化是外周神经损伤等刺激后常见的一种突触可塑性现象，使中枢痛觉信息传输通路中神经元的反应性增强，中枢敏化是慢性疼痛的重要神经机制。小胶质细胞激活后释放 TNF 和 IL-1β 等炎症因子，进而驱动中枢敏化。TNF 是脊髓痛觉信息传输通路中突触传递的强大神经调节剂。TNF 快速灌注增加了脊髓 Ⅱ 层神经元自发兴奋性突触后电流（spontaneous excitatory postsynaptic current，sEPSC）的频率。TNF 通过 pERK 增强脊髓 Ⅱ 层神经元 NMDAR 的功能。TNF 还增加脊髓 Ⅰ 层神经元中 AMPAR 和 NMDAR 介导的电流。小胶质细胞通过激活 TLR4、P2X7 受体及 p38 释放 IL-1β。在脊髓背角神经元中，IL-1β 增加 NMDAR 和 ERK 的磷酸化，并增强 NMDA 电流。神经损伤后，IL-1β 增强突触前 NMDAR 的功能，导致谷氨酸释放增加和兴奋性突触传递增强。

⑧ 去抑制（disinhibition）：去抑制指神经系统中抑制性突触传递的减少或丢失，脊髓痛觉信息传输通路的去抑制与中枢敏化密切相关。在辣椒素诱导的痛觉过敏 / 痛觉超敏模型中，出现脊髓背角神经元的去抑制；脊髓注射甘氨酸或 GABA 受体拮抗药足以诱导正常小鼠出现快速痛觉过敏。小胶质细胞激活后释放细胞因子、前列腺素 $E_2$ 和 BDNF 等介质，这些介质通过突触前、突触后和突触外机制调节脊髓背角神经元的抑制性突触传递。例如，促炎细胞因子在脊髓背角神经元突触的多个部位调节抑制性突触传递。在突触前水平，IL-1β 和 IL-6 抑制脊髓痛觉信息传输通路中自发抑制性突触后电流（spontaneous inhibitory postsynaptic current，sIPSC）的频率；在突触后部位，IL-1β 和 IL-6 降低 sIPSC 的幅度；在突触外部位，IL-1β 抑制 GABA 和甘氨酸受体的活性。

⑨ 结构长时程增强（structural long-term potentiation，sLTP）：LTP 是突触可塑性的一种重要形式，sLTP 是中枢敏化和慢性疼痛最重要的电生理基础。小胶质细胞激活后释放 TNF 及 IL-1β 等炎症因子。TNF 通过 TNFR1 和 TNFR2 调节 sLTP。IL-1β 不仅在兴奋性突触中触发 sLTP，而且在 GABA 能神经元上的甘氨酸能突触中触发 sLTP。IL-1β 调节突触后神经元的 NMDA 信号，最终增强突触前神经递质的释放。

(2) 以小胶质细胞为靶点的疼痛治疗：尽管大量的动物研究证实了小胶质细胞在疼痛中的作用，并且证明抑制小胶质细胞的激活可以缓解慢性疼痛，但目前临床上以小胶质细胞为靶点的疼痛治疗仍面临困难。现有临床试验中应用小胶质细胞调节剂治疗慢性疼痛没有得到一致的实验结果。一项初步研究表明，低剂量纳曲酮可以减轻纤维肌痛症状，因为低剂量纳曲酮可以抑制小胶质细胞的激活。一项小型试验表明，米诺环素（小胶质细胞激活抑制药）不会降低神经病理性疼痛强度，但会改善疼痛的情绪反应；另一项临床试验结果表明，米诺环素不能改善腰椎间盘切除术后的持续疼痛。

鉴于 MAPK、TLR、ATP 受体、细胞因子等分子在小胶质细胞激活中起重要作用，抑制上述分子可以抑制靶向小胶质细胞活化和神经炎症，可能成为靶向小胶质细胞治疗疼痛的可用药物靶点。但鉴于小胶质细胞是中枢神经系统主要的免疫细胞，这些药物在长期治疗后也可能产生不良反应，如引起感染和阻止炎症消退。小胶质细胞活化后释放大量炎症因子引起过度神经炎症，也是外周神经损伤后慢性疼痛的重要诱因。因此，促进炎症消退也应是重要的疼痛治疗策略，如药理学方法（如大麻素受体 2 激动药）、细胞疗法（如骨髓干细胞）和神经调节（如脊髓刺激）等。

## 二、疼痛的炎症机制

当机体受到创伤和（或）感染的侵害时，炎症是机体产生应答的一种主要表现形式，其中涉及体感、免疫、自主神经和血管系统的复杂生物反应。而炎症反应所产生的炎症介质，如前列腺素、促炎细胞因子和趋化因子，通过直接激活伤害感受器（检测伤害性刺激的主要感觉神经元）

诱发疼痛。神经源性炎症由周围神经系统或中枢神经系统被激活后引发的，可导致神经肽释放、血浆迅速外渗和水肿，从而发生疼痛。神经炎症的一个特征是背根神经节、脊髓和大脑中的胶质细胞激活，导致周围神经系统和中枢神经系统中产生促炎细胞因子和趋化因子，驱动外周致敏和中枢致敏。下文主要阐述炎症、神经源性炎症和神经炎症在调节不同类型疼痛条件中的不同作用，特别关注围术期疼痛中的神经炎症和阿片诱导的痛觉过敏。

### （一）炎症因子

免疫系统、自主神经系统、血管调节及中枢和周围神经系统，对组织损伤、病原体和刺激物的各种生物反应之间的复杂相互作用引起身体的疼痛感。疼痛本身可以对机体起到保护作用，这是至关重要的，例如，急性炎症所引起疼痛感可以使机体做出趋避反应，另外炎症反应中对有害物质的清除是有利于机体的康复的。炎症过程中产生的炎症介质通过直接激活和敏化伤害感受器引起疼痛。伤害性感受器主要组成部分是初级传入纤维，这些神经元主要分布在脊髓的背角和三叉神经节，由无髓鞘 C 纤维和有髓鞘 Aδ 纤维组成，支配皮肤、肌肉、关节和内脏器官。这些组织损伤敏感神经元通过激活位于神经末梢和细胞体上的 G 蛋白偶联受体（G protein coupled receptor，GPCR）、离子受体和酪氨酸激酶受体，从而产生致敏作用，这些受体被多种炎症因子直接结合和激活。这些炎症因子可以分为如下三类：促炎因子、化学因子和抗炎因子（图 3-1）。

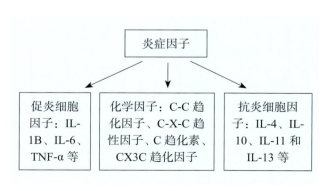

▲ 图 3-1　炎症因子的分类

促炎细胞因子主要由活化的巨噬细胞产生，并参与炎症反应的发生和发展。大量证据表明，某些促炎细胞因子如 IL-1β、IL-6 和 TNF-α 参与神经病理性疼痛的过程。在细胞损伤、感染、侵袭和炎症期间，IL-1β 主要由单核细胞和巨噬细胞以及非免疫细胞（如成纤维细胞和内皮细胞）释放。最近，发现 IL-1β 在伤害性的脊髓背角神经元中表达。周围神经挤压损伤后和中枢神经系统小胶质细胞和星形胶质细胞损伤后，IL-1β 表达也明显增强。在腹腔、脑室或鞘内注射后 IL-1β 可以产生痛觉过敏。此外，发现 IL-1β 可增加许多神经元和胶质细胞中 P 物质和前列腺素 $E_2$ 的产生。已经证明，利用 IL-1RA（IL-1RA 是一种特异性 IL-1 受体拮抗药，与 IL-1β 竞争性结合到同一受体上，但不转导细胞信号，从而阻断 IL-1β 介导的细胞变化）和其他抗炎细胞因子可预防或减轻细胞因子介导的炎性痛觉过敏和神经损伤诱导的机械性痛觉超敏。

IL-6 在神经损伤后的神经元反应中发挥着核心的调节作用。IL-6 参与了小胶质细胞和星形胶质细胞的激活及神经元神经肽表达的调节。同时也有研究表明 IL-6 也参与了周围神经损伤后神经病理性疼痛行为的发展。此外，鞘内注射 IL-6 可以诱导神经损伤后大鼠的触觉超敏和热痛觉过敏。

TNF-α 是另一种重要的炎性细胞因子，在疼痛的发生和发展的过程中起着关键的调节作用。TNF 通过两种细胞表面受体 TNFR1 和 TNFR2 作用于不同的信号通路，以调节凋亡通路、核转录因子 -κB（nuclear transcription factor-κB，NF-κB）相关通路，以及激活应激活化蛋白激酶（stress-activated protein kinase，SAPK）。TNF-α 受体存在于神经元和胶质细胞。TNF-α 在炎症性和神经性痛觉过敏中均起重要作用。

已知多种细胞因子可诱导趋化性。结构相关细胞因子的一个特定亚组称为趋化因子。这些因子是低分子量分泌蛋白家族的主要成员，主要在白细胞的激活和迁移中起作用，尽管其中一些还具有多种其他功能。趋化因子具有保守的半胱氨酸残基，可分为四类：C-C 趋化因子（RANTES、单核细胞趋化蛋白、单核核细胞炎性蛋白或 MIP-1α 和 MIP-2β )、C-X-C 趋性因子（IL-8；也称为生长相关癌基因或 GRO/KC )、C 趋化素( 淋巴趋化素 ) 和 CX3C 趋性因子（fractalkine )。

各种趋化因子，包括 MIP-1α、MCP-1 和 GRO/KC，不仅在神经炎症和去酰化疾病模型中上调，而且在各种形式的中枢神经系统创伤和受损的周围神经中上调。MCP-1、MIP-1α 和 GRO/KC 的受体在脊髓背角神经元上表达。然而，尽管未受伤动物的疼痛敏感性是正常的，缺乏 CCR2 受体的小鼠在部分坐骨神经损伤模型中完全不能产生机械性痛觉超敏，而正常小鼠在损伤后显示脊髓背角神经元和周围神经元中的 CCR2 受体持续上调。这表明趋化因子，特别是 MCP-1，在神经病理性疼痛和神经炎症调节中起着非常关键的作用。

抗炎细胞因子是一系列负向调控促炎细胞因子反应的免疫调节分子。从人类的整个机体来说，细胞因子与特异性细胞因子抑制药，以及可溶性细胞因子受体协同作用，调节人类免疫应答。它们在炎症中的生理作用和在全身炎症状态中的生物学作用正被基础医学和临床医学研究解释清楚。主要的抗炎细胞因子包括 IL-1RA、IL-4、IL-10、IL-11 和 IL-13。而另有一些细胞因子，如白血病抑制因子、干扰素 α、IL-6 和转化生长因子 –β（transforming growth factor-β，TGF-β ），由于它们在不同的生物学过程中可能对炎症产生不同的调节作用，因此，在不同的特定情况下被归类为抗炎或促炎细胞因子。IL-1、TNF-α 和 IL-18 的特异性细胞因子受体也可作为促炎细胞因子的抑制剂。在所有抗炎细胞因子中，IL-10 是一种具有强大抗炎特性的细胞因子，它可以抑制激活的巨噬细胞释放 TNF-α、IL-6 和 IL-1 等促炎细胞因子的表达。此外，IL-10 可上调内源性抗炎细胞因子水平，并且下调促炎细胞因子受体的活化水平。因此，它可以在多个水平上对抗促炎细胞因子的产生，并且可以抑制促炎因子激活其受体后引发的更为严重的炎症反应。在一些研究中，IL-10 的抗炎作用已经被证实，例如，应用 IL-10 蛋白可

抑制多种动物模型中神经病理性疼痛的发生和发展，如周围神经炎、脊髓兴奋毒性损伤和周围神经损伤。然而，IL-10 可能也存在着潜在的促进神经病理性疼痛的作用，研究发现，抑制脊髓的 IL-10 可以减轻甚至逆转已建立的神经病理性疼痛行为。最近的临床研究还表明，血液中低浓度水平的 IL-10 和另一种抗炎细胞因子 IL-4 可能是慢性疼痛的关键，因为在慢性广泛疼痛患者中发现了低浓度的这两种细胞因子。因此，对于炎症相关的细胞因子的生物学效应可能不能简单地归类为促炎和抗炎，对于它们的认识还有待进一步的研究。

TGF-β 家族包括 5 种不同的亚型（TGF-$β_1$～TGF-$β_5$ )。其中在哺乳动物中已发现 TGF-$β_1$、TGF-$β_2$、TGF-$β_3$ 和 TGF-$β_1$$β_2$。TGF-β 分布于脑膜、脉络丛、周围神经节和神经元。研究表明，TGF-β 通过抑制巨噬细胞和 Th1 细胞活性来抑制促炎细胞因子的产生，从而对抗 IL-1、IL-2、IL-6 和 TNF 的生物学效应；同时，TGF-β 可以诱导 IL-1RA 6 产生。在轴索发生损伤时，可以发现 TGF-β 的 mRNA 的表达明显增加，并可能参与负反馈环，最终参与抑制了神经胶质细胞的激活。TGF-β 还拮抗巨噬细胞中一氧化氮的产生，而一氧化氮与神经病理性疼痛的最终共同途径密切相关。在转化医学方面，相关研究表明，通过 TGF-β 的对抗促炎细胞因子作用，应用 TGF-β 或能够产生与其类似生物学活性的药物，可能会成为治疗神经病理性疼痛的有效疗法。

## （二）炎症与外周和中枢敏化

外周炎症导致的敏化的本质是发生组织损伤和炎症反应后，伤害感受器处于超敏和高兴奋状态。多种离子通道的激活参与了这一生物学过程，包括瞬时受体电位离子通道、钠通道，机械敏感压电离子通道。同时，各种激酶系统也在外周致敏的过程中发挥重要的作用，其中 PKA、PKC 和 MAPK 被认为是将伤害性感受器的受体信号转导通路发展成致敏现象的主要分子。在外周敏化的过程中，组织损伤产生的 TNF 可以引起 TRPV1

通道蛋白活性增加，IL-1β 可以引起钠离子通道的激活，而脊髓背根神经节的 p38 MAPK 均参与了这两种增加的离子通道反应。TRPV1 表达的持续升高维持外周高敏状态，从而引起急性疼痛向慢性疼痛的转变。

外周炎症还会导致中枢神经系统的过度兴奋性活动，包括脊髓和大脑，以及脊髓和三叉神经核的初级传入中枢末梢的过度兴奋。当外周伤害性感受器感受将炎症反应信号持续输入至中枢神经系统，中枢神经系统表现出与炎症有关的神经递质和（或）神经调质的产生和释放增加，包括谷氨酸、神经肽 P 物质和降钙素基因相关肽（calcitonin gene related peptide，CGRP）及神经营养因子，这一过程会导致大脑和脊髓神经元的持续过度活跃和过度兴奋。此外，突触后谷氨酸 NMDAR 和 AMPAR，以及突触后神经元中 ERK 的激活，也参与了启动和维持中枢敏化。

### （三）神经炎症与疼痛

神经炎症可以发生在外周神经系统和中枢神经系统，表现为一种局部炎症反应。神经炎症的 4 个特征包括神经胶质细胞激活、白细胞浸润、血管通透性增加和炎症因子生成，后者包括致炎因子、趋化因子及抗炎因子。在神经炎症状态下，血脑屏障的通透性增加，使中枢神经系统持续受到外周免疫细胞的侵袭。因此，神经炎症被认为与慢性疼痛疾病的发生发展密切有关，包括截肢、胸部手术和乳房切除术等大手术后的慢性疼痛。神经炎症甚至被认为是引起术后神经认知功能障碍的重要病理生理学机制。

需要指出的是，慢性疼痛的炎症相关的症状并不典型，但实际上神经炎症与慢性疼痛状态密切相关，并且参与了慢性疼痛的发生和持续过程。然而，目前的研究尚不能阐明神经炎症导致慢性疼痛的具体机制，并且不同疾病引起慢性疼痛的发生机制也不相同。例如，艾滋病神经病变患者和纤维肌痛患者均可表现出慢性疼痛，这两类患者也均存在着神经炎症，但是其机制是不同的，具体机制尚有待于进一步研究。

### （四）手术和麻醉引起的胶质细胞的活化和神经炎症

当发生手术创伤时，外周胶质细胞（施万细胞和卫星胶质细胞）和中枢神经系统的胶质细胞（星形胶质细胞，小胶质细胞和少突胶质细胞）均被激活，并参与神经炎症的发生和发展过程。在脊髓背根神经节，神经损伤不仅引起神经元变化导致外周敏化，还可以引起卫星胶质细胞激活，通过卫星胶质细胞与神经元的相互作用导致外周神经炎症和神经病理性疼痛。而对于麻醉来说，目前最为广泛使用的镇痛药物——阿片类药物，一方面可以发挥强大的镇痛作用，另一方面，这类药物还能引起与镇痛效果相反的痛觉过敏。卫星胶质细胞的激活参与了这一现象。已有研究表明，单次腹腔注射吗啡就可以激活卫星胶质细胞。脊髓背角神经元的基质金属蛋白酶 -9（matrix metalloprotease-9，MMP-9）的上调，介导了阿片引起的卫星胶质细胞的激活，MMP-9 可以引起 IL-1β 裂解和释放，从而激活卫星胶质细胞。在手术引起疼痛的研究中发现，小鼠足底切开可以同时导致脊髓背角神经元和卫星胶质细胞中 ERK 通路快速激活。人们可以利用缝隙连接阻断剂破坏神经元和卫星胶质细胞之间的联系，不仅可以抑制神经元 ERK 通路的激活，还可以明显减轻手术引起的疼痛。这提示在手术引起的疼痛的生物学机制中，神经元和卫星胶质细胞的相互作用发挥着重要的作用。

对于中枢神经胶质细胞，这是大多数关于疼痛的神经胶质研究的关注点，这些细胞产生的生物学作用在突触可塑性和中枢敏化过程中起着主要的调节作用。相关研究发现，中枢神经系统的胶质细胞激活参与了慢性疼痛的发生和发展。当发生神经损伤后，脊髓可出现显著的小胶质细胞增生和星形胶质细胞增生，这一现象与慢性疼痛密切相关。另外，足底切开也可导致小鼠脊髓小胶质细胞明显增生。如前所述，多种信号分子参与了调节胶质细胞在神经病理性疼痛的作用。在胶质细胞调节神经病理性疼痛相关的众多的信号分子和信号通路中，p38 MAPK 发挥着较为明显和强大的调节作用。在神经损伤、手术（如足底切开）和慢性阿片类药物暴露后，p38 MAPK 不仅在外周致敏过程中在背根神经节神经元中被激活，而且在中枢致敏过程中在脊髓小胶质细胞中被激活。因此，p38 MAPK 的激活在调节神经炎症在神经病理性疼痛、术后疼痛和阿片类药物耐受的生物学效应中发挥着重要作用。p38 MAPK 参与调节小胶质细胞分泌 TNF、IL-1β 和 BDNF，所有这些都是中枢致敏的强大调节因子。神经损伤、手术和慢性阿片类药物暴露也可以激活脊髓的星形胶质细胞，而持续激活的星形胶质细胞也参与了持续存在的神经炎症反应，最终参与了神经病理性疼痛的生物学过程。如前所述，星形胶质细胞合成和分泌的多种化学因子和细胞因子参与了对疼痛的调节，尤其是在中枢敏化的调节方面，发挥了重要的作用。

在其他方面，手术切口和由此产生的神经损伤已被证明会导致脊髓神经胶质细胞中环氧化酶 –1 表达增加，后者参与了手术后疼痛和神经病理性疼痛的发生。另外，P2X7 受体和脊髓神经胶质细胞也参与了皮肤和肌肉组织的切开和收缩引起的慢性术后疼痛的发生和发展。

### 三、疼痛的神经环路

脊髓背角神经元被认为是接受伤害性感受信息输入的初级神经元，其伤害投射神经元由不同的群体组成，主要的感受神经元主要位于脊髓背角第一层，位于更深的脊髓背角神经元层的一小部分神经元也参与其中。脊髓背角神经元接收到伤害性信息后，可以直接将其传递给大脑的各功能区，包括延髓的孤束核（nucleus of the solitary tract，NTS）、下橄榄核和网状结构，脑桥的臂旁核（parabrachial nucleus，PB）和丘脑结构，中脑的 PAG、上丘和网状结构，以及前脑的丘脑等。目前的研究证据提示，参与对疼痛相关的生物学调控方面，臂旁核和丘脑是两个关键中枢核团。因此，在本节中，重点介绍这两个神经核团相关的神经环路。

另外，中枢神经系统的疼痛相关神经环路的

激活，会引发感觉辨别和情感动机疼痛感知，以及一系列自主生理反应（例如，呼吸频率的增加）和伤害性自愿行为（如参与和逃避），这些都是大多数哺乳动物受到疼痛刺激后表现出的主要特征。本节将介绍参与疼痛相关的情感和认知功能调控的神经环路。

#### （一）脊髓 – 臂旁核投射

臂旁核在接收到外部感觉信息后产生的自主反应的调控方面起着至关重要的作用，包括对疼痛、呼吸或体温调节。外侧臂旁核一直被认为能够接收来自于对侧和同侧的脊髓背角和脊髓三叉神经尾核投射神经元的信息，并在一定程度上接受来自位于脊髓较深部位的神经元薄板的信号。最近，相关研究筛选了脊髓 – 臂旁核神经元和外侧臂旁核神经元不同的标志基因，从而能够详细研究臂旁核在疼痛中的连接性和功能。脊髓背角投射神经元主要表达如下分子标志物：速激肽 1（tachykinin-1，Tac1）、速激肽 1 受体（tachykinin-1，receptor，Tac1R）、Gpr83 和成对样同源框 2a（paired-like homeobox 2a，Phox2a），研究表明这些分子标志物能够不同程度地与臂旁核的内侧、外侧、背侧和核内的各个亚区发生功能上的联系。另外，臂旁外侧核还接收来自瞬时受体电位香草酸亚型（transient receptor potential vanilloid 1，Trpv1）三叉神经节伤害感受器的输入（图 3–2）。相关的研究发现，消融支配臂旁外侧核的 Tac1[+] 脊髓背角投射神经元，可消除小鼠舔爪和条件性回避行为，但不影响持续的有害刺激引起的反射性伤害行为。对 Tac1[+]、Tacr[+] 或 Gpr83[+] 的脊髓背角神经元，以及 Trpv1[+] 三叉神经节投射的臂旁外侧核的轴突末梢进行光刺激，可引起急性和条件性回避反应。由此可见，脊髓 – 臂旁核伤害感受通路对于表达疼痛感知情绪生理反应和行为至关重要。

#### （二）臂旁核 – 杏仁核投射

杏仁核不仅是参与情感体验的关键脑区，它还发挥着疼痛相关的更为广泛的调节作用，包括处理和编码各种伤害性刺激的神经生物学作用。研究发现，中央杏仁核中的伤害感受神经元是

GABA 能神经元，其最重要的一个特征是能够被全身麻醉激活并参与抑制疼痛。并且，中央杏仁核中的伤害感受神经元具有一定的疼痛相关的生理和功能连接性特征，包括与臂旁核的连接性（图 3-2）。

已有研究表明，特异性表达 CalCa、Tac1、Nts1 和（或）Tac1R 的外侧臂旁核神经元，能够将接收到的来自于脊髓背角的伤害性感受信号传递到中央杏仁核的外侧亚区，这一区域常被称为"伤害性杏仁核"。例如，用破伤风毒素抑制投射到中央杏仁核神经元的 CalCa$^+$ 臂旁核神经元，能够抑制热板试验中足部电击所诱导的即时运动反应和伤害性跳跃反应，但不会影响热伤害所引起的反射性撤退的潜伏期及诱发撤退反射所需的机械刺激强度。这表明了 CalCa$^+$ 臂旁核神经元确实参与了中央杏仁核调节伤害性刺激引起的固有逃避行为，中央杏仁核在臂旁核对各种相互感受和外部感受引发的自主反应中起着重要的调节作用。

### （三）丘脑相关的神经环路

丘脑是中枢神经系统中最常被疼痛刺激激活的脑功能区之一。其中，丘脑板内核（intralaminar nuclei，ILN）和后丘脑（metathalamus，MThal）是参与疼痛调节和影响疼痛相关的认知功能变化的主要核团。作为背侧丘脑的一部分，ILN 和 MThal 脑功能区几乎完全由谷氨酸受体兴奋性神经元组成，并且受到来自丘脑网状核和未定带区中的抑制性神经元的调节。丘脑的这些脑功能区

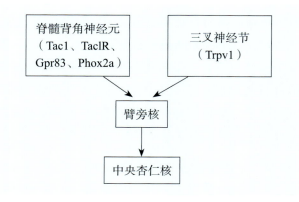

▲ 图 3-2　脊髓背角 / 三叉神经节 - 臂旁核 - 杏仁核投射
Tac1. 速激肽 1；Tac1R. 速激肽 1 受体；Gpr83. G 蛋白偶联受体 83；Phox2a. 同源框 2a；Trpv1. 瞬时受体电位香草酸亚型 1

能够接收伤害性、唤醒性和内脏感觉信息，这些信息一方面是通过外侧臂旁核（lateral parabrachial nucleus，LPB）、孤束核和 PAG 中的 Tacr1$^+$ 神经元投射；还有部分是通过脑干唤醒核的投射，如足前核、蓝斑和网状结构的各个部分，以及直接来自三叉神经脊束核（trigeminal spinal nucleus caudalis，SpVC）的投射。这些不同的神经环路与前脑 - 丘脑 - 杏仁核、丘脑 - 纹状体和丘脑 - 皮质环整合在一起，共同参与了疼痛信号的输入以及调控（图 3-3）。

另外，丘脑的板内核和后丘脑与前额皮层（prefrontal cortex，PFC）在对疼痛的调控方面存在着明显的联系。属于 ILN 和 MThal 的重要组成部分的丘脑中央下核（thalamic nucleus submedius，Sm）通过前额叶腹外侧眶额皮质，通过影响阿片肽、血清素、多巴胺和谷氨酸等神经递质和调质的水平，参与中脑导水管周围灰质腹外侧区（ventrolateral periaqueductal gray，vlPAG）下行疼痛控制回路的调控。另有研究发现分别调节基底外侧杏仁核（basolateral amygdala，BLA）或 ACC 的背内侧丘脑（mediodorsal thalamus，MD）通路可反向调节疼痛引起的厌恶感觉。此外，研究表明，在神经损伤前毁损丘脑双侧中央中核，神经损伤引起的机械性痛觉过敏就不会发生，机制研究表明 ILN 和 MThal 的中央内侧区域可以接收来自于 vlPAG 的信号输入，并将信号输出给 BLA 中的兴奋性神经元，这一神经环路介导了神经损伤引起的痛觉过敏。尽管有证据表明 ILN 和 MThal 在急性和慢性疼痛中发挥了重要的调节作用，但在今后的研究工作中，必须要了解相关具体的神经环路的调控机制，以全面剖析丘脑在疼痛影响中的作用，特别是连接 ILN、BLA 和皮质中枢的神经环路。

### （四）疼痛相关的情感和认知功能调控的皮层回路

在调节疼痛相关的情感体验和认知功能方面，岛叶（insula carcinoma，IC）、前扣带回和前额叶皮层是皮层部分参与度较高的神经核团。在

急性疼痛的相关研究中，通过影像学的方法发现，岛叶投射到前额皮质的神经环路参与了疼痛强度信号的调控，而背外侧前额叶皮质（dorsolateral prefrontal cortex，DLPFC）在疼痛的空间辨别过程中发挥了重要的调节作用。

通过功能磁共振分析发现，在疼痛刺激后，岛叶是最活跃的脑功能区之一。与此同时，通过刺激这一重要脑功能区，可以诱发患者的疼痛的感觉。前岛叶（anterior insular，aIC）和后岛叶（posterior insular，pIC）通过与臂旁核、孤束核和丘脑板内核、后丘脑建立相互连接接收内脏和体表的伤害性信号，并将该信号与感觉和认知相关的生物学信号进行整合，从而引起情绪状态的改变。对于后岛叶来说，其主要是通过连接初级和次级躯体感觉皮质及外侧丘脑来完成疼痛情感和感觉辨别信号的交换；对于前岛叶，其主要是通过连接内侧前额叶与眶回（orbital gyrus，ORB）、伏隔核（nucleus accumbens，NAc）和丘脑板内核 / 后丘脑来进行疼痛情感和感觉辨别信号的交换。相关研究发现，分别通过光遗传抑制小鼠 pIC 中的 CaMKⅡa$^+$ 神经元和经颅磁刺激人类后岛叶，均可以引起辣椒素诱导的机械超敏反应的降低和热痛阈的增加。破坏后岛叶（而非 ACC）可减轻坐骨神经损伤所引起的小鼠的长期机械超敏反应，这些结果表明后岛叶参与调节了疼痛的感觉辨别。而前岛叶被认为对疼痛本身的影响及其强度的调控很重要。研究发现，在后爪注射甲醛后，向前岛叶注射吗啡可以减少疼痛引起的行为学改变，

提示阿片受体参与了前岛叶的调控作用。

岛叶与基底外侧杏仁核也存在着相互联系。前岛叶主要是向前部基底外侧杏仁核产生兴奋性输出，这一特异性与正价神经元密切相关。相反，后岛叶则向后部基底外侧杏仁核发送密集的兴奋性输出，后者被认为参与负价的调控过程。整体岛叶还可以向中央杏仁核发送兴奋性投射，中央杏仁核可以驱动下行回路，参与调节疼痛反应的相关行为。可惜的是，在疼痛的刺激下，这些通路是如何编码疼痛对行为的影响和疼痛引起的厌恶情绪，目前尚不清楚。然而，通过条件性味觉厌恶分析，提示岛叶到杏仁核通路可能参与调节了疼痛引起的厌恶情绪。在愉快刺激（糖精）期间激活岛叶到基底外侧杏仁核投射神经元，可以引起对其他愉快刺激（非糖精）的厌恶。这些研究表明，岛叶 – 杏仁核连接在负性疼痛调节中起着重要作用。

ACC 参与了与认知（如注意力或学习）、社会相关的情绪过程（如奖赏或共情）和躯体感觉相关的许多脑功能。结合目前的研究证据，可以确定 ACC 的以上调控过程也参与了疼痛对认知和情绪的影响。研究发现，ACC 切开术的人和发生 ACC 病变的动物，对疼痛厌恶性行为会表现出明显地减弱，而对疼痛引起的执行、认知或运动功能的变化影响较小。通过光遗传激活啮齿动物 ACC 中锥体神经元可以增加疼痛相关的厌恶行为。在条件性位置偏爱实验中，对锥体 CaMKⅡa$^+$ACC 神经元的光遗传学刺激，消除了氯胺酮诱导的对

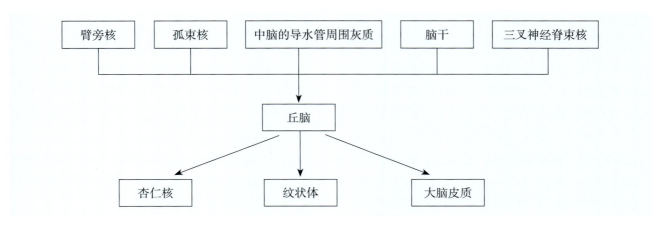

▲ 图 3–3　丘脑相关的神经环路

针孔配对室厌恶行为的减少。在选择性神经损伤（spared nerve injury，SNI）诱发大鼠的神经病理性疼痛模型中，对 ACC 神经元的光遗传学抑制导致了冷超敏反应的降低，这一现象类似于啮齿动物 ACC 损伤或人类扣带回切开术后观察到的情况。

ACC 对疼痛相关情感和认知功能的调控也存在着与其他脑区的联系。急性和慢性疼痛状态下的伤害性刺激信号在到达 ACC 之前经过背内侧丘脑的处理，背内侧丘脑的损伤可以消除 ACC 中的异常的信号峰值。背内侧丘脑向 ACC 第 II 和第 III 层神经元输出信号的同时，可以将异常的信号峰值传递给第 V 层神经元，这些神经元再将信号投射到基底外侧杏仁核和背外侧导水管周围灰质（dorsolateral periaqueductal gray，dlPAG）及背内侧丘脑。通过光遗传激活 ACC- 背内侧丘脑通路可以诱发轻微的厌恶感。相反，ACC- 基底外侧杏仁核通路的激活则减少了选择性神经损伤引起的对针孔配对室的厌恶行为。人的功能磁共振成像研究也显示，在疼痛或疼痛缓解期间激活 ACC，就会导致患者像在观察另一个痛苦的人一样，产生共情作用，其中，后 ACC/ 中扣带回皮质（midcingulate cortex，MCC）边缘系统与前岛叶的激活在共情中起着重要作用。也有研究发现，观察其他小鼠受到急性炎症损伤后，小鼠的伤害性感受阈值会降低，这种疼痛的社会性转移依赖于 ACC- 伏隔核通路。

内侧前额叶皮层由边缘下（infralimbic，IL）和边缘前（prelimbic，PL）皮层区域及眶回组成，其在巴甫洛夫条件反射和工具性条件反射中发挥着重要的调节作用，这两种条件反射都是由奖惩驱动的（例如，疼痛缓解或疼痛）。眶回接收来自丘脑板内核中央下核的信号，并接收来自岛叶和 ACC 的信号输入，这些输入信号在次级躯体感觉皮层或其他高级感觉皮层产生关联。眶回对不同的伤害性刺激（皮肤、内脏和热刺激）做出反应，并可将其直接输出到 vlPAG 下行疼痛相关的信号通路进行进一步处理。

在工作记忆和长期记忆产生的复杂信号传导方面，内侧前额叶皮层发挥着关键作用。背侧前扣带回皮质（dorsal anterior cingulate cortex，dACC）和边缘前参与了对记忆提取，而腹侧边缘下对工作记忆很重要。选择性神经损伤小鼠可表现出内侧前额叶皮层到海马振荡模式的改变和工作记忆能力下降。在慢性疼痛期间，边缘前和边缘下区域的组织学会发生显著变化。例如，在观察笼状动物疼痛的小鼠中，边缘前的 FOS 蛋白密度上没有变化；然而，在观察到别的小鼠疼痛后，FOS 表达增加。急性阻断边缘前中的糖皮质激素诱发的应激反应可诱导陌生小鼠的疼痛社会转移，而在边缘前中注射皮质酮可减少小鼠笼友的疼痛的社会转移。通过腹侧被盖区（ventral tegmental area，VTA）向边缘前区输出信号后可引起多巴胺的释放，从而激活边缘前 -dlPAG 多巴胺能神经元，这一神经环路的调控效应在慢性疼痛小鼠模型中产生抗伤害作用。边缘前（而非边缘下）的双侧病变会导致热过敏和焦虑样行为，光遗传抑制边缘前的锥体 CaMK II a+ 神经元也可诱导焦虑样行为，表明边缘前参与调节社会背景和与疼痛相关的焦虑。在急性或慢性疼痛期间，边缘下往往表现出不太明显的变化；然而，外周炎性损伤后，边缘下中的 BDNF 表达减少，在边缘下中输注 BDNF 可逆转炎性超敏反应。

此外，前额叶皮质调控 PAG，再通过激活从 PAG 到延髓头端腹内侧区的下行疼痛控制通路，在调节疼痛相关情感和认知功能方面起着重要的作用。

综上所述，前额叶皮质整合疼痛情感信息和感觉特征，评估动机因素，通过调节各神经环路的信号传递过程，影响疼痛相关的认知、行为及情绪反应。值得注意的是，尽管人类和啮齿动物的前额叶皮质在决策、奖励识别和执行功能方面的作用类似，但啮齿动物前额叶皮质在某些重要方面与人类前额叶皮质不同。一方面，啮齿动物可能缺乏复杂的抽象思维；另一方面，啮齿动物在受到疼痛刺激后所表现的情感动机和认知行为的变化与人类也不完全相同。

## （五）奖赏、厌恶及疼痛的动机决策的中脑神经环路

疼痛是一种不愉快的情绪体验，而缓解疼痛是类似于一种获得奖赏的情绪体验。最悠久同时也是最著名的奖励环路莫过于中脑边缘叶的多巴胺系统，它包含许多从腹侧被盖区投射到伏隔核的神经元，而伏隔核是介导情绪和动机处理的关键中枢结构。人类功能磁共振研究揭示了腹侧被盖区和伏隔核参与了疼痛期间和预期疼痛或其缓解时神经调节活动，并且在慢性疼痛期间，腹侧被盖区和伏隔核也会产生功能的改变，这与腹侧被盖区 - 伏隔核通路在处理奖赏性和厌恶性刺激中的双重功能相一致。啮齿动物研究表明，伏隔核反应类似于人类在疼痛发作和缓解期间的功能变化，已有研究分析了腹侧被盖区和伏隔核的具体细胞类型和回路在厌恶和奖赏中的解剖和功能。例如，在神经损伤诱导的神经病理性疼痛的小鼠模型中，伏隔核间接途径中棘投射神经元（medium spiny projection neurons，MSN）的兴奋性增加，并且增加了机械性痛觉超敏。值得注意的是，慢性疼痛期间中脑边缘多巴胺能系统的功能障碍也涉及非神经细胞，包括腹侧被盖区中激活的小胶质细胞，可以改变伏隔核中的多巴胺释放。此外，伴随慢性疼痛引起的决策动机下降与甘丙肽受体 1 诱导的兴奋性突触传递抑制有关。在慢性炎性疼痛模型中，使用选择性拮抗剂 Nor-BNI 或通过化学遗传抑制伏隔核的中棘投射神经元表达强啡肽，伏隔核则恢复了正常的决策动机。除了介导学习和疼痛预测的中脑边缘多巴胺能通路外，中脑皮层多巴胺系统也能发挥奖赏通路的调节作用，这两个系统都决定了对疼痛反应的厌恶性和动机决策的紧迫性。在发生疼痛刺激后，在各种神经信号传导通路的交互作用下，人们往往会快速产生疼痛厌恶。大脑皮层对伏隔核的输入信号的处理主要是负责这一过程的生物学信号的处理和整合，并根据产生疼痛厌恶感受实施行动决策。从 ACC、边缘下和边缘前区域到伏隔核和腹侧被盖区的谷氨酸能投射则调节了疼痛的回避行为。

（刘学胜 梅 斌）

## 参考文献

[1] GWAK Y S, HULSEBOSCH C E. Neuronal hyperexcitability: a substrate for central neuropathic pain after spinal cord injury[J]. *Curr Pain Headache Rep.* 2011, 15(3): 215–22.

[2] KANG J, CHO S S, KIM H Y, et al. Regional hyperexcitability and chronic neuropathic pain following spinal cord injury[J]. *Cell Mol Neurobiol*, 2020, 40(6): 861–878.

[3] BOADAS-VAELLO P, HOMS J, REINA F, et al. Neuroplasticity of supraspinal structures associated with pathological pain[J]. *Anat Rec (Hoboken)*, 2017, 300(8): 1481–1501.

[4] JI R R, CHAMESSIAN A, ZHANG Y Q. Pain regulation by non-neuronal cells and inflammation[J]. *Science*, 2016, 354(6312): 572–577.

[5] JI R R, BERTA T, NEDERGAARD M. Glia and pain: is chronic pain a gliopathy? [J]. Pain 2013, 154 Suppl 1(1): S10–S28.

[6] CHEN G, ZHANG Y Q, QADRI Y J, et al. Microglia in pain: detrimental and protective roles in pathogenesis and resolution of pain[J]. *Neuron.* 2018, 100(6): 1292–1311.

[7] BARAL P, UDIT S, CHIU I M. Pain and immunity: implications for host defence[J]. *Nat Rev Immunol*, 2019, 19(7): 433–447.

[8] JI R R, NACKLEY A, HUH Y, et al. Neuroinflammation and central sensitization in chronic and widespread pain[J]. *Anesthesiology*, 2018, 129(2): 343–366.

[9] JULIUS D, BASBAUM A I. Molecular mechanisms of nociception[J]. *Nature*, 2001, 413(6852): 203–210.

[10] CHOI S, HACHISUKA J, BRETT M A, et al. Parallel ascending spinal pathways for affective touch and pain[J]. *Nature*, 2020, 587(7833): 258–263.

[11] HUA T, CHEN B, LU D, et al. General anesthetics activate a potent central pain-suppression circuit in the amygdala[J]. *Nat Neurosci*, 2020, 23(7): 854–868.

[12] BARIK A, THOMPSON J H, SELTZER M, et al. A brainstem-spinal circuit controlling nocifensive behavior[J]. *Neuron*, 2018, 100(6): 1491–1503.

[13] Ingvar M. Pain and functional imaging[J]. *Philos Trans R Soc Lond B Biol Sci*, 1999, 354(1387): 1347–1358.

[14] GILAM G, GROSS J J, WAGER T D, et al. What is the relationship between pain and emotion? bridging constructs and communities[J]. *Neuron*, 2020, 107(1): 17–21.

# 第4章　疼痛遗传学

疼痛是人类最基本的感知之一，也是一种难以忍受的体验。疼痛不仅干扰日常生活，还可能引发包括抑郁症、焦虑症、睡眠障碍在内的心理问题，以及社交障碍等社会问题。现有证据表明，遗传因素对疼痛敏感性、发展为慢性疼痛障碍的易感性以及对镇痛药的反应有很大影响。双胞胎研究可用于研究遗传与环境之间的关系和评估遗传性表现型。双胞胎研究表明，很大一部分患慢性疼痛的风险是由遗传背景决定的。研究表明，遗传因素显著影响个体对疼痛的敏感度、慢性疼痛的易感性，以及对镇痛药物的反应性，从而引发疼痛感受的个体差异，这些差异是疼痛治疗和镇痛策略发展中面临的主要挑战之一。根据双胞胎研究的结果，患慢性疼痛的风险很大程度上取决于遗传背景。因此，个体的遗传背景可能在其疼痛感知和疼痛治疗方面扮演着重要的角色。疼痛具有鲜明的遗传学特征，是遗传因素与环境因素相互作用的结果。临床上发现某些类型疼痛具有明显的遗传倾向，如痛经（55%）、偏头痛（50%）、肩肘痛（50%）、腰背痛和颈痛（35%~68%）、腕管综合征（40%）等。因此，疼痛遗传学基础意义非常重要。了解疼痛相关基因的功能和表达有助于更好地理解疼痛的发生机制，从而开发更有效的治疗方法和药物。目前，许多研究已经确定了与疼痛相关的基因，其中包括钠离子通道基因、钙离子通道基因、钾离子通道基因、离子受体基因、代谢途径基因和神经生长因子基因等。这些基因在疼痛的感知、传导和调节过程中发挥着不同的作用。例如，钠离子通道基因在神经元的兴奋性调节中起着关键作用，它们能够影响神经元的动作电位，从而影响神经传导的速度和效率。研究发现，特定钠离子通道基因

的突变与慢性疼痛症状的发展存在关联。其他的与疼痛相关的基因包括钙离子通道基因、离子受体基因、神经生长因子基因等。

## 一、疼痛的基因遗传学

### （一）疼痛相关基因的发现和分类

疼痛是一种复杂的感觉和生理反应，由许多生物学机制控制。研究表明，疼痛的发生和传导与许多基因有关，这些基因涉及神经元的兴奋性、突触传递、炎症反应、细胞凋亡、代谢调节等多个方面。

#### 1. 钠离子通道基因

钠离子通道是神经元动作电位的主要调节器，在神经元兴奋性中发挥关键作用。与疼痛相关的钠离子通道基因包括 *SCN1A*、*SCN2A*、*SCN3A*、*SCN9A*、*SCN10A* 等，这些基因的突变与许多慢性疼痛病症有关，例如，痛觉过敏综合征、癫痫病、帕金森病等。研究表明，*SCN9A* 基因编码的 Nav1.7 在疼痛调控中扮演着重要角色，其突变与疼痛相关的临床表现存在异质性。而 *SCN9A* 基因的非功能性突变是致使先天性疼痛不敏感的原因之一。

#### 2. 钙离子通道基因

钙离子通道参与了神经元内部的钙离子调节过程，从而影响神经元的兴奋性和突触传递。与疼痛相关的钙离子通道基因包括 *CACNA1A*、*CACNA1B*、*CACNA1C*、*CACNA1D*、*CACNA1E* 等，这些基因的变异已被发现与人类慢性疼痛的发生有关。一项研究发现转录因子 Sp1 可调控 $\alpha_2\delta$-1 亚基的表达，而这一亚基是电压门控钙离子通道的一个重要组成部分，对神经信号的传递和疼痛的调节具有重要作用。该研究进一步发现，神经

病理性疼痛的发生与 $\alpha_2\delta$-1 的表达水平密切相关，Sp1 的表达也随之增加。这些结果表明，Sp1 通过调节 $\alpha_2\delta$-1 的表达水平参与了神经病理性疼痛的发生与维持。

### 3. 钾离子通道基因

钾离子通道基因是与疼痛相关的一类基因。钾离子通道基因编码钾离子通道蛋白，这些蛋白在神经细胞膜上形成离子通道，控制神经元的电位变化和放电模式，对疼痛信号的产生和传递具有重要调节作用。目前已经发现了一些与疼痛相关的钾离子通道基因。例如，KCNQ（也称为 Kv7）和 Kv1.1 基因编码的蛋白已经被发现与特定类型的疼痛相关。此外，Kv3.4 基因编码的蛋白已经被发现在神经元膜的高频区域发挥着重要的作用，从而对疼痛传导产生影响。

### 4. 离子受体基因

离子受体在神经元兴奋性和突触传递中发挥重要作用。与疼痛相关的离子受体基因包括 *TRPV1*、*TRPV2*、*TRPV3*、*TRPV4* 等，这些基因的变异已被发现与炎症性疼痛和神经病理性疼痛的发生有关。

### 5. 代谢途径基因

代谢途径在疼痛的发生和传导中发挥着重要作用，例如脂肪酸代谢和细胞色素 P 代谢途径中的基因已被发现与慢性疼痛相关，如 *PTGS2*、*FAAH* 等基因。

### 6. 神经生长因子基因

神经生长因子（nerve growth factor，NGF）在神经元的生长和分化中发挥着关键作用，神经生长因子和脑源性神经营养因子（brain-derived neurotrophic factor，BDNF）等神经生长因子已被证实与疼痛相关。NGF 通过激活其受体 TrkA，调节神经元的兴奋性和促进炎症反应，从而导致疼痛的感知和传导。BDNF 则可以调节突触可塑性，影响神经元的兴奋性和突触传递，从而参与疼痛的发生和调节。

### 7. 炎症因子基因

炎症反应在疼痛的发生和调节中发挥重要作用，许多炎症因子的基因已被发现与疼痛相关，例如 IL-1β、TNF-α、IL-6 等。这些炎症因子的基因可以通过调节炎症反应、增加神经元的兴奋性和影响突触传递等方式，影响疼痛的感知和传导。

### 8. 转录因子基因

转录因子在基因表达和调节中发挥关键作用。与疼痛相关的转录因子包括 CREB、NF-κB、SP1 等的基因。这些基因可以调节炎症反应、神经元兴奋性、细胞凋亡等多个方面的生物学过程，从而参与疼痛的发生和调节。

## （二）疼痛与基因多态性

基因多态性是指在一个生物群体中某些基因在不同个体间存在不同的变异，这些变异可能导致个体在代谢、免疫、药物反应等方面表现出差异，亦称遗传多态性（genetic polymorphism）。从本质上讲，多态性是由于基因水平的变异所导致的，这种变异通常会出现在那些不编码蛋白质或者缺乏重要调节功能的基因序列区域。疼痛是一种常见的病理生理现象，研究表明，基因多态性与疼痛的关系密切相关。一些基因多态性与疼痛敏感性有关。研究显示，基因多态性可能导致钠离子通道、钙离子通道等的功能障碍，这会增强神经元对疼痛刺激的反应，进而提高个体对疼痛的敏感性。另外，特定的基因多态性可能调节疼痛阈值和感受器的敏感度，进而影响个体对疼痛的感知和疼痛强度。研究表明，基因多态性是影响疼痛敏感性的基础，同时也是导致镇痛药物标准剂量下个体药效和不良反应差异的主要原因。基因多态性导致阿片类药物在疼痛控制和术后并发症方面呈现出个体差异，这种差异源于基因序列复制、转录、翻译等过程的复杂性，直接导致了基因变异的多样性和不可预知性。

除了影响疼痛敏感性外，一些基因多态性也可能影响疼痛的感知和调节。例如，一些基因多态性与炎症反应和免疫调节有关，这些基因的多态性可能影响炎症反应的程度和免疫细胞的活性，从而影响个体对疼痛刺激的感知和调节。此外，一些基因多态性也可能影响疼痛信号的传导和处理，进而影响疼痛的发作和持续时间。基于基因多态性与疼痛的关系，个体在治疗疼痛时可能表现出差异。例如，一些基因多态性可能影响药物的代谢和吸收，进而影响药物对疼痛的治疗效果。此外，一些基因多态性也可能影响个体对不同类型药物的敏感性和反应，从而影响药物治疗的效果和不良反应的发生率。基因多态性可以分为 3 种类型：DNA 片段长度多态性、DNA 重复序列多态性和单核苷酸多态性（single nucleotide polymorphism，SNP）。部分阿片类药物和相关基因变异见表 4-1。

总之，基因多态性与疼痛的关系是复杂的，需要综合考虑不同基因的多态性和相互作用。未

表 4-1 围术期阿片类药物及与临床结果相关的遗传变异

| 药 物 | 基 因 | 重要等位基因变异 | 等位变异基因相关效应 |
|---|---|---|---|
| 吗啡 | UGT2B7 | -161C>T 和 802C>T | 成人中，吗啡水平和吗啡 -6- 葡萄糖醛酸酯比例降低；儿童没有影响 |
| | ABCB1 | rs9282564 的多个 SNP，包括 GG 和 GA 基因型 | 镇痛效果增强。儿童术后呼吸抑制风险增加 |
| | ABCC3 | rs4148412 AA 和 rs4973665 CC 基因型 | 在儿童中，ABCC3 基因的突变可能会对吗啡的药效和药物代谢动力学产生影响：肝脏对吗啡代谢物的清除增加，吗啡代谢产物的转运增加，以及吗啡相关的术后呼吸抑制有关 |
| | FAAH | 多个 SNP，包括 rs324420 | 吗啡是儿童呼吸抑制和 PONV 高危因素；儿科术后患儿对二氧化碳蓄积反应减弱，导致通气不足，可能会出现呼吸抑制 |
| | OCT1 | 多个 SNP，包括 rs12208357 和 rs72552763 GAT 缺失 | 肝脏功能受损会影响其对吗啡的吸收；吗啡相关 PONV 和呼吸抑制的风险增加，导致麻醉后监测治疗室滞留时间延长 |
| | COMT | 多个 SNP，包括 472G>A（rs4680） | 吗啡用量，疼痛评分和术后镇痛干预均减少 |
| | OPRM1 | 118A>G（rs1799971） | 携带 G 等位基因的患者疼痛评分较高，阿片类药物需求量也增加；AA 基因型的儿童在术后呼吸抑制方面面临更高的风险 |
| 芬太尼 | CYP3A4 | | |
| | OPRM1 | 118A>G（rs1799971） | 拥有 G 等位基因可降低芬太尼使用量 |
| 瑞芬太尼 | 5-HTT | rs25531 | 低 5-HTT 表达可获得更好的镇痛效果 |
| 氢吗啡酮 | CYP2C9 | | |
| | CYP3A4 | | |
| | CYP3A5 | | |
| | UGTIA3 | | |
| 美沙酮 | CYP2B6 | *6 | 代谢缓慢表型 |
| | CYP3A4 | | |
| | ABCB1 | | |
| | OPRM1 | | |

PONV. 术后恶心呕吐；SNP. 单核苷酸多态性

来研究应该进一步深入探究基因多态性与疼痛的关系，为治疗疼痛提供更准确、有效的方法。

### （三）疼痛敏感性的遗传背景

疼痛敏感性是一个复杂的生物学过程，涉及多个遗传因素，主要包括以下几个方面。

(1) 基因突变：一些基因的突变可能导致人体对疼痛的敏感性增加或减少。例如，*SCN9A* 基因的突变可能导致疼痛敏感性增加，而 *COMT* 基因的突变可能导致疼痛敏感性降低。

(2) 遗传多态性：人群中某些基因表现出多态性，即存在不同的基因型和表型。这些基因可能与疼痛敏感性相关。例如，*MTHFR* 基因的多态性与疼痛敏感性相关联。

(3) 表观遗传学：除了基因本身，表观遗传学也可能在疼痛敏感性中发挥作用。表观遗传学是指不涉及 DNA 序列的遗传信息传递过程。例如，DNA 甲基化和组蛋白修饰可能影响疼痛敏感性相关基因的表达。

(4) 环境因素：除了遗传因素，疼痛敏感性还可能受到外界刺激、情绪状态、文化背景等多种环境因素的影响。

总之，疼痛敏感性是一个多因素的生物学过程，其中遗传因素在其中起着重要的作用。了解疼痛敏感性的遗传背景可以帮助我们更好地理解这一生物学过程，从而更好地预防和治疗疼痛相关的疾病。

## 二、疼痛表观遗传学

### （一）疼痛相关基因的表观遗传学调控机制

疼痛敏感性是一个复杂的生物学过程，涉及多个遗传因素。除了基因突变和遗传多态性，表观遗传学也可能在疼痛敏感性中发挥作用。表观遗传学是指 DNA 序列的遗传信息传递过程不发生改变，但基因表达受到环境等外部因素影响，包括 DNA 甲基化、组蛋白修饰、非编码 RNA 等，导致可遗传改变。遗传学的传统范式是读取 DNA 编码信息，而表观遗传学则关注环境等多种因素对于 DNA 编码信息表达的影响。通过改变表观

遗传方式，可以激活特定基因，同时又不会改变 DNA 序列。因此，表观遗传学可以解释环境因素如何通过对关键酶的影响，改变基因功能。研究表明，外周炎症、神经系统损伤及内脏疾病等病理情况会导致疼痛相关神经组织的 DNA 甲基化、组蛋白修饰和非编码小 RNA（microRNA）等方面显著的改变。因此，表观遗传可能对疼痛的发生和持续状态产生明显的影响。

疼痛相关基因的表观遗传学调控机制主要包括以下几个方面。

(1) DNA 甲基化：DNA 甲基化是指在 DNA 分子上加上一个甲基团。DNA 甲基化可能会影响基因的表达，从而影响疼痛敏感性。研究发现，疼痛患者的 *PER3* 基因在嗜睡酸性蛋白 H3K9 甲基化水平上显著降低，导致其表达量增加，从而影响疼痛敏感性。

(2) 组蛋白修饰：组蛋白是一种能够包裹 DNA 分子的蛋白质。组蛋白修饰是指改变组蛋白的结构和功能，从而影响基因的表达。研究表明，组蛋白修饰在疼痛敏感性中发挥重要作用。例如，对于疼痛相关的基因 *SCN9A*，组蛋白 H3K4 二甲基化和 H3K27 三甲基化在其表达调控中起着关键作用。

(3) 非编码 RNA：非编码 RNA 是指不编码蛋白质的 RNA 分子。近年来的研究表明，非编码 RNA 在疼痛敏感性中发挥重要作用。例如，microRNA-132 可以调节疼痛敏感性相关基因的表达，从而影响疼痛敏感性。

### （二）DNA 甲基化和疼痛的关系

DNA 甲基化是指将一个甲基基团附加在 DNA 分子上的过程，这个过程可以改变基因表达，并在许多生物学过程中发挥重要作用。近年来的研究表明，DNA 甲基化可能在疼痛的发生和维持中发挥着重要作用。疼痛是一种复杂的感觉体验，涉及多个分子和信号通路。疼痛会使大量基因被表达和调节，包括一些疼痛感受器官、炎症因子、信号转导分子等。一些研究表明，DNA 甲基化可能参与了疼痛相关基因的表达调控。一项研究发现，在慢性疼痛动物模型中，脊髓神经元的 DNA

甲基化水平显著增加。另一项研究表明,与健康对照组比较,人类前额叶皮层区域在疼痛状态下的 DNA 甲基化模式发生了改变。这些研究表明,DNA 甲基化可能是疼痛敏感性的一个关键调节机制。此外,研究还发现,DNA 甲基化可能与疼痛治疗的有效性有关。例如,在某些癌症患者中,化疗会导致 DNA 甲基化的改变,进而影响疼痛治疗的效果。虽然 DNA 甲基化在疼痛中的确切作用机制仍然不清楚,但这一领域的研究已经为疼痛的治疗和预防提供了新的思路和方法。未来的研究将需要更深入地探讨 DNA 甲基化与疼痛的关系,以期更好地理解疼痛的生物学机制,从而为疼痛的治疗和管理提供更好的选择。

### (三)组蛋白修饰和疼痛的关系

组蛋白修饰是指对组蛋白蛋白质进行化学修饰,以调节基因表达和染色质结构。近年来的研究表明,组蛋白修饰在疼痛的发生和维持中发挥着重要作用。疼痛是一种复杂的感觉体验,涉及多个分子和信号通路。疼痛使大量基因被表达和调节,包括一些疼痛感受器官、炎症因子、信号转导分子等。组蛋白修饰可以调节这些基因表达和活性,从而影响疼痛的发生和维持。例如,一些研究发现,疼痛可以导致组蛋白去乙酰化和乙酰化模式的改变,从而影响炎症因子和疼痛感受器官的表达和功能。此外,组蛋白修饰还可以影响神经元活动和突触可塑性,从而影响疼痛的感觉和记忆。

组蛋白修饰通常包括甲基化、去甲基化、去乙酰化、乙酰化、磷酸化等多种类型。这些修饰可以直接或间接地调节基因表达,从而影响疼痛相关基因的转录和翻译。例如,乙酰化修饰可以促进某些疼痛相关基因的转录和翻译,而去乙酰化修饰则具有相反的作用。磷酸化修饰可以影响神经元的兴奋性和突触可塑性,从而影响疼痛的感觉和记忆。除了对基因表达的直接调节,组蛋白修饰还可以通过调节染色质结构和三维组织结构来影响基因表达。例如,组蛋白去乙酰化可以促进染色质的紧密程度,从而增加基因的可访问

性和转录水平。组蛋白修饰还与其他因素如炎症、应激等有关,这些因素可能影响疼痛的发生和维持,而组蛋白修饰则作为其调节机制之一。因此,深入研究组蛋白修饰和疼痛的关系,需要考虑多个因素的交互作用,以便更好地理解疼痛的复杂性和发展针对性的治疗方法。

总之,深入研究组蛋白修饰和疼痛的关系,可以为疼痛的治疗和预防提供新的思路和方法。比如针对某些疼痛相关基因的特定组蛋白修饰,可以设计靶向修饰剂来调节其表达和活性,从而达到镇痛的效果。此外,组蛋白修饰还可以作为一种新的药物靶标,来开发针对疼痛的新药物。

## 三、疼痛的转录组学和蛋白质组学

### (一)疼痛相关基因的表达水平和蛋白质表达水平

疼痛是由伤害、感染或疾病等原因引起的一种常见的生理反应。疼痛的发生涉及多个生物学过程,其中包括疼痛相关基因的表达水平和蛋白质表达水平。疼痛相关基因是指参与调控疼痛传导和处理的基因。这些基因的表达水平可以通过基因芯片、实时荧光定量聚合酶链反应(polymerase chain reaction,PCR)等技术进行检测。研究发现,许多基因在疼痛发生时会发生变化。例如,疼痛敏感的 *TRPV1* 基因的表达水平会在组织损伤后显著增加,这导致了对热、辣味和物理刺激的敏感性增加。此外,疼痛感觉途径上的神经递质和受体基因,如 *OPRM1*、*GABA*、*Serotonin*、*CGRP*、*SP* 等基因也与疼痛的发生和处理相关。除了基因表达的变化,疼痛也会影响蛋白质表达水平。疼痛相关蛋白包括神经递质、受体、离子通道、酶等,在疼痛的感觉和传导过程中发挥着重要作用。研究表明,疼痛发生时神经元和胶质细胞中的炎症因子,如 TNF-α、IL-1β 等会显著增加,这些炎症因子的过度表达可以导致神经元突触可塑性的改变,从而增加疼痛感受性。此外,疼痛还可以导致蛋白质的氧化应激、凋亡和细胞周期等变化,影响神经元和胶质细胞的功能。总之,疼痛相关基因和蛋白质表达水平的变

化对于疼痛的发生和处理都有重要的作用。

### （二）基因表达的调控机制和疼痛的关系

基因表达是指基因转录成信使 RNA，再进一步翻译为蛋白质的过程。基因表达的调控机制非常复杂，包括转录因子的结合、DNA 甲基化、组蛋白修饰等多个层面。这些机制都对基因表达的时空特异性、稳定性和灵敏度等产生重要影响。而疼痛是一种复杂的生理反应，涉及多个神经递质、受体、离子通道和细胞信号通路等。这些分子参与调节疼痛的传导和处理，而它们的表达往往受到基因表达的调控机制的影响。疼痛反应使得一些基因的表达水平会发生变化。比如炎症因子的过度表达可以导致神经元和胶质细胞中的一些基因的表达增加，从而加剧疼痛。同时，疼痛也可以通过转录因子的结合、DNA 甲基化和组蛋白修饰等机制来调控基因的表达。例如，神经元中的 CREB 转录因子可以调节多种基因的表达，包括 *CGRP*、*SP*、*Nav1.7*、*Nav1.8* 等与疼痛相关的基因。除了上述机制，非编码 RNA 也是一种重要的基因表达调控机制。这些 RNA 在疼痛的感觉和传导过程中发挥着重要作用。例如，一些微小 RNA 可以通过抑制靶基因的翻译来调节疼痛的发生和处理。此外，疼痛还可以通过染色质重塑和转录后的调控机制来影响基因表达。疼痛感觉途径中的一些基因，如 *Nav1.7*、*Nav1.8*、*TrkB* 等，可以通过可变剪接和 RNA 编辑等机制产生多种亚型，从而影响其在疼痛传导和处理中的功能。由此，基因表达的调控机制与疼痛的发生和处理密切相关。了解这些机制可以为疼痛的治疗和管理提供新的思路和方法。

### （三）蛋白质网络和疼痛的关系

蛋白质网络是指由蛋白质相互作用构成的网络结构。这种网络可以反映蛋白质之间的生物学功能和相互关系，包括信号传导、代谢途径、细胞周期等。蛋白质网络在疼痛的发生和传导过程中扮演着重要角色，这些蛋白质包括离子通道、受体、信号转导分子等，它们之间相互作用构成了一个庞大的蛋白质互作网络，其中的一些关键节点可能对疼痛的发生和处理产生重要影响。研究发现，与疼痛相关的离子通道如 Nav1.7、Nav1.8 等，可以与其他离子通道、受体和信号转导分子相互作用，形成复杂的信号转导网络，调控疼痛的传导和处理。此外，蛋白质互作网络也可以为疼痛治疗提供新的思路和方法。研究发现，一些药物可以通过干扰蛋白质互作网络中的关键节点来影响疼痛的发生和处理。例如，一些针对钠离子通道的药物，可以通过调节 Nav1.7 和 Nav1.8 的相互作用，来抑制疼痛的传导和处理。综上所述，蛋白质互作网络在疼痛的发生和处理中扮演着重要的角色。通过深入研究这些网络结构，可以为疼痛治疗提供新的思路和方法，为疼痛的管理和控制提供更加有效的手段。

## 四、疼痛表型遗传学

### （一）疼痛感知遗传基础

疼痛感知是一种复杂的生理过程，涉及多个遗传因素的调控。研究表明，许多基因与疼痛的感知和处理有关，包括离子通道、受体、酶和神经递质等。

#### 1. 离子通道基因

离子通道是神经元兴奋性调节的重要基础，研究表明，多种离子通道基因与疼痛的感知和传导有关。其中最常见的是钠离子通道基因，如 *Nav1.7*、*Nav1.8* 和 *Nav1.9* 等。这些离子通道基因的变异会影响钠离子通道的表达和功能，进而影响疼痛的感知和传导。

#### 2. 受体基因

受体是神经元感受信号的重要分子，包括钙离子受体、G 蛋白偶联受体等。研究表明，与疼痛相关的受体基因如 *VR1*、*TRPV1* 和 *P2X3* 等，可以调节疼痛感知和传导。

#### 3. 酶基因

酶是参与神经递质代谢和合成的重要分子，研究表明，多种酶基因与疼痛的感知和处理有关。例如，*COMT* 是编码儿茶酚 -O- 甲基转移酶的基因，可降解儿茶酚胺神经递质，包括多巴胺、肾上腺素和去甲肾上腺素，调节多巴胺，影响疼痛的感知和处理。*COMT* 基因具有高度多态性，其中包含多个功能 SNP。有大量研究表明，这些 SNP 与纤维肌痛、腰痛、术后疼痛、偏头痛、应激性慢性疼痛以及颞下颌关节紊乱之间存在显著的相关性（表 4-2）。具有 *COMT* SNP（rs6269、rs4633、rs4818 和 rs4680）的患者可能会出现较低的酶活性，这可能会导致术后疼痛评分降低、阿片类药物需求减少和术后持续性疼痛发生率的降低。反之，COMT 酶活性降低最终导致疼痛敏感性增加和疼痛时间增加。

### 4. 神经递质基因

神经递质是神经元信号传递的重要分子，包括 5- 羟色胺、多巴胺、谷氨酸等。研究表明，与疼痛相关的神经递质基因如 *5-HTT*、*MAOA*、*DRD2* 等，可以影响神经递质的合成和释放，进而调节疼痛的感知和处理。*BDNF* 基因在阿片类药物和替代药物滥用相关的神经调节和行为可塑性中发挥着重要作用。*BDNF* 基因编码 BDNF 蛋白，该蛋白在神经系统中发挥着多种生理作用，如促进神经元发育、增强突触可塑性等。研究表明，*BDNF* 基因多态性与阿片类药物和替代药物滥用相关的神经调节和行为可塑性密切相关。特别是在中枢疼痛敏化中，BDNF 基因型与个体的疼痛敏感性和痛觉阈值有关。不同的 BDNF 基因型可能会影响 BDNF 蛋白的表达和功能，从而影响神经元的生长和发育、突触可塑性和痛觉通路的调节。因此，*BDNF* 基因已成为研究阿片类药物和替代药物滥用相关的神经调节和行为可塑性的热点领域。

此外，还有一些综合调控基因如 *CREB* 和 *NGF* 等，也与疼痛的感知和处理有关。这些基因参与了疼痛的感知和传导的复杂生理过程，其中一些基因的突变或异常表达会导致疼痛感知和传导的异常。遗传因素并不是疼痛感知的唯一因素，环境因素、生活方式等也会对疼痛感知和处理产生影响。因此，在研究疼痛感知的遗传基础时，还需要考虑到其他因素的影响，进行综合分析。

总之，疼痛感知的遗传基础是复杂而多样的。通过深入研究这些基因的表达和调控，可以为疼痛的治疗和管理提供新的思路。同时，了解这些基因的遗传特征也可以帮助人们进行个体化的疼痛治疗和预防，以提高治疗效果和生活质量。

### （二）疼痛处理的遗传基础

疼痛处理是机体对疼痛刺激的反应，涉及多个方面，包括疼痛的感知、传导和调节等。这些反应是由一系列基因所调控的，这些基因可能与疼痛敏感度、疼痛阈值、疼痛时的情感反应等相关。疼痛处理的遗传基础是指这些参与疼痛处理的基因及其遗传变异，包括单个基因的突变、基因多态性、染色体结构异常等。这些遗传变异可能会导致疼痛的感知、传导和调节出现异常，从而导致疼痛的发生、持续或加重。

### 1. 神经递质基因

神经递质是神经元之间传递信号的重要分子，如 5- 羟色胺、多巴胺、谷氨酸等。多个神经递质基因参与疼痛处理，如 *COMT*、*SLC6A4*、*MAOA* 等。其中，*COMT* 基因编码的酶能够代谢多巴胺，*MAOA* 基因编码的酶则可以代谢多种神经递质，如去甲肾上腺素和 5- 羟色胺等。这些酶的活性水平和遗传变异与疼痛处理的效果有关。

### 2. 受体基因

受体是神经元感受信号的重要分子，包括酰胺酸受体、G 蛋白偶联受体、离子通道等。多个受体基因参与疼痛处理，如 *OPRM1*、*GABBR1* 等。其中，*OPRM1* 基因编码的 μ- 阿片受体是疼痛处理中的重要受体，其突变和多态性与阿片类药物的效果和不良反应有关。

### 3. 离子通道基因

离子通道是神经元兴奋性调节的重要基础，多个离子通道基因参与疼痛处理，如 *SCN9A*、*SCN10A*、*TRPA1*、*TRPV1* 等。其中，*SCN9A* 基因编码的钠离子通道 Nav1.7 是神经元兴奋性调节的重要基础，其突变和多态性与疼痛处理的效果和药物的作用有关。

### 4. 信号转导基因

信号转导是神经元信息传递的重要过程，多个信号转导基因参与疼痛处理，如 *GCH1*、*BDNF*

| 基　　因 | 蛋白质 | 表型 / 疼痛状况 |
|---|---|---|
| *COMT* | 儿茶酚 –O– 甲基转移酶 | • 腰痛<br>• 纤维肌痛<br>• 术后疼痛<br>• 颞下颌关节紊乱<br>• 应激性慢性疼痛<br>• 偏头痛 |
| *GCH1* | 三磷酸鸟苷环化水解酶 | • 纤维肌痛<br>• 周围神经病变<br>• 术后疼痛<br>• 癌痛 |
| *OPRM1* | 阿片受体 μ1 | • 压力引起的慢性疼痛<br>• 腰痛<br>• 术后疼痛<br>• 糖尿病性神经性疼痛 |
| *OPRD1* | 阿片受体 δ1 | • 痛觉<br>• 镇痛 |
| *TRPA1* | 瞬时电位受体 $A_1$ | • 疼痛强度<br>• 神经性疼痛 |
| *TRPV1* | 瞬时电位受体 $V_1$ | • 偏头痛<br>• 神经性疼痛<br>• 骨关节炎疼痛 |
| *SCN9A* | 钠离子通道蛋白 9α 亚基 | • 纤维肌痛<br>• 内脏痛<br>• 骨关节炎 |
| *KCNS1* | 钾离子通道亚族 S 成员 1 | • 神经性疼痛<br>• 术后疼痛<br>• 癌痛 |
| *CACNA2D3* | 电压依赖性钙通道亚基 α-2/δ-3 | • 偏头痛 |
| *FAAH* | 脂肪酸胺水解酶 | • 疼痛强度<br>• 继发性疼痛 |
| *MC1R* | 促黑素受体 1 | • 镇痛 |
| *CYP2D6* | 细胞色素 $P_{450}$ 2D6 | • 镇痛 |

表 4-2　遗传关联研究中选择性疼痛基因

等。其中，*GCH1* 基因编码的酶能够合成生物活性物质四氢生物蝶呤，BDNF 则是神经元生长和再生的重要调节因子，两者的遗传变异与疼痛处理的效果和机制有关。

**5. 转录因子基因**

转录因子是调节基因表达的重要分子，多个转录因子的基因参与疼痛处理，如 CREB、NF-κB 等。其中，CREB 是神经元活动和长期记忆形成的重要调节因子，其突变和多态性与疼痛处理和阿片类药物的效果有关。NF-κB 是免疫反应和炎症反应的重要调节因子，其在疼痛处理中的作用与免疫反应和炎症反应的关系有关。

总之，疼痛处理的遗传基础非常复杂，涉及多个生物学过程和分子机制。这些基因遗传变异和表达水平的变化会对疼痛处理的效果和机制产生影响，从而影响疼痛的发生和发展。

### （三）疼痛敏感性的遗传基础

疼痛敏感性是指人体对疼痛刺激的反应程度，包括疼痛的感觉、传导和处理。这种敏感性是由多种因素引起的，包括遗传、环境和心理因素等。在众多影响因素中，遗传因素被认为是决定疼痛敏感性的关键因素之一。疼痛敏感性的遗传基础涉及多个基因，其中包括感受器、转运体、代谢酶、调节蛋白、信号传导和转录因子等。这些基因参与了疼痛信号的感受、传导、调节和处理等过程，从而影响了疼痛敏感性。研究表明，人体对疼痛的敏感性具有明显的遗传倾向，其遗传程度占总体疼痛敏感性的 60%～80%。遗传变异可以导致个体之间疼痛敏感性的差异，包括疼痛的感受和耐受性等方面。近年来，研究者们已经发现了多个与疼痛敏感性相关的基因。例如，*TRPV1*、*COMT*、*OPRM1* 和 *SCN9A* 等基因被证实与疼痛敏感性密切相关。*TRPV1* 基因编码一个与热和疼痛敏感性相关的离子通道，在炎症和神经性疼痛中发挥着重要的作用。*COMT* 基因编码一个代谢酶，能够降解多巴胺，与镇痛效应密切相关。*OPRM1* 基因编码 μ– 阿片受体，是阿片类药物的作用靶点，与疼痛的感觉和耐受性相关。*SCN9A* 基因编码钠通道 Nav1.7，是神经元的主要电压门控钠通道，在遗传性疼痛中发挥着重要作用。

除了这些单个基因的作用外，疼痛敏感性还受到多个基因的联合作用的影响。通过全基因组关联分析（genome wide association study，GWAS）等方法，研究者们已经发现了多个疼痛敏感性相关的基因组区域，这些基因组区域包含多个基因，并通过复杂的网络调控机制影响疼痛敏感性。

总之，疼痛敏感性的遗传基础非常复杂，受到多个基因和基因组区域的联合作用的影响。这些基因和基因组区域参与了多种生物学过程，如感受器的信号转导、神经元的兴奋性和突触传递、炎症和免疫反应等，从而影响了疼痛敏感性。此外，疼痛敏感性的遗传基础还受到环境和心理因素的影响，如刺激的种类、强度和持续时间、药物的使用和剂量、心理因素和社会因素等。虽然目前对疼痛敏感性的遗传基础已经有了较为深入的研究，但仍有许多未知的基因和机制需要进一步研究和探索。

## 五、疼痛遗传学在临床中的应用

### （一）疼痛治疗的个体化和疼痛遗传学的关系

疼痛是一个复杂的生理和心理现象，其发生和发展涉及多种因素，包括遗传、环境、情绪、认知和行为等。尽管有多种疼痛治疗方法可以选择，但由于不同个体的生物学和基因差异，疗效和不良反应可能存在差异，因此需要实现疼痛的个体化治疗。而疼痛遗传学的研究则提供了理解个体之间疼痛反应差异的基础。

疼痛遗传学研究表明，人类疼痛敏感性与多种基因和基因组区域的变异密切相关。这些基因和基因组区域涉及疼痛信号的传导、感受、代谢、调节和处理等方面，因此影响了疼痛的感觉、传导、处理和反应。例如，*COMT* 基因编码一种酶，能够代谢多巴胺和表现出针刺痛敏感性的临床疼痛，而 *SCN9A* 基因的突变则导致特发性疼痛综合征。这些遗传变异的发现为实现疼痛治疗的个体化提供了可能性。

在临床实践中，疼痛治疗的个体化可以基于个体疼痛敏感性的遗传特征来制订个性化的治疗方案。例如，针对 *COMT* 基因的变异，可以选择一些具有较强镇痛作用的药物，如芬太尼、重组人生长激素等，以提高治疗的有效性和降低不良反应的发生率。而针对 *SCN9A* 基因的突变，可以选择一些钠通道阻滞剂，如卡马西平、拉莫三嗪等，以改善疼痛的控制和减轻疼痛症状。

此外，疼痛治疗的个体化还需要综合考虑多

种因素，包括个体的生理、心理和社会环境等因素。因此，需要采用多种手段，如问卷调查、疼痛评估、基因检测和影像学检查等，以了解个体的疼痛反应特征，并基于这些特征来制订个性化的治疗方案。

此外，疼痛遗传学的研究还为新药研发提供了可能性。通过研究与疼痛相关的基因和通路，可以开发新的靶向治疗药物，从而提高治疗的有效性和减少不良反应。

总之，疼痛的个体化治疗需要考虑到疼痛敏感性的遗传基础，以此来制订更加有效的治疗方案。但是需要注意的是，遗传因素只是疼痛敏感性的一部分，还需要考虑到环境、心理和行为等因素的影响，因此疼痛治疗的个体化需要进行全面评估和综合考虑。

### （二）疼痛风险评估和疼痛遗传学的关系

疼痛风险评估是指对患者在未来发生疼痛的可能性进行评估和预测。疼痛风险评估可以帮助医生早期发现患者可能存在的疼痛问题，并采取相应的干预措施，从而减轻患者疼痛的程度和持续时间。

疼痛遗传学可以为疼痛风险评估提供重要的信息和基础。研究表明，疼痛敏感性与遗传因素密切相关，一些基因变异与疼痛的发生和程度有关。因此，对这些基因的检测和分析可以为疼痛风险评估提供参考。通过基因型分析，我们可以预测患者在未来发生疼痛的风险，进而实现早期干预和治疗。例如，研究发现，COMT 基因的 rs4680 位点与疼痛敏感性有关，rs4680 GG 基因型携带者在接受疼痛刺激时比 AA 基因型携带者更容易出现疼痛感受。因此，检测 COMT 基因的 rs4680 位点可以为疼痛风险评估提供重要信息，从而为医生制订治疗方案提供参考。

除了单个基因的检测外，疼痛遗传学还可以通过建立基因组宽关联研究来探究与疼痛敏感性相关的多个基因和通路。这种方法可以通过大规模的人群样本和基因检测技术，探究各种遗传变异与疼痛敏感性之间的关系，从而建立起更为全面的疼痛风险评估模型。

总之，疼痛风险评估和疼痛遗传学密切相关。通过检测和分析患者的基因型，可以预测患者未来发生疼痛的可能性，为早期干预和治疗提供参考和基础。未来，随着基因检测技术和疼痛遗传学的不断发展，疼痛风险评估的准确性和个体化程度将会进一步提高。

### （三）疼痛药物反应和疼痛遗传学的关系

疼痛药物反应是指患者在接受疼痛治疗时对不同药物的反应程度和效果。不同的患者对同一种疼痛药物的反应存在很大差异，这与遗传因素密切相关。

疼痛遗传学研究发现，许多基因与疼痛药物代谢和效应有关。例如，CYP2D6 基因编码的细胞色素 $P_{450}$ 酶是许多药物代谢的关键酶之一，它的多态性与许多疼痛药物代谢有关。在 CYP2D6 基因中，有一些常见的突变体和多态性位点可以影响该基因的表达和酶活性，从而影响疼痛药物的代谢和效应。例如，CYP2D6 基因中的 *4 等变异体常常与吗啡和氢化可待因的代谢减慢和不良反应有关。因此，了解患者的 CYP2D6 基因型可以为临床医生选择合适的药物剂量和治疗方案提供参考。

此外，还有一些其他基因与疼痛药物代谢和效应有关。例如，ABCB1 基因编码的 P-糖蛋白是一种跨细胞膜转运蛋白，它与许多疼痛药物的跨膜转运和清除有关。P-糖蛋白可转运许多药物进出细胞和穿越血脑屏障，包括将吗啡转运出中枢神经系统。这也是为什么在中枢神经系统中吗啡的活性比其他阿片类药物的活性需要更长的时间才能达到峰值的原因。SNP C3435T (rs1045642) T 等位基因的存在会导致 P-糖蛋白表达降低，进而增加阿片类药物在中枢神经系统的积累，增强全身镇痛作用。同时，表达 T 等位基因的个体可能会出现更多的药物不良反应。通过小鼠 MDRP1 基因敲除研究，P-糖蛋白表达的缺失导致脑血浆阿片类药物比例高于正常小鼠，从而增强了全身镇痛。基因 SCN9A 编码钠离子通道蛋白 Nav1.7，是疼痛信号传导的重要组成部分，与许多镇痛药物的效应和作用机制有关。这些发现可为阿片类药物的治疗提供一定的指导意义。

因此，疼痛遗传学可以为疼痛药物反应的个体化治疗提供重要的基础和信息。了解患者的基因型可以为医生选择合适的药物和剂量，减少不良反应，提高治疗效果。未来，随着基因检测技术和疼痛遗传学的不断发展，疼痛药物反应的个体化程度将会进一步提高。

## 六、结论和展望

### （一）疼痛遗传学意义

疼痛是临床上常见的症状之一，影响着患者的生活质量和工作效率。疼痛的产生和发展受多种因素影响，其中遗传因素在疼痛的个体差异和多样性方面起着重要的作用。疼痛遗传学研究了与疼痛发生和发展有关的基因和分子机制，具有重要的意义和应用前景。

首先，疼痛遗传学解释疼痛的个体差异。不同的患者在面对相同的刺激时，对疼痛的感知和反应存在很大差异，这与遗传因素密切相关。通过研究疼痛相关基因的多态性和表达变化，可以更好地理解不同患者对疼痛的敏感性和耐受性差异。

其次，提高疼痛的治疗效果。针对患者的基因型和表达情况选择合适的治疗方案，可以提高疼痛的治疗效果和减少不良反应。例如，根据患者的基因型调整镇痛药物的剂量和种类可以提高镇痛效果和降低不良反应的发生率。

最后，探索新的治疗方法和药物靶点。疼痛遗传学研究为探索新的治疗方法和药物靶点提供了基础。例如，发现钠离子通道和钙离子信号通路在疼痛信号传导中的作用，为开发新的靶向疼痛的药物提供了新的思路和方向。

### （二）疼痛遗传学应用前景

疼痛遗传学的应用前景主要包括：①个体化疼痛治疗。随着基因检测技术的不断发展和普及，个体化疼痛治疗将会逐渐成为临床的主流。通过对患者的基因型和表达进行分析，医生可以为患者选择更加合适的治疗方案，提高治疗效果和减少不良反应。②靶向治疗疼痛。疼痛遗传学领域的研究为开发创新疗法和精确药物靶点奠定了科学基础。在疼痛信号传导和疼痛调控的分子机制研究中，发现了许多靶向疼痛的分子靶点，如钠离子通道、钙离子信号通路、炎症因子和神经递质等。疼痛遗传学的研究为开发新的靶向疼痛的药物提供了新的思路和方向。③预防疼痛的发生。疼痛遗传学的研究可以帮助人们更好地了解个体疼痛敏感性和疼痛的发生机制。通过预测患病风险，可以采取相应的预防措施，如改善生活方式、增强身体免疫力、控制情绪等，从而预防疼痛的发生。

总之，疼痛遗传学的研究对于提高疼痛治疗效果、探索新的治疗方法和药物靶点、预防疼痛的发生具有重要的意义和应用前景。未来，随着疼痛遗传学的不断深入和发展，个体化疼痛治疗将成为临床的主流，靶向疼痛的药物也将不断涌现，为疼痛患者提供更加有效的治疗手段。

### （三）疼痛遗传学研究未来方向

相信未来能够根据每个人的遗传特点设计出个体化的镇痛方案，以获得最佳的疼痛控制方法。然而，目前的资料表明，很多变异位于基因的非编码区，如何解释这些变异对疼痛感受的影响是未来疼痛遗传学研究的重点。尽管目前的知识水平还不足以指导临床决策和实现个性化治疗，但疼痛遗传学已经被证明是非常具有启发性的科学。通过识别与单基因缺陷相关的人类疼痛表型，能够寻找新的人类有效镇痛药物靶点，这是一个有力的途径。未来，疼痛遗传学研究将与其他学科和技术相互融合，开展多层次、多方面的研究，以推动疼痛治疗的精准化和个体化，从而为改善疼痛患者的生活质量做出更大的贡献。

（张良成　王阶波）

# 参考文献

[1] SEXTON J E, COX J J, ZHAO J, et al. The genetics of pain: implications for therapeutics[J]. *Annu Rev Pharmacol Toxicol*, 2018, 58: 123–142.

[2] MOGIL J S. Pain genetics: past, present and future[J]. *Trends in genetics: TIG*, 2012, 28(6): 258–266.

[3] 王鑫，王珂. 疼痛的遗传学研究进展 [J]. 中国疼痛医学杂志，2014, 20(7): 500–504.

[4] 王锦琰. 遗传、疼痛与镇痛 [J]. 中国疼痛医学杂志，2006, 12(1): 2–3.

[5] EMERY E C, HABIB A M, COX J J, et al. Novel SCN9A mutations underlying extreme pain phenotypes: unexpected electrophysiological and clinical phenotype correlations[J]. *J Neurosci*, 2015, 35(20): 7674–7681.

[6] GOMEZ K, SANDOVAL A, BARRAGAN-IGLESIAS P, et al. Transcription factor Sp1 regulates the expression of calcium channel α(2)δ-1 subunit in neuropathic pain[J]. *Neuroscience*, 2019, 412: 207–215.

[7] WANG X, HOU H, SONG K, et al. Lpar2b controls lateral line tissue size by regulating Yap1 activity in zebrafish[J]. *Front Mol Neurosci*, 2018, 11: 34.

[8] RITTER D M, ZEMEL B M, LEPORE A C, et al. Kv3.4 channel function and dysfunction in nociceptors[J]. *Channels (Austin, Tex)*, 2015, 9(4): 209–217.

[9] KWON A H, FLOOD P. Genetics and gender in acute pain and perioperative opioid analgesia[J]. *Anesthesiol Clin*, 2020, 38(2): 341–355.

[10] DIATCHENKO L, SLADE G D, NACKLEY A G, et al. Genetic basis for individual variations in pain perception and the development of a chronic pain condition[J]. *Hum Mol Genet*, 2005, 14(1): 135–143.

[11] PEZET S, MCMAHON S B. Neurotrophins: mediators and modulators of pain[J]. Annu Rev Neurosci, 2006, 29: 507–538.

[12] CLARK A K, GENTRY C, BRADBURY E J, et al. Role of spinal microglia in rat models of peripheral nerve injury and inflammation[J]. *Eur J Pain*, 2007, 11(2): 223–230.

[13] MILLIGAN E D, WATKINS L R. Pathological and protective roles of glia in chronic pain[J]. *Nat Rev Neurosci*, 2009, 10(1): 23–36.

[14] HUANG Y, ZHU L, ZHANG W, et al. IL-10 alleviates radicular pain by inhibiting TNF-α/p65 dependent Nav1.7 up-regulation in DRG neurons of rats[J]. *Brain Res*, 2022, 1791: 147997.

[15] MOELANTS E A, MORTIER A, VAN DAMME J, et al. Regulation of TNF-α with a focus on rheumatoid arthritis[J]. *Immunol Cell Biol*, 2013, 91(6): 393–401.

[16] LI M, LI Z, MA X, et al. Huangqi Guizhi Wuwu Decoction can prevent and treat oxaliplatin-induced neuropathic pain by TNFα/IL-1β/IL-6/MAPK/NF-kB pathway[J]. *Aging (Albany NY)*, 2022, 14(12): 5013–5022.

[17] HOOTEN W M, TOWNSEND C O, SLETTEN C D. The triallelic serotonin transporter gene polymorphism is associated with depressive symptoms in adults with chronic pain[J]. *J Pain Res*, 2017, 10: 1071–1078.

[18] ROACH K L, HERSHBERGER P E, RUTHERFORD J N, et al. The AVPR1A gene and its single nucleotide polymorphism rs10877969: A literature review of associations with health conditions and pain[J]. *Pain Manag Nurs*, 2018, 19(4): 430–444.

[19] CHATTI I, WOILLARD J B, MILI A, et al. Genetic analysis of Mu and Kappa opioid receptor and COMT enzyme in cancer pain tunisian patients under opioid treatment[J]. *Iran J Public Health*, 2017, 46(12): 1704–1711.

[20] ZHAO Z, LV B, ZHAI X, et al. Effects of OPRM1 and ABCB1 gene polymorphisms on the analgesic effect and dose of sufentanil after thoracoscopic-assisted radical resection of lung cancer[J]. *Biosci Rep*, 2019, 39(1): BSR20181211.

[21] 汪文文，孙玉娥. 疼痛与基因的研究进展 [J]. 国际麻醉学与复苏杂志，2021, 42(5): 549–552.

[22] LV Y B, WANG Y, MA W G, et al. Association of renalase SNPs rs2296545 and rs2576178 with the risk of hypertension: a meta-analysis[J]. *PloS one*, 2016, 11(7): e0158880.

[23] PACKIASABAPATHY S, HORN N, SADHASIVAM S. Genetics of perioperative pain management[J]. *Curr Opin Anaesthesiol*, 2018, 31(6): 749–755.

[24] AN X K, LU C X, MA Q L, et al. Association of MTHFR C677T polymorphism with susceptibility to migraine in the Chinese population[J]. *Neuroscience letters*, 2013, 549: 78–81.

[25] SMITH S B, MAIXNER D W, GREENSPAN J D, et al. Potential genetic risk factors for chronic TMD: genetic associations from the OPPERA case control study[J]. *J Pain*, 2011, 12(11 Suppl): T92–101.

[26] DELFINI M C, MANTILLERI A, GAILLARD S, et al. TAFA4, a chemokine-like protein, modulates injury-induced mechanical and chemical pain hypersensitivity in mice[J]. *Cell Rep*, 2013, 5(2): 378–388.

[27] SORGE R E, LACROIX-FRALISH M L, TUTTLE A H, et al. Spinal cord Toll-like receptor 4 mediates inflammatory and neuropathic hypersensitivity in male but not female mice[J]. *J Neurosci*, 2011, 31(43): 15450–15454.

[28] CHEN K W, CHEN L. Epigenetic regulation of BDNF gene during development and diseases[J]. *Int J Mol Sci*, 2017, 18(3): 571.

[29] DELGADO-CRUZATA L, ZHANG W, MCDONALD J A, et al. Dietary modifications, weight loss, and changes in metabolic markers affect global DNA methylation in Hispanic, African American, and Afro-Caribbean breast cancer survivors[J]. *J Nutr*, 2015, 145(4): 783–790.

[30] YOO C B, JEONG S, EGGER G, et al. Delivery of 5-aza-2'-deoxycytidine to cells using oligodeoxynucleotides[J]. *Cancer Res*, 2007, 67(13): 6400–6408.

[31] JI R R, KOHNO T, MOORE K A, et al. Central sensitization and LTP: do pain and memory share similar mechanisms?[J]. *Trends Neurosci*, 2003, 26(12): 696–705.

[32] GUAN J S, HAGGARTY S J, GIACOMETTII E, et al. HDAC2 negatively regulates memory formation and synaptic plasticity[J]. Nature, 2009, 459(7243): 55–60.

[33] WANG Z, ZANG C, ROSENFELD J A, et al. Combinatorial patterns of histone acetylations and methylations in the human genome[J]. *Nat Genet*, 2008, 40(7): 897–903.

[34] AMAYA F, SHIMOSATO G, NAGANO M, et al. NGF and GDNF differentially regulate TRPV1 expression that contributes to development of inflammatory thermal hyperalgesia[J]. *Eur J*

*Neurosci*, 2004, 20(9): 2303–2310.

[35] LÖTSCH J, GEISSLINGER G, TEGEDER I. Genetic modulation of the pharmacological treatment of pain[J]. *Pharmacol Ther*, 2009, 124(2): 168–184.

[36] GRACE P M, HUTCHINSON M R, MAIER S F, et al. Pathological pain and the neuroimmune interface[J]. *Nat Rev Immunol*, 2014, 14(4): 217–231.

[37] MEHTA A, BALTIMORE D. MicroRNAs as regulatory elements in immune system logic[J]. *Nat Rev Immunol*, 2016, 16(5): 279–924.

[38] DOURSON A J, WILLITSI A, RAUT N G R, et al. Genetic and epigenetic mechanisms influencing acute to chronic postsurgical pain transitions in pediatrics: Preclinical to clinical evidence[J]. *Can J Pain*, 2022, 6(2): 85–107.

[39] ZAMPONI G W. Targeting voltage-gated calcium channels in neurological and psychiatric diseases[J]. *Nat Rev Drug Discov*, 2016, 15(1): 19–34.

[40] CHATURVEDI R, ALEXANDER B, A'COURT A M, et al. Genomics testing and personalized medicine in the preoperative setting: Can it change outcomes in postoperative pain management?[J]. *Best Pract Res Clin Anaesthesiol*, 2020, 34(2): 283–295.

[41] HABIB A M, OKOROKOV A L, HILL M N, et al. Microdeletion in a FAAH pseudogene identified in a patient with high anandamide concentrations and pain insensitivity[J]. *Br J Anaesth*, 2019, 123(2): e249–e253.

[42] MOGIL J S. The genetic mediation of individual differences in sensitivity to pain and its inhibition[J]. *Proc Natl Acad Sci U S A*, 1999, 96(14): 7744–7751.

[43] NIELSEN C S, STUBHAUG A, PRICE D D, et al. Individual differences in pain sensitivity: genetic and environmental contributions[J]. *Pain*, 2008, 136(1–2): 21–29.

[44] VISSCHER P M, BROWN M A, MCCARTHY M I, et al. Five years of GWAS discovery[J]. *Am J Hum Genet*, 2012, 90(1): 7–24.

[45] KIM H, NEUBERT J K, SAN M A, et al. Genetic influence on variability in human acute experimental pain sensitivity associated with gender, ethnicity and psychological temperament[J]. *Pain*, 2004, 109(3): 488–496.

[46] GIEGER C, RADHAKRISHNAN A, CVEJIC A, et al. New gene functions in megakaryopoiesis and platelet formation[J]. *Nature*, 2011, 480(7376): 201–208.

[47] TAMMIMÄKI A, MÄNNISTÖ P T. Catechol-O-methyltransferase gene polymorphism and chronic human pain: a systematic review and meta-analysis[J]. *Pharmacogenet Genomics*, 2012, 22(9): 673–691.

[48] SMITH H S. Opioid metabolism[J]. Mayo Clin Proc, 2009, 84(7): 613–624.

[49] SINGH A, ZAI C, MOHIUDDIN A G, et al. The pharmacogenetics of opioid treatment for pain management[J]. *J Psychopharmacol*, 2020, 34(11): 1200–1209.

# 第二篇

## 围术期疼痛的临床评估和诊断检查

人口老龄化加剧、手术量的增多，也伴随着围术期患者疼痛的日益增长。尽早识别疼痛并进行有效评估，可使围术期疼痛得到快速而有效的治疗，对患者术后康复及后续治疗都非常关键。疼痛是一种主观体验，但又不同程度地受到生物学、心理学及社会环境等影响。2020 年，IASP 将疼痛的定义更新为"疼痛是一种与实际或潜在的组织损伤相关的不愉快感觉和情绪情感体验，或与此相似的经历"。患者的主诉及主观评估是疼痛最可靠的标准。同一患者在不同时期的疼痛体验可能不尽相同，不同患者在同一种病情下的疼痛感受也会有所差异。每个人的疼痛体验都是独一无二的，因此需要进行个体化的疼痛评估，将患者的主观感受转化为医护人员可直观评价的病历资料，从而制订个性化的干预方案，减轻患者的痛苦。

疼痛的主观评估指不对患者施加任何疼痛刺激，由患者自行描述或评估现有疼痛程度和性质，可用于评估难以用仪器进行客观测量的患者现有疼痛。医护人员可根据评估结果，初步评价患者的疼痛情况，从而制订下一步的诊疗计划。有些评估方法由于操作简便，患者也可进行自评，这有益于疼痛治疗的持续监控及疗效评价。围术期疼痛的主观评估应以患者为中心，根据患者的主诉，进行单维度或多维度的全面评估，且应长期动态地进行评估，以评价治疗的效果。疼痛主观评估与患者的年龄、认知、文化程度、语言表达甚至视觉能力有一定的关系，故而评估难以做到精确客观。目前国内外常见的评估方法有 20 余种，主要可分为单维度疼痛评估量表和多维度疼痛评估量表。疼痛评估方法虽多，但每一种方法都有其优劣因素，仍有不断完善改进的空间。此处仅介绍临床工作中疼痛主观评估最为常见的几种方式。

## 一、单维度疼痛评估量表

单维度疼痛评估量表是仅对患者主观疼痛程度进行评估，主要通过数字、文字、图像等方式，使患者将主观疼痛进行客观的量化。单维度疼痛评估量表均具有快捷方便、简单易行等特点。根据患者不同的年龄、文化、认知程度等，可采用不同的单维度疼痛评估量表。因此，在临床工作中，单维度疼痛评估量表是最为广泛应用的疼痛评估工具。此外，由于疼痛程度进行量化后，可进行相应的统计分析，因此在科研工作中也可选择单维度疼痛量表。

### （一）视觉模拟评分法

视觉模拟评分法（visual analogue scale，VAS）最早是 1923 年由心理学家 Freyd 提出的用于测量人格、睡眠、情绪等指标的方法（图 5-1），在 1976 年由 Scott 和 Huskisson 等证明，该评分法是一种简单且高效的测量疼痛强度的方法。它与疼痛测量所表示的定量表高度相关，目前已经广泛应用于临床和科研工作中。

VAS 采用 10cm 长的直线，两端分别标有"无疼痛"（0）和"难以忍受的疼痛"（10），数值越大，疼痛程度越重，反之则疼痛较轻。患者根据自己所感受的疼痛程度，在直线上某一点做一个记号，以表示自己主观感受的疼痛强度。从起点至记号处的距离则为患者的主观疼痛强度。通常认为评分<4 表示轻度疼痛，4≤评分<7 表示中度疼痛，7≤评分≤10 表示重度疼痛。

VAS 简单易懂，不受语言文化等限制，易于被患者理解，患者也可进行自评。此外，VAS 通过连续的刻度反应疼痛强度，评价所得数据相较于其他方法更为精准，因此是应用最为广泛的评价工具之一。VAS 适用于各种围术期疼痛患者的评估，但是对于儿童、高龄、认知功能障碍、视觉受损或电话随访的患者，具有一定的局限性。

### （二）数字分级评分法

数字分级评分法（numeric rating scale，NRS）是在 VAS 的基础上发展而来的，最早由 Budzynski 和 Melzack 等提出。目前在临床应用广泛，尤其在患者数量较为庞大时，可快速且准确地获得患者主观的疼痛评价。

目前最为常用的是 11 点数字评分法（图 5-2）。此方法由 0～10 这 11 个数字组成，0 为无痛，10 为难以忍受的疼痛，数值越大，疼痛程度越重。患者自行选择 0～10 其中一个数字来描述疼痛的强度。通常认为 1～3 为轻度疼痛，4～6 为中度疼痛，7～10 为重度疼痛。

11 点数字分级评分法也衍生出各种形态，以满足临床需要。如 101 点数字分级评分法，一根直尺上共有从 0～100 的 101 个点以表示不同的疼痛程度，可使患者的疼痛评估更为数据化。

数字分级评分法是临床工作中最简单、最常用的测量主观疼痛的方法，也是世界卫生组织（World Health Organization，WHO）推荐的数字疼痛强度工具。数字分级评分法适用于各类患者的疼痛评估，也不对患者的视觉有所要求，但是仍受限于患者的年龄及认知功能。

### （三）语言分级评分法

语言分级评分法（verbal rating scales，VRS）是 McGill 疼痛问卷的一部分，该方法采用形容词或描述性语言来描述疼痛的强度（图 5-3）。这些词语都有相应的疼痛评分，从疼痛最轻到最强的顺序进行排列，无痛为 0 分，最轻程度的疼痛为 1 分，每增加 1 级增加 1 分。医护人员记录时，需要将不同程度的词语转化为数字来进行记录，以便进行定量分析。语言分级评分法也可用于疼痛缓解的评级方法。

语言分级评分法不受限于患者的视觉能力，适用于对数值尺度无法理解的认知受损患者。此方法的局限性在于，不同患者对于描述疼痛程度的词语理解不尽相同，不能完全准确地反映真实的疼痛体验，缺乏一定的精确性及灵敏度。在统计方面，VRS-5 仅能进行非参数检验。因此，在科研工作中不建议单独使用。

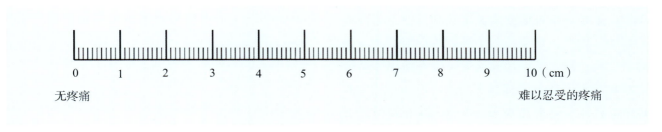

▲ 图 5-1　疼痛视觉模拟评分表

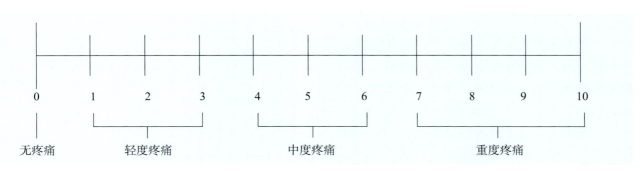

▲ 图 5-2　数字分级评分法

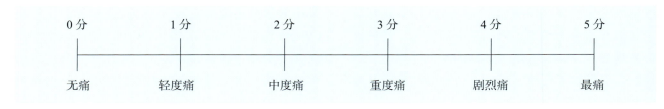

| 0分 | 1分 | 2分 | 3分 | 4分 | 5分 |
|---|---|---|---|---|---|
| 无痛 | 轻度痛 | 中度痛 | 重度痛 | 剧烈痛 | 最痛 |

▲ 图 5-3　语言分级评分法

### （四）面部表情评分法

面部表情评分法即应用 Wong-Baker 面部表情量表（face pain scale，FPS）对疼痛进行评估，最早于 1981 年由 Wong 和 Baker 等应用于儿童临床疼痛评估，经修订后形成目前临床常用的 FPS-R。评估方法非常简单，要求患者选择一张最能表达其疼痛程度的卡通脸谱。

FPS-R 一般采用 6 个表情进行评价（图 5-4），从愉悦的微笑逐步变化到疼痛得哭泣，表情之间的疼痛评分跨度为 2 分，疼痛越严重评分则越高。FPS-R 简单易懂，无须任何其他附加工具，是目前临床上应用最广泛的疼痛主观评估工具之一，可用于认知功能有所损害的患者。同时，由于该方法具有图画的特殊性，易于被疼痛患儿所接受，因此是目前学龄期儿童中最为理想的疼痛自我评价工具。但是该量表需要患者仔细辨认卡通表情，由于患者对每个面部表情所表现的疼痛程度感受不同，评估结果可能会受到文化和其他干扰因素的影响。因此，可能不利于进行治疗前后、不同患者之间、跨文化的比较研究，也不适用于年龄太小的患儿。VAS 是连续评分（0～100mm），而 FPS-R 的评分是分类变量（0～10 的整数评分）。只是 FPS-R 的精细程度不如 VAS。

## 二、多维度疼痛评估量表

多维度疼痛评估量表是在评估患者疼痛生理感受的同时，对疼痛所影响的情感、认知、情绪、睡眠等多重因素也同时进行评估。相比于单维度疼痛评估量表，多维度疼痛评估量表在实际使用中更为复杂，但是对患者的评估更为全面，评价更为准确，更有利于患者后续评估及围术期诊疗，促进患者身体与心理的快速康复。

值得注意的是，多维度疼痛评估量表由其他语言翻译而来，受到文化因素影响，在我国临床应用时应引起注意。

### （一）简明疼痛量表

简明疼痛量表（brief pain inventory，BPI）最早于 1989 年由 WHO 癌症护理评估合作中心疼痛研究小组评估癌性疼痛而提出，后被证明可评估所有疼痛患者的综合评估量表。目前简明疼痛量表有长表（17 项）和简表（9 项）两种版本，临床工作中更常用简版。

简明疼痛量表主要评估目前和过去 24h 的疼痛程度。该量表主要由两部分组成：第一部分评估疼痛强度，包括目前疼痛的程度、过去 24h 最轻及最剧烈的疼痛程度、接受药物或治疗后疼痛缓解的程度等，评分为 0～10 分，0 分为无痛，10 分为最剧烈的疼痛，分值越大，疼痛越剧烈；第二部分主要评估疼痛对患者日常生活的影响，包括日常生活、情绪、行走能力、日常工作、人际关系、睡眠和生活兴趣等 7 个方面，同样采用 0～10 分进行评分，0 分为无影响，10 分为完全受影响，分值越大，影响越大。

此外，简明疼痛量表还可以通过要求患者涂色的方式，在一张空白的人体轮廓图中涂出疼痛的所有位置，并用"×"标记出疼痛最剧烈的部位。人体轮廓图最好使用标准的皮节图，这样便于医护人员后续的整理及科学的分析。

简明疼痛量表适用于具有认知和交流能力的患者。值得注意的是，简明疼痛量表虽可反映癌性神经病理性疼痛的问题，但是国际公认该量表不能用于神经病理性疼痛的诊断（图 5-5）。

### （二）McGill 疼痛问卷

McGill 疼痛问卷（McGill pain questionnaire，

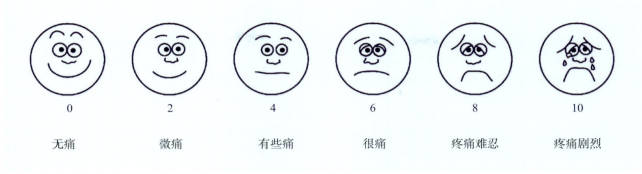

| 0 | 2 | 4 | 6 | 8 | 10 |
| --- | --- | --- | --- | --- | --- |
| 无痛 | 微痛 | 有些痛 | 很痛 | 疼痛难忍 | 疼痛剧烈 |

▲ 图 5-4 **Wong-Baker 面部表情量表**

MPQ）是 1975 年由 Melzack 等提出的全面评估疼痛的多维度评价量表，也是目前英语国家应用最为广泛的疼痛评估工具。

McGill 疼痛问卷包括 78 个词语，一共分成 20 组，其中 1～10 组为感觉组（sensory），11～15 组为情感组（affective），16 组为评价组（evaluation），17～20 组为其他相关组（miscellaneous）。每一个词语都有自己的评分，患者在每个组别中分别选择一个词语来描述自己疼痛程度，如没有合适的词语可不选。McGill 疼痛问卷可以得到 3 个重要指数：①疼痛评级指数（pain rating index，PRI），即所有选出词的评分之和；②选择词语的总数（number of words chosen，NWC），即选择词语的总数量，可在一定程度上反映疼痛的复杂性；③现时疼痛强度，将选择的词语和词的数目相结合，联合选择代表总的疼痛强度，以 6 点评分法（0～5 的疼痛强度）进行评定（图 5-6）。

McGill 疼痛问卷不仅评估疼痛程度、部位、性质等，还评估疼痛对情绪及心理感受等方面的影响，因此该问卷适合用于科研和对非急性患者进行详细调查。

McGill 疼痛问卷可多维度、定量定性地评价患者的疼痛程度，在科研工作中是良好的疼痛评估工具。

McGill 疼痛问卷自提出以来，已被广泛应用于多种急慢性疼痛科学研究中，并被翻译成多国语言。该问卷适用于所有疼痛患者，可全面评估患者的疼痛程度，获取完整信息，尤其适用于癌性疼痛患者、神经病理性疼痛患者等。但问卷本身具有大量的文字，内容众多，设计复杂，有些描述词汇意思相近，需要患者具备一定的文化程度才可完整理解整个量表，完整填完问卷耗时较长，因而在临床工作中并不常用。

### （三）简明 McGill 疼痛问卷

McGill 疼痛问卷应用烦琐，临床使用不便。简明 McGill 疼痛问卷（short-form of McGill pain questionnaire，SF-MPQ）是由 Melzack 等于 1987 年在 McGill 疼痛问卷基础上进行简化设计。该量表有 11 个感觉类和 4 个情感类描述词，同时包括现时疼痛强度（present pain intensity，PPI）和 VAS，对患者进行疼痛多维度评价。

简明 McGill 疼痛问卷可得 4 个指数：①疼痛评级指数，所有描述词均用 4 点评分法（0～3 分）表示"无痛""轻微痛""中度痛""重度痛"的不同程度，选出词语评分之和即为疼痛评级指数；②选择词语的总数；③视觉模拟评分，即前文所述视觉模拟评分法，原为简明 McGill 疼痛问卷的一部分；④现时疼痛强度（图 5-7）。

SF-MPQ 从不同侧重点出发，全方位对患者的疼痛程度进行评估。适用于检测时间有限，无法完成 McGill 疼痛问卷，但有需要获得其他疼痛强度信息（如 VAS 结果）的疼痛患者。相比于 McGill 疼痛问卷，SF-MPQ 具有简单快捷、客观易行等特点，也是一种敏感可靠的疼痛评价方法。

患者姓名 _____ 评估时间 _____ 病案号 _____ 评估医师 _____

诊断：

1. 大多数人一生中都有过疼痛经历（如轻微头痛、扭伤后痛、牙痛）。除这些常见的疼痛外，现在您是否还感到有别的类型的疼痛？

(1)是　(2)否

2. 请您在下图中标出您的疼痛部位，并在疼痛最剧烈的部位以"×"标出。

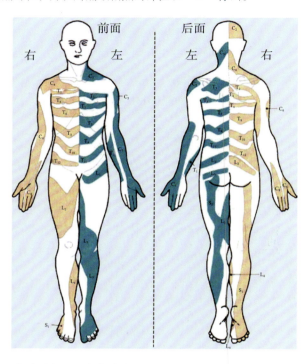

3. 请选择下面的一个数字，以表示过去 24h 内您疼痛最剧烈的程度。

（不痛）0　1　2　3　4　5　6　7　8　9　10（最剧烈）

4. 请选择下面的一个数字，以表示过去 24h 内您疼痛最轻微的程度。

（不痛）0　1　2　3　4　5　6　7　8　9　10（最剧烈）

5. 请选择下面的一个数字，以表示过去 24h 内您疼痛的平均程度。

（不痛）0　1　2　3　4　5　6　7　8　9　10（最剧烈）

6. 请选择下面的一个数字，以表示您目前的疼痛程度。

（不痛）0　1　2　3　4　5　6　7　8　9　10（最剧烈）

7. 您希望接受何种药物或治疗控制您的疼痛。

8. 在过去的 24h 内，由于药物或治疗的作用，您的疼痛缓解了多少？请选择下面的一个百分数，以表示疼痛缓解的程度。

（无缓解）0　10%　20%　30%　40%　50%　60%　70%　80%　90%　100%（完全缓解）

9. 请选择下面的一个数字，以表示过去 24h 内疼痛对您的影响。

(1) 对日常生活的影响

（无影响）0　1　2　3　4　5　6　7　8　9　10（完全影响）

(2) 对情绪的影响

（无影响）0　1　2　3　4　5　6　7　8　9　10（完全影响）

(3) 对行走能力的影响

（无影响）0　1　2　3　4　5　6　7　8　9　10（完全影响）

(4) 对日常工作的影响（包括外出工作和家务劳动）

（无影响）0　1　2　3　4　5　6　7　8　9　10（完全影响）

(5) 对与他人关系的影响

（无影响）0　1　2　3　4　5　6　7　8　9　10（完全影响）

(6) 对睡眠的影响

（无影响）0　1　2　3　4　5　6　7　8　9　10（完全影响）

(7) 对生活兴趣的影响

（无影响）0　1　2　3　4　5　6　7　8　9　10（完全影响）

▲ 图 5-5　简明疼痛量表（BPI）

**McGill 疼痛问卷**

患者 _____ 住院号 _____ 日期 _____ 时间 _____

PRI：S _____ A _____ E _____ M _____　　PRI（T）_____ PPI _____

（1～10）　（11～15）　（16）　（17～20）　（1～20）

| | | | | | | | | | |
|---|---|---|---|---|---|---|---|---|---|
| 1 | 忽隐忽现 | 1 | 11 | 疲劳 | 1 | | | 短暂的 | |
| | 时痛时轻 | 2 | | 筋疲力尽 | 2 | | 3 | 片刻的 | |
| | 搏动性痛 | 3 | 12 | 令人作呕 | 1 | | | 易逝的 | |
| | 跳痛 | 4 | | 窒息感 | 2 | | | 节律性的 | |
| | 鞭笞痛 | 5 | 13 | 畏惧的 | 1 | | 2 | 周期性的 | |
| | 重击痛 | 6 | | 惊恐的 | 2 | | | 间歇性的 | |
| 2 | 跳痛 | 1 | | 恐怖的 | 3 | | | 持续性的 | |
| | 闪现痛 | 2 | 14 | 惩罚的 | 1 | | 1 | 稳定性的 | |
| | 弹射型痛 | 3 | | 折磨的 | 2 | | | 永恒的 | |
| 3 | 针刺痛 | 1 | | 残酷的 | 3 | | | | |
| | 钻孔样痛 | 2 | | 狠毒的 | 4 | | | | |
| | 穿透痛 | 3 | | 致死的 | 5 | | | | |
| | 戳痛 | 4 | 15 | 颓废的 | 1 | **前面** | | **后面** | |
| | 割裂痛 | 5 | | 不知所措的 | 2 | 右　　左 | | 左　　右 | |
| 4 | 锐痛 | 1 | 16 | 讨厌的 | 1 | | | | |
| | 切割痛 | 2 | | 烦恼的 | 2 | | | | |
| | 撕裂痛 | 3 | | 悲惨的 | 3 | | | | |
| 5 | 拧痛 | 1 | | 严重的 | 4 | | | | |
| | 压痛 | 2 | | 无法忍受的 | 5 | | | | |
| | 咬痛 | 3 | 17 | 扩散的 | 1 | | | | |
| | 夹痛 | 4 | | 反射的 | 2 | | | | |
| | 碾压痛 | 5 | | 穿透的 | 3 | | | | |
| 6 | 牵引痛 | 1 | | 刺骨的 | 4 | | | | |
| | 拉扯痛 | 2 | 18 | 束缚的 | 1 | | | | |
| | 绞痛 | 3 | | 麻木的 | 2 | 评价： | | | |
| 7 | 热辣痛 | 1 | | 拉长的 | 3 | | | | |
| | 烧灼痛 | 2 | | 挤压的 | 4 | | | | |
| | 烫伤痛 | 3 | | 割裂的 | 5 | | | | |
| | 烧焦痛 | 4 | 19 | 凉爽 | 1 | | | | |
| 8 | 麻木 | 1 | | 寒冷 | 2 | | | | |
| | 痒 | 2 | | 冰冷 | 3 | | | | |
| | 针刺痛 | 3 | 20 | 令人烦恼 | 1 | | | | |
| | 蜇痛 | 4 | | 令人厌恶 | 2 | | | | |
| 9 | 钝痛 | 1 | | 极度痛苦 | 3 | | | | |
| | 溃疡痛 | 2 | | 骇人的 | 4 | | | | |
| | 伤痛 | 3 | | 受刑一般 | 5 | | | | |
| | 酸痛 | 4 | PPI | 0 无痛 | | | | | |
| | 沉重的痛 | 5 | | 1 轻微 | | | | | |
| 10 | 触痛 | 1 | | 2 不适 | | | | | |
| | 绷紧痛 | 2 | | 3 痛苦 | | | | | |
| | 擦痛 | 3 | | 4 恐惧 | | | | | |
| | 分裂痛 | 4 | | 5 剧烈 | | | | | |

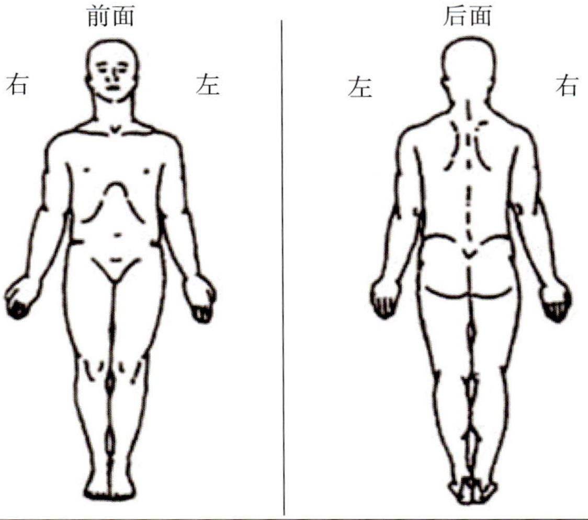

▲ 图 5-6　McGill 疼痛问卷

PRI. 疼痛评级指数；S. 感觉类；A. 情感类；E. 评价类；M. 非特异性类；PPI. 现时疼痛强度

姓名 _____ 性别 ____ 年龄 ____ 住院号 _____ 日期 _____ 时间 _____

1. 疼痛评级指数：S _____  A _____
   　　　　　　　　　（1～11）　　　（12～15）

| | | 无 | 轻 | 中 | 重 |
|---|---|---|---|---|---|
| | | 0 | 1 | 2 | 3 |
| 1 | 跳痛 | | | | |
| 2 | 放射痛 | | | | |
| 3 | 戳痛 | | | | |
| 4 | 锐痛 | | | | |
| 5 | 夹痛 | | | | |
| 6 | 咬痛 | | | | |
| 7 | 烧灼痛 | | | | |
| 8 | 创伤 | | | | |
| 9 | 猛烈痛 | | | | |
| 10 | 触痛 | | | | |
| 11 | 割裂痛 | | | | |
| 12 | 软弱无力 | | | | |
| 13 | 厌烦不适 | | | | |
| 14 | 恐惧 | | | | |
| 15 | 折磨人的 | | | | |

2. 视觉模拟评分：_____

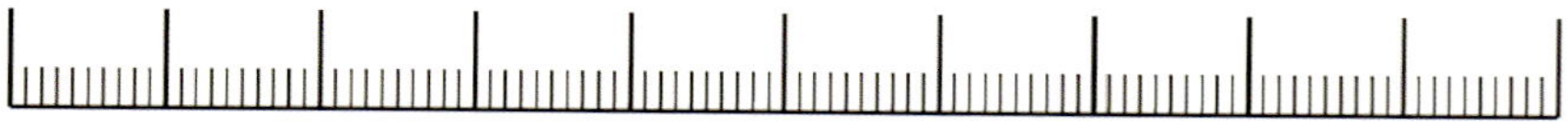

```
0   1   2   3   4   5   6   7   8   9   10（cm）
无疼痛                              难以忍受的疼痛
```

3. 现时疼痛强度：_____

| 无痛 | 轻微疼痛 | 不适 | 痛苦 | 恐惧 | 剧痛 |
|---|---|---|---|---|---|
| 0 | 1 | 2 | 3 | 4 | 5 |

▲ 图 5-7　简明 McGill 疼痛问卷

（王　锷　宋宗斌）

# 参考文献

[1] WIDEMAN T H, EDWARDS R R, WALTON D M, et al. The Multimodal assessment model of pain: a novel framework for further integrating the subjective pain experience within research and practice[J]. *Clin J Pain*, 2019, 35(3): 212–221.

[2] MELZACK R. The McGill Pain Questionnaire: major properties and scoring methods[J]. *Pain*, 1975, 1(3): 277–299.

[3] THONG I, JENSEN M P, MIRO J, et al. The validity of pain intensity measures: what do the NRS, VAS, VRS, and FPS-R measure?[J]. *Scand J Pain*, 2018, 18(1): 99–107.

[4] GULATI M, LEVY PD, MUKHERJEE D, et al. 2021 AHA/ACC/ASE/CHEST/SAEM/SCCT/SCMR Guideline for the Evaluation and Diagnosis of Chest Pain: A Report of the American College of Cardiology/American Heart Association Joint Committee on Clinical Practice Guidelines[J]. *Circulation*, 2021, 144(22): e368–e454.

[5] 刘延青，崔健君. 实用疼痛学 [M]. 北京：人民卫生出版社，2013.

疼痛在发生、维持和加重过程中的情绪变量，尤其消极变量使得疼痛心理学成为一门科学。疼痛的心理评估是指按照心理学的原则和方法，对人的心理特质（认知、情绪、个性、能力、行为方式等）、心理状态和水平做出评价和估量，确定其正常和异常的原因、性质和程度，为临床提供依据的一种方法。心理评估由一系列的行为观察和心理测验技术构成。疼痛的评估包括疼痛的固有动机和情感过程、感觉和识别过程，以及认知和评价过程等。疼痛患者的术前心理学评估不能作为各类手术的排除标准，其目的是明确心理学因素对预后的影响，使得手术及麻醉并发症、慢性疼痛的治疗的风险最小化，获益可能最大化。

## 一、影响疼痛的因素

疼痛是一种与实际或潜在的组织损伤有关的不愉快的感觉和情感体验，其强度通常与组织损伤程度有关。从心理学角度来讲，疼痛不仅仅是感觉，而是一种知觉。这种感知包括疼痛的具体部位、性质、程度和疼痛的具体发作特点，能引出认知，做出判断，因此，疼痛是一种综合性的知觉，不同的心理状态下，社会因素的不同，对疼痛的感知不同。这种感知是一种复杂的心理过程，同时也要认识到疼痛是安全和生存的需要，可以在机体在多数情况下避免伤害和发现疾病。

### （一）情绪

疼痛本身是一种不愉快的感觉和情感体验，疼痛时如患者情绪良好，则疼痛感受较轻，当焦虑和抑郁时，疼痛加重。

### （二）学习

疼痛可以是一种习得性行为，尤其是与儿童

期早期经验相关。儿童期轻微的疼痛或生病时，父母给予格外的爱抚，特殊素质的孩子会对疼痛的敏感性增加，学会"生病"，学会"头痛"和"腹痛"等，这时的疼痛的感受是真实的，而非假装。

### （三）注意力

疼痛患者如果把注意力分散到其他事务上，对疼痛的敏感性会降低。

### （四）个体素质

疼痛与个体的体质、遗传、个性、文化习俗、个人生活习俗等有关。研究表明，白种人比黑种人的疼痛阈值和耐受性高，黑种人较黄种人高。不同年龄对疼痛的耐受性和敏感性不同。婴儿疼痛的感受是弥散的，对疼痛刺激不敏感，随着年龄的增加，对疼痛的耐受性逐渐减弱。高龄患者，随着年龄的增加痛觉日趋迟钝。

### （五）意志和信念

意志坚强者能耐受较剧烈的疼痛，意志薄弱者相对较差。因此，在某种情况下，伤势严重程度与疼痛之间并不存在直接的对应关系。

### （六）暗示

暗示可以使疼痛加重或减轻，有癔症人格基础的人易受暗示。

### （七）社会文化

社会文化可影响对疼痛的感觉和反应。

## 二、生物 - 心理 - 社会医学模式

生物 - 心理 - 社会模式是广泛用于慢性疼痛研究的整体模型，该模式认为除了病理生理变化，心理、社会、环境因素均参与和促进慢性疼痛的发生和发展，对慢性疼痛的临床过程和预后有着

重要的影响，医护人员在对患者进行疼痛评估时，应将慢性疼痛患者作为一个整体，对患者的生理、心理、社会等多个方面进行考虑。核心内容是"以患者为中心"的整体整疗思维模式，更好地了解患者的痛苦和心理需求，及时评估和防范医疗风险，为患者提供最恰当的服务。生物-心理-社会模式认为疼痛及其所致的损害是生理、心理和社会因素之间的多维动态交互作用的结果，这些因素的相互影响导致了复杂的慢性疼痛综合征。急性疼痛是对有明确伤害性刺激的反应，但慢性疼痛通常没有明显原因。慢性疼痛常常与失能、情绪障碍和社交减少等症状并存，患者在患病过程中会经历一些生理、心理和社会上的剧变，给个人及家庭造成了很大影响。疼痛慢性化后失去了基本的积极功能从而成为一种独立的疾病，并造成残疾等严重后果，需要进行特殊治疗。图 6-1 为疼痛的生物-心理-社会模式图。

## 三、疼痛患者的心理学评估

随着医学模式的改变，心身分离的观念及单纯生物医学模式已经成为历史。采集病史，要按照生物-心理-社会医学模式，要求医生既了解躯体疾病的产生过程，又注重患者的生理改变，更注重患者的生活特点及社会环境。疼痛的心理学评估包括访谈和心理测试，通常的模式为病史

采集+精神检查+医患沟通+心理评估。在患者的疼痛症状中，同时评估器质性因素和心理因素的占比是无法定量的，可以根据以下几点作为临床的判断原则。

(1) 疼痛的部位及时间是否与解剖结构及通常发生的放射或牵涉疼痛的位置一致。

(2) 疼痛的性质、程度与疾病病理机制是否相称。

(3) 体征、影像学及化验检查是否支持患者的疼痛主诉。

(4) 接受药物治疗的患者，需了解治疗过程并做出镇痛药物的疗效评价。

(5) 患者的情绪和行为是否与疼痛症状相符。

(6) 深入询问患者及家属，以确定是否有一个明显的心理因素。

临床医生对于前三点非常熟悉，关键是将心理因素与器质性因素有机地联系起来，全面观察和认识患者的疼痛。

### （一）临床心理访谈前

心理性疾病的诊断和评估主要依赖于"临床病史"和"精神状态的表现"。病因不清、病史不全，缺乏客观的理化检验指标，精神症状缺乏特异性，是常见的诊断和评估困难。因此，翔实的病史采集，细致的精神检查，是围术期心理学评

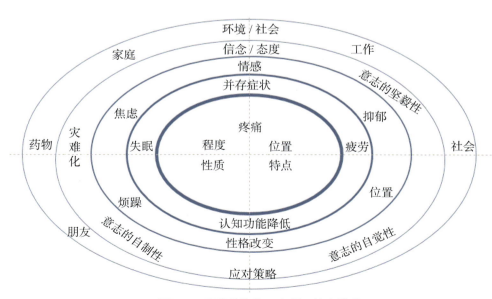

▲ 图 6-1　疼痛的生物-心理-社会模式

估的基础。重点关注患者的睡眠状况、情绪波动及心情是否长期低落，是否丧失兴趣、快乐及幸福感，家庭及社会支持系统，以及是否有厌世及自杀倾向等。

围术期的临床心理访谈涉及个人的认知、诊疗、受教育水平、社交、工作和精神史等多个方面。主要包括：①疼痛的感受，包括部位、性质、强度、诱发和加重因素，以及以往的治疗过程、治疗效果、不良反应、药物成瘾的可能性、睡眠问题和性功能状况；②家庭背景，既往慢性疼痛病史，教育、工作经历及工作满意度；③经济负担、工伤赔偿及预后的期望等。④访谈过程中的疼痛行为表现，如面部表情、身体姿势、声音和口头的抱怨表现，应对疼痛相关的失能等重要信息。访谈过程中需要发现潜在的消极因素，包括精神障碍，躯体和（或）情绪障碍史，症状和疼痛灾难化倾向，支持系统差，存在家庭、职业、婚姻、经济危机等，药物滥用史，"抱怨"和"自责"倾向，基于以往麻醉和围术期的不良应对等。积极因素包括对医院及医生的信任，积极参与治疗，重视、理解疼痛的综合治疗，依从性好，愿意承担风险和责任，对围术期麻醉和手术及治疗方案方案感兴趣，并对预后抱有合乎实际的期望。

### （二）精神检查

精神检查的基本原则为以患者为中心的交流方式，患者用自己的语言讲述个人经历和病情体验。尊重和同情的态度，尊重患者人格、文化、世界观和生活态度。保护患者隐私权。倾听、肯定、接纳、鼓励，及时反馈或情感反应。准确识别、把握症状，重视患者的痛苦和心理需求。

精神检查的重点内容包括认知活动、意志行为和情感活动，精神状态检查的主要项包括：行为、言语、心境、人格解体与现实解体、强迫现象、妄想、幻觉与错觉、定向、注意力集中、记忆、自知力。

观察患者的一般表现：意识状态、自发言语、面部表情、行为姿势是否自然，有无怪异姿势、日常饮食、睡眠、大小便自理情况。言语的连贯性、内容能否用手或表情示意。面部表情与情感反应，注意表情变化、协调性。动作与行为本能活动、怪异姿势、异常动作；违拗，被动服从；自伤自杀，冲动攻击行为等。

### （三）精神症状的评定

精神症状的评定通常用症状量表，常用精神症状为自评量表。自评量表可以用来进行临床精神科或心理、精神卫生机构的初步筛查。适合的对象是神经症、适应障碍及其他非精神病性的精神障碍，不适合精神分裂症和躁狂症的等精神病性障碍的患者。本节重点论述与疼痛相关的心理学内容，包括感觉、情感、思维、意识、行为直至生活习惯、人际关系、饮食及睡眠等。

#### 1. 躯体化障碍

躯体化是指患者能感受和表达躯体的不适症状，有明显功能紊乱的症状，但却找不到合理的病理依据来解释这些症状。鉴别诊断包括抑郁状态、焦虑状态、药物滥用、认知功能障碍、精神错乱及未发现的器质性疾病。躯体化障碍曾被命名为癔症，其基本特点为反复出现、表现多样的躯体不适症状，甚至导致功能受损。表 6-1 列出了其有诊断标准。

躯体化症状的其他特点还包括患者描述病史，往往采用夸张的言辞和方式，经常缺乏具体的内容，前后表述不一致。这些患者常伴有抑郁、突出的焦虑、反社会行为、自杀倾向和人际问题。表 6-2 列出了躯体化症状自评量表（somatic self-rating scale，SSS）。

#### 2. 强迫症状

有如下特征：做事犹豫不决，思考甚多；力求十全十美，反复核对；过于严肃、认真、谨慎，缺少幽默感；循规蹈矩，缺少创新和冒险精神；固执己见，要求别人按照自己的要求做事；焦虑、悔恨情绪多，愉快满意情绪少。

#### 3. 人际关系敏感

对旁人求全责备，同异性相处时感到害羞不自在，感觉自己的感情容易受到伤害，感到别人不能理解不同情自己，感觉别人不友好，不喜欢

| 表 6-1　躯体化障碍的诊断标准 | |
| --- | --- |
| 标准 A | 多种不适症状出现在 30 岁之前，持续数年，多方需求治疗，有明显的社交工作能力损害，或者其他重要领域的功能障碍 |
| 标准 B | 症状必须满足下列标准：<br>(1) 至少 4 个不同部位的相关病史（头、腹、胸背、关节、直肠、月经、性交等）<br>(2) 至少 2 个消化道症状（恶性、呕吐、腹胀、腹泻、对食物的不耐受）<br>(3) 1 个性功能症状<br>(4) 至少 1 个症状或功能缺损提示神经系统疾病，不限于疼痛 |
| 标准 C | 满足条件 (1) 或 (2)<br>(1) 标准 B 中的每一个症状均不能用躯体疾病解释，没有直接的药物滥用证据<br>(2) 患者主诉或社会工作能力的损害不能用病史、体征、实验室检查所能解释 |
| 标准 D | 症状不是主观臆造或诈病 |

自己。感到比不上他人，当别人看着自己或谈论自己时不自在，感到对别人神经过敏，感到在公共场所吃东西很不舒服。患者多有自卑感和不自在感，在人际关系相处中明显表现不好。

#### 4. 抑郁

表现为抑郁苦闷的心境，对生活兴趣的下降，缺乏活动愿望，丧失劳动力等特征，并有悲观失望及消极和自杀行为。表 6-3 为抑郁自评量表（self-rating depression scale，SDS）。

用于疼痛门诊及麻醉评估门诊，临床上可用抑郁症状自评量表患者健康问卷 -9（patient health questionnaire-9，PHQ-9）初步筛查（表 6-4）。

#### 5. 焦虑

可表现为紧张敏感、焦虑和惊恐等症状。表 6-5 为患者焦虑自评量表（self-rating anxiety scale，SAS），表 6-6 为患者健康问卷 - 广泛性焦虑障碍量表 -7（generalized anxiety disorder-7，GAD-7）。

#### 6. 敌对

表现为厌烦、好争论、摔物、争执争斗和不可抑制的冲动行为。容易烦恼和激动，自己不能控制地发脾气，有打人和伤害他人的冲动，有想摔坏或破坏东西的冲动，经常与人争论，大叫或摔东西。

#### 7. 恐怖

对出门旅行、空旷场地、人群、公共场合及交通工具的恐怖。表现为害怕空旷的场所和街道，怕单独出门，怕乘坐公共汽车、地铁和飞机，因为害怕而避开某些东西、场合和活动，在商店和电影院等人多的地方感到不自在，单独时神经很紧张，害怕在公共场所晕倒。

#### 8. 偏执

待人敌对、猜疑、关系妄想、其他的妄想、被动体验和夸大等。表现为责怪别人制造麻烦，感到大多数人都不可信任，感到有人在监视、谈论自己，有一些别人没有的想法和念头。感到别人对自己的成绩没有做出恰当的评价，感到别人想占自己的便宜。

#### 9. 精神病性

可有幻听、思维播散、被控制感、思维被插入等。表现为感到思想被别人控制，听到旁人听不到的声音，感到旁人知道自己的私人想法，有一些不属于自己的想法，即使和别人在一起也感到孤单，为一些有关"性"的想法而很苦恼，认为因为自己的错误而受到惩罚，感到自己的身体有严重的问题，从未感到和其他人很亲近，感到自己的脑子有毛病。

#### 10. 其他

睡眠及饮食状况，表现为胃口不好，难以入睡，想到死亡的事，吃得太多，醒得太早，睡得不深，感到自己有罪。表 6-7 为 Athens 失眠量表（Athens insomnia scale，AIS）。

### 四、对心理紊乱做出评估

疼痛心理学评估的危险性因素包括：①严重的精神疾病，如精神病、躯体化障碍、重度抑郁症或疑病症；②依从性差，对麻醉和手术过程认识不足，对于围术期疼痛治疗或预后存在不切实际的期望、认知缺陷导致理解能力下降，无法接受围术期的疼痛和创伤；③存在自杀和杀人倾向，缺乏适当的社会支持；④严重睡眠障碍、人

## 表 6-2　躯体化症状自评量表

姓名：_____　性别：_____　年龄：____　电话：_____　评定日期：_____

教育程度：_____　职业：_____　病程：____　所用药物：_____

您发病过程中可能存在以下症状，如果能让医生能确切了解您的这些疾病症状，就能给您更多的帮助，对您的治疗有积极影响，请您阅读以上各栏后，根据发病过程中的实际情况，选择对应的分值

☆没有：发病或不舒服时，没有该症状

☆轻度：发病或不舒服时，有症状但不影响日常生活

☆中度：发病或不舒服时，有症状且希望减轻或治愈

☆重度：发病或不舒服时，有症状且严重影响日常生活

| 过去 1 周内，下述问题影响您的实际感觉或苦恼程度（请用√勾选您的答案） | 没有 | 轻度 | 中度 | 重度 |
|---|---|---|---|---|
| 1. 头痛、头晕、头胀、头重、眩晕、晕厥或脑鸣 | 1 | 2 | 3 | 4 |
| 2. 睡眠问题（入睡困难、多梦、噩梦、易惊醒、早醒、失眠或睡眠过多） | 1 | 2 | 3 | 4 |
| 3. 易疲劳乏力、精力减退 | 1 | 2 | 3 | 4 |
| 4. 情绪不佳、兴趣减退、怕烦、情绪不佳、缺乏耐心 | 1 | 2 | 3 | 4 |
| 5. 心血管症状（心慌、胸闷、胸痛、气短） | 1 | 2 | 3 | 4 |
| 6. 易着急紧张或担忧害怕，甚至惊恐、濒死感 | 1 | 2 | 3 | 4 |
| 7. 敏感、习惯操心、多思多虑、易产生消极想法 | 1 | 2 | 3 | 4 |
| 8. 记忆力减退、注意力下降，不易集中精神 | 1 | 2 | 3 | 4 |
| 9. 胃肠道症状（腹胀、腹痛、嗳气、食欲下降、便秘、腹泻、口干恶心） | 1 | 2 | 3 | 4 |
| 10. 疼痛（颈部、肩部、腹部、背部、腿部或肌肉酸痛） | 1 | 2 | 3 | 4 |
| 11. 易悲伤或伤心哭泣 | 1 | 2 | 3 | 4 |
| 12. 手足关节或身体部位（麻木、僵硬、抽搐、颤抖、刺痛、怕冷） | 1 | 2 | 3 | 4 |
| 13. 视物模糊、眼睛干涩，短期内势力下降 | 1 | 2 | 3 | 4 |
| 14. 激动烦躁、易怒、对声音过敏、易受惊吓 | 1 | 2 | 3 | 4 |
| 15. 强迫感（强迫思维、强迫行为）或失控感 | 1 | 2 | 3 | 4 |
| 16. 皮肤过敏、瘙痒、皮疹或潮红、潮热、多汗 | 1 | 2 | 3 | 4 |
| 17. 常关注健康问题、担心自己及家人生病 | 1 | 2 | 3 | 4 |
| 18. 呼吸困难、憋闷或窒息感、喜欢大叹气、咳嗽或胁肋痛 | 1 | 2 | 3 | 4 |
| 19. 咽部不适、喉咙阻塞感、鼻塞或耳塞、耳鸣 | 1 | 2 | 3 | 4 |
| 20. 易尿频、尿急、尿痛或阴部不适 | 1 | 2 | 3 | 4 |

## 表 6-3　抑郁自评量表

| 过去 1 周内，你经常受到以下问题的困扰吗？ | 偶有 | 有时 | 经常 | 持续 | 医生评定 |
|---|---|---|---|---|---|
| | \| | \| | | | |

| | 按照症状出现的次数 | | | | |
|---|---|---|---|---|---|
| 过去 1 周内，你经常受到以下问题的困扰吗？ | 偶有 | 有时 | 经常 | 持续 | 医生评定 |
| 1. 我觉得闷闷不乐，情绪低沉（忧郁） | 1 | 2 | 3 | 4 | |
| *2. 我觉得一天中早晨最好（晨重夜轻） | 4 | 3 | 2 | 1 | |
| 3. 一阵阵哭出来或觉得想哭（易哭） | 1 | 2 | 3 | 4 | |
| 4. 我晚上睡眠不好（睡眠障碍） | 1 | 2 | 3 | 4 | |
| *5. 我吃得跟平常一样多（食欲减退） | 4 | 3 | 2 | 1 | |
| *6. 我与异性密切接触时和以往一样感到愉快（性兴趣减退） | 4 | 3 | 2 | 1 | |
| 7. 我发觉我的体重在下降（体重减轻） | 1 | 2 | 3 | 4 | |
| 8. 我有便秘的苦恼（便秘） | 1 | 2 | 3 | 4 | |
| 9. 心跳比平常快（心慌） | 1 | 2 | 3 | 4 | |
| 10. 我无缘无故地感到疲乏（易倦） | 1 | 2 | 3 | 4 | |
| *11. 我的头脑和平常一样清楚（思考困难） | 4 | 3 | 2 | 1 | |
| *12. 我觉得经常做的事情并没有困难（能力减退） | 4 | 3 | 2 | 1 | |
| 13. 我觉得不安而平静不下来（不安） | 1 | 2 | 3 | 4 | |
| *14. 我对未来抱有希望（绝望） | 4 | 3 | 2 | 1 | |
| 15. 我比平常容易生气激动（易激惹） | 1 | 2 | 3 | 4 | |
| *16. 我觉得做出决定是容易的（决断困难） | 4 | 3 | 2 | 1 | |
| *17. 我觉得自己是个有用的人，有人需要我（无用感） | 4 | 3 | 2 | 1 | |
| *18. 我的生活过得很有意思（生活空虚感） | 4 | 3 | 2 | 1 | |
| 19. 我认为如果我死了，别人会生活得更好（无价值感） | 1 | 2 | 3 | 4 | |
| *20. 平常感兴趣的事我仍然感兴趣（兴趣丧失） | 4 | 3 | 2 | 1 | |

标准分：　　　　　　　　　总粗分：　　　　　　　　　医生评定：

*. 加 * 项为反序计分（4 → 1），其他项为正序计分（1 → 4）

评定标准：总粗分 = 各项目分数相加，标准分 =1.25× 总粗分，总粗分界值为 40 分，标准分界值为 50 分。<46 分为没有抑郁；46～50 分为轻度抑郁；>50 分为有抑郁症状

## 表 6-4 患者健康问卷 - 抑郁症状自评量表

| 过去 2 周，你经常受到以下问题的困扰吗？（请用√勾选您的答案） | 从来没有 | 有几天 | 超过一半时间 | 几乎每天 | 医生评定 |
|---|---|---|---|---|---|
| 1 做什么事都提不起劲或没有兴趣 | 0 | 1 | 2 | 3 | |
| 2 感到心情低落、沮丧或绝望 | 0 | 1 | 2 | 3 | |
| 3 入睡困难、睡不安稳、容易醒或睡眠过多 | 0 | 1 | 2 | 3 | |
| 4 感到疲倦或没有精神 | 0 | 1 | 2 | 3 | |
| 5 食欲不振或吃得过多 | 0 | 1 | 2 | 3 | |
| 6 觉得自己很糟，或者觉得自己很失败，让自己和家人失望 | 0 | 1 | 2 | 3 | |
| 7 难以集中精力做事，如阅读或看电视 | 0 | 1 | 2 | 3 | |
| 8 别人反映你动作或说话速度迟缓；或者刚好相反，你烦躁，坐立不安，到处走动比平常多 | 0 | 1 | 2 | 3 | |
| 9 有不如死掉或用某种方式伤害自己的念头 | 0 | 1 | 2 | 3 | |
| 总得分： | | | | | |

格障碍；⑤药物和酒精滥用，存在觅药行为；⑥疼痛和手术相关的诉讼。这些危险因素需要在术前进行评估，必要时进行干预。评估措施的主要目标包括：①筛查严重的精神病和认知障碍；②躯体化障碍，术前存在焦虑、抑郁和药物滥用，未发现器质性疾病，坚持寻找病因的患者，主动承受侵入性的医疗检查、操作和手术风险；③评估治疗期望和术后的护理及康复能力；④发现并识别危险因素，进行及时的干预和处理；⑤识别心理优势，促进康复。总之，心理评估的效能相对复杂，对于手术患者的心理评估标准也是不精确的。

近年来，WHO 就人的健康状况提出了新的健康标准，分为躯体和健康两方面，对于躯体健康用"五快"来衡量，人的心理健康用"三良"来形容。"五快"包括吃得快、便得快、睡得快、说得快、走得快。"三良"包括良好的个性：性格温和、意志坚强、感情丰富、胸怀坦荡；良好的处事能力：看问题客观现实，自我控制能力强，能适应复杂的社会环境；良好的人际关系：待人接物能大度和善，不过分计较，能助人为乐，与人为善。临床上把心理紊乱分为三大类。

(1) 心理问题：是指近期发生的内容尚未泛化的和反应强度不剧烈的心理紊乱状态，主要为心境和情绪方面产生的波动，思维仍保持严密的逻辑性，人格也十分完整。

(2) 心理障碍：是指心理问题反应剧烈、持续时间持久、内容充分泛化和自身难以克服的一种沉重精神负担。情绪方面波动较大，而且出现各种违反逻辑的思维或思维逻辑错误，人格也出现某些缺陷。

(3) 心理疾病：是心理紊乱的最严重状态，患者往往有异常的神经现象，如注意力涣散、好幻想、意志力减弱、自我评价过分偏离常态、社会交往和人格方面的改变等。

## 表 6-5　焦虑自评量表

| 过去 1 周内，你经常受到以下问题的困扰吗？ | 按照症状出现的次数 | | | | |
| --- | --- | --- | --- | --- | --- |
| | 偶有 | 有时 | 经常 | 持续 | 医生评定 |
| 1. 我觉得比平常容易紧张或着急（焦虑） | 1 | 2 | 3 | 4 | |
| 2. 我无缘无故地感到害怕、担心（害怕） | 1 | 2 | 3 | 4 | |
| 3. 我容易心烦意乱和感到恐慌（惊恐） | 1 | 2 | 3 | 4 | |
| 4. 我感到我的身体好像被分成几块、支离破碎（发疯感） | 1 | 2 | 3 | 4 | |
| *5. 我感到一切都好，不会有倒霉的事情发生（不幸预感） | 4 | 3 | 2 | 1 | |
| 6. 我的四肢抖动和震颤（手足颤抖） | 1 | 2 | 3 | 4 | |
| 7. 我因头痛、颈痛和背痛而烦恼（躯体疼痛） | 1 | 2 | 3 | 4 | |
| 8. 我感到无力且容易疲劳（乏力） | 1 | 2 | 3 | 4 | |
| *9. 我感到很平静、很安静坐下来（能静坐到静坐不能） | 4 | 3 | 2 | 1 | |
| 10. 我感到我的心跳较快（心悸） | 1 | 2 | 3 | 4 | |
| 11. 我因阵阵眩晕、头晕而感到不舒服（头晕） | 1 | 2 | 3 | 4 | |
| 12. 我有阵阵昏倒的感觉（晕厥感） | 1 | 2 | 3 | 4 | |
| *13. 我呼吸时进气和出气都不费力（呼吸困难） | 4 | 3 | 2 | 1 | |
| 14. 我的手指和脚趾感到麻木和刺痛（手足刺痛） | 1 | 2 | 3 | 4 | |
| 15. 我因胃痛和消化不良而感到苦恼（胃痛、消化不良） | 1 | 2 | 3 | 4 | |
| 16. 我必须时常小便、排尿（尿意频数） | 1 | 2 | 3 | 4 | |
| *17. 我的手常常温暖而干燥（多汗） | 4 | 3 | 2 | 1 | |
| 18. 我觉得脸发热、发红（面部潮红） | 1 | 2 | 3 | 4 | |
| *19. 我容易入睡并且一夜睡得很好（睡眠障碍） | 4 | 3 | 2 | 1 | |
| 20. 我做噩梦（噩梦） | 1 | 2 | 3 | 4 | |
| 标准分：　　　　　　总粗分：　　　　　　医生评定： | | | | | |

*. 加 * 项为反序计分（4→1），其他项为正序计分（1→4）

评定标准：总粗分 = 各项目分数相加，标准分 =1.25× 总粗分，总粗分界值为 40 分，标准分界值为 50 分；标准分越高，越严重。<46 分为没有焦虑；46～50 分为轻度焦虑；>50 为有焦虑症状

## 表 6-6　患者健康问卷 – 广泛性焦虑障碍量表 –7

过去 2 周内，有多少时候你受到以下问题所困扰？
（请用√勾选您的答案）

| | | 完全没有 | 几天 | 一半以上的天数 | 几乎每天 | 医生评定 |
|---|---|---|---|---|---|---|
| 1 | 感觉紧张，焦虑或急切 | 0 | 1 | 2 | 3 | |
| 2 | 不能停止或控制担忧 | 0 | 1 | 2 | 3 | |
| 3 | 对各种各样的事情担忧过多 | 0 | 1 | 2 | 3 | |
| 4 | 很难放松下来 | 0 | 1 | 2 | 3 | |
| 5 | 由于不安而无法静坐 | 0 | 1 | 2 | 3 | |
| 6 | 变得容易烦躁或急躁 | 0 | 1 | 2 | 3 | |
| 7 | 感到似乎将有可怕的事情发生而害怕 | 0 | 1 | 2 | 3 | |

总得分

## 表 6-7　Athens 失眠量表

填表人：＿＿＿＿＿＿＿　填表日期：＿＿＿＿＿＿　第＿＿＿＿次评定

本表主要用于您遇到过的睡眠障碍色自我评估，对于以下列出的问题，如果 1 个月内至少发生 3 次，就请您在相应的 "□" 打 "√"

1. 入睡时间（关灯后到睡着的时间）＿＿＿＿＿＿＿＿＿＿＿＿＿＿＿＿＿＿＿＿
□没问题　　　　　□轻微延迟　　　　　□显著延迟　　　　　□延迟严重或没有睡觉

2. 夜间苏醒＿＿＿＿＿＿＿＿＿＿＿＿＿＿＿＿＿＿＿＿＿＿＿＿＿＿＿＿＿＿＿＿
□没问题　　　　　□轻微影响　　　　　□显著影响　　　　　□严重影响或没有睡觉

3. 比期望的时间早醒＿＿＿＿＿＿＿＿＿＿＿＿＿＿＿＿＿＿＿＿＿＿＿＿＿＿＿＿
□没问题　　　　　□轻微提早　　　　　□显著提早　　　　　□严重提早或没有睡觉

4. 总睡眠时间＿＿＿＿＿＿＿＿＿＿＿＿＿＿＿＿＿＿＿＿＿＿＿＿＿＿＿＿＿＿＿
□足够　　　　　　□轻微不足　　　　　□显著不足　　　　　□严重不足或没有睡觉

5. 总睡眠质量（无论睡多长）＿＿＿＿＿＿＿＿＿＿＿＿＿＿＿＿＿＿＿＿＿＿＿
□满意　　　　　　□轻微不满　　　　　□显著不满　　　　　□严重不满或没有睡觉

6. 白天情绪＿＿＿＿＿＿＿＿＿＿＿＿＿＿＿＿＿＿＿＿＿＿＿＿＿＿＿＿＿＿＿＿
□正常　　　　　　□轻微低落　　　　　□显著低落　　　　　□严重低落

7. 白天身体功能（体力或精神，如记忆力、认知力和注意力等）＿＿＿＿＿＿＿＿
□足够　　　　　　□轻微影响　　　　　□显著影响　　　　　□严重影响

8. 白天思睡＿＿＿＿＿＿＿＿＿＿＿＿＿＿＿＿＿＿＿＿＿＿＿＿＿＿＿＿＿＿＿＿
□无思睡　　　　　□轻微思睡　　　　　□显著影响　　　　　□严重思睡

总得分：＿＿＿＿＿＿＿＿＿＿＿＿＿

评定标准：量表总共 8 个条目，每条从无到严重分为 0、1、2、3 四级评分。总分＜4 分为无睡眠障碍；总分在 4～6 分为可疑失眠；总分＞6 分为失眠

（倪新莉　马　万）

# 参考文献

[1] 张理义, 耿德勤. 临床心理学 [M]. 5 版. 郑州: 河南科学技术出版社, 2018.

[2] 于生元, 王家双, 程志祥. 疼痛医学精要 [M]. 北京: 北京大学医学出版社, 2017.

[3] WILLIAMS D A. The importance of psychological assessment in chronic pain[J]. *Curr Opin Urol*, 2013, 23(6): 554–559.

[4] TURK D C, FILLINGIM R B, OHRBACH R, et al. Assessment of psychosocial and functional impact of chronic pain[J]. *J Pain*, 2016, 17(9 Suppl): T21–T49.

# 第7章 疼痛的体格检查

围术期疼痛主要包括以下几种：①术前有慢性疼痛性疾病，围术期急性发作，可能和本次手术治疗疾病无关。②由原发疾病引起的疼痛，如急性胆囊炎、急性心肌梗死、创伤后疼痛、外伤骨折等急性疼痛，需要手术治疗的术前疼痛。③由手术创伤和强烈刺激引起的手术后疼痛综合征，如开胸术后疼痛综合征、术后骨盆神经痛。这类疼痛主要与神经损伤相关。通常表现为烧灼样、电击样或射击样疼痛，并经常并发感觉缺失。④手术后切口痛，为手术直接累及部位的损伤痛，如皮肤、肌肉、筋膜、关节、韧带、骨骼及神经等组织，表现为局限性、表浅性伤口处痛，定位准确，疼痛的强度与创伤的程度密切相关。

疼痛通常是一种个体化、多因素控制的感受，受文化、信仰、情绪及应对能力，既往疼痛经历等多种因素的影响。全面的体格检查是鉴别解剖性和生理性疼痛非常重要的诊断手段，其重要性仅次于患者的疼痛病史。通过术前、术后访视，深入了解围术期疼痛对患者各项功能影响程度，确定其神经肌肉骨骼紊乱及疼痛发生的潜在机制，甄别不同的围术期疼痛，减少漏诊误诊，做出明确诊断，为如何采取有效的治疗手段提供必要的依据。

疼痛的体格检查是全面性的神经评估，包括感觉检查、运动检查、反射和病理反射这四个主要方面。本章将从神经系统检查和身体各部位检查两部分对疼痛的体格检查加以说明。

## 一、神经系统检查

### （一）感觉检查

感觉检查的主要目的是明确每个患者具体的疼痛所涉及的纤维、神经元的类型或神经束。典型的疼痛首先始于周围疼痛感受器的激活。根据疼痛感受器所感知的刺激类型的不同，我们可将疼痛感受器分为三类：对挤压和针刺起反应的机械伤害性感受器、对45℃以上温度起反应的热伤害性感受器，以及对机械、热和化学有害刺激有相同反应的多觉型伤害性感受器。一旦疼痛感受器被激活，产生的神经冲动就随之通过 Aδ 和 C 纤维传到中枢神经系统。快痛通过细有髓 Aδ 纤维以 2~30m/s 的速度传导，典型表现为尖锐、闪电样的疼痛；慢痛通过更细的无髓 C 纤维以不到 2m/s 的速度传导，表现为迟钝、定位不清的烧灼样疼痛。患者对症状的描述有助于明确被激活的疼痛纤维的类型。

皮节是指每个脊髓节段神经的感觉神经（根）轴突所支配的相应皮肤区域。为方便医生临床工作，"感觉关键点"这个概念得以引入。通常，这些点尽量选取的是相应皮节中容易定位的骨性解剖标志点，从而在描述上可以更加详细具体，以适应不同医生之间在查体时的选择差异性。通过检查身体两侧各 28 个关键点（$C_2$~$S_{4/5}$）的感觉来代表双侧（$C_2$~$S_{4/5}$）皮节感觉。检查的必查部分是身体左右侧各 28 个皮节的关键点。关键点应为容易定位的骨性解剖标志点（图 7-1 和表 7-1）。

解剖学上，损害可分为中枢性（脑和脊髓）、脊神经根（皮节区）和周围神经损害。将每个患者皮节区图的感觉关键点的感觉和按照已知的外周皮神经图（图 7-2 和图 7-3）位置测试的感觉仔细比对，可使医师找出明确损害的潜在病因，可区分出中枢和周围神经损害，准确定位出受损的解剖部位。在任何临床情况和治疗的任何阶段都可实施该临床检查，患者检查应取仰卧位，以保证能将治疗各阶段的检查结果进行有效对比。应

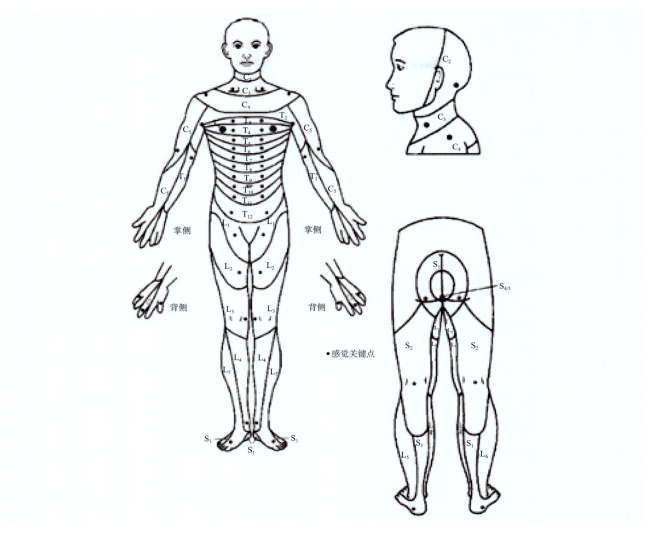

▲ 图 7-1　感觉关键点图示

使用标准术语来描述感觉的变化，以面部或其他未受累部位的感觉为正常参考。感觉过敏是指所产生的感觉超出所受刺激应该引起的反应。感觉过敏可进一步分为痛觉过敏和痛觉超敏。痛觉过敏是指对轻的有害刺激产生剧烈的疼痛反应，例如针刺。痛觉超敏是一种由非伤害性刺激引发的疼痛（如触摸、接触皮肤的织物）。痛觉超敏作为一个体征，可以在对许多神经性疼痛患者进行体格检查时发现，其分布往往为非皮节区性分布。

对于围术期手术切口痛、脊髓损伤、头颈肩痛、腰腿痛、内脏痛等的患者来说，我们在查体的时候，通常是聚焦于目标查体部位的关键点。对于围术期疼痛患者的感觉查体主要查的是针刺觉，常见的操作是拿着棉棒尾端或叩诊锤手柄末端滑擦患者感觉关键点处的皮肤，判断受累侧关键点的针刺觉强度，强调双侧对比查。另外，最终的查体结果还要结合患者的病史特点和其他检查综合考虑。

**（二）运动检查**

运动检查始于视诊。通过详细地观察，医生能够发现肌肉肥大、萎缩、肌束震颤及其他病理状态。肌肉肥大提示肌肉过度使用，而肌萎缩和肌束震颤可发生在运动神经元病变时。视诊后的触诊有助于我们确定疼痛产生的位点，尤其是确定肌筋膜扳机点。

肌力是指患者主动运动时肌肉的收缩力。常见的检查方式是以某个关节为中心，检查目标肌

| 平 面 | 位 置 | 平 面 | 位 置 |
| --- | --- | --- | --- |
| $C_2$ | 枕骨粗隆外侧至少 1cm（或耳后 3cm） | $T_8$ | 肋弓水平 |
| $C_3$ | 锁骨上窝（锁骨中线处） | $T_9$ | 第 9 肋间（$T_8$～$T_{10}$ 的中点） |
| $C_4$ | 肩锁关节处 | $T_{10}$ | 脐水平 |
| $C_5$ | 肘前窝外侧（桡侧） | $T_{11}$ | 第 11 肋间（$T_{10}$～$T_{12}$ 的中点） |
| $C_6$ | 拇指近端指骨背侧 | $T_{12}$ | 腹股沟韧带中点 |
| $C_7$ | 中指近端指骨背侧 | $L_1$ | 大腿上段前内侧（$T_{12}$ 与 $L_2$ 连线中点处） |
| $C_8$ | 小指近端指骨背侧 | $L_2$ | 大腿中段前内侧（腹股沟韧带中点和股骨内侧髁连线中点） |
| $T_1$ | 肘前窝内侧（尺侧） | $L_3$ | 膝上股骨内髁 |
| $T_2$ | 肘窝顶部 | $L_4$ | 内髁 |
| $T_3$ | 第 3 肋间（胸前触诊确定第 3 肋骨，其下即为第 3 肋间） | $L_5$ | 足背第 3 跖趾关节 |
| $T_4$ | 乳头水平 | $S_1$ | 足跟外侧 |
| $T_5$ | 第 5 肋间（$T_4$～$T_6$ 的中点） | $S_2$ | 腘窝中点 |
| $T_6$ | 剑突水平 | $S_3$ | 坐骨结节 |
| $T_7$ | 第 7 肋间（$T_4$～$T_6$ 的中点） | $S_{4/5}$ | 肛周 1cm 范围 |

注：一般认为 $C_1$ 神经是纯运动神经，因此脊髓损伤神经学分类国际标准中 $C_1$ 神经是没有感觉关键点的

群的屈、伸、外展、内收、内旋和外旋等功能的力量，让患者的某个关节先做某个动作，然后从反方向给予一定的阻力，去感受患者对阻力的克服力量。

肌节是指每个脊髓节段神经的运动神经（根）轴突所支配的相应一组肌群。在人体，肌肉和神经之间具有以下的关系特点：每个节段的神经（根）支配 1 块以上肌肉。例如，$L_3$ 神经既支配着髂腰肌产生屈髋的动作，也支配着股四头肌产生伸膝的动作。而大多数肌肉接受 1 个以上的神经节段支配（常为 2 个节段）。同样以髂腰肌为例，它同时接受着 $L_1$、$L_2$、$L_3$ 神经的支配，只不过区别在于每个神经所占的比重有所不同。这种关系特点的生理意义在于，肌肉和神经之间不是绝对的点对点、一对一的关系，当人体某一块肌肉丧失一个神经节段支配后，常常还有其他神经节段

的支配，那么相应肌肉的肌力通常表现为减弱而不会完全丧失。其临床意义在于，我们可以利用某些能在关节处产生动作的肌节（肌肉），来检查特定的脊髓/神经节段的运动功能是否正常。而临床更常见的是用 1 块或 1 组肌肉代表 1 个脊神经节段，主要目的仅是为了进一步简化检查。这些肌肉就是所谓的运动关键肌，其入选标准除了以上诸点之外，还要具备功能上的重要性，即能让人体某个关节产生特定的动作且这些动作便于仰卧位检查。

目前符合这些标准且临床常用的运动关键肌共有 10 对（包括上肢 5 对、下肢 5 对），2019 版《脊髓损伤神经学分类国际标准》中，运动检查的必查项目就是通过检查这 10 对关键肌的功能来完成的。这 10 对运动关键肌对应的神经节段以及产生的动作包括见表 7-2 和表 7-3）。国际标准肌力分级见表 7-4。

在实际查体过程中，有许多因素可以影响患

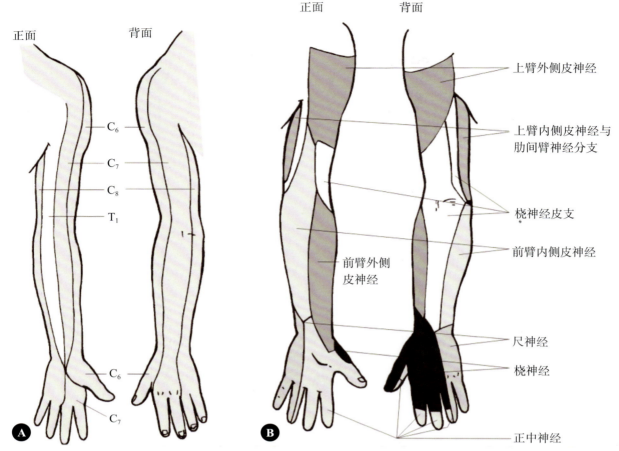

正面 背面

正面 背面

C₆
C₇
C₈
T₁

C₆
C₇

上臂外侧皮神经

上臂内侧皮神经与
肋间臂神经分支

桡神经皮支

前臂内侧皮神经

前臂外侧
皮神经

尺神经

桡神经

正中神经

A B

▲ 图 7-2 颈部及上肢外周皮神经图
A. 颈神经根的皮肤分布；B. 上肢周围神经的皮肤分布

者充分用力，如疼痛、体位、肌张力过高等。因此，在检查肌力时使用标准的仰卧位及标准的肢体固定方法。检查肌力按照从上到下的顺序，同样强调双侧对比。当患者肌力有变化时，需要进一步确认是患者本身的肌力有改变，还是因为其他因素（如疼痛）影响患者充分用力，因为体位或固定方法不当会导致其他肌肉代偿，并影响肌肉功能检查的准确性。即使双侧肌力均为 5/5 级，优势侧肢体的相对力弱仍提示病理状态。例如，右利手的患者右手握力（相对左手）减弱提示右侧根性疾病或腕管综合征。

### （三）反射和病理反射检查

脊柱相关的神经系统查体的重点是检查脊髓（脊神经）的感觉、运动和反射功能。医学上对"反射"的定义是：在中枢神经系统（脑、脊髓）参与下，机体对内外环境刺激所作出的适应性反应；而脊髓反射是脊髓（低级中枢）在与脑（高级中枢）脱离联系的情况下仍能实现的反射。

脊髓反射可分为躯体反射和内脏反射两大类，而躯体反射又进一步分为生理反射和病理反射。前者细分为浅反射和深反射（又称牵张反射），深反射包括肌张力和深腱反射（包括阵挛）；后者以 Babinski 征和 Hoffman 征最为常用，其他 3 个比较少用的是巴宾斯基等位征（Chaddock 征、Oppenheim 征、Gordon 征）。深反射（肌牵张反射）如同感觉和运动检查一样在损伤的解剖定位中有重要的指导价值。与运动和感觉检查类似，不同的脊髓水平存在不同的反射。最常见的反射检查见表 7-5；深反射 0～4 级的分级标准见表 7-6。

在实际操作中，反射减弱时可采用膝反射加强（Jendrassik）手法（两手相互勾住同时用力外拉），可以较好地区分是真正的反射减弱还是人为干扰所造成。如果不确定反射是否真的消失，我

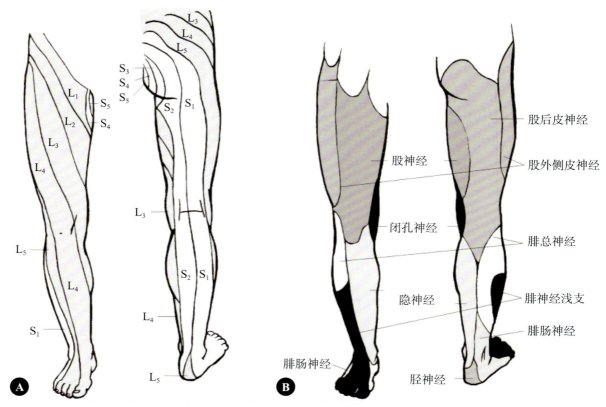

▲ 图 7-3　腰部及下肢外周皮神经图
A. 腰骶部神经的皮区分布；B. 下肢周围神经的皮肤分布

| 表 7-2　上肢运动关键肌 | | |
| --- | --- | --- |
| 神经节段 | 运动关键肌 | 产生的动作 |
| $C_5$ | 肱二头肌 | 屈肘 |
| $C_6$ | 桡侧腕伸肌 | 伸腕 |
| $C_7$ | 肱三头肌 | 伸肘 |
| $C_8$ | 指深屈肌 | 中指屈指 |
| $T_1$ | 小指外展肌 | 小指外展 |

们通常的做法是以"反射未引出"表示。存在锥体束损害的患者，当用锐器快速沿其足底外侧缘滑行时可出现第 1 足趾向上，余趾呈扇形展开的巴宾斯基征阳性反应，可见于许多上运动神经元疾病，也常见于 12—18 月龄的正常儿童。在手部如果弹刮示指或环指远端时出现拇指和示指屈曲，提示 Hoffmann 征阳性，可见于上运动神经元损害。

另外，异常亢进的腱反射常同时合并阵挛，因此在脊髓反射的类型中，将阵挛归在深腱反射中，且出现即提示异常。阵挛作为一种 4 级反射，其特点是对突然持续性的肌肉牵拉产生节律性、单相肌肉收缩。阵挛并不一定是异常体征，但提示可能存在上运动神经元病变。

最后，当通过感觉、运动和反射异常检查联合确认后，损伤定位的可信度就非常高了。

## 二、身体各部位检查

根据部位、神经支配和功能，疼痛的体格检查大致分为头面部、颈肩上肢部、胸腹部和腰髋

**表 7-3　下肢运动关键肌**

| 神经节段 | 运动关键肌 | 产生的动作 |
| --- | --- | --- |
| $L_2$ | 髂腰肌 | 屈膝 |
| $L_3$ | 股四头肌 | 伸膝 |
| $L_4$ | 胫前肌 | 踝背伸 |
| $L_5$ | 拇长伸肌 | 拇背伸 |
| $S_1$ | 小腿三头肌 | 足跖屈 |

**表 7-4　肌力六级评分法**

| 肌　力 | 描　述 |
| --- | --- |
| 0 级 | 无运动 |
| 1 级 | 轻微运动，无关节活动 |
| 2 级 | 不能抵抗自身重力的全活动度 |
| 3 级 | 可以抵抗重力的全活动度 |
| 4 级 | 可以抵抗重力的全活动度且部分抗阻力 |
| 5 级（正常） | 可以抵抗重力的全活动度且完全抗阻力 |

**表 7-6　深反射的分级**

| 分　级 | 描　述 |
| --- | --- |
| 0 | 反射消失 |
| 1+ | 反射减弱 |
| 2+ | 正常反射 |
| 3+ | 反射增强，轻度亢进 |
| 4+ | 反射亢进伴阵挛 |

**表 7-5　常见反射的神经根水平检测**

| 神经根水平 | 反　射 |
| --- | --- |
| $S_1 \sim S_2$ | 跟腱反射 |
| $L_3 \sim L_4$ | 膝反射 |
| $C_5 \sim C_6$ | 肱二头肌反射 |
| $C_7 \sim C_8$ | 肱三头肌反射 |

及下肢部的检查。显然，这样宽泛的定义，会导致重叠部位出现，因此体格检查应该针对患者的症状和体征来进行。

## （一）头面部检查

头面部的指向性检查主要是基于对 12 对脑神经的检查，表 7-7 提供了详细的检查策略。

### 1. 视诊

头面部检查应从观察皮肤体表标志开始，诸如感染、疱疹性病变、排汗改变和瘢痕（外伤后或带状疱疹后）的表现。口腔视诊是有必要的，因为口内病变常常引起面部远隔区域的放射性疼痛。在急性牙髓炎时常可出现放射性痛或牵涉性痛，如上颌后牙的急性牙髓炎可引起到额部疼痛，而下颌后牙的牙髓炎则可波及下颌区。观察面部的对称性也是至关重要的，医生应该主动去探究患者面部不对称的原因。

### 2. 触诊

头面部触诊对于辨别包块、感觉变化和鼻窦区压痛非常重要。叩诊能够确认鼻窦压痛和末梢神经功能紊乱。触诊颞下颌关节，关节活动时可能会出现脱位、僵硬或病理性骨擦音，有继发于颞下颌关节紊乱的头痛，疼痛可放射到颞部等部位，多伴有关节弹响、下颌运动异常及头痛、头晕、耳鸣等症状。

### 3. 特殊检查

(1) 低钙击面试验（Chvostek 试验）：叩击下颌角会出现咬肌痉挛为阳性，表明有低血钙。

(2) 枕神经叩击试验（Tinel 试验）：叩击枕部的枕大、枕小神经出口处，引出闪电样剧痛，向头顶部放射，即为 Tinel 征阳性。

**表 7-7　12 对脑神经的功能及检查方法**

| 脑神经 | | 功　能 | 检查方法 |
|---|---|---|---|
| I | 嗅觉 | 嗅觉 | 用咖啡、薄荷等靠近每侧鼻孔，如果有单侧嗅觉功能障碍，要考虑额叶底部肿瘤 |
| II | 视觉 | 视觉 | 评估视神经盘灵敏度；让被检者说出在中央和外周视觉象限的手指数；直接和间接对光反射；注意 Marcus-Gunn 瞳孔（瞳孔异常扩大） |
| III | 动眼神经 | 眼外肌 | 瞳孔大小；8 个主要方向追踪物体；注意复视（病变侧最明显）；瞳孔调节反射；注意 Horner 瞳孔（瞳孔缩小、上睑下垂、额部皮肤无汗） |
| IV | 滑车神经 | | |
| VI | 展神经 | | |
| V | 三叉神经 | 面部感觉、咬肌 | 用棉签或细针刺激三叉神经的 3 个分支；注意观察前侧额部双侧的神经分布（周围性损害前额不受累、中枢损害前额受累），注意萎缩、下颌向病变侧偏斜 |
| VII | 面神经 | 面部表情肌 | 额纹、紧闭眼、微笑、抿唇、鼓腮；角膜反射 |
| VIII | 前庭蜗神经 | 听觉、平衡觉 | 使用音叉进行两侧比较，Rinne（音叉）试验；气导与骨导对比试验；Weber 试验检查感音性耳聋 |
| IX | 舌咽神经 | 上抬软腭；舌后 1/3 味觉；舌后部、眼部、中耳和硬脑膜的感觉 | 软腭上抬则无损伤；检查咽反射 |
| X | 迷走神经 | 咽、喉部肌肉 | 检查声带麻痹、声音嘶哑或者鼻音 |
| XI | 副神经 | 喉部肌肉、胸锁乳突肌、斜方肌 | 斜方肌、锁乳突肌肌力 |
| XII | 舌下神经 | 舌内肌 | 伸舌；舌偏向病变侧 |

## （二）颈肩部及上肢检查

围术期发生颈肩部、上肢疼痛及功能障碍的患者，病理来源可涉及多个因素，除肩关节手术造成的粘连性囊膜炎和盂肱骨关节炎等手术早期或晚期并发症以外，局部骨质损伤，椎间盘间隙、关节间隙等感染退变损伤，都可引起该部位疼痛。合并类风湿性关节炎、多发性硬化、胸廓出口综合征、心肌梗死后综合征、心绞痛、血气胸、胸腔内肿瘤、咽后间隙恶性肿瘤、肺上沟瘤等，均有可能是颈肩上肢疼痛的致病因素，详细的体格检查可以指导医生缩小鉴别诊断的范围，提高诊断准确率，减少不常见诊断的漏诊。

### 1. 颈部检查

（1）视诊：①观察颈椎的前、后、侧位，正常生理曲度是否存在，颈椎曲度变直通常说明椎旁肌肉因疼痛而痉挛。②是否存在颈部皮肤损害比如带状疱疹，还要注意是否有皮肤包块，这提示可能存在原发或转移性肿瘤。

（2）触诊：①颈前区触诊可以识别甲状腺疾病包括甲状腺炎，深部病变如甲状舌管囊肿、原发性或转移性肿瘤。②颈外侧区触诊可以确认胸锁乳突肌痉挛和一些隐匿性异常肿块。③颈后部触诊可以识别出可能由于严重的退行性病变，或者原发或转移瘤造成的明显的骨畸形。④弥漫性颈后肌肉压痛提示可能存在胶原血管病如多发性肌炎或系统性红斑狼疮，可安排合适的实验室检查以确诊。

（3）颈椎活动度的检查：①将患者脊柱置于中立位，嘱向前屈颈，观察运动范围是否受限，过程是否平滑顺利，颈椎屈曲正常的患者可以轻松地将下颏抵至胸壁，然后回到颈椎中立位。嘱患者后仰，同样观察有无运动范围受限及过程是否顺利。评估颈椎的侧屈和旋转功能也要先将颈椎置于中立位，然后嘱患者最大限度地侧屈和旋转颈椎，双侧都要进行，注意运动是否顺畅，从而判断颈椎有无活动受限。②当患者存在脊髓型颈椎病、神经根型颈椎病、颈动脉或椎动脉狭窄时，做这些体格检查时注意避免诱发出急性神经血管痉挛。对患有类风湿关节炎的患者同样要谨慎，因为隐匿性的齿突侵蚀会导致上颈椎极度不稳。

(4) 特殊检查

① 轴向载荷试验：是针对颈椎间盘源性疾病的体格检查。患者的颈部保持中立位，检查者从患者头顶施加平稳的下压力，从而给脊柱施加轴向负荷，当椎间盘受到挤压时，会导致继发性的神经根受压，所以患有椎间盘源性疾病的患者在查体过程中会感到明显的疼痛增加。

② Hoffmann 征：是为了确认脊髓型颈椎病。它的病理基础是脊髓纤维束受压。将患者置于放松、舒适的位置，检查者的手轻轻握住被检者腕部，使腕关节略背屈，各手指轻度屈曲。用拇指迅速向下弹刮被检者中指指甲，正常时无反应，如拇指内收，其余手指也呈屈曲动作即为阳性反应。

③ Sharp Purser 试验：可以用来确定是否存在寰枢关节不稳。寰枢关节不稳通常见于类风湿关节炎患者。受检者取坐位，检查者一只手抵在受检者前额，另一只手的拇指与示指放在枢椎上，然后嘱受检者缓慢低头，此时检查者用手掌向后推患者前额，力道要适中。阳性：检查者感觉到头部相对枢椎（$C_2$）的滑动，患者也可能会感觉到上腭部位的咔嗒声。在对长期类风湿关节炎或有脊柱损伤的患者进行该项检查的时候应格外小心，避免出现严重的神经损伤。建议怀疑有类风湿关节炎或者脊柱损伤患者围术期出现头颈肩部疼痛时，直接行颈椎磁共振检查，可明确疼痛原因。

**2. 肩部检查**

肩关节是人体的一个特殊关节，主要靠互相交错的韧带、肌腱、肌肉及一些特有的软组织比如关节盂唇和肩袖来维持稳定。因此肩关节缺乏稳定性，但正是因为这样才有了广泛的活动度，这样使肩关节更容易受到损伤，肩关节的脱臼比其他人体的大关节更常见。

(1) 视诊：①观察肩关节前侧、外侧、后侧，依次观察有无肌肉萎缩、肿胀、皮疹和皮下瘀斑，这些能提示急性或慢性的肩关节病变，包括创伤后肌腱断裂或慢性肩袖撕裂。②观察两侧肩锁关节是否对称，从而判断有无肩锁关节脱位。③是否有翼状肩胛，这可能提示前锯肌力量薄弱或胸长神经损伤。

(2) 触诊：①以肩部前侧、外侧、后侧及腋窝为顺序依次触诊，触诊时需要注意有无皮下包块、水肿、皮温升高、关节积液及骨刺等。肩部滑囊炎是导致肩部疼痛和功能障碍的重要原因，对尖峰下和三角肌下滑囊进行针对性的触诊，有助于临床医生判断局部炎症是否为主要病因，肩部肌腱炎导致的疼痛和功能障碍也很常见。②其他的触诊包括评估是否有肩关节不稳，是否有骨摩擦音，骨摩擦音提示可能存在肌腱炎、冻结肩或关节炎。③寻找颈部、肩胛上区及肩胛下区肌筋膜软组织的扳机点，这些扳机点可能造成肩部的牵涉痛。

(3) 肩关节活动范围：肩部活动是靠盂肱、肩胸、肩锁和胸锁四个关节联合完成的，疼痛临床多见盂肱关节病变。正常肩关节活动度：前屈 70°～90°，后伸 40°，外展 80°～90°，内收 20°～40°；内旋 40°～50°，外旋 40°～50°，上举 160°～180°，并可以做 360° 的环转。

表 7-8 为肩颈部的指向性检查提供了完整的感觉、运动和反射检查。

(4) 特殊试验

① 肩三角试验：喙突、大结节及肩峰三点构成一个三角形，有的人呈等边三角形，肱骨外科颈骨折时，三点关系不变；肩关节脱位、喙突或肩峰骨折时，三点关系破坏，左右对比不一致。

② Yargason 征：也叫肱二头肌长头紧张试验或抗阻试验。患者屈肘位，后旋前臂并克服医生给予的阻力，若肱骨结节间沟出现疼痛为阳性。见肱二头肌长头腱炎或腱鞘炎。

**表 7-8　颈部神经根检查**

| 神经根水平 | 神　经 | 受检肌肉 | 体　位 | 运　动 | 感　觉 | 反　射 |
|---|---|---|---|---|---|---|
| $C_4$ | 肩胛背神经 | 肩胛提肌 | 坐位 | 耸肩 | 肩部 | 无 |
| $C_5$ | 肌皮神经（$C_{5\sim6}$） | 肱二头肌 | 前臂完全旋后、屈肘 $90°$ | 为抵抗阻力，患者试图进一步屈曲 | 前臂外侧，拇指和示指 | 肱二头肌反射 |
| $C_6$ | 桡神经（$C_{5\sim6}$） | 桡侧长、短伸腕肌 | 屈肘 $45°$，伸腕 | 为对抗阻力，保持伸展 | 中指 | 肱桡肌反射 |
| $C_7$ | 桡神经（$C_{5\sim6}$） | 肱三头肌 | 肩部轻微外展，肘微屈 | 为对抗阻力，前臂伸展 | 中指 | 肱三头肌反射 |
| $C_8$ | 骨间前神经（正中神经）（$C_{7\sim8}$） | 指深屈肌 | 中指屈曲 | | 无名指和小指尺侧、前臂内侧 | 无 |
| $T_1$ | 尺神经、深支（$C_8\sim T_1$） | 骨间背侧肌 | 患者所有手指的伸展 | 检查者把患者手指并拢，嘱患者对抗 | 上臂内侧 | 无 |

③ 搭肩试验：也称 Dugas 征。让患者将手搭于对侧肩上，如果肘部不能接触胸前壁，则为阳性，见于肩关节脱位。

④ Dawbarn 征：患急性肩峰下滑囊炎时，患肢上臂贴在胸壁侧面，肩峰前缘下方可以有触痛，若上臂外展，滑囊移位于肩峰下，触痛消失为阳性。

⑤ 垂臂试验：患者取站立位，充分放松肩关节。检查者轻轻地抬起患肢使其外展 $90°$ 并保持这个姿势。然后检查者告知患者自己即将松开手臂并让患者自行维持原姿态。如果是完全肩袖撕裂的患者，将不能维持上肢外展位，患肢会垂落至躯干旁。该试验是诊断完全肩袖撕裂的一个有效手段。完全肩袖撕裂可以在无明显诱因的情况下自发产生。突如其来的肩部疼痛和功能障碍常常令患者感到不安和困惑。

⑥ 臂章试验：临床医生想象一个放置臂章的区域，用一个无菌针头从中间到四周检查皮肤感觉有无异常，当针头从损伤的腋神经支配的感觉减退的皮区进入到由正常桡神经后、外、内侧支配的皮肤区域时，患者会因疼痛而叫喊，即为臂章试验阳性。臂章试验阳性提示腋神经损伤，常见于肱骨近端骨折、肩关节脱位、臂丛神经炎等。

如果损伤持续存在将会导致三角肌失用性萎缩。

**3. 肘部检查**

(1) 视诊

① 畸形，正常肘部男性有 $10°\sim15°$ 的提携角，女性可以达到 $18°$（生理性外翻）。外翻角度过大见于韧带损伤，骨折，先天性疾病如特纳综合征等。骨折或脱位时骨突部出现畸形，如后脱位时肘后凹陷。

② 肿胀

• 关节肿胀，肘关节积液，早期表现为鹰嘴两旁的正常凹陷消失或丰满。大量积液时肘呈半屈曲位（该关节腔容量最大）。

• 软组织肿胀，呈弥漫性肿胀，局部发红，提示结晶性滑膜炎。

• 局部肿胀，某部位呈局限性肿胀。说明该处有骨折或韧带、关节囊损伤。

• 尺骨后皮下结节则应高度怀疑类风湿关节炎。

(2) 触诊

① 肘后三点关系见后续"特殊试验"之"肘后三角测验"的内容。

② 肿块：有无肿物、结节、条索状物，触诊肘窝判断有无水肿或软组织团块，应该快速鉴

别滑囊炎、脂肪瘤静脉炎以及动脉穿刺后所致的动脉瘤。

③ 压痛点：急性扭伤、慢性劳损等病变，均可出现压痛点。损伤引起的压痛比较局限而固定，病变引起的压痛范围较广泛。

(3) 特殊试验

① 加压试验：嘱患者患肢保持部分屈曲的固定体位，检查者用力在患者肘部肱二头肌外侧区域施压 30s，前臂外侧皮神经卡压综合征患者会诉前臂外侧皮神经分布区域的疼痛及感觉异常症状加重。临床上，患有前臂外侧皮神经卡压综合征的患者常主诉从肘部放射至拇指根部的疼痛和异常感觉，疼痛呈持续性，并且随着肘部活动情况会变得更加严重。通常存在睡眠障碍。

② 肘后三角测验：肘后三角由肱骨内上髁、外上髁与鹰嘴之最高点组成。正常时，肘关节伸直位，三点在一条直线上；屈曲位，后面观呈一倒置的等腰三角形；侧位，肱骨上髁之凸点与尺骨鹰嘴背侧之凸点在一条直线上。肘关节后脱位、鹰嘴骨折、外上髁或内上髁骨折、肘关节侧方脱位、肱骨髁部骨折时，三角的关系遭到破坏；但肱骨髁上骨折，肘后三角不变形。

### 4. 腕部及手部检查

(1) 视诊：注意检查双手的外形，有无畸形和包块，有无功能位的异常。梭状指多见于类风湿性关节炎；杵状指见于慢性呼吸系统、心血管系统疾病及慢性营养障碍；爪形手见于尺神经损伤、前臂屈肌群缺血性痉挛、脊髓空洞症；猿手见于正中神经损伤；垂腕见于桡神经损伤；餐叉样畸形见于 Colles 骨折；腕部掌侧或背侧的结节状隆起见于结核或类风湿关节炎引起的滑膜炎；腕背侧或桡侧的圆形隆起见于腱鞘囊肿或腱鞘纤维脂肪瘤；"鼻烟壶"消失见于舟状骨骨折。

(2) 触诊：自尺、桡骨远端向指端依次检查腕、掌、指处有无异常肿物及压痛点。应注意肿物大小、质地、活动度及与肌腱的关系等。临床常可触及腱鞘囊肿、腱鞘炎的硬结等。

(3) 特殊试验

① 握拳尺偏试验：又称 Finkelstein 试验。患者握拳（拇指握于拳内），使腕部尺偏，若桡骨茎突出现疼痛为阳性，提示桡骨茎突狭窄性腱鞘炎。

② 腕表试验：嘱患者内旋患肢，然后检查者对患侧腕部桡神经施加压力并嘱患者内收腕关节，如果患者表现出疼痛、感觉异常或麻痹，则提示腕表试验阳性。腕部的弯曲、内旋及内收会导致感觉异常性手痛的患者桡神经感觉支分布区的感觉异常。桡骨骨折或者腱鞘炎外科手术对神经的直接损伤也会导致类似的临床表现。

### （三）胸背及腹部检查

围术期患者表现为胸部、肋部、季肋部或腹部疼痛，可能的病因很多，包括创伤引起的肋骨骨折、肋骨本身疾病，也可能是其他疾病引起的肋部或腹部放射痛。后者包括肿瘤（转移性或原发性）、心源性疼痛、心肌缺血、主动脉夹层形成、胆囊炎、消化性溃疡、肾脏疾病、带状疱疹性神经痛和肋间神经痛、肋椎关节功能障碍和脊柱退行性疾病，老年患者突发的急性腰背痛或者两肋部疼痛要考虑是否发生脊柱骨折。

围术期患者发生的急性腹痛也是非常常见的临床症状。它往往起源于腹腔内脏器或壁腹膜；胸内疾病的牵涉痛也常引起腹痛并增加其鉴别诊断的难度。牵涉痛常定位于皮肤或体表的特殊部位，如输尿管结石会导致腹股沟区与睾丸区疼痛等。真正的内脏痛为早期出现的钝痛，范围弥漫且很难准确定位，多数情况下位于中线附近或深部，其疼痛部位与受累脏器的位置无关，由肠和腹腔、胸腔内脏器，如食管、心脏、大动脉和胰腺等引起的牵涉痛，往往表现为颈肩背部的胀痛。

围术期患者行开胸术、乳腺癌根治术及下腹部手术如疝修补术或子宫切除术时，若手术过程损伤了肋间神经、腋神经、肋间臂神经、髂腹股沟神经等，可引起损伤神经支配区出现的锐痛、烧灼痛、刀割样痛等神经病理性疼痛表现，若急性疼痛控制不佳，易转变为慢性疼痛。

### 1. 胸背部检查

(1) 视诊：①胸廓是否对称，胸廓一侧膨隆多见于大量胸腔积液、气胸、代偿性肺气肿。胸廓一侧平坦或下陷，常见于肺不张、肺纤维化、广泛性胸膜增厚和粘连等。②胸廓局部隆起见于肋软骨炎和肋骨骨折等，还见于心脏明显肿大、大量心包积液、主动脉瘤及胸内或胸壁肿瘤等。③胸背部、腋窝和锁骨上窝皮肤有无包块、红肿、溃疡、疱疹、色素沉着和手术瘢痕等。此外还应注意乳房皮肤是否发红，提示局部炎症或乳癌累及浅表淋巴管引起的癌性淋巴管炎，前者常伴局部肿、热、痛，后者局部皮肤呈深红色，不伴疼痛，发展快，面积多超过一个象限，可予鉴别。④脊柱是否有前凸、后凸或侧凸畸形引起的胸廓改变，严重者可导致胸廓两侧不对称，肋间隙增宽或变窄。胸腔内器官与表面标志的关系发生改变。严重脊柱畸形所致的胸廓外形改变可引起呼吸、循环功能障碍。

（2）触诊：①胸部触诊应主要着眼于排除肋骨和脊柱骨折，肋骨骨折于前后挤压胸廓时常出现剧痛，还可于骨折断端处查到骨摩擦音。胸椎及椎旁组织压痛、叩击痛明显的患者，可行进一步影像学检查，以排除脊椎骨折或椎体肿瘤。肋软骨炎患者于肋软骨突起处常有压痛。②触诊肋骨的前方、侧方、后方和肋骨胸椎关节，若有触痛，并伴有深呼吸痛，在呼吸时患侧肋骨的活动幅度变小，则考虑肋骨胸廓关节功能紊乱。

（3）特殊检查

① 钩手试验：患者取仰卧位，放松腹部肌肉，医生将手指弯成钩形并钩住受累肋缘下，并轻轻向外牵拉，若患者受累区域感到疼痛，并伴有"咔嗒"或弹响感，则提示钩手试验阳性。肋软骨或胸部钝挫伤可能会使肋骨呈现脱位或半脱位状态。患者通常以受累肋骨及肋软骨活动时产生"弹响"感为主诉，并且钩手试验可能呈阳性。滑动肋综合征又称为肋尖综合征，是一组症候群，包括与下部肋软骨前端过度运动相关、由下部肋软骨产生的剧烈刀割样疼痛，第10肋最常受累，其次为第8、9肋。滑动肋综合征几乎都与下部肋软骨的外伤有关。此类患者钩手试验检查通常呈阳性表现。

② 屈曲试验：急性胸椎压缩性骨折患者的屈曲试验表现为阳性。患者取站立位，医生站在患者旁边以防其摔倒，一只手环抱患者下腹部，另一只手触诊可疑的骨折区域，嘱患者缓慢地向前屈曲胸腰椎，如果患者存在急性胸椎骨折，患者会中止屈曲动作，并突然背伸，这是由于屈曲的椎体刺激到了脊神经根或其他痛觉敏感区域。医生在检查过程中要帮助患者站稳，以防其突然背伸时跌倒损伤。

**2. 腹部检查**

重点检查患者腹部压痛情况及腹部包块的性质。

（1）视诊：①观察患者腹壁有无肿物、有无血管怒张、肠形、腹式呼吸动度。②一侧腹部或腰部的疱疹（沿脊神经走行分布）提示带状疱疹感染。肋腹部皮肤呈蓝色，为血液自腹膜后间隙渗到侧腹壁的皮下所致 Grey Turner 征，可见于急性重型胰腺炎和肠绞窄。脐周围或下腹壁皮肤发蓝为腹腔内大出血的 Cullen 征，见于宫外孕破裂等。腹部和腰部不规则的斑片状色素沉着，见于多发性神经纤维瘤。③腹部瘢痕多为外伤、手术或皮肤感染的遗迹，有部分患者腹部手术后慢性疼痛与瘢痕粘连牵拉神经引起。

（2）触诊：①检查腹壁张力、肝或脾的大小质地、有无压痛及反跳痛。②检查腹部包块，其来源可能性较多，触诊时应注意肿物的大小、质地、形态、硬度、压痛、移动度及与周围脏器的关系。深部触诊可以发现搏动性肿块，考虑伴有腹主动脉瘤，可表现为下胸背痛。注意在未明确其性质前，应避免过度用力按压肿物，防止发生血管瘤破裂等意外。③腹壁触诊可以区分浅表痛和深部痛。嘱患者取仰卧位，屈髋屈膝，腹部放松，平稳呼吸。当触诊发现腹部压痛时，让患者伸直双腿，贴于床面，做屈颈抬肩动作。若压痛来自腹壁，则此时压痛不减轻或加重；若来自腹腔内，则因紧张的腹肌隔开而压痛减轻或消失。疼痛部位多是病变所在，应了解腹部压痛部位与内脏体表投影部位的相互关系。

（3）特殊检查

① 仰卧起坐征：患者取仰卧位，膝关节屈曲，

足部平置于诊床上，嘱患者深吸气并屏住呼吸，接下来再进行仰卧起坐，如果在仰卧起坐动作进行中诱发了患者的疼痛，那么仰卧起坐征为阳性。前皮神经卡压综合征的患者会表现为仰卧起坐征阳性。该综合征是一系列症状，其中包括与受累前皮神经压痛点相关的前腹壁剧烈的刀割样疼痛。该疼痛向内侧放射至腹白线，但一般情况下不超过中线范围。本病多好发于年轻女性。患者通常能够准确地指出痛点。

② 弯腰征：要引出该体征，患者取站立位并向医生行走，如果患者呈现滑雪初学者体位，那么嘱其背伸腰椎，如果能够再现患者的疼痛，那么弯腰征表现为阳性。髂腹股沟神经卡压综合征患者的该体征阳性。髂腹股沟神经卡压综合征很少自发发生，临床表现通常为下腹部的感觉异常、灼痛或麻木，并且放射至阴囊或阴唇甚至大腿上内部，引起本综合征最常见的原因是该位置的外伤，包括直接钝性损伤、腹股沟疝修补术和盆腔手术中的损伤。

### （四）腰髋部及下肢检查

针对腰、髋部及下肢疼痛及功能障碍的患者，一般体格检查能够协助医生缩小诊断范围及鉴别诊断，同时能够提示应当为患者进行何种特殊体格检查、实验室及放射学检查。由于各种腰髋下肢病变的临床表现有所交叉，并且受多种因素影响，在围术期疼痛患者中，除了原发局部骨质病变、腰椎间盘或原发性髋部病变以外，还应避免漏诊一些并不常见的疾病，如腹膜后恶性肿瘤、盆腹腔内肿瘤、反射性交感神经营养不良、神经卡压性疾病等。

#### 1. 腰部检查

(1) 视诊：①对患者的步态和静息时的体位进行整体上的视诊，可以发现不对称的表现（包括骨盆的倾斜、歪斜）及腰椎侧凸、后凸和过度前凸的程度。②观察患者是否有皮肤损害，如水疱可能提示急性带状疱疹，异常包块则提示原发或转移性肿瘤。③腰椎的活动度：屈曲 $0°\sim90°$，后伸 $0°\sim30°$，两侧侧屈 $0°\sim25°$；两侧旋转 $0°\sim60°$。

屈曲时疼痛提示可能存在椎间盘损伤，而背伸时疼痛提示可能存在小关节病变或者肌筋膜病变。

(2) 触诊：①腰椎的触诊检查应从识别骨性标志开始，尤其是髂嵴。髂嵴间的连线大致相当于 $L_4\sim L_5$ 水平。确认这个标志并把它当作一个参考点，以此来定位下一步观察的结构。腰椎区引起疼痛的常见骨性结构包括腰椎小关节、骶髂关节和尾骨，髂嵴触痛可以提示臀神经卡压。②检查软组织异常，注意椎旁肌肉组织是否有异常的肿块，包括肉瘤。创伤后的椎旁肌肉组织通常能够触及腰椎背侧肌肉紧张。细致的腰椎背侧触诊能够发现肌筋膜激痛点，触诊这些激痛点引起的患者明显疼痛，是纤维肌痛的特异性表现，通常提示纤维肌痛。

与颈部检查一样，采用明确的肌肉、感觉和反射检查结果来定位腰骶部病变的可信度极高。表 7-9 给出了 $L_2\sim S_1$ 完整的感觉、运动和反射检查。

(3) 特殊试验

① 直腿抬高试验：针对患有腰背部疼痛并放射至下肢的患者，本检查通常为物理检查的首选。患者取仰卧位，健侧下肢屈膝 $45°$，患侧下肢伸展平放。嘱患者患侧下肢屈踝 $90°$，医生缓慢将患肢抬起，同时保持膝关节伸直。若患者诉疼痛或感觉异常，且与平时的疼痛性质吻合，则检查结果为阳性。尽管凭借本试验还不足以诊断腰椎间盘突出，但是当下位腰神经受激惹或卡压时，直腿抬高试验总是阳性的。

② 俯身试验：嘱患者轻快地行走 $2\sim3\min$，直至到达阈值距离后再继续行走 $30s$，然后端坐于直背靠椅上，嘱患者向前俯身。如果患者通过俯身能够缓解疼痛，那么该试验结果为阳性，为诊断椎管狭窄提供依据。俯身试验阳性的患者应当接受磁共振成像（MRI）、计算机断层扫描（CT）及肌电图检查，也可以考虑可疑狭窄区域的椎管造影检查。

③ Van Durson 直立俯身试验：为了明确患者的疼痛是否来源于骶髂关节，要进行 Van Durson 直立俯身试验。患者取站立位，医生位于患者背

表 7-9　腰部神经根检查

| 神经根水平 | 神经 | 受检肌肉 | 体位 | 运动 | 感觉 | 反射 |
|---|---|---|---|---|---|---|
| L$_2$ | 股神经（L$_2$～L$_4$） | 腰大肌、髂肌 | 髋、膝关节屈曲90° | 大腿和髋关节屈曲90° | 大腿上部的前部 | 膝反射 |
| L$_3$ | 股神经（L$_2$～L$_4$） | 股四头肌 | 仰卧位，屈髋、屈膝90° | 抗阻力伸膝 | 大腿下部的前部 | 膝反射 |
| L$_4$ | 腓深神经（L$_4$～L$_5$） | 胫前肌 | 踝关节背屈，沿小腿前部的足跟行走 | 保持张力对抗阻力 | 膝部 | 膝反射 |
| L$_5$ | 腓深神经外侧支、腓浅神经 | 拇长伸肌、腓骨长短肌 | 拇指背伸、足部外翻 | 保持背伸，保持外翻抵抗阻力 | 第1、2足趾之间足背部皮肤 | 腿内侧肌群反射 |
| S$_1$ | 坐骨神经（L$_5$～S$_1$） | 腘绳肌 | 俯卧位，膝部屈曲，足尖行走 | 保持屈曲抵抗阻力 | 足底（除了内侧面） | 跟腱反射 |

后，检查骨盆是否两侧不对称，并将其大拇指置于患者后背下部的髂后上棘，嘱患者低头收下颌并缓慢向前弯腰。如果存在骶髂关节功能障碍，患者会抬起疼痛侧的骶髂关节，以减少对受累骶髂关节施加的压力。这会使医生置于痛侧的大拇指上移。

④ Kernig 试验：椎管内病变的检查包括针对脑膜刺激的 Kernig 试验，嘱患者仰卧并使下颌靠向前胸。阳性体征为患者主诉脊柱痛。

⑤ Milgram 试验：要求患者仰卧并将一条腿抬离床面几英寸。如果患者不能维持此姿势长达30s，则提示存在椎管内病变。

**2. 髋部检查**

(1) 视诊：①观察髋关节的前侧、外侧和后侧是否存在肌肉萎缩、肿胀、红斑或瘀斑，这些改变可能提示存在急性和慢性髋关节病变。②患者直立，从不同角度观察骨盆有无倾斜，腰椎有无代偿性侧弯，膝关节有无畸形、肿胀，再让患者做各种动作，如下蹲、起立、落座、上床、穿鞋、脱袜、行走、跑跳等，观察患肢能否持重，步态是否正常，有无跛行。

(2) 触诊：①双手触诊检查股骨头的位置及压痛点。②触诊髋关节的前方、侧方和后方及腹股沟区，检查是否有异常的肿块、肿胀、温度升高、

关节积液和骨性畸形，鉴别患者是否存在腹股沟疝，腹股沟疝也能导致患者髋关节疼痛和功能障碍。③触诊坐骨滑囊和转子滑囊，将有助于检查者识别发炎和疼痛的关节滑囊，这些关节滑囊可能是造成患者髋关节疼痛或者功能障碍的主要因素或者促成因素。④触诊患者的髋关节是否出现关节不稳或者骨擦音，这提示患者是否有肌腱炎、粘连性关节囊炎或关节炎。

(3) 特殊检查

① Ober 试验：又称髂胫束挛缩试验。患者侧卧，健侧在下，屈髋屈膝，检查者站在患者背后，一手固定骨盆，另一手握患肢踝部，屈膝90°，然后将髋关节外展后伸。让患肢自然下降，正常时应落在健肢后方，若落在健肢前方或保持上举外展姿势，即为阳性，见于髂胫束挛缩或阔筋膜张肌挛缩。

② 弹响征：患者从坐姿到站姿的改变过程中，可以引发髋关节弹响和疼痛。患有弹响髋综合征的患者将表现出测试阳性，症状包括外侧髋部的弹响，伴有大转子区域突然剧烈的疼痛。常常合并转子滑囊炎。

③ 大腿滚动试验：又称 Gauvain 征。患者仰卧，双下肢伸直，检查者以手掌轻搓大腿，使大腿向内外旋转滚动，如髋关节周围肌肉痉挛、运

动受限、疼痛，即为阳性。主要用于检查髋关节炎症、结核、胫骨骨折和粗隆间骨折及股骨头缺血性坏死等。

④ Patrick/FABER 试验（4 字试验）：患者取仰卧位，被检查侧髋关节和膝关节都屈曲 90°，然后让患者将被检查侧脚放在对侧腿膝盖上，继而将其大腿缓慢后伸、外旋贴近检查床，如果患者主诉腹股沟疼痛或痉挛，或者检查者发现髋关节活动范围受限，则考虑该试验为阳性。该试验可快速鉴别出患者髋关节内部病变。

⑤ 梨状肌紧张试验：患者取仰卧位，患肢屈髋 90°，检查者将患侧膝朝向对侧肩部方向用力，向上和向内推，若患者出现疼痛，则表明试验为阳性。梨状肌综合征是坐骨神经受梨状肌牵拉与压迫引起臀部疼痛，并向患肢放射至足部，同时伴有坐骨神经支配区麻木、感觉迟钝及无力。有梨状肌综合征的患者该试验阳性。

### 3. 膝部检查

(1) 视诊：①膝部视诊首先应该观察患者站立和行走时的姿态。评估负重位时膝关节的内外翻角度，同时也应该注意有无明显的骨骼畸形。②观察髌骨的上方、下方或者侧方及腘窝处皮肤有无发红或毛细血管扩张的情况，若有提示，该部位可能出现了感染、肿胀或者是炎症进展期。

(2) 触诊：①触诊双膝的皮温是否相近，当局部出现温度升高时，提示局部出现了炎症或者感染。②对膝部周围的骨性结构进行触诊，包括股骨内侧髁和外侧髁、髌骨、胫骨结节等，是否存在明显的压痛点。③触诊腘窝处，判断是否有团块或囊肿。活动膝关节进行屈曲、伸直、内旋、外旋等动作时，判断是否听到捻发音或者活动幅度明显受限。

(3) 特殊试验

① 浮髌试验：是一种用来检查膝关节积液比较有效的方法。患者仰卧位，充分伸展并放松双侧膝关节。检查者抓住患侧膝关节上方并施加一定力度，将髌上囊的关节积液挤入膝关节内，这样可以使髌骨在股骨髁间浮起来，检查者用示指和中指轻轻触动髌骨。如果髌骨出现明显的飘浮感，则称浮髌试验阳性。

② Perkins 试验：患者膝关节前部疼痛是否来源于髌股关节，进行该试验可以诊断髌股疼痛综合征。患者仰卧位，膝关节轻度屈曲，膝关节放松，检查者向外侧和内侧移动髌骨，如果移动髌骨过程中产生疼痛，则认为 Perkins 试验阳性。

③ 髌骨研磨试验：患者仰卧位，检查者在髌骨上轻轻施加一定压力，并将髌骨分别向内侧、外侧、上方及下方移动，在移动髌骨过程中，患者出现任何疼痛主诉或恐惧感时，则高度怀疑其髌股关节存在病理改变。

④ McMurray 试验：有助于临床医生判断患者膝部疼痛是否是内侧或外侧半月板撕裂造成的。患者仰卧于检查床上，膝关节完全屈曲并充分放松。检查者一只手放于膝关节的同时手指置于关节间隙，另一手握住踝关节，内旋、外旋小腿的同时伸展膝关节，当出现疼痛和弹响时为阳性，考虑患者存在半月板撕裂。

### 4. 踝与足部检查

(1) 视诊：①观察患者是否存在明显的畸形，包括高弓足及扁平足，检查患者足踝、足背、足底表面的皮肤是否有皮疹、肿块、溃疡、结节、趾甲变坏等。②观察患者是否存在类风湿结节、痛风结节，胼胝组织或明显的骨结构明显异常。

(2) 触诊：①患侧足踝可以自然地跖屈，医生用拇指触诊足背，其余四指支撑足底，关节囊肿胀或积液较易识别。若患者存在腱鞘炎，可在肌腱处触到线状肿胀。内、外侧踝关节囊的滑囊炎在局部较易触诊到。②跟腱也是触诊的重要部位，以确定患者是否存在肌腱炎或结节。跟骨后滑囊炎可以在跟腱末端触到明显的肿胀。③若患者存在跟骨骨刺或跟骨下滑囊炎，检查者则可以在局部触诊诱发出剧痛。④用拇指触诊足背的跗骨间关节，精细地触诊有时可以在该处发现骨结构异常和滑囊增厚。

(3) 特殊试验

① 提踵试验：患者自然站立，然后跷起脚尖，如果患侧下肢不能做提踵的动作，则考虑患者可能存在跟腱断裂。当跟腱受到直接的外伤或者突

然被动背屈踝关节或跖屈足底，都可能引起跟腱断裂。

② 跟跳征：患者俯卧位，检查者用示指持续按压在患者跟骨结节表面的皮肤上，若检查过程中患者出现局部疼痛，同时突然跳起或缩脚避痛，则称跟跳征阳性。足底筋膜炎的患者体格检查时可出现跟跳征阳性。

③ 后跗管综合征的 Tinel 征：是指走行于后跗管内的胫后神经受到卡压而引起的一系列症状。引起胫后神经卡压最常见的原因是踝部外伤，包括骨折、错位及挤压伤。后跗管综合征还与累及胫后动脉的血栓性脉管炎有关。患者经常会出现足的疼痛、麻木和感觉异常。这些症状有时也会放射至内踝卡压处的近端。体格检查时可发现患者内踝胫后神经走行处有明显压痛。在内踝后下方、胫后神经上方，可以诱发出 Tinel 征。

体格检查的重要性仅次于围术期患者的疼痛病史。通常情况下，简单但彻底的体格检查能够避免花费巨大的影像学检查和痛苦的侵入性检查。为了更深刻地理解认识患者的症状，体格检查必须建立在解剖学和生理学的基础之上。针对患者症状进行简单的全面评估之后，相关的疼痛检查应该集中在受累区域来进行。可靠的体格检查结果和恰当的激发试验，医生可明确诊断。总之，围术期要对一位疼痛患者做出正确的诊断，符合上述标准的体格检查的作用是无可替代的。

（倪新莉　陈桂英）

恰当地应用电生理检查，是评估疼痛患者有用的工具。了解每项检查的适应证和局限性，对客观定位、定性、量化评估和后续治疗是必要的。随着疼痛相关的神经电生理技术的快速发展，神经电生理检测已然成为疼痛诊疗过程中重要的客观依据，也是目前公认的神经系统疾病和周围神经损伤、卡压等的重要检测手段之一。本章重点阐述与疼痛发生的中枢和外周机制相关的神经生理学检查技术。

## 一、功能磁共振成像

虽然对于疼痛的认知仍存在许多未解难题，但有关疼痛发生机制的研究仍取得了一定进展，其中疼痛发生的中枢机制以及采用功能磁共振成像（functional magnetic resonance imaging，fMRI）技术追踪并定位相关脑区等方面的研究，进一步促进了疼痛机制研究。

fMRI 技术是把传统 MRI 技术的高分辨率解剖成像功能与核示踪技术的血流动态特异性结合起来，将人脑区活动的功能像精确地投影为解剖像，更直观地研究大脑的思维认知活动。fMRI 技术成像原理是基于血氧水平依赖，以内源性血红蛋白为参照物，通过监测局部氧合血红蛋白和脱氧血红蛋白浓度比的变化而实现的。fMRI 在针刺镇痛领域有较好的应用，对相应干预部位进行针刺，fMRI 会在相对应功能区域出现相对改变。但疼痛与情绪和应激反应密切相关，因此，fMRI 在分析疼痛相关脑区时结论需谨慎。

## 二、临床神经电生理检测

临床神经电生理包括脑电图、各种脑诱发电位和广义肌电图（electromyography，EMG），后者包括神经电图或称为神经传导测定（nerve conduction study，NCS）和 F 波、重复神经电刺激（repeating nerve stimulation，RNS），各种反射、单纤维肌电图（single-fiber electromyography，SFEMG）及运动单位计数等。还有专门检测小神经纤维功能的电生理技术，如定量感觉检测和皮肤交感反应等。

### （一）脑电图及各种脑诱发电位

脑电图及各种脑诱发电位在临床中主要用于麻醉深度检测以及神经科学领域辅助脑功能定位技术。主要包括：①脑电图（electroencephalogram，EEG），记录大脑半球皮质的功能波；②感觉诱发电位（somatosensory evoked potentials，SSEP），监测上行感觉神经传导系统功能的完整性；③运动诱发电位（motor evoked potentials，MEP），监测下行运动神经传导系统，可用于客观评价锥体束的功能；④自由描记肌电图，记录自发肌电反应，即时了解神经受刺激情况；⑤激发性肌电图，刺激外周或脊髓神经，记录相应肌肉的反应；⑥脑干听觉诱发电位，通过听觉传导通路监测脑干功能状态及听神经功能。

### （二）肌电图

肌电图记录的是肌肉安静和随意收缩的电活动。同心针电极记录到的运动单位动作电位（motor unit action potential，MUAP）是肌肉收缩的最小功能单位，由前角细胞 α- 运动神经元及其发出的轴突、运动终板和轴突所支配的所有肌纤维组成。肌电图检测的适应证为脊髓前角细胞（包括脑干运动神经核）及其以下（神经根、神经丛、周围神经、神经肌肉接头和肌肉）的病变。

国内肌电图的检查步骤和记录内容包括：

①肌肉安静状态下的静息电位：插入电位的情况；有无异常自发电位，如正锐波（positive sharp wave）、纤颤电位（fibrillation potential）、束颤电位（fasculation）、复合重复放电（complex repetitive discharge）；肌强直放电（myotonic discharge）；肌颤搐电位（myokymic discharge）。②肌肉小力收缩时MUAP，记录20个MUAP的时限、波幅和多相波的百分比（波的形态）。③肌肉大力收缩时的募集电位：观察项目包括相型，如干扰相、混合相、单纯相和病理干扰相；募集电位的峰值。

### （三）神经传导检测和F波

神经传导测定包括运动神经和感觉神经传导的测定。常见的神经传导测定指标包括感觉或运动传导速度、复合肌肉动作电位（compound muscle action potential，CMAP）或感觉神经动作电位（sensory nerve action potential，SNAP）的波幅。F波是超强刺激神经干在M波后的晚成分，是运动神经回反放电引起的，1950年Magladery和McDongal首先描述了这个在足部小肌肉上记录到的晚成分，故得名为F波。检测时电极的放置与运动神经传导的检测方法基本相同，不同的是刺激电极的阴极置于近端。F波测定时，通常连续采集20个波进行分析。常见的观察指标包括最短潜伏期、最长潜伏期和平均潜伏期，以及F波出现率等，正常人F波出现率为80%～100%。F波测定的意义是补充运动神经传导测定的不足，进一步评价运动神经近端的功能。

### （四）重复神经电刺激

重复神经电刺激是指用表面电极超强重复刺激周围神经在相应的肌肉上记录动作电位。低频刺激时计算第四、五波比第一波波幅下降的百分比，波幅下降10%～15%称为波幅递减。高频刺激时计算最末和起始波幅下降或升高的百分比，波幅下降30%称为波幅递减，波幅升高≥100%称为波幅递增。电极放置的方法与运动神经传导的测定相同。常用神经为面神经、副神经、正中神经和尺神经。临床主要用于神经肌肉接头部位病变的诊断，具有特征性意义。突触后膜病变——重症肌无力，重复神经电刺激表现低频刺激波幅递减，高频刺激也递减或者改变不明显。突触前膜病变——Lambert-Eaton综合征，重复神经电刺激表现为低频刺激波幅递减，高频刺激波幅递增（≥100%）。

### （五）单纤维肌电图

单纤维肌电图是通过面积小、直径为25mm的特殊针电极选择性地记录单个肌纤维的动作电位，主要观察颤抖、阻滞和纤维密度。颤抖是指同一运动单位内的肌纤维在连续放电时存在的时间差，是微秒水平上的差异，颤抖增宽为异常。阻滞是指一对或一对以上的电位在连续放电过程中，一个电位间断出现或脱落。阻滞为病理性传导障碍，通常在颤抖明显延长超过80～100ms时才出现，颤抖和阻滞主要反映神经肌肉接头的传导功能。纤维密度是单纤维针电极收集范围内的肌纤维数，一般为1%～2.80%以上的机会只能记录到一个动作电位，即纤维密度为1，一块被检肌肉共选取20个记录部位，综合后可计算出平均的肌纤维数。单纤维肌电图的检测主要是为了提高重症肌无力诊断的敏感度，特别是对于重复神经电刺激异常率较低的眼肌型重症肌无力。

单纤维肌电图技术虽然不适用于诊断神经源性疾病的特殊手段，但是观察到的颤抖、阻滞、纤维密度等指标可为失神经和神经再生提供信息，尤其纤维密度是神经再生的重要指标。纤维密度增加提示神经再生，颤抖增加和阻滞反映神经再生过程中新形成的神经肌肉连接的功能。纤维密度增加伴明显阻滞，提示进行性失神经神经支配。

### （六）肌电图与神经传导检测临床运用

肌电图与神经传导检测相辅相成，有助于确诊周围神经卡压综合征、神经根综合征、神经损伤以及多发神经病变。这两种检查常能对神经源性与肌源性疾病进行鉴别。根据检测出的不同形式的异常可将病灶精确定位至脊髓、神经根、神经丛和外周神经。另外，当考虑有心理源性疼痛或"功能性"症状时，可以用此排除有无"器质性"病变。

周围神经卡压的病因多样化,往往与受压神经的纤维及周围神经的解剖结构有关;异常的纤维束带、增生的骨质、迷走的肌肉或局部的新生物均是引起卡压的因素。被卡压的神经支配区域感觉异常,如麻木、疼痛和不适,时轻时重,有逐步加重的趋势,不少患者有夜间疼痛加剧的情况;神经所支配的感觉区域有感觉过敏或退化,严重时感觉丧失;该神经所支配的肌肉肌力减退,肌肉萎缩。病理学特征可见早期郎飞结旁脱髓鞘,进展期完全性节段性脱髓鞘,晚期完全性轴索变性。跨卡压段检测是周围神经卡压电生理检查的基本原则特征,包括卡压部位有神经传导阻滞(运动、感觉传导速度减慢,近端刺激动作电位波幅下降甚至缺如)。常见卡压性神经病变如表 8-1 所示。

电生理见病变神经支配的肌肉有自发电活动,如病程较长,轻收缩时可见高波幅、宽时限的运动单位电位,重度收缩时运动单位减少。病变段神经脱髓鞘而致病损段传导速度减慢或神经传导阻滞,复合肌肉动作电位波幅改变。神经电生理可以全面评估单神经,但需要结合病史排除双卡或者多卡的可能。

神经传导测定的异常在本质上分为两类,轴突受损和脱髓鞘病变。运动或感觉反应幅度的减低提示轴突受损,而放电时间或传导速度减慢提示脱髓鞘病变。而肌电图对周围神经损伤的诊断价值最大。周围神经损伤在支配相应肌肉的神经根、丛或干损伤时,可根据异常肌电图的分布,确定神经受损的位置。如臂丛神经损伤时,骶棘肌如出现异常肌电位,提示损伤在椎间孔内,如该肌不出现异常肌电位,提示损伤位置在椎间孔外,对临床治疗具有参考价值。神经再生时,肌电图上出现新生电位较临床上感觉及运动恢复征

| 表 8-1　卡压性神经病变 | | |
| --- | --- | --- |
| 神　经 | 卡压部位 | 神经定位 |
| 第Ⅶ、Ⅸ、Ⅹ对脑神经 | 茎突或茎突舌骨韧带 | 同侧扁桃体、舌根部、颞下颌关节和耳(Eagle 综合征) |
| 臂丛 | 前斜角肌或颈肋 | 臂和前臂尺侧(前斜角肌综合征) |
| 肩胛上神经 | 肩胛切迹 | 肩后面和侧面 |
| 正中神经 | 旋前圆肌 | 前臂近端和前 3 个手指的掌面(旋前圆肌综合征) |
| 正中神经 | 腕管 | 前 3 个手指的掌面(腕管综合征) |
| 尺神经 | 肘窝(肘) | 第 4 指和第 5 指(肘管综合征) |
| 尺神经 | Guyon 管(腕) | 第 4 指和第 5 指 |
| 股外侧皮神经 | 腹股沟韧带下方髂骨棘前 | 大腿前外侧(感觉异常性股痛) |
| 闭孔神经 | 闭孔管 | 大腿内上侧 |
| 隐神经 | 收肌管 | 小腿内侧 |
| 坐骨神经 | 坐骨神经切迹 | 臀和腿(梨状肌综合征) |
| 腓总神经 | 腓骨颈 | 小腿远端外侧和足 |
| 腓深神经 | 跗管前 | 大趾或足 |
| 腓浅神经 | 踝关节上方的深筋膜 | 踝关节前和足背 |
| 胫后神经 | 跗管后 | 足底(跗管综合征) |
| 趾间神经 | 横向跖骨韧带的深面 | 足趾和足之间(Morton 神经瘤) |

象要早，如出现新生电位，但以后滞留于某一阶段，则提示再生受阻。此外，神经传导功能丧失、部分去神经支配、完全去神经支配以及神经完全断裂等肌电图，都有相应的表现，可做出有价值的诊断。表 8-2 显示了肌电图和神经传导测定在不同疼痛性疾病中的诊断价值。

并非所有的临床疾病都有肌电图 / 神经传导测定异常表现，如血管性胸廓出口综合征、纤维肌痛、肌筋膜疼痛综合征等。另外，肌电图 / 神经传导测定检查有很多的局限性，伴发其他疾病时诊断难度增加，如同时患有糖尿病患者的肢体冰凉、肥胖等因素，不容易得到准确的技术参数。肌电图 / 神经传导测定仅能评估较大的有髓神经元，而许多疾病仅影响一些较小的有髓或无髓神经元，此时检查结果可完全正常。肌电图 / 神经传导测定仅是一种检查，不可避免地存在假阳性和假阴性，故阴性结果不能完全排除疾病存在的可能性，阳性结果也未必与患者症状有关。肌电图 / 神经传导测定结果还需联系病史和其他检查结果以进行综合判断。

## 三、小纤维病变检查

传统的神经传导检测主要反应大的有髓纤维 Aα 和 Aβ 的功能，很难发现小纤维（包括 Aδ 和 C 类纤维）病变。以小纤维神经病变为主的糖尿病周围神经病变可采用小纤维病变的电生理检测，主要包括皮肤交感反应、定量感觉检查、接触性热痛诱发电位等。

### （一）皮肤交感反应

皮肤交感反应（skin sympathetic response，SSR）是检测自主神经病变的电生理方法。人体在接受内源或外源性刺激后诱发交感神经皮肤反射性电位的改变。皮肤交感反应源于汗腺，汗腺的同步活动出现的皮肤反射性电位变化，是交界神经传出纤维的冲动所致。临床常使用方法是电刺激腕部正中神经，用表面电极在掌心和足心记录图位。皮肤交感反应检查方法方便无创，但其仅能反映交感神经节后无髓纤维功能，并且受检测技术、检测条件，以及受检者皮肤表面的稳定、年龄、身高及刺激强度等各种因素的影响，导致皮肤交感反应的波形与波幅具有较高的易变性。

### （二）定量感觉检查

定量感觉检查（quantitative sensory test，QST）是一项对感觉纤维病变进行定量检测的非侵入性神经电生理检测技术，通过给予一定的冷、热、疼痛、振动及电刺激，得到相应的阈值，从而对神经纤维的功能进行评价。定量感觉检查是目前认为检测糖耐量减低（impaired glucose tolerance，IGT）周围神经病变最敏感的检测技术。目前定

| 表 8-2 疼痛疾病诊断：肌电图 / 神经传导测定异常 | | |
| --- | --- | --- |
| 问 题 | 检 查 | 意 义 |
| 肌肉僵硬、疼痛 | 肌电图 / 神经传导测定 | 通常有意义 |
| 面部疼痛 | 三叉神经 / 面神经 | 有时有意义，原发性神经痛可能正常 |
| 胸腹痛 | 肌电图 / 神经传导测定 | 通常无意义 |
| 会阴痛 | 阴部神经，海绵体反射检查 | 有时有意义 |
| 胸廓出口综合征 | 臂丛神经下干检查 | 神经源性多表现异常，血管源性多为正常 |
| 带状疱疹 | 如累及四肢，而非躯干 | 感觉传导幅度降低 |
| 反射性交感神经萎缩 | 无特异性检查 | 可用于确定是否合并神经损伤 |
| 复杂性区域疼痛综合征 | 无与之相一致的异常 | 可用于排除真性肌病 |
| 多发性肌痛风湿病 | 近端肌肉肌电图检查 | 除非伴发其他疾病，否则通常正常 |

量感觉检查检测项目主要包括定量温度阈值检测、振动觉阈值检测和电流感觉阈值测定等。

#### 1. 定量温度阈值检测

定量温度阈值检测（quantitative thermal test，QTT）温度觉主要通过 Aδ 纤维和 C 纤维传递，通过对两种小纤维进行热觉和冷觉敏感性的测定，进而判断周围神经通路的刺激或损害。QTT 检测包括 4 种参数，分别为冷感觉阈值、热感觉阈值、冷痛觉阈值和热痛觉阈值。QTT 可以用来检测较小的 Aδ 类有髓纤维和 C 类无髓纤维功能异常，主要用于评价温度觉纤维病变，但具有主观性，依赖于受试者注意力的集中。

#### 2. 振动觉阈值检测

振动觉阈值（vibration perception threshold，VPT）检测主要是检测脊髓后索大的有髓纤维功能。但有部分糖尿病前期周围神经病患者已被发现振动觉阈值的异常，表明糖尿病前期可能远端大纤维功能也有受累，其病理学机制还有待更加深入地研究。

#### 3. 电流感觉阈值

电流感觉阈值（current perception threshold，CPT）测定是一种现代定量感觉检查方法，通过测定神经对电流刺激的敏感性，自动和选择性地评价感觉神经功能。应用 2000Hz、250Hz、5Hz 3 种不同频率的电流刺激分别经大的有髓神经纤维（Aβ 纤维）、小的有髓纤维（Aδ）和无髓纤维（C 类纤维）传入神经中枢，从而得到 CPT。CPT 可以完整地评估整个神经通路的功能状态，观察神经病变的整个过程，包括早期以 CPT 阈值降低为代表的感觉过敏，最后到晚期以 CPT 阈值升高为代表的感觉迟钝。该方法为周围神经系统疾病的患者提供了一个有用、非侵入性的评估技术，并且能够在神经病变的最早期和无症状期发现异常。

#### （三）接触性热痛诱发电位

接触性热痛诱发电位（contact heat pain evoked potential，CHEP）是一种新型无创技术，能够检测小神经纤维从皮肤到大脑皮层的功能改变，为衡量 C 类纤维和 Aδ 纤维神经功能障碍提供了客观证据。最新的研究显示，与定量感觉测试和神经传导测定相比较，CHEP 振幅的改变对小纤维感觉神经变性诊断灵敏度高，多元线性回归分析显示与表皮神经纤维密度的相关性最强。CHEP 波幅与神经病变患者皮肤的神经支配和控制程度密切相关。CHEP 诊断小纤维感觉神经变性的热阈值具有更好的性能比。诱发疼痛的患者比未诱发疼痛患者的 CHEP 振幅更高。此外，痛觉检测方面表现出优越的疼痛精度分类。CHEP 是评价小纤维感觉神经病理生理敏感的工具，并能较好地反映神经病理性疼痛症状的生理特征。

#### （四）激光诱发电位

激光诱发电位（laser evoked potential，LEP）通常选用对 Aδ 和 C 纤维有选择性的二氧化碳激光脉冲，选择性激活皮肤浅表层中的伤害性痛觉神经末梢，诱发脑电活动的变化，即激光诱发电位。研究结果显示，在无症状小纤维神经病变的糖尿病患者中，LEP 可出现波形缺失、波幅减低或潜伏期延长，提示糖尿病患者早期小纤维神经受损。与定量感觉检查比较，LEP 不受主观因素影响，特异性更强，而且与表皮神经纤维密度的一致性较好；但与 CHEP 相比，LEP 刺激面积局限，兴奋的感受器相对少，有灼伤皮肤的风险。

#### （五）定量催汗轴突反射

定量催汗轴突反射（quantitative sudomotor axonal reflextest，QSART）是反映自主神经节后神经纤维催汗功能的一个客观衡量指标，主要反映小纤维神经病变和自主神经病变。与定量感觉检查和皮肤交感反射比较，该通路不经过自主神经中枢，客观性较好。由于 QSART 对设备操作要求较高，可重复性差，故临床应用较少。

总之，神经电生理技术是神经肌肉功能不可替代的检查手段，对于经肌肉疾病的诊断及鉴别诊断起到非常重要的作用。

### 四、神经超声检查

神经超声检查可提供周围神经病变的形态学特征，可作为肌电图的有力补充应用于神经功能检查。神经超声主要从垂直于神经走行的横切面和平行于神经走行的纵切面，两个切面对神经进行扫查。在正常周围神经组织，横切面超声显像为蜂窝样结构，包括低信号的神经纤维束和高信号的神经束膜，以及高信号的神经外膜；纵切面则显像为轨道样平行神经束，以及高信号的神经外膜。神经超声可以对神经干上某一点的形态学特点进行定量、定性的测定，包括神经横切面积（cross sectional area，CSA）的变化、神经束的形态，以及回声的变化、神经外膜是否增厚、神经内部或神经外周血流信号的变化、神经自身或邻近有无占位病变等；其次，神经超声可以对整根神经进行连续扫描，获得神经干上多个点的信息，从而可以获得整根神经上不同位置形态学改变的分布规律，通过纵切面扫查可以确定神经的连续性和形态的变化，明确病变位置。目前临床和研究中较为成熟，可以定量测定的参数为神经横切面积，其他参数仍以主观判断为主。

目前神经超声在反映形态学方面所提供的信息仍较为有限，这与神经超声本身检测的分辨率有关。另外，由于周围神经病种类繁多，神经超声在不同周围神经病、不同病程阶段、不同严重程度及治疗后的变化规律等，仍有待深入探索和积累。目前也在开发将电生理和超声检查作为同步记录的系统，相信随着这些技术的发展，将有助于疼痛相关神经系统疾病的临床诊疗工作。

（雷　迁　代月娥）

## 参考文献

[1] 陆智杰，俞卫锋. 内脏痛 [M]. 8 版. 北京：人民军医出版社，2013.

[2] 王天龙，刘进，熊利泽. 摩根临床麻醉学 [M]. 6 版. 北京：北京大学医学出版社，2020.

[3] 崔光彬，杨军乐. 脑磁共振扩散加权成像 [M]. 北京：人民军医出版社，2015.

[4] 于生元，家双，程志祥. 疼痛医学精要 [M]. 3 版. 北京：北京大学医学出版社，2018.

# 第 9 章　疼痛遗传学检查

## 一、背景

疼痛是一种复杂的生理现象，其遗传学基础涉及多个基因的调控和相互作用。近年来的研究表明，疼痛的遗传基础主要涉及三类基因：疼痛感受基因、疼痛调节基因和药物代谢基因。疼痛感受基因在疼痛信号的传递和处理中发挥扮演关键角色，其中包括 *TRPV1*、*SCN9A*、*OPRM1* 等关键基因。*TRPV1* 基因编码的是一种离子通道蛋白，其功能异常会导致疼痛敏感性的增加；*SCN9A* 基因编码钠通道蛋白，其突变可导致疼痛信号传递的异常；*OPRM1* 基因编码的是一种 μ 型阿片受体，其变异会影响阿片类药物对疼痛的镇痛效果。

疼痛调节基因，如 *COMT*、*GCH1*，对疼痛调节和抑制过程具有重要作用。*COMT* 基因编码的是一种酶，负责降解多巴胺，其变异可能影响疼痛信号的抑制；*GCH1* 基因编码的是一种合成生物活性物质的酶，其突变会导致疼痛敏感性的增加。药物代谢基因是指在药物代谢和毒性代谢中发挥作用的基因，其中包括 *CYP2D6*、*CYP2C9* 等。这些基因编码是一些药物代谢酶，在疼痛药物的代谢和清除过程中发挥着重要作用。

遗传学检查通过分析与疼痛相关的基因，能够预测个体对特定化药物的代谢反应，进而制订更精准、更安全的个性化疼痛治疗方案。其作用主要包括三大方面。①预测药物代谢能力：某些基因的突变可能导致个体对某些药物的代谢能力降低或提高，从而影响药物疗效和不良反应。检测个体中这些基因的突变，有助于预测其对特定药物的代谢能力，进而为个体化的药物治疗方案提供精准依据。②预测药物不良反应风险：某些基因的突变可能增加个体对某些药物的不良反应

风险。通过检测这些基因的突变情况，可以预测个体对某些药物的不良反应风险，从而为个体选择更安全的药物治疗方案。③评估疼痛风险：某些基因的突变可能增加个体对疼痛的敏感性，从而增加疼痛的风险。通过检测这些基因的突变情况，可以评估个体对疼痛的风险，从而制订更精准的疼痛治疗方案。

## 二、疼痛相关基因的筛查和鉴定

### （一）疼痛相关基因的筛查方法和技术

疼痛是一个涉及多个基因和通路、复杂的生理和心理反应。因此，研究疼痛相关基因变异和多态性是了解疼痛敏感性和个体反应的重要途径。以下是一些常用的疼痛相关基因筛查方法和技术。

#### 1. 基因芯片

基因芯片是通过大量的微型 DNA 探针来同时检测多个基因的表达或突变情况，是一种高通量快速筛查技术，可同时检测大量基因的变异和多态性。利用商业或自定义基因芯片筛查与疼痛相关的基因，研究人员能更深入地理解疼痛机制，并探索新的治疗方法。

#### 2. 基因测序

基因测序是通过逐一测序单个基因或基因组的 DNA 序列，从而得到 DNA 的详细信息，包括 SNP、插入缺失、剪接位点变异等。基因测序是一种精准的基因筛查技术，可用于检测单个基因的变异和多态性。研究人员可以使用 Sanger 测序、下一代测序和单分子测序等技术来对疼痛相关基因进行测序。

#### 3. 多态性分析

多态性分析是对个体或群体基因中的多态性位点进行分析的方法。多态性位点是指在基因组

中具有不同等位基因的位点，例如 SNP、插入 / 缺失变异等。多态性位点可能改变基因的表达和功能，进而影响个体的生理和病理状态，如疼痛的发生和发展。因此，多态性分析是一种疼痛相关基因筛查的常用方法，通过 PCR 扩增基因区域来检测 SNP 和插入 / 缺失变异。这种方法可以在大量样本中高效地筛查基因多态性。

### 4. 功能分析

功能分析是研究疼痛相关基因的功能和作用机制的重要方法。通过使用细胞培养、动物模型和体外药理学等技术，可以评估基因变异和多态性对疼痛通路的影响。

### 5. 生物信息学分析

生物信息学分析是处理和解释疼痛相关基因数据的重要方法。通过使用基因注释、通路分析和网络建模等工具，可以对基因多态性和变异进行更深入的解析和理解。通过生物信息学分析，我们可以更好地了解基因与疼痛相关性之间的关系，这可能有助于开发更有效的疼痛治疗方法。

总之，随着疼痛相关基因筛查技术的进步，我们能更深入地理解疼痛敏感性和个体反应的遗传学基础，进而为个体化疼痛管理和药物治疗提供科学依据。

### （二）疼痛相关基因的鉴定和功能分析

疼痛相关基因的鉴定和功能分析是疼痛遗传学研究的重要环节，它可以揭示疼痛发生和发展的分子机制，为疼痛的个体化诊断和治疗提供重要的理论基础和实践依据。

依据是疼痛研究中的不同技术方法，可以分为基因组学技术和蛋白质组学和转录组学技术两大类。

### 1. 基因组学技术

包括基因组关联分析、基因家系研究、基因表达分析、基因敲除和转基因技术。这些技术主要关注基因水平的研究，通过对基因的变异、表达和功能进行分析，来研究与疼痛相关的基因和分子机制。

(1) 全基因组关联分析（GWAS）：GWAS 是一种大规模的基因检测技术，通过比较大样本中患者和对照组的基因组序列差异，寻找与疾病相关的基因多态性。在 GWAS 研究中，研究人员收集患者和对照组的大量 DNA 样本，并通过基因芯片等技术进行基因组测序分析。随后，研究人员会比较这些样本中的基因差异，以寻找与疾病相关的基因位点。目前已有研究发现若干与疼痛敏感性和药物反应密切相关的基因。例如，钠通道基因 *SCN9A* 和 *SCN11A* 与疼痛敏感性和慢性疼痛相关，*OPRM1* 和 *COMT* 基因则与吗啡和芬太尼等镇痛药物的反应相关。

(2) 基因家系研究：基因家系研究是通过对多代家族成员的基因型和表型进行分析，确定遗传因素在疾病发生中的作用。疼痛相关基因的家系研究可以鉴定出遗传因素在特定类型的疼痛中的作用，并发现新的疼痛相关基因。例如，一些家族性的疼痛综合征，如家族性周期性瘫痪综合征和家族性地中海热，已经被发现与钾通道和炎症因子等基因相关。

(3) 基因表达分析：基因表达分析是通过分析基因在特定组织或细胞类型中的表达来研究基因功能。疼痛相关基因的表达分析可以帮助我们了解不同组织或细胞类型中的基因表达模式，进而揭示疼痛发生和发展的分子机制。例如，一些研究已经发现，在人神经系统中，*SCN9A* 和 *SCN11A* 等钠通道基因在疼痛传递和感受过程中起重要作用。

(4) 基因敲除和转基因技术：基因敲除和转基因技术是通过对特定基因进行靶向编辑和调节，来研究基因在疾病发生和发展。

### 2. 蛋白质组学和转录组学技术

蛋白质组学和转录组学技术包括 RNA 干扰、基因敲除、基因表达谱分析、蛋白质组学分析、基因突变分析和转录因子分析。这些技术主要关注蛋白质和 RNA 水平的研究，通过对蛋白质和 RNA 的表达和功能进行分析，来研究与疼痛相关的分子机制。

(1) RNA 干扰：RNA 干扰是一种基因靶向方法，可以通过抑制特定基因的表达来评估其在疼痛感受中的作用。这种方法通常使用小干扰 RNA 或短发夹 RNA（RNA）来靶向特定基因。在疼痛感受的研究中，RNA 干扰可以通过降低特定基因的表达来评估其在疼痛感受中的作用。这通常涉及将小干扰 RNA 或短发夹 RNA 递送到细胞或动物模型中，并通过测量疼痛行为来确定其效果。

(2) 基因敲除：基因敲除技术通过创建缺失特定基因的动物模型，直接评估该基因在疼痛感知中的功能。基因敲除的常见方法是使用 CRISPR/Cas9 或其他基因编辑技术。这些技术可以通过引入特定的 DNA 序列来靶向特定基因，并导致该基因的失活。通过基因敲除生成的动物模型可以用来研究基因在生物学过程中的作用，从而揭示其在疾病或疼痛感受中的作用。

(3) 基因表达谱分析：基因表达谱分析通过比较正常组织和疼痛组织中的表达模式，用于测定基因表达水平，并鉴定与疼痛相关的基因，并进一步研究其功能和机制。

(4) 蛋白质组学分析：蛋白质组学分析是一种系统性的方法，用于研究蛋白质的表达和功能，包括鉴定和量化蛋白质的表达水平、研究蛋白质的互作网络以及确定蛋白质在生物学过程中的作用。在进行疼痛研究时，蛋白质组学分析可以通过比较正常组织和疼痛组织中的蛋白质组来鉴定与疼痛相关的蛋白质，并评估其表达水平的差异。通过进一步研究这些蛋白质的功能和机制，可以更好地理解它们在疼痛感受中的作用。

(5) 基因突变分析：基因突变是指基因序列发生突发性变异的现象，它可以导致基因的功能发生改变，从而影响生物体的生理过程。在疼痛研究中，基因突变分析可以帮助鉴定导致遗传性疼痛疾病的基因变异，并深入研究这些变异对疼痛发生的影响。通过对患有遗传性疼痛疾病的患者进行基因突变分析，可以识别出与疼痛发生有关的基因，从而更深入地了解疼痛发生的分子机制。此外，基因突变分析也有助于确定患者是否具有遗传性疼痛疾病的风险，为患者提供个性化的诊断和治疗方案。

(6) 转录因子分析：转录因子是一类可以结合到基因 DNA 上，调控基因表达的关键分子。在疼痛感受中，一些特定的转录因子可以被激活或者抑制，从而影响疼痛的发生和发展。通过对转录因子的分析，可以深入研究它们在疼痛感受中的作用，并鉴定与疼痛相关的转录因子。转录因子分析可以通过转录因子芯片技术和染色质免疫共沉淀技术等方法进行。通过转录因子分析，可以更加深入地了解疼痛感受中的分子机制，为发展新的疼痛治疗策略提供帮助。同时，转录因子分析也可以提供疼痛感受的重要标志物，帮助确定疼痛的严重程度以及评估治疗效果。

总之，通过这些方法的组合，可以全面地鉴定和评估与疼痛相关的基因和蛋白质，并深入了解它们在疼痛感受中的作用和机制。这些信息有助于个体化治疗的实现，为疼痛治疗的发展提供新的思路和方法。

### （三）疼痛相关基因及其遗传变异

众多基因及其遗传变异与疼痛相关，以下是其中的关键基因及其变异。

#### 1. SCN9A 基因

*SCN9A* 基因编码电压门控钠通道 NaV1.7，后者是神经元动作电位的主要介质，与疼痛传导和疼痛感受有关。该基因的突变可以引起一些遗传性疼痛病，如成人遗传性感觉和自主神经疾病（congenital insensitivity to pain with anhidrosis, CIPA）和红斑性肢痛症（erythromelalgia）等。

#### 2. COMT 基因

*COMT* 基因编码儿茶酚胺 -O- 甲基转移酶，后者是降解多巴胺的关键酶之一。*COMT* 基因的一个功能性多态性位点 rs4680（G＞A）会影响 COMT 酶的活性，导致多巴胺水平的变化。多巴胺是中枢神经系统中重要的神经递质之一，与情感、情绪和疼痛等方面的调节有关。rs4680（G＞A）多态性位点中，A 等位基因编码的 COMT 酶活性较低，导致多巴胺水平较高，从而可能使得个体对疼痛的感受较低。相反，G 等位基因编码的 COMT 酶活性较高，导致多巴胺水平较低，从而可能使得个体对疼痛的感受较高。此外，*COMT*

基因也与一些药物的代谢和反应有关，如可待因和吗啡等镇痛药物。因此，*COMT* 基因的多态性也可能会影响个体对这些药物的反应和不良反应。

### 3. *OPRM1* 基因

*OPRM1* 基因编码 μ 型阿片受体，后者是多种镇痛药的作用靶点。该基因的一些 SNP 位点如 rs1799971（A＞G）和 rs563649（A＞G）等可以影响 μ 型阿片受体的表达和功能，进而影响阿片类药物的镇痛作用和不良反应。

### 4. *GCH1* 基因

*GCH1* 基因编码鸟氨酸羟化酶，后者是生物合成生物碱类神经递质 5- 羟色胺和多巴胺的关键酶之一。5- 羟色胺和多巴胺都是神经递质，对情绪、注意力、运动和感觉处理等方面具有重要的调节作用。因此，*GCH1* 基因的突变可能会影响这些神经递质的水平，从而导致肌肉疼痛和关节炎等疾病。

### 5. *PRKG1* 基因

*PRKG1* 基因编码 cGMP 依赖性蛋白激酶，后者是一种重要的信号转导分子。该基因的一个 SNP 位点 rs707583（A＞C）可以影响蛋白激酶的表达和功能，与疼痛感受、阿片类药物反应等方面有关。研究表明，rs707583 位点的 C 等位基因与较低的蛋白激酶活性以及更高的疼痛敏感性和阿片药物的更强反应有关。这可能是由于 C 等位基因导致蛋白激酶表达和功能下调，从而影响 cGMP 信号通路的正常调节。

## 三、疼痛遗传学检查在疼痛治疗中的应用

随着疼痛遗传学的发展，越来越多的基因与疼痛相关性得到了确认。通过对这些基因的遗传变异进行分析，可以为疼痛治疗提供更精确的个体化指导。

### （一）预测性基因检测

在患者还未开始治疗时进行，旨在确定患者可能对特定治疗方法的反应及可能出现的不良反应风险。对于某些基因的遗传变异，可以预测患者对于特定镇痛药物的代谢能力和药物反应，从而选择更为有效的药物治疗方案。同时，疼痛遗传学检查可以评估患者的镇痛药物耐受性和药物依赖风险，指导临床医生合理使用药物，防止患者出现药物依赖或滥用现象。

### （二）治疗性基因检测

在患者开始接受治疗后进行，旨在帮助医生优化治疗方案、选择最佳药物和剂量，并减少治疗的不良反应。疼痛遗传学检查可以为个体化的疼痛治疗提供重要信息，包括药物选择和剂量调整。麻醉药物的代谢和药效可能受到遗传因素的影响，因此基于遗传学检查结果，可以选择更适合患者基因型的麻醉药物和剂量，减少术后疼痛和不良反应的发生。

### 1. 芬太尼

芬太尼是一种强效镇痛药，常用于手术后的镇痛。基因 *CYP3A4* 和 *CYP3A5* 对其代谢具有显著影响。*CYP3A5*1* 基因型与芬太尼的代谢速度增加相关。因此，携带 *CYP3A5*1* 基因型的患者可能需要更高的剂量来达到同样的效果，以避免术后疼痛。

### 2. 非甾体抗炎药的选择和剂量调整

青霉素酶基因 *CYP2C9* 和维生素 K 代谢酶基因 *VKORC1* 的多态性与非甾体抗炎药的代谢有关。在使用非甾体抗炎药治疗疼痛时，遗传学检查可以帮助确定患者对非甾体抗炎药的代谢能力和耐受性，并选择合适的药物和剂量，减少非甾体抗炎药的不良反应。氟比洛芬（flurbiprofen）：氟比洛芬是一种非甾体抗炎药，基因 *CYP2C9* 对其代谢具有显著影响。*CYP2C9*2* 和 *CYP2C9*3* 基因型与氟比洛芬代谢能力减弱相关。因此，携带这些突变的患者可能需要降低氟比洛芬的剂量，以避免过度镇痛和药物不良反应。

### 3. 罗库溴铵（rocuronium）

罗库溴铵是一种肌松药，用于手术期间使患者的肌肉放松。基因 *BChE* 对其代谢具有显著影响。对于携带 *BChE* 突变基因的患者，可能需较低剂量的罗库溴铵以防止药物的过度效应。

### 4. 抗抑郁药的选择和剂量调整

遗传变异可以影响抗抑郁药物的代谢和药效，

从而影响治疗效果。通过疼痛遗传学检查，可以确定患者对某些抗抑郁药物的代谢能力和耐受性，从而选择更适合患者基因型的药物和剂量。

### 5. 其他药物的选择和剂量调整

疼痛遗传学检查还可以用于其他药物的选择和剂量调整，如钙通道阻滞药、局部麻醉药等。

总之，疼痛遗传学检查可以帮助医生更好地了解患者对不同药物的代谢能力和耐受性，从而选择更合适的药物和剂量，提高疼痛治疗的效果和安全性。

### （三）预后性基因检测

预后性基因检测可以在患者开始治疗后进行，旨在预测患者疼痛治疗的效果及治疗后患者可能出现的不良反应风险。这些信息可以帮助医生更好地管理治疗并更好地预测患者的疗效。因此，疼痛遗传学检查可以为医生提供更为精准的治疗建议，提高疼痛治疗的效果，减轻患者的痛苦。尽管预测性基因测试是一个有前途的研究领域，但它在疼痛管理中的临床效用仍在评估中。目前的证据还不足以支持在这种情况下常规使用预测性基因测试，并且需要更多的研究来建立其有效性和成本效益。

## 四、疼痛遗传学检查的局限性和挑战

### （一）疼痛遗传学检查的局限性

虽然疼痛遗传学检查可以为个体化疼痛治疗提供重要信息，但它也存在一些局限性。

第一，基因与环境之间的复杂交互作用对疼痛敏感性和药物反应产生影响。因此，仅仅通过检测基因变异并不能完全预测疼痛敏感性和药物反应。

第二，检测技术的限制性。目前的疼痛遗传学检测技术虽然已经非常先进，但仍然存在一些限制性。例如，一些罕见的基因变异可能无法被常规的遗传学检测技术所检测出来。

第三，费用和时间成本的限制性。当前，疼痛遗传学检测技术的成本仍然较高，所需时间较长，可能限制了医疗资源有限地区的应用。

第四，道德和隐私问题的考虑。疼痛遗传学检测涉及个体的隐私和敏感信息，因此在进行疼痛遗传学检测前需要征得个体的知情同意，并采取相应的隐私保护措施。

总之，疼痛遗传学检测虽然可以为疼痛治疗提供个体化信息，但仍然存在一些局限性和风险。因此，在进行疼痛遗传学检测前，需要全面评估其优劣和风险，以保证患者的利益最大化。

### （二）疼痛遗传学检查的伦理和社会问题

疼痛遗传学检查的发展和应用引起了一些伦理和社会问题的关注。

#### 1. 遗传信息的保护

疼痛遗传学检查可以提供有关个体疼痛敏感性和药物反应的重要信息，这些信息可能会对个人和家庭产生影响。因此，对于这些遗传信息的保护是非常重要的，遗传测试需要受到严格的保护措施。

#### 2. 遗传歧视

个体的遗传信息可能会被用于歧视个人，例如在就业、保险、社会福利等方面。为了保护个人权益，需要建立相关法律法规，禁止基于遗传信息的歧视行为。

#### 3. 心理压力

疼痛遗传学检查可以揭示一些人可能存在的疾病风险和健康问题，这可能会给个体带来心理压力和焦虑。因此，在进行遗传测试之前需要充分告知个体并提供心理支持。

#### 4. 私人信息的共享和使用

疼痛遗传学检查所涉及的信息需要严格保护，避免未经授权的共享和使用。同时，需要建立明确的政策和规定，规范遗传信息的共享和使用。

总之，疼痛遗传学检查虽然可以为个体化疼痛治疗和药物治疗提供重要的指导信息，但需要遵循相关的伦理和社会规范，保护个体权益和隐私。

### （三）疼痛遗传学检查的数据安全和隐私保护问题

随着疼痛遗传学检查的广泛应用，数据安全和隐私保护问题也越来越引人关注。在疼痛遗传学检查过程中，个人基因信息将被收集、分析和存储。因此，如何保证这些数据的安全和隐私成为一个重要的问题。

首先，必须采取适当的技术措施来保护个人基因信息的安全性。这包括使用加密技术来保护数据传输和存储，采取安全的身份验证措施来确保只有授权人员可以访问数据，以及定期进行数据备份和灾难恢复计划。此外，还需要定期对数据进行漏洞扫描和安全审计，并采取相应的措施来防范数据泄露和滥用。

其次，隐私保护也是至关重要的。在疼痛遗传学检查中，个人基因信息是敏感的私人信息。因此，必须采取措施确保个人基因信息的隐私。这包括确保只有经过授权的人员可以访问数据，将数据存储在安全的地方，并遵守相关的法律和法规。

最后，还需要建立伦理审查机制，确保疼痛遗传学检查的合法性和合理性。疼痛遗传学检查涉及个人基因信息的收集和使用，因此必须遵循相关的伦理准则和法律法规，尊重个人权利和隐私，避免滥用和歧视。

综上所述，疼痛遗传学检查在数据安全和隐私保护方面面临着一些挑战和风险。为了保障个人基因信息的安全和隐私，必须采取适当的技术和管理措施，遵守相关的法律和法规，建立有效的伦理审查机制。只有这样，疼痛遗传学检查才能更好地为人类健康服务。

## 五、疼痛遗传学检查的未来发展

### （一）基因组学和人工智能技术的融合

基因组学和人工智能技术的融合是未来生命科学和医疗领域的重要趋势。随着基因组学技术的不断发展，人们能够更深入地了解人类基因组的组成、功能和变异。同时，人工智能技术的迅猛发展使得大规模基因组数据的分析和应用成为可能，主要包括以下几个方面。

(1) 个性化医疗的实现：基因组学和人工智能技术的融合将使医生能够根据个体基因组信息进行个性化的疾病预测、诊断和治疗，从而提高治疗效果。

(2) 新药开发的加速：基因组学和人工智能技术的融合将使药物研发过程更加高效，同时也将有助于发现新的药物靶点。

(3) 疾病预防的提高：基因组学和人工智能技术的融合将使得人们能够更准确地评估疾病风险，从而采取更加精细化和有效的预防措施。

(4) 基因编辑和基因治疗的发展：基因组学和人工智能技术的融合将有助于开发更安全、更有效的基因编辑和基因治疗技术。

(5) 健康管理的创新：基因组学和人工智能技术的融合将使得健康管理更加精准化和智能化，人们将能够根据个体基因组信息进行个性化的健康管理，从而提高健康水平和生活质量。

总之，基因组学和人工智能技术的融合将带来诸多新的机遇和挑战，未来将有更多的人才和资源涌入这个领域，推动这个领域的发展，同时也将有助于实现更加精准化、智能化和个性化的医疗和健康管理。

### （二）疼痛遗传学检查在个性化医疗中的应用

疼痛遗传学检查在个性化医疗中的应用已经得到了广泛的研究和应用。未来，随着技术的不断进步，该技术将得到更广泛的应用。

(1) 个体化疼痛治疗：通过分析患者的基因信息，医生可以预测患者的疼痛敏感性和药物反应，从而为患者量身定制治疗方案。这可以提高治疗的有效性和安全性，降低不良反应的发生率。

(2) 个体化镇痛治疗：通过疼痛遗传学检查，医生可以预测患者在手术后的疼痛敏感性和药物反应，从而为患者量身定制镇痛治疗方案，减轻患者的疼痛感受，降低并发症的发生率。

(3) 预防医学：通过分析人群基因信息，可以发现某些基因与疼痛相关，从而进行早期干预和预防措施，减少疼痛的发生率和严重程度。

(4) 新药研发：通过对疼痛相关基因的研究，可以发现新的治疗靶点，为新药研发提供方向和指导。

总之，疼痛遗传学检查在个性化医疗中

具有广阔的应用前景，可以帮助医生制订更有效、更安全的治疗方案，为患者带来最佳的治疗效果。

### （三）疼痛遗传学检查的国际合作和标准化

随着疼痛遗传学检查技术的发展和应用越来越广泛，国际合作和标准化已成为未来发展的趋势。首先，国际合作有助于建立全球性的疼痛遗传学数据库，收集更多的样本和数据，并加强研究成果的共享和交流，从而推动疼痛遗传学研究的深入发展。此外，国际合作还可以促进多中心临床试验的开展，验证和优化疼痛遗传学检查技术的准确性和可靠性，为个性化疼痛治疗提供更可靠的基础。其次，标准化是保证疼痛遗传学检查技术质量和可靠性的重要手段。标准化可以帮助制订疼痛遗传学检查的操作规程和标准操作程序，明确检查流程和质量控制要求，从而降低误诊率和漏诊率，提高检查的准确性和可靠性。此外，标准化还可以促进疼痛遗传学检查技术的推广和应用，使得更多的医疗机构和患者能够受益于这一技术。

综上所述，国际合作和标准化是未来疼痛遗传学检查发展的必要趋势。只有通过国际合作和标准化，才能够实现疼痛遗传学检查技术的优化和标准化，为疼痛的个性化治疗提供更好的技术支持和保障。

## 六、结语

疼痛遗传学检查在疼痛治疗中的应用前景十分广阔。通过检测个体基因，可以预测其对疼痛的敏感度及对药物的反应，为制订个性化的治疗方案提供依据。同时，基因检测还可以帮助预测患者对某些镇痛药物的反应，从而选择最有效的疼痛管理策略，避免潜在的不良反应。随着技术和数据的积累，疼痛遗传学检查的应用前景将越来越广阔。然而，疼痛遗传学检查的应用还面临技术、伦理和隐私保护等多重挑战，需要加强规范化和标准化。总之，疼痛遗传学检查是疼痛治疗的重要手段，但仅作为辅助诊断工具使用，不能作为诊断疾病或选择治疗的唯一依据。

（张良成　王阶波）

## 参考文献

[1] LÖTSCH J, SKARKE C, LIEFHOLD J, et al. Genetic predictors of the clinical response to opioid analgesics: clinical utility and future perspectives[J]. *Clin Pharmacokinet*, 2004, 43(14): 983–1013.

[2] KLEPSTAD P, RAKVÅG T T, KAASA S, et al. The 118 A > G polymorphism in the human mu-opioid receptor gene may increase morphine requirements in patients with pain caused by malignant disease[J]. *Acta Anaesthesiol Scand*, 2004, 48(10): 1232–1239.

[3] TEGEDER I, COSTIGAN M, GRIFFIN R S, et al. GTP cyclohydrolase and tetrahydrobiopterin regulate pain sensitivity and persistence[J]. *Nat Med*, 2006, 12(11): 1269–1277.

[4] TEGEDER I, ADOLPH J, SCHMIDT H, et al. Reduced hyperalgesia in homozygous carriers of a GTP cyclohydrolase 1 haplotype[J]. *Eur J Pain*, 2008, 12(8): 1069–1077.

[5] ZANGER U M, SCHWAB M. Cytochrome P450 enzymes in drug metabolism: regulation of gene expression, enzyme activities, and impact of genetic variation[J]. *Pharmacol Ther*, 2013, 138(1): 103–141.

[6] SMITH M T, Muralidharan A. Pharmacogenetics of pain and analgesia[J]. *Clin Genet*, 2012, 82(4): 321–330.

[7] COX J J, REIMANN F, NICHOLAS A K, et al. An SCN9A channelopathy causes congenital inability to experience pain[J]. *Nature*, 2006, 444(7121): 894–898.

[8] WAINGER B J, BUTTERMORE E D, OLIVEIRA J T, et al. Modeling pain in vitro using nociceptor neurons reprogrammed from fibroblasts[J]. *Nat Neurosci*, 2015, 18(1): 17–24.

[9] FERTLEMAN C R, BAKER M D, PARKER K A, et al. SCN9A mutations in paroxysmal extreme pain disorder: allelic variants underlie distinct channel defects and phenotypes[J]. *Neuron*, 2006, 52(5): 767–774.

[10] SINGH A, ZAI C, MOHIUDDIN A G, et al. The pharmacogenetics of opioid treatment for pain management[J]. *J Psychopharmacol*, 2020, 34(11): 1200–1209.

[11] MIGITA K, ASANO T, SATO S, et al. Familial Mediterranean fever: overview of pathogenesis, clinical features and management[J]. *Immunol Med*, 2018, 41(2): 55–61.

[12] CHOI M, SCHOLL U I, YUE P, et al. K+ channel mutations in adrenal aldosterone-producing adenomas and hereditary hypertension[J]. *Science (New York, NY)*, 2011, 331(6018): 768–772.

[13] YANG Y, WANG Y, LI S, et al. Mutations in SCN9A, encoding a sodium channel alpha subunit, in patients with primary erythermalgia[J]. *J Med Genet*, 2004, 41(3): 171–174.

[14] CHEN J, LIPSKA B K, HALIM N, et al. Functional analysis of genetic variation in catechol-O-methyltransferase (COMT): effects on mRNA, protein, and enzyme activity in postmortem human

brain[J]. *Am J Hum Genet*, 2004, 75(5): 807–21.

[15] LÖTSCH J, GEISSLINGER G. Current evidence for a genetic modulation of the response to analgesics [J]. *Pain*, 2006, 121(1–2): 1–5.

[16] ICHINOSE H, INAGAKI H, SUZUKI T, et al. Molecular mechanisms of hereditary progressive dystonia with marked diurnal fluctuation, Segawa's disease[J]. *Brain Dev*, 2000, 22 Suppl 1: S107–S110.

[17] DIATCHENKO L, SLADE G D, NACKLEY A G, et al. Genetic basis for individual variations in pain perception and the development of a chronic pain condition[J]. *Human molecular genetics*, 2005, 14(1): 135–143.

[18] SMITH H S. Opioid metabolism[J]. *Mayo Clin Proc*, 2009, 84(7): 613–624.

[19] HELLER F. Genetics/genomics and drug effects[J]. *Acta Clin Belg*, 2013, 68(2): 77–80.

[20] LOISIOS-KONSTANTINIDIS I, CRISTOFOLETTI R, JAMEI M, et al. Physiologically based pharmacokinetic/pharmacodynamic modeling to predict the impact of CYP2C9 genetic polymorphisms, co-medication and formulation on the pharmacokinetics and pharmacodynamics of flurbiprofen[J]. *Pharmaceutics*, 2020, 12(11): 1049.

[21] GARCIA D F, OLIBEIRA T G, MOLFETTA G A, et al. Biochemical and genetic analysis of butyrylcholinesterase (BChE) in a family, due to prolonged neuromuscular blockade after the use of succinylcholine[J]. *Genet Mol Biol*, 2011, 34(1): 40–44.

[22] PAPASTERGIOU J, QUILTY L C, LI W, et al. Pharmacogenomics guided versus standard antidepressant treatment in a community pharmacy setting: A randomized controlled trial[J]. *Clin Transl Sci*, 2021, 14(4): 1359–1368.

[23] DOCHERTY A B, LONE N I. Exploiting big data for critical care research[J]. *Curr Opin Crit Care*, 2015, 21(5): 467–472.

[24] ARNOS K S. Ethical and social implications of genetic testing for communication disorders[J]. *J Commun Disord*, 2008, 41(5): 444–457.

[25] HAGA S B, O'DANIEL J M, TINDALL G M, et al. Public attitudes toward ancillary information revealed by pharmacogenetic testing under limited information conditions[J]. *Genet Med*, 2011, 13(8): 723–728.

[26] ALIPANAHI B, DELONG A, WEIRAUCH M T, et al. Predicting the sequence specificities of DNA- and RNA-binding proteins by deep learning[J]. *Nat Biotechnol*, 2015, 33(8): 831–838.

[27] ANGERMUELLER C, PÄRNAMAA T, PARTS L, et al. Deep learning for computational biology[J]. *Mol Syst Biol*, 2016, 12(7): 878.

[28] LACROIX-FRALISH M L, LEDOUX J B, MOGIL J S. The Pain Genes Database: An interactive web browser of pain-related transgenic knockout studies[J]. *Pain*, 2007, 131(1–2): 3.e1–4.

[29] EDWARDS R R.Genetic predictors of acute and chronic pain[J]. *Curr Rheumatol Rep*, 2006, 8(6): 411–417.

# 第 10 章　围术期疼痛的流行病学

随着全球手术数量逐年上升，疼痛已经成为围术期管理中的重要问题，可能导致患者预后不良、住院日延长及经济负担增加。术后急性疼痛管理不佳可导致呼吸道感染、精神情感症状、深静脉血栓，或者进一步发展为慢性疼痛等一系列围术期并发症，对术后疼痛及相关并发症的治疗，以及由于术后疼痛引起的劳动能力下降也会加剧社会经济负担。而术前存在的疼痛或阿片类药物应用史是术后疼痛产生及慢性化的重要危险因素。预防和减轻围术期疼痛，已成为参与围术期管理的麻醉科及外科医师的核心职责之一。近年来，全球范围内对围术期疼痛的预防及治疗取得了一系列新进展，包括对疼痛机制、疼痛病理生理学及疼痛药理学的深入研究，相关国际指南的颁布，急性疼痛管理服务（acute pain service）模式的建立，"疼痛是第五大生命体征"的倡议，新型药物及医疗设备的开发等。然而临床研究显示，众多患者经历了较严重的术后疼痛，且仍有许多患者接受的治疗不能够有效缓解术后疼痛。对患者围术期疼痛持续评价及记录的缺失，尚无标准化的围术期管理策略，针对医务人员的疼痛管理教育不足，有效镇痛手段（如连续硬膜外或外周神经阻滞）的普及率较低，以及对现有疼痛管理指南的执行率较差等，均可能是目前围术期疼痛管理进展缓慢的原因。研究发现，患者术后疼痛治疗不佳使得临床麻醉医师倾向于使用更多阿片类药物，而阿片类药物使用量的整体增加，可导致过度镇静及呼吸抑制等相关不良反应或并发症发生率增加。

## 一、围术期疼痛的患病率

当前，仍有相当多的患者会经历显著的术后疼痛。美国国立卫生研究院（National Institute of Health，NIH）2011 年的一项报告指出，80% 的患者会经历术后疼痛，而仅有少于 50% 的患者接受了有效的治疗。1993 年、2003 年及 2012 年发表的多项针对美国患者的调查研究均显示，术后疼痛在手术患者中普遍发生且未能得到有效治疗，相当一部分患者在出院后仍经历显著术后疼痛。2016 年的一项观察性横断面研究显示，在 15 000 名英国手术患者中，11% 的患者在术后 24h 内经历了重度疼痛，而 37% 经历了中度疼痛。英国范围内 79 家医院参与的围术期质量提升计划（Perioperative Quality Improvement Programme，PQIP）年度报告指出，约有 48% 及 19% 的患者分别在术后 24h 内经历了手术部位的中度及重度疼痛。在一项纳入 50 523 名德国患者的前瞻性队列研究中，高达 47.2% 的患者在术后 24h 内经历了 NRS 大于 8 分的严重疼痛，且疼痛的发生与手术类型相关。此外，荷兰一项纳入 1490 名住院手术患者的研究显示，在接受急性疼痛管理的情况下，41% 的患者在手术当日发生了中至重度的术后疼痛，且有约 15% 的患者在术后第 4 天仍报告了中至重度疼痛。对来自 10 个国家研究人员参与构建的大型国际围术期疼痛数据库（PAIN OUT）分析显示，48.7% 的患者的术后疼痛最大 NRS 评分大于 7 分，且 24.3% 的患者术后住院期间超过一半的时间经历重度疼痛状态。术后疼痛不仅局限于成人患者，一项 2009 年的研究显示，在 261 名经历扁桃体切除术或腺样体切除术的儿童中，有 86% 的患儿家长指出在术后第一天患者出现了显著疼痛。

在对中国急性术后疼痛研究（China Acute Postoperative Pain Study，CAPOPS）数据库开展的一项横断面研究中，研究者对 122 个中心的 26 193

名成年患者的术后急性疼痛情况进行了分析，研究显示 48.7% 的患者在术后第 1 天经历了中至重度的疼痛，其中 32.3% 的患者为重度疼痛。对于不同手术科室的患者在经历不同手术后，急性疼痛的发生率具有明显差异，其中，烧伤整形科、胸外科、产科及骨科患者术后急性疼痛的患病率显著高于其他科室（表 10-1）。此外，超过 60% 的患者在接受自体肋软骨隆鼻术、减重手术、肺支气管切除术、骨折切开复位内固定术、部分或全胃切除术及剖宫产术后发生了中至重度的术后急性疼痛，而在接受疝修补术、心脏瓣膜手术、冠状动脉旁路移植术及乳房切除术的患者中，仅有 <30% 的患者报告了中度以上的术后疼痛。纳入研究的不同省级行政区之间，术后急性疼痛的患病率也不完全相同，这可能与整体医疗水平以及围术期疼痛管理策略的选择有关。

另外，即使对术后疼痛的认知及管理水平已显著提高，多数患者的中至重度疼痛在整个术后恢复期持续存在，而且部分患者术后急性疼痛在伤口愈合后仍未消退并持续 3 个月以上，转变为慢性术后疼痛状态，约 10% 的患者在手术后产生足以影响机体功能的慢性术后疼痛。一项 1998 年在 10 家英国疼痛门诊中开展的研究显示，接近 1/4 的患者在术后出现了慢性疼痛；而挪威开展的一项横断面研究发现，有 40% 在过去 3～36 个月内接受过手术的患者仍有手术区域的疼痛；且在所有各类慢性疼痛患者中，约有 1/3 是术后慢性疼痛。此外，也有研究报道，约 10% 接受大手术的患者在术后 1 年仍能感受到疼痛，而在约 1% 患者中术后慢性疼痛达到难以忍受的程度。几乎所有类型的手术均被报道可能发生术后慢性疼痛，而经历胸科手术、乳腺手术、腹股沟疝手术、腰椎手术以及髋关节或膝关节置换术的患者更易于发生术后慢性疼痛（表 10-2），持续存在的术后疼痛在创伤或烧伤手术后也非常常见。尽管国内尚未有大规模临床研究报道术后慢性疼痛的准确发生率，但是术后慢性疼痛可能比其他术后并发症更为常见且影响持久，对术后慢性疼痛的认识及管理应引起重视。

**表 10-1 中国不同科室术后急性疼痛患病率**

| 手术科室 | 中度疼痛（NRS 评分为 4～6 分） | 重度疼痛（NRS 评分为 7～10 分） |
| --- | --- | --- |
| 烧伤整形科 | 44.2% | 28.9% |
| 胸外科 | 45.8% | 17.1% |
| 产科 | 31.5% | 30.5% |
| 骨科 | 34.8% | 19.2% |
| 肝胆外科 | 31.6% | 13.1% |
| 口鼻咽喉头颈外科 | 26.1% | 17.7% |
| 妇科 | 30.4% | 11.2% |
| 普通外科 | 30.9% | 10.2% |
| 泌尿外科 | 28.3% | 9.9% |
| 神经外科 | 22.2% | 9.0% |
| 口腔颌面外科 | 24.4% | 3.7% |
| 心血管外科 | 19.9% | 6.1% |
| 眼科 | 0.0% | 11.1% |

## 二、围术期疼痛的危险因素

预测手术患者发生围术期疼痛的风险，对个体化预防及治疗围术期疼痛具有重要意义。在既往流行病学研究中，多种指标被证实可能与围术期疼痛，尤其是与术后急性或慢性疼痛有关。值得注意的是，影响围术期疼痛的危险因素并不是完全相互独立的，如术前慢性疼痛可能在女性中更为常见，同时术前合并焦虑抑郁等情绪障碍的患者可能对疼痛更为敏感。此外，术前应用阿片类药物治疗慢性疼痛的患者术后发生急性疼痛时，可能对阿片类药物治疗更不敏感且更易于产生阿片类药物介导的痛觉超敏。

### （一）个体因素

性别或年龄与术后疼痛（患者主观感受或术后阿片类药物用量）的相关性在不同研究中仍有一定争议。部分研究报道女性具有更高的术后镇痛需求及术后疼痛评分，并且更容易发展为术后

| 表 10-2　常见手术类型术后慢性疼痛患病率 | | |
|---|---|---|
| 手术类型 | 任何程度 | 中度以上 |
| 截肢手术 | 30%～85% | 5%～10% |
| 膝关节置换术 | 13%～44% | 15% |
| 剖宫产手术 | 6%～55% | 5%～10% |
| 胆囊切除术 | 3%～50% | 暂无报道 |
| 开颅手术 | 0～65% | 25% |
| 髋关节置换术 | 27% | 6% |
| 腹股沟疝修补术 | 5%～63% | 2%～4% |
| 椎板切除融合术 | 10%～40% | 4%～6% |
| 乳房切除术 | 11%～57% | 5%～10% |
| 冠状动脉旁路移植术 | 30%～50% | 5%～10% |
| 开胸手术 | 5%～65% | 10% |

慢性疼痛。然而也有研究认为，性别与术后芬太尼用量及术后疼痛评分均不具有相关性，一项针对相关研究的系统综述显示，与传统观点相似，性别不是术后镇痛药物需求或疼痛等级的可靠预测因素。来自中国 CAPOPS 研究的数据显示，尽管发生中度以上术后疼痛的女性比例略高于男性，然而这种差异未见统计学意义。年龄也被认为可能与术后疼痛的程度有关。老年人的外周神经感受功能的退行性改变，可能使得他们对疼痛的感受水平降低。有研究显示，更年轻的手术患者报告了更严重的术后疼痛，并需要更多的术后镇痛药物，然而相关结论仍需要后续研究进一步验证。在小儿患者中，尽管父母陪伴并不能减轻患儿术后恢复室内的哭闹，却可以减少患儿术后 2 周的整体焦虑、分离焦虑、睡眠焦虑、饮食障碍、攻击性、冷漠退缩等不良行为。此外，在门诊接受日间择期扁桃体切除术或腺样体切除术的患者，可能由于对环境的焦虑，产生更严重的术后疼痛。在接受全髋关节置换术、腹腔镜（减重）胃旁路手术或踝关节骨折手术的患者中，体重指数（body mass index，BMI）的增加与更高的术后疼痛评分之间未显示出相关性；然而，纳入全部手术类型

患者的多中心大样本研究显示，高 BMI 是术后急性疼痛的重要危险因素。

### （二）基因因素

近年来，基础研究发现了一些基因表型可能与术后急性或慢性疼痛的易感性相关。其中，$\mu_1$ 型阿片受体（opioid receptor mu 1，*OPRM1*）基因的突变可能通过增加 β 内啡肽的亲和力降低成人对疼痛的敏感性。编码其他功能蛋白如儿茶酚胺 –O– 甲基转移酶（catechol-o-methyltransferase，COMT）、三磷酸鸟苷环化水解酶 1（guanosine-5'-triphosphate cyclohydrolase 1，GCH1）及微型阿片受体的基因位点多态性，也被发现可能与疼痛信息处理或感知有关。由于术后疼痛的复杂性，患者基因突变在其中的准确作用仍需要进一步研究确定。随着围术期疼痛分子生物学研究的进展，未来也许通过分子标志物预测患者疼痛敏感性的个体差异，并运用相关基因学指标辅助制订患者的围术期疼痛管理。

### （三）情绪因素

疼痛感受到患者社会及精神心理环境的影响，精神因素与术后急性疼痛的发生密切相关，大量研究指出焦虑可以影响疼痛的程度，除焦虑之外的其他社会心理压力也被证实可以影响术后镇痛药物用量及疼痛感受。在针对口腔科患者的研究中，发现焦虑可以引起门诊拔牙的术后疼痛感受；相反，对诊疗过程的求知心理可以帮助降低重度术后疼痛的发生率。疼痛灾难化是 20 世纪首次提出的概念，是指对预期或正在经历的疼痛刺激过度认知及情绪化的反应。在膝关节置换手术患者中，研究发现更高的疼痛灾难化评分（pain catastrophizing scale，PCS）往往预示着较差的术后疼痛感受，这种相关性在因长期受膝关节疼痛困扰而寻求手术治疗的患者中更为显著。剖宫产术后及择期腹部手术后的疼痛评分也与患者术前疼痛灾难化评分呈正相关。

### （四）手术相关因素

可能影响术后疼痛的手术因素包括手术方式

（开放手术或微创手术）、手术时间、麻醉方式（全身麻醉或区域阻滞麻醉）、术前镇痛处方、术后镇痛策略（静脉镇痛或椎管内镇痛）、手术并发症或二次手术等。术前慢性疼痛或接受疼痛相关治疗被认为是预测术后疼痛最重要的因素。多项研究曾报道，术前疼痛的程度与术后镇痛药用量及疼痛评分呈正相关。中国CAPOPS研究也发现，在3648名术前合并慢性疼痛病史的患者中，2090名（57.3%）患者在术后出现了中至重度的术后急性疼痛，并且术后发生中度以上急性疼痛的患者在术前就合并有更为严重的慢性疼痛。同时，该研究还发现术前阿片类药物应用及更长的手术时间也与术后疼痛的发生相关。

此外，某些特定类型的手术可能与围术期疼痛的发生关系更为密切。截肢手术是最古老的手术方式之一，截肢手术术后可能会出现独特的神经疼痛症状，包括幻肢痛（phantom limb pain，PLP）、肢体幻感（phantom sensations，PS）及残端痛（residual limb pain，RLP）。在对截肢术后患者的调查中，超过95%的患者自诉正在经历一种或以上的截肢相关疼痛。术前疼痛与截肢术后急性期出现的幻肢痛有关，而术前采取药物治疗、硬膜外镇痛或多模式镇痛策略控制术前疼痛的患者，在截肢术后发生幻肢痛的概率显著降低。接受截肢手术治疗的原因是多样的，其中，由于急性血栓时间引起的截肢会导致程度更为严重的幻肢痛。一项纳入536名患者的研究发现，幻肢痛的主要危险因素包括下肢、近端或双侧肢体的截肢、血管原因引起的截肢及截肢后出现肢体幻感或残端痛。随着剖宫产术的广泛应用，剖宫产术后患者也是围术期疼痛管理的重要目标人群。剖宫产术后发生严重术后疼痛的女性患者，往往更易于进一步发展为慢性疼痛或发生产后抑郁，并对胎儿的认知心理发育产生负面影响。对于预计接受剖宫产手术的患者疼痛灾难化情绪是产后重度疼痛重要危险因素之一，产妇所处的环境噪音强度、产妇焦虑水平、对手术或术后疼痛的预期以及术中镇痛的剂量均与剖宫产术后24h内出现的疼痛强度相关。

## 三、围术期疼痛管理的国内外现状

随着围术期疼痛逐渐受到关注，提升围术期疼痛管理的质量成为国际地区之间合作的重要课题，目前取得的进展包括发展形成临床实践指南，开发镇痛药物应用手段，建立医院内个体化疼痛管理小组，倡议或引导相关政策制订，开展针对医务工作者及患者的疼痛管理健康教育等，然而目前国内外围术期管理的现状仍有待提高。

一项2008年纳入了欧洲746家医院的研究显示，术后疼痛的管理现状仍是不乐观的。在调查中，34%的医院缺乏对疼痛的评估，56%的医院没有对疼痛事件的记录，以及75%的医院缺乏规范化的疼痛管理流程。另外一项纳入美国301家医院（101家教学医院）的研究得出的结论也同样差强人意，45%的医院没有规范化的围术期疼痛管理流程，患者自控静脉镇痛是最常用的术后镇痛策略，而在75%的医院中术后静脉镇痛的管理是由外科医生实施。近期，由国际多中心围术期疼痛管理工作组PAIN OUT开展的研究结果显示，只有约56.5%的患者接受了有关疼痛及疼痛治疗策略的宣传教育，联合接受手术伤口浸润镇痛的患者仅为8.7%。在出现重度术后疼痛（NRS>7分）的患者中，约59%接受了含有阿片类药物的镇痛治疗，而28%的患者使用了非药物干预手段，主要包括以注意力分散为基础的心理治疗（25.1%），以及物理治疗如冰敷等（8.1%）。此外，接受区域麻醉镇痛的患者为26%，接受椎管内镇痛的患者仅为10.4%。

随着诊疗水平的不断提升，国内围术期疼痛管理也取得了进展。一项全国范围内的问卷调查研究显示，约76.5%的医院在术前对患者进行了疼痛宣教，内容主要包括疼痛的负面影响（62.7%）、疼痛的可控性（63.4%）、主要镇痛手段（78.2%）、患者自控镇痛方案的指导（80.4%）、术后疼痛的自我评估（52.6%）及镇痛药的不良反应（81.3%）等。手术患者的术后镇痛方案主要由中级职称以上的高年资麻醉医师制订（82.3%），且外科医师也在手术室内（16.6%）及术后病房（48.8%）共同参与手术患者的疼痛管理。

大样本多中心的 CAPOPS 研究报道了国内围术期疼痛管理策略，在研究队列中 25.1% 的患者接受了术前药物治疗，其中最主要的术前用药是镇静药（19.3%）、非阿片类镇痛药（12.6%）以及阿片类镇痛药（11.1%）。在术中，阿片类药物是应用最多的镇痛药物（86.1%），而非阿片类药物的使用比例约为 65.4%。与术中相同，阿片类药物也是术后最常用的镇痛药物，63.7% 的患者在术后接手了包含阿片类药物的镇痛方案，而非阿片类药物则为 50.8%；术后阿片类镇痛药主要包含在患者自控镇痛方案中（89.3%）。术后使用局部麻醉药的比例较低，仅为 3.3%。相较于单一用药，41.3% 患者接受了由多种上述镇痛药物共同组成的复合镇痛方案。术后发生中度以上疼痛的患者往往更需要应用阿片类药物、非阿片类药物、局部麻醉药或患者自控镇痛方案；多模式镇痛方案的选择也更常见于术后经历中度以上疼痛的手术患者。

围术期完善的多模态镇痛治疗，减少术后疼痛高危患者的阿片类药物用量，可以改善患者术后疼痛及镇痛相关并发症，加快术后康复，缩短住院时间，并减少慢性疼痛的转化率。尽管国内患者术前合并慢性疼痛并不少见，但这些患者中住院前已接受过阿片类药物治疗的比例很低，因此国内患者群体对阿片类药物的敏感性可能远高于国外。然而，在国内术后病房中，阿片类药物为主要镇痛成分行患者自控镇痛方案的比例相对较高，而术后病房内几乎少有神经阻滞技术的应用。多模式镇痛的开展需要临床医生与患者及亲属的密切配合，患者在疼痛治疗过程中的参与度与治疗效果与满意度息息相关。多模式镇痛的进一步推广及患者围术期疼痛管理健康宣教，可能是未来进一步提升国内围术期疼痛治疗质量的重要手段。

## 四、结语

随着对围术期疼痛认识的深入及管理策略的发展，疼痛的预防与治疗受到包括麻醉医师、外科医师及其他参与围术期管理医疗人员的关注与重视。尽管相关治疗药物及技术手段的应用已经取得了巨大的进展，但患者围术期疼痛发生的现状仍不能令人满意，围术期疼痛发生的高危患者，如孕产妇、儿童、老人、阿片类药物耐受者以及急诊手术患者等的关注程度仍有待提高。针对不同患者的个体化精准治疗策略，新型镇痛药物的开发，以及针对围术期疼痛的政策制定与国际地区间合作仍是重要发展方向。

（米卫东　李　傲）

## 参考文献

[1] ZASLANSKY R. Status quo of pain-related patient-reported outcomes and perioperative pain management in 10, 415 patients from 10 countries: Analysis of registry data[J]. *Eur J Pain*, 2022, 26(10): 2120–2140.

[2] LIU Y, XIAO S, YANG H, et al. Postoperative pain-related outcomes and perioperative pain management in China: a population-based study[J]. *Lancet Reg Health West Pac*, 2023, 39: 100822.

[3] GLARE P, AUBREY K R, MYLES P S. Transition from acute to chronic pain after surgery[J]. *The Lancet*, 2019, 393(10180): 1537–1546.

[4] RAWAL N. Current issues in postoperative pain management[J]. *Eur J Anaesthesiol*, 2016, 33(3): 160–171.

[5] CHOU R, GORDON D B, DE LEON-CASASOLA O A, et al. Management of postoperative pain: a clinical practice guideline from the american pain society, the american society of regional anesthesia and pain medicine, and the American society of anesthesiologists' committee on regional anesthesia, executive committee, and administrative council[J]. *J Pain*, 2016, 17(2): 131–157.

[6] COPPES O J M, YONG R J, KAYE A D, et al. Patient and surgery-related predictors of acute postoperative pain[J]. *Curr Pain Headache Rep*, 2020, 24(4): 12.

[7] WANG Y, YANG D, ZHAO S, et al. Postoperative pain management in Chinese hospitals: a national survey[J]. *Br J Anaesth*, 2021, 127(6): e200–e202.

# 第三篇

## 围术期疼痛治疗药物

# 第 11 章　围术期疼痛药理学

根据 IASP，疼痛被定义为与组织损伤（或潜在组织损伤）有关的不愉快体验［感觉和（或）情绪］。围术期镇痛药物的使用目的是减轻患者痛苦，使其术前保持舒适、术中生命体征平稳、术后能尽早活动，减少住院时长，让患者满意。

镇痛药物的使用方案必须要考虑到患者的躯体疾病问题、心理问题和身体状况、年龄、患者恐惧或焦虑的程度、手术的方式、患者个人偏好，以及对药物的反应情况。围术期疼痛控制的最优策略是运用多模式治疗来尽量减少患者对阿片类药物的需求。目前全球的阿片类药物处方过量已达到临界水平，对很多患者而言，手术可能是长期使用阿片类药物的触发因素。因此，主张多药物、多途径联合的多模式镇痛逐渐成为近年来围术期疼痛管理的主要发展方向。

## 一、围术期疼痛和镇痛的机制

围术期疼痛的原因是组织创伤（即手术切开、分离、烧灼）所致炎症或直接的神经损伤（即神经切断、牵拉或受压）。患者通过疼痛传入通路感受疼痛，该通路是各种镇痛药物的靶点（图 11-1）。

组织创伤会释放局部炎症介质，这些介质会增强损伤周围区域对刺激的敏感性（痛觉过敏）或对非伤害性刺激错误地产生疼痛感（触诱发痛）（图 11-2）。导致痛觉过敏和触诱发痛的其他机制包括外周疼痛感受器的敏化（原发性痛觉过敏）以及中枢神经系统神经元兴奋性增高（继发性痛觉过敏）。

在过去，围术期急性疼痛管理仅依靠阿片类药物来靶向作用于痛觉相关中枢机制。更好的方法是使用几种不同的药物或技术，它们分别作用于疼痛通路的不同环节，称之为多模式镇痛。这种方法可减少对单一药物和单一机制的依赖，重要的是还可能减少对阿片类药物的需求或不用阿片类药物。阿片类药物和非阿片类药物的协同作用不仅可以减少阿片类药物的总用量，还可以减少阿片类药物相关不良反应。

一些镇痛药物作用于神经递质的活性，可以抑制或增加它们的活性，这类药物如氯胺酮、可乐定、对乙酰氨基酚、加巴喷丁、普瑞巴林（图 11-3）。神经递质负责跨过神经元之间的缝隙连接传递电信号。将一些神经递质的活性作为目标可以产生镇痛效果，这类神经递质包括 P 物质、降钙素基因相关多肽、天门冬氨酸、谷氨酸和 GABA（图 11-4）。

## 二、围术期疼痛的评估

为了将个体患者的舒适感维持在其可接受的水平，有必要频繁进行常规疼痛评估，包括记录疼痛程度、药物镇痛效果和是否发生任何不良反应。这种系统性疼痛评估可改善结局。虽然对疼痛的低估和治疗不足在危重监护环境中很常见，但并非所有危重患者都存在疼痛。接受插管的半清醒患者可能无法交流来表达疼痛。即使是清醒的可交流患者，对控制疼痛需求的表达能力也各不相同。

### （一）可交流的患者

对于可交流的患者，疼痛评估方法包括连续 VAS（图 11-5A），该量表为一条直线，最小值代表无痛，最大值代表可能最严重疼痛，患者选取其中任意一点；NRS，患者在一条 0～10 分的直线上选择一个整数；VRS，患者可从所描述的疼痛强度逐渐增加的几个词语或短语中选择一个。这些量表每种都有效且通常可靠（图 11-5）。

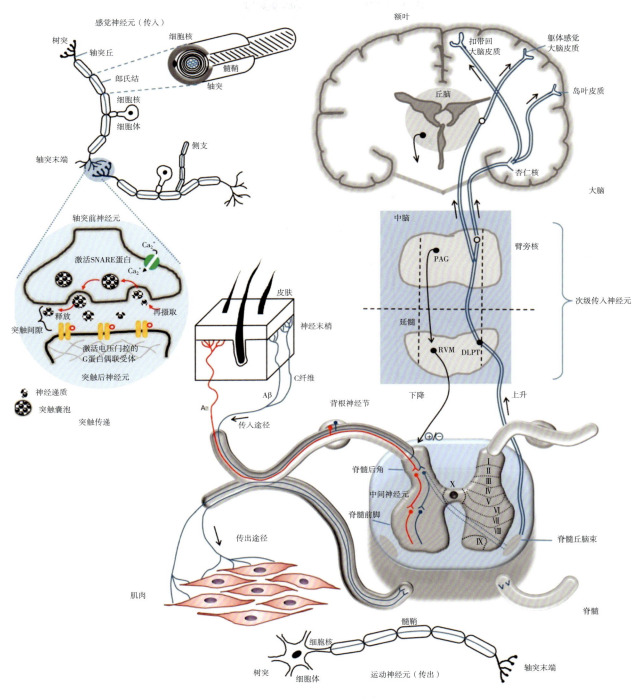

▲ 图 11-1 痛觉传导的基本通路

引自 Yam MF，Loh YC，Tan CS，Khadijah Adam S，Abdul Manan N，Basir R. General Pathways of Pain Sensation and the Major Neurotransmitters Involved in Pain Regulation. *Int J Mol Sci*. 2018 Jul 24；19（8）：2164.
DLPT. 背外侧脑桥被盖；PAG. 中脑导水管周围灰质；RVM. 延髓头端腹外侧核团

### （二）不可交流的患者

对于不能参与评估的半清醒或无法交流的患者，当疼痛体征矛盾或不容易与其他问题区分时，宁可假定疼痛存在并进行治疗。对于无法用语言交流的危重患者，经验证的评估工具包括疼痛行为量表（behavioral pain scale，BPS）（表11-1）和重症监护疼痛观察工具（critical care pain observation tool，CPOT）（表11-2）。这些工具既

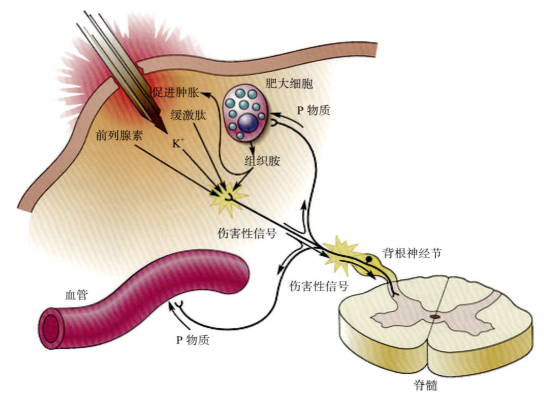

▲ 图 11-2　引起疼痛和内源性镇痛的外周化学介质

引自 Bear MF，Connors BW，and Parasido MA. *Neuroscience -Exploring the Brain*，2nd ed. Philadelphia：Lippincott Williams & Wilkins，2001.

采用了疼痛相关行为，也包括生理指标，有非常好的效度和信度，得到了危重病医学会（Society of Critical Care Medicine，SCCM）《疼痛、激越状态和谵妄指南》的推荐。

### 三、围术期疼痛控制的策略

#### （一）疼痛控制的目标

镇痛的主要目标是让患者感到最舒适。这一目标具有患者特异性，并取决于临床情况、各患者对疼痛的耐受情况，以及镇痛治疗的不良反应。部分患者宁愿忍受一定程度的疼痛以保持觉醒度，而另一部分患者则并非如此。

#### （二）次要目标

(1) 缓解疼痛所造成的不良生理反应（如代谢亢进、氧消耗增加、高凝状态和免疫功能的变化）。

(2) 预防慢性疼痛综合征。对急性疼痛的控制不够充分，可引起中枢神经系统和周围神经系统的变化，导致随后发生慢性疼痛。

(3) 术后治疗的患者不可能避免疼痛刺激，但充分的疼痛控制可降低长期疼痛的可能性，很多危重病幸存者都会发生长期疼痛。

(4) 控制焦虑和激越状态，尤其是接受插管的患者。

#### （三）2021 年发表的关于围术期疼痛管理的推荐内容

1. 术前评估。

2. 多模式 / 多学科疼痛管理。

3. 评估疼痛及按需调整疼痛管理。

4. 对患者及其照料者进行治疗计划、治疗目标、镇痛药的术后逐渐减停，以及阿片类药物储存和处置方面的宣教。

5. 镇痛问题棘手时请疼痛专家会诊。

有效的术后疼痛控制应早在手术日之前就开始，并应个体化。多模式镇痛方案不一定对每位患者、每次手术都采取相同方案。更确切地说，

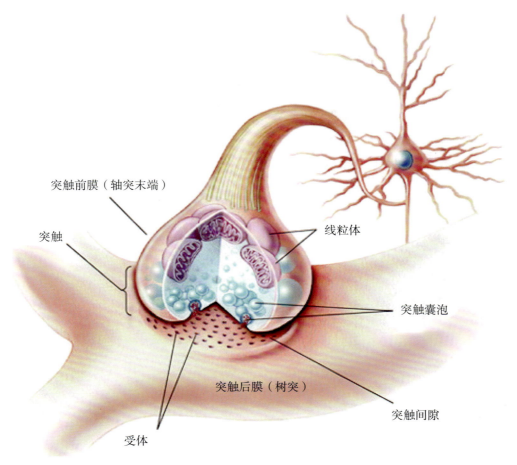

突触前膜（轴突末端）

突触

线粒体

突触囊泡

突触后膜（树突）

突触间隙

受体

▲ 图 11-3　轴突终端与其他神经元的树突或体节形成突触

当神经冲动到达突触前轴突终端时，神经递质分子从突触小泡释放到突触裂隙中，然后神经递质与特定的受体蛋白结合，导致突触后细胞产生电或化学信号（引自 Bear MF，Connors BW，and Parasido MA. *Neuroscience-Exploring the Brain*，2nd ed. Philadelphia：Lippincott Williams & Wilkins，2001.）

多模式镇痛方案发挥着类似检查清单的作用，以确保根据患者的个体需求考虑、选择和给予适当的镇痛药物类别。围术期疼痛管理的首要目标是让患者从麻醉中苏醒时能够感到舒适，平稳地从麻醉后苏醒室过渡到外科病房。制订围术期疼痛控制计划需要考虑以下几个问题。

(1) 外科手术引起的疼痛程度如何，预计会持续多长时间。

一些门诊小手术，如小肿块切除或不涉及骨和关节的肢体手术，术后疼痛程度较轻。对于这些病例，可在麻醉性监护下给予区域阻滞或外科医生给予局部麻醉，以避免全身麻醉。如果需要全身麻醉，诱导和气道管理时使用的短效药物（如芬太尼）可能是麻醉过程中唯一使用的阿片类药物。外科医生在切口周围注射的局部麻醉药，以

及使用的非阿片类镇痛药，应该足以满足术后即刻控制疼痛的要求。而全关节置换、大型开腹手术或脊柱融合内固定术等更具侵袭性的手术，可导致术后持续数日或数周的中至重度疼痛。这些患者通常需要更复杂的围术期多模式镇痛方案，需要更大剂量的静脉阿片类药物及长效阿片类药物。对于适合使用硬膜外镇痛的手术，目标是在手术结束前至少 30min 时，在患者苏醒前做到适当程度的镇痛。

(2) 该手术是否适合使用区域或局部麻醉技术。

应尽可能将局部麻醉、椎管内麻醉或外周神经阻滞纳入术后多模式镇痛方案中。在一些病例中，区域镇痛或麻醉技术可以充分控制疼痛而无需加用全身性药物（如上肢手术使用臂丛神经阻滞）。另一些病例中，除了使用某种上述方法以外

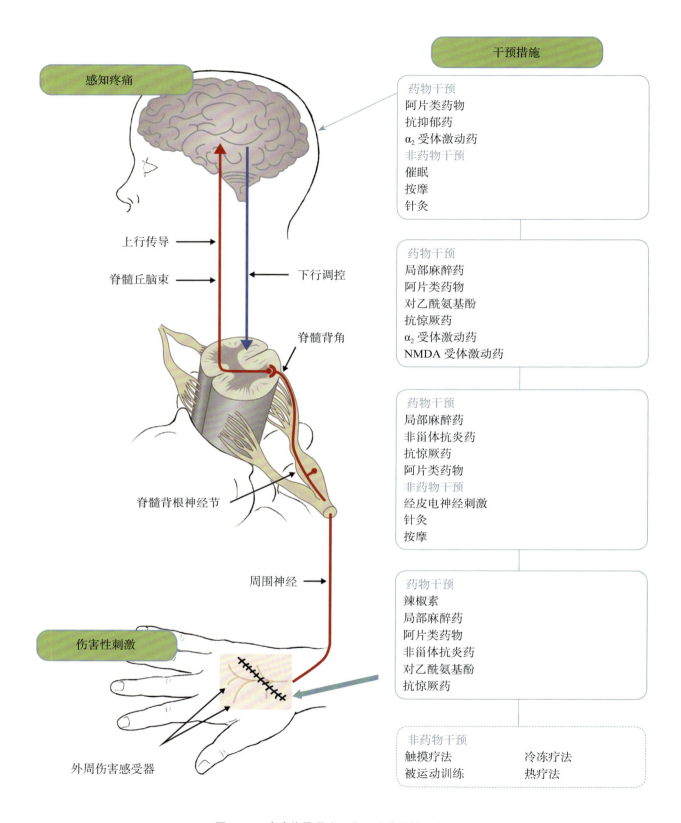

感知疼痛

干预措施

药物干预
阿片类药物
抗抑郁药
α₂ 受体激动药
非药物干预
催眠
按摩
针灸

上行传导

脊髓丘脑束

下行调控

脊髓背角

药物干预
局部麻醉药
阿片类药物
对乙酰氨基酚
抗惊厥药
α₂ 受体激动药
NMDA 受体激动药

药物干预
局部麻醉药
非甾体抗炎药
抗惊厥药
阿片类药物
非药物干预
经皮电神经刺激
针灸
按摩

脊髓背根神经节

周围神经

药物干预
辣椒素
局部麻醉药
阿片类药物
非甾体抗炎药
对乙酰氨基酚
抗惊厥药

伤害性刺激

非药物干预
触摸疗法　　　　冷冻疗法
被运动训练　　　热疗法

外周伤害感受器

▲ 图 11-4　疼痛传导通路及常用镇痛药物的作用靶点

药理和非药理疼痛管理干预的效果，沿着痛觉疼痛的途径，每一种类型的干预都发挥了其缓解疼痛的作用机制［引自 Renee C B Manworren，Multimodal pain management and the future of a personalized medicine approach to pain. *AORN* J. 2015 Mar；101(3)：308-14；quiz 315-8.］

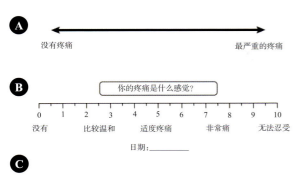

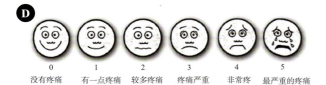

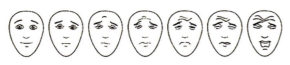

▲ 图 11-5　疼痛量表

A. 视觉模拟评分法；B. 疼痛数字分级评分法；C. 语言分级评分法；D. 面部表情疼痛评分量表（引自 Wong DL，Hockenberry-Eaton M，Wilson D，et al. *Wong's Essentials of Pediatric Nursing*，6th ed. Mosby，St. Louis，2001. p.301. Bieri，D，Reeve，RA，Champion，GD，et al. Pain 1990；41：139.）

还需加用阿片类或非阿片类镇痛药。例如，腹横肌平面阻滞或切口局部浸润麻醉可减轻腹内和腹壁手术（如疝修补术）的切口痛，但是对这些手术导致的内脏痛没有帮助。

(3) 手术部位及预期的疼痛部位决定了应该阻滞哪些神经、在哪个水平操作，以及是否需要进行神经阻滞。

例如，对接受上腹部手术但无法行硬膜外麻醉的患者，其他区域阻滞技术（如椎旁阻滞或筋膜间平面阻滞）可能会使疼痛有所减轻，但可能还是需要使用阿片类药物和非阿片类药物进行全身性镇痛。

(4) 是否存在影响镇痛方法选择的特定患者因素。

特定区域镇痛技术（如椎管内阻滞）禁用于凝血功能异常或血小板功能障碍的患者，并且可

能在有解剖学异常如肥胖、强直性脊柱炎或既往接受过脊柱手术的患者中难以实施。长期使用阿片类药物的患者可能需要复杂的多模式方案来进行围术期镇痛。年龄较大患者和阻塞性睡眠呼吸暂停（obstructive sleep apnea，OSA）患者可能更容易出现镇静药和阿片类药物的不良反应，因此需要调整药物剂量或避免使用这些药物。

## 四、常见的镇痛药物

### （一）常用镇痛药物

#### 1. 传统的镇痛药

镇痛药通过各种作用机制沿着痛觉通路的多个部位缓解疼痛。

(1) 局部麻醉药：局部麻醉药可以注射到手术切口周边，通过减少或防止兴奋膜对钠的渗透性的增加来阻断神经冲动的传导，无论是在损伤部位（如伤口部位）还是在中心部位（如静脉注射、神经阻滞、硬膜外），都可以起到预防性镇痛的作用。

(2) 对乙酰氨基酚：抑制中枢神经系统的前列腺素合成，并在周围神经系统中具有弱的抗炎活性。

(3) 非甾体抗炎药：通过阻断外周和中枢的环氧化酶来抑制前列腺素的产生。非甾体抗炎药可以减少所需阿片类药物的剂量，并减少阿片类药物相关不良反应的发生。非甾体抗炎药可以是多模式镇痛方案的一部分，作为区域镇痛等其他镇痛方式的辅助手段。

(4) 阿片类药物：作用于多个部位，在大脑中枢，阿片类药物与阿片受体结合，模拟内源性阿片肽（如脑啡肽、内啡肽、强啡肽）的作用。在周围神经系统，它们通过减少炎症产物的释放而发挥作用。在脊髓中，阿片类药物减少突触前的钙和钠的内流、兴奋性氨基酸的产生和释放（如 P 物质）以及突触后的兴奋性。

#### 2. 非传统的镇痛药

其他传统上不被认为是镇痛药的药物可以应用于术后疼痛管理中。这些药物通过其特定的作用机制来改变疼痛的传导、传递、感知或调节。

| 表 11-1　疼痛行为量表（BPS） | | |
|---|---|---|
| 项　目 | 描　述 | 评分 |
| 面部表情 | 放松 | 1 |
| | 部分收紧（如眉毛降低） | 2 |
| | 完全收紧（如眼睑闭合） | 3 |
| | 面部扭曲 | 4 |
| 上肢运动 | 无移动 | 1 |
| | 部分弯曲 | 2 |
| | 手指、上肢完全弯曲 | 3 |
| | 持续性地回缩 | 4 |
| 对机械通气的依从性 | 能耐受机械通气 | 1 |
| | 呛咳，大部分时间能耐受机械通气 | 2 |
| | 与呼吸机对抗 | 3 |
| | 无法控制通气 | 4 |

评分分数范围为 3（无痛）～12（最大疼痛）

（1）抗惊厥药：通过阻断钠离子通道和降低神经元的过度兴奋性来抑制高频神经元的发射。

（2）NMDA 受体拮抗药（如氯胺酮）：与 NMDA 受体结合，从而抑制谷氨酸的激活。谷氨酸是一种兴奋性氨基酸，存在于脊髓背角的第 Ⅰ、Ⅱ 层和第 Ⅲ 层。谷氨酸能激活初级传入神经元。

（3）$\alpha_2$ 受体激动药：作用于脊髓的下行疼痛通路，激活受体以刺激乙酰胆碱的释放，并通过抑制 P 物质的释放作用于上行疼痛通路。P 物质是一种神经肽或神经递质，从初级传入神经元释放出来，与背角的次级神经元结合，产生动作电位。因此，抑制 P 物质的释放可以减少疼痛的传递。

（4）抗抑郁药：通过抑制突触前神经元对 5- 羟色胺和去甲肾上腺素的再摄取，提高两者在突触间隙的浓度，在疼痛传导途径中的下行通路发挥效应。

### （二）非阿片类药物

#### 1. 非阿片类药物可用于多种类型的疼痛

它们通常是减轻与组织损伤有关的轻度至中度疼痛（所谓痛觉性疼痛）的一线镇痛药，包括外伤或手术后的炎症性疼痛，以及由骨、关节或软组织损伤引起的疼痛。鉴于这类药物起效快，并且通常能够以有效的剂量开始给药（对比阿片类药物），因此使用这类药物治疗急、慢性或持续性疼痛。

#### 2. 非阿片类药物的适应证

（1）轻度疼痛：首先使用非阿片类药物，单独使用对乙酰氨基酚或非甾体抗炎药通常可以有效地缓解轻度疼痛。

（2）中至重度疼痛：任何严重程度的疼痛都可以通过非阿片类药物得到部分缓解。对于某些类型的中度疼痛，特别是肌肉和关节疼痛，非甾体抗炎药单独使用或与对乙酰氨基酚联合使用可提供足够的镇痛效果。但是，单独使用非甾体抗炎药通常不能缓解严重的疼痛。

（3）术后疼痛：围术期使用对乙酰氨基酚和非甾体抗炎药，特别是在没有禁忌的情况下使用肠外酮咯酸（toradol），应该是术前开始的多模式镇痛计划的一部分，并持续到术后整个过程。

（4）持续性（慢性）疼痛：各种类型的持续性疼痛，包括与癌症有关的骨痛、骨关节炎和类风湿关节炎，都是非甾体抗炎药的适应证。

（5）需要使用阿片类药物的疼痛：只要疼痛严重到需要使用阿片类药物，就一定要考虑添加非阿片类药物，理由如下。①阿片类药物的剂量节省效应（即可以降低阿片类药物的剂量而不减少镇痛效果，阿片类药物剂量的减少可以降低阿片类药物引起的不良反应）；②阿片类药物和非阿片类药物通过不同的机制缓解疼痛。

#### 3. 常见非阿片类药物

最常用的非阿片类镇痛药包括非甾体抗炎药、对乙酰氨基酚、抑制去甲肾上腺素再摄取的抗抑郁药以及抗癫痫药。

（1）非甾体抗炎药：有些新型化合物适用于剧烈疼痛，但非选择性非甾体抗炎药和更具选择性的环氧合酶 2（cyclooxygenase 2，COX-2）抑制药都主要适用于轻至中度疼痛，特别是肌肉骨骼疼痛。非甾体抗炎药可能对因关节炎等潜在炎症

| 指　标 | 描　述 | 评　分 | 分　数 |
|---|---|---|---|
| 面部表情 | 为观察到肌肉紧张 | 自然、放松 | 0 |
| | 表现出皱眉、眉毛放低，眼眶紧绷和提肌收缩 | 紧张 | 1 |
| | 以上所有面部变化加眼睑轻度闭合 | 扭曲 | 2 |
| 体动 | 无体动（并不表示不存在疼痛） | 无体动 | 0 |
| | 缓慢谨慎的运动，碰触或抚摸疼痛部位，通过运动寻求关注 | 保护性体动 | 1 |
| | 拉拽管道，试图坐起或下床，肢体运动剧烈，不听从指挥，攻击工作人员 | 烦躁不安 | 2 |
| 肌肉紧张（通过被动的弯曲和伸展上肢来评估） | 被动运动时无阻力 | 放松 | 0 |
| | 被动运动时有阻力，紧张僵硬 | 紧张和肌肉紧张 | 1 |
| | 被动运动时阻力非常大，无法完成肢体伸缩运动 | 非常紧张或僵硬 | 2 |
| 对呼吸机的顺应性 | 无报警发生，舒适的接受机械通气 | 耐受呼吸机或机械通气 | 0 |
| | 警报可自动停止，虽呛咳但可耐受 | 咳嗽但是耐受 | 1 |
| | 不同步，机械通气阻断，频繁报警 | 对抗呼吸机 | 2 |
| 发生（插管后的患者） | 用正常腔调讲话或不发声 | 正常腔调讲话或不发声 | 0 |
| | 叹息，呻吟 | 叹息，呻吟 | 1 |
| | 喊叫，哭泣 | 喊叫，哭泣 | 2 |
| 总分范围 | | | 0～8 |

表 11-2　重症监护室疼痛观察工具法（CPOT）评分表 65432121

机制而持续存在的慢性疼痛有用。非甾体抗炎药的主要作用是抑制环氧合酶。环氧合酶催化花生四烯酸代谢生成类前列腺素，后者在炎症和某些疼痛疾病中发挥了重要作用。非甾体抗炎药的镇痛作用源自它对环氧合酶的外周作用及对中枢神经系统的作用，至少在某些疼痛状态中是这样。炎症使外周伤害感受器敏化，这可能导致伤害感受超敏环境，从而增加上行的伤害性信号。

非甾体抗炎药与阿片类药物协同作用，用于术后镇痛时能够适度减少阿片类药物的剂量，但对慢性疼痛的作用尚未得到评估。当患者合并类风湿关节炎等炎症性伤害感受性疼痛时，作者将尝试联用非甾体抗炎药和阿片类药物治疗。非甾体抗炎药的疗效和不良反应有明确的个体差异。除了药物相互作用，非甾体抗炎药还会引起胃病、

肾毒性、血小板抑制和心血管风险。对于长期使用非甾体抗炎药的患者，应考虑用和不用非甾体抗炎药的试验性治疗，以避免不必要的多药治疗和伴随风险。

(2) 对乙酰氨基酚：对乙酰氨基酚虽然很常用，但它对于慢性疼痛的疗效证据十分有限，最多只有部分患者能获得持续有意义的镇痛效果。暂不确定对乙酰氨基酚的镇痛机制。对乙酰氨基酚不具有外周抗炎作用，但有时仍被归为非甾体抗炎药，因为有证据表明它主要通过中枢神经系统影响前列腺素合成。尽管证据较少，但对乙酰氨基酚对某些患者仍有镇痛作用。因此，在报告获益的患者中，可以考虑使用对乙酰氨基酚来辅助治疗轻至中度肌肉骨骼疼痛或急性 / 慢性疼痛发作。尽管对乙酰氨基酚联合非甾体抗炎药治疗常用于

急性疼痛，但尚无研究评估这种联合治疗对慢性疼痛的作用。

（3）抗抑郁药：某些特定类别的抗抑郁药是许多神经病理性疼痛疾病的一线治疗。抗抑郁药是一组获准用于重性抑郁障碍的药物。三环类抗抑郁药（tricyclic antidepressant，TCA）和5-羟色胺和去甲肾上腺素再摄取抑制药（serotonin and norepinephrine reuptake inhibitors，SNRI）都有镇痛作用。高选择性5-羟色胺再摄取抑制药（selective serotonin reuptake inhibitor，SSRI）的疗效证据较弱，且没有对肌肉骨骼疼痛有效的证据。SSRI不能用作任何慢性疼痛的一线治疗药物。

即使在没有心境障碍的患者中，也可以使用三环类抗抑郁药或SNRI来治疗疼痛。抗抑郁药的镇痛作用和抗抑郁作用是分开的，已知它对非抑郁患者也有镇痛作用。但在某些患者中，抗抑郁药（尤其是SSRI）对潜在抑郁的作用可能也会促进疼痛缓解。

① 三环类抗抑郁药：虽然三环类抗抑郁药均无美国FDA认证的用于镇痛的主要适应证，但无论患者是否合并抑郁症，三环类抗抑郁药都是各种慢性疼痛状态的主要治疗手段。大多数支持使用三环类抗抑郁药的研究比针对SNRI的研究规模更小，且时间更早。

三环类抗抑郁药可分为叔胺及其去甲基化仲胺衍生物。此外，虽然马普替林是一种四环类抗抑郁药，但也常被认为属于这类药物。在治疗慢性疼痛方面，目前研究最为充分的三环类抗抑郁药是阿米替林。其他一些药物也得到了有效利用，包括多塞平、丙米嗪、去甲替林和地昔帕明。尽管三环类抗抑郁药已广泛用于预防偏头痛，但研究证实只有阿米替林有效。

除了缓解与慢性疼痛相关的抑郁症状，三环类抗抑郁药还有独立的镇痛作用。大多数三环类抗抑郁药具有抗组胺不良反应，这对于入睡困难和睡眠难以持续的患者可能有利。抗胆碱能作用很常见，似乎无益于镇痛并且可能导致剂量限制和停药。

② SNRI：在SNRI中，文拉法辛和度洛西汀已被用于治疗外周神经病理性疼痛，度洛西汀和米那普仑已被用于治疗纤维肌痛，并且度洛西汀对于慢性肌肉骨骼疼痛的疗效证据最充分。米那普仑是一种比其他SNRI更有效的去甲肾上腺素再摄取抑制药，因此有望成为更有效的镇痛药，但尚无研究直接比较这类药物的镇痛效果。

（4）抗癫痫发作药物：在美国FDA批准用于治疗神经病理性疼痛的5种药物中，有3种是抗癫痫发作药物，为加巴喷丁、普瑞巴林和卡马西平。

加巴喷丁和普瑞巴林：研究证实在多种神经病理性疼痛中，加巴喷丁类似物比安慰剂有效。研究主要评估并发现，加巴喷丁可以有效治疗带状疱疹后神经痛和痛性糖尿病神经病，但它对其他类型神经病理性疼痛的疗效证据有限。2019年的一篇系统评价通过45项采用普瑞巴林治疗带状疱疹后神经痛、痛性糖尿病神经病或混合性神经病理性疼痛患者的随机试验发现，300～600mg/d的普瑞巴林治疗比安慰剂更有效。与带状疱疹后神经痛或痛性糖尿病神经病患者相比，中枢性神经病理性疼痛或纤维肌痛患者的缓解率更低。普瑞巴林是唯一经FDA批准用于治疗脊髓损伤相关神经病理性疼痛的药物。

**4. 非阿片类药物的不良反应及其治疗／预防**

（1）对乙酰氨基酚

① 对肝脏的影响：过量服用会出现肝脏毒性。在推荐剂量下，某些人也有肝损伤的风险。预防策略是避免使用或对有以下情况的患者谨慎使用。营养不良，近期禁食；酗酒，经常和大量使用酒精；已有的肝脏疾病；同时使用其他有潜在肝毒性的药物。

② 对肾脏的影响：长期使用可导致肾小球滤过率下降和慢性肾衰竭。

③ 对心血管的影响：长期使用会引起剂量依赖性血压升高，增加心脏病风险。

④ 对血液系统的影响：可能干扰血小板聚集，并与华法林的抗凝血作用相互作用而增强。

⑤ 对胃的影响：超过500mg/24h可能会减少胃黏膜保护，超过2000mg/24h上消化道不良反应的风险增加。

(2) 非甾体药物

① 胃肠道局部影响：口服非甾体抗炎药，急性局部刺激可产生不舒服的症状（如消化不良），但很少表明有严重的损伤。预防和治疗方案为降低剂量；改用另一种非甾体抗炎药，或使用外用非甾体抗炎药；尽管肠溶非甾体抗炎药不能降低上消化道不良事件的风险，但它们可能会有助于缓解消化不良；与食物或一大杯水一起服用非甾体抗炎药；抗酸剂可以减轻症状，但是也会减少非甾体抗炎药的吸收；使用 $H_2$ 受体拮抗药（如西咪替丁、法莫替丁、雷尼替丁）。

② 对全身性胃肠道的影响：无论给药途径如何都会发生。非甾体抗炎药会干扰整个身体的前列腺素合成。前列腺素的减少损害了消化道的保护屏障，使损伤发生。在出血或穿孔发生之前，患者可能没有任何症状。

• 非甾体抗炎药引起的消化道不良反应的风险因素：以前有溃疡病或溃疡并发症的存在；高龄（60 岁以上）；心血管疾病和其他并发症；类风湿性关节炎；同时使用皮质类固醇或抗凝血药（或其他抗血小板药物）的治疗；使用一种以上的非甾体抗炎药，包括心脏保护性的阿司匹林；长期、高剂量的非甾体抗炎药；使用具有高风险的消化道毒性的 NSAID（如吲哚美辛、吡罗昔康、舒林酸）。

• 胃肠道的保护性治疗：米索前列醇，减少胃和十二指肠溃疡的发生；胃和十二指肠溃疡；对于不能负担或耐受米索前列醇的患者，使用质子泵抑制药（如埃索美拉唑、兰索拉唑和奥美拉唑）；$H_2$ 受体拮抗药（如西咪替丁、法莫替丁、雷尼替丁）的效果不如米索前列醇和质子泵抑制药；单一的策略，如抗酸药、缓冲片或肠溶片不能提供足够的保护。

③ 对心血管的影响：所有非甾体抗炎药都有通过抑制前列腺素产生心血管不良反应的风险；心血管事件的风险增加与 COX-2 抑制有关，无论是那些标有 COX-2 选择性的药物（如塞来昔布）还是那些对 COX-1 和 COX-2 都有非选择性的抑制药（如布洛芬、萘普生、酮咯酸）都会产生这种风险，而且不同的药物，甚至同一类别的药物，风险都不一样。

④ 对血液系统的影响：大多数非选择性非甾体抗炎药会增加出血时间。布洛芬可干扰阿司匹林的心脏保护作用，因此应在摄入阿司匹林 30min～2h 后或至少 8h 前服用。出血时预防策略如下。

• 使用对出血时间影响最小或无影响的非甾体抗炎药，如 COX-2 选择性非甾体抗炎药（如塞来昔布）或非选择性非甾体抗炎药三水杨酸胆碱镁、沙士和萘丁美酮。

• 使用对乙酰氨基酚代替非甾体抗炎药（见对乙酰氨基酚和华法林同时使用的讨论）。

• 使用阿片类镇痛药。

• 为了减少与手术有关的出血，手术前 1 周停止阿司匹林治疗，并在术前 3 天停止大多数其他非甾体抗炎药。阿司匹林对血小板有不可逆的影响，但其他非甾体抗炎药则没有。

⑤ 对肾脏的影响：肾功能不全并不常见，急性肾衰竭也很罕见，但长期大剂量使用 NSAID 可能导致终末期肾病。肾功能受损患者的预防策略如下。

• 避免使用吲哚美辛。

• 考虑使用阿司匹林、塞来昔布或阿片类药物镇痛。

• 在最短的时间内使用最低的有效剂量。

• 监测肾脏功能。

⑥ 认知的影响：可发生轻度至中度的镇静和功能障碍（中枢神经系统效应）。治疗方案：降低剂量；停用非甾体抗炎药；换用另一种非甾体抗炎药。

(3) 三环类抗抑郁药：三环类抗抑郁药可引起多种与剂量相关的不良反应，包括抗胆碱能作用、抗组胺作用、$\alpha_1$ 肾上腺素受体阻滞作用和心脏作用（即增加心室内传导、QT 间期延长、房室结传导延迟）。严重心脏病（尤其是传导障碍）是使用三环类抗抑郁药的相对禁忌证。

(4) 5- 羟色胺 / 去甲肾上腺素再摄取抑制药：最常见的不良反应包括恶心、口干、失眠、嗜睡、便秘、乏力和头晕。度洛西汀的给药方案为口服，每次 30mg、每日 1 次，持续 1 周，然后再增加至常规剂量一次 60mg、每日 1 次时，可以减少不良反应。作者偶尔会将给药剂量增加至高达 120mg/d，以尽量提高较高剂量给药时去甲肾上腺素再摄取抑制作用增强产生的镇痛效果，同时注意患者是否出现 5- 羟色胺的不良反应。

(5) 抗癫痫发作药物：加巴喷丁和普瑞巴林可产生剂量依赖性头晕和镇静作用，这可以通过先小剂量给药，再缓慢调整剂量来减少。值得注意的是，老年患者和同时接受加巴喷丁及其他镇痛药和镇静药治疗的患者出现过呼吸抑制。阿片类药物与加巴喷丁联用时也有类似结果。

### 5. 围术期非阿片类药物的使用

(1) 对乙酰氨基酚和非甾体抗炎药作为术后疼痛的有效一线镇痛药已有很长的历史。单独使用对乙酰氨基酚和非甾体抗炎药或与其他镇痛药（如阿片类药物、抗惊厥药和局部麻醉药）联合使用，已经变得越来越普遍。这种策略被称为多模式镇痛。

(2) 围术期多模式镇痛：所有非阿片类药物的镇痛上限效应限制了该类药物在重大手术后的有效性。然而，作为结合了不同基本作用机制的药物的多模式方案的一部分，它们确实为各种主要的外科手术提供了有效的疼痛缓解。在围术期，多模式镇痛中最常见的镇痛药是非阿片类药物、阿片类药物、局部麻醉药和抗惊厥药，镇痛药的组合已被证明比任何单一的镇痛药能提供更大的疼痛缓解。与传统的单药方法相比，多模式镇痛还可以降低阿片类药物的剂量和减少阿片类药物引起的不良反应，特别是当治疗方案中加入非甾体抗炎药时。

## （三）阿片类药物

### 1. 阿片类药物的分类

(1) 基于内在活性：①激动药（吗啡、芬太尼）；②纯拮抗药（纳洛酮、纳曲酮）；③混合激动药 - 拮抗药（纳布啡、布托啡诺）。

(2) 基于 μ、κ、δ 阿片受体亚型的相互作用：① 3 种受体都已被克隆，也在基因敲除小鼠中被证实；②每种受体有 2～3（或以上）种亚型，但基因产物仍未确定。都属于 G 蛋白偶联受体超家族；③大多数阿片类镇痛药是相对选择性 μ 阿片受体激动药；④少数镇痛药（喷他佐辛、纳布啡、布托啡诺）是 κ 受体激动药，但不具高选择性。试验性选择 κ 受体激动药产生镇痛作用，但也产生罕见作用，如利尿及躁动；⑤选择性 δ 激动药主要是肽类，该受体可能与 μ 受体一起发挥作用。

### 2. 内源性阿片肽

(1) 脑啡肽：包括多种来自前脑啡肽大分子（也称为前脑啡肽 A）的化合物。①重要的化合物为 5 肽，如甲硫脑啡肽和亮脑啡肽，为 δ 受体相对选择性配体；②广泛分布于中枢神经系统；③吗啡样作用，调节神经递质的释放；④与交感神经末端和肾上腺中的儿茶酚胺类共存。

(2) 内啡肽（主要是 β- 内啡肽）：来自促阿黑皮素原的前体。①阿黑皮素原还是促肾上腺皮质激素和促黑素细胞激素的前体物质，与 β- 内啡肽一起被发现；②β- 内啡肽是一个 31 肽氨基酸，在人和动物体内具有镇痛活性，优先与 μ 受体结合；③主要集中在垂体和下丘脑。

(3) 强啡肽：是来自强啡肽原分子（也称为前脑啡肽 B）。①强啡肽 A 是一个 17 肽氨基酸，是一种强的高度选择性 κ 受体激动药；②与脑啡肽分布类似。

(4) 阿片肽位于能使它们发挥神经递质或神经调节功能的地方。

(5) 调整脊髓的痛觉传导和改变神经丛的乙酰胆碱释放。

(6) 在不同的领域发挥功能，如激素的分泌、体温调节和心血管系统控制。

### 3. 阿片类激动药临床作用

(1) 一般作用机制：阿片类镇痛药可抑制腺苷酸环化酶，通过增加钾离子外流使突触后膜超极化；突触前阻止钙再摄取，因而抑制神经递质释放，阿片类药物已被证明能够抑制许多神经递质的释放，包括 P 物质、乙酰胆碱、去甲肾上腺素、谷氨酸和 5- 羟色胺等；阿片类镇痛药作用于中枢神经不同位点，可产生特殊的镇静和兴奋作用，例如，吗啡兴奋迷走神经核，而抑制仅隔数毫米远的呼吸中枢；神经元兴奋机制往往是对抑制性中间神经元的抑制。

(2) 一般临床性质。①急性：镇痛、呼吸抑制、镇静、欣快感、血管舒张、心动过缓、咳嗽抑制、缩瞳、恶心呕吐、骨骼肌张力过强、便秘、尿潴留、胆道痉挛；②慢性：耐受性、依赖性。

(3) 中枢神经系统作用

① 镇痛和情绪，其机制如下所示。

• 脊髓水平，阿片类药物镇痛作用可能与减少疼痛诱发的初级伤害性传入感受器所释放的速激肽有关。

• 通过脑干的下行抑制性通路的激活减少疼痛信号传导。

• 阿片类物质作用于边缘皮层改变疼痛情绪反应。

• 阿片类物质可作用于外周感觉神经元受体，在伴随组织炎症时的疼痛可能很重要。

• 临床特点如下所示。

• 选择性镇痛剂量时不产生催眠或损害知觉。

• 通常情况下，患者报告疼痛依然存在，但强度降低，不再困扰他们。

• 情绪兴奋，有时可以产生欣快感、幸福感，"飘飘欲仙"被认为是阿片类药物滥用的重要原因。

• 某些类型的疼痛对阿片类药物的反应性好，

效果更持久，灼痛较切口锐痛要好，对神经痛（如神经根压迫痛）效果就非常差。

• 相对效价通常取决于术后痛，其他疼痛的类似数据不详，实际给药量在不同患者之间不同。

② 镇静催眠：昏睡、沉闷感，以及注意力难以集中；睡觉可能与疼痛缓解有关，尽管这些药物不是安眠药，老年人或衰弱患者及服用其他中枢神经抑制药（乙醇、苯二氮䓬类）的人群最容易出现这种情况。

③ 中枢神经系统毒性：烦躁不安和情绪激动不安不常发生（使用哌替啶和可待因发生率较高）；哌替啶主要代谢产物去甲哌替啶，可引起惊厥；阿片类药物通常避免在颅脑损伤或颅内高压使用。

④ 呼吸抑制：直接影响延髓的呼吸中枢；剂量相关性抑制高碳酸血和缺氧的通气反应，$CO_2$ 效应曲线右移（图 11-6）；可能涉及 $\mu_2$ 受体特殊亚型。

临床特点如下所示。

• 一般镇痛剂量下动脉氧饱和度往往下降。

• 抑制呼吸驱动力，尽管表面上呼吸频率和意识状态正常。

• 具有量效关系，首先，高二氧化碳和低氧反应受到抑制，则呼吸频率减慢，大剂量可能引起不规则或周期性呼吸，并最终导致呼吸暂停。

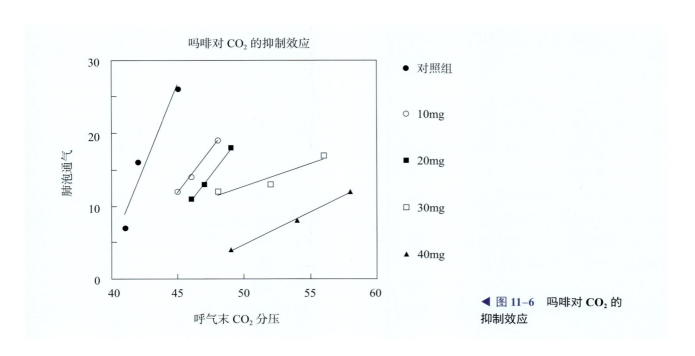

◀ 图 11-6　吗啡对 $CO_2$ 的抑制效应

- 当原先存在病理性状况（如甲状腺功能减退、肺或中枢神经系统疾病）或先前给药（酒精、一般全麻药、苯二氮䓬类药物）时最可能出现。

- 睡眠抑制了二氧化碳的反应性并增强阿片效应。

- 呼吸抑制是阿片类药物主要毒性，几乎总是过量用药致死的原因。

⑤ 咳嗽抑制

- 抑制延髓咳嗽中枢（以及可能外周反射）。

- 与镇痛或呼吸抑制分子机制不同，阿片类右旋异构体（如右美沙芬）抑制咳嗽，而该类型化合物没有镇痛活性。

⑥ 瞳孔缩小

- 刺激眼球运动神经的埃－韦二氏核（副交感神经）使瞳孔缩小。

- 针孔样瞳孔是阿片类药物过量的一种特征性体征。

- 经纳洛酮、阿托品或神经节阻滞剂拮抗。

⑦ 恶心呕吐

- 对延髓的呕吐中枢有复杂的影响。

- 直接兴奋了第四脑室底部的催吐化学感受区（CTZ），完全兴奋呕吐中枢。

- 刺激前庭器显著增强了催吐效应，促使非卧床患者较静卧患者更容易发生呕吐。

⑧ 肌肉僵直

- 大量静脉给药可造成全身骨骼肌僵直，是由于 μ 受体介导的纹状体多巴胺合成的增加和纹状体 GABA 释放抑制。

- 芬太尼及其类似物中最为普遍。

- 导致某些过量致死事故。

(4) 心血管影响：①降低交感中枢张力，引起血管扩张及体位性低血压；②对容量血管和阻力血管都有影响；③刺激中枢迷走神经细胞导致心动过缓；④几乎没有心肌抑制。

(5) 组胺释放：①吗啡、可待因、哌替啶导致组胺从组织肥大细胞的非免疫学置换；②注射部位偶有发红、荨麻疹、瘙痒，很少出现低血压、全身发红；③使用阿片类药物后常见面部瘙痒发热－感觉迟钝，与组胺无关。

(6) 平滑肌影响

① 胃肠道的影响，如下所示。

- 整个胃肠道的平滑肌痉挛，大小肠道变得高渗，但节律性蠕动减弱，肠排空时间延迟及肛门括约肌痉挛造成便秘。

- 胃排空延迟，其重要性是它可延缓口服药物的吸收。

- 作用机制涉及中枢神经系统影响及肠道神经丛阿片受体末梢作用，对平滑肌影响：吗啡＞哌替啶＞激动－拮抗剂阿片类药物。

- 阿片类长期给药常需要泻药及粪便柔软剂治疗便秘，最近有证据表明，吸收不好的四价阿片拮抗药也可有效地逆转该作用。

- 致便秘作用可治疗腹泻，如地芬诺酯和洛哌丁胺，属于吸收不好的阿片类药物，不产生中枢作用。

② 胆道系统的影响，如下所示。

- 胆道平滑肌收缩及 Oddi 括约肌痉挛。

- 罕见促成胆绞痛。

- 效应可以被纳洛酮拮抗，胰高血糖素、硝酸甘油或阿托品产生的部分逆转作用。

③ 泌尿系统的影响，如下所示。

- 增加输尿管收缩和尿道括约肌紧张性，但降低逼尿肌收缩力，减小膀胱注意力，可造成尿潴留。

- 可能包括中枢和外周机制。

(7) 妊娠及新生儿影响：①都可穿过胎盘；②无致畸作用，但长期使用可能导致子宫内胎儿生理依赖性，分娩后新生儿停药可危及生命；③阿片类药物在分娩时使用可造成婴儿呼吸抑制。

(8) 耐受性：①反复用药可降低药物作用（或更高剂量产生相同的效果），第一个迹象通常是镇痛时间缩短，然后强度下降，值得深思；②与其他阿片类药物存在交叉耐受；③作用机制不明确，涉及腺苷酸环化酶和（或）G 蛋白偶联适应性反应，并非药物代谢动力学影响；④镇静效应产生最快如镇痛、呼吸抑制、欣快感，但像便秘或缩瞳等作用耐受性产生较慢，这就产生了一些重要的临床后果。

- 海洛因成瘾或美沙酮维持治疗高剂量患者可能也没有多大快感，但持续便秘和缩瞳。
- 晚期癌症和其他一些需要高剂量镇痛的患者也能耐受呼吸抑制，但经常需要治疗便秘。

(9) 生理依赖性：①停药后产生固定的戒断综合征（禁忌），给予小剂量阿片类药物时症状消失；②对生理依赖性患者给予拮抗药（纳洛酮）可快速产生较严重戒断反应；③戒断症状包括流鼻涕、呕吐、腹泻、鸡皮疙瘩、瞳孔散大、发冷颤抖、觅药行为等；④生理依赖性与心理依赖或成瘾性不同，常见轻度生理依赖性；⑤适当药物治疗引起的成瘾很罕见，对成瘾者的非理性恐惧是导致不充分镇痛的主要原因。

(10) 使用美沙酮治疗阿片类药物生理依赖性：①阿片类药物脱毒治疗——由短效阿片类逐渐过渡换用为美沙酮（半衰期 35h），再逐渐减量使用。戒断症状可出现，但出现时间延缓，症状较轻，可佐以可乐定和镇静剂；②维持治疗——长期使用美沙酮维持耐受状态和生理依赖性，几个公认的好处。

- 减少戒断症状，所以觅药（及非法活动）减少。
- 产生阿片类欣快感，所以非法注射海洛因不会加强（行为可能会或可能不会减少）。
- 口服美沙酮降低使用针头的风险。
- 获得美沙酮需要经常接触看护者，可以接受辅导和其他治疗。

### 4. 阿片受体拮抗药

(1) 纳洛酮：①完全、竞争性拮抗 μ 受体、κ 受体、δ 受体（与 μ 亲和力最强）；②单独给予几乎没有效应，在动物身上有些对行为的影响；③迅速逆转阿片过量，但由于重新分布导致效应维持时间短，患者可能会再次麻醉性镇痛药中毒。

(2) 纳曲酮：①高剂量口服戒除海洛因成瘾（阻断注射海洛因欣快感）；②效应主要来自活性代谢物 6β- 纳曲醇。

### 5. 阿片受体激动药 / 拮抗药

(1) 在寻找更少滥用的强效镇痛药中发展起来的。

(2) 都有镇痛药（激动药）的性能和拮抗吗啡效应。

(3) 两个基本机制：①μ 受体部分激动药，丁丙诺啡对 μ 受体有高亲和力，但效应有限。单独给药有吗啡样效应，对吗啡样激动药有竞争作用，并可能会降低吗啡作用效果；②κ 受体激动药 / 部分激动药，烯丙吗啡、喷他佐新、纳布啡、布托啡诺作为 κ 受体激动药，可产生镇痛作用。还充当 μ 受体竞争性拮抗药（高亲和力，但无受体效应）。

(4) 临床特性：①中重度疼痛的强效镇痛药；②相对有限毒性（呼吸抑制、平滑肌收缩减弱）；③降低滥用，但也降低患者接受度（情绪提高可能有临床重要性），使用 κ 受体激动药偶见躁动或幻觉；④拮抗药特性意味着对使用阿片激动剂接受长期治疗的患者就能停药。

### 6. 阿片类药物的不良反应及其治疗 / 预防

(1) 意识降低：阿片类药物可增强其他常用镇静 – 镇痛药物的中枢神经系统抑制作用。对于机械通气患者，这种不良反应是优势，因其可加强镇静，从而降低其他镇静药的剂量。然而，对于危重病恢复期患者，通常希望减轻嗜睡和精神混沌。达成这一目标的方法包括多模式镇痛，如使用非阿片类镇痛药、区域麻醉和（或）非药物治疗；减少阿片类药物剂量；或更换阿片类药物，如选用更长效的口服阿片类药物（如美沙酮、缓释羟考酮和缓释硫酸吗啡），而非芬太尼注射剂。

(2) 抑制呼吸驱动力：对于机械通气患者，呼吸驱动受到抑制在临床上可能不显著。然而，对自主呼吸的患者，尤其是正处于机械通气撤机期间的患者，降低阿片类药物总剂量是很重要的。用药目标应是以最低有效剂量控制疼痛。

如果患者出现呼吸暂停，则给予更高初始剂量（如 0.2～1mg）的纳洛酮。对于呼吸暂停或存在低频呼吸（infrequent respiration）或浅呼吸的患者，应在给予纳洛酮之前或给药期间开始气囊 – 面罩通气。持续采用这种可控的通气辅助，直至纳洛酮治疗使阿片诱导的呼吸抑制得以缓解，或直至插入气管导管转为机械通气。

给予纳洛酮可引起疼痛控制的突然逆转，出现心动过速、高血压和肺水肿。需要权衡这些风险与气管插管和暂时性机械通气的风险。

(3) 幻觉和谵妄：虽然疼痛本身是出现幻觉和谵妄的重要危险因素，但这些症状也可能出现在应用阿片类药物缓解疼痛之后。应再次评估患者的意识是否清晰（例如，是否清楚知道当前的日期、地点等）并使其放心。如有可能，减少与谵妄相关药物的剂量（如哌替啶和苯二氮䓬类）或停用这类药物（如应用超前镇痛方案或多模式镇痛）。

(4) 低血压：低血压更常见于低血容量患者和快速注射后。因此，对存在低血压风险的患者，应降低阿片类药物剂量和降低静脉推注的速度（即持续 1～3min）。

(5) 组胺释放：所有阿片类药物直接作用于血液或组织细胞，引起组胺释放，使患者出现潮红、心动过速、低血压、瘙痒和支气管痉挛。组胺释放与镇痛效价呈负相关，大剂量哌替啶或吗啡引起组胺释放的能力最强，而芬太尼和瑞芬太尼仅释放极少量组胺。

(6) 外周血管扩张：阿片类药物具有中枢和外周血管扩张作用，可能增加严重创伤或烧伤患者复苏期对液体的需求量。在这些情况下，如有可能，应加用或替换为其他镇痛药。

(7) 恶心和呕吐：由于阿片类药物直接刺激化学感受器触发带，可能引起恶心和呕吐。镇静状态患者可能不会陈述恶心，意识混沌患者和肠内或鼻胃管喂养患者的呕吐可能看起来不明显。如果胸部或腹部 X 线片可见胃扩张，通过上述导管吸引减压可能有用。

危重患者恶心和呕吐的治疗与术后患者相似，初始治疗可静脉推注昂丹司琼 4mg 或地塞米松 4～8mg。

(8) 肠蠕动消失：阿片类药物可与胃肠道内的局部阿片受体结合，长期应用可能导致胃肠道蠕动减慢，出现肠蠕动消失和便秘。尽量减轻这一不良反应的方法包括多模式镇痛、减少阿片类药物剂量或轮换使用各种阿片类药物。

(9) 尿潴留：尿潴留可严重到需插尿管。这取决于患者症状、距离上一次排尿的时间和超声检查估计膀胱容积是否增加（通常情况下＞300ml）。

(10) 瘙痒：采用不同类型的阿片类药物和给药途径，阿片相关瘙痒的发生率也不同。治疗选择包括给予抗组胺药、轮换使用不同阿片类药物或给予低剂量阿片类拮抗药（如静脉给予纳洛酮 40～80μg，或者静脉给予既有激动作用也有拮抗作用的阿片类药物纳布啡 1～5mg；这些剂量可能对治疗瘙痒有效，而不会逆转阿片类药物镇痛效果）。

(11) 颅内压增高：芬太尼和其他阿片类药物在极少情况下可引起颅内压增高，其机制和临床意义不明。阿片类药物常用于严重头部创伤患者，但对于有神经影像检查无法解释的恶性颅内压增高的患者，需减量或停止应用。

(12) 对免疫系统的影响：阿片类药物对免疫系统的影响尚不明确，对于在重症监护室中需要使用此类药物的患者，应该不会影响相关选择。

**7. 耐受性、戒断症状和痛觉过敏**

阿片类药物长期应用或日剂量较高，可能出现下列不良反应。

(1) 耐受性：长期应用或应用较高日剂量阿片类药物的患者常产生耐受性，即给予阿片类药物的效果随时间推移而减弱，有必要使用更高剂量以充分控制疼痛。治疗方法包括补充应用非阿片类镇痛药（如氯胺酮）和（或）使用其他疼痛控制方案（如区域麻醉技术）。

(2) 戒断症状：快速减量或突然停药可能引起急性阿片类药物戒断，尤其是之前长期给予较高日剂量的患者。神经递质释放的反跳性增加会引起典型症状（如出汗、呕吐、流泪、高血压、发热和焦虑），但危重患者也可能因其他疾病而出现这些症状。

为预防急性戒断症状，对于输注阿片类药物持续超过 1 周的危重患者，应缓慢停药。当怀疑出现阿片类药物戒断症状时，可暂时增加剂量，或使用长效阿片类药物。一些临床医生换为使用口服美沙酮或丁丙诺啡进行过渡治疗，这些药物逐渐减量至停药以尽量减轻戒断的体征和症状。$\alpha_2$ 受体激动药（如右美托咪定或可乐定）可减轻阿片类药物戒断所致的不良生理和心理反应。

(3) 阿片类药物诱导痛觉过敏：阿片类药物诱发的痛觉过敏（opioid-induced hyperalgesia，OIH）的定义为暴露于阿片类药物导致的痛觉过敏状态。这种情况的特征是，患者接受阿片类药物治疗疼痛，实际上却对某些疼痛刺激越来越敏感的反常反应。治疗选择包括降低阿片类药物剂量、轮换使用阿片类药物、补充使用非阿片类镇痛药（如氯胺酮）和使用区域麻醉技术。

### 8. 围术期阿片类药物的使用

围术期患者选择具体的静脉用阿片类药物作为主要的疼痛控制方法，取决于预期的镇痛起效速度和维持时间，以及可能出现的药物不良反应。以等效镇痛剂量给予不同阿片类药物时，所产生的镇痛效果没有差异，但其药物代谢动力学、代谢和不良反应有很大差异。选择一种具体的静脉用阿片类药物时，有以下注意事项。

(1) 接受机械通气的患者：对于接受机械通气患者出现的疼痛和（或）严重性应激，倾向于选择芬太尼、吗啡或氢吗啡酮，因为这些药物起效快且可逐步调整剂量。如希望早期拔管，偶尔可选择瑞芬太尼，因其作用持续时间超短。

(2) 拔管后患者：对于存在中至重度非神经病理性疼痛、已拔管的患者，倾向于选择静脉用芬太尼、吗啡或氢吗啡酮，因为这些药物通常可逐步调整剂量至达到满意的镇痛效果，而不引起重度呼吸抑制。

(3) 肾和（或）肝功能不全患者：对肝和（或）肾功能不全的患者，通常选择静脉给予芬太尼或氢吗啡酮，并按需调整用药剂量。对于出现重度多器官功能衰竭的患者，偶尔可考虑选择瑞芬太尼，因其代谢不依赖于肝和肾功能。

(4) 血流动力学不稳定的患者：对于血流动力学不稳定的患者，倾向于选择短效药物，如芬太尼或瑞芬太尼，而非较长效药物如吗啡。此外，与芬太尼或瑞芬太尼相比，吗啡可能引起更多组胺释放，可使低血压恶化。

(5) 支气管痉挛患者：对已知或有活动性支气管痉挛患者，优选芬太尼或氢吗啡酮，而非吗啡，因为这些合成的阿片类药物仅释放极少量组胺。

(6) 需频繁进行神经系统评估的患者：对需频繁进行神经系统评估的患者，优选瑞芬太尼，因其作用持续时间超短，在每次评估时能够迅速逆转其作用。

(7) 需间歇性推注阿片类药物的患者：对于需间歇性推注（而非输注）阿片类药物的中度疼痛患者，以及需在致痛操作前接受超前镇痛的患者，倾向于选择吗啡或氢吗啡酮，因其作用持续时间长于芬太尼。

(8) 可能从口服、肠内或经皮给予阿片类镇痛药获益的患者：如希望口服或肠内给药（如准备离开危重病监护室的康复期患者或出现阿片戒断症状的患者），通常应用长效口服阿片类药物（如美沙酮、缓释羟考酮和缓释硫酸吗啡）。

（田首元　张文颉）

## 参考文献

[1] ALAM A, JUURLINK D N. The prescription opioid epidemic: an overview for anesthesiologists[J]. *Can J Anaesth*, 2016, 63(1): 61–68.

[2] MUDUMBAI S C, OLIVA E M, LEWIS E T, et al. Time-to-cessation of postoperative opioids: a population-level analysis of the veterans affairs health care system[J]. *Pain Med*, 2016, 17(9): 1732–1743.

[3] SUN E C, DARNALL B D, BAKER L C, et al. Incidence of and risk factors for chronic opioid use among opioid-naive patients in the postoperative period[J]. *JAMA Intern Med*, 2016, 176(9): 1286–1293.

[4] YAM M F, LOH Y C, TAN C S, et al. General pathways of pain sensation and the major neurotransmitters involved in pain regulation[J]. *Int J Mol Sci*, 2018, 19(8): 2164.

[5] BEAR M F, CONNORS B W, PARASIDO M A. *Neuroscience-Exploring the Brain*[M]. 2nd ed. Philadelphia: Lippincott Williams & Wilkins, 2001.

[6] PAYEN J F, BOSSON J L, CHANQUES G, et al. Pain assessment is associated with decreased duration of mechanical ventilation in the intensive care unit: a post Hoc analysis of the DOLOREA

study[J]. *Anesthesiology*, 2009(6): 1308–1316.

[7] Chou R, Gordon DB, de Leon-Casasola OA, et al. Management of Postoperative Pain: A Clinical Practice Guideline From the American Pain Society, the American Society of Regional Anesthesia and Pain Medicine, and the American Society of Anesthesiologists' Committee on Regional Anesthesia, Executive Committee, and Administrative Council[J]. *J Pain*, 2016, 17: 131.

[8] Chanques G, Viel E, Constantin J M, et al. The measurement of pain in intensive care unit: comparison of 5 self-report intensity scales[J]. *Pain*, 2010, 151: 711.

[9] Karcioglu O, Topacoglu H, Dikme O, et al. A systematic review of the pain scales in adults: Which to use?[J]. *Am J Emerg Med*, 2018, 36: 707.

[10] Schweickert W D, Kress J P. Strategies to optimize analgesia and sedation[J]. *Crit Care*, 2008, 12(Suppl3): S6.

[11] Joffe AM, Hallman M, Gélinas C, et al. Evaluation and treatment of pain in critically ill adults[J]. *Semin Respir Crit Care Med*, 2013, 34: 189.

[12] Gélinas C, Puntillo K A, Joffe A M, et al. A validated approach to evaluating psychometric properties of pain assessment tools for use in nonverbal critically ill adults[J]. *Semin Respir Crit Care Med*, 2013, 34: 153.

[13] Ahlers SJ, van der Veen AM, van Dijk M, et al. The use of the Behavioral Pain Scale to assess pain in conscious sedated patients[J]. *Anesth Analg*, 2010, 110: 127.

[14] Chanques G, Payen J F, Mercier G, et al. Assessing pain in non-intubated critically ill patients unable to self report: an adaptation of the Behavioral Pain Scale[J]. *Intensive Care Med*, 2009, 35: 2060.

[15] Hylén M, Akerman E, Alm-Roijer C, et al. Behavioral Pain Scale-translation, reliability, and validity in a Swedish context[J]. *Acta Anaesthesiol Scand*, 2016, 60: 821.

[16] Frandsen JB, O'Reilly Poulsen KS, Laerkner E, Stroem T. Validation of the Danish version of the Critical Care Pain Observation Tool[J]. *Acta Anaesthesiol Scand*, 2016, 60: 1314.

[17] Barr J, Fraser G L, Puntillo K, et al. Clinical practice guidelines for the management of pain, agitation, and delirium in adult patients in the intensive care unit[J]. *Crit Care Med*, 2013, 41: 263.

[18] Battle CE, Lovett S, Hutchings H. Chronic pain in survivors of critical illness: a retrospective analysis of incidence and risk factors[J]. *Crit Care*, 2013, 17: R101.

[19] Hayhurst C J, Jackson J C, Archer K R, et al. Pain and Its Long-term Interference of Daily Life After Critical Illness[J]. *Anesth Analg*, 2018, 127: 690.

[20] Cuthbertson B H, Roughton S, Jenkinson D, et al. Quality of life in the five years after intensive care: a cohort study[J]. *Crit Care*, 2010, 14: R6.

[21] Devlin J W, Skrobik Y, Gélinas C, et al. Clinical Practice Guidelines for the Prevention and Management of Pain, Agitation/Sedation, Delirium, Immobility, and Sleep Disruption in Adult Patients in the ICU[J]. *Crit Care Med* 2018, 46: e825.

[22] Mariano E R, Dickerson D M, Szokol JW, et al. A multisociety organizational consensus process to define guiding principles for acute perioperative pain management[J]. *Reg Anesth Pain Med*, 2022, 47: 118.

[23] Pasero C, Potenoy R K. Neurophysiology of pain and analgesia and the pathophysiology of neuropathic pain. In: Pasero C, McCaffery M, eds. *Pain Assessment and Pharmacologic Management*[M]. St Louis, MO: Mosby Elsevier Inc, 2011: 1–12.

[24] Mathiesen O, Dahl B, Thomsen BA, et al. A comprehensive multimodal pain treatment reduces opioid consumption after multilevel spine surgery[J]. *Eur Spine J*, 2013; 22(9): 2089–2096.

[25] Salama-Hanna J, Chen G. Patients with chronic pain[J]. *Med Clin North Am*, 2013; 97(6): 1201–1215.

[26] Rasmussen ML, Mathiesen O, Dierking G, et al. Multimodal analgesia with gabapentin, ketamine and dexamethasone in combination with paracetamol and ketorolac after hip arthroplasty: a preliminary study[J]. *Eur J Anaesthesiol*, 2010, 27(4): 324–330.

[27] Ong C K, Lirk P, Seymour R A, et al. The efficacy of preemptive analgesia for acute postoperative pain management: a meta-analysis[J]. *Anesth Analg*, 2005, 100: 757.

[28] Leung C C, Chan Y M, Ngai S W, et al. Effect of pre-incision skin infiltration on post-hysterectomy pain--a double-blind randomized controlled trial[J]. *Anaesth Intensive Care*, 2000, 28: 510.

[29] McDaid C, Maund E, Rice S, et al. Paracetamol and selective and non-selective non-steroidal anti-inflammatory drugs (NSAIDs) for the reduction of morphine-related side effects after major surgery: a systematic review[J]. *Health Technol Assess*, 2010, 14: 1.

# 第12章 阿片类药物

## 一、阿片类药物的药理学

### （一）概述

阿片类药物是指作用于中枢神经系统能够解除或缓解疼痛的药物。阿片类药物可改善由疼痛而致恐惧紧张和不安情绪、镇痛同时不影响其他感觉如知觉、听觉，保持意识清醒，用于术前用药、麻醉辅助用药、复合全身麻醉及术后镇痛。本类药物多数反复应用可导致耐受（tolerance）、依赖（dependence）和成瘾（addiction），故又称为成瘾性镇痛药或麻醉性镇痛药。

### （二）阿片受体的分类与分布

阿片类受体可分为 μ 受体、κ 受体、δ 受体和孤啡肽受体，所有受体均属于 G 蛋白偶联受体（G protein-coupled receptor，GPCR）。阿片受体的内源性配体为脑啡肽、强啡肽、内吗啡肽和孤啡肽，而不同的配体对不同阿片受体的亲和力不同。脑啡肽对 δ 受体有较强的选择性，强啡肽对 κ 受体有较强的选择性，内吗啡肽对 μ 受体有较强的选择性。

μ 受体可分为 $μ_1$、$μ_2$ 和 $μ_3$ 亚型，其中 $μ_1$ 受体与镇痛关系最为密切，$μ_2$ 受体与呼吸抑制、欣快感、成瘾等不良反应有关，$μ_3$ 受体与释放 NO 有关。μ 受体广泛分布于中枢神经系统，其中分布在大脑皮层额部和颞部、中央丘脑、侧丘脑、脑室和导水管周围灰质区的 μ 受体，主要与痛觉的整合和感受有关，分布在边缘系统和蓝斑核的受体主要与情绪及交感活动有关，分布在延脑孤束核的受体主要与咳嗽反射、呼吸调整有关，而分布在脑干极后区和迷走神经背核的受体与胃肠活动有关。脊髓背角、三叉神经胶质区及交感神经节前纤维的受体主要与痛觉冲动传入中枢有关。

κ 受体可分为 $κ_1$、$κ_2$ 和 $κ_3$ 亚型。κ 受体激动药对内脏痛的抑制效果较好，对炎性痛和冷热痛的抑制作用较弱，而其呼吸抑制和依赖作用弱。κ 受体主要分布于大脑平状核、前庭耳蜗神经核、嗅球、梨状核、顶部皮层、下丘脑、丘脑室旁核、黑质和脊髓。

δ 受体可分为 $δ_1$ 和 $δ_2$ 亚型。δ 受体主要分布于大脑皮层、嗅球、海马、杏仁核、基底节和下丘脑。δ 受体主要参与脊髓上镇痛作用，而长期应用 δ 受体拮抗药可产生免疫抑制。

孤啡肽受体的结构与经典阿片受体结构具有同源性，主要分布于大脑皮层、外侧隔区、杏仁核、边缘系统、中脑的中缝背核、中央灰质、蓝斑、下丘脑、脑干及脊髓等区域。孤啡肽受体与经典阿片受体的药理作用并不相同，鞘内注射孤啡肽可产生镇痛作用，但脑室内注射却引起痛觉过敏且会拮抗阿片受体的镇痛作用。孤啡肽受体的激活还可刺激进食，并可参与记忆的信息加工以及诱发焦虑等。

### （三）阿片类药物的作用机制

阿片类药物的镇痛作用机制是多层面的。①可与外周神经的阿片受体结合；②可与脊髓背角感觉神经元上的阿片受体结合，从而抑制神经元兴奋性，阻止兴奋性传递至脑内；③还可与大脑、中脑和脑干的阿片受体结合，发挥下行性疼痛抑制作用。阿片受体属于 G 蛋白偶联受体，当阿片受体激动药与受体结合后激活 G 蛋白，使 G 蛋白 βγ 亚基与 α 亚基解离。而 βγ 亚基和 α 亚基可分别激活多条信号通路，如 G 蛋白偶联受体激酶（G protein-coupled receptor kinase，GRK）、MAPK 和蛋白激酶 C 等信号通路，进而启动一系列复杂的暴发级联反应。随后关闭 N 型电压控制型钙通道，开放钙依赖性内控型钾通道，导致超极化和神经元兴奋性下降。

### （四）阿片类药物的脊髓作用机制

阿片受体在脊髓内大多分布在背角表层（第Ⅰ、Ⅱ层），少数分布在深层。脊髓中的 μ、δ 和 κ 受体分布比例为 70%、24% 和 6%，其中大部分（>70%）位于小直径初级传入神经末梢的突触前膜，包括 Aδ 纤维和 C 纤维。阿片受体在背根神经节小直径神经元胞体内形成并转运至中枢和外周，表明脊髓的阿片受体镇痛机制主要是通过激活突触前阿片受体，选择性减少伤害性刺激时 P 物质和降钙素基因相关肽（calcitonin gene related peptide，CGRP）的释放，且突触前阿片途径可抑制兴奋性而非抑制第Ⅱ层突触传递。

还有 30% 阿片受体位于中间神经元的突触后膜，投射神经元的树突参与激动剂活化后受体的内化过程。阿片受体介导的细胞超极化可抑制神经元放电及伤害特异性反应，Aβ 纤维诱发的反应受到抑制。因为这个抑制作用比 C 纤维诱发反应的抑制更弱，所以脊髓阿片的主要作用位点是伤害性传入纤维的突触前膜受体。Aδ 和 C 纤维终末上的阿片受体位点意味着由 Aβ 纤维传递的触觉信息几乎不被激动剂抑制，因为只有突触后膜受体才可控制这些纤维传入脊髓第Ⅴ层的神经元。因此，Aβ 纤维介导的动态型痛觉超敏可能比伤害型（Aδ 和 C 纤维）和静态型（Aδ 纤维）痛觉超敏更难控制。

在正常动物体内阿片选择性作用于伤害性活动，并存在药物强度分级。μ 受体激动药是效能最高的，μ 受体位点在脊髓中分布最广，其次是 δ 受体、孤啡肽和一些 κ 受体。人工合成的阿片类药物对 μ 受体作用强度与亲脂性存在相反关系，例如吗啡是效能最强的阿片类药物，亲脂性最低。芬太尼等高效能药物在脊髓内给药后疗效并不理想，其原因可能是亲脂性阿片类药物在脊髓外周高脂纤维束的非特异性结合，或者血管内重新分布导致阿片类药物到达脊髓表层的数量明显减少。

脊髓中阿片受体和内源性阿片物质含量丰富。

孤啡肽与其他内源性阿片类物质不同，神经切断不影响脊髓中阿片肽的含量，表明它们可能来源于固有脊髓神经元或脑下行通路。孤啡肽在伤害性刺激的处理中作用目前仍存在争议，脊髓上水平给药孤啡肽可产生痛觉过敏，而鞘内注射却有镇痛作用，表明孤啡肽可以抑制脊髓反射和背角神经元活性。脑啡肽和内啡肽是 μ 和 δ 合成的抑制性肽类，而强啡肽属于内源性 κ 受体激动药，且强啡肽的镇痛效应与经典的阿片类作用不同，脊髓内给药在易化一些神经元的同时也会抑制另一些神经元。

### （五）阿片类药物在脊髓上水平的作用机制

阿片类药物可抑制脊髓的神经兴奋传导，而丘脑、小脑和感觉皮层等脊髓上部位在镇痛效应中也发挥重要作用。当疼痛信息到达高级中枢时，丘脑产生疼痛感觉，而脑桥臂旁核、中央灰质和扁桃体产生疼痛情绪。高级中枢在记忆、认知、情绪等活动中具有重要作用，慢性疼痛患者的焦虑和关注情绪与脊髓易化形成恶性循环，因此对高级中枢中阿片镇痛机制的研究将为疼痛治疗提供更多的思路。

中脑和脑干是脊髓上水平重要的阿片位点，即导水管周围灰质（periaqueductal gray matte，PAG）和延髓头端腹内侧区（rostral ventromedial medulla，RVM）。中脑和脑干内注射吗啡可产生镇痛效应，与对脊髓背角的抑制性下行传导增多有关。对这些位点的电刺激或谷氨酸注射可激活神经元，也会产生镇痛效应，所以吗啡可能通过去抑制增加这些位点的信息输出发挥作用。RVM 内应用吗啡可直接作用 "开" 细胞的阿片受体达到抑制作用，PAG 内注射吗啡可促进抑制性的 PAG-RVM 信号传导；"关" 细胞可被 PAG 传出信号和阿片介导的去抑制激活。

μ、κ 和 δ 受体调节的疼痛形式并不相同。μ 受体基因敲除可干扰机械、化学和痛觉过敏；κ 受体基因敲除可调节脊髓介导的痛阈和内脏痛；δ 受体基因敲除则增加机械性痛觉超敏和炎性疼痛。阿片系统是依靠整体效应产生镇痛效应，上述 3 种受体任一敲除均可增强痛敏，提示 3 种受体对疼痛影响的差别并不大。这些动物研究提供了基因学证据，这些基因突变动物在其他如成瘾、情感行为中表现不尽相同，而基因调控的动物研究也明确了各种阿片受体的生物学效应。

### （六）阿片类药物的分类

#### 1. 按受体类型分类

根据受体类型阿片类药物可分为 μ、κ、δ 受体激动药。μ 受体激动药主要包括吗啡、芬太尼、瑞芬太尼、舒芬太尼和阿芬太尼等，这些药物与 μ 受体的结合力比对 κ 和 δ 受体强 100 倍以上。κ 受体激动具有镇痛和呼吸抑制的封顶效应，目前临床上应用的 κ 受体激动药选择性不高，多具有兴奋其他受体的作用如 μ 受体激动作用，此类药物主要包括地佐辛、纳布啡、布托啡诺、喷他左辛等。δ 受体激动药目前还未应用于临床，处于研究阶段的较高选择性的 δ 受体激动药主要有 δ 啡肽（deltorphin）、met-enkephalin 和合成的脑啡肽衍生物等。

#### 2. 按药理作用分类

根据药理作用分类阿片类药物可分为激动药（吗啡、芬太尼、哌替啶等）、部分激动药（布托啡诺、喷他左辛、纳布啡等）和拮抗药（纳洛酮、纳曲酮等）。其中部分激动药又称为激动 - 拮抗药，主要激动 κ 受体，对 δ 受体也有一定的激动作用，但对 μ 受体产生不同程度的拮抗作用。

#### 3. 按来源分类

根据来源阿片类药物可分为天然阿片类（如吗啡、可待因等）、半合成衍生物（如二酰吗啡、双氢可待因等）和合成的阿片类药物，其中合成的阿片类药物又分为苯哌啶类（如哌替啶、芬太尼等）、吗啡烷类（如左啡诺等）、苯并吗啡烷类（如喷他左辛等）和二苯甲烷类（如美沙酮等）。

#### 4. 按化学结构分类

根据化学结构阿片类药物可分为吗啡类和异喹啉类，其中吗啡类为天然的阿片生物碱，而异喹啉类药物主要为提取的罂粟碱，不作用于阿片受体，对松弛平滑肌起作用。

#### 5. 按镇痛强度分类

根据镇痛强度阿片类药物可分为弱阿片类药物和强阿片类药物。弱阿片类药物主要包括可待因及其衍生物，用于轻、中度疼痛的治疗；强阿片类药物主要包括吗啡、哌替啶和芬太尼类药物，用于全身麻醉诱导和维持、术后镇痛及中重度慢性痛和癌痛的治疗。

## 二、常用的阿片受体激动药

### （一）可待因

#### 1. 物理及化学性质

可待因（codeine）是从罂粟种属植物中分离出来的一种天然阿片类生物碱。目前临床上使用的可待因是由阿片提取或吗啡经甲基化后研制而成，白色小结晶，可溶于沸水或乙醚，易溶于乙醇，需遮光、密闭保存。

#### 2. 药效学

可待因为弱阿片类药物，能与脑内的阿片受体结合，阻断痛觉传导，产生中枢镇痛作用。其镇痛效果部分源于代谢产物吗啡，与吗啡存在交叉耐受性，镇痛作用仅为吗啡的 1/12～1/7，作用持续时间与吗啡相近，药物成瘾性比吗啡弱。其镇咳作用为吗啡的 1/4，镇静作用弱。

#### 3. 药物代谢学

可待因口服后经胃肠道吸收，生物利用度达 40%～70%，在体内主要分布于肺、肝、肾与胰腺，血浆蛋白结合率为 25% 左右。口服后 30～45min 起效，1h 后血药浓度达到峰值，作用时间可持续约 4h；肌内注射后约 30min 起效并达到血药浓度峰值，作用时间可持续约 3h。可透过血脑屏障和胎盘屏障，少量由乳汁分泌。主要经肝脏代谢为吗啡和去甲可待因，大部分经肾脏排除，5%～15% 以原形排出。

#### 4. 临床应用及适应证

(1) 可待因用于轻中度疼痛的短期镇痛，如牙痛、偏头痛和肌肉痛，可用于缓解发热和感冒伴随的严重头痛和肌肉痛，是癌痛治疗的第二阶梯用药。

(2) 可待因与吗啡相比，不良反应发生率较低，可用于小儿外科手术麻醉和术后镇痛。

（3）可待因可通过抑制延髓咳嗽中枢用于治疗干咳和刺激性咳嗽，尤其适用于伴有胸痛的剧烈干咳。

### 5. 注意事项及禁忌证

（1）长期或大量应用可产生头晕、嗜睡、精神错乱、瞳孔针尖样缩小、恶心呕吐、瘙痒、低血压、心动过缓、呼吸抑制、少尿、便秘、体温下降和肌无力等症状。

（2）长期应用可产生耐药性和成瘾性，停药时可诱发戒断综合征。

（3）偶有报道惊厥、耳鸣、精神抑郁、震颤或不能自控的肌肉收缩和强直，也可出现荨麻疹、红斑、猩红热样皮炎或水肿等。

（4）可待因药物中毒后可采取洗胃或催吐等方式清除胃内药物，并给予拮抗药纳洛酮。保持呼吸道通畅，必要时可行辅助通气。

（5）慎用于支气管哮喘、急腹症诊断未明确、胆结石、不明原因腹泻、脑外伤、肝肾功能不全以及妊娠期和哺乳期妇女。

### （二）哌替啶

哌替啶（pethidine）商品名为杜冷丁，是第一个全合成的阿片类药物，为苯哌啶的衍生物，结构类似于抗胆碱药。

#### 1. 药效学

哌替啶为 μ 受体激动药，对 κ 和 δ 受体具有中度亲和力，镇痛作用相当于吗啡的 1/10～1/8，持续时间为吗啡的 1/2～3/4，2～4h。对胆道和支气管平滑肌张力的增强作用较弱，易引起胃排空延迟，增高胆道压力，延迟膀胱排空和导致便秘；对呼吸有抑制作用，镇静、镇咳作用较弱；能增强巴比妥类的催眠作用。

#### 2. 药物代谢学

哌替啶口服可经肠道吸收，但生物利用度仅为肌内注射的 50%。肌内注射后 5～15min 血药浓度达峰值，血浆蛋白结合率约为 60%，其余分布于各脏器和肌肉组织，分布容积约 3.8L/kg。静脉注射吸收迅速，血浆浓度呈二室模型分布，半衰期仅为 4～6min，终末消除半衰期为 3～5h，且个体差异大。哌替啶为中度脂溶性，蛋白结合率为 40%～70%，主要与酸糖蛋白结合，稳态分布容积大，成人为 2.8～4.2L/kg，清除率为 10～17ml/（kg·min）。主要经肝脏代谢为哌替啶酸和去甲哌替啶，随后经肾脏排泄。

#### 3. 临床应用及适应证

哌替啶的镇痛强度约为吗啡的 1/10，但半衰期短，常作为术中辅助用药，静脉注射常用剂量为 1～2mg/kg，肌肉僵直的发生率低于芬太尼。还可用于治疗内脏痉挛痛，如胆绞痛和肾结石痛。

#### 4. 注意事项及禁忌证

（1）哌替啶的代谢产物去甲哌替啶具有中枢兴奋、忧虑、不安、震颤、肌阵挛和惊厥等不良反应，接受单胺氧化酶抑制药的患者禁用哌替啶。

（2）哌替啶具有 μ 受体激动药的相关不良反应，如缩瞳、瘙痒、恶心、呕吐和呼吸抑制效应。

### （三）吗啡

吗啡（morphine）属于纯天然阿片类生物碱，最早是从鸦片中提出纯品吗啡，直至 1952 年人工合成吗啡正式诞生。因其镇痛效果确切、价格低廉且使用广泛，目前仍被 WHO 推荐为阿片类镇痛药物的标准用药，也作为其他镇痛药物临床研究评估的参照标准。

#### 1. 药效学

（1）中枢神经系统

① 镇痛作用：吗啡的主要作用是镇痛，既可以抑制疼痛的感受，还可抑制对疼痛的反应。对躯体和内脏痛均有效，对持续性钝痛的效果优于间断性锐痛。

② 镇静作用：消除由疼痛引起的焦虑、紧张等情绪反应，可产生欣快感，环境安静时，患者易于入睡，但易唤醒。

③ 镇咳作用：吗啡可直接抑制咳嗽中枢，减轻咳嗽反射。

④ 缩瞳作用：吗啡主要通过兴奋副交感神经引起瞳孔缩小，针尖样瞳孔是吗啡中毒的特征，但不具备特异性。长期应用阿片类药物的患者，

缩瞳作用可呈现耐受性。

⑤ 其他：吗啡可兴奋延脑呕吐中枢化学感受器导致恶心、呕吐。吗啡还可一直下丘脑释放促性腺释放激素、促肾上腺皮质激素释放激素和抗利尿激素。

(2) 呼吸系统：吗啡具有明显的呼吸抑制作用，表现为呼吸频率减慢，潮气量减少。大剂量可导致呼吸停止，这是吗啡急性中毒的主要致死原因。其机制主要在于吗啡抑制延髓呼吸中枢的反应性，其次为抑制脑桥呼吸调整中枢，此外，吗啡还可降低颈动脉体和主动脉化学感受器对缺氧的反应性。吗啡由于释放组胺和对平滑肌的直接作用而引起支气管痉挛，对支气管哮喘患者可激发哮喘发作。

(3) 心血管系统：治疗剂量的吗啡对血容量正常者的心血管系统一般无明显影响。有时可使心率减慢，可能与延髓迷走神经兴奋和窦房结受抑制有关。由于对血管平滑肌的直接作用和释放组胺的间接作用，可引起外周血管扩张而致血压下降，这在低血容量患者或用药后改为直立时尤为显著。

(4) 消化系统：吗啡可增强胃肠道平滑肌和括约肌的张力，减弱消化道的推进蠕动，引起便秘。吗啡还可增加胆道平滑肌张力，使 Oddi 括约肌收缩，导致胆道压力增高。

(5) 泌尿系统：吗啡可通过增加输尿管平滑肌张力，并使膀胱括约肌处于收缩状态，引起尿潴留。

(6) 其他：吗啡可降低子宫张力，对抗催产素对子宫的收缩作用；引起肝糖原分解增加，导致血糖升高；可引起体温下降。

## 2. 药物代谢学

吗啡的 pKa 为 7.9，在生理 pH 下，进入血管内的吗啡约有 1/3 与血浆蛋白结合，其余呈游离状态，其表观分布容积为 1.0～4.7L/kg。吗啡呈低脂溶性，组织穿透力弱，静脉注射后不易透过血脑屏障。

空腹状态下口服吗啡后 30min 起效，1～2h 达峰值，作用时间持续 4～5h，胃饱和状态下则起

效时间延迟。由于首关效应吗啡口服的生物利用度仅为 30%～40%，直肠给药的生物利用度差异较大；皮下、肌内和静脉注射均无首过效应。皮下和肌内注射后 45～90min 起效，作用持续时间 3～4h；静脉单次注射起效时间迅速，约 30min 达峰值，持续时间 2～3h。椎管内血管丛丰富，硬膜外给药 5～10min 达血浆峰值，血浆终末消除半衰期为（90 ± 34.3）min。蛛网膜下腔给予吗啡 0.3mg，5～10min 达血浆峰值，快速分布相半衰期为（89.8 ± 16.1）min。

吗啡主要经肝脏代谢为吗啡 -3- 葡萄糖醛酸（morphine-3-glucuronide，M3G）和吗啡 -6- 葡萄糖醛酸（morphine-6-glucuronide，M6G）。M3G 本身并不具有药理拮抗作用，但会影响吗啡与阿片受体间的作用，减弱吗啡的镇痛作用；M6G 镇痛效能是吗啡的 3～5 倍，脑脊液中极少量 M6G 即可发挥镇痛效应和呼吸抑制作用，因此，对于肾功能不全的患者，M6G 易导致蓄积引起的吗啡作用时间延长。

## 3. 临床应用及适应证

(1) 镇痛作用：吗啡主要用于创伤、烧伤、手术、心肌梗死及癌症导致的中重度急慢性疼痛，不建议作为缓解胆绞痛的治疗药物。持续静脉或皮下 PCA 给予吗啡用于缓解终末期癌痛具有良好效果。

(2) 心源性哮喘辅助用药：心源性哮喘为急性左心衰竭引起的急性肺水肿并导致呼吸困难。吗啡治疗心源性哮喘的机制主要有扩张血管，减少回心血量，减轻心脏前后负荷；抑制呼吸，使呼吸由浅快变为深慢；减慢心率，增强心肌收缩力；镇静，消除患者焦虑情绪。

(3) 耐受性和成瘾性：连续反复多次使用吗啡易产生药物耐受性和成瘾性，停药后可出现戒断综合征，表现为兴奋、失眠、流泪、流涕、出汗、震颤、呕吐、腹泻甚至意识丧失等。

## 4. 注意事项及禁忌证

(1) 吗啡过量可导致药物急性中毒，表现为昏迷、瞳孔极度缩小、呼吸抑制、血压和心率降低甚至休克，其中呼吸停止是致死的主要原因。此

时应即刻停止使用吗啡，紧急人工呼吸、给氧抢救，给予纳洛酮。

(2) 吗啡可抑制呼吸及咳嗽反射并释放组胺导致支气管收缩和脑血管扩张，因此禁用于慢性阻塞性肺疾病、支气管哮喘、肺心病以及颅内压增高的患者。

(3) 吗啡可通过胎盘屏障或乳汁抑制胎儿或新生儿呼吸，故禁用于待产妇和哺乳妇女。

(4) 肝肾功能严重障碍的患者慎用吗啡。

(5) 诊断未明确的急腹症患者禁用吗啡。

### （四）芬太尼

芬太尼（fentanyl）及其衍生物舒芬太尼、阿芬太尼、瑞芬太尼是如今临床麻醉中应用最广泛的镇痛药物，均为合成的苯基哌啶类药物。

#### 1. 药效学

芬太尼及其衍生物主要激活 $\mu_1$ 受体，同时也激活部分 $\mu_2$ 和 $\delta$ 受体。芬太尼的镇痛强度为吗啡的 75～125 倍，作用时间持续约 30min。芬太尼对呼吸存在抑制作用，表现为频率减慢，剂量较大时潮气量也减少，甚至呼吸停止。

#### 2. 药物代谢学

芬太尼脂溶性强，分子量小，易透过血脑屏障，也易从中枢神经系统重新分布到体内其他组织，尤其是肌肉和脂肪组织。脑部和血浆中芬太尼浓度可在 1.5～3min 达到平衡。单次注射的作用时间短暂，注射 3.2～6.4μg/kg 芬太尼 60min 后约 99% 从血浆中清除，快和慢分布相半衰期分别为 1.2～1.9min 和 9.2～19min，终末消除半衰期为 3.1～6.6h，当反复多次注射，可产生蓄积作用，作用持续时间也延长。血浆中芬太尼与蛋白结合率为 79%～87%，主要与酸糖蛋白结合，其次为白蛋白，酸中毒时将增加游离芬太尼的比例。芬太尼主要经肝脏代谢，通过脱甲基、羟基化和酰胺基水解，形成多种无药理活性的代谢产物，随尿液和胆汁排出，仅有 8% 以原形从尿液中排出。

#### 3. 临床应用及适应证

(1) 芬太尼主要用于临床麻醉，作为复合全身麻醉的重要组成部分。芬太尼以浓度或剂量依赖性降低吸入麻醉药的最低有效浓度，硬膜外给予芬太尼同样可降低吸入麻醉药的最低有效浓度。芬太尼作为单独的镇痛药物时也有主张使用大剂量（50～150μg/kg），可产生较稳定的血流动力学状态，有利于冠状动脉粥样硬化性心脏病患者的氧供需平衡。

(2) 芬太尼与氟哌利多合用，组成所谓的氟酚合剂。

(3) 芬太尼也可用于治疗慢性疼痛、癌痛及手术后镇痛等。芬太尼用于患者自控镇痛时，平均剂量为 55.8μg/h。由于芬太尼分子量小，脂溶性高，血浆蛋白结合率高，组织分布容积大，需持续递减给药才能达到稳定血药浓度。芬太尼治疗中重度癌痛时，患者自控镇痛背景剂量范围为 20～50μg/h，也可不使用背景剂量，单次冲击剂量为 10～25μg，锁定时间为 5min。

#### 4. 注意事项及禁忌证

(1) 一般不良反应为眩晕、视物模糊、恶心、呕吐、低血压、胆道括约肌痉挛、喉痉挛及出汗等，偶有肌肉抽搐。严重不良反应为呼吸抑制、窒息、肌肉僵直以及心动过缓，甚至发生呼吸停止、循环抑制及心脏停搏等。

(2) 本品务必在单胺氧化酶抑制药停用 14 天以上才可使用，且应从小剂量（1/4 常用量）试用。

(3) 心律失常、肝肾功能不全、慢性梗阻性肺疾病、呼吸储备降低、脑外伤昏迷、颅内压增高、脑肿瘤等易陷入呼吸抑制的患者慎用。

(4) 快速推注芬太尼易引起胸腹壁僵直。

(5) 硬膜外给药时可伴有全身瘙痒，速发或迟发的呼吸频率减慢和潮气量减小，当发生上述情况时应及时处理。

(6) 芬太尼也具有成瘾性，但较哌替啶较轻。

### （五）舒芬太尼

舒芬太尼（sufentanil）是阿片类药强镇痛药物，为苯哌啶衍生物，结构与芬太尼相似，临床上多为枸橼酸盐形式。

#### 1. 药效学

舒芬太尼属于 $\mu$ 受体激动药，对 $\delta$ 受体也有一定的结合作用，其对 μ 受体的亲和力为对 δ 受体 100～1000 倍。静脉给药 3～5min 后发挥药效，其镇痛强度为芬太尼的 5～10 倍，持续时间约为其 2 倍，具有良好的血流动力学稳定性，不存在释放组胺、免疫抑制或溶血等不良反应，但可引起肌肉僵直、缩瞳、心动过缓和呼吸抑制等。

### 2. 药物代谢学

舒芬太尼静脉注射起效快，亲脂性约为芬太尼的 2 倍，更易透过血脑屏障。与血浆蛋白结合率高，约为 92.5%，分布容积较芬太尼小，消除半衰期较芬太尼短，约为 2.5h。舒芬太尼主要通过肝脏生物转化，形成 N- 去羟基舒芬太尼和 O- 去甲基舒芬太尼，其中去甲舒芬太尼具有一定药理活性，约为舒芬太尼的 1/10。大部分代谢产物和不到 2% 的原形通过肾脏排出，24h 内排出剂量达 80%。

### 3. 临床应用及适应证

舒芬太尼主要用于复合麻醉的镇痛，也可用于术后镇痛、分娩镇痛和无痛内镜检查术。

(1) 在全身麻醉中，静脉注射舒芬太尼可很好地抑制气管插管和术中各种应激反应导致的血流动力学波动。

(2) 在无痛内镜检查术中，复合舒芬太尼缓慢静注不仅可安全有效达到手术要求，还可减少其他镇静或麻醉药物的用量。

(3) 舒芬太尼目前已广泛应用于术后患者自控镇痛和分娩患者自控静脉分娩镇痛，并取得了良好的效果。

### 4. 注意事项及禁忌证

(1) 与芬太尼类似，增加舒芬太尼给药速度和剂量，可出现典型的阿片样反应，例如，肌肉僵直、低血压、心动过缓、眩晕、恶心、呕吐等。

(2) 长期应用舒芬太尼可产生药物耐受和依赖性。

(3) 舒芬太尼一般不作为常见剧痛的镇痛药。

(4) 对已知其他阿片类药物过敏者禁用舒芬太尼；剖宫产术中切断脐带前慎用；新生儿、妊娠期和哺乳期慎用；长期使用单胺氧化酶抑制药患者不宜使用；急性肝卟啉病患者不宜使用。

### （六）瑞芬太尼

瑞芬太尼（remifentanil）于 1990 年合成，并于 1996 年应用于临床。属于芬太尼的衍生物，其架构特点是在芬太尼的 N- 乙酰基侧链上结合一个不稳定的甲酯链，从而使其易被血浆酯酶分解。临床上多为盐酸盐形式。

### 1. 药效学

瑞芬太尼与 μ 受体结合力强，与 κ 和 δ 受体结合力较弱，其镇痛作用呈剂量依赖性，与静脉麻醉药、吸入麻醉药和苯二氮䓬类药物具有协同作用。瑞芬太尼的效价与芬太尼相似，为阿芬太尼的 15～30 倍。

### 2. 药物代谢学

瑞芬太尼静脉给药后起效迅速，约 1min 达到镇痛效果，作用持续时间 5～10min，消除半衰期约为 6min。静脉注射瑞芬太尼后血浆蛋白结合率达 70%。瑞芬太尼主要通过血浆和组织中非特异性酯酶水解代谢，主要代谢物经肾脏排出。清除率不依赖于肝肾功能，长时间输注给药其代谢速率无明显变化，体内不宜蓄积。

### 3. 临床应用及适应证

瑞芬太尼只能用于静脉给药，多用于围术期全身麻醉和术中维持。

(1) 与芬太尼相比，瑞芬太尼可显著降低麻醉诱导和维持期间血流动力学的波动，下调机体血浆皮质醇激素的水平，但因其半衰期短，停止输注后没有镇痛效应，需及时和完善术后镇痛是保证其优点的必要条件。

(2) 瑞芬太尼在产科全身麻醉诱导和维持中具有独特的优点，新生儿剖出后可能出现呼吸抑制，但持续时间短，在保证上呼吸道通畅的情况下，面罩给氧即可改善新生儿缺氧。

### 4. 注意事项及禁忌证

(1) 对瑞芬太尼或其他芬太尼衍生物过敏者禁用。

(2) 支气管哮喘患者禁用。

(3) 瑞芬太尼可引起呼吸抑制，对呼吸储备低下、脑外伤昏迷、颅内压增高、脑肿瘤等易陷入呼吸抑制的患者应慎用。

(4) 瑞芬太尼随着给药剂量和速度的增加，肌肉僵直的发生率增高。麻醉诱导过程中，可提前使用肌松药预防瑞芬太尼引起的肌肉僵直。

(5) 大剂量长时间输注瑞芬太尼可诱发瑞芬太尼引起的痛觉过敏现象。

### （七）阿芬太尼

阿芬太尼( alfentanil )于1976年首次人工合成，属于芬太尼衍生物，临床上可见盐酸盐形式。

#### 1. 药效学

阿芬太尼属于超短时阿片类镇痛药，静脉注射后1min可达到镇痛浓度，效价为芬太尼的1/5～1/4，持续时间仅数分钟，对呼吸抑制作用较弱，对循环系统的抑制作用与芬太尼相似。

#### 2. 药物代谢学

阿芬太尼药物分布时间为3.7min，消除半衰期约为1.5h。年龄大于40岁的患者，其血浆药物清除率随着年龄增长呈线性下降。血浆中阿芬太尼以非离子形式存在，与血浆蛋白结合率高，游离状态阿芬太尼仅约为8%。阿芬太尼主要通过肝脏细胞色素$P_{450}$代谢，降解产物几乎无阿片活性，主要通过肾脏排出。

#### 3. 临床应用及适应证

阿芬太尼主要用于围术期麻醉诱导和术中维持，较少用于术后镇痛和慢性疼痛的治疗。

(1) 短小手术的麻醉诱导可选用阿芬太尼，术中按需间断静脉注射，但长时间静脉泵注可能导致药物蓄积，引起苏醒延迟和术后呼吸抑制等不良事件的发生。

(2) 阿芬太尼因其呼吸抑制弱，也可用于无痛内镜检查术，单次静脉注射剂量为5～10μg/kg。

#### 4. 注意事项及禁忌证

(1) 对阿片类药物过敏者禁用阿芬太尼。

(2) 长期应用β受体拮抗药的患者，使用阿芬太尼可能导致心动过缓的发生。

(3) 快速静脉注射阿芬太尼，可引起胸壁肌肉僵直。

(4) 肝肾功能不全者、肺部疾病者、妊娠期妇女和新生儿临床上应慎用阿芬太尼。

### （八）羟考酮

羟考酮（oxycodone）又称为14羟基二氢可待因酮，于1916年合成，目前临床上分为口服药物和针剂两种类型。

#### 1. 药效学

羟考酮为阿片μ和κ受体激动药，镇痛效价约为吗啡的2倍，且无封顶效应。由于其κ受体激动的作用，对内脏痛具有较好的镇痛效应。此外，还具有抗焦虑和止咳等作用。

#### 2. 药物代谢学

羟考酮口服吸收较充分，受食物和胃肠道pH影响较小，生物利用度可达60%～87%，其口服控释剂具有起效快、持续作用时间长的优点。静脉注射羟考酮血浆蛋白结合率约为45%，分布于骨骼肌和内脏器官等组织中。羟考酮主要通过肝脏代谢为氢吗啡酮和去甲羟考酮，其中氢吗啡酮具有镇痛活性。代谢产物和约9%的原形经肾脏排出。

#### 3. 临床应用及适应证

羟考酮可用于术后镇痛、中重度癌痛、内脏痛和神经病理性疼痛。

#### 4. 注意事项及禁忌证

(1) 羟考酮常见不良反应包括眩晕、视物模糊、恶心、呕吐、便秘、Oddi括约肌痉挛、喉瘙痒及出汗等，但随着用药时间的延长，患者多种不良反应的发生可明显减少。

(2) 羟考酮呼吸抑制发生率低，但联合其他具有呼吸抑制作用的药物时，可导致患者呼吸抑制加重。

(3) 对于肝肾功能不全、老年和甲状腺功能低下的患者，羟考酮清除率降低，初始计量和维持剂量应减低，起始剂量应为常规剂量的1/3～1/2。

(4) 颅内压增高、低血容量、低血压、胆道疾病、胰腺炎、麻痹性肠梗阻、肾上腺皮质功能不全等患者应慎用。

(5) 妊娠期妇女不推荐使用羟考酮。

(6) 长期使用羟考酮可产生药物耐受性，突然停药可发生戒断症状。

## （九）氢吗啡酮

氢吗啡酮（hydromorphone）是一种半合成的阿片类激动剂，属于强效麻醉性镇痛药，于 1921 年合成，1926 年首次应用于临床。氢吗啡酮结构与吗啡相似，主要是将吗啡 C 环改造，将 7、8 位间双键氢化还原，6 位羟基氧化为酮。

### 1. 药效学

与吗啡类似，氢吗啡酮主要作用于 μ 受体，对 δ 受体有较弱的激动作用，对 κ 受体无作用，其镇痛效价为吗啡的 5～10 倍，易透过血脑屏障。氢吗啡酮存在封顶效应，药物起效后的血浆浓度可以保持恒定。

### 2. 药物代谢学

氢吗啡酮给药途径多样，口服、静脉注射、皮下注射、肌内注射以及椎管内给药均可。氢吗啡酮主要经过肝肾代谢，不同于其他阿片类药物，氢吗啡酮不通过细胞色素 $P_{450}$ 代谢，而是在肝脏中生成双氢异吗啡 –3– 葡糖苷酸和氢吗啡酮 –3– 葡萄糖醛酸。

### 3. 临床应用及适应证

(1) 氢吗啡酮可用于术后疼痛、急性创伤痛等多种急性疼痛，以及癌痛等慢性疼痛的治疗。

(2) 氢吗啡酮可安全用于小儿和老年患者，氢吗啡酮更适合用于合并用药、血清蛋白减少以及肝肾功能减退的老年。

(3) 氢吗啡酮可抑制肿瘤患者的暴发痛。

(4) 连续输注氢吗啡酮可为机械通气患者提供良好的镇痛镇静作用。

### 4. 注意事项及禁忌证

(1) 氢吗啡酮常见的不良反应与吗啡类似，包括胃肠道反应和神经系统反应。

(2) 存在急性或严重支气管哮喘的患者应禁用。

(3) 存在胃肠道梗阻的患者不宜使用。

## 三、常用的阿片受体拮抗药

### （一）纳洛酮

纳洛酮（naloxone）又称为 N– 烯丙去甲羟基吗啡酮，我国于 20 世纪 80 年代初人工合成并用于临床。

### 1. 药效学

纳洛酮为特异性阿片受体拮抗药，其结构与吗啡相似，通过竞争阿片受体起作用，但同时也有激动受体作用，即具有激动 – 拮抗的结合作用。纳洛酮对中枢和外周阿片受体均有效，不仅可拮抗吗啡等纯阿片受体激动药，还可拮抗阿片受体激动 – 拮抗药，但对丁丙诺啡的拮抗作用较弱。

### 2. 药物代谢学

纳洛酮亲脂性高，易透过血脑屏障。静脉注射后 2～3min 即可产生最大拮抗效应，作用持续时间约为 45min；肌内注射后 10min 产生最大效应，作用持续时间为 2.5～3min。静脉注射后脑内药物浓度可以达到血浆浓度的 4.6 倍，而吗啡脑内浓度仅为血浆浓度的 1/10。血浆蛋白结合率为 46%，主要经过肝脏代谢，并随尿液排出，消除半衰期为 30～78min。

### 3. 临床应用及适应证

纳洛酮主要用于拮抗阿片类药物，包括全身麻醉术后拮抗阿片类药物的残余作用；解救阿片类药物急性中毒引起的呼吸抑制；新生儿体内阿片类药物蓄积所致的呼吸抑制；激发阿片类药物成瘾患者的戒断症状；解救急性乙醇中毒。由于纳洛酮持续时间短，用于解救阿片类镇痛药急性中毒时，单次剂量拮抗时间可能短于阿片类药物作用持续时间，应注意观察，是否还应补充纳洛酮。

### 4. 注意事项及禁忌证

个别患者出现口干、恶心、呕吐、畏食、困倦或烦躁不安、血压升高和心率加快，大多数可无须处理而自行恢复。高血压和心功能不良患者慎用。对阿片类药物依赖者或已接受大剂量阿片类药物者应慎用，避免激发急性戒断症状。

### （二）纳曲酮

纳曲酮（naltrexone）化学结构与纳洛酮相似，只是 N– 环丙甲基被取代为烯丙基。

### 1. 药效学

纳曲酮与纳洛酮具有相似的药理作用，可部

分或完全拮抗 μ、δ 和 σ 阿片受体，逆转由静脉注射阿片类药物所产生的作用。人体中其拮抗阿片类药物的作用强度约为纳洛酮的 2 倍，对中枢和外周阿片受体均可拮抗。

### 2. 药物代谢学

纳曲酮口服后 1h 血浆浓度即可达峰值，有首关效应，生物利用度为 50%～60%，血浆蛋白结合率为 20% 左右。95% 的纳曲酮在肝脏代谢，还原后再与葡萄糖醛酸结合，生成主要的代谢物 6-β-纳曲醇和次要的代谢物 2- 羟基 -3- 甲氧基 -6-β-纳曲醇，前者可阻断阿片受体。纳曲酮及其两种代谢物主要经肾脏排出，不到 1% 原形由尿排出。此外，纳曲酮及其代谢物还可发生肝肠循环，口服纳曲酮消除半衰期为 4～10h，其长短与个体之间肝肠循环的差异有关。由于半衰期长，6-β- 纳曲醇的血药浓度在长期给药时可增加 40%。

### 3. 临床应用及适应证

目前纳曲酮主要应用于阿片类药物成瘾者的戒断治疗，作为阿片类药物成瘾者脱毒后预防复吸的辅助药物。近年来，纳洛酮还被广泛应用抗休克，保护急性脑损伤，治疗安眠药中毒、脑梗死、精神分裂症、眩晕、重度中暑、新生儿缺血缺氧性脑病、习惯性便秘等疾病。

### 4. 注意事项及禁忌证

(1) 纳曲酮禁用于阿片类镇痛药物者、有阿片成瘾未经戒除者、盐酸纳洛酮激发试验阳性的患者以及对盐酸纳曲酮有过敏者。

(2) 正常健康人首剂顿服盐酸纳曲酮 75mg 后，可有恶心、呕吐、胃肠不适、食欲减退、乏力等症状，1～3 天症状逐渐消失。大剂量盐酸纳曲酮可引起肝细胞损害。

## （三）纳美芬

纳美芬（nalmefene）是纳曲酮的衍生物，于 1975 年合成，是一种具有高选择性和特异性的纯阿片受体拮抗药，与纳曲酮的区别是第 6 位的氧被亚甲基取代。

### 1. 药效学

纳美芬是纯阿片受体拮抗药，本身无激动受体作用，但能竞争性拮抗 μ、κ 和 δ 受体，其中与 μ 受体结合力最强，其效价是纳洛酮的 16 倍。与纳洛酮一样，纳美芬对丁丙诺啡拮抗作用较弱。

### 2. 药物代谢学

与纳洛酮相比，纳美芬具有作用时间长、口服生物利用度高、用药剂量小、安全范围宽等优点。纳美芬口服生物利用度为 40%～56%，肌内注射或皮下注射生物利用度达 99%～100%，血浆蛋白结合率约为 45%。静脉注射后，血浆动怒呈三相式下降，其消除半衰期为 8.2～8.9h。其主要代谢途径是在肝脏与葡萄糖醛酸或硫酸结合后从尿中排出，少部分转化为 N- 脱烷基化代谢物，两者活性均很小。约 5% 原形由尿排出，17% 原形从粪便中排出。

### 3. 临床应用及适应证

纳美芬主要用于手术后逆转阿片类药物引起的睡眠和呼吸抑制，治疗慢性乙醇中毒及乙醇或毒品成瘾者、病态赌博患者，治疗新生儿呼吸暂停，解除呼吸抑制及其他中枢抑制症状和改善胃肠功能紊乱等。

纳美芬用于手术后逆转阿片类药物引起的不良反应：初始计量 0.25μg/kg 静脉注射，2～5min 后再给予 0.25μg/kg 补充，呈现阿片逆转作用后立即停止给药，累计剂量不宜超过 1μg/kg。

纳美芬的耐受性良好，在使用剂量为推荐剂量的 15 倍时也未显示严重毒性。术后过早使用过量的纳美芬可增加高血压、心动过速以及高危的心血管恶性事件的发生。

### 4. 注意事项及禁忌证

(1) 对纳美芬过敏者、哺乳期妇女禁用。

(2) 可见恶心、呕吐、心动过速、高血压、发热和头晕。

(3) 使用较高剂量或类阿片成瘾者易出现戒断综合征。

## （四）阿维莫泮

阿维莫泮（alvimopan）是人工合成新型的外周 μ 受体拮抗药，于 2002 年合成，2005 年 7 月爱维莫潘获 FDA 批准，临床上用于防治手术以及使用阿片类药物导致的胃肠功能紊乱、特发性便秘以及肠易激综合征等。

### 1. 药效学

阿维莫泮为特异性外周阿片受体拮抗药，与 μ 受体亲和力高，与 δ、κ 受体亲和力弱。阿维莫泮分子量相对较大，难透过血脑屏障。阿维莫泮对外周 μ 受体的作用是中枢的 127 倍，可有效拮抗由吗啡诱导的胃肠道功能障碍，但不影响阿片药物的镇痛和缩瞳作用。

### 2. 药物代谢学

口服阿维莫泮生物利用度仅为 6%，绝大部分阿维莫泮处于胃肠道中，保证药物在局部发挥作用，不易透过血脑屏障。肝脏不参加药物代谢，原形药及代谢产物经粪便排出。阿维莫泮符合两室模型，以一级方式消除。

### 3. 临床应用及适应证

阿维莫泮临床上用于防治手术及使用阿片类药物导致的胃肠功能紊乱、特发性便秘以及肠易激综合征等。

### 4. 注意事项及禁忌证

有关阿维莫泮使用的不良事件国内报道并不多见，常见的不良反应是恶心、呕吐、腹泻、腹胀、腹部痉挛痛和低血压。

## 四、常用的阿片受体激动 - 拮抗药

### （一）布托啡诺

布托啡诺（butorphanol）是一种阿片受体激动 - 拮抗药，具有镇痛镇静的作用。

#### 1. 药效学

布托啡诺为阿片受体激动 - 拮抗药，主要激动 κ 受体，对 μ 受体具有激动和拮抗的双重作用，对 δ 受体几乎无作用，可用于急慢性疼痛的治疗。

#### 2. 药物代谢学

布托啡诺口服存在首过效应，生物利用度低。肌内注射和静脉注射后吸收迅速且完全，30～60min 后可达药物血浆峰浓度。经鼻喷雾给药 1～2mg 后约 15min 起效，30～60min 后可达药物血浆峰浓度，48h 内达到稳态。主要经过肝脏代谢为无活性的羟布托啡诺，大部分经尿液排出，11%

经胆道排出，5% 以原形从尿液排出。

#### 3. 临床应用及适应证

(1) 预先镇痛，可作为麻醉前用药。

(2) 用于中重度疼痛的治疗，例如术后疼痛、外伤痛、癌痛、肾或胆绞痛等。首剂量 1～2mg 静脉或喷鼻，若镇痛效果满意可每 4 小时重复一次。用于术后镇痛时，静脉注射 2mg 与静脉注射吗啡 10mg 或地佐辛 10mg 镇痛效果相当。

#### 4. 注意事项及禁忌证

布托啡诺常见不良反应为嗜睡、恶心、呕吐和出汗，还可能发生头痛、眩晕、漂浮感、精神错乱等。皮疹、幻觉、异常梦境、人格分裂等症状少见。其中老年人易出现过度镇静和呼吸抑制，纳洛酮可拮抗其呼吸抑制作用。另外，布托啡诺可增加肺血管阻力、全身动脉压和心肌负荷，心肌梗死的患者慎用。

### （二）纳布啡

纳布啡（nalbuphine）是一种阿片受体激动 - 拮抗药，于 1965 年人工合成，我国于 2016 年开始投入临床使用。

#### 1. 药效学

纳布啡是一种强效镇痛药，为 κ 受体激动和 μ 受体部分拮抗药，能与 μ、κ 和 δ 受体结合。镇痛效价与吗啡类似，具有天花板效应，可部分逆转或阻断纯 μ 受体激动药引起的呼吸抑制。

#### 2. 药物代谢学

纳布啡口服生物利用度低，肌内和皮下注射的生物利用度可达 80%。纳布啡脂溶性高，在血浆内与白蛋白结合率为 25%～40%，纳布啡的消除半衰期约 5h。主要经过肝脏代谢，代谢产物与葡萄糖醛酸结合后经粪便排出。

#### 3. 临床应用及适应证

纳布啡可作为复合麻醉的辅助用药，用于术前、术后镇痛。还可用于多种疼痛的治疗，镇痛作用有封顶效应，当剂量超过 0.6mg/kg 时，镇痛作用不再随着剂量的增加而增加。纳布啡还可用于治疗 μ 受体引起的瘙痒和逆转吗啡引起的尿潴留。

**4. 注意事项及禁忌证**

纳布啡最常见的不良反应为嗜睡，其他不良反应有多汗、恶心、呕吐和眩晕。纳布啡在分娩镇痛时应用，存在导致胎心缓慢的可能，围产期和哺乳期妇女慎用。

### （三）地佐辛

地佐辛（dezocine）于 20 世纪 70 年代被研发，与 1989 年获 FDA 批准上市，2009 年于我国正式上市。

**1. 药效学**

地佐辛对 μ 受体有部分激动、部分拮抗作用；对 κ 受体不产生典型的受体效应，可使胃肠道平滑肌松弛，恶心、呕吐的发生率较吗啡低；对 δ 受体几乎无作用，因此很少产生焦虑、烦躁。地佐辛可通过结合去甲肾上腺素和 5- 羟色胺转运体，抑制去甲肾上腺素和 5- 羟色胺的重吸收。

**2. 药物代谢学**

肌内和静脉注射后吸收迅速，血浆消除半衰期为 2.2～2.8h。主要经过肝脏代谢，用药后 8h，约 80% 代谢产物经尿液排出。具有吸收分布迅速，表观分布容积大、半衰期长、消除缓慢等特点。

**3. 临床应用及适应证**

(1) 全身麻醉诱导：作为全身复合麻醉的辅助用药，可有效抑制气管插管造成的心血管反应。

(2) 术后镇痛：手术结束前给予负荷剂量 2～4mg，术后患者自控镇痛或每 4～6h 间断缓慢静脉注射可有效减轻术后疼痛。

(3) 抑制术后寒战：可有效抑制术后寒战或躁动。

(4) 手术结束前半小时给予地佐辛可预防瑞芬太尼诱发的痛觉过敏。

**4. 注意事项及禁忌证**

(1) 对阿片类药物过敏者、妊娠期及哺乳期妇女不宜使用。

(2) 嗜睡是地佐辛较严重的不良反应。镇静和轻度嗜睡，可唤醒，无严重的呼吸道梗阻，可不作处理。对老年人尤其是伴有呼吸道梗阻或不易唤醒的深度嗜睡，须加强监测，处理措施包括减少剂量或停药、吸氧或使用纳洛酮拮抗，必要时辅助呼吸。

(3) 常见的不良反应有恶心、呕吐，使用地佐辛时可合用止吐药。

(4) 偶见瘙痒、尿潴留、出汗等不良反应，通常是轻度的，无须特殊处理。

### （四）喷他佐辛

喷他佐辛（pentazocine）是一种人工合成的吗啡烷类衍生物。

**1. 药效学**

喷他佐辛选择性激动 κ 受体，对 μ 受体有部分拮抗作用，较大剂量时可激动 δ 受体。镇痛效价为吗啡的 1/4～1/3，剂量与镇痛效果呈非线性关系。镇痛作用较弱，对胃肠道平滑肌的作用与吗啡相似，但对括约肌的兴奋作用弱。

**2. 药物代谢学**

喷他佐辛因存在首过效应，口服生物利用度低，仅为 18%。肌内注射后 15min 起效，静脉注射后 2～3min 可达到血浆峰浓度。主要经过肝脏代谢，经肾脏排出，24h 排出总量约 60%。

**3. 临床应用及适应证**

喷他佐辛作为复合麻醉的辅助用药，可减少其他药物引起的不良反应，低剂量喷他佐辛可用于吗啡耐受的癌痛以及其他慢性疼痛的治疗。

**4. 注意事项及禁忌证**

(1) 喷他佐辛可升高肺动脉压和中心静脉压，增加心肌负荷，禁用于缓解心肌梗死的疼痛。

(2) 哮喘急性发作、呼吸功能不全、心律失常、有惊厥史、精神失常、颅内压增高、甲状腺功能低下、胆道疾病、哺乳期妇女、儿童和老年患者慎用。

(3) 可能干扰临床诊断，如引起颅内压、胆管内压增高；可使血浆淀粉酶和脂肪酶升高。

(4) 使用喷他佐辛时应监测呼吸和循环等指标，以便及早发现呼吸抑制。

（杨建军）

# 参考文献

[1] TRESCOT A M, DATTA S, LEE M, et al. Opioid pharmacology[J]. *Pain Physician*, 2008, 11(2 Suppl): S133–S153.

[2] NAFZIGER A N, BARKIN R L. Opioid therapy in acute and chronic pain[J]. *J Clin Pharmacol*, 2018, 58(9): 1111–1122.

[3] STEIN C. New concepts in opioid analgesia[J]. *Expert Opin Investig Drugs*, 2018, 27(10): 765–775.

[4] KOPECKY E A. Opioid pharmacology: developmental effects on opioid metabolism[J]. *Clin J Pain*, 2019, 35(6): 481–486.

[5] INTURRISI C E. Clinical pharmacology of opioids for pain[J]. *Clin J Pain*, 2002, 18(4 Suppl): S3–S13.

[6] STANLEY T H. The fentanyl story[J]. *J Pain*, 2014, 15(12): 1215–1226.

[7] SKULSKA A, KAŁA M, PARCZEWSKI A. Fentanyl and its analogues in clinical and forensic toxicology[J]. *Przegl Lek*, 2005, 62(6): 581–584.

[8] SCHOLZ J, STEINFATH M, SCHULZ M. Clinical pharmacokinetics of alfentanil, fentanyl and sufentanil[J]. *Clin Pharmacokinet*, 1996, 31(4): 275–292.

[9] RILEY J, EISENBERG E, MÜLLER-SCHWEFE G, et al. Oxycodone: a review of its use in the management of pain[J]. *Curr Med Res Opin*, 2008, 24(1): 175–192.

[10] MURRAY A, HAGEN N A. Hydromorphone[J]. *J Pain Symptom Manage*. 2005, 29(5 Suppl): S57–S66.

[11] BUI K, ZHOU D, XU H, et al. Clinical pharmacokinetics and pharmacodynamics of naloxegol, a peripherally acting μ-opioid receptor antagonist[J]. *Clin Pharmacokinet*, 2017, 56(6): 573–582.

[12] PALPACUER C, DUPREZ R, HUNEAU A, et al. Pharmacologically controlled drinking in the treatment of alcohol dependence or alcohol use disorders: a systematic review with direct and network meta-analyses on nalmefene, naltrexone, acamprosate, baclofen and topiramate[J]. *Addiction*, 2018, 113(2): 220–237.

[13] DELANEY C P, YASOTHAN U, KIRKPATRICK P. Alvimopan[J]. *Nat Rev Drug Discov*, 2008, 7(9): 727–728.

[14] COMMISKEY S, FAN L W, HO I K, et al. Butorphanol: effects of a prototypical agonist-antagonist analgesic on kappa-opioid receptors[J]. *J Pharmacol Sci*, 2005, 98(2): 109–116.

[15] DAVIS M P, FERNANDEZ C, REGEL S, et al. Does nalbuphine have a niche in managing pain? [J]. *J Opioid Manag*, 2018, 14(2): 143–151.

[16] CHILDERS W E, ABOU-GHARBIA M A. "I'll Be Back": The Resurrection of Dezocine[J]. *ACS Med Chem Lett*, 2021, 12(6): 961–968.

[17] GOLDSTEIN G. Pentazocine[J]. *Drug Alcohol Depend*, 1985, 14(3–4): 313–323.

# 第 13 章　局部麻醉药

局部麻醉药，是一类能可逆性阻断神经冲动的发生和传导，在患者意识清醒条件下，使相关神经支配部位出现暂时性、可逆性感觉丧失的药物。其导致的感觉丧失在一定时间后，可以完全恢复，不伴神经和局部组织损伤。目前临床常用的局部麻醉药按化学结构分为酯类、酰胺类和氨基酮类等。

## 一、局部麻醉药的分类

酯类局部麻醉药包括普鲁卡因、氯普鲁卡因、丁卡因和可卡因。酰胺类局部麻醉药包括利多卡因、甲哌卡因、布比卡因、依替卡因、丙胺卡因和罗哌卡因。氨基酮类局部麻醉药主要有达克罗宁等。酯类和酰胺类局部麻醉药除起效时间和时效有明显不同外，前者相对不稳定，在血浆内被假性胆碱酯酶水解代谢，酰胺类十分稳定，在肝内被微粒体 $P_{450}$ 酶等分解代谢。临床也可以依据作用时效的长短进行分为短效局部麻醉药：普鲁卡因和氯普鲁卡因；中效局部麻醉药：利多卡因、甲哌卡因和丙胺卡因；长效局部麻醉药：布比卡因、丁卡因、罗哌卡因和依替卡因。

## 二、影响局部麻醉药作用的因素

### （一）剂量

剂量大小可影响局部麻醉药的起效时间、持续时间和麻醉效果。增加药物浓度和容量可以增强局部麻醉药的麻醉效果。神经阻滞和硬膜外腔阻滞常以扩大容量来影响麻醉平面的扩散。增加局部麻醉药容量可以弥补穿刺位置不准确引起的阻滞不完善。

### （二）血管收缩药

局部麻醉药溶液中加入适量血管收缩药如肾上腺素，可降低局部麻醉药经血管吸收速度，使更多局部麻醉药分子到达神经膜，增强麻醉效果及延长作用持续时间。血管收缩药不适合用于患心血管疾病或甲状腺功能亢进的患者，也禁用于手指、足趾或阴茎等末梢部位的局部阻滞。

### （三）局部麻醉药的碳酸化与 pH

局部麻醉药多为弱碱性叔胺或仲胺，这些氨基不溶于水且不稳定，必须与酸结合形成可溶于水的盐，多数局部麻醉药 pKa 处于 7.5～9.0，局部麻醉药溶液 pH 增加，使未带电荷的碱性形式局部麻醉药含量增加，因此提高穿了透神经鞘和神经膜的弥散速度，使得局部麻醉药起效更加迅速。

### （四）局部麻醉药混合应用

混合使用局部麻醉药可利用不同药物的优缺点相互补偿。一般以起效快的短效局部麻醉药与起效慢的长效局部麻醉药合用，理论上可显示出明显的优越性，但目前临床实际应用中局部麻醉药混合液并未表现出明显的优越性。

### （五）妊娠

妊娠妇女硬膜外麻醉和脊椎麻醉扩散平面及麻醉深度均超过非妊娠妇女。这种差异不仅与妊娠产生的机械性因素（硬膜外静脉扩张减少了硬膜外和蛛网膜下隙的容积）有关，还与妊娠期间雌激素水平的改变可能增强局部麻醉药的敏感性有关。因此，妊娠患者的局部麻醉药用量应适当减少。

## 三、局部麻醉药的药物代谢动力学

局部麻醉药进入人体中央室的速率与给药方式直接相关，静脉给药远远快于局部阻滞，人体对药物的消除速率则与药物的理化性质相关。

## （一）吸收

局部麻醉药注射后吸收入血的速率，受注射部位、剂量、局部组织血液灌流、药物－组织结合，以及是否加用血管收缩药等因素的影响。

### 1. 注射部位

不同部位神经阻滞局部麻醉药的吸收速率不同，特别是当注射部位有丰富的血管时，可使吸收速率和程度均增加。通过不同部位注射利多卡因发现，利多卡因血药浓度以肋间神经阻滞为最高，肋间神经阻滞＞骶管阻滞＞硬膜外腔阻滞＞臂丛神经阻滞＞坐骨－股神经阻滞。

### 2. 注射剂量

局部麻醉药血药浓度的峰值与其剂量直接相关。高浓度局部麻醉药虽形成的浓度梯度有利于药物弥散，但因浓度高、容量少，与组织接触面积也小。因此，在相同剂量下，1% 与 2% 的局部麻醉药溶液在血内的浓度可能相似，其毒性反应也相似。

### 3. 与组织的结合

主要涉及局部麻醉药的脂溶性与组织的结合力有 3 个方面。①脂溶性：神经膜含有丰富的脂质和蛋白质，因此局部麻醉药的脂溶性可作为衡量其与神经亲和力的指标；②与组织的结合力：多以组织／血浆分配系数表示；③组织屏障：从局部麻醉药分子离解出的带电荷季铵基不能通过血脑屏障，但大部分局部麻醉药物均可通过血脑屏障。高 pKa 局部麻醉药（如利多卡因）是否更易于通过血脑屏障，目前尚不能肯定。

### 4. 与血浆蛋白的结合

吸收入血的部分局部麻醉药与血浆蛋白相结合，被结合药物暂时失去药理活性。结合与非结合形式药物间是可逆的，又是相互平衡的。局部麻醉药分子主要与血浆中 α- 酸性糖蛋白结合，与白蛋白有较大的亲和力，很少与血红蛋白结合。所以低蛋白血症患者易发生局部麻醉药不良反应。

## （二）分布

局部麻醉药从注射部位经毛细血管吸收广泛分布至全身各器官系统。人体静脉应用酰胺类局部麻醉药进行药物代谢动力学研究证实，首先到达峰值的是血液灌流丰富的器官，如心、脑、肝脏和肾脏，随后以较慢的速率再分布到灌流较差的肌肉、脂肪和皮肤，最后经生物转化，被清除和排出体外。由于酯类局部麻醉药血浆半衰期极短，其组织分布的研究较少。

## （三）生物转化和清除

局部麻醉药以原形从尿内排泄的比例，受到种族、化学结构、给药途径及尿液 pH 等因素的影响。其余部分的药物通过酶的催化作用进行转化，代谢产物经粪便和尿排出，罕有通过呼吸和唾液途径排出。

酯类局部麻醉药主要在血浆中被假性胆碱酯酶水解，产生芳族酸和氨基酸，属肝外代谢。酰胺类局部麻醉药代谢主要在肝细胞内质网内进行，经微粒体细胞色素 $P_{450}$ 同工酶的催化，需 NADPH 和氧的参与，再经氧化脱烃作用将叔胺降解为较易水解的仲胺。

# 四、局部麻醉药不良反应

局部麻醉药的不良反应可分为局部和全身性两种。局部不良反应多为局部麻醉药与组织直接接触引起。全身反应除了高敏性与变态反应外，多与用药剂量有关。

## （一）接触性不良反应

局部麻醉药浓度过高或与神经接触的时间过长，可造成神经损害，其他软组织一般不引起严重后果。

### 1. 组织毒性

所涉及的因素包括创伤性注射方法，药物浓度过高，吸收不良和其他机械性因素所引起的组织损伤。常用的麻醉药并没有组织毒性，若在皮肤或皮下注入高渗浓度的局部麻醉药，可引起暂时性水肿，注入低浓度普鲁卡因、利多卡因、甲哌卡因溶液一般不影响伤口愈合。

### 2. 神经毒性

如果局部麻醉药在神经周围浓度过高，可能产生直接神经毒性，但在大量临床实践过程中很少发生神经损伤。若在神经或神经束内直接注射麻醉药，则可引起神经功能或结构上的改变，这并非单纯药物本身所致，而与物理因素（压力）有关。

### 3. 细胞毒性

常用浓度的局部麻醉药不会影响到红细胞的完整性，较高浓度溶液则会暂时性影响离子跨膜输送系统。若浓度再增高，则可引起红细胞溶解及剂量相关性淋巴细胞转化抑制。

### （二）全身性不良反应

#### 1. 高敏反应

患者个体对局部麻醉药的耐受有很大差别。当应用小剂量局部麻醉药，或其用量低于常用剂量时，患者就发生毒性反应初期症状，应该考虑为高敏反应。一旦出现反应，应立即停止给药，并给予治疗。

#### 2. 变态反应

变态反应也叫超敏反应，是机体在对某些抗原初次应答后再次接受相同抗原刺激时，发生的一系列机体生理功能紊乱和组织细胞损伤的特异性免疫应答。最常见的为 I 型变态反应，抗原首次进入机体，刺激 B 细胞释放 IgE 抗体，IgE 抗体附着于肥大细胞和嗜碱粒细胞表面，当抗原与反应素抗体再次相遇时，则从肥大细胞和嗜碱粒细胞颗粒内释放出组胺和 5- 羟色胺、前列腺素等。酯类局部麻醉药引起变态反应远比酰胺类多见。同类型的局部麻醉药，由于结构相似而可能出现交叉性变态反应。

#### 3. 中枢神经毒性反应

血液中局部麻醉药浓度骤然升高，可引起一系列毒性症状，按其轻重程度排序为：舌或唇麻木、头痛头晕、耳鸣、视物模糊、注视困难或眼球震颤、言语不清、肌肉颤搐、语无伦次、意识不清、惊厥、昏迷和呼吸停止。局部麻醉药引起的惊厥为全身性强直阵挛性惊厥。由于肌肉不协调的痉挛而造成呼吸困难。同时因血内局部麻醉药浓度较高对心血管的抑制，造成脑血流减少和低氧血症，也间接影响脑功能。局部麻醉药选择性抑制大脑一致性通路，因此早期一般表现为

兴奋和惊厥，若血浆浓度继续升高，则全部神经系统处于抑制状态，患者表现为昏迷和呼吸停止。

#### 4. 心脏毒性反应

布比卡因的临床应用引起人们对局部麻醉药心脏毒性反应的注意。大多数局部麻醉药中枢神经系统毒性表现先于心脏毒性，而布比卡因相反。局部麻醉药对心脏的影响主要是阻碍去极化期间 $Na^+$ 电流，使心肌兴奋性降低，复极减慢，延长不应期。对心房、房室结、室内传导和心肌收缩力均呈剂量相关性抑制。布比卡因的心脏毒性复苏困难，酸中毒和缺氧加重布比卡因的心脏毒性。左旋布比卡因的出现，使得心脏毒性反应发生率大大降低。

## 五、局部麻醉药不良反应的预防和治疗

### （一）预防

1. 应用局部麻醉药的安全剂量。

2. 在局部麻醉药溶液中加用肾上腺素，以减慢吸收和延长麻醉时效。

3. 给药前必须细心抽吸有无血液回流；少量分次给药，在注入全剂量前，可先注射试验剂量以观察反应。

4. 小儿、老人、孕妇和肝肾功能不全患者应酌情减量。

5. 警惕不良反应的先驱症状，如惊恐、突然入睡、多语和肌肉抽动。此时应立即停止注射，采用过度通气以提高大脑惊厥阈值。若惊厥继续进展，则需行控制呼吸，以保持心脏和大脑的充分氧合。

6. 一般习惯应用非抑制量的苯二氮䓬类作为麻醉前用药，以期达到预防的目的。事实上，它只起镇静作用，并不具有保护性意义。

### （二）治疗

由于局部麻醉药在血液内迅速稀释和分布，所以一次惊厥持续时间多不超过 1min。

(1) 立即停止给药。

(2) 发生惊厥时要注意保护患者，避免发生意外损伤。

(3) 吸氧，根据情况进行辅助或控制呼吸。

(4) 静脉输液，根据情况合理使用血管活性药物维持血流动力学稳定。

(5) 静脉注射咪达唑仑、丙泊酚等镇静抗惊厥药物，但勿应用过量以免发生呼吸抑制；也可静脉注射地西泮 2.5～5.0mg。

静脉注射短效肌松药如琥珀胆碱（1mg/kg），即可停止肌肉阵挛性收缩，但不能抑制大脑惊厥性放电。必须有熟练的麻醉专业人员方可应用肌松药，且要有人工呼吸设备。如果患者在应用苯二氮䓬类或者 GABA 受体激动药后仍继续惊厥，则是应用肌松药的适应证。

(6) 脂肪乳剂：目前可供参考的脂肪乳剂用于局部麻醉药致心搏骤停复苏的方案为在持续心肺复苏的同时，静脉注射 20% 脂肪乳剂 1.5ml/kg，然后以 0.25ml/（kg·h）速率静脉输注；如果 5min 后循环恢复不满意，可重复静脉注射首剂量，并将输注速率增至 0.5ml/（kg·h），一直持续到循环恢复。30min 内脂肪乳剂的最大用量不应超过 10ml/kg。在脂肪乳剂治疗期间须持续进行心肺复苏术，一方面脂肪乳剂到达心脏有赖于心肺复苏术建立的人工循环，另一方面持续有效的心肺复苏术有助于减缓组织酸中毒的进展，有利于脂肪乳剂与局部麻醉药结合。

## 六、常用局部麻醉药（表 13-1）

### （一）利多卡因

利多卡因（赛罗卡因、lidocaine、lignocaine、xylocaine、xylotox）是目前最常用的酰胺类中效局部麻醉药。具有起效快、弥散广、穿透性强、作用强而持久、无明显扩张血管作用、安全范围大的特点。该药又有全能麻醉药之称。除了用于局部麻醉外，可静脉注射或静脉滴注治疗室性心律失常，包括急性心肌梗死后室性期前收缩和室性心动过速，以及洋地黄中毒心脏外科手术及心导管引起的室性心律失常。

#### 1. 禁忌证

对局部麻醉药过敏者；阿 - 斯综合征（急性心源性脑缺血综合征）患者；预激综合征患者；

严重心脏传导阻滞（包括窦房、房室及心室内传导阻滞）患者；卟啉病患者；未控制的癫痫患者；婴儿。

#### 2. 药物相互作用

与西咪替丁及 β 受体拮抗药如普萘洛尔、美托洛尔等合用时，利多卡因经肝脏代谢受抑制，利多卡因血药浓度增加，因此，应调整剂量并进行心电图监护及监测血药浓度；巴比妥类药物可促进利多卡因代谢，两药合用可引起心动过缓甚至窦性停搏；与普鲁卡因胺合用可产生一过性谵妄及幻觉，但不影响本品血药浓度；异丙肾上腺素增加肝血流，使利多卡因总清除率增加，而去甲肾上腺素因减少肝血流，可使本品总清除率下降；利多卡因溶液与苯巴比妥、硫喷妥钠、硝普钠、甘露醇、两性霉素 B、氨苄西林、美索比妥、磺胺嘧啶钠存在配伍禁忌。

#### 3. 用法与剂量

口咽及气管表面麻醉可用 4% 溶液（幼儿则用 2% 溶液），一次用量不超过 100mg。注射给药时单次剂量不超过 4.5mg/kg（不用肾上腺素）或 7mg/kg（用 1∶20 万浓度的肾上腺素），起效时间为 5min，时效可维持 15～30min。盐酸利多卡因胶浆于胃镜检查前 5～10min 将之含于咽喉部片刻后慢慢咽下，2～3min 后可将胃镜插入进行检查。阴道检查时用棉花签蘸 5～7ml 涂于局部。尿道扩张术或膀胱镜检查用量为 200～400mg。盐酸利多卡因凝胶用于膀胱镜等检查时先用少量凝胶涂于尿道外口，约 1min 后将管头插入尿道外口，根据需要剂量缓缓注入尿道。男性患者同时按摩尿道球部 3～5min 后再次注入。使用时应使凝胶在局部腔道充盈完全，为 10～20ml。

局部浸润麻醉 0.25%～1.0% 溶液，时效可达 60～120min，依其是否加用肾上腺素而定。神经阻滞应用 0.5%～1.5% 溶液，起效需 10～20min，时效可达 120～240min。臂丛神经阻滞（单侧）给予 1.5% 浓度，总量 250～300mg；口腔内阻滞给予 2% 浓度，总量 20～100mg；肋间神经（每支）给予 1% 浓度，单支 30mg，总量为 300mg 为限；宫颈旁浸润给予 0.5%～1% 浓度，左右侧

| 局部麻醉药 | 用　法 | 浓度（%） | 一次最大剂量（mg） | 起效时间（min） | 作用时间（min） | 产生中枢神经系统症状阈剂量（mg/kg） |
|---|---|---|---|---|---|---|
| 普鲁卡因 | 局部浸润 | 0.25～1.0 | 1000 | 1～3 | 30～60 | |
| | 神经阻滞 | 1.5～2.0 | 600～800 | 6～12 | 30～60 | 19.2 |
| | 蛛网膜下腔阻滞 | 3.0～5.0 | 100～150 | 1～3 | 45～90 | |
| | 硬膜外阻滞 | 3.0～4.0 | 600～800 | 1～3 | 40～50 | |
| | 眼表面麻醉 | 0.5～1.0 | | 1～3 | 60 | |
| | 鼻、咽、气管表面麻醉 | 1.0～2.0 | 40～60 | 1～3 | 60 | |
| 丁卡因 | 神经阻滞 | 0.2～0.3 | 50～75 | 15 | 120～180 | 2.5 |
| | 蛛网膜下腔阻滞 | 0.33 | 7～10 | 15 | 90～120 | |
| | 硬膜外阻滞 | 0.2～0.3 | 75～100 | 15～20 | 90～180 | |
| | 局部浸润 | 0.25～0.5 | 300～500 | 1.0 | 900～120 | |
| | 表面麻醉 | 2.0～4.0 | 200 | 2～5 | 60 | |
| 利多卡因 | 神经阻滞 | 1.0～1.5 | 400 | 10～20 | 120～240 | 7.0 |
| | 蛛网膜下腔阻滞 | 2.0～4.0 | 40～100 | 2～5 | 90 | |
| | 硬膜外阻滞 | 1.5～2.0 | 150～400 | 8～12 | 90～120 | |
| | 局部浸润 | 0.5～1.0 | 300～500 | | 90～120 | |
| 甲哌卡因 | 神经阻滞 | 1.0～1.5 | 300～400 | 10～20 | 180～300 | 7.0 |
| | 硬膜外阻滞 | 1.0～2.0 | 150～400 | 5～15 | 60～180 | |
| | 局部浸润 | 0.25～0.5 | 150 | | 120～240 | 2.0 |
| 布比卡因 | 神经阻滞 | 0.25～0.5 | 200 | 15～30 | 360～720 | |
| | 蛛网膜下腔阻滞 | 0.5 | 15～20 | | 75～200 | |
| | 硬膜外阻滞 | 0.25～0.75 | 37.5～225 | 10～20 | 180～300 | |
| 依替卡因 | 神经阻滞 | 1.0～2.0 | 300 | 10～20 | 360～720 | 4.0 |
| | 硬膜外腔阻滞 | 1.0～1.5 | 150～300 | 5～15 | 170 | |
| 丙胺卡因 | 神经阻滞 | 1.0～2.0 | 400 | 10～20 | 120～180 | 8.0 |
| | 硬膜外腔阻滞 | 1.0～3.0 | 150～600 | 5～15 | | |
| 地布卡因 | 表面麻醉（软膏） | 0.25～1.0 | | | | 0.4 |
| | 蛛网膜下腔阻滞 | 0.25～0.5 | 5～10 | | | |
| 罗哌卡因 | 神经阻滞 | 0.5～1.0 | 200 | 2～4 | 240～400 | 3.5 |
| | 蛛网膜下腔阻滞 | 0.5～1.0 | 10～15 | 2 | 180～210 | |
| | 硬膜外腔阻滞 | 0.5～1.0 | 100～150 | 5～16 | | |

表 13-1　常用局部麻醉药浓度、剂量与用法

各 100mg；椎旁脊神经阻滞每支给予 1% 浓度，每支 30～50mg，以 300mg 为限。阴部神经给予 0.5%～1% 浓度，左右侧各 100mg。碳酸利多卡因注射液用于神经（干、丛）阻滞单侧 15ml，极量 20ml；用于齿槽神经阻滞时每次 2ml。

硬膜外和骶管阻滞则用 1%～2% 溶液，出现镇痛作用约需 5min，达到完善的节段扩散约需 16min，时效为 90～120min。骶管阻滞用于分娩镇痛等，1% 的浓度，以 200mg 为限。硬膜外麻醉时给予盐酸利多卡因 1.5%～2% 的浓度，胸腰段 250～300mg。碳酸利多卡因根据需要阻滞的范围和患者情况进行调整，常用量为 10～15ml。

2%～4% 溶液可用于蛛网膜下腔阻滞，一次用量限于 40～100mg，时效为 60～90min，由于阻滞的范围不易调节，临床并不常用。神经阻滞和硬膜外阻滞，成人一次用量为 400mg，加用肾上腺素时极量可达 500mg。硬膜外阻滞用量为 400mg，其血药浓度可达 2～4μg/ml。血药浓度超过 5μg/ml 可出现毒性症状，血药浓度超过 7μg/ml 出现惊厥症状。

利多卡因反复使用可产生快速耐受性。其毒性大小与用药浓度有关，呈剂量依赖性。

用于控制心律失常时，静脉注射盐酸利多卡因注射液 1～1.5mg/kg（一般 50～100mg）作为首次负荷量静脉注射 2～3min，必要时隔 5min 重复 1～2 次。1h 内最大负荷量为 4.5mg/kg（或 300mg）；静脉滴注利多卡因时给予负荷量 1～1.5mg/kg 后，以 1～4mg/min 或 0.015～0.03mg/（kg·min）的速度滴注维持，最大量不超过 4mg/min。老人、肾功能不全者、肝功能不全者以及心力衰竭、心源性休克、肝血流量减少者应减量用，维持时以 0.5～1mg/min 的速度静脉滴注，每小时不超过 100mg。

### （二）罗哌卡因

罗哌卡因（ropivacaine，LEA103）结构与布比卡因类似，但它是单一对映结构体（S 型），其对痛觉的阻断作用强，对运动的阻滞作用弱，时间短，常呈现"运动感觉分离"。由于其为左消旋体，心脏毒性作用较布比卡因弱。有明显的血管收缩作用，因此，其不需与肾上腺素合用。且其对胎盘、子宫血流几乎无影响，可安全用于孕产妇。

**1. 禁忌证**

对局部麻醉药或者其中任何成分或同类药品过敏者均禁用。

**2. 药物相互作用**

因毒性作用可能累加，接受其他局部麻醉药或与酰胺类局部麻醉药结构相关的药物治疗的患者如同时使用盐酸罗哌卡因注射液应慎用；罗哌卡因在 pH 6.0 以上环境中难溶，在碱性环境中会沉淀。

**3. 用法与剂量**

适用于腰段硬膜外阻滞，常用浓度为 0.5%～1.0% 溶液，10～20min 起效，持续 3～6h，健康成人罗哌卡因的总剂量可达到 200mg，产妇总剂量可达到 150mg；胸段硬膜外阻滞总量可达 113mg。区域阻滞给予 0.75% 溶液，1～15min 起效，持续 2～6h，总剂量可达 225mg。0.2% 溶液适用于产科阻滞或镇痛，总剂量可达到 8～16mg/h，可避免运动神经的阻滞。该浓度用于区域阻滞时起效时间 1～5min，感觉阻滞时间可达 4～6h，加用肾上腺素不能延长运动神经阻滞时效。

### （三）布比卡因

布比卡因（丁吡卡因、丁哌卡因、唛卡因、bupivacaine、marcaine）局部麻醉作用持续时间长，为 5～10h，加用肾上腺素可进一步提高麻醉效能，降低血药浓度。

临床常用浓度为 0.25%～0.75% 溶液，成人安全剂量为 150mg，极量 225mg。胎儿 / 母血的浓度比例为 0.30～0.44，故对产妇应用较为安全，对新生儿无明显抑制。布比卡因适用于神经阻滞、硬膜外阻滞和蛛网膜下腔阻滞。

**1. 禁忌证**

对药物或者其中任一成分或任何酰胺类局部麻醉药过敏者；阿 - 斯综合征、预激综合征或未装人工起搏器伴有严重窦房、房室或心室内传导阻滞者。

**2. 用法与剂量**

臂丛神经阻滞时给予 0.25% 溶液 20～30ml 或 0.375% 溶液 20ml（总量为 50～75mg）；骶管阻滞给予 0.25% 溶液 15～30ml（总量 37.5～75mg）或 0.5% 溶液 15～20ml（总量为 75～100mg）；硬膜外阻滞时给予 0.25%～0.375% 进行镇痛，0.5% 的浓度对腹部肌松不够满意，起效时间为 18min，时效可达 300min。应用 0.75% 溶液可缩短起效时间，且运动神经阻滞趋于完善，适用于腹部外科手术。0.125% 溶液适用于分娩时镇痛或术后镇痛，对运动阻滞较轻。局部浸润时总用量为 175～200mg 为限（0.25%、70～80ml），24h 内分次给药，24h 极量 400mg。蛛网膜下腔阻滞常用量 5～15mg，并加 10% 葡萄糖成重比重液或者脑脊液稀释成等比重液。

### （四）左旋布比卡因

左旋布比卡因是布比卡因的单一 S 构型对映体，心脏毒性相对于布比卡因低，适合相对大剂量和长时间使用，临床上有取代布比卡因的趋势。

**1. 禁忌证**

肝、肾功能严重不全、低蛋白血症、对本品过敏者或对酰胺类局部麻醉药过敏者；若与肾上腺素混合使用，禁用于毒性甲状腺肿，严重心脏病或者服用三环类抗抑郁药等患者；本品不用于蛛网膜下腔阻滞。

**2. 药物相互作用**

左旋布比卡因的代谢有可能受已知的 CYP3A4 诱导药（苯妥英、苯巴比妥、利福平等）和 CYP3A4 抑制药、CYP1A2 诱导药（奥美拉唑）和 CYP1A2 抑制药的影响，因此，与上述药物合用时需注意。

**3. 用法与剂量**

目前建议临床应用左旋布比卡因一次最大剂量为 150mg，24h 最大用量为 400mg。为了提高安全性，最大剂量时应分次给药。用于区域阻滞时，其效能与布比卡因相似。用 0.75% 左旋布比卡因 20ml 进行硬膜外阻滞（腹部大手术），在感觉与运动阻滞的起效时间方面与布比卡因无显

著差异，但感觉阻滞平均时间较布比卡因延长（556min vs. 506min），运动阻滞平均时间较布比卡因缩短（355min vs. 376min），腹肌松弛程度两者无明显差异。

### （五）丁卡因

丁卡因（地卡因、邦妥卡因、tetracaine、pontocaine、amethocaine、dicaine）化学结构是以丁氨基取代普鲁卡因芳香环上的对氨基，并缩短其烷氨尾链。它是一种长效局部麻醉药，起效时间 10～15min，作用时效可达 3h 以上。丁卡因的麻醉效能为普鲁卡因的 10 倍，毒性也为普鲁卡因 10 倍，而其水解速度较普鲁卡因慢 2/3。其水解产物为丁氨基苯甲酸与二甲胺基乙醇。主要由血浆假性胆碱酯酶水解，但大部分先须经过氨基脱羟，代谢速度慢。代谢产物由肾脏排泄，仅极小量以原形随尿排出。丁卡因不适于多次高压灭菌。

**1. 禁忌证**

对本品过敏者；严重过敏体质者；心、肾功能不全、重症肌无力等患者；禁用于浸润局麻静脉注射和静脉滴注。

**2. 药物相互作用**

本品水溶液 pH 为 3.5～5.0，不得与碱性药液合用；而与某些酸性药液，由于 pH 不同，也可影响本品的解离值，以致局部麻醉药减效或者起效延迟；不宜同时服用磺胺类药物；与其他局部麻醉药合用时应减量使用；本品与肾上腺素合用一般为 1∶200 000，但这种合用不适用于心脏病、高血压、甲亢、外周血管病等患者；注射部位不能遇碘，以防引起本品沉淀。

**3. 用法与剂量**

眼科常以 0.5%～1% 等渗液作角膜表面麻醉，鼻腔黏膜和气管表面麻醉常用 1%～2% 溶液，一次限量为 40mg。区域阻滞常用浓度为 0.1%～0.2%，一次常用量为 40～50mg，极量为 100mg；硬膜外腔阻滞可用 0.15%～0.3% 溶液，一次常用量为 40～50mg，极量为 80mg，目前已很少单独使用。常与利多卡因混合应用，含有 0.1%～0.2% 丁卡因与 1.0%～1.5% 利多卡因的混合液，具有起

效快、实效长的优点。

蛛网膜下腔阻滞只能应用特制的丁卡因粉剂，一般为 10mg；可用 1% 葡萄糖液、麻黄碱、脑脊液各 1ml，配制成 1∶1∶1 重比重溶液，成人剂量 8～10mg（即 2.5～3.0ml），15mg 为限量，20mg 为极量，时效可达 120～180min。

### （六）达克罗宁

达克罗宁（dyclonine）为芳酮型局部麻醉药，目前的药物剂型有溶液剂、粉剂、酊剂（浓度 0.5%～2%）；软膏剂、乳膏剂（1%）、洗剂（0.5%）。达克罗宁多用于皮肤及黏膜麻醉、局部镇痛止痒，也用于火伤、擦伤、痒疹、虫咬伤、痔疮、溃疡、压疮及喉镜、气管镜检查前的准备。

**用法与用量**

外用，黏膜用 1% 溶液，1 次不超过 10ml。喷雾用 0.5% 溶液，1 次不超过 20ml。皮肤用 1% 的软膏，乳膏或 0.5% 溶液。

（夏中元　唐玲华）

## 参考文献

[1] 邓小明，姚尚龙，于布为，等 . 现代麻醉学 [M]. 4 版 . 北京：人民卫生出版社，2014.

[2] 杨宝峰，陈建国 . 药理学 [M]. 9 版 . 北京：人民卫生出版社，2018.

# 第 14 章　非甾体抗炎药

非甾体抗炎药（nonsteriodal anti-inflammatory drug，NSAID）是指一类不同于糖皮质激素而具有抗炎、解热、镇痛作用的药物。相对于糖皮质激素而言，这类药物的化学结构中缺乏糖皮质激素所具有的甾环，而又具有解热、镇痛、抗炎、抗风湿、抗血小板聚集的作用，因而得名。NSAID 也是治疗骨关节炎及其他骨关节疾病、风湿免疫性疾病和疼痛性疾病的药物，以减轻上述疾病的疼痛、僵硬，改善骨关节功能；也用于癌性疼痛、运动性损伤和痛经等。其主要是控制炎症、缓解疼痛和发热等症状，但不能阻止病情的进展。近年来 NSAID 用于心血管疾病及肿瘤的防治也颇有成效。

公元前 1500 年古埃及人便发现使用柳树皮的浸出液可以镇痛；公元前 400 年 Hippcrates 描述从柳树干中提取的某种物质可以治疗炎症、疼痛和发热，后来证实其有效成分就是水杨酸。1899 年，德国化学家 Hoffman 成功地合成了乙酰水杨酸——阿司匹林，应用至今。随后保泰松、吲哚美辛分别于 1949 年和 1963 年应用于医学。1952 年国际上首次提出 NSAID 这一概念与肾上腺素皮质激素类抗炎药相区别。

1964 年 Vane.J.R 的团队发现 NSAID 的作用机制并于 1971 年证实阿司匹林具有抑制内源性前列腺素合成酶（prostaglandin synthetase，PS）的作用。NSAID 的共同作用机制是通过抑制前列腺素合成酶——COX，减少或阻断前列腺素（prostaglandin，PG）的合成，实现其解热、镇痛、抗炎作用。

前列腺素来源广泛，除红细胞外，全身许多组织都可合成前列腺素，血小板内还有血栓素合成酶。当细胞受到外界刺激如血管紧张素 II、缓激肽、肾上腺素、凝血酶或一些病理因子刺激后，细胞膜中的磷脂酶 $A_2$ 被激活使磷脂水解释放出花生四烯酸（arachidonic acid，AA）。花生四烯酸主要通过两种途径氧化成不同的代谢产物参与炎症反应。①脂肪酸环氧合酶代谢途径：花生四烯酸经过 COX 作用催化形成前列腺素 $G_2$，在经过氧化物酶催化形成前列腺素 $H_2$，经异构酶生成前列腺素 $E_2$，在血栓素合成酶作用下生成血栓烷 $A_2$ 和血栓烷 $B_2$。②脂肪酸脂氧合酶（lipoxygenase，LOX）代谢途径：花生四烯酸经过脂氧合酶作用产生脂氧素。花生四烯酸可通过 COX 和脂氧合酶两条途径代谢，COX 与脂氧合酶代谢产物间存在一定平衡制约关系。单纯抑制其中一条代谢途径将引起花生四烯酸大量进入另一条代谢途径，促进炎症进展。

NSAID 主要是通过抑制 COX，阻断前列腺素和血栓烷 $A_2$ 的产生起到抗炎、镇痛的作用，但并非唯一机制。NSAID 还可通过作用于转录因子、热休克反应、蛋白激酶、诱导型一氧化氮合成酶、抑制前列腺素转运等途径抑制炎症细胞的产生、分化与成熟。但所有作用机制并非截然分开，而是作用于细胞内的一系列生化过程及信号转导共同的结果。

## 一、药理作用

### （一）镇痛作用

NSAID 的镇痛作用主要部位在外周神经系统，同时也具有一定的中枢性镇痛作用。主要是通过抑制体内 COX，抑制前列腺素合成，从而减弱伤害性刺激引起的外周和中枢痛觉敏化，减轻炎性疼痛反应。NSAID 既可用于急性疼痛的处理如术后伤口疼痛，也可用于慢性钝痛的缓解如肌肉痛、神经痛等；NSAID 可用于一般性镇痛，如头痛、牙痛、关节痛及月经痛；也可用于炎症性疼痛、术后疼痛及癌痛治疗。

随着医学科技的发展，人们对舒适化医疗的要求越来越高，术后疼痛管理也越来越重要。术后疼痛的形成主要原因有手术因素如组织切割、肌肉损伤激动了伤害感受器；手术涉及内脏功能如肠壁牵张、压力感受器激惹等。术后镇痛的目的是减轻机体不良反应，促进组织和器官功能恢复，减少术后慢性疼痛的发生。临床上 NSAID 用于术后镇痛效果良好，却无阿片类药常有的呼吸抑制、过度镇静、术后尿潴留等不良反应；同时 NSAID 也是多模式镇痛的首选之一。NSAID 镇痛机制与其直接作用于脊髓、抑制中枢敏化和阻止 AMPA 受体和 NMDA 受体激活等机制有关。

WHO 推荐癌痛的治疗主要是药物治疗，癌痛三阶梯治疗方案中，第一阶梯是对轻、中度癌痛选用 NSAID；第二阶梯是对中、重度癌痛需增加弱阿片类药如可待因、曲马多等；第三阶梯是严重疼痛的治疗需使用强阿片类药物如吗啡或芬太尼。NSAID 是癌痛治疗的首选药物，尤其对骨转移癌患者的中重度疼痛有较好的疗效。NSAID 没有耐药性和依赖性，但有封顶效应，即当达到一定剂量后再增加剂量，其镇痛效应也不明显提高，而需加用麻醉镇痛药。

### （二）抗炎作用

NSAID 除了非那西丁和对乙酰氨基酚之外，最开始主要用于治疗风湿性关节炎和类风湿性关节炎及其他骨关节疾病。其抗炎抗风湿的机制主要是抑制缓激肽的生物合成、稳定溶酶体的作用和抑制前列腺素的合成，以及已知某些细胞黏附分子的活性表达。但各药物之间抗炎作用却各具特点，如阿司匹林和吲哚美辛的抗炎作用较强，某些有机酸的抗炎作用中等，而对乙酰氨基酚等苯胺类则几乎无抗炎作用。

### （三）解热作用

NSAID 的解热作用是增强机体的散热，而不是抑制其产热过程。目前认为 NSAID 是通过抑制体内 COX，抑制前列腺素合成，使体温调定点恢复至正常水平。

### （四）预防心血管疾病

阿司匹林对心血管疾病有治疗作用，并被广泛应用于心血管疾病的一级和二级预防。阿司匹林通过抑制 COX，使血小板内的 COX 分子活性中心的丝氨酸乙酰化，并抑制血小板膜酶，从而防止血小板凝集。阿司匹林对血小板的抑制作用是不可逆的。阿司匹林对血栓烷 $A_2$ 和前列腺素 $I_2$ 的合成均有抑制作用，但两者有差别：服用阿司匹林后，前列腺素 $I_2$ 的浓度恢复快于血栓烷 $A_2$。阿司匹林对冠状动脉硬化患者预防血栓形成具有相当的疗效。

### （五）防治肿瘤、阿尔茨海默病

在肿瘤细胞中 COX2 表达过高，参与肿瘤细胞增殖、抑制细胞凋亡，刺激血管生成和抑制机体免疫反应等。NSAID 可通过抑制 COX，抑制肿瘤的发生、发展及转移，并且与抗肿瘤药有协同作用。长期应用 NSAID 可以降低结直肠癌的发病率，并对多种肿瘤有一定的治疗作用。

阿尔茨海默病（Alzheimers disease，AD）的病理发生机制涉及前列腺素、细胞因子、蛋白酶等多种炎症因子。应用 NSAID 可通过抑制 COX，产生抗炎及抗血栓作用，对预防阿尔茨海默病的发生具有一定的作用；长期应用 NSAID 可降低阿尔茨海默病的发病率，延缓阿尔茨海默病的进展。

## 二、不良反应

### （一）胃肠道损害

NSAID 是上消化道出血的常见病因，临床上多以无痛性的上消化道出血为首要表现，或表现为恶心、消化不良、腹胀等非特异性症状。NSAID 的下消化道并发症包括瘀血斑点、溃疡出血、隔膜形成、狭窄和穿孔等。服用 NSAID 者如出现不明原因的贫血低蛋白血症，应警惕 NSAID 相关肠病的可能。

NSAID 引起胃肠道损害的机制：① NSAID 是弱酸类，能直接损害胃黏膜；② NSAID 抑制 COX，减少前列腺素合成，削弱胃黏膜保护作用；

③ NSAID 抑制 COX 代谢，使脂氧合酶代谢相对增强，白介素合成增加，代谢过程中产生了大量氧自由基，直接损伤血管，造成胃黏膜缺血性损伤。

为预防胃肠道损害，使用 NSAID 时应尽量避免长期应用和重复用药。应于餐后服药，宜戒烟忌酒避免服用含咖啡因或酸性饮料。出现胃肠道反应时应及时停药。对老年人、既往有溃疡病史、应用糖皮质激素等高危患者，应慎用 NSAID。使用 NSAID 时可合并使用质子泵抑制药如奥美拉唑或米索前列醇等前列腺素类似物。

### （二）心脑血管的不良反应

NSAID 可导致心肌梗死、不稳定心绞痛、心脏血栓、卒中等血栓性并发症，增加充血性心力衰竭、高血压、冠状动脉粥样硬化性心脏病的发生率。发生心脑血管意外的可能机制：①血栓学说，选择性 COX-2 抑制药降低了巨噬细胞内前列腺素水平，内皮细胞表面的促血栓和抗血栓失平衡，促进血栓形成；②心肾学说，COX-2 可使动脉血压升高；长期抑制 COX-2 生成可导致外周水肿、高血压，从而对心脑血管产生较大影响。

### （三）血液系统的影响

NSAID 可抑制血小板凝集，延长出血时间。但除阿司匹林外，其他 NSAID 对血小板的影响是可逆的。

### （四）对肝肾的损害

NSAID 可致肝损害，从轻度的转氨酶升高到严重的肝细胞坏死。NSAID 所致肝损害多为一过性肝功能异常，但老龄、肾功能损害、长期大剂量应用者可增加肝损害的风险。阿司匹林、对乙酰氨基酚和贝诺酯是少数几种肝脏毒性药物。NSAID 肝脏损害的病理学特征为肝细胞变性、坏死，肝内小胆管炎症。

NSAID 可引起严重的肾损害，其表现为水钠潴留和水肿、高钾血症、低钠血症、肾病综合征、急性间质性肾炎。其主要机制在于抑制前列腺素合成，使肾血流量减少和肾小球滤过率下降导致肾功能异常。

### （五）过敏反应

NSAID 的过敏反应表现为皮疹、荨麻疹、瘙痒及光敏，严重者可迅速出现呼吸困难、喘息，甚至休克死亡。过敏反应多在用药后 2h 内发生，多有既往过敏史。阿司匹林不是过敏原，但进入机体内可使蛋白乙酰化，也会导致过敏。肾上腺素治疗"阿司匹林哮喘"无效，可应用糖皮质激素、脂氧素受体拮抗药及合成抑制药治疗。

## 三、临床常用的非甾体抗炎药

FDA 将 NSAID 分为三类，即乙酰水杨酸盐类，如阿司匹林；非乙酰基水杨酸类，包括水杨酸镁等；非水杨酸盐类，包括布洛芬、吲哚美辛等。按照其化学机构分为：①甲酸类，以阿司匹林为代表；②乙酸类，以双氯芬酸钠和吲哚美辛为代表；③丙酸类，代表药物有布洛芬、萘普生等；④昔康类，吡罗昔康和美洛昔康；⑤昔布类，塞来昔布、罗非昔布等；⑥吡唑酮类包括氨基比林、保泰松等；⑦磺酰丙胺类，尼美舒利等。还可以根据其对 COX 抑制特性来分为四类：① COX-1 倾向性抑制药，如阿司匹林；②非选择性 COX 抑制药，如双氯芬酸钠和吲哚美辛；③选择性 COX-2 抑制药，如美洛昔康；④ COX-2 特异性抑制药，如塞来昔布和罗非昔布。

### （一）阿司匹林

阿司匹林（aspirin），又名乙酰水杨酸（图 14-1）。

#### 1. 理化性质

阿司匹林是一种白色结晶或结晶性粉末，无臭或微带醋酸臭，微溶于水，易溶于乙醇，可溶于乙醚、氯仿，水溶液呈酸性。它为水杨酸的衍生物。分子化学式为：$C_9H_8O_4$，分子量：180.16。

#### 2. 药理作用

(1) 药物效应动力学：阿司匹林是最早被应用于抗栓治疗的抗血小板药物，已经被确立为治疗急性心肌梗死、不稳定心绞痛及心肌梗死二期预防的经典用药。阿司匹林对血小板的抑制作用是

乙酰水杨酸（阿司匹林）

[化学结构式]

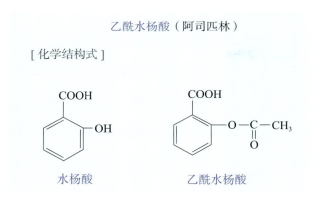

水杨酸　　　　　乙酰水杨酸

▲ 图 14-1　阿司匹林化学结构式

不可逆的。

COX 是花生四烯酸生成血栓烷 $A_2$ 和前列腺素 $I_2$ 过程中的关键限速酶，在人体内有 COX-1 和 COX-2 两种形式，COX-1 是血小板固有的。临床研究表明，短期或长期应用阿司匹林治疗，对各种缺血性心脑血管疾病患者及其他高危人群预防随后可能发生的心肌梗死、脑卒中、血管性死亡方面有明确的益处。

①镇痛作用：主要是通过抑制前列腺素及其他能使痛觉对机械性或化学性刺激敏感的物质（如缓激肽、组胺）的合成，属于外周性镇痛药。但不能排除中枢镇痛（可能作用于下视丘）的可能性。

②消炎作用：确切的机制尚不清楚，可能由于其作用于炎症组织，通过抑制前列腺素或其他能引起炎性反应的物质（如组胺）的合成而起消炎作用，抑制溶酶体酶的释放及白细胞活力等也可能与其有关。

③解热作用：可能通过作用于下丘脑体温调节中枢引起外周血管扩张、皮肤血流增加、出汗，使散热增加而起解热作用，此中枢性作用可能与前列腺素在下丘脑的合成受到抑制有关。

④抗风湿作用：除解热、镇痛作用外，主要在于消炎作用。

⑤抗血小板聚集：通过抑制血小板的前列腺素环氧酶（prostaglandin cyclooxygenase），从而防止血栓烷 $A_2$ 的生成而起作用（血栓烷 $A_2$ 可促使血小板聚集）。此作用为不可逆性。

(2) 药物代谢动力学：口服后吸收迅速、完全。在胃内已开始吸收，在小肠上部可吸收大部分。吸收率与溶解度、胃肠道 pH 有关。食物可降低吸收速率，但不影响吸收量。肠溶片剂吸收慢。该品与碳酸氢钠同服吸收较快。吸收后分布于各组织，也能渗入关节腔、脑脊液中。阿司匹林的蛋白结合率低，但水解后的水杨酸盐蛋白结合率为 65%～90%。血药浓度高时结合率相应地降低。肾功能不良及妊娠时结合率也低。半衰期为 15～20h；水杨酸盐的半衰期长短取决于剂量的大小和尿 pH，一次服小剂量时半衰期为 2～3h；大剂量时可达 20h 以上，反复用药时可达 5～18h。一次口服阿司匹林 0.65g 后，在乳汁中的水杨酸盐半衰期为 3.8～12.5h。该品在胃肠道、肝及血液内大部分很快水解为水杨酸盐，然后在肝脏代谢。代谢物主要为水杨尿酸（salicyluric acid）及葡萄糖醛酸结合物，小部分被氧化为龙胆酸（gentisic acid）。一次服药后 1～2h 达血药峰值。镇痛、解热时血药浓度为 25～50μg/ml；抗风湿、消炎时为 150～300μg/ml。血药浓度达稳定状态所需的时间随每日剂量及血药浓度的增加而增加，在大剂量用药（如抗风湿）时可长达 7 天。长期大剂量用药的患者，因药物主要代谢途径已经饱和，剂量微增即可导致血药浓度较大的改变。该品大部分以结合的代谢物、小部分以游离的水杨酸从肾脏排泄。服用量较大时，未经代谢的水杨酸的排泄量增多。个体间可有很大的差别。尿的 pH 对排泄速度有影响，在碱性尿中排泄速度加快，而且游离的水杨酸量增多，在酸性尿中则相反。

该品可在乳汁中排泄，哺乳期妇女口服 650mg，5～8h 后乳汁中药物浓度可达 173～483μg/ml，故长期大剂量用药时婴儿有可能产生不良反应。

**3. 适应证**

阿司匹林的作用主要有解热、镇痛、抗炎、抗风湿和抗血小板凝集。常用于呼吸道感染导致的发热、头痛、神经痛、关节痛、肌肉痛、风湿热、急性风湿性关节炎、类风湿关节炎及牙痛等，还可用于预防心肌梗死复发，卒中的二级预防，降低短暂性脑缺血发作及继发脑卒中的风险；

动脉外科手术或介入手术后，如经皮冠状动脉腔内成形术、冠状动脉旁路术、颈动脉内膜剥离术、动静脉分流术及其他大手术后深静脉血栓和肺栓塞的预防。

**4. 禁忌证**

因活动性溃疡病或其他原因引起消化道出血者；血友病或血小板减少症的患者；有阿司匹林或其他 NSAID 过敏史者，尤其是出现哮喘、血管神经性水肿或休克的患者。

**5. 慎用人群**

哮喘或者其他过敏性反应者；葡萄糖 -6- 磷酸脱氢酶缺陷可引起溶血性贫血，有相关疾病者；痛风患者；肝功能不全和肝硬化患者出现肾脏不良反应者；肾功能不全患者；心功能不全或者高血压未控制者；血小板减少者；慢性或复发性胃或十二指肠病变者；哺乳期妇女。

**6. 药物相互作用**

用于预防心脏病发作或者卒中，应避免同时服用布洛芬，因布洛芬可能会降低其保护心脏和血管的作用；同时服用多种药物前，尤其是任何感冒药抗过敏药或镇痛药之前，明确是否含有阿司匹林、布洛芬、酮洛芬等其他 NSAID，以免药物过量；其余糖皮质激素类药物合用或饮酒，增加胃肠道出血的风险。

阿司匹林可增强抗凝药、甲氨蝶呤、地高辛、巴比妥类、锂盐类药物、某些抗生素、镇痛消炎药及三碘甲状腺原氨酸的作用；可减弱某些利尿药、降压药及促尿酸排泄的抗风湿药物的作用。

**7. 不良反应及并发症**

胃肠道症状是阿司匹林最常见的不良反应，较常见的症状有恶心、呕吐、上腹部不适或疼痛等。口服阿司匹林可直接刺激胃黏膜引起上腹不适及恶心呕吐。长期使用易致胃黏膜损伤，引起胃溃疡及胃出血。长期使用应经常监测血常规、大便隐血试验及必要的胃镜检查。应用阿司匹林时最好饭后服用或与抗酸药同服，溃疡病患者应慎用或不用。增强胃黏膜屏障功能的药物，如米索前列醇等，对阿司匹林等 NSAID 引起的消化性溃疡有特效。

(1) 过敏反应：特异性体质者服用阿司匹林后可引起皮疹、血管神经性水肿及哮喘等过敏反应，多见于中年人或鼻炎、鼻息肉患者。系阿司匹林抑制前列腺素的生成所致，也与其影响免疫系统有关。哮喘大多严重而持久，一般用平喘药多无效，只有激素效果较好。还可出现典型的阿司匹林三联症（阿司匹林不耐受、哮喘与鼻息肉）。

(2) 中枢神经系统：神经症状一般在服用量大时出现，出现所谓水杨酸反应，症状为头痛、眩晕、耳鸣、视听力减退，用药量过大时，可出现精神错乱、惊厥甚至昏迷等，停药后 2～3 天症状可完全恢复。大剂量时还可引起中枢性的恶心和呕吐。

(3) 肝损害：阿司匹林引起肝损伤通常发生于大剂量应用时。这种损害不是急性的作用，其特点是发生在治疗后的几个月，通常无症状，有些患者出现腹部的右上方不适和触痛。血清肝细胞酶的水平升高，但明显的黄疸并不常见。这种损害在停用阿司匹林后是可逆的，停药后血清转氨酶多在 1 个月内恢复正常，全身型类风湿病儿童较其他两型风湿病易出现肝损害。

阿司匹林引起肝损害后，临床处理方法是停药，给予氨基酸补液、维生素 C 及肌苷等药物，口服泼尼松，症状一般在 1 周后消失。

(4) 肾损害：长期使用阿司匹林可发生间质性肾炎、肾乳头坏死、肾功能减退。长期大量服用该品可致氧化磷酸化解偶联，钾从肾小管细胞外逸，导致缺钾、尿中尿酸排出过高，较大损害时下段尿中可出现蛋白、细胞、管型等。有人认为，部分肾盂癌是滥用阿司匹林等镇痛药的继发性并发症。

(5) 对血液的影响：阿司匹林通常不改变白细胞和血小板的数量及血细胞比容、血红蛋白的含量。但长期应用阿司匹林可导致缺铁性贫血。

(6) 心血管不良反应：治疗剂量的阿司匹林对心血管疾病有治疗作用，并被广泛应用于心血管疾病的一级和二级预防。阿司匹林通过抑制 COX，使血小板内的 COX 分子活性中心的丝氨酸乙酰化，并抑制血小板膜酶，从而防止血小板凝集。阿司匹林对血小板的抑制作用是不可逆的。

### 8. 用法用量

用于镇痛时，每次服用 0.3～0.6g，一日 3 次，需要时可每 4 小时 1 次。

## （二）对乙酰氨基酚

对乙酰氨基酚，又名扑热息痛、醋氨酚（图 14-2）。

### 1. 理化性质

对乙酰氨基酚为白色结晶或结晶性粉末，无臭，味微苦。易溶于乙醇、热水，溶于丙醇，微溶于水和氯仿，水溶液弱酸性。分子式 $C_8H_9NO_2$，分子量 151.17。

### 2. 药理作用

对乙酰氨基酚是乙酰苯胺类解热镇痛药，对中枢神经系统前列腺素合成酶抑制作用较外周强。解热作用较强，镇痛作用缓和持久。几乎没有抗炎抗风湿作用。对胃肠道刺激小，对血小板及凝血机制无影响。用于解热连续使用不超过 3 天，用于镇痛不超过 10 天。

### 3. 适应证

主要用于上呼吸道感染所致的发热，也可用于缓解轻中度疼痛，如头痛、肌肉痛、关节痛以及神经痛、痛经、癌性痛和手术后镇痛等。可用于对阿司匹林过敏或不能耐受的患者。

### 4. 禁忌证

禁用于严重肝、肾功能不全者；对本品或制剂中其他赋形剂过敏者禁用。

### 5. 慎用人群

乙醇中毒、肝病或病毒性肝炎患者慎用；对阿司匹林过敏者慎用；肝肾功能不全者慎用；孕妇及哺乳期妇女慎用；过敏体质者慎用。

### 6. 药物相互作用

长期饮酒或其他肝药酶诱导药，尤其是应用巴比妥类或其他解痉类药物患者，长期或超量服用本品时，发生肝脏毒性反应的风险增加；大量或长期服用本品时，可减少凝血因子在肝内的合成，增强抗凝药作用；长期大量（如每年累计用量至 1000g，应用 3 年以上）与阿司匹林、其他水杨酸盐制剂或其他 NSAID 合用时，可明显增加肾毒性；与抗病毒药齐多夫定合用时，由于两药可相互降低与葡萄糖醛酸的结合作用而降低药物清除率，从而增加毒性；与氯霉素合用，可延长后者的半衰期，增强其毒性；二氟尼柳可使其需要浓度增加 50%，因此可增加肝毒性，因此，若患者正在使用其他药物时，有必要将治疗方案告诉医生，以避免药物之间的相互作用。

### 7. 不良反应

常规剂量使用对乙酰氨基酚的不良反应很少。长期用药应定时检查肝生化指标。用药期间如发现肝生化指标异常或出现全身乏力、食欲不振、恶心、上腹胀痛、尿黄、目黄、皮肤黄染等可能与肝损伤有关的临床表现时，应立即停药并就医。

### 8. 用法用量

建议成人对乙酰氨基酚片口服一次 0.3～0.6g，0.5h 起效，1～3h 达到血药浓度峰值，每 4 小时 1 次或每日 4 次，每日最大量不超过 2g，不宜超过 10 日。成人和 12 岁以上儿童口服对乙酰氨基酚缓释片每次 1 片，每 8 小时 1 次，24h 不超过 3 次。对乙酰氨基酚滴剂和对乙酰氨基酚凝胶均可用于 1 岁以上、12 岁以下儿童，具体用法见说明书，若疼痛持续，可间隔 4～6h 重复给药一次，24h 不超过 4 次。对乙酰氨基酚栓为直肠给药，成人一次 0.3～0.6g，每日 1～2 次；3—12 岁儿童，一次 0.15～0.3g，每日 1 次。对乙酰氨基酚注射液，肌内注射，每次 0.15～0.25g。

## （三）布洛芬

布洛芬又名异丁苯丙酸、异丁洛芬、芬必得（图 14-3）。

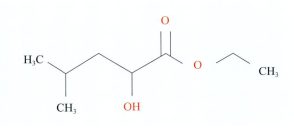

▲ **图 14-2**　对乙酰氨基酚化学结构式

### 1. 理化性质

布洛芬为白色结晶粉末，稍有异臭，几乎无味。不溶于水，易溶于乙醇、乙醚，氯仿，丙酮及碱性溶液。分子式 $C_{13}H_{18}O_2$，分子量 206.27。

### 2. 药理作用

本品选择性抑制 COX-2，减少炎症部位前列腺素合成，还抑制白细胞活性及溶酶体酶释放，故有较强的抗炎、抗风湿及解热镇痛作用。对血小板黏附和凝集反应也有抑制作用，并延长出血时间。

### 3. 适应证

本品用于缓解轻至中度疼痛如头痛、关节痛、偏头痛、牙痛、肌肉痛、神经痛、痛经。也用于普通上呼吸道感染或流行性感冒引起的发热。

### 4. 禁忌证

禁用于应用阿司匹林或其他 NSAID 后出现哮喘、荨麻疹或其他过敏反应者；接受冠状动脉搭桥术者；对本品或任意成分过敏者禁用。

### 5. 慎用人群

患者出血性疾病者；消化道疾病患者；水肿、系统性红斑狼疮患者；已知有心血管疾病或相关危险因素的患者；有高血压、体液潴留或心力衰竭的患者。

### 6. 药物相互作用

与其他解热、镇痛、抗炎药物同用时增加胃肠道不良反应，甚至导致溃疡发生，禁止合用；与肝素、双香豆素等抗凝药合用时，增加出血倾向；可增强甲氨蝶呤、地高辛、丙磺舒、某些口服降血糖药物作用；可减弱某些利尿药、降压药及促尿酸排泄的抗风湿药物的作用；与抗肿瘤药培美曲塞合用时，影响后者的代谢和药效；与小剂量阿司匹林合用增加出血风险，大剂量阿司匹林合用可致消化性溃疡；与调脂药苯扎贝特合用可能发生横纹肌溶解和肾衰竭；与肌松药巴氯芬合用，可导致巴氯芬毒性反应；与螺内酯合用可拮抗其利尿作用，影响药效；与氨苯蝶啶合用可引起肾功能损害。

### 7. 不良反应

长期用药者，可出现消化道不良反应，包括消化不良、胃烧灼感、胃痛、恶心和呕吐，一般不必停药，继续服用可耐受。少数患者可出现头痛、嗜睡、眩晕和耳鸣等神经系统不良反应。

### 8. 用法用量

成人使用缓释剂型每日 2 次，每次 0.2～0.4g；常释剂型同饮食服用，每日 3～4 次，每次 0.2～0.4g，每日不超过 2.4g。儿童口服剂型每日 3～4 次，每次 20mg/kg，体重低于 7kg 或 1 岁以下儿童禁用；栓剂用于 1—3 岁儿童时，每次 1 粒，每隔 4～6 小时可重复给药 1 次，每次不超过 4 次。乳膏剂、凝胶剂、擦剂每日 3～4 次。

## （四）吲哚美辛

吲哚美辛又名吲哚辛、消炎痛（图 14-4）。

### 1. 理化性质

吲哚美辛为类白色或黄色结晶性粉末，几乎无臭无味。不溶于水，微溶于苯和乙醇，略溶于乙醚和氯仿，可溶于碱性溶液，易溶于丙酮。分子式 $C_{19}H_{16}ClNO_4$，分子量 357.79。

### 2. 药理作用

吲哚美辛是吲哚芳基乙酸衍生物，具有明显

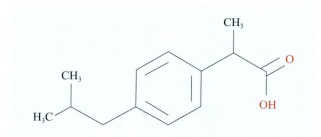

▲ 图 14-3 布洛芬化学结构式

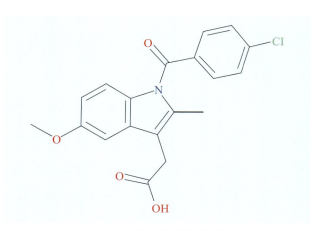

▲ 图 14-4 吲哚美辛化学结构式

的抗炎、解热、镇痛作用，对 COX-1 和 COX-2 均有强大抑制作用，选择性不强。镇痛作用及抗炎作用最强。作用机制主要是抑制前列腺素合成，抑制白细胞活动，减少其在炎症部位的浸润和溶酶体释放对组织的损伤。

**3. 适应证**

清热解毒，活血化瘀，消肿镇痛，用于热毒瘀血所致的咽喉肿痛、牙痛、痹痛、肋痛；黄疸以及新生儿动脉导管未闭。不作为解热镇痛、抗风湿的首选药物，仅应用于其他药效疗效不显著的病例。

**4. 禁忌证**

对本品、阿司匹林及其他 NSAID 镇痛药过敏者禁用；活动性溃疡、溃疡性结肠炎及其他上消化道疾病或有上述病史者禁用；癫痫、帕金森病及精神病患者禁用；妊娠及哺乳期妇女禁用；肝功能不全者、肾功能不全者禁用；服用阿司匹林或其他 NSAID 后诱发哮喘、荨麻疹或过敏反应的患者禁用；血管神经性水肿、支气管哮喘患者禁用；使用 NSAID 后出现胃肠道出血或穿孔史者禁用；CABG 围术期镇痛禁用；重度心力衰竭患者禁用；湿疹、斑疹、伤口、脚气、顽癣或化脓部位禁用本药外用制剂。

**5. 慎用人群**

心功能不全及高血压患者慎用；胃肠道病史者慎用；血友病及其他出血性疾病患者慎用；再生障碍性贫血、粒细胞减少等患者，老年患者慎用。

**6. 药物相互作用**

与对乙酰氨基酚长期合用增加肾毒性，与 NSAID 合用，消化道溃疡发生率增高；与阿司匹林或其他水杨酸盐同用时并不能增强疗效，而胃肠道反应明显增多，且可能增加出血；饮酒或与糖皮质激素、促肾上腺皮质激素、秋水仙碱、磺吡酮同用，增加胃肠道溃疡或出血的风险；与洋地黄、肝素口服抗凝药及溶栓药、胰岛素或口服降糖药、硝苯地平、维拉帕米合用时，增强这些药物的作用；减弱呋塞米利尿及抗高血压的作用，抑制呋塞米、布美他尼及吲达帕胺等对血浆肾素活性增强的作用；与氨苯蝶啶合用时可致肾功能损伤；与丙磺舒、锂盐、甲氨蝶呤及齐多夫定同用时，毒性均增大，因此如需中、大剂量甲氨蝶呤治疗，应于 24～48h 前停用本品，以免增加其毒性。

**7. 不良反应**

常见的不良反应有胃肠道反应（恶心、呕吐、腹痛、腹泻、溃疡，有时引起胃出血及穿孔）。饭后服用本品胶囊剂，可减少胃肠道反应。中枢神经系统症状（头痛、眩晕等）的发生率也不低（20%～50%），若头痛持续不止，应停药。可引起肝功能损害（出现黄疸、转氨酶升高）。抑制造血系统（粒细胞减少等，偶有再生障碍性贫血）。可引起高血压、脉管炎、轻度水肿。过敏反应：常见的有皮疹、哮喘。与乙酰水杨酸有交叉过敏性，对后者过敏者本品忌用。

**8. 用法用量**

由于不良反应较多，因此推荐直肠给药。且不作为首选药物使用。口服吲哚美辛首次 25～50mg，继之 25mg，每日 3 次，餐中或餐后服用。直肠给药一次 50～100mg，不论口服还是直肠给药，每日最大量为 200mg。乳膏每次 1.5～2g，涂于患处，轻轻按摩，每日 2～3 次。擦剂，每日 3～4 次。痛经时推荐用栓剂，100mg/d。儿科口服直肠给药，每次 0.5～1mg/kg，每日 2～3 次。新生儿肺动脉导管未闭，胃管灌入，0.2mg/kg，每 8 小时 1 次，总量<0.6mg/kg，一般使用 2～3 次，即用药 20～30h 后可使动脉导管关闭。

**（五）氟比洛芬酯**

氟比洛芬酯，商品名凯纷（图 14-5）。

**1. 理化性质**

氟比洛芬酯为白色乳液，略带黏性，有特异

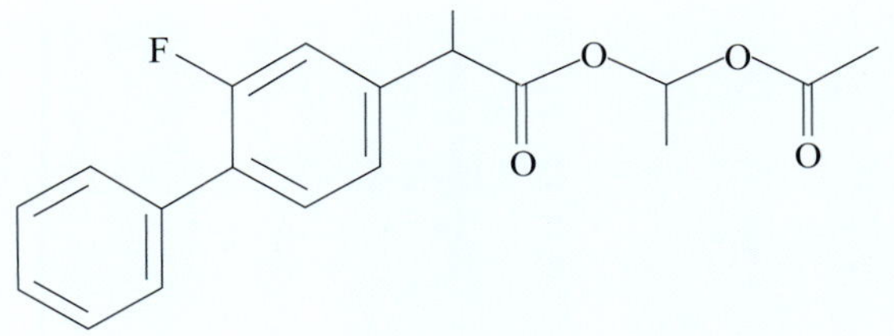

▲ **图 14-5　氟比洛芬酯化学结构式**

135

性气味。分子式 $C_{19}H_{19}FO_4$，分子量330.36。氟比洛芬酯注射液以脂微球为药物载体。脂微球直径0.2μm，氟比洛芬酯被包裹其中。

**2. 药理作用**

氟比洛芬酯以脂微球制剂药效更强，起效更迅速，持续时间更长，且不易引起胃黏膜损伤等不良反应。当氟比洛芬到达炎症反应或肿瘤后，首先被前列腺素合成细胞，如巨噬细胞和中性粒细胞摄取，进入细胞内的药物，抑制前列腺素的合成，从而发挥药理作用。

**3. 适应证**

用于手术后及各种癌症的镇痛。氟比洛芬酯注射液是一种非甾体靶向镇痛药，通过在脊髓和外周抑制 COX 减少前列腺素的合成，降低手术创伤引起的痛觉过敏状态。其用于术后镇痛，优点在于没有中枢抑制作用，不影响处于麻醉状态患者的苏醒，可在术后立即使用。

**4. 禁忌证**

对本品过敏者禁用；活动性溃疡/出血、有上述病史者禁用；严重的肝肾功能不全及血液系统功能障碍患者禁用；服用阿司匹林或其他 NSAID 后诱发哮喘、荨麻疹或过敏反应的患者禁用；CABG 围术期镇痛禁用；重度心力衰竭患者、重度高血压患者禁用。

**5. 慎用人群**

心力衰竭及高血压患者慎用；消化道溃疡病史者慎用；血液系统异常及既往史及其他出血倾向患者慎用；有过敏史患者慎用；有支气管哮喘患者慎用；肝肾功能不全或有既往史的患者慎用。

**6. 相互作用**

禁止与洛美沙星、诺氟沙星、依诺沙星、普卢利沙星合用，有导致抽搐发生的可能；慎与双香豆素类抗凝药、甲氨蝶呤、锂剂、噻嗪类利尿药、髓襻利尿药、新喹诺酮类抗生素肾上腺皮质激素类合用。避免与其他 NSAID，包括 COX-2 抑制药合并用药。

**7. 不良反应**

氟比洛芬酯的不良反应发生率低，主要为胃肠道反应，如恶心呕吐、腹泻。严重不良反应为罕见休克、急性肾衰竭、肾病综合征、胃肠道出血、伴意识障碍的抽搐、中毒性表皮坏死症、皮肤黏膜眼症候群，剥脱性皮炎及再生障碍性贫血，尽管罕见，但要引起重视。

**8. 用法用量**

1mg/kg 或 50～100mg 缓慢静脉注射，主要时间不少于 1min。不得肌内注射。一旦患者可口服药物，应停止静脉给药，改口服。多建议预防性镇痛，预防中枢和外周痛觉敏化。脂微球颗粒稳定性好，因此可以单独或者与其他阿片类镇痛药联合使用于静脉自控镇痛。考虑到其胃肠道不良反应，老年人用药从小剂量开始，并建议与质子泵抑制药合用。

### （六）帕瑞昔布

帕瑞昔布（图 14-6），商品名为特耐、安坦乐等。

**1. 理化性质**

帕瑞昔布为白色或类白色冻干块状物。是伐地昔布的水溶性非活性前药。分子式 $C_{19}H_{17}N_2O_4SNa$，分子量 392.41。

**2. 药理作用**

帕瑞昔布是高选择性 COX-2 抑制药伐地昔布的酰胺前体化合物，可迅速被肝脏羧酸酯酶水解成伐地昔布，通过特异性抑制 COX-2 阻断花生四烯酸合成前列腺素而发挥抗炎作用。

**3. 适应证**

本品用于手术后中重度疼痛的治疗，有较好的镇痛效果。同时不增加胃肠道风险，不影响血

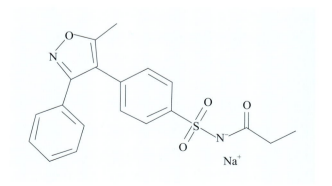

▲ 图 14-6 帕瑞昔布化学结构式

小板功能。18 岁以下不建议使用。体重<50kg 的老年患者、中重度肝功能不全的患者应减量使用。禁用于对其他 NSAID 过敏者，慎用于冠状动脉搭桥手术者、肾衰竭患者。

### 4. 禁忌证

对注射用帕瑞昔布钠活性成分或赋形剂中任何成分过敏者禁用；活动性消化道溃疡或胃肠道出血者禁用；有严重过敏反应史，尤其是皮肤反应，如皮肤黏膜眼综合征、中毒性表皮坏死松解症、多形性红斑等，或已知对磺胺类药物超敏者；严重肝功能不全者禁用；服用阿司匹林或其他 NSAID 后诱发支气管痉挛、急性鼻炎、鼻息肉、血管神经性水肿、荨麻疹或过敏反应的患者禁用；处于妊娠后 1/3 孕程或正在哺乳的患者；使用 NSAID 后出现胃肠道出血或穿孔史者禁用；CABG 围术期镇痛禁用；充血性心力衰竭患者禁用；炎症性肠病，已确定的缺血性心脏疾病；外周动脉血管和（或）脑血管疾病。

### 5. 慎用人群

心功能不全及高血压患者慎用；胃肠道病史者慎用；已经服用 NSAID 的患者；老年患者；脱水的患者；中度肝肾功能损伤；有受孕计划的妇女。

### 6. 药物相互作用

与 NSAID 同用消化道溃疡发生率增高；与阿司匹林合用将增加消化道溃疡或其他消化道并发症的风险；与 CYP2C9 抑制药氟康唑、CYP3A4 抑制药酮康唑、CYP2C19 底物奥美拉唑等合用时，增强这些药物的作用；与酶诱导药如利福平、苯妥英、卡马西平或地塞米松等合用时，可加速自身代谢；减弱利尿药及抗高血压药物的作用，与血管紧张素转化酶抑制药类或利尿药合用时可致急性肾功能损伤；与环孢霉素或他克莫司合用可以增强肾毒性；正在接受华法林或其他抗凝血药物治疗的患者使用增加发生出血并发症的风险。与锂盐合用，锂盐清除率下降。

### 7. 不良反应

本品最常见不良反应为恶心。发生最严重不良反应的情况少见或罕见，包括心肌梗死和严重低血压等心血管事件，以及过敏反应、血管性水肿和严重皮肤反应等超敏事件。

### 8. 用法用量

帕瑞昔布只能静脉、肌内注射，或加入下列液体的静脉通路给药：0.9% 氯化钠溶液、0.45% 氯化钠和 5% 葡萄糖注射液；乳酸林格液。与其他溶液混合容易产生沉淀。40mg 静脉注射或者肌内注射，随后视需要间隔 6～12h 给予 20～40mg，每日总剂量不超过 80mg。老年人体重低于 50kg 应减半使用，且每日最高剂量为 40mg。

对乙酰氨基酚和其他 NSAID 联合，两者各使用常规剂量的 1/2，可发挥镇痛协同作用；NSAID 与阿片类或曲马多联合使用时，使用常规剂量的 NSAID 可减少阿片类药物用量的 20%～50%。除对乙酰氨基酚和帕瑞昔布外，其余 NSAID 用于老年人时，均应该减量（25%～50%），并延长给药间隔时长。

（夏中元）

# 第 15 章 辅助药物

## 一、抗抑郁药、抗癫痫药及神经安定药

### （一）抗抑郁药

抗抑郁药具有提高情绪、增强活力作用。临床上将抗抑郁药分为三环类抗抑郁药、5-羟色胺重摄取抑制药、去甲肾上腺素重摄取抑制药、单胺氧化酶抑制药和非典型抗抑郁药。抗抑郁药可显著改善一些慢性疼痛的症状，其镇痛作用既有继发于抗抑郁作用的效应，也有不依赖其抗抑郁作用的独立镇痛效应。抗抑郁药的镇痛作用主要是通过改变中枢神经系统的递质功能而实现的。

三环类抗抑郁药常用的有阿米替林、多塞平、丙咪嗪等。其主要阻断去甲肾上腺素和5-羟色胺的再摄取，从而增加突触间隙这两种递质的浓度。大多数三环类抗抑郁药具有抗胆碱作用，引起口干、便秘、排尿困难等不良反应。此外还有 $\alpha_1$ 肾上腺素受体和 $H_1$（组胺）受体的拮抗作用而引起低血压、过度镇静。

去甲肾上腺素重摄取抑制药，用于以脑内去甲肾上腺素缺乏为主的抑郁症，尤其适用于尿检MHPG（NA 的代谢物）明显减少的患者。这类药物的特点是起效快，而镇静作用、抗胆碱作用和降压作用均比三环类抗抑郁药弱。代表药物有地昔帕明、马普替林、去甲替林。

选择性5-羟色胺再摄取抑制药对5-羟色胺再摄取的抑制作用选择性更强，对其他递质和受体作用甚微，既保留了与三环类抗抑郁药相似的疗效，也克服了三环类的诸多不良反应。临床常用的包括氟西汀、帕罗西汀等。本类药物很少引起镇静作用，也不损害精神运动功能。对心血管和自主系统功能影响很小。

单胺氧化酶抑制药是儿茶酚胺、5-羟色胺和其他单胺物质（如酪胺）的主要灭活酶的抑制药，

如吗氯贝胺等。这类药可使儿茶酚胺类药物代谢减慢，服用者在配伍儿茶酚胺类药物或间接作用的拟交感药时加压反应可增强多倍，甚至出现高血压危象。单胺氧化酶抑制药对肝内药酶系有抑制作用，配伍相应药物时都可增强毒性反应。

抗抑郁药的常见不良反应有抗胆碱效应，如口干、扩瞳、便秘、排尿困难等，还可出现多汗、无力、头晕、体位性低血压等。对长期用药者应定期检查肝功能和心电图。前列腺肥大和青光眼患者禁用。

#### 1. 三环类抗抑郁药

（1）阿米替林（amitriptyline）：又名依拉维，是临床上常用的三环类抗抑郁药，在体内与蛋白质广泛结合，消除半衰期为9～36h。在肝脏生成活性代谢物去甲替林，最终代谢物以游离型或结合型从尿中排除。其药理学特性及临床应用与丙米嗪极为相似，与后者相比，阿米替林对5-羟色胺再摄取的抑制作用明显强于对去甲肾上腺素再摄取的抑制；镇静作用和抗胆碱作用也较明显。

（2）多塞平（doxepin）：又名多虑平，半衰期为8～12h，主要在肝脏代谢，活性代谢产物为去甲基化物，代谢物自肾脏排泄。抗焦虑作用强，镇静作用及对血压影响较大，但对心脏影响较小。对伴有焦虑症状的抑郁症疗效最佳，焦虑、紧张、情绪低落、行动迟缓等症状数日后即可缓解。也可用于治疗消化性溃疡。

（3）丙米嗪（deprinol）：口服吸收好，主要在肝脏代谢，活性代谢产物为去甲丙米嗪。自肾脏排泄，可分泌入乳汁，老年人对本品的代谢与排泄能力下降，敏感性增强，应减少用量。主要作用为阻断中枢神经系统对去甲肾上腺素和5-羟色胺的再摄取，从而使突触间隙中这两种神经递质

浓度增高，发挥抗抑郁作用。

### 2. 去甲肾上腺素再摄取抑制药

(1) 地昔帕明（desipramine）：又名去甲丙米嗪，口服快速吸收，2～6h 达峰浓度，血浆蛋白结合率为 90%，在肝脏代谢生成具有活性的去甲丙米嗪，主要在尿中排泄，少量经胆汁排泄，其中原形占 5%。地昔帕明在去甲肾上腺神经末梢是强去甲肾上腺素摄取抑制药，其效率为 5- 羟色胺摄取被抑制 100 倍以上，对多巴胺的摄取亦有一定的抑制作用。对 $H_1$ 受体有强拮抗作用。对 α 受体和 M 受体拮抗作用较弱。血压和心率轻度增加，有时也会出现直立性低血压，可能是由于抑制去甲肾上腺素再摄取、阻断 α 受体作用的结果。与丙米嗪相比，不良反应较小，但对心脏影响与丙米嗪相似。过量则导致血压降低、心律失常、震颤、惊厥、口干便秘等。

(2) 马普替林（maprotiline）：口服后吸收缓慢，9～16h 血浆药物浓度达峰，广泛分布于全身组织，血浆蛋白结合率约 90%。为选择性去甲肾上腺素再摄取抑制药，对 5- 羟色胺摄取几乎无影响。用药后 2～3 周才充分发挥疗效。用药后有出现皮疹和皮炎的报道。

(3) 去甲替林（nortriptyline）：口服后完全从胃肠吸收，血浆蛋白结合率为 90%～95%，62% 以代谢物形式从尿中排泄。本药抑制去甲肾上腺素摄取远强于对 5- 羟色胺的摄取。与阿米替林相比，其镇静、抗胆碱、降血压作用及对心脏的影响和诱发惊厥作用均较弱。心律失常、癫痫患者慎用。

### 3. 选择性 5- 羟色胺再摄取抑制药

(1) 氟西汀（fluoxetine）：商品名百优解，是一种强效选择性 5- 羟色胺再摄取抑制药，口服吸收良好，达峰值时间 6～8h，血浆蛋白结合率 80%～95%；给予单个剂量时血浆消除半衰期为48～72h，在肝脏经 CYP2D6 代谢生成去甲基活性代谢物去甲氟西汀，其活性与母体相同，但半衰期较长。比抑制去甲肾上腺素摄取作用强 200 倍，对抑郁症的疗效与三环类抗抑郁药相当，耐药性与超量安全性优于三环类抗抑郁药。

(2) 帕罗西汀（paroxetine）：商品名赛洛特，口服吸收良好，消除相半衰期为 21h。为强效 5- 羟色胺再摄取抑制药，增高突触间隙递质浓度而发挥治疗抑郁症的作用。该药已在我国临床应用，抗抑郁疗效与三环类抗抑郁药相当，而抗胆碱不良反应、体重增加、对心脏影响及镇静等较三环类抗抑郁药轻。

### 4. 5- 羟色胺和去甲肾上腺素再摄取抑制药

(1) 度洛西汀（duloxetine）：是一种选择性 5- 羟色胺与 NA 再摄取抑制药。度洛西汀抗抑郁与中枢镇痛作用的确切机制尚未明确，但被认为与其增强中枢神经系统 5- 羟色胺与去甲肾上腺素功能有关。本品禁与单胺氧化酶抑制药联用，合用时会出现严重的不良反应，如高热、强直、肌阵挛、坐立不安，生命体征迅速波动，精神状况改变，包括极度兴奋到谵妄、昏迷，严重时可致死。

(2) 文拉法辛（venlafaxine）：口服吸收迅速而良好，半衰期平均 4h，主要在肝脏代谢，原药及代谢物大部分由肾脏排泄。本品及其活性代谢物是神经系统 5- 羟色胺和去甲肾上腺素再摄取强抑制药，使突触间隙中这两种单胺递质浓度增高，发挥抗抑郁作用。对本品过敏者禁用，正在服用单胺氧化酶抑制药的患者禁用。

### 5. 单胺氧化酶抑制药

单胺氧化酶抑制药（monoamine oxidase inhibitor, MAOI）主要分为两大类型。一类称为不可逆性 MAOI，即以肼类化合物及反苯环丙肼为代表的老一代 MAOI，因不良反应大，禁忌较多，临床上已基本不用；另一类为可逆性 MAOI，是以吗氯贝胺为代表的新一代 MAOI。

MAOI 作为二线药物主要用于三环类或其他药物治疗无效的抑郁症。此外，对伴有睡眠过多、食欲和体重增多的非典型抑郁或轻性抑郁或焦虑抑郁混合状态效果较好。

吗氯贝胺（moclobemide）：为 MAOI 类抗抑郁药。吗氯贝胺口服后吸收迅速、完全，分布于全身。其中 50% 和血浆蛋白结合，对单胺氧化酶的抑制作用约持续 14h，在体内主要经肝脏代谢。它对单胺氧化酶 A 有可逆性的抑制作用，从而影响脑内单胺类神经递质传导系统，使多巴胺、去甲肾上腺素和5-羟色胺代谢减少，增加细胞内上述神经递质的浓度，从而产生抗抑郁作用。主要不良反应为恶心、头痛、头晕、便秘。

### 6. 其他

(1) 米氮平（mirtazapine）：具有四环结构，属于哌嗪-氮䓬类化合物。口服后约2h血药浓度达到峰值，平均半衰期20～40h，主要的生物代谢反应为去甲基化和氧化反应，随后发生结合反应。本品治疗严重抑郁症的作用机制尚不清楚，临床前试验显示本品可增强中枢去甲肾上腺素和5-羟色胺活性，这可能与本品为中枢突触前抑制性 $\alpha_2$ 肾上腺素受体拮抗药有关。

(2) 氟哌噻吨美利曲辛（deanxit）：为复方制剂，其主要组分为盐酸氟哌噻吨和盐酸美利曲辛。氟哌噻吨是一种噻吨类神经阻滞剂，小剂量具有抗焦虑和抗抑郁作用。美利曲辛是一种双相抗抑郁剂，低剂量应用时，具有兴奋特性。与阿米替林具有相同的药理作用，但镇静作用更弱。两种成分的复方制剂具有抗抑郁、抗焦虑和兴奋特性。不良反应少且轻微，最常见的不良反应为失眠。

### （二）抗癫痫药

抗癫痫药如卡马西平、奥卡西平、拉莫三嗪、加巴喷丁和普瑞巴林，可用于治疗神经病理性疼痛。抗癫痫药可单用于不能耐受抗抑郁药治疗的患者，亦可用于阿片类药物引起的肌阵挛者。目前卡马西平、奥卡西平、拉莫三嗪、加巴喷丁和普瑞巴林是用于治疗神经病理性疼痛的较常用药物。

### 1. 卡马西平

卡马西平（carbamazepine）抗外周神经痛的作用机制可能与钙通道调节有关。在临床疼痛治疗中，卡马西平主要适用于外周神经痛的疼痛治疗，包括三叉神经痛、多发性硬化、糖尿病性周围神经及带状疱疹后神经痛，亦可作为三叉神经痛缓解后的长期预防性用药。对三叉神经痛、舌咽神经痛疗效较苯妥英钠好，口服用药后24h达峰，在1～2周内达稳态血浆浓度，主要在肝脏代谢。卡马西平的常见不良反应为视物模糊、复视、眼球震颤等中枢神经系统反应，以及头晕、乏力、恶心呕吐等，少见皮疹、荨麻疹、瘙痒、甲状腺功能减退等，罕见粒细胞减少和骨髓抑制、心律失常、过敏性肝炎、急性肾衰竭。对于心、肝、肾功能不全、房室传导阻滞、血常规严重异常、有骨髓抑制史者，以及孕妇和哺乳期妇女应禁用卡马西平，而青光眼、心血管严重疾病、糖尿病、老年人等应慎用。

### 2. 奥卡西平

奥卡西平（oxcarbamazepine）在服用后，迅速且几乎完全地降解为药理活性代谢物（10-羟基衍生物），达峰时间为4.5h，95%的代谢物通过尿液排出。主要通过奥卡西平的代谢物单羟基衍生物发挥药理学作用，作用机制被认为主要是通过阻断电压敏感的钠通道，从而稳定过度兴奋的神经元细胞膜，抑制了神经元的重复放电，减少突触冲动的传播。最常报道的不良反应包括嗜睡、头痛、头晕、复视、恶心、呕吐、疲劳等。

### 3. 拉莫三嗪

拉莫三嗪（lamotrigine）是一种电压门控式钠离子通道的应用依从性阻断药。抑制病理性谷氨酸释放，同时抑制谷氨酸诱发的动作电位爆发，进而防止癫痫发作。本品在肠道内吸收迅速、完全，没有明显的首过代谢。口服给药后约2.5h达到血浆峰浓度，进食后的达峰时间稍延迟，但吸收的程度不受影响。

### 4. 加巴喷丁

加巴喷丁（gabapentin）为 $\gamma$-氨基丁酸类似物，是第二代抗惊厥药，目前逐渐成为治疗神经病理性疼痛的一线药物。与其他抗惊厥药相比，具有疗效更佳、耐受性好及不良反应少的特点，是临床用于治疗神经病理性疼痛的抗惊厥药中疗效最好的药物。加巴喷丁对糖尿病性神经痛、带状疱疹痛后神经痛均有显著疗效。此外，对于其他类型的神经源性疼痛综合征，如癌性疼痛、人类免疫缺陷病毒感染引起的疼痛、慢性背痛等亦有疗效。加巴喷丁的作用机制为能显著降低由电刺激或钾唤起的大脑去甲肾上腺素、多巴胺及5-羟色胺的释放。其不良反应包括镇静作用、嗜睡及运动失调等。

#### 5. 普瑞巴林

普瑞巴林（pregabalin）可减少脊髓中钙依赖性前痛觉神经递质的释放，这可能是通过干扰含 $\alpha_2$-$\delta$ 亚基的钙通道转运和（或）减少钙电流来实现的，镇痛作用也可能通过与来自脑干的下行去甲肾上腺素和 5- 羟色胺通路的相互作用来调节脊髓中的疼痛传递。

### （三）神经安定药

神经安定药主要包括吩噻嗪类、丁酰苯类和硫杂蒽类，代表药分别为氯丙嗪、氟哌利多、氯普噻吨。临床研究显示该类药对伴幻觉、妄想、兴奋躁动、失眠、焦虑不安等精神症状的急慢性疼痛均有良好的镇痛作用，这类药物对三环类抗抑郁药治疗无效的慢性疼痛也具有缓解症状的作用；对精神性疾病引起的疼痛效果最好；对癌性疼痛也有效，但其镇痛作用机制目前仍不清楚。

临床上伴有精神症状（如幻觉、妄想、兴奋、躁动等）的急慢性疼痛是绝对适应证。对多种疾病和外伤所致的神经病理性疼痛和癌性疼痛，也可显著缓解其症状。此外也可用于一些急性疼痛的治疗，如混合性疼痛、腹部和牙科的术后疼痛及产后痛。

常见的不良反应包括中枢抑制症状、M 受体阻断症状、$\alpha$ 受体阻断症状及锥体外系反应，少数患者可出现皮疹等过敏现象和肝损伤。有癫痫史、昏迷及严重肝功能损害者应禁用。

#### 1. 氯丙嗪

氯丙嗪（chlorpromazine）口服吸收慢而不规则，到达血药浓度峰值的时间为 2～4h。胃中食物、同时服用抗胆碱药均能明显延缓其吸收。肌内注射吸收迅速，到达血液后，90% 以上与血浆蛋白结合。其分布于全身，脑、肺、肝、脾、肾中较多，其中脑内浓度可达血浆浓度的 10 倍。主要在肝经 $P_{450}$ 系统代谢为多种产物，经肾排泄。因其脂溶性高，易蓄积于脂肪组织，停药后数周

乃至半年后，尿中仍可检出其代谢物。不同个体口服相同剂量的氯丙嗪后血药浓度可差 10 倍以上，故给药剂量应个体化。氯丙嗪在体内的消除和代谢随年龄而递减，故老年患者需减量。

#### 2. 氟哌利多

氟哌利多（droperidol）也称氟哌啶，其在体内代谢快，作用维持时间短，作用时间 6h 左右，知觉的改变约 12h，在体内广泛代谢，75% 从尿中排除，其余从粪便中排泄。

#### 3. 氯普噻吨

氯普噻吨（chlorprothixene）口服吸收快，血药浓度 1～3h 可达峰值，半衰期约为 30h，主要在肝内代谢，大部分经肾脏排泄。本品可通过阻断脑内神经突触后多巴胺受体而改善精神障碍，也可抑制脑干网状结构上行激活系统，引起镇静作用，还可抑制延髓化学感受区而发挥止吐作用。本品抗肾上腺素作用及抗胆碱作用较弱，并有抗抑郁及抗焦虑作用。

## 二、糖皮质激素

糖皮质激素的药理作用非常广泛，具有抗炎、免疫抑制、抗毒素、抗休克作用，以及对代谢和各器官系统的功能产生明显的影响。糖皮质激素因其具有显著的抗炎作用，而常用于慢性炎症性疼痛的治疗。

### （一）地塞米松

地塞米松（dexamethasone）为糖皮质激素的长效制剂，肌内注射地塞米松磷酸钠或醋酸地塞米松，分别于 1～8h 达血浆高峰浓度，作用时间可持续 3 天之久。主要用于炎症性疼痛，如各种关节炎、软组织炎症，免疫性疼痛，如各种结缔组织炎、肌膜炎及创伤性疼痛，如创伤、扭伤、劳损等。地塞米松可局部注射，亦可经关节腔、硬膜外间隙、骶管给药。地塞米松的不良反应较多，长期或大量使用可致肥胖、高血压、胃和十二指肠溃疡（甚至出血和穿孔）、骨质疏松、水钠潴留及精神异常等。肾上腺皮质功能亢进、溃疡病、糖尿病、高血压病、骨质疏松症、精神病、严重

感染、电解质代谢异常、孕妇应禁用地塞米松。

### （二）甲泼尼龙

甲泼尼龙（methylprednisolone）口服给药后1.5～2.3h达峰血浆浓度。经肝脏通过CYP3A4酶代谢为无活性的代谢产物。为人工合成的中效类糖皮质激素，其抗炎作用为甲泼尼松的1.25倍，水、盐代谢调节作用小，其作用同泼尼松。甲泼尼龙醋酸酯混悬剂分解缓慢，作用持久。在临床疼痛治疗方面，甲泼尼龙主要用于治疗慢性疼痛性疾病，如各种关节炎等。甲泼尼龙醋酸酯混悬液可局部注射，严重时可关节腔内注射给药。甲泼尼龙的不良反应主要是可引起高血压、骨质疏松、胃和十二指肠溃疡出血、水钠潴留等。肾上腺皮质功能亢进、肝功能不全、高血压病、糖尿病、溃疡病、精神病、骨质疏松症、严重感染、电解质异常、孕妇应禁用甲泼尼龙。

### （三）利美达松

利美达松（limethason）是地塞米松棕榈酸酯的脂质体制剂，为地塞米松的缓释剂。利美达松在体内经酯酶的作用，缓慢地水解生成具有活性的代谢产物地塞米松，从而发挥持久的抗炎作用和免疫抑制作用。利美达松具有用量小，疗效强而持久，不良反应少等特点。利美达松进入人体内后6h起效，作用持续长达2周。利美达松的另一个特点是靶器官定向性强，具有炎性组织的趋向性，药物在炎症部位的浓度明显高于非炎症部位，因此，抗炎作用强，其抗炎作用是地塞米松的2～5倍。利美达松主要用于慢性疼痛性疾病的治疗，如慢性腰腿痛、类风湿关节炎等，可局部、静脉、关节腔或硬膜外间隙注射给药。

### （四）培地米松

培地米松（diprospan）是由二丙酸倍他米松和倍他米松磷酸酯钠混合而成的水溶液注射剂，每毫升培地米松含5mg倍他米松二丙酸酯和2mg倍他米松磷酸酯钠。培地米松具有抗炎、抗风湿和抗过敏作用。注射后可溶性倍他米松磷酸酯钠被迅速吸收而起效，而低溶性的二丙酸倍他米松可储存起来被缓慢吸收，维持疗效，从而可更长时间地控制症状。培地米松用于治疗对糖皮质激素敏感的各种急、慢性疼痛性疾病，但该剂不可用于静脉或皮下注射。

### （五）泼尼松

泼尼松（prednisone）为人工合成的中效糖皮质激素。其抗炎作用和调节糖代谢作用较强，为氢化可的松4倍，而调节水、盐代谢作用较弱。局部注射后20～30min起效，作用持续3～4h。在血浆中本品大部分与蛋白结合，游离和结合型代谢物自尿中排出，部分以原形排出，小部分可经乳汁排出。泼尼松主要用于炎症性疼痛和免疫性疼痛的治疗，如各种关节炎、结缔组织炎、风湿和类风湿关节炎。泼尼松的不良反应和禁忌证与甲泼尼龙相仿。

### （六）曲安奈德

曲安奈德（triamcinolone acetonide）为超长效的糖皮质激素。曲安奈德的药理作用强，其效力为可的松的20～30倍，抗过敏和抗炎作用强而持久。肌注后数小时内起效，经1～2日达到最大效应，作用可维持2～3周，是药效较长的糖皮质激素之一。曲安奈德主要用于慢性、顽固性疼痛的治疗，如慢性腰腿痛、风湿性和类风湿关节炎、滑囊炎和腱鞘炎等。亦可局部、关节腔注射给药。

曲安奈德除可出现与地塞米松一样的不良反应外，部分患者还可出现全身荨麻疹、支气管痉挛、月经紊乱、视力障碍等，病毒性、细菌性、真菌性感染及对本品过敏患者应禁用。

## 三、其他药物

### （一）可乐定

可乐定（clonidine）又称氯压定，为咪唑啉衍生物二氯苯胺咪唑啉。口服吸收快而完全，口服吸收程度约75%，口服1～3h后血药浓度达峰值，血浆半衰期约9h。30%～50%经肝代谢，结构中的咪唑环被裂解，苯环被羟化，其余以原形经肾排泄。可乐定直接激动下丘脑及延髓的中枢

突触后膜 $\alpha_2$ 受体，使抑制性神经元激动，减少中枢交感神经冲动传出，从而抑制外周交感神经活动。可乐定还激动外周交感神经突触前膜 $\alpha_2$ 受体，增强其负反馈作用，减少末梢神经释放去甲肾上腺素，降低外周血管和肾血管阻力，减慢心率，降低血压。肾血流和肾小球滤过率基本保持不变。直立性症状较轻或较少见，很少发生体位性低血压。过量的症状和体征包括低血压、心动过缓、嗜睡、烦躁、乏力、困倦、反射减低或丧失、恶心、呕吐和通气不足。过大剂量可有可逆性心脏传导障碍或心律失常，短暂高血压。低血压时应平卧，抬高床脚，必要时静脉输液，给予多巴胺升血压。高血压时静脉给呋塞米、二氮嗪、酚妥拉明或硝普钠对症治疗。

### （二）右美托咪定

右美托咪定（dexmedetomidine）是一种高选择性中枢 $\alpha_2$ 受体激动药。右美托咪定分布迅速，绝大部分在肝脏代谢，经尿和粪便排泄。它通过结合反应、N- 甲基化或者先羟基化反应进行代谢。右美托咪定的蛋白率为 94%，其全血和血浆的药物浓度比值为 0.66。其分布半衰期为 6min，消除半衰期为 2～3h，右美托咪定通过作用于蓝斑核、脊髓以及外周器官的 $\alpha_2$ 受体产生镇痛作用。达到同等镇痛效果时，其脊髓用药比外周明显减少。这提示其主要是通过脊髓 $\alpha_2$ 受体产生镇痛作用。其作用机制包括：①作用于脊髓背角的初级传入神经末梢的突触前膜受体，抑制神经递质的释放；②抑制脊髓广动力型神经元，较少 P 物质和其他伤害性感受神经递质的释放；③作用于脊髓背角传入神经末梢的突触后膜受体，从而抑制二级传入神经元的兴奋。它在亚麻醉和镇痛剂量下（0.5～2μg/kg）产生镇静作用，静脉给药可阻断中枢交感反应，机制未明。它还可以减轻阿片类药物引起的肌僵，减轻术后寒战。它对呼吸抑制作用轻，血流动力学稳定。作为镇痛辅助药，它可通过多种途径给药（如静脉给药）减轻术后吗啡用量。最近有研究表明，吗啡静脉患者自控镇痛给药中辅以右美托咪定可显著提高镇痛效果，明显减轻吗啡用量，而并未引起镇静和血流动力学波动等不良反应。右美托咪定常见的不良反应为低血压、心动过缓及口干。通常可自行缓解，也可用抗胆碱药处理，无不良后果。右美托咪定肌注和静脉给药可引起严重心动过缓（<40 次 / 分），小部分患者偶尔可发生窦性停搏。

### （三）氯胺酮

氯胺酮（ketamine）是一种苯环哌啶类衍生物，系非巴比妥类静脉全身麻醉药。自 Domino 等在 30 多年前报道首次应用于临床以来，由于该药具有镇静、镇痛、遗忘作用曾广泛用于临床麻醉，但由于其显著的不良反应和新型静脉全身麻醉药的研究，氯胺酮在临床麻醉中的应用明显减少。但近年来，由于疼痛学基础理论的不断进展，氯胺酮在临床疼痛中的应用已引起人们的重视，研究发现小剂量氯胺酮用于疼痛性疾病的治疗，小剂量氯胺酮主要用于术后疼痛、癌性疼痛和神经病理性疼痛等的治疗。尤其是通过椎管内给药用于手术后镇痛以及癌性疼痛的镇痛具有一定的效果。

氯胺酮肌内注射的生物利用度高，达 93%；而因肝脏的首过效应，口服的生物利用度仅有 17%。氯胺酮呈高度脂溶性，为硫喷妥钠的 5～10 倍，因而能迅速透过血脑屏障进入脑内。静脉注射氯胺酮后 30s 起效，1min 可达峰效应。而肌内注射后 5min 血浆药物浓度达峰值，脑血流量同时增加，促其在脑内很快分布，患者迅速入睡。达峰效应后，药物较快地分布到血流量较低的组织区域，血浆药物浓度下降，脑内浓度亦降低。此药主要在肝内代谢，其途径还不很清楚，一般认为系通过肝脏药物代谢酶系统 $P_{450}$ 酶的作用进行生物转化。首先经 N- 脱甲基作用形成去甲氯胺酮，然后环己酮环羟基化，转变成羟去甲氯铵酮，再结合成较易溶于水的葡萄糖醛酸衍生物。去甲氯胺酮的羟化代谢物，遇热脱水形成一种环己酮氧化物，即脱氢去甲氯胺酮。此外，氯胺酮亦可在未脱甲基前进行环羟基化作用，但不是主要代谢途径。氯胺酮的分解产物 5 天内可在尿中排出

91%，有的报道尿中含有 4% 左右的原形或代谢物，16% 为羟化衍生物，粪中排泄物仅占 3%。有关氯胺酮镇痛作用的机制目前认为与几方面有关：①拮抗 NMDA 受体作用；②与阿片受体的相互作用；③与单胺受体作用；④局部麻醉作用等。与静脉给药一样，硬膜外氯胺酮也有一定的不良反应，但不会引起循环系统的过度兴奋，不会抑制呼吸，中枢神经系统的不良反应较少。高血压、颅内高压、严重心功能不全患者禁用氯胺酮。其他禁忌证包括癫痫、甲状腺功能亢进及嗜铬细胞瘤患者。

### （四）维生素

维生素是维持机体正常代谢和生理功能所必需的物质，其主要作为某些酶或其辅基的组成成分。疼痛治疗应用维生素主要基于它们具有多种生理功能，参与各种代谢，促进受损神经和肌肉的功能恢复。最近研究表明 B 族维生素对神经系统损伤引起的神经痛有很好的疗效，并认为 B 族维生素的镇痛效应至少部分通过脊髓的环鸟苷酸 - 蛋白激酶 G 信号通路的激活。

（1）维生素 $B_1$（vitamine $B_1$）：又名盐酸硫胺，为水溶性维生素，是糖代谢中所必需的辅酶，维生素 $B_1$ 在体内形成焦磷酸硫胺，参与糖代谢中丙酮酸和 β- 酮戊二酸的氧化脱羧反应，是糖代谢必需物质。维生素 $B_1$ 在疼痛治疗中主要适用于神经炎和神经痛的治疗以及慢性疼痛治疗，如面神经炎、三叉神经痛、慢性腰腿痛等。

（2）维生素 $B_{12}$（vitamine $B_{12}$）：又名氰钴胺，为细胞合成核酸过程中的重要辅酶，参与体内胆碱、蛋氨酸的合成及脂肪代谢，对保持有髓神经纤维的完整功能，修复神经髓鞘，促进神经再生等方面具有重要作用。肌内注射维生素 $B_{12}$ 后 1h 血药浓度达峰值，作用时间约 8h。维生素 $B_{12}$ 主要适用于神经病理性疼痛的治疗，亦可加入到疼痛治疗复合液中使用，可局部注射、关节腔内注射或硬膜外隙给药。大剂量维生素 $B_{12}$ 可以引起过敏反应，使用时应注意。

### （五）高乌甲素

高乌甲素（lappaconitine）又名拉巴乌头碱，为非麻醉性镇痛药，镇痛作用强。可用于各种急、慢性中等度的疼痛，如关节痛、肩周炎、带状疱疹、扭伤及术后疼痛。对癌性疼痛不仅可以镇痛，而且有治疗作用。

### （六）牛痘疫苗接种家兔炎症皮肤提取物注射液

本药的镇痛作用是通过对中枢神经系统内镇痛机构之一的下行抑制系统产生的激活作用而实现，适应证：腰痛症、颈肩腕综合征、症状性神经痛、皮肤疾病（湿疹、皮炎、荨麻疹）伴随的瘙痒、过敏性鼻炎、亚急性视神经脊髓病后遗症。

### （七）辣椒碱

辣椒碱（capsaicin）是一种作用于外周的非阿片类生物碱，为瞬时受体电位香草酸亚型 1（transient receptor potential vanilloid 1，TRPV-1）受体激动药。TRPV1 位于外周无髓鞘 C 纤维末梢，在炎症条件下显著下调。TRPV 受体激活可产生高强度刺激并释放 P 物质，引起初期烧灼样痛。辣椒碱对 Aδ 和 Aα 纤维无显著影响，不影响温觉和触觉传导。辣椒碱有乳膏，也有注射剂型。它用于术后疼痛、关节炎、肌肉骨骼痛和慢性神经病理性疼痛的治疗。乳膏通常和阿片类药物或 NSAID 联合用药，以减轻后背痛、关节炎痛、肌肉拉伤和扭伤痛等多种疾病的疼痛。高浓度的辣椒碱软膏还可治疗带状疱疹后神经病理性疼痛。注射剂用于控制术后疼痛，也可用于长期痛如神经瘤、骨性关节炎、手术或创伤后神经病理性疼痛。注射辣椒碱之前预先给予神经阻滞可极大地减轻烧灼样不适。辣椒碱安全性高，因能减少阿片类用量，可用于对阿片类药物敏感的老人。唯一的绝对禁忌证为过敏。相对禁忌证包括 2 岁以内小儿、肝酶升高、服用血管紧张素转化酶抑制药、有脓毒性关节炎和关节感染。

（田首元　郭志佳）

# 第四篇

## 围术期疼痛管理

# 第 16 章　围术期疼痛治疗技术

目前，用于临床的术后镇痛技术包括药物镇痛技术和非药物镇痛技术。药物镇痛技术包括口服、静脉和肌内注射对乙酰氨基酚、NSAID 类药和阿片类等镇痛药物，椎管内镇痛技术（硬膜外、鞘内）、区域镇痛技术（神经阻滞镇痛及局部浸润）以及使用其他辅助镇痛药物等。此外，在应用药物镇痛方法的同时，也可应用非药物镇痛方法，如音乐疗法、电针刺激技术等，其不仅能提高镇痛效果，而且能减少镇痛药的用量，延长镇痛时间。

围术期镇痛技术的选择应当根据手术的不同阶段，手术创伤部位、大小和疼痛类型来共同决定。术前可使用普瑞巴林或加巴喷丁、特异性 COX-2 抑制药、$\alpha_2$ 受体激动药及氯胺酮等，这些药物可能有减轻手术后疼痛，并起到节省阿片类药物和抑制中枢或外周疼痛敏化的作用。术中静脉输注利多卡因、氯胺酮、右美托咪定。术后镇痛药物优先采用口服方式，对于创伤大、术后疼痛剧烈的手术，镇痛药物以对乙酰氨基酚和（或）NSAID 为基础，合并使用阿片类药物，并由麻醉医师决定是否合用区域镇痛技术。

## 一、口服镇痛

### （一）口服镇痛技术

口服镇痛技术是一种简单、容易实施、耐受性好、经济有效的镇痛方法，适用于神志清醒、非胃肠手术和手术后胃肠功能良好患者的轻、中度疼痛控制。口服药物可在术前开始用药；作为多模式镇痛方法的一种来辅助镇痛；也可在使用其他方法镇痛后，以口服镇痛作为延续以减轻术后残余疼痛。口服镇痛技术在术后应用只限于胃肠道功能良好的患者；禁用于有吞咽功能障碍（如

颈部手术后）和肠梗阻患者；慎用于手术后重度恶心、呕吐和便秘者。

口服药物受限于药物分子本身的理化性质、药物代谢特征以及人体复杂的生理环境。因肝 - 肠"首过效应"，生物利用度不一，单纯依靠普通制剂技术的口服药物往往难以充分发挥药物分子的临床治疗效果。口服镇痛药物起效慢且作用时间不长，可采用速效制剂或缓控释给药技术调控释药速率，从而调节药物活性成分的吸收速度，改善制剂的药物代谢动力学特征，减轻不良反应，特别适用于需要快速控制疼痛或治疗窗较窄又需长期用药的慢性疼痛治疗的给药。镇痛药物的新型制剂主要有速效制剂，如他喷他多速释片，以及缓释制剂如盐酸羟考酮缓释片、曲马多缓释片等。

### （二）口服镇痛药物

常用围术期口服镇痛药物主要有对乙酰氨基酚、NSAID、中枢性镇痛药物、阿片类镇痛药及抗焦虑类镇痛药。根据疼痛程度进行镇痛药物的选择，缓解术后轻度疼痛通常选用口服对乙酰氨基酚和 NSAID，如布洛芬和塞来昔布；缓解术后中度疼痛常使用作用较弱的阿片类药物，如可待因；缓解术后剧烈疼痛需要使用强效阿片类药物，如羟考酮和芬太尼等。对乙酰氨基酚与 NSAID 合用效果更佳，无禁忌证患者术后镇痛宜联合用药。

#### 1. 对乙酰氨基酚

它的作用机制仍不完全清楚，对乙酰氨基酚除有间接的中枢性 COX 抑制作用外，还有调节内源性大麻素系统，抑制下行 5- 羟色胺能通路和抑制中枢一氧化氮合成的作用。其镇痛效能比 NSAID 弱 20%～30%，无外周作用，不良反应少，不会引起胃肠道出血，比 NSAID 更安全。单

独应用对轻至中度疼痛有效，与阿片类或曲马多或 NSAID 药物联合应用，可发挥镇痛相加或协同效应。无禁忌证者，建议将对乙酰氨基酚作为个体化镇痛方案的一线基础用药，胃肠吸收功能正常者口服对乙酰氨基酚可用于超前镇痛。常用剂量为每 6小时口服 6～10mg/kg，最大剂量不超过 2000mg/d，联合给药或复方制剂不超过 1500mg/d，否则可能引起严重肝脏损伤和急性肾小管坏死。对乙酰氨基酚耐受性良好，一般无须减少剂量。对于有肝脏疾病史或大量酗酒者，剂量减少 50%～75%。与抗凝药联合使用，可增加其抗凝作用，需注意调整抗凝药的用量。

### 2. 非选择性非甾体抗炎药和选择性环氧合酶 -2 抑制药

此类药物具有解热、镇痛、抗炎、抗风湿作用，主要作用机制是抑制 COX 和前列腺素的合成。对 COX-1 和 COX-2 作用的选择性是其发挥不同药理作用和引起不良反应的主要原因之一。具有两种机制的非选择性 NSAID 药物有互补的药理作用。该类药物的口服剂型一般均用于可口服患者的轻、中度疼痛的治疗，或者在术前、手术结束后作为多模式镇痛的组成部分。建议将 NSAID 作为术后个体化用药的基础用药，特别适用于炎性痛治疗，但应严格控制使用时间和剂量，并监测胃肠道、肾脏和心血管不良反应。非心脏手术术前建议口服塞来昔布。在临床上用于手术后镇痛的口服药物主要有布洛芬、双氯芬酸、美洛昔康、塞来昔布和氯诺昔康。常用口服 NSAID 剂量和作用见表16-1。

### 3. 阿片类药物及其他辅助镇痛药

对于口服对乙酰氨基酚或 NSAID 仍然不能控制的围术期疼痛，能进食者首选口服阿片类药物或其他辅助镇痛药物的方式复合镇痛，常用口服剂量和作用见表 16-2。

## 二、静脉镇痛

### （一）静脉镇痛技术

静脉镇痛建议用于不能进食期间或需要静脉给药快速控制暴发痛者。主要有以下 2 种方式：①

| 表 16-1　常用口服 NSAID 类药物 | | | |
| --- | --- | --- | --- |
| 药　物 | 每次剂量（mg） | 用药次数（次 / 天） | 每日最大剂量（mg） |
| 布洛芬 | 400～600 | 2～3 | 2400～3600 |
| 双氯芬酸钠 | 25～50 | 2～3 | 75～150 |
| 美洛昔康 | 7.5～15 | 1 | 7.5～15 |
| 塞来昔布 | 100～200 | 1～2 | 200～400 |
| 氯诺昔康 | 8 | 3 | 24 |

单次或间断静脉注射给药。适用于门诊手术和短时间的小手术，但药物血浆浓度波动大，镇痛效应不稳定，对术后持续疼痛者，需按时给药。常用药物有对乙酰氨基酚、NSAID、曲马多、阿片类药物（包括激动药和拮抗药）的注射剂。但阿片类药物应个体化给药，稀释后分次给予，给药后应观察 5～20min 至最大作用出现，并酌情重复此剂量至 NRS 评分＜4 分。②持续静脉注射给药。用生理盐水或葡萄糖液稀释后持续给药。一般先给负荷量，阿片类药物最好以小剂量分次输注的方式，滴定至合适剂量，达到镇痛效应后，以维持量或按药物的作用时效决定维持或间断给药。由于手术后疼痛阈值会发生改变，药物恒量输注的效应不易预测，更主张使用患者静脉自控镇痛（patient-controlled intravenous analgesia，PCIA）方法。本章 PCIA 章节单独进行 PCIA 方法论述。

### （二）静脉镇痛药物

静脉镇痛药物主要包括非选择 NSAID、选择性 COX-2 抑制药、阿片类药物及非阿片类中枢性镇痛药等。

### 1. 非选择性非甾体抗炎药和选择性环氧合酶 -2 抑制药

对于不能进食患者的轻中度疼痛，首选静脉给予非选择性 NSAID 和选择性 COX-2 抑制药。常用静脉 NSAID 剂量和作用见表 16-3。

### 2. 阿片类药物及其他镇痛药

当静脉注射对乙酰氨基酚或 NSAID 仍然不能控制的围术期疼痛，首选静脉给予阿片类药物的

**表 16-2　口服阿片类药物及其他镇痛药**

| 药物类型 | 药　物 | 每次剂量（mg） | 次　数 | 每日最大剂量（mg） | 不良反应 |
|---|---|---|---|---|---|
| 阿片类药物 | 硫酸吗啡片 | 5～15 | 3～6 | 100 | 眩晕、恶心、呕吐，可兴奋平滑肌引起便秘、排尿困难、直立性低血压、呼吸抑制；吗啡过量可引起急性中毒，表现为昏迷、深度呼吸抑制和瞳孔极度缩小 |
| | 盐酸羟考酮缓释片 | 5～15 | 2 | 400 | |
| | 磷酸可待因片 | 15～30 | 4～6 | 250 | 头晕、嗜睡、不平静、精神错乱、瞳孔缩小如针尖、癫痫、低血压、心率过缓、呼吸微弱、神志不清等 |
| 非阿片类中枢性镇痛药 | 曲马多缓释片 | 50～100 | 2～3 | 400mg，与对乙酰氨基酚合用，每日最大剂量≤200mg | 眩晕、嗜睡、恶心、呕吐等 |
| 钙通道调节剂 | 加巴喷丁 | 600～900 | 2 | 1800 | 眩晕、嗜睡、周围性水肿、恶心、呕吐、体重增加、紧张、失眠、共济失调、眼球震颤、感觉异常、厌食、衰弱、情绪化倾向等 |
| | 普瑞巴林 | 150～300 | 2 | 600 | |

**表 16-3　常用静脉 NSAID 药物剂量和作用**

| 药　物 | 剂量范围（mg/d） | 起效时间（min） | 维持时间（h） | 用法和用量 |
|---|---|---|---|---|
| 氟比洛芬酯 | 50～200 | 15 | 8 | IV：每次 50mg，3～4 次 / 天，日剂量不超过 200mg |
| 帕瑞昔布 | 40～80 | 7～13 | 12 | IV/IM：首次剂量 40mg，以后 40mg/12h，连续用药不超过 3 天 |
| 酮咯酸 | 30～120 | 30 | 4～6 | IV/IM：首次剂量 30mg，以后 15～30mg/6h，最大量 120mg/d，连续用药不超过 2 天 |
| 氯诺昔康 | 8～24 | 20 | 3～6 | IV：每次 8mg，2～3 次 / 天，日剂量不超过 24mg |

IV. 静脉注射；IM. 肌内注射

方式镇痛，常用阿片类药物剂量和作用见表 16-4。

### 三、椎管内镇痛

椎管内镇痛技术是非常重要的临床麻醉和镇痛技术，在老年下肢手术、产科手术等依然为首选的麻醉和镇痛方法，椎管内给予阿片类或局部麻醉药镇痛作用确切，其效果超过肌内或静脉注射，有助于防止手术后过度应激，同时它对交感神经的阻滞会促使对迷走神经的兴奋，增强肠道蠕动，还能预防心脏缺血（胸段脊神经阻滞）或

下肢深静脉血栓的形成，有硬膜外镇痛、鞘内镇痛及两种方式联合镇痛的方式。

#### （一）硬膜外镇痛

**1. 硬膜外镇痛技术**

在术后早期，未使用抗凝药和凝血功能正常患者，若术中采用硬膜外麻醉，手术后可延续使用硬膜外镇痛。对穿刺困难患者（有局部结构改变如畸形、韧带钙化、相应部位有手术史等情况），借助超声引导技术可以显著提高椎管内麻醉

表16-4　常用静脉阿片类药物剂量和作用

| 药物 | | 最大剂量 | 起效时间（min） | 维持时间（h） | 用法和用量 |
|---|---|---|---|---|---|
| | 吗啡 | 60mg/d | 5 | 4~6 | IV/IM：每次5~10mg，3~6次/天 |
| | 芬太尼 | | 2~3 | 0.5~1 | IV/IM：每1~2min缓慢静脉推注0.05~0.1mg |
| 阿片受体激动药 | 舒芬太尼 | | 1~3 | 1~2 | IV：每1~2min缓慢静脉推注2.5~10.0μg |
| | 羟考酮 | | 2~3 | 4~6 | IV：每1~2min缓慢静脉推注1~10mg，4h后重复用药 |
| | 氢吗啡酮 | | 10~15 | 3~4 | IV：每2~3min缓慢静脉推注0.2~1mg，IM：每次1~2mg，每3~4小时重复用药 |
| 阿片受体部分激动药 | 丁丙诺啡 | 每次≤0.6mg | 1~2 | 6~8 | IM/IV：成人每次0.15~0.30mg，6~8h重复用药 |
| | 布托啡诺 | 每次≤4mg | 1~5 | 3~4 | IV：成人每次0.5~1mg，IM：每次1~2mg |
| | 纳布啡 | 每次≤20mg，≤160mg/d | 2~3 | 3~6 | IV/IM：每次10mg，10~15min内静脉注射完，有"封顶"效应，剂量>0.6mg/kg时，镇痛作用不再随着剂量的增加而增强 |
| 非阿片类中枢性镇痛药 | 地佐辛 | 120mg/d | 10~30 | 3~6 | IV：5~20mg，必要时每3~6小时给药1次，单次最大剂量20mg |
| | 曲马多 | 400mg/d | 1~5 | 4~8 | IV/IM：缓慢静脉推注每次20~30mg |
| α$_2$受体激动药 | 右美托咪定 | ≤10μg/h | 10~15 | | 术前及重症监护室镇静：以0.5~1μg/kg缓慢滴注10min，随后以0.2~0.7μg/（kg·h）维持输注。自控静脉镇痛（复合阿片类药物）0.02~0.06μg/（kg·h）或2.5~10μg/h，单次静脉注射2.5~10μg或0.1μg/kg |
| NMDA受体拮抗药 | 氯胺酮 | <0.5mg/（kg·h） | 1~2 | 10~15min | IV：2~3min缓慢静脉推注0.1~0.5mg/kg，然后<0.5mg/kg，维持输注 |
| | S-氯胺酮 | ≤0.6mg/（kg·h） | 1~2 | 10~15min | IV：镇痛2~3min缓慢静脉推注0.125~0.25mg/kg，然后0.02~0.03mg/（kg·h）维持输注 |

IV. 静脉注射；IM. 肌内注射

穿刺成功率，减少穿刺次数，扩大适应证范围。局部麻醉药在硬膜外腔的分布和扩散受多种因素影响，如个体特征、患者体位、局部麻醉药容量和浓度、穿刺间隙、注药速度和硬膜外腔顺应性等。体内和体外研究均支持快速和高压给药有利于局部麻醉药更广泛地在硬膜外腔扩散，因此脉冲给药技术更适合于硬膜外镇痛。

硬膜外镇痛有单次镇痛和连续镇痛的方式。单次硬膜外镇痛仅在穿刺后单次给药，作用时间较短；连续镇痛一般术前或麻醉前给患者置入硬膜外导管，并给予试验剂量以确定硬膜外导管的位置，连续硬膜外注入药物之前应先给予负荷剂量，以缩短镇痛起效时间，在术中即可开始连续注药，可减少术中阿片药物剂量。硬膜外持续镇痛多采用患者硬膜外自控镇痛（patient controlled epidural analgesia，PCEA）的连续给药方式。PCEA 的维持有传统的持续硬膜外输注（continuous epidural infusion，CEI）或程控间歇硬膜外脉冲输注（programmed intermittent epidural bolus，PIEB）2 种给药方式。CEI 是以固定时间间隔自动将局部麻醉药推注到硬膜外腔中的镇痛方法。PIEB 就是间隔一个固定时间段，将固定剂量的麻醉药物快速释放到硬膜外间隙，与连续缓慢输注泵相比具有间隔性的特征，即在给药周期的大部分时间内是不给予药物的，同时还具有高速性，其输注速率远远大于传统持续泵。有研究表明，与 CEI 相比，PIEB 可以减少暴发痛和运动神经阻滞，提高镇痛满意度，并减少局部麻醉药用量。PIEB 在分娩镇痛中应用广泛，但是 PIEB 的最佳给药方案（包括药物种类、浓度、给药间隔和剂量）尚未确定。分娩镇痛专家共识推荐脉冲给药剂量为 8～12ml，给药时间间隔为 45～60min，患者自控镇痛为 8～10ml，锁定时间为 15～30min，每小时极量为 30ml。在完成负荷剂量给药后 60min 开始第一次脉冲推注。

### 2. 硬膜外镇痛药物

（1）局部麻醉药：硬膜外镇痛可以选用布比卡因或罗哌卡因等局部麻醉药物，单纯使用局部麻醉药进行硬膜外镇痛时需要配合使用全身镇痛药（阿片类药物或 NSAID）。①布比卡因：作用时间长，价格低，广泛用于手术后镇痛，但药物过量易导致中枢神经系统和心脏毒性。注药后 4～10min 起效，维持时间 4～7h。②左旋布比卡因：为长效局部麻醉药，作为布比卡因的异构体，给药剂量和药物代谢动力学均与布比卡因相似，但心脏毒性小。③罗哌卡因：化学结构类似布比卡因，显著特点是"运动感觉分离"，即产生有效镇痛的低浓度药物（0.0625%～0.15%）对运动神经阻滞作用相对较弱，同时其毒性低于布比卡因和左旋布比卡因。④氯普鲁卡因：起效迅速，低浓度时有一定的"运动感觉分离"现象。

（2）阿片类药物：吗啡和氢吗啡酮都是硬膜外常用药物，都属于高水溶性的药物，因此低节段硬膜外给药可以达到高节段（如胸部）的镇痛效果（脂溶性低的阿片类药物易于随脑脊液扩散），用于硬膜外镇痛效果好。水溶性的阿片类药物易于停留在脑脊液中并随之扩散至较高水平的神经中枢，包括呼吸中枢，因此要警惕呼吸抑制的风险，主要发生在用药的初始阶段和停药后再次使用阶段。吗啡硬膜外给药的起效时间为 30min，峰作用时间为 60～90min，硬膜外腔注入 1～3mg 吗啡，作用持续 12～18h。吗啡持续输注比单次剂量安全，但一些医院并不常规使用硬膜外吗啡持续输注。在硬膜外使用单次剂量吗啡可以提供较长时间的镇痛（长达 24h），但是可能会出现延迟的呼吸抑制。氢吗啡酮是一种半合成的阿片类受体激动药，是吗啡的衍生物，亲水性弱于吗啡，镇痛作用是吗啡的 5～10 倍，瘙痒、便秘、镇静等不良反应比吗啡轻，所以氢吗啡酮硬膜外镇痛效果整体优于吗啡。如果静脉使用 1mg 的氢吗啡酮，硬膜外剂量是静脉的 1/5 或 1/4，如果是蛛网膜下腔给药，就再减少到硬膜外剂量的 1/10。

芬太尼和舒芬太尼是可用于硬膜外的脂溶性阿片类药物，它常用于对阿片类药物特别敏感的患者（如年纪过大或过小的患者）。芬太尼的脂溶性很强，主要通过与原位的脊髓阿片类受体结合发挥药效，而不随脑脊液扩散，所以镇痛效果主要集中于硬膜外穿刺部位的周围。芬太尼的亲脂性是吗啡的 580 倍，从脑脊液进入脊髓的吸收速度更快，清除速度也更快。芬太尼的起效时间为 4～5min，峰作用时间在 20min 以内，易于调整剂量。

硬膜外镇痛常采用局部麻醉药复合阿片类药物的方法，两类药物联合使用时具有协同作用，镇痛效果很好。但在特殊情况下（如局部麻醉药引起低血压，阿片类药物引起严重瘙痒）需要取消其中一种药物，根据患者具体情况调整余下药物的剂量。持续性硬膜外镇痛常用药物浓度见表 16-5。

### （二）鞘内镇痛

#### 1. 鞘内镇痛技术

鞘内镇痛（intrathecal analgesia）是指将镇痛药物注入蛛网膜下腔，经脑脊液循环直接作用于脊髓、脑产生镇痛作用的技术，具有起效快、镇痛效果确切、药物用量小、药物不良反应少等优点，临床上在伤害性疼痛及难治性癌痛治疗中的应用日益广泛，围术期鞘内镇痛主要适用于下腹部、下肢和会阴部手术。鞘内药物的选择、联合用药以及镇痛模式的设置是镇痛成功的关键，药物耐受性亦是镇痛的难点，皆为目前研究的重点。鞘内镇痛药物可直接到达中枢神经系统，能够快速、有效、稳定地发挥镇痛作用，与口服、肌内注射和静脉镇痛相比，鞘内镇痛所需药物剂量更小，药物不良反应更少、程度更轻。

脊椎穿刺间隙及鞘内导管顶端最佳位置的相关研究数据有限，2016 年多学科鞘内镇痛专家小组（polyanalgesic consensus conference，PACC）建议应根据患者疼痛部位或引起疼痛的病变部位决定。通常从低位穿刺点（$L_2$～$L_3$ 以下）穿刺后置管，将鞘内导管顶端放置到相应的位置。

鞘内镇痛可采取鞘内单次药物注射与鞘内药物连续输注给药。鞘内单次药物常用于测试患者鞘内使用药物的疗效或手术后急性疼痛的控制。通过鞘内药物输注系统持续鞘内给药，能够实现长期有效的疼痛控制。临床上鞘内患者自控镇痛常用给药模式为背景剂量与单次追加剂量的联合应用，但提出如果仅使用单次追加剂量，可减少药物使用总量，降低肉芽肿发生率及因患者逐渐耐药所致药物剂量增加的概率。不同鞘内镇痛装置、镇痛药物的选择与滴定方式及患者自控镇痛模式均可影响鞘内镇痛疗效。

#### 2. 鞘内镇痛药物

(1) 局部麻醉药：局部麻醉药在脑脊液中扩散直接作用于脊髓，通过结合电压门控性 $Na^+$ 通道，阻止动作电位产生和神经冲动传导产生镇痛作用，但能用于鞘内的局部麻醉药物种类较少。但由于

表 16-5　硬膜外术后镇痛的局部麻醉药和阿片类药物配方

| 局部麻醉药/阿片药 | 罗哌卡因 0.1%～0.2% | 舒芬太尼 0.3～0.6μg/ml |
| --- | --- | --- |
| | 布比卡因 0.1%～0.15% | 芬太尼 2～4μg/ml |
| | 左旋布比卡因 0.1%～0.2% | 吗啡 20～40μg/ml |
| | 氯普鲁卡因 0.8%～1.4% | 布托啡诺 0.04～0.06mg/ml |
| | | 氢吗啡酮 10μg/ml |
| | | 纳布啡 0.04～0.2mg/ml |
| PCEA 方案 | 首次剂量 6～10ml/h | |
| | 维持剂量 4～6ml/h | |
| | 冲击剂量 4～6ml/h | |
| | 锁定时间 20～30min | |
| | 最大剂量 12ml/h | |

安全性和有效性的证据不足，长期连续鞘内给局部麻醉药和使用其他局部麻醉药的经验有限，故局部麻醉药在鞘内的应用还需更长期深入的研究。

① 布比卡因：属酰胺类局部麻醉药，具有亲水性，作用范围较广，持续时间长，相比其他局部麻醉药有较长的感觉阻滞和更少的运动阻滞，是鞘内最常用的局部麻醉药。2016 年 PACC 召开第 1 次会议，仍在癌痛或伤害性疼痛治疗中将其列为一线的辅助用药，多与阿片类药物联合运用，也是目前鞘内使用最多的局部麻醉药。

② 罗哌卡因：同属酰胺类局部麻醉药，在阻滞起效时间、阻滞效果和镇痛持续时间方面接近布比卡因，但没有获得 FDA 批准的鞘内给药许可，而我国国家药品监督管理局批准罗哌卡因用于鞘内镇痛。

③ 丁卡因：获得了 FDA 和我国国家药品监督管理局在鞘内使用的许可，但因其易产生毒性反应，故 2012 版与 2016 版 PACC 均未推荐该药用于鞘内镇痛。局部麻醉药常见不良反应包括感觉障碍、运动障碍、低血压和尿潴留等，通常与药物浓度和用药的脊髓节段相关，在滴定时应监测患者并及时做出药量调整。

(2) 阿片类药物：吗啡、芬太尼、舒芬太尼、氢吗啡酮是鞘内镇痛最常使用的阿片类药物，但是因其化学性质不一，药理学特点各异，镇痛效果也有较大差别。

① 吗啡和氢吗啡酮：吗啡是唯一被 FDA 批准用于鞘内的阿片类药物，也被列为鞘内一线药物。吗啡是鞘内药物镇痛的金标准，鞘内输注 1mg 吗啡相当于硬膜外给药 10mg、静脉注射 100mg 或口服 300mg，据此可将患者口服或静脉注射吗啡剂量换算为鞘内给药剂量。即使曾口服或静脉使用大量阿片类药物疗效欠佳的患者，部分患者脊髓阿片受体对阿片类药物也未完全脱敏，鞘内使用吗啡仍可有良好的镇痛效果。鞘内单次注射吗啡起效时间为 1～2h，达峰时间为 5～10h，持续时间 12～24h。氢吗啡酮瘙痒、便秘、镇静等不良反应更轻，常用于对吗啡耐受或不良反应较严重的患者。氢吗啡酮被 PACC 专家推荐为一线治疗药

物是基于大量的临床应用和明确的安全性。痛觉过敏是鞘内长期使用阿片类药物不常见但后果严重的并发症之一，降低阿片类药物剂量或与非阿片类药物联合用药可改善该症状。

② 芬太尼与舒芬太尼：均属亲脂性药物，进入脊髓时，同时与白质内非特异性位点和后角内特异性受体结合，起效快，但因作用时间短、范围局限，故芬太尼也被 PACC 专家推荐为治疗伤害性疼痛的一线药物，但对于癌痛治疗仅作为三线以上用药。由于维持时间短，芬太尼鞘内注射更适合短时间镇痛（如分娩镇痛等）。舒芬太尼的脂溶性更高，作用机制与芬太尼类似。对舒芬太尼鞘内注射的药物代谢动力学研究发现，蛛网膜下腔注射舒芬太尼后，血浆浓度迅速升高，而且在注射后 1.5～2h 时，血浆浓度明显高于硬膜外给药途径。

(3) $\alpha_2$ 受体激动药：可乐定是 $\alpha_2$ 受体激动药中主要能用于鞘内注射的药物，通过与脊髓背角 $\alpha_2$ 受体结合，调节伤害感觉传递产生镇痛作用，2016 年被 PACC 推荐为伤害性疼痛和神经痛的辅助用药。可乐定鞘内使用优势是无呼吸抑制、尿潴留、胃肠道反应、瘙痒和感觉运动阻滞，常见不良反应包括低血压、心动过缓、镇静及口干等，可乐定在滴定和持续泵注时应频繁监测患者血压及心率。目前还没有可乐定鞘内给药的安全性和耐受性的高等级证据，故临床使用中仍需谨慎。

(4) 钙通道阻滞药：齐考诺肽是 N- 型钙通道的脊神经节高度选择性的阻滞药，也是唯一可用于鞘内镇痛的该类药物，其需直接经脑脊液给药才会有疗效。FDA 批准其为治疗慢性疼痛的鞘内药物，且只能鞘内使用。2016 年 PACC 提出有很强的临床证据证实齐考诺肽的有效性，并将其推荐为治疗部分难治性疼痛的一线药物。其优点在于可突然停药而无撤药症状。不良反应通常与应用较大的初始剂量、用量迅速升级或两方面同时存在有关，包括严重的头晕、恶心、记忆力减退、眼球震颤、精神错乱、认知与精神障碍、步态失调、便秘和尿潴留等，当发生明显不良反应时应将剂量减半。齐考诺肽能加重精神疾病的精神症状，

故不推荐齐考诺肽用于既往有精神错乱病史的患者。

（5）γ- 氨基丁酸激动药：巴氯芬是此类药物的代表，系 γ- 氨基丁酸受体激动药，通过增加钾电导引起的二级神经元超极化，抑制钙离子通过电压门控钙通道产生镇痛作用。FDA 批准其用于鞘内泵注，主要用于治疗痉挛性疾病，在疼痛合并痉挛时可作为辅助剂，并在临床研究中已获得不同程度的进展。但该类药物在治疗癌症疼痛的方面的作用有限，目前没有足够的研究数据证明其有效性。巴氯芬鞘内使用的不良反应包括无力、肌张力低下、镇静、便秘、勃起障碍、括约肌控制障碍、呼吸抑制等，且巴氯芬有很强的撤药反应，应逐渐减量至停用。

常用鞘内治疗的药物剂量和浓度见表 16-6；伤害性疼痛鞘内治疗的推荐方案见表 16-7。

### （三）腰硬联合镇痛

腰硬联合镇痛是蛛网膜下腔镇痛和硬膜外镇痛的联合应用，综合了此两种技术的优点，具有起效快、镇痛效果完善、镇痛时间长等特点。现主要用于分娩镇痛，专家建议分娩镇痛时需警惕胎心率减慢的风险以及鞘内使用阿片类药物引起的瘙痒。

## 四、区域镇痛

### （一）区域镇痛技术

区域镇痛技术是指在局部 / 区域水平阻断疼痛信号上传，从而减少中枢神经系统对疼痛的感知。

区域镇痛技术可减轻全身性应激反应，从而减少全身性镇痛药物的使用，是最为理想的术后疼痛治疗策略。区域镇痛技术主要包括局部浸润和外周神经阻滞。该技术可在手术前实施，作为术中麻醉的一部分，并延续用作术后镇痛；也可在手术结束后实施，作为术后多模式镇痛的重要组成部分。区域镇痛可以单一技术使用，也可以多种技术的联合使用。区域镇痛技术中，最常见的是单次注射阻滞，也可留置导管进行持续阻滞。安全地延长镇痛时间是未来区域镇痛技术重要的研究方向，包括使用各类局部麻醉药物佐剂，以及如何安全可靠地留置导管进行持续镇痛，研发更长效的局部麻醉药等。另一个重要的研究方向是探索更适度和精准的目标神经阻滞，避免发生区域阻滞的并发症，从而促进区域镇痛技术为核心的多模式镇痛在加速术后康复的进一步推广应用。

### （二）区域镇痛药物选择

区域阻滞常用长效局部麻醉药，包括布比卡因、左旋布比卡因和罗哌卡因等。常用局部麻醉药的用法与剂量见表 16-8。

### （三）常用区域镇痛技术

#### 1. 局部浸润镇痛

局部浸润镇痛，不仅能够提供良好的镇痛效果，也能够减少全身用药产生的不良反应，减少儿茶酚胺类的释放，从而为伤口愈合提供更好的血液灌注和氧供，并且大大减少了阿片类药物及

| 表 16-6　2012PACC 建议用于鞘内治疗的药物剂量和浓度及测试剂量 | | | | |
|---|---|---|---|---|
| 药　　物 | 建议测试剂量 | 建议治疗初始剂量 | 每日治疗最大剂量 | 药盒最高浓度 |
| 硫酸吗啡 | 0.2～1.0mg | 0.1～0.5mg/d | 15mg | 20mg/ml |
| 盐酸氢吗啡酮 | 0.04～0.2mg | 0.02～0.5mg/d | 10mg | 15mg/ml |
| 齐考诺肽 | 1～5μg | 0.5～2.4μg/d | 19.2μg | 100μg/ml |
| 芬太尼 | 25～75μg | 25～75μg/d | | 10mg/ml |
| 盐酸布比卡因 | 0.5～2.5mg | 1～4mg/d | 10mg | 30mg/ml |
| 可乐定 | 5～20μg | 40～100μg/d | 40～600μg | 1mg/ml |
| 舒芬太尼 | 5～20μg | 10～20μg/d | | 5mg/ml |

表 16-7　2012 PACC 共识关于伤害性疼痛鞘内治疗的推荐方案

| 推荐级别 | 治疗药物 |
| --- | --- |
| 一线治疗 | 吗啡、氢吗啡酮、齐考诺肽、芬太尼 |
| 二线治疗 | 吗啡 + 布比卡因、齐考诺肽 + 阿片类药物、氢吗啡酮 + 布比卡因、芬太尼 + 布比卡因 |
| 三线治疗 | 阿片类药物（吗啡、氢吗啡酮、芬太尼）+ 可乐定、舒芬太尼 |
| 四线治疗 | 阿片类药物 + 可乐定 + 布比卡因、舒芬太尼 + 布比卡因或可乐定 |
| 五线治疗 | 舒芬太尼 + 布比卡因 + 可乐定 |

NSAID 的使用，增加患者满意度。2016 年 2 月，美国疼痛协会最新发布的术后疼痛治疗指南中也推荐了局部浸润镇痛的镇痛方法，肯定了该方法的应用前景。局部浸润镇痛主要有切口局部浸润镇痛和关节腔内局部浸润麻醉镇痛。

（1）切口局部浸润镇痛：切口局部镇痛技术操作简单，无须专业人员操作，且术后不影响患者的活动，但该技术依赖于外科医师的配合。切口局部浸润镇痛技术在临床上已经成为多模式镇痛中非常重要的一部分，而且被广泛应用于各类手术，如剖宫产手术、妇科手术、结直肠切除术、腹腔镜手术等。局部麻醉药局部浸润技术的应用应有超前的镇痛理念，在各类腹腔镜手术中，目前诸多临床医师推崇在手术切皮前在腹腔镜切口部位给予局部麻醉药浸润，在创伤前阻断外周神经纤维理论上可以防止脊髓背角过敏，减弱由手术伤害性刺激所引起的应激反应及炎性反应及组织疼痛物质的释放，避免中枢敏化和疼痛上调，减少疼痛感知的量和持续时间，从而减轻术后疼痛，发挥良好的镇痛效果和减少术后麻醉性镇痛药用量。

切口局部浸润镇痛有单次切口局部浸润镇痛和持续切口局部浸润镇痛 2 种。单次切口局部浸润镇痛是指在术前或术后将局部麻醉药单次注射在切口某一结构层次或多个层次，如皮下、筋膜下、腹膜。研究表明，不同的组织层次会产生不同的镇痛效果，这可能与各层组织的神经分布不同有关。如腹前外侧壁的浅筋膜内含有丰富的皮神经；壁腹膜主要由肋间神经和腰神经的分支支配，对各种刺激敏感、痛觉定位准确。在术后早期的疼痛中，腹直肌来源的疼痛占很大的部分。布比卡因注射于皮下和筋膜内的镇痛效果优于只注射于筋膜内。开腹手术由于切开了肌纤维，且术后的疼痛导致肌肉不能更好地收缩，从而限制了腹壁肌肉的辅助呼吸功能，因此，局部伤口浸润镇痛能提高术后肺功能。对于单次注射局部麻醉药的镇痛效果和对术后肺功能的影响尚无一致的结论，还需大样本研究进一步证实。持续切口局部浸润镇痛相对于单次注射局部麻醉药，持续切口局部镇痛的镇痛效果较好。其可以通过置入多孔导管，持续地将局部麻醉药注入切口处，从而达到延长镇痛时间的效果，建议将导管放置于筋膜下而不是皮下或筋膜上。

切口局部浸润药物：目前临床常用的局部麻醉药为利多卡因、罗哌卡因、布比卡因和左旋布比卡因。常用局部麻醉药及用量见表 13-1。在切口阻滞时加入辅助用药，可以降低炎症介质的水平，并延长药物作用时间。常用药物包括地塞米松、酮咯酸及右美托咪定。但辅助用药增强术后镇痛作用的程度有限，且其加快阻滞起效时间、延长阻滞作用的程度、用药安全性和配方仍待进一步证明。

（2）关节腔内局部浸润镇痛：关节腔内局部浸润镇痛又称为"鸡尾酒"疗法，"鸡尾酒"镇痛方法是将混合的局部麻醉药物混合后利用局部浸润麻醉技术注射于关节周围，可起到很好镇痛、局部抗炎，以达到预防和控制术后疼痛的目的，并节省阿片类药物的使用，缩短住院时间及减少住院费用，且不影响手术切口愈合、股四头肌力，不增加感染风险。关节腔内局部浸润麻醉镇痛技术是膝关节置换术后一种较可靠的镇痛方法。近年来，国内外一些学者对这项技术在髋和肩关节术中的应用做了研究，但在各家报道中，其效果不一，近来也有一些将"鸡尾酒"用于踝关节围术期镇痛的报道。

对于"鸡尾酒"的注射部位尚无统一标准，注射部位的选择更多的是按照术者的个人习惯。在膝关节手术中，注射部位主要为内侧及外侧副韧带、髌下脂肪垫、髌韧带、股四头肌、髌上囊及膝关节后关节囊，原因是膝关节周围软组织内疼痛感受器分布密度最大的部位为内侧及外侧副韧带起止点、髌下脂肪垫、髌韧带起止点、股四头肌肌腱、髌上囊和骨膜表面。但是目前对于是否注射膝关节后关节囊尚存在一定争议。很多临床医师支持在膝关节后关节囊注射，在膝关节后关节囊注射"鸡尾酒"后，局部麻醉药具有一定的渗透效果，患者术后在卧床期间局部麻醉药可以分散到后方区域，阻滞膝关节囊后方支配的神经，从而进一步缓解疼痛。

"鸡尾酒"的主要药物为罗哌卡因、布比卡因、糖皮质激素、吗啡类药物等，常用"鸡尾酒"的药物选择见表16-8。随着临床应用进展，有些学者在经典配方的基础上加入氨甲环酸、抗生素等以加强"鸡尾酒"式药物原有的作用或扩展新作用。"鸡尾酒"常用配方并没有统一的定论。根据文献研究常用的方案有以下几种，见表16-9。

**2. 外周神经阻滞镇痛**

（1）外周神经阻滞镇痛技术：外周神经阻滞是一项传统的麻醉技术，具有镇痛效果好，可减少阿片类药物用量，以及对脏器功能影响小等诸多优点，本技术在日间手术、多模式镇痛、平衡麻醉及加速术后康复中的重要作用备受关注。外周神经阻滞技术包括单次给药和持续给药2种方式。①单次外周神经阻滞因单次给药作用时间短，在局部麻醉药消退后，一些患者会出现反跳性疼痛，这可能是由于无意识的伤害性输入继发严重的手术后疼痛所致，这也是周围神经阻滞引起的严重术后疼痛增加的原因。因此，在周围神经阻滞消退之前应常规进行围术期多模式镇痛，并将周围神经阻滞的益处扩大到最大限度，维持时间超过8～16h。②持续性外周神经阻滞通过在神经周围留置导管并输注局部麻醉药，达到长时间神经阻滞的目的，可增强术后镇痛效果并减少反跳痛，它可以进一步提高镇痛效果，持续阻滞可通过机械泵或电子输液泵实施局部麻醉药的持续输注。但也应重视其并发症如导管尖端的放置不正确和移位继发的阻滞失败，导管相关的机械神经刺激，打结，迁移，阻塞或剪切，导管插入部位的液体渗漏或炎症，细菌定植，输液泵故障和局部麻醉药全身毒性反应等。

外周神经阻滞成功的关键在于准确定位，主要有传统的解剖定位神经阻滞、神经刺激仪引导下神经阻滞及超声引导下神经阻滞3种方式。①传统的外周神经阻滞主要依赖体表解剖标志来定位神经，通过穿刺针接触神经产生异感来判断针尖位置，易出现针尖位置或药物扩散不理想而导致阻滞失败；解剖定位困难的患者，反复穿刺和操作时间延长导致患者不必要的疼痛和组织损伤，并使操作者产生挫败感。②神经刺激仪引导下神经阻滞是利用电刺激器产生脉冲电流传送至穿刺针，当穿刺针接近混合神经时，就会引起混合神经去极化，而其中运动神经较易去极化出现所支配肌肉颤抖和抽搐，这样就可以通过肌肉反应来定位神经，不必通过穿刺针接触神经产生异感来判断。神经刺激仪包括电刺激器、穿刺针、电极及连接导线。神经刺激仪用于神经定位时和常规神经阻滞一样须摆体位、定位、消毒铺巾，进针后接刺激器。其需要触发肌肉收缩的电流强度和针尖到神经的距离相关，即针尖与神经的距离越近，需要引起肌肉收缩或感觉反应的电流越低。在日常临床实践中，通常先用1mA的电流来引出初次反应。当以阈电流为0.2～0.3mA（脉宽0.1ms）还可引出效应肌肉收缩时，表明刺激针头已接近该神经。振幅再低，可能会导致神经损伤。③超声引导下神经阻滞是利用超声来清晰识别神经及其周围血管、肌肉、骨骼及内脏结构，穿刺前预扫描可识别神经、血管及周围组织可能存在的解剖变异，有助于设计个体化进针路径，进针过程中可提供穿刺针行进的实时影像，以便在进针同时随时调整进针方向和进针深度，以更好地接近目标结构，减少穿刺次数。使用超声引导行神经阻滞，注药时可以看到药液扩散，有利于及时调整针尖位置，使药液更好地沿

| 药　　物 | 常用剂量 | 预期效果 |
|---|---|---|
| 糖皮质激素 | 40mg 甲泼尼龙<br>1~4mg 倍他米松 | 抗炎 |
| 可乐定 | 80μg | α₂受体激动药，与局部麻醉药物及阿片类药物产生协同作用 |
| 酮咯酸 | 15~30mg | 非甾体抗炎药 |
| 吗啡 | 4~10mg | 局部、区域、中枢性阿片类受体激动药 |
| 酰胺类局部麻醉药 | 布比卡因 20~400mg<br>罗哌卡因 50~400mg | 长效麻醉药物 |
| 肾上腺素 | 300~600μg（1:1000） | 促使血管收缩，延缓药物吸收 |
| 抗生素 | 750mg 头孢呋辛<br>如过敏：采用万古霉素 | 预防手术部位感染 |

表 16-8 "鸡尾酒"的药物选择

神经扩散，可明显缩短药物起效时间，减少局部麻醉药用量，提高阻滞成功率。对于深部神经定位，可采用神经刺激仪引导和超声引导下神经阻滞联合的方式来提高安全性。使用神经刺激器定位或超声定位均可降低神经损伤的发生率，但神经刺激器与超声两者在减少神经损伤发生率方面的优劣尚未被证实。对于一些深部的运动神经阻滞，如腰丛、骶丛神经阻滞，可采用神经刺激仪引导下神经阻滞和超声引导下神经阻滞联合的方式。

随着解剖基础知识和神经定位技术的不断完善，特别是超声分辨率的提高，使得神经阻滞发生了革命性的变化，外周神经阻滞已经从传统的根、丛、干阻滞逐步向更加精准的周围末梢神经阻滞演变，更好地满足术后镇痛的需求。特别是在四肢手术中，通过选择性分支神经阻滞可以在发挥最大镇痛效果的同时，尽量减少运动神经的阻滞，以利于术后早期功能锻炼和手术效果的观察。在类似于膝关节手术、肩关节手术及四肢远端手术等，可以达到不痛、能动，而且动也不痛的理想目标。

(2) 外周神经阻滞药物：长效局部麻醉药包括布比卡因、左旋布比卡因和罗哌卡因，是外周神经阻滞的主要镇痛药，常用局部麻醉药的用法与剂量见表 13-1。麻醉药用量一般按照体重计算，也有研究认为，局部麻醉药的使用量与神经横截面积有关，在超声引导下基于超声测量神经或神经丛的横截面积，以计算局部麻醉药的用量更为适宜。神经阻滞的局部麻醉药用量应综合考虑药物浓度、阻滞部位以及维持时间等多种因素，若能采用连续神经阻滞，则可使用较少量的局部麻醉药，并取得更满意的镇痛效果。对于连续神经阻滞可采用神经丛或神经干留置导管的患者自控镇痛（patient controlled nerve analgesia，PCNA）给药方式，常用局部麻醉药及用量见表 16-10。

辅助用药：为了延长神经阻滞时间，大量研究报道了很多辅助用药，包括地塞米松、氯硝定、右美托咪定、肾上腺素、丁丙诺啡和镁。但是一些体外研究中发现，神经周围辅助用药与神经毒性作用有关。在这些药物中，α₂受体激动药右美托咪定和长效糖皮质激素地塞米松最有前景。鉴于有争议或缺乏证据，以及对咪达唑仑、芬太尼、吗啡、曲马多、他汀和新斯的明的不良反应或神经毒性的担忧，不提倡经神经鞘内给药。值得注意的是，国际上任何监管机构都未批准将上述研究的药物（包括地塞米松）用于神经鞘内。因此，如果鞘内使用这些药物是超出 FDA 批准范围的。

• 神经周围注射右美托咪定：右美托咪定是一种高选择性 α₂受体激动药，由于其对脑和脊髓

| 表 16-9 常用"鸡尾酒"方案 | |
|---|---|
| 文 献 | 药物配方 |
| Bone Joint J，2017，99-B：904-911 | • 37.5mg 盐酸布比卡因<br>• 10mg 硫酸吗啡<br>• 30mg 酮咯酸丁三醇<br>• 0.25mg 肾上腺素<br>• 配成 150ml 生理盐水溶液 |
| J Clin Anesth，2018，46：39-43 | • 150mg 罗哌卡因<br>• 10mg 盐酸吗啡<br>• 30mg 酮咯酸丁三醇<br>• 0.2mg 肾上腺素<br>• 配成 75ml 溶液 |
| J Arthroplasty，2018，33：90-96 | • 266mg 布比卡因脂质体<br>• 10mg 盐酸布比卡因<br>• 配成 120ml 生理盐水溶液 |
| Eur J Anaesthesiol，2019，36：264-271 | • 2mg/kg 左布比卡因<br>• 10mg 盐酸吗啡<br>• 0.5mg 肾上腺素<br>• 配成 100ml 生理盐水溶液 |
| J Arthroplasty，2016，31（4）：913-917 | • 300mg 罗哌卡因<br>• 100mg 酮咯酸丁三醇<br>• 0.5mg 肾上腺素<br>• 配成 85.5ml 生理盐水溶液 |
| J Shoulder Elbow Surg，2020，29（7）：1310-1315 | • 15mg 罗哌卡因<br>• 吗啡 5mg<br>• 肾上腺素 0.3mg<br>• 倍他米松 2mg<br>• 配成 42ml 生理盐水溶液 |
| J Arthroplasty，2018，33（8）：2455-2459 | • 250mg 罗哌卡因<br>• 0.5mg 肾上腺素<br>• 30mg 酮咯酸丁三醇<br>• 80μg 可乐定<br>• 配成 100ml 生理盐水溶液 |

α₂ 受体的作用，其具有镇痛特性。当与局部麻醉药一起注入神经周围间隙时，右美托咪定可延长镇痛时间。据报道，右美托咪定的镇痛效果似乎是通过阻断超极化激活的阳离子电流来介导的。临床前研究发现，神经周围注射右美托咪定可减轻局部麻醉引起的神经毒性，但通过神经周围导管持续给药可能导致神经元损伤。因此右美托咪定作为阻滞辅助用药较全身用药的益处尚需更多研究。

• 神经周围注射地塞米松：地塞米松是一种合成糖皮质激素，在围术期，全身给予地塞米松可减少术后疼痛、疲劳、恶心和呕吐。地塞米松亦被用作区域麻醉的辅助用药。临床研究发现在局部麻醉药中添加地塞米松可显著延长镇痛时间，并可延长运动阻滞时间，其机制可能为神经周围给予地塞米松促进胞膜钾通道的表达，从而降低神经元的兴奋性。但应注意在相对碱性的地塞米松溶液环境中存在罗哌卡因结晶的风险，地塞米松与罗哌卡因应禁忌配伍使用。还有研究发现地塞米松与右美托咪定混合物显著延长镇痛持续时间和降低术后阿片类药物需求量。目前的证据表明，地塞米松是一种有效的区域麻醉辅助用药。术中全身应用地塞米松已常用于术后恶心呕吐预防。全身给药与神经周围给药的选择，以及通过这两种途径给药时的最大安全剂量尚需进一步研究。有学者建议以 0.1～0.2mg/kg 的剂量将地塞米松静脉注射作为局部麻醉的辅助用药，以减轻术后疼痛和阿片类药物的消耗。它进一步减轻了阿片类药物给药后和全身麻醉后恶心和呕吐的可能性。外周神经阻滞常用的局部麻醉药辅助剂及效果见表 16-11。

**3. 常用身体各部位外周神经阻滞**

外周神经阻滞按部位可分为头颈部神经阻滞、躯干神经阻滞和四肢神经阻滞。

(1) 头颈部神经阻滞

① 头皮神经阻滞：开颅手术的疼痛主要来源于头皮和骨膜，在颅脑手术的麻醉过程中，头架的操作往往会造成血流动力学剧烈地波动。头皮神经阻滞简单易行，可以有效减轻上头架引起的应激反应，同时还可用于清醒开颅手术术中镇痛。支配头皮的神经主要包括眶上神经、滑车上神经、枕大神经、枕小神经、耳颞神经和颧颞神经，这些神经均为表浅神经，通常可以参考体表标志实施阻滞。常用的局部麻醉药有利多卡因、布比卡因、左旋布比卡因及罗哌卡因。头皮神经阻滞药

**表 16-10　常用外周神经置管术后镇痛的指征和方法**

| 手术名称 | 区域神经阻滞方式 | 置管方式 | 术后镇痛用药方案 |
|---|---|---|---|
| 上肢、肩关节手术 | 臂丛神经阻滞 | 臂丛置管（8～10cm） | 0.2% 罗比卡因连续输注，5～15ml/h |
| 股骨（颈）骨折手术 | 腰丛＋坐骨神经阻滞 | 腰丛置管（8～10cm） | 0.2% 罗比卡因 5～15ml/h |
| 膝关节镜手术 | 腰丛＋股神经阻滞 | 股神经置管（8～10cm） | 0.2% 罗比卡因 5～15ml/h |
| 全膝关节置换手术 | 腰丛＋坐骨神经阻滞 | 腰丛置管（8～10cm） | 0.2% 罗比卡因 5～15ml/h |
| 大腿或小腿截肢手术 | 坐骨神经＋股神经阻滞 | 坐骨神经＋股神经分别置管 | 0.2% 罗比卡因用量最大 10ml/h 或间断追加药物，最大用量 15ml/h |
| 踝关节骨折复位或脚部截肢手术 | 坐骨神经（必要时加股神经）阻滞 | 坐骨神经（必要时加股神经）置管 | 0.2% 罗比卡因 5～15ml/h |

**表 16-11　外周神经阻滞常用的局部麻醉药辅助剂及效果**

| 局部麻醉药辅助剂 | 地塞米松 | 可乐定 | 右美托咪定 | 肾上腺素 | 丁丙诺啡 | 镁 |
|---|---|---|---|---|---|---|
| 作用机制 | 激活神经细胞膜上的糖皮质激素受体，增加抑制性钾通道表达，抑制神经传递的兴奋性，局部血管收缩，全身抗炎效应 | 抑制超极化激活环核苷酸门控通道，维持神经细胞超极化状态，致使在动作电位恢复期对于功能性刺激无反应 | 激活环核苷酸门控通道，维持神经细胞超极化状态，致使在动作电位恢复期对于功能性刺激无反应 | 激活肾上腺素受体导致血管收缩 | 抑制钙通道导致动作电位无法传递，调控阿片受体 | 作用于细胞膜的受体通道，维持膜稳定，拮抗钙离子 |
| 镇痛时间（min） | +402 | +123 | +264 | +66 | +518 | +125 |
| 感觉阻滞时间（min） | +419 | +74 | +228 |  |  | +107 |
| 运动阻滞时间（min） | +241 | +141 | +192 |  | +13 | +08 |
| 不良反应 | 血糖增加 | 心率慢、高血压、镇静 | 心率慢、血压高、镇静 | 血压高、心率快 | 术后恶心呕吐、瘙痒 |  |

物浓度和作用时间见表 13-1，每个部位的注射剂量一般为 2～5ml。

②颈神经阻滞技术（cervical plexus block，CPB）：CPB 能为颈部手术提供良好的术后镇痛。主要适用于甲状腺、颈部血管、颈椎等手术的麻醉和术后镇痛，也适用于部分头颅、耳部手术的麻醉和术后镇痛。联合胸椎神经阻滞还适用于锁骨、上胸部、肩部等部位的手术麻醉和术后镇痛。

依据解剖及相关临床研究，CPB 有 3 种方法，即颈浅丛神经阻滞、颈中间丛神经阻滞（又叫颈神经通路阻滞）和颈深丛阻滞。超声引导下颈神经通路阻滞是一种新兴的神经阻滞技术，颈神经通路是颈深丛穿出椎前筋膜后在胸锁乳突肌深层分支并向颈浅丛移行的区域（图 16-1），除可支配颈浅丛所支配的皮神经，还可支配甲状舌骨肌。颈神经通路与膈神经与喉返神经有一定的距离，且有椎前筋膜阻隔，因此行颈神经通路阻滞不易出现膈神经与喉返神经阻滞的并发症，安全性较高。颈浅丛神经阻滞和颈深丛神经阻滞均可用于颈部手术，从麻醉阻滞的临床效果看，颈深丛神经阻滞既可以阻断颈深丛神经，也可以阻断颈浅丛神经，可松弛颈部肌肉，但容易累及膈神经。

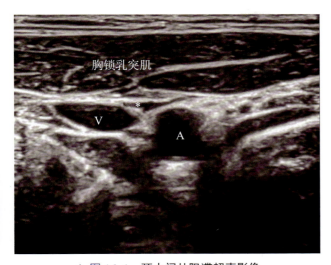

▲ 图 16-1　颈中间丛阻滞超声影像

V. 颈内静脉；A. 颈内动脉；*. 颈神经通路（封套筋膜与椎前筋膜之间）

颈浅丛神经阻滞仅阻断颈部皮肤感觉神经，相对安全，但颈部肌肉不松弛。颈中间丛神经阻滞与颈浅丛神经阻滞效果及镇痛时间类似，但覆盖范围要广。

③ 喉上神经内支阻滞：喉上神经内支主要为感觉神经，支配声门上咽喉部黏膜的感觉，阻滞该神经可达到会厌及相应区域的阻滞作用。穿刺部位在舌骨大角与甲状软骨上角之间。喉上神经内支阻滞主要用于清醒气管插管的辅助麻醉，即阻滞喉咽、会厌、舌根、梨状隐窝及声门裂以上的黏膜，让患者更加耐受气管插管，不会引起剧烈呛咳。

用于头面部镇痛神经阻滞还有很多，如舌咽神经阻滞、面神经阻滞、下颌神经阻滞、上颌神经阻滞等，在本章不进行阐述。

(2) 躯干部位手术神经阻滞技术：目前微创腔镜手术已经广泛开展，手术微创化和麻醉精准化的理念也在不断得到认可，这也使躯干部神经阻滞技术开展得越来越广泛，特别是相关技术创新不断涌现，如超声引导椎旁间隙阻滞、腹横肌平面阻滞、腰方肌阻滞、竖脊肌平面阻滞、前锯肌平面阻滞、胸横肌平面阻滞等，这些技术的开展都是多模式镇痛、快速康复实践的重要技术基础。

① 椎旁间隙阻滞（thoracic paravertebral block,

TPVB）：胸椎的椎旁间隙位于胸椎两侧，在横截面上是一个三角形的间隙，底边是椎体的后外侧缘、椎间盘、椎间孔及关节突，前外界为壁层胸膜，后界为肋横突上韧带（superior costotransverse ligament, SCTL）。椎旁间隙头尾侧与肋间隙相通，并由肋骨及横突相分隔，向下延伸至 $L_1$ 水平腰大肌的起源处，向内其通过椎间孔与硬膜外间隙相通。椎旁间隙内有脂肪组织、胸段脊神经、肋间血管和交感链。因此，TPVB 可以提供单侧连续胸段皮节的感觉和交感阻滞。但应重视，胸椎旁阻滞可存在低血压、气胸、血管损伤、局部麻醉药中毒等并发症，局部麻醉药误入硬膜外隙或蛛网膜下腔可引起高位硬膜外麻醉、全脊椎麻醉、脊髓损伤等并发症。目前 TPVB 主要应用于乳腺、心脏和胸科手术的围术期镇痛，但从解剖学原理上来说，TPVB 也可以应用于腹壁前侧、外侧及后侧的手术镇痛。研究发现在疝修补术、经皮肾镜碎石术、开腹肾脏手术、腹腔镜及开腹胆囊切除术和开腹妇科等手术，TPVB 可以在术后 12~24h 内降低患者的疼痛评分，减少阿片类药物使用量，因此，TPVB 在腹部手术中拥有良好的应用前景，因为 TPVB 可以阻滞交感神经，故其不仅可以抑制躯体痛还可以抑制内脏痛。

② 竖脊肌平面阻滞（erectors spinae plane block, ESPB）：竖脊肌平面阻滞是躯干阻滞中最新的一种阻滞方法，由 Forero 等提出，最早用于治疗胸部神经病理性疼痛。ESPB 时超声探头纵向置于 $T_5$ 棘突旁开 3cm 水平，超声图像中由浅到深的 3 层肌肉为斜方肌、大菱形肌和竖脊肌，阻滞针由头侧向尾侧进针，将局部麻醉药物注射至竖脊肌深面（图 16-2）。由于竖脊肌覆盖整个背部，因此 ESPB 可以使局部麻醉药物在头尾方向广泛扩散并覆盖多个皮节感觉区域。另外，由于 ESPB 位置靠近横突及椎间孔，因此其可以浸润脊神经根的背侧支和腹侧支，在背侧及腹侧均可提供感觉阻滞。在 Forero 等研究中，ESPB 的临床感觉阻滞平面为 $T_2$~$T_9$，而局部麻醉药物的扩散可以达到 $C_7$~$T_{11}$。脊柱的椎体和椎旁肌受到脊神经背侧支的支配，ESPB 可为腰椎减压手术、腰椎融合手术、脊柱

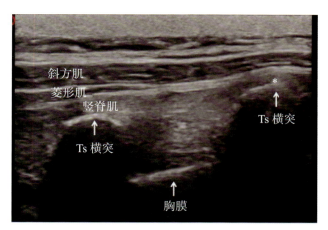

**▲ 图 16-2 ESP 阻滞声像图**
*.局部麻醉药注射位置

斜方肌
菱形肌
竖脊肌
Ts 横突
Ts 横突
胸膜

侧弯矫形手术、经皮椎间孔镜技术、经皮椎体成形术或经皮椎体后凸成形术等脊柱手术提供满意的镇痛。超声引导下 ESPB 可提高操作的安全性和确切性，在脊柱手术围术期镇痛中应用前景广阔。针对不同腰椎节段手术，选择对应的节段平面进行 ESPB，可有效增强镇痛效果，减轻患者痛苦，双侧多节段 ESPB 是广泛脊柱多节段手术的一种镇痛方法。ESPB 阻滞也可用于胸科手术（开胸手术及肋骨骨折）。另外 Chin 等提出将 ESPB 位置向下移动至 $T_7$，则可以为腹部手术提供镇痛，局部麻醉药物可扩散至 $L_2 \sim L_3$。由于 ESPB 安全便捷，阻滞范围较广，未来必将在临床中获得更多应用。

③ 胸神经阻滞：胸神经阻滞最早由 Blanco 于 2011 年提出，胸神经阻滞根据穿刺平面不同又分为胸神经 I 型阻滞和胸神经 II 型阻滞。胸神经 I 型阻滞是在超声引导下将局部麻醉药物注射至胸大肌和胸小肌之间的平面，从而阻滞胸外侧神经和胸内侧神经，为前上侧胸壁提供镇痛。胸神经 I 型阻滞适用于胸肌区的浅表手术，成功应用于乳腺扩张器、胸大肌后假体或起搏器植入手术，由于镇痛作用有限，需要联合阻断肋间臂神经、$T_3 \sim T_6$ 肋间神经前皮支，以实现充分镇痛。之后 Blanco 等又对胸神经 I 型阻滞进行了改良，即在第 3 肋水平将局部麻醉药物注射于胸小肌和前锯肌之间的平面内，阻滞目标为第 3~6 肋间神经的外侧支和胸长神经，从而为腋窝区域也可提供镇痛，

这种阻滞方法称为胸神经 II 型阻滞（图 16-3），适用于手术范围较大、需要行腋窝清扫的乳腺手术。临床上，胸神经 I 型阻滞和胸神经 II 型阻滞常联合应用，在胸外科、乳腺外科和心脏手术围术期镇痛中起到重要作用。胸神经阻滞可以作为硬膜外阻滞和 TPVB 的替代方法，并且可以避免这两种阻滞技术的严重并发症。由于胸神经 II 型阻滞对肋间臂神经的阻滞成功率高于椎旁神经阻滞，因此胸神经 II 型阻滞对乳腺手术的镇痛效果优于胸椎旁阻滞。胸神经 II 型阻滞与前锯肌阻滞对于乳腺手术后的急性疼痛效果相当，但胸神经 II 型阻滞 6 个月后中度到重度慢性疼痛的发生率低于前锯肌阻滞（10% vs. 33%）。操作技术上，胸神经 II 型阻滞和前锯肌阻滞比胸椎旁阻滞更为简便和安全，也更容易掌握。

④ 前锯肌平面阻滞（serratus anterior plane block，SAPB）：前锯肌平面阻滞是由胸神经 II 阻滞发展而来，胸神经 II 阻滞时超声探头位置位于锁骨外侧 1/3 第 3 肋水平，而 SAPB 时超声探头由胸神经 II 的位置向尾侧及外侧移动至第 5 肋腋中线水平，然后将局部麻醉药物注射在前锯肌的浅面或深面，从而阻滞肋间神经、胸长神经和胸背神经，为胸壁的前外侧和部分后侧提供镇痛，感觉阻滞的皮节为 $T_2 \sim T_9$。前锯肌浅面阻滞的持续时间是深面阻滞的 2 倍，但深面阻滞对于前侧胸壁的覆盖更佳。目前 SAPB 在临床实践中可为乳房手术、前外侧开胸手术、腔镜辅助下胸外科手术、多发性肋骨骨折的患者提供有效镇痛，并能辅助治疗肩部手术引起的上胸部疼痛。与胸神经 II 阻滞比较，SAPB 的优势在于适用于肥胖患者，损伤小、安全、成功率更高。目前，SAPB 已被提议作为其他区域麻醉技术（如椎管内、椎旁和肋间阻滞）的可行替代方案。

⑤ 肋间神经阻滞（intercostal nerve block，INB）：肋间神经阻滞的目的是阻滞发自胸段脊神经腹侧支的肋间神经，从而阻滞其支配的肋间肌、背阔肌、前锯肌和腹壁肌肉的运动，以及胸膜、腹膜、前外侧胸壁及腹壁的感觉。INB 中局部麻醉药物注射于肋间内膜和壁层胸膜之间的平面。目前 INB

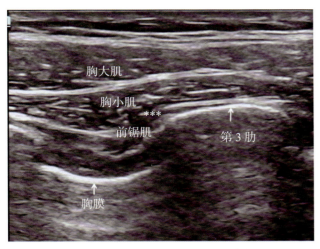

▲ 图 16-3　胸神经 Ⅱ 型阻滞超声声像图
***. 局部麻醉药注射位置

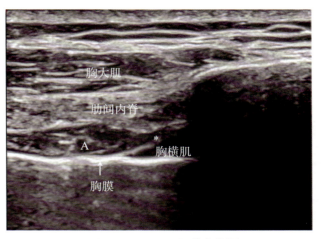

▲ 图 16-4　TTM 阻滞声像图
A. 胸内动脉；*. 局部麻醉药注射位置

根据进针位置可以分为两种类型：后路 INB 和双侧前路 INB。后路 INB 是在棘突外侧 5cm 放置超声探头并进行阻滞，因为此处肋间神经尚未分支，阻滞效果更好；而前路 INB 则是在胸骨旁放置超声探头进行阻滞，主要为胸骨区域提供镇痛。后路 INB 在肋间神经近端阻滞，因此可以为肋骨、胸壁肌肉和壁层胸膜提供良好的镇痛，可以用于多发肋骨骨折和胸腔引流术，低节段肋间神经阻滞也可以为腹部手术提供镇痛，$T_{11} \sim T_{12}$ INB 用于经皮肾镜取石术的镇痛。而前路肋间神经阻滞可以为胸骨相关的手术提供良好的镇痛，如需正中胸骨劈开的心脏手术和胸骨骨折。

⑥ 胸横肌平面（transversus thoracic muscle plane，TTMP）阻滞和胸骨旁胸大肌肋间肌平面（pecto-intercostal fascial plane，PIFP）阻滞：胸横肌平面阻滞于 2015 年由 Ueshima 等首先进行描述，主要用于阻滞 $T_2 \sim T_6$ 肋间神经前皮支，用于中线和胸骨旁区域的疼痛治疗。将超声放置于胸骨旁第 2～5 肋间水平，识别胸廓内动静脉（即乳内动、静脉）及胸横肌，将局部麻醉药物从胸骨旁注射到胸横肌上方进行阻滞（图 16-4），研究发现，第 4、5 肋间注射局部麻醉药的扩散范围及镇痛效果均好于第 3、4 肋间注射。TTMP 阻滞主要用于胸骨正中切口手术的镇痛，如直视下的心脏手术、胸腺切除术及前纵隔的手术等；也可联合应用胸神经 Ⅱ 为乳腺手术提供更好的术后镇痛。

TTMP 阻滞位置虽然表浅，但胸横肌深面有胸膜，表面有胸廓内动、静脉，且胸横肌和肋间内肌有时候很难区分开，有一定的操作难度和风险性。为了降低操作风险和操作难度，且不影响临床效果，有的学者提出了胸骨旁胸大肌肋间肌平面阻滞，即注药位置在胸骨旁、胸大肌下、肋间内肌上，这是目前应用最为广泛的阻滞方式，PIFP 阻滞更安全，且更容易操作。

⑦ 腹横肌神经（transversus abdominis plane，TAP）阻滞：腹横肌神经阻滞是躯干阻滞技术中最易掌握，也是应用最广泛的一种阻滞技术。支配前腹壁的 $T_6 \sim T_{12}$ 肋间神经的前支及 $L_1$ 脊神经前支走行于腹内斜肌和腹横肌之间，TAP 阻滞就是将局部麻醉药物注射到这两层肌肉之间的平面内。这一技术的体表定位法最早由 Rafi 等描述，即用钝头针垂直进入 Petit 三角，经过双次突破和阻力消失确定进入此平面。目前超声引导下 TAP 阻滞的常用方法包括侧路法和肋缘下法，其中侧路法是将超声探头横向置于腋前线髂嵴上方定位，可在超声图像上看到腹外斜肌、腹内斜肌和腹横肌，将局部麻醉药物注射于腹内斜肌和腹横肌之间的平面；而肋缘下法也被称为上部 TAP 阻滞，超声引导下肋缘下近前正中线进针，局部麻醉药物注射于腹直肌和腹横肌之间或者腹直肌与腹直肌后鞘后壁之间，后一种方法现已经发展为腹直肌鞘阻滞，下文予以介绍。肋缘下法阻滞的

是支配上腹部区域的 $T_6$～$T_9$ 肋间神经，而传统的体表定位法和侧路法对于脐部以上的腹壁无法覆盖，主要阻滞的神经支配下腹部区域的 $T_{10}$～$L_1$。双重 TAP 阻滞指同时在下腹部和上腹部区域进行 TAP 阻滞，要对前腹壁提供充分全面的镇痛，则必须在双侧进行双重 TAP 阻滞，亦即四重 TAP 阻滞。TAP 阻滞适用于腹腔镜手术、子宫切除术、下段剖宫产术和疝修补术等手术的镇痛。根据手术切口的位置可以选择不同的 TAP 阻滞方法，如上腹部手术选用上部 TAP 阻滞会获得更好的镇痛效果，可以通过肋缘下法实现；脐以下手术则适合选择下部 TAP 阻滞，目标阻滞节段为 $T_{10}$～$L_1$，可通过侧路法和体表定位法实现，而四象限 TAP 阻滞可用于大切口开腹手术后镇痛，目标阻滞节段为 $T_6$～$L_1$。腹腔镜手术的疼痛来自整个腹壁而非局限于手术切口，因此最好也选择四象限 TAP 阻滞。

⑧腹直肌鞘阻滞（rectus sheath block，RSB）：腹直肌鞘阻滞主要用于中线切口手术的镇痛，包括脐疝、切口疝和其他中线切口手术。腹直肌鞘内的神经节段包括 $T_7$～$L_1$ 神经的终末分支，但由于 RSB 主要应用于脐部区域的切口，故临床中 RSB 主要是阻滞 $T_9$～$T_{11}$ 神经的终末分支，这些分支走行于腹内斜肌及腹横肌之间，穿过腹直肌后壁，最终形成支配脐部区域皮肤的前皮支，而 RSB 的目标即将局部麻醉药物注射至腹直肌后壁和腹直肌后鞘之间。可将 RSB 与 TAP 阻滞结合，用于大型开腹手术和腹腔镜手术。

⑨腰方肌阻滞（quadratus lumborum block，QLB）：腰方肌阻滞最早由 Blanco 提出，最初的方法是经前路入针，将局部麻醉药物注射至腰方肌的前外侧，即Ⅰ型腰方肌阻滞。之后 Blanco 又提出了Ⅱ型腰方肌阻滞，即经后路进针，将局部麻醉药物注射至腰方肌后侧，Ⅱ型腰方肌阻滞的局部麻醉药物在椎旁间隙扩散程度更好，而且由于Ⅱ型腰方肌阻滞深度浅，因此超声成像更清晰、操作更安全。Borglum 等于 2007 年也提出了一个不同的入径，即经肌肉入径进针，超声图像中腰方肌位于 $L_4$ 横突顶部，腰大肌和竖脊肌分别位于

横突前方和后方，并且提出所谓的由腰方肌、腰大肌和竖脊肌构成的"三叶草征"。阻滞针由后向前穿过背阔肌，局部麻醉药物注射至腰方肌和腰大肌之间的平面，这种方法也被称为Ⅲ型腰方肌阻滞（图 16-5）。

在 QLB 中，局部麻醉药物沿着胸腰筋膜进行扩散。胸腰筋膜从胸椎延伸至腰椎，为局部麻醉药物头尾方向的扩散提供了解剖学基础。过去人们认为，Ⅰ型和Ⅱ型腰方肌阻滞均通过局部麻醉药物扩散至椎旁间隙从而起到镇痛作用，但有研究发现Ⅰ型和Ⅱ型腰方肌阻滞局部麻醉药主要向 TAP 方向扩散，而未出现显著的椎旁间隙扩散。因此，目前Ⅰ型和Ⅱ型腰方肌阻滞的镇痛机制仍存在争议。尽管如此，Ⅰ型和Ⅱ型腰方肌阻滞应用于腹壁手术的镇痛效果却是十分确切的。Ⅲ型与Ⅰ型和Ⅱ型腰方肌阻滞不同，Ⅲ型腰方肌阻滞局部麻醉药在腰方肌和腰大肌内向 $L_1$～$L_3$ 神经根扩散。因此，目前有研究将Ⅲ型腰方肌阻滞应用于全髋关节置换术的术后镇痛。与腰丛阻滞比较，Ⅲ型腰方肌阻滞的优点在于穿刺位置更表浅，操作过程中疼痛更少，而且股四头肌无力症状减轻，因其对股神经阻滞程度小。

⑩髂腹股沟神经（ilioinguinal，IL）及髂腹下神经（iliohypogastric，IH）阻滞：髂腹股沟神经及髂腹下神经阻滞在儿科麻醉中应用广泛。髂腹股沟神经和髂腹下神经是腰丛的分支，起于 $T_{12}$、$L_1$ 神经前支，从腰大肌外侧缘上部穿出。超声引导下髂腹股沟/髂腹下阻滞的方法是将超声探头斜

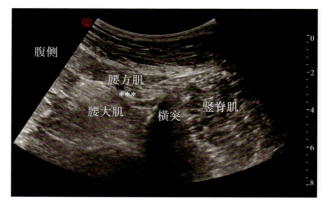

▲ 图 16-5　Ⅲ型腰方肌阻滞声像图
***. 局部麻醉药注射位置

向放置于髂前上棘上方，局部麻醉药物注射的平面与 TAP 阻滞相同，即位于腹内斜肌和腹横肌之间。虽然髂腹股沟 / 髂腹下阻滞在临床中的主要应用领域为小儿腹股沟疝手术，成人腹股沟疝手术仍然以全身麻醉或椎管内麻醉为主流方式，但是目前研究表明，成人髂腹股沟 / 髂腹下阻滞也可达到良好的效果。

(3) 胸腹腔脏器手术神经阻滞：胸腹腔脏器手术的切口受脊神经支配，内脏部分受自主神经系统支配，一般认为胸腔脏器的疼痛感受弱于腹腔脏器。胸段硬膜外阻滞（thoracic epidural analgesia，TEA）是胸科手术术后镇痛的金标准，在多方面优于传统阿片类药物为基础的镇痛，包括促进胃肠功能恢复、降低术后疼痛评分、不增加肠梗阻发生率、减少术后恶心呕吐等并发症，但硬膜外阻滞操作难度较大，存在低血压、硬膜外血肿等并发症，且不适用于凝血功能障碍的患者。近年来各类外周神经阻滞镇痛技术在胸外科手术中得以开展运用，并已取得良好的临床疗效。在胸腔镜手术中胸椎旁神经阻滞和竖脊肌平面阻滞都可用于术后镇痛。有研究认为胸椎旁神经阻滞的镇痛效果与硬膜外阻滞相当，且没有呼吸抑制、尿潴留等硬膜外阻滞相关的并发症，能更好地满足加速术后康复的要求，尤其适用于胸腔镜手术，临床应用逐渐增多。

腹腔脏器手术的常用区域镇痛技术主要包括硬膜外阻滞、腹横肌神经阻滞、腹直肌鞘阻滞和 QLB 等。腰方肌阻滞适用于腹部、髋部、下肢手术等的辅助麻醉和围术期镇痛，与 TAP 相比，QLB 因药液可扩散至椎旁间隙产生椎旁阻滞，QLB 能同时阻断体表痛及内脏痛，镇痛效果更好，持续时间更长，有利于患者术后早期恢复运动，适用于各年龄段的腹部手术、盆腔手术、剖宫产、下肢手术的辅助麻醉或术后镇痛，以及一些慢性疼痛的治疗。髂腹下神经和髂腹股沟神经阻滞多用于腹股沟手术（如腹股沟疝修补术）和盆腔手术的麻醉和术后镇痛，但由于未能充分阻滞腹股沟区的生殖股神经，因此影响到术中以及术后的镇痛效果。

(4) 四肢手术的神经阻滞

① 上肢手术神经阻滞：上肢的感觉和运动主要受臂丛神经支配，臂丛神经阻滞对上肢手术可以起到良好的术后镇痛效果。使用长效局部麻醉药物进行单次臂丛神经阻滞，镇痛效果可维持 6～10h，但连续肌间沟臂丛神经阻滞容易引起同侧膈神经麻痹，应慎用于术前合并呼吸功能不全的患者。上肢手术常用神经阻滞包括肌间沟臂丛神经阻滞、锁骨上臂丛神经阻滞和锁骨下臂丛神经阻滞、肩胛上神经阻滞及腋神经阻滞等。臂丛神经阻滞的各种入路中，应选择其优点，避免可能发生的并发症。

• 肌间沟臂丛神经阻滞技术（interscalene brachial plexus block，IBPB）：肌间沟臂丛神经阻滞技术可用于所有肩部和上肢近端的手术，包括肥胖患者。这种阻滞方式的优点在于可以用于手臂移动受限患者的麻醉中，如肩关节脱位或长时间上肢手术。近年来连续性臂丛神经阻滞置管法用于术后镇痛备受关注，其中超声引导肌间沟置管连续臂丛神经阻滞研究最多。肌间沟臂丛神经阻滞起效时间相对较长，存在同侧喉返神经、膈神经的暂时性阻滞风险。原因是肌间沟臂丛神经阻滞技术的阻滞位置较高，以平环状软骨 $C_6$ 水平进针，局部麻醉药注射位置靠近膈神经（第 3、4、5 对颈神经前支），易于扩散阻滞膈神经，通常会引起同侧的膈肌麻痹，从而降低用力肺活量。

• 锁骨上臂丛神经阻滞：锁骨上臂丛神经阻滞通常是远端 2/3 上肢手术的麻醉方式，尤其是需要止血带结扎上肢的手术。由于锁骨上神经干是紧密混合在一起，因此这种阻滞方法可有效阻滞注射点至远端的所有臂丛神经，从而取得上肢手术良好的麻醉效果。但是应注意由于肺组织与臂丛神经干的毗邻，若探针位置不正确，针尖有可能刺破胸膜进入肺，导致气胸的发生，超声引导可清晰观察针尖及高回声的胸膜，从而大幅减少气胸的风险。锁骨上臂丛神经阻滞也存在同侧喉返神经、膈神经的暂时性阻滞风险。

• 锁骨下臂丛神经阻滞：锁骨下臂丛神经阻滞可产生远端 2/3 手臂麻醉效果，包括腋神经和肌皮神经，对肘、前臂、手的麻醉效果较好。若上肢手术麻醉中需连续阻滞，锁骨下臂丛神经阻滞技术具有明显优势，因其局部解剖的特点，可以提供恰当的置管位置，且置管的处理比较容易。锁骨下臂丛神经阻滞相比锁骨上臂丛神经阻滞气胸的发生率更小，更安全。

• 腋路臂丛神经阻滞：腋路臂丛神经阻滞是对上肢近端和腋窝下区域的神经分支末端实施阻滞。通过这种途径阻滞的神经主要是正中神经、尺神经、桡神经、肌皮神经。解剖上看，尺神经、正中神经、桡神经被鞘膜紧密包裹且与肌皮神经相分离，所以肌皮神经需要单独的阻滞才能达到前臂完善的麻醉效果。腋路臂丛适用于神经分支水平上肢远端到肘窝手术的麻醉，包括前臂、腕部和手。腋路臂丛神经阻滞常用于上肢开放伤和门诊手外伤患者的麻醉。由于腋路臂丛神经阻滞穿刺部位位于上肢近端，所以比其他臂丛神经阻滞方式更安全，另一方面行腋路臂丛神经阻滞时，穿刺部位完全避开了星状神经节、膈神经、肺组织，从而大幅减少了膈神经麻痹、霍纳综合征、气胸等并发症的发生。

• 肩胛上神经阻滞（suprascapular nerve block，SNB）：肩胛上神经阻滞是将局部麻醉药注射到肩胛上切迹旁，喙突基底部之间，阻滞肩关节及其附近软组织（包括关节囊等）的运动和感觉纤维的传导，以减轻肩关节及其周围疼痛的技术。肩胛上神经起源于臂丛上干（$C_5$ 和 $C_6$ 颈神经根），偶尔也接受颈神经 $C_4$ 神经根的分支，它在锁骨上方约 3cm 后从旁侧下降到锁骨上窝，随后走行于肩胛舌骨肌深面。有研究指出支配肩部的神经支由颈浅丛发出，该神经丛与臂丛神经分开，如果不阻滞颈浅丛，则可能会导致切口疼痛，因此提出在 SNB 联合腋神经阻滞的基础上追加肩关节周围软组织的局部浸润麻醉来作为术后镇痛的补充。近年来，SNB 单独或联合腋神经阻滞用于肩关节术后镇痛的研究较多，有取代传统肌间沟臂丛神经阻滞技术的趋势。SNB 是一种已经广泛应用于临床的周围神经阻滞技术，相较于肌间沟臂丛神经阻滞，其优点是可以避免上肢的运动阻滞，同时不引起膈神经阻滞，保留膈肌功能，易于操作，尤其适合合并呼吸功能障碍的患者在肩关节镜手术围术期的应用，成为近几年的研究热点。目前，SNB 技术较多被用作肩关节术后多模式镇痛的一种重要组成部分。

• 腋神经阻滞（axillary nerve block，ANB）：腋神经起源于锁骨下窝臂丛后束，与旋肱后动脉伴行从后方穿过由小圆肌、大圆肌、肱三头肌长头、肱骨外科颈组成的四边孔。腋神经绕肱骨外科颈，支配肩关节的前方、下方、外侧和后方相关结构。腋神经还支配三角肌、小圆肌和肩部的皮肤，同时支配圆肌、肱三头肌长头、肩关节前方和三角肌上方的感觉。肩关节镜手术中，腋神经阻滞是后路 SNB 的重要补充。有研究表明，全身麻醉联合肌间沟臂丛神经阻滞镇痛效果波动较大，术后 6h 内 IBPB 的镇痛效果优于后路 SNB 联合 ANB，但术后 8h 后会出现反弹痛。后路 SNB 联合 ANB 的镇痛效果稳定无波动，可持续至术后 24h。此外，后路 SNB 联合 ANB 避免了臂丛下根（$C_7$、$C_8$、$T_1$）支配的上肢运动和感觉功能被阻滞，膈神经阻滞发生率低，尤其适用于合并肺部疾病的老年患者，如慢性阻塞性肺疾病、限制性通气功能障碍、肺叶切除术后等的患者。

② 下肢手术神经阻滞镇痛：下肢感觉和运动受腰丛和骶丛支配。下肢手术镇痛较常用的方法，有腰丛神经联合坐骨神经阻滞，满足单侧下肢手术和镇痛；有股神经联合坐骨神经阻滞，满足膝关节以下的手术和镇痛；此外还有髂筋膜阻滞，满足髋关节手术术前、术后镇痛。腰丛和骶丛等深部神经阻滞需要麻醉医生具备扎实的解剖基础和实操经验，同时还需要超声、神经刺激仪等辅助。其优点是患者只需侧身而不需要严格的弯腰配合，减少患者因变动体位引起疼痛甚至循环剧烈波动，且对凝血功能没有椎管内麻醉严格。

• 腰丛阻滞（lumbar plexus block，LPB）：腰丛由第 12 胸神经前支的一部分、第 1～3 腰神经前支及第 4 腰神经前支的一部分组成，自椎间孔发出后向内向下走行于腰大肌间隙，其前方为腰大肌及其筋膜，后方为腰椎横突和横突间韧带，

了解伤害性感受的神经生物学，对理解急性疼痛向慢性疼痛的转变过程极为重要。研究表明，伤害性刺激能在 1h 内引起脊髓背角新基因表达（神经敏化的基础）及行为学改变，且急性术前疼痛强度可以很好地预测慢性术后疼痛的发生。因此，术前疼痛的控制和实施方式（如超前镇痛、围术期多模式镇痛）对促进术后患者短期和长期的康复都很重要。

### （二）术前急性疼痛对机体的影响

术前疼痛可引起机体生理、心理和行为上的一系列反应，如未得到有效控制，可通过强化伤害性感受向中枢神经系统传入带来的其他病理生理反应，导致一系列有害的急性与慢性影响，增加患者死亡率。

**1. 急性影响**

伤害性刺激从外周向中枢的传递可引起神经内分泌应激反应，主要涉及下丘脑 - 垂体 - 肾上腺皮质系统与交感肾上腺系统的相互作用。疼痛引起交感神经张力增高、儿茶酚胺分泌增加，分解代谢性激素（如皮质激素、促肾上腺皮质激素、抗利尿激素、胰高血糖素、醛固酮、肾素、血管紧张素 Ⅱ）分泌增加，而合成代谢性激素分泌减少；导致水钠潴留，血糖、游离脂肪酸、酮体和乳酸水平升高，代谢与氧耗增加，出现高代谢性分解代谢状态。神经内分泌应激反应与手术创伤程度呈正相关，它可以强化机体其他部位有害的生理效应，对各大系统有如下影响。

(1) 兴奋交感神经系统，增加全身氧耗，对缺血脏器不利。

(2) 增快心率，升高血压，收缩血管，降低冠状动脉血供，增加心脏负荷和心肌耗氧量，增加心肌缺血与心肌梗死的风险。

(3) 脊髓反射性抑制膈神经兴奋性，术前呼吸功能显著降低，特别是上腹部和胸部手术后。疼痛使呼吸浅快，通气量下降，咳嗽不充分，易发生术前肺部并发症。

(4) 交感神经系统兴奋及伤害性感受器激活启动脊髓反射性抑制胃肠道功能，使胃肠蠕动功能恢复延迟；使尿道及膀胱动力减弱，引起尿潴留。

(5) 凝血功能增强、纤维蛋白溶解抑制、血小板反应性增强和血浆黏性增强，都引发术后高凝状态，导致深静脉血栓形成、血管移植失败和心肌缺血等。

(6) 睡眠障碍及心理情绪波动。

**2. 慢性影响**

(1) 术后慢性疼痛（chronic post-surgical pain, CPSP）：术前急性疼痛控制不佳是术后慢性疼痛的危险因素。术后慢性疼痛是指患者存在手术相关性疼痛持续时间至少 2 个月以上且除外其他病因（如慢性感染、恶性肿瘤复发等）所致疼痛。慢性术后疼痛尚未引起广泛重视，但越来越多的证据表明，急性疼痛转化为慢性疼痛非常迅速；术前早期疼痛就得到控制的患者，其术后近期和远期恢复均明显改善。

(2) 行为改变：术后持续 1 年以上的疼痛，是患者发生心理、精神改变的危险因素。

### （三）术后急性疼痛治疗的观念与策略变化

**1. 术前镇痛观念的改变**

从既往的"术前疼痛是不可避免的"到"消除疼痛是基本人权"，对术前镇痛的高度重视是近 10 年来麻醉学和外科学领域中一个重要的观念更新。从伦理及人道主义角度而言，应该在治疗疾病的同时进行有效的术前镇痛，减轻患者痛苦并促进康复。随着临床观念的更新和医学常识的普及，一些早些时候在医师和患者中普遍存在的偏见，如"反复或长期使用阿片类药物会出现药物成瘾""镇痛药会导致术后恢复延迟"等越来越少。然而，镇痛药物本身带来的不良反应如过度镇静、呼吸抑制、胃肠胀气、便秘、尿潴留、瘙痒、消化性溃疡和出血等问题还急需解决。

术前镇痛不仅旨在减轻患者手术前的痛苦，而且在于提高患者自身防治围术期并发症的能力，应该更加注重患者脏器功能的恢复。积极有效镇痛的关键是针对不同的情况选择正确的方法和药物并正确使用，在镇痛效果、器官功能恢复和最小不良反应之间取得最佳的平衡。

**2. 现代积极治疗策略**

(1) 术前超前镇痛：术前疼痛可导致中枢敏化与过度兴奋性，从而引起术前疼痛放大。采取镇痛措施防止中枢敏化，有利于减轻患者术前疼痛，加快恢复并防止慢性疼痛的发生。基于预防伤害性刺激向中枢传递及外周和中枢敏化而提出的"术前超前镇痛"，将术前急性疼痛治疗纳入围术期疼痛治疗体系之中，而不仅仅局限于术后。

术前超前镇痛是为阻止外周伤害性冲动向中枢传导的一种镇痛治疗方法，并非特指在"切皮前"给予镇痛，而是指在围术期通过减少有害刺激传入所导致的外周和中枢敏感化，以抑制神经可塑性变化，从而达到既能有效镇痛，又可以减少镇痛药用量及预防出现慢性疼痛的目的。其重点在于如何采取措施预防机体产生痛觉过敏状态，这就要求所用的方法（如神经阻滞）或药物能覆盖受损组织整个炎症反应过程的全部，以至其伤害性刺激降低到足以产生中枢敏化的程度以下。

(2) 多模式镇痛：处理围术期疼痛这么复杂的问题，单模式干预措施显然是无力的。只有实施多模式镇痛策略才有可能将多种方法或药物的镇痛优势最大化。多模式镇痛的策略原则是：通过应用区域阻滞技术和镇痛药联合使用来控制术前疼痛，使患者早期活动、早期恢复肠道营养、早期进行功能锻炼，以及减轻围术期应激反应。多模式策略将传统医疗程序改变为术后有效康复途径。该策略可减少围术期并发症，缩短住院时间，提高患者满意度，但却丝毫未降低其安全性。当然，其广泛和具体实施需要多学科的协作，需要革新传统术后医疗模式，还需要增加医疗投入和扩展急性疼痛服务。特别是随着当今现代外科"加速术后康复"的提出，急需围术期疼痛相关的多专业、多科室医务工作者（如麻醉科医师、手术医师、护士、理疗科医师等）之间的密切合作，目前实施起来尚存较大难度。

## 二、术前疼痛治疗的规范化管理

### （一）术前疼痛的临床治疗原则

术前疼痛管理的目标是采用多模式镇痛策略，减轻术前疼痛，提高患者满意度，并改善预后。任何治疗原则均应考虑急性疼痛的原因、病史，实现镇痛方案个体化。对术前疼痛的治疗应遵循下列几项原则：①确定伤害性刺激的来源和强度，避免因疼痛治疗掩盖术前并发症的观察；②明确伤害性刺激和其他痛苦（如焦虑、生活质量等）之间的内在联系，并进行相应的处理；③建立有效的镇痛药物血药浓度，保证并维持镇痛效果；④根据患者的个体需要，定时评估和调整镇痛方案；⑤疼痛治疗用药从最小有效剂量开始，用药剂量个体化。

### （二）疼痛评估方法

#### 1. 疼痛的评估

镇痛治疗前必须对疼痛特征和强度进行评估。向患者询问疼痛的相关症状，包括疼痛的部位、放射范围、特征和性质、持续时间、发作时间、加重和缓解因素；了解疼痛的伴随症状，如关节活动度、肌肉痛或痉挛、肌力的变化、情绪等；询问疼痛对患者的影响，如是否影响睡眠、下地活动等。疼痛强度的评估通常通过疼痛量表来完成。

常用的疼痛评估量表如下。

(1) VAS：一条标尺，有 1～10cm 的刻度，一端代表"无痛"，另一端代表"最剧烈的疼痛"，患者根据疼痛的强度标定相应的位置，由医师确定其分值。

(2) 数字分级评分法：用数字 0～10 的刻度标识出不同程度的疼痛强度等级，由患者指认，0 为无痛，10 为最剧烈的疼痛。

(3) 语言分级评分法：将描绘疼痛强度的词汇通过口述表达为无痛、轻度疼痛、中度疼痛和重度疼痛。

(4) Wong-Baker 面部表情量表法（Wong-Baker faces pain rating scale）：由 6 张从微笑到流泪的不同表情图组成。适用于交流困难的患者，但受情绪、文化教育程度和环境等因素影响。

对于儿童患者，应使用基于年龄的疼痛评分表来评估疼痛。对于新生儿、婴儿和不能言语的儿童，可使用儿童行为观察量表，如改良的面部表情、腿、活动、哭闹、可安抚度评估量表或非交流性儿童疼痛量表。对于有认知能力的儿童，能够理解疼痛严重程度可通过连续的指标测量。年龄较小的儿童（3—8 岁），可以使用面部表情评分法来量化疼痛。年龄较大的儿童（8—11 岁）可以使用 VAS 进行评估，青少年儿童可以使用数字分级评分法评估疼痛。

**2. 治疗效果评价**

疼痛治疗过程中，必须定期评价疗效和不良反应，并及时调整治疗方案。治疗效果的评估还应包括患者的满意度评估。评估内容包括：①评估静息和运动时的疼痛强度，确保运动时的镇痛效果；②在治疗初期疼痛尚未得到稳定控制时，应缩短评估间隔，或者在每次给药后及时测评（根据不同药物的药代动力学特点及给药途径决定），并根据镇痛效果和不良反应做出相应的调整；③治疗的效果，如疼痛程度是否减轻；④应立即评估暴发痛，监测患者的生命体征，警惕各种并发症的发生；⑤疼痛治疗中，药物的不良反应如恶心呕吐、尿潴留、瘙痒等也应清楚记录并做出分级评价；⑥患者对整个疼痛治疗过程的满意度，以及对疼痛服务人员的满意度等。

### （三）术前急性疼痛治疗的管理和监测

术前疼痛治疗是一个比较烦琐且细致的工作，欲获得患者较高的满意度评分并非易事。应成立专门的疼痛管理机构如急性疼痛服务小组（acute pain service，APS），并制订完善的术前疼痛治疗计划。急性疼痛管理的目标是通过充分的评估，充分利用现有的各种资源，培训和组织相关专业人员确保多模式镇痛方案的实施，以确保患者术前疼痛治疗最佳化。急性疼痛服务小组一般由具有疼痛治疗经验的专科医师和护士组成，目前国内以麻醉科医师和护士为主，国外的一些急性疼痛服务小组由医院层建立，还包括急诊科、骨科、理疗科等其他专科医师，其工作范围延伸至包括急性术前疼痛以外的其他急性疼痛、慢性疼痛的急性发作等的治疗，24h 不间断服务。急性疼痛服务小组应建立多学科联合的术后疼痛管理团队，采用多模式镇痛策略，以提高术后镇痛的质量。

急性疼痛服务小组的成立，使术前疼痛治疗有专人负责管理，不仅对病情的观察、对疼痛的治疗具有连续性，更重要的是可以建立一整套完善的随访、治疗和监测体系；增强了和患者的沟通，提高了患者的舒适度和满意度，并更有利于及时发现镇痛治疗过程中存在的安全隐患，减少术后并发症。

急性疼痛服务小组是目前对急性疼痛治疗成功的运作模式，已在国内外广泛开展并不断完善。急性疼痛服务小组随访的内容包括：患者术前一般资料、术前用药、镇痛药的配方、镇痛模式和给药记录、生命体征、术前镇痛效果、疼痛评分、不良反应、安全性及其他镇痛补救措施等，并向病房医师提供急性疼痛服务小组随访的联系方式。这些记录可作为日后评估分析镇痛疗效的可靠资料。

## 三、术前急性疼痛管理的临床常用药物

术后急性疼痛最常用的药物包括对乙酰氨基酚、NSAID、弱效和强效阿片类药物、局部麻醉药及其他镇痛辅助用药。使用这些药物时应严格遵照其药物代谢动力学及药效学原则。

### （一）对乙酰氨基酚

对乙酰氨基酚是常用的解热镇痛药，无抗炎作用。目前认为它可选择性抑制脑和脊髓中的 COX-3 的活性，减少脑内前列腺素 $E_2$ 的合成，发挥抑制 COX-2 的效应，从而起到解热镇痛的作用，还有抑制下行的 5- 羟色胺能通路和抑制中枢 NO 合成的作用。单独应用对轻至中度疼痛有效，与 NSAID、曲马多或阿片类联合用药，可发挥相加或协同作用。与其他药物合用可用于中重度疼痛的治疗。

在推荐剂量内，对乙酰氨基酚对于成人和幼儿都是安全的。常用剂量 10~15mg/kg、每 4~6 小时口服 / 直肠给药时，无明显不良反应。可用于肝功能障碍的患者（同时监测肝功能），肾功

能受损不影响其代谢，但最大剂量不超过 100mg/（kg·d）。日口服剂量超过 4g 可能引起严重肝脏损伤和肾小管坏死，联合给药或复方制剂日剂量不超过 2g。

### （二）非甾体抗炎药

NSAID 是一类具有解热、镇痛、抗炎和抗风湿作用的药物。NSAID 发挥其镇痛作用的主要机制是抑制 COX 和前列腺素类（外周敏化和痛觉过敏的重要介质）合成。对 COX-1（参与血小板凝集、止血和胃黏膜保护）和 COX-2（参与疼痛、炎症和发热）的不同选择性是其发挥不同药理作用和引起不良反应的原因之一。

COX 抑制药在抑制前列腺素发挥解热、镇痛、抗炎效应的同时，也抑制了对生理功能具有重要保护作用的前列腺素，因而可引起许多不良反应，包括凝血功能障碍、肾功能障碍、胃肠道出血、诱发支气管痉挛、影响骨骼愈合等。其中阿司匹林是 COX-1 受体抑制药，可导致血小板功能不可逆地改变，造成术中出血增加。理论上选择性 COX-2 抑制药具有抗炎、镇痛的疗效而无 COX-1 抑制相关不良反应，基本不影响血小板功能，但长期应用可显著增加心血管风险。昔康类药物禁用于有缺血性心脏病和（或）明显的脑血管疾病、充血性心力衰竭和近期行冠状动脉搭桥手术的患者。所有 NSAID 均影响肾功能，在肾血流灌注不足（脱水、低血压）或肾实质损害的前提下可能导致肾衰竭，对正在使用血管紧张素转化酶抑制药（angiotensin converting enzyme inhibitor, ACEI）的患者也应谨慎小心。关于 NSAID 是否影响骨的愈合和生成，尚存在争议。研究表明，短期应用 NSAID 缓解骨折术后疼痛并不增加延迟愈合的风险，而脊柱融合术术后短期使用常规剂量的 NSAID（如酮咯酸＜120mg/d），并不影响骨的愈合；但大剂量（如酮咯酸＞120mg/d）则影响愈合，从而提示 NSAID 对脊柱融合的影响呈剂量依赖性。

NSAID 可单独用于轻度至中度疼痛的治疗，如术前给药发挥抗炎和超前镇痛作用。NSAID 联合阿片类药物和（或）局部麻醉药的多模式镇痛方案是术前疼痛管理的重要方式。该多模式镇痛方案可显著减少阿片类药物用量，减轻恶心呕吐等阿片类药物相关不良反应。环氧合酶抑制药均有"封顶"效应，故不应超量给药。缓慢静脉滴注不易达到有效血药浓度，应先给予负荷剂量。

临床上术后镇痛常用的 NSAID 中，口服药物有布洛芬、双氯芬酸、美洛昔康、氯诺昔康和塞来昔布；注射用药有氯诺昔康、酮洛芬、氟比诺芬酯和帕瑞昔布等。

### （三）阿片类镇痛药

阿片类药物是治疗急慢性疼痛的最常用药物。根据镇痛强度划分，弱效阿片类药有可待因和双氢可待因，主要用于轻、中度急性疼痛口服镇痛。强效阿片类药包括吗啡、芬太尼、哌替啶、舒芬太尼和瑞芬太尼，主要用于手术麻醉及术后重度疼痛的治疗。羟考酮和氢吗啡酮，以及激动-拮抗药布托啡诺，部分激动药丁丙诺啡则用于术后中至重度疼痛的治疗，也可作为多模式镇痛的组成部分。

阿片类药物镇痛作用强，几乎无封顶效应，但也应遵循能达到最大镇痛和不产生严重不良反应的用药原则。阿片类药物的给药途径包括口服给药、直肠给药、经皮或舌下给药、皮下注射、肌内注射、硬膜外腔给药、蛛网膜下腔给药、关节腔内给药、静脉注射或连续输注。其中静脉给药法起效迅速，剂量易于滴定，常用于急性中重度疼痛的初始治疗。

阿片类药物在镇痛的同时，也对患者的情绪、行为产生影响，并影响呼吸系统、心血管系统、胃肠道、神经内分泌和免疫系统的功能。阿片类药物可产生阿片类药物诱导的痛觉过敏，即阿片类药物本身能够激活体内的促伤害机制，导致机体对疼痛的敏感性增高。

阿片类药物的大多数不良反应呈剂量依赖性，用于术后镇痛时须予以防治。阿片类药物的不良反应包括：恶心呕吐；呼吸抑制；耐受和躯体依赖；瘙痒；肌僵直、肌阵挛和惊厥；镇静和意识障碍；缩瞳；体温下降；免疫功能抑制；便秘、耐药和精神依赖。

治疗术后疼痛时，阿片类药物的需求量和镇痛反应个体之间常存在较大差异。对于中重度疼痛或不能耐受口服给药的患者，常采用胃肠外给药（静脉）。当患者可以恢复饮水后，且目前镇痛效果满意，则可以过渡到口服给药。由于阿片类药物不可避免的不良反应，以及阿片类药物对全身多器官功能的影响，目前多提倡围术期多模式镇痛，联合应用区域阻滞、非阿片类药物和辅助镇痛药（如利多卡因、氯胺酮、加巴喷丁等），尽可能恢复口服用药，以提高镇痛疗效，减少阿片类药物用量，减轻阿片类药物的不良反应，使患者尽早活动和恢复胃肠道功能。

### （四）其他辅助用药

#### 1. N- 甲基 -D- 天冬氨酸受体拮抗药

氯胺酮是苯环利定的衍生物，通过与 NMDA 受体结合产生分离性镇静。临床上具有镇静、镇痛、遗忘和制动作用，但通常能维持上呼吸道肌张力、气道保护性反射和自主呼吸。围术期使用亚麻醉剂量（0.15～1mg/kg）的氯胺酮，可减少镇痛药的需求量或降低疼痛强度，还可减少吗啡的消耗量，减轻术后恶心呕吐。低剂量氯胺酮静脉输注基本不引起幻觉或认知功能损害，而头晕、瘙痒、恶心和呕吐等不良反应发生率与阿片类药物相当。氯胺酮可作为术后阿片类药物高需求或难治性疼痛患者多模式镇痛治疗的一部分，同时也可以缓解术后神经病理性疼痛。

其他 NMDA 受体拮抗药包括右美沙芬和美金刚。研究表明，右美沙芬可以减轻术后疼痛，降低术后阿片类药物的使用量，而美金刚可以用于慢性疼痛和术后急性疼痛的辅助用药。目前，低剂量氯胺酮和右美沙芬可作为术后多模式镇痛的组成部分，用于难治性疼痛或阿片耐受的患者。

#### 2. 加巴喷丁

研究表明，口服加巴喷丁可以增强阿片类药物在静息和运动时的镇痛作用，减少阿片类药物的用量和相关不良反应，可以考虑将加巴喷丁作为多模式镇痛的组成部分。加巴喷丁的不良反应包括镇静、头晕、嗜睡、运动失调等。

#### 3. 普瑞巴林

普瑞巴林是一种新型钙离子通道调节药，为 γ- 氨基丁酸类似物，结构和作用与加巴喷丁相似，具有抗癫痫、镇痛和抗焦虑活性，广泛应用于神经病理性疼痛的治疗。普瑞巴林的活性为加巴喷丁的 3～10 倍，口服生物利用度和吸收均优于加巴喷丁。

#### 4. 右美托咪定

右美托咪定（dexmedetomidine）是一种高选择性中枢 α 受体激动药。它在亚麻醉和镇痛剂量下（0.5～2μg/kg）产生镇静作用，静脉给药可阻断中枢交感反应，机制未明。它还可以减轻阿片类药物引起的肌僵，减轻术后寒战。它对呼吸抑制轻，血流动力学影响小。作为镇痛辅助药，它可通过多种途径给药（如静脉给药），减少术后吗啡用量。最近有研究表明，吗啡静脉患者自控镇痛给药中辅以右美托咪定可显著提高镇痛效果，明显减少吗啡用量，而并无引起镇静和血流动力学波动等不良反应。右美托咪定常见的不良反应包括低血压、心动过缓和镇静。

#### 5. 曲马多

曲马多是一种合成的阿片类药物，具有弱 μ 受体激动药作用，并可抑制 5- 羟色胺和去甲肾上腺素的再摄取。曲马多可用于术后中度疼痛的治疗，具有不抑制呼吸和胃肠蠕动等优点。常见的不良反应包括恶心、呕吐、嗜睡、眩晕、口干和头痛。抽搐或颅内高压患者慎用，禁用于正在服用单胺氧化酶抑制药的患者。

## 四、术前疼痛管理的给药途径和方法

### （一）患者自控镇痛

#### 患者自控镇痛的特点

患者自控镇痛是一种由患者根据自身疼痛的剧烈程度而自我控制给予（医师）预设剂量镇痛药液的镇痛方法。与临床传统肌内注射给药方法相比，患者自控镇痛给药的优点有：①给药及时起效快，患者疼痛时不需要等待医护人员的处方和药物准备；②用较少量的镇痛药（最低有效浓度）而获得较好的镇痛效果，血药浓度保持相对稳定，减少了不良反应；③有效地减少药物代谢动力学和药效动力学的个体间差异，防止药物过量，也可避免意识不清的患者用药过量；④使患者自主、积极参与到对自己的治疗之中，增强信心和增加依从性，有利于康复。

使用患者自控镇痛成功的关键首先取决于选择合适的患者。不适合使用患者自控镇痛包括：年龄过大或过小、精神异常、无法控制按钮，以及不愿意接受患者自控镇痛的患者。应在术前告知患者自控镇痛的使用方法及注意事项。患者应该清楚自己在镇痛治疗中所起的积极作用（包括如实汇报疼痛情况及自主给药），并消除对使用阿片类药物的恐慌及错误概念。需要强调的是，患者自控镇痛成功而安全的应用有赖于医护人员和患者及其家属对患者自控镇痛技术的认可和正确的使用。

### （二）全身给药

#### 1. 口服给药

口服给药适用于神志清醒患者；也可用于术前急性疼痛得到缓解，以口服给药作为其他镇痛方法（如静脉给药）的延续；或者作为其他给药途径的补充而成为多模式镇痛的一部分。禁用于吞咽功能障碍和肠梗阻患者。口服给药的优点是无创、使用方便、患者可自行服用等；缺点为起效较慢，调整药物剂量时既需考虑血药峰值时间，又要参照血浆蛋白结合率和组织分布容积，且生物利用度受"首过效应"以及有些药物可与胃肠道受体结合的影响。常用口服镇痛药物包括对乙酰氨基酚、布洛芬、双氯芬酸、美洛昔康、氯诺昔康、塞来昔布、可待因、曲马多、羟考酮、氢吗啡酮、丁丙诺啡，以及对乙酰氨基酚与曲马多或羟考酮的口服复合制剂或上述药物的控释剂、缓释剂。

#### 2. 肌内注射给药

适用于术前单次给药，连续使用不超过3～5天。常用药物有酮咯酸、氯诺昔康、美洛昔康、帕瑞昔布、曲马多、哌替啶和吗啡。肌内注射给药起效快于口服给药，缺点为有注射痛、单次注射用药量大、血药浓度差异大、不良反应明显、重复给药易出现镇痛盲区等。

#### 3. 单次或间断静脉注射给药

该方法药物血浆浓度峰谷比大，易出现镇痛盲区，对术后持续痛者需按时给药。静脉炎、皮下渗漏为常见并发症。常用药物有氟比洛芬酯、酮咯酸、氯诺昔康、帕瑞昔布、曲马多、哌替啶、吗啡、芬太尼和舒芬太尼。

#### 4. 持续静脉注射给药

一般先给负荷剂量，迅速达到有效镇痛后再以维持量持续输注，维持镇痛作用。但由于术后不同状态下疼痛阈值发生变化，且药物恒量输注半衰期不等，更主张使用患者自控镇痛方法以达到持续镇痛和迅速制止暴发痛。持续静脉输注给药只能用于严密监测下的住院患者。

#### 5. 静脉患者自控镇痛

静脉患者自控镇痛可优化阿片类镇痛药的给药方式，将不同个体之间药物代谢动力学和药效动力学差异的影响降至最小。大多数患者自控镇痛装置允许在自控给药的基础上设置持续或背景输注。最初认为常规应用背景输注（实为持续静脉给药）有一些优点，包括改善镇痛效果，特别是在睡眠期间。然而随后的临床试验并未能证实持续输注对那些从未使用过阿片类药物的术后患者有何益处。一些研究表明，持续输注只是增加镇痛药的用量和呼吸抑制等不良反应的发生率；夜间持续输注并不能改善术后睡眠模式、镇痛效果或恢复情况。因此，持续输注同样只能用于严密监测下的住院患者。不过，阿片类药物耐受的患者及小儿患者（因其在护士监控下）应用持续输注可能有一定益处。

### （三）椎管内镇痛

#### 1. 椎管内镇痛用药及其作用机制

(1) 局部麻醉药：局部麻醉药在硬膜外腔的确切作用部位尚未明了，可能以椎旁（及背根神经节）阻滞、经根蛛网膜绒毛阻滞脊神经根，以及通过硬膜进入蛛网膜下腔产生"延迟"的脊髓麻醉为主要作用方式。单纯硬膜外输注局部麻醉药用于术后镇痛可避免阿片类药物相关不良反应，但通常分离阻滞（differential block）程度有限：运动功能保持良好时镇痛不全，镇痛效果较好时运动障碍和低血压的发生率较高，所以并不及局部麻醉药和阿片类药物的联合应用。

硬膜外镇痛临床常用局部麻醉药以长效局部麻醉药为主，如罗哌卡因、布比卡因和左旋布比卡因。

（2）阿片类药物：与局部麻醉药不同，阿片类药物产生镇痛作用但不影响感觉、运动或交感神经功能。与全身给药相比，椎管内给药仅需小剂量就能产生完全的镇痛作用，减轻了阿片类药物的全身不良反应。阿片类药物注入椎管内后有以下几种分布途径：①进入脊髓直接作用于脊神经根；②在脊髓及硬膜外腔被吸收进入血液循环，作用于中枢神经系统的阿片受体；③扩散到脑脊液，与脊髓背角的阿片受体结合，抑制脊髓突触前神经递质的释放，影响伤害性刺激的传入而发挥镇痛作用；并随脑脊液向头端扩散至脑干及其以上部位的受体，通过下行抑制性通路的激活减少疼痛信号转导；④与硬膜外脂肪结合。椎管内给予阿片类药物主要通过作用于脊髓的阿片受体或通过脑脊液和血液循环作用于脑干及全身的阿片受体而发挥镇痛作用。具体机制包括：①抑制 P 物质的释放；②通过减少钙离子内流影响细胞的兴奋性，从而抑制动作电位的形成和转导；③直接作用于脊髓背角痛觉转导神经元上的 μ 受体，增加钾离子外流使突触后膜超极化，影响神经元的兴奋性，发挥突触后抑制功能。

阿片类药物的亲脂性是决定椎管内镇痛的重要因素。亲水性阿片类药物（如吗啡和氢吗啡酮）倾向于保留在脑脊液中，起效慢，作用时间长，但不良反应发生率高。而亲脂性阿片类药物（如芬太尼和舒芬太尼）起效快，作用时间短。这一特点对于临床上选择合适的阿片类药物非常重要。

椎管内联合应用阿片类药物和局部麻醉药不仅可以产生良好的镇痛作用，还可使各自的用量都减小，不良反应减少。目前这种明显的协同增效作用的具体机制尚未明了。电生理研究认为，这种增强作用可能是通过两种药抑制不同的离子通道所致。①局部麻醉药抑制钠离子通道，开启钾离子通道，主要阻断高频率的神经刺激；②阿片药抑制腺苷酸环化酶，减少环磷酰胺的产生，关闭 N 型电压控制型钙通道，开放钙依赖性内控型钾通道，抑制突触前神经递质的释放，有直接的突触后效应，导致细胞膜超极化和神经元兴奋性下降，主要阻断低频率的神经刺激，从而共同抑制了全部神经元的兴奋性。另有研究发现，布比卡因可使吗啡与相应脊髓阿片受体的结合发生变化，使其与 μ 受体的结合减少而与 κ 受体及 δ 受体的结合增加，从而增强其在脊髓的抗伤害性感受作用；或诱导脊髓阿片受体构象发生改变增强吗啡的抗伤害感受作用。

**2. 椎管内镇痛用药及方法**

（1）椎管内镇痛：单次给予阿片类药物鞘内或硬膜外单次注射阿片类药物，可有效地作为单一性或辅助性镇痛。如前所述，阿片类药物的脂溶性是决定其脊髓生物利用度的主要因素。亲水性阿片类药物（如吗啡和氢吗啡酮）不易透过亲脂性的脊膜，在脑脊液中滞留时间长，因而镇痛起效慢（30～60min），作用时间长（6h 以上）；通过脊髓白质较慢但不易被白质吸收，因而起效慢但生物利用度高；易于向头侧扩散，具有较广的镇痛节段，不良反应发生率较高，可产生延迟性呼吸抑制。亲水性阿片类药物无论是硬膜外腔给药还是蛛网膜下腔给药，均可获得较高的脊髓生物利用度。而亲脂性阿片类药物（如芬太尼和舒芬太尼）在硬膜外腔给药很快与硬膜外脂肪结合或被吸收入血，鞘内给药很快被清除出脑脊液（硬膜外脂肪吸收、吸收入血及很快与白质结合），因而椎管内给药后起效迅速（5～10min），作用时间短（2～4h），镇痛节段较窄；恶心、呕吐、瘙痒等不良反应发生率低，不抑制呼吸；但是脊髓生物利用度较低，尤其是硬膜外给药。

临床可根据亲脂性与亲水性阿片类药物药物代谢动力学的特点，结合患者的具体情况灵活选择给药部位和剂量，以期达到最好的镇痛效果和最少的不良反应。比如，对要求镇痛起效迅速、镇痛持续时间适中（<4h）且呼吸抑制风险最小的日间手术患者，采用鞘内单次注射亲脂性阿片类药物可能有利。亲水性阿片类药物如吗啡具有较广的镇痛节段，特别适用于硬膜外置管位置与手术切口部位不一致时（如腰部硬膜外置管用于胸部手术）的术后硬膜外镇痛。需注意的是，老年患者和胸部硬膜外置管的患者对硬膜外吗啡的需要量较低。

(2) 硬膜外置管镇痛：通过硬膜外留置导管实施镇痛是一种安全有效的治疗急性术前疼痛的方法，其镇痛效果优于全身应用阿片类药物。多个因素如导管留置部位、镇痛药的选择与用量、实施镇痛的时机与持续时间都可能影响镇痛质量。

尽管硬膜外镇痛的并发症非常罕见，但一旦发生，后果将十分严重，因此必须注意避免。硬膜穿破后头痛是相对常见的并发症，其发作时间会延迟约24h，所以通常在术后第1天才表现出来。

### 3. 蛛网膜下腔镇痛

蛛网膜下腔镇痛（spinal analgesia）通常和蛛网膜下腔麻醉（spinal anesthesia）同时或序贯用于临床麻醉和镇痛。

蛛网膜下腔给予阿片类药物引起的主要并发症包括呼吸抑制（5%～7%）、皮肤瘙痒（60%）、恶心呕吐（20%～30%）及尿潴留（50%）等，且发生率高于硬膜外腔镇痛，临床上处理的方法以对症治疗为主。阿片类药物在脑脊液中的药物代谢动力学特性（即脑脊液中的浓度及药物沿脑脊液向头侧扩散的倾向）与呼吸抑制的发生率有关。蛛网膜下腔注药后发生呼吸抑制的时间变异很大。吗啡一般在注药后6～10h左右呼吸抑制表现明显，注药后23h呼吸功能多能恢复正常。发生呼吸抑制的影响因素有高龄（年龄可能影响脑脊液容量和压力，高龄患者呼吸中枢易于受镇痛药物的抑制）；采用的是水溶性镇痛药如吗啡；剂量大小；患者胸腹腔压力的改变；患者对镇痛药物的敏感性；同时经其他途径应用了镇痛药或其他中枢神经系统抑制性药物；患者既往有呼吸系统疾病；患者体位（坐位和采用高比重的吗啡溶液可以减少蛛网膜下腔镇痛后的呼吸抑制发生率）。纳洛酮可以逆转蛛网膜下腔镇痛期间可能出现的呼吸抑制，但往往需要反复给药。

### （四）外周神经阻滞

外周神经阻滞可为术前疼痛患者提供安全有效的镇痛。随着超声可视化技术的发展，外周神经阻滞已经广泛地应用于各类疼痛患者当中。随着外周神经定位、穿刺置管及给药设备的飞速发展，单次外周神经阻滞技术不能满足长时间的镇痛需求，所以越来越多的学者将连续外周神经阻滞用于临床，以获得满意的镇痛效果。

外周神经阻滞用于术前镇痛越来越普及的原因包括：①社会老龄化，高龄患者接受四肢手术的例数逐渐增加；②该方法对机体病理生理影响小，患者可保持清醒，不需要严密监测，也特别适于老年、接受抗凝治疗的患者和心血管功能代偿不良等危重患者；③可根据需求灵活地提供长时间镇痛，以获得满意的术前镇痛效果；④减少了严重神经根损伤、尿潴留及对凝血机制异常患者麻醉的担忧，避免了椎管内镇痛技术导致脊髓血肿的风险；⑤不仅镇痛效果优于全身应用阿片类药物，还减少了围术期患者对阿片类药物的需求（减少40%～70%），并降低其相关不良反应。

常见的阻滞方法及应用范围：臂丛、腰丛、骶丛、髂筋膜平面阻滞，股神经、坐骨神经等神经阻滞，可以用于四肢手术的术前镇痛；椎旁阻滞、竖脊肌平面阻滞、前锯肌平面阻滞、胸横肌平面阻滞及胸大肌肋间肌平面阻滞等，用于胸部手术患者术前疼痛治疗；腹横肌平面阻滞、腹直肌鞘阻滞、腰方肌平面阻滞等，可用于腹部手术患者术前疼痛治疗。

PCNA是外周神经阻滞较常用的方式，属于臂丛神经患者自控镇痛（patient-controlled regional analgesia，PCRA）的一种，即在神经丛或神经干留置导管，采用持续输注加患者自控给药镇痛方式。PCNA所用局部麻醉药物一般为低浓度长效局部麻醉药，如罗哌卡因、布比卡因和左旋布比卡因。其他辅助用药如 $\alpha_2$ 受体激动药可乐定，无神经毒性，小剂量（1μg/ml）可使局部麻醉药的镇痛时间延长 50%～100%，且无明显不良反应。外周神经阻滞已逐渐成为多模式术前镇痛的重要组成部分。因连续阻滞时局部麻醉药浓度很低，局部麻醉药毒性反应一般仅见于初次阻滞时，除非导管在留置期间发生血管内移位。导管脱出是最常见的问题，皮下隧道不仅可有效地防止导管移位、脱出，还可以减少感染的发生。导致感染的危险因素包括无菌技术不严格、未预防性使用抗生素、腹股沟或腋窝置管、入重症监护室、留管超过 48h 及频繁换药等。神经损伤一般源于手术创伤、止血带或体位不当压迫、夹板固定及神经牵拉等。需要注意的是，神经阻滞期间应保护好患肢，避免意外压迫、神经损伤、烫伤和冻伤；同时应保护好患者，如下肢神经阻滞的患者在行走时需要有人协助，防止摔伤。

### （五）多模式镇痛

多模式镇痛（multimodal analgesia）是指联合应用作用机制不同的多种镇痛药物或不同的镇痛方法实施镇痛。由于其作用机制不同而互补，镇痛作用可相加或协同；同时每种药物的剂量减小，不良反应相应降低，从而达到最大的效应 / 不良反应比。

#### 1. 镇痛药物的联合应用

(1) 阿片类药物（包括激动药或激动 - 拮抗药）或曲马多与对乙酰氨基酚联合应用对乙酰氨基酚的每日用量为 1.5～2.0g 时，阿片类药物可减少 20%～40%。

(2) 对乙酰氨基酚和 NSAID 联合两者各使用常规剂量的 1/2，可发挥镇痛协同作用。

(3) 阿片类或曲马多与 NSAID 联合常规剂量的 NSAID 使阿片类药物用量减少 20%～50%，使术后恶心呕吐、镇静发生率降低 20%～40%。术前开始使用在脑脊液中浓度较高的 COX-2 抑制药（如帕瑞昔布），具有抗炎、抑制中枢和外周敏化的作用，并可能降低术后急性疼痛转变成慢性疼痛的

发生率。

(4) 阿片类与局部麻醉药联合用于 PCEA。

(5) 氯胺酮、可乐定等也可与阿片类药物联合应用，偶尔可使用三种作用机制不同的药物实施多靶点镇痛。

#### 2. 镇痛方法的联合应用

主要指局部麻醉与全身性镇痛药（NSAID 或曲马多或阿片类）的联合应用。患者镇痛药的需要量明显降低，疼痛评分减低，药物的不良反应发生率低。

#### 3. 多模式镇痛的实施

在多模式镇痛中，除阿片类药物的相关不良反应外，非阿片类镇痛药（如对乙酰氨基酚、非选择性及环氧合酶选择性 NSAID、氯胺酮、加巴喷丁类）也有不良反应，如肝肾毒性、凝血功能障碍、意识错乱、镇静、头晕等，用于术后多模式镇痛时，这些不良反应也可能在一定条件下加重。

不同的手术有不同的术后疼痛特点和临床结局（如活动受限、麻痹性肠梗阻、尿潴留、肺功能受损），因此对于多模式镇痛没有统一的标准和推荐。比如，腹部大手术后，和其他镇痛方法相比，连续硬膜外镇痛对动态疼痛效果好，可减轻肠梗阻及恶心呕吐的发生率。但该方法并不适用于其他一些腹部手术如腹腔镜结肠切除手术。

### （六）其他镇痛方法

#### 1. 经皮神经电刺激

TENS 可以辅助用于某些术前患者的镇痛。将电极贴在疼痛部位（可以是切口的任意一边），施以低压电刺激达到镇痛目的。TENS 原理的基础是 Melzack 和 Wall 的疼痛门控理论。研究已经证实，使用 TENS 的患者镇痛效果明显优于未用 TENS 的对照组。

#### 2. 心理和行为治疗

心理和行为治疗可为患者提供一种疼痛已被控制的感觉。所有患者都应做好面临术前疼痛的准备。简单的方法如全身放松、听音乐、回忆美好事物等，都有利于减轻焦虑并减少镇痛用药。

手术后患者可能存在与手术创伤本身无关的伤害，如头痛，手术后胃管、引流管和静脉输液管等产生的不适。此外，患者可能常常存在心理上的异常，如焦虑、恐惧、失眠等。因此，重视全面改善患者的生活质量包括心理康复，将有效地减轻术后患者的痛苦。研究表明，心理支持疗法（包括与患者及其家属商讨手术麻醉方案，术前提供相关的信息等）可有效地减轻患者的焦虑，减少患者术后对阿片类镇痛药的需求，缩短住院时间。医院制订的工作常规通常方便医护人员，而往往忽视了患者的心理需求，甚至导致患者产生"无助"的感觉。因此，改善医院环境，创造一种温馨的就医氛围，适当让患者参与一些力所能及的医护活动，对其心理和生理方面的康复都将十分有益。

### 3. 针灸治疗

我国应用针灸治病的历史已超过 3000 年。针刺镇痛（acupunctural analgesia）是当今痛觉调制研究中的重要课题。

研究表明，针刺镇痛在脊髓水平的神经生理学基础是产生突触前和突触后抑制。针刺信号和痛信号的相互作用至少包括 3 个网络：①发生在同一水平甚至同一核团的直接相互作用，如脊髓背角；②抑制性调制通过局部回路间接作用于痛敏神经元；③针刺激活下行抑制系统，抑制背角痛敏神经元。中枢神经系统内的许多结构都参与了针刺镇痛。针刺镇痛、脑刺激镇痛（brain stimulating analgesia）和阿片类药物镇痛三者所激活的神经结构非常相似，包括脊髓背角、脑干网状结构（中缝核群、中央灰质等）、下丘脑（弓状核、室旁核、视前区等）、边缘系统（扣带回、杏仁核、伏核、隔区等）、尾核头部、丘脑中央中核和大脑前额皮质及体感区等。

中枢神经系统内许多神经介质都参与了针刺镇痛。阿片肽（包括脑啡肽、内啡肽和强啡肽）可能是针刺镇痛中最主要的介质，其可能机制为：①针刺激活下丘脑弓状核的 β 内啡肽系统，通过导水管周围灰质下行冲动抑制脊髓后角痛觉信息的传递；②针刺传入直接激活脊髓后角的脑啡肽和强啡肽能神经元，抑制痛觉敏感神经元的活动；③和其他递质相互作用参与针刺镇痛。5- 羟色胺是针刺镇痛中起重要作用的另一神经介质，针刺可增强中缝核内神经元的活动，使 5- 羟色胺的释放增多。其他一些神经介质，如去甲肾上腺素、乙酰胆碱、γ- 氨基丁酸、多巴胺、神经降压素等均参与了针刺镇痛。

（陈世彪　章　扬）

---

## 参考文献

[1] 邓小明，姚尚龙，于布为，等 . 现代麻醉学 [M]. 5 版 . 北京：人民卫生出版社，2020: 1355.

# 第18章　术中疼痛管理

随着现代麻醉和麻醉学的发展，麻醉学不断向围术期医学转变，麻醉已远远超过单纯的解决手术疼痛的早期目的，而是涉及麻醉前后整个围术期的准备与治疗、监测手术麻醉时重要生理功能的变化、调控和维持机体内环境的稳态及为手术提供良好条件等方面，为患者安全度过手术和术后顺利康复提供保障，虽然麻醉的范畴不断更新变化，但解决手术中创伤和应激反应，提供良好术中疼痛管理仍是临床麻醉的核心和主要工作。

近年来，由于经济水平的发展及人民素质水平的提高，患者对手术的要求也越来越高，尤其是围术期镇痛方面。使患者安全、舒适地度过围术期成为每个医务工作者的挑战。术中疼痛管理对于维持血流动力学稳定，减少患者应激反应，促进患者快速康复等方面发挥着重要作用。术中疼痛管理手段包括使用麻醉技术及麻醉药物。麻醉技术主要包括全身麻醉、局部麻醉、椎管内麻醉、神经阻滞及中医治疗。麻醉药物主要包括NSAID、阿片类药物、氯胺酮等。

## 一、全身麻醉与痛觉传导

外周痛信号需要通过痛觉上行传递系统，直接或间接地将伤害性信息传递到丘脑，经丘脑不同核团神经元对痛信息进行初步分析整合后，再传递到大脑皮质的不同区域产生痛觉。然而，痛觉信息在上传的同时，也能激活脑的内源性镇痛系统，即脑干下行抑制系统引起机体抗伤害反应或提高痛阈。现已证实，痛觉上行通路基本上可以分为以下两条通路。①脊髓丘脑束/腹外侧系通路：丘脑腹后外侧核/腹后内侧核到大脑皮质躯体感觉Ⅰ区（SⅠ）通路；②STT/背外侧系通路：丘脑腹后下核/丘脑腹内侧核后部到大脑皮质躯体

感觉Ⅱ区（SⅡ）。前者与产生生理痛感觉和痛识别有关，后者与产生病理性痛觉和情感有关。有学者认为，在大脑皮质实际上不存在一个所谓的"痛中枢"，而存在很多"与痛相关的脑区"。这些脑区很可能就是吸入麻醉的作用部位。此外，在大脑皮质感知到痛觉后，中枢必定会产生保护调控机制，以往的研究证实脑干内存在中枢内源性下行痛觉调控系统。该系统主要由中脑导水管周围灰质、延髓头端腹内侧结构和部分中脑、脑桥背外侧被盖（如蓝斑核群）的神经元组成，其轴突经背外侧束下行，对延髓和脊髓背角痛觉感受性信息的传入产生抑制性作用。这揭示全身麻醉药对痛觉上行传导系统和脑干下行抑制系统的关系是阐明全身麻醉药中枢镇痛机制的重要问题。

实验证实，临床浓度吸入全身麻醉药对哺乳动物大脑皮质、嗅皮质及海马神经元的自主和诱发活动产生影响，通常能引起这些神经元的兴奋性减低。但也有实验结果表明是使兴奋性增高。吸入全身麻醉药还可影响神经元的抑制性传递，例如氟烷可延长海马神经元对 $\gamma$-氨基丁酸诱发的抑制过程，使神经元的抑制性突触后电流的幅度增加和持续时间延长，但也可选择性降低抑制性突触后电位。此外，丘脑与大脑某些脑区的传导、联系被认为是重要的麻醉作用途径，现知吸入全身麻醉药对其通路的抑制既有兴奋性也有抑制性成分。上述表明，大脑是全身麻醉药干扰神经冲动信息传递的重要部位。

吸入全身麻醉药可以改变大鼠脊髓背角神经元的兴奋性和抑制神经传递，其麻醉作用取决于吸入全身麻醉药的浓度及检测的部位。研究证明全身麻醉药能明显影响脊髓背角神经元对伤害性和非伤害性刺激反应，并对抑制性神经元也能产

生明显的抑制作用。全身麻醉药对脊髓的直接作用应该是减弱伤害性刺激向丘脑和大脑皮质传递从而产生痛觉抑制。除直接作用外，尚可通过间接作用调节来自大脑下行抑制系统的冲动影响脊髓神经元的活动，使机体对伤害性刺激失去反应机制与感觉处理能力下降。从总体上分析，全身麻醉药对脊髓感觉、运动神经元对伤害刺激反应的抑制作用，与全身麻醉药产生的对伤害刺激的运动反应抑制有关。因此，脊髓是全身麻醉药作用的重要部位之一。全身麻醉产生镇痛作用的中枢神经递质主要有儿茶酚胺（去甲肾上腺素和多巴胺）、5-羟色胺、腺苷、内源性阿片肽等。

## 二、全身麻醉镇痛药物

全身麻醉术中疼痛管理常用药物有 NSAID、阿片类镇痛药、NMDA 受体拮抗药如氯胺酮以及新上市的艾司氯胺酮等。

### （一）非甾体抗炎药

NSAID 是一类具有解热、镇痛且多兼具消炎、抗风湿、抗血小板聚集作用的药物。因为 NSAID 的化学结构和抗炎作用机制不同于基本结构为甾核的肾上腺皮质激素类（甾体类）抗炎药，故被称 NSAID。组织损伤或炎症反应时产生的缓激肽、5-羟色胺、前列腺素等致痛物质经一系列酶促反应，直接或间接使痛觉感受器膜上的 $Na^+$ 通道开放，$Na^+$ 的内流导致膜去极化产生动作电位，使伤害性感觉神经纤维末梢兴奋产生痛觉。同时组织花生四烯酸代谢也被激活，生成前列腺素和脂氧素。前列腺素 $E_2$ 和前列腺素 $I_2$ 分别与伤害性感觉神经纤维末梢上的前列腺素 $E_2$ 和 $PGI_2$ 受体结合使 $K^+$ 通道关闭，$K^+$ 停止外流，细胞膜静息电位下降，促进伤害性感觉纤维去极化，使物理或化学性刺激致痛效应增强，亦即痛觉感受器对缓激肽等致痛物质的敏感性提高。可见，在炎症过程中前列腺素的释放对炎症疼痛起放大作用，且前列腺素 $E_1$、$E_2$ 及 $F_{2a}$ 本身也有致痛作用。NSAID 的镇痛作用主要部位在外周神经系统，但也具有一定的中枢性镇痛作用。

NSAID 通过抑制 COX 减少外周和中枢前列腺素的合成，从而减弱伤害性刺激引起的外周和中枢痛觉敏感化，减轻炎症疼痛反应。对炎症引起的轻、中度疼痛，NSAID 有较强的镇痛作用，尤其对炎症导致痛觉敏化有效。镇痛剂量的阿司匹林不产生镇静、情绪变化或其他感觉功能障碍，亦不影响疼痛刺激引起网状结构产生的觉醒反应。NSAID 在术中镇痛环节常常被用于超前镇痛。

超前镇痛（preemptive analgesia）指伤害性刺激作用开始前就给予镇痛药，以减轻手术强烈刺激所致的中枢神经元兴奋，减少有害刺激传入所致的外周和中枢敏感化，抑制神经可塑性变化，从而减轻术后神经的异常感受性，以达到缓解术后疼痛和减少镇痛用药的目的。目前研究较多的是将 NSAID 用于超前镇痛。NSAID 的超前镇痛机制与其直接作用于脊髓、抑制中枢敏感化和阻止 α-氨基-3-羟基-5-甲基-4-异噁唑丙酸受体（α-amino-3-hydroxy-5-methyl-4-isoxa-zolep-propionate receptor，AMPAR）和 NMDA 受体激活等机制有关。NSAID 可以有效抑制创伤、炎症部位以及脊髓水平的 COX 活性上调，减轻外周及中枢痛觉敏感化，减轻术后疼痛，达到超前镇痛作用。Meta 分析表明术前给予 NSAID 能有效地减轻术后疼痛，减少镇痛药的用量。临床常用的术中镇痛 NSAID 如下。

#### 1. 氟比洛芬酯

（1）药理作用：氟比洛芬难溶于水，酯化后的氟比洛芬即氟比洛芬酯，具有很强的亲脂性。氟比洛芬酯注射液由脂类包膜和其所包裹的药物有效成分氟比洛芬酯两部分构成。脂微球对所包裹药物药效的影响主要有 3 个方面。①靶向性，使被其包裹的药物分子高浓度聚集在炎症反应或肿瘤、损伤病变局部，在增强药效的同时，减轻全身反应；②控制包裹药物的释放，使药效持续时间延长；③脂微球外膜主要是磷脂，与血管内皮细胞膜和平滑肌细胞膜主要成分相似，使脂微球易于跨越细胞膜，促进包裹内药物快速吸收，缩短起效时间，治疗效果明显提高。药物在正常组织分布极少，不良反应明显减轻，达到高效低毒效果。正常情况下，脂微球沿血管边缘流动，血管内壁光滑，内皮细胞排列致密，细胞间隙小，脂微球很难附着或沉积。而手术切口处血管内壁因损伤粗糙、炎症介质大量合成和释放导致内皮细胞间隙扩大，使脂微球大量聚集。同样，肿瘤部位新生毛细血管渗透性增强，同时伴随的炎性病变导致内皮细胞间隙扩大，脂微球也可大量聚集。当氟比洛芬到达炎症反应或肿瘤部位（靶区）后，首先被前列腺素合成细胞如巨噬细胞和中性粒细胞摄取，进入细胞内的药物，抑制前列腺素前体前列腺素 $G_2$ 的合成，从而进一步抑制前列腺素的生物合成，发挥药理作用。

氟比洛芬酯静脉注射具有显著的镇痛、解热和抗炎作用，强于酮洛芬肌内注射和赖氨酸阿司匹林（aspirin-DL-lysine）静脉注射。与喷他佐辛（镇痛新）肌内注射相比，氟比洛芬酯静脉注射的镇痛作用更强，作用时间更长，起效时间更短，胃肠道反应更少。

(2) 体内过程：静脉注射氟比洛芬酯注射液后，释放出的氟比洛芬乙酸乙酯即被血浆酯酶迅速水解成活性代谢产物氟比洛芬。在静脉注射 5min 后，血内即查不到原形药物，而只有活性药物氟比洛芬，脂微球迅速自血中消失，消除半衰期 12min。健康受试者静脉注射 50mg，血药浓度达峰时间 5～10min，药物消除半衰期为 5.8h。主要以氟比洛芬羟化物和葡萄糖醛酸结合物的形式经肾脏排泄。用药后 48h 尿中药物累积排泄量约为给药剂量的 85%。连续给药 5 次，每次间隔 12h，最后一次用药后 48h，尿中药物累积排泄率近 100%，未见药物蓄积。

(3) 药物相互作用：与阿司匹林、双香豆素等抗凝血、血小板性聚集抑制药合用时，会导致出血时间延长，加大出血风险，需调整剂量。不推荐阿司匹林和氟比洛芬酯合用，两者可能互相竞争代谢途径。

氟比洛芬酯与第 3 代喹诺酮类抗生素如诺氟沙星、洛美沙星和依诺沙星等合用时可能会引起痉挛。多数学者认为，氟比洛芬和血浆蛋白结合能力强，能使血浆中游离的喹诺酮类药物增加，使进入中枢的喹诺酮类药物增多，从而增强这 3 种抗生素抑制 γ- 氨基丁酸释放的作用，最终引起痉挛。

(4) 不良反应：氟比洛芬酯不良反应发生率低，为 2.9%，主要为胃肠道反应如恶心、呕吐、腹泻。静脉用药使其对胃黏膜的损害作用小于其他 NSAID 口服药物。神经精神症状可见发热、嗜睡、畏寒，个别患者出现注射局部反应，皮下出血和注射部位疼痛。谷丙转氨酶、谷草转氨酶或尿素氮水平异常发生率为 1%，但尚不能确定与用药有关。

(5) 临床应用：氟比洛芬酯是静脉注射用药物，不用于其他给药途径（如硬膜外、肌内注射、局部注射等），其用量为 1mg/kg 或 50～100mg 缓慢注射，注药时间为每 50mg 不少于 1min。大多主张手术开始前用药，要比术后用药的镇痛效果更好。由于脂微球制剂有较好的稳定性，使得氟比洛芬酯可单独或与其他镇痛药混合用于静脉自控镇痛。

**2. 帕瑞昔布**

(1) 药理作用：帕瑞昔布钠是高选择性 COX-2 抑制药伐地昔布的酰胺前体化合物，静脉注射后可迅速被肝脏羧酸酯酶水解成伐地昔布，通过特异性抑制 COX-2 阻断花生四烯酸合成前列腺素而发挥抗炎镇痛作用。

(2) 体内过程：静脉注射后迅速被肝脏羧酸酯酶水解为活性代谢物伐地昔布和丙酸，血浆半衰期较短，为 0.13～0.17h。血浆蛋白结合率为 98%。静脉注射较肌内注射血浆中伐地昔布达峰浓度高 20%～30%，达峰时间更短，分别为 0.15h 和 1.15h，70% 代谢产物经肾脏排泄。单次静注 40mg 后，7～13min 起效，23～39min 效果明显，并于 2h 内达到最大效果，镇痛时间在 6～12h 甚至更长。伐地昔布峰浓度与帕瑞昔布剂量呈线性相关，并与镇痛作用起效和持续时间相关。进一步的代谢途径及潜在的药物相互作用与伐地昔布相同。老年和肝功能损伤的患者应降低给药剂量，但肾功能损伤对该药的消除无影响。

(3) 药物相互作用: 对阿司匹林抑制血小板聚集的作用或出血时间没有影响, 可以与低剂量 (325mg) 阿司匹林合用; 与肝素合用不影响其药效学特性 (活化部分凝血活酶时间)。在肝脏内迅速水解为伐地昔布, 帕瑞昔布能提高右美沙芬、奥美拉唑等的血浆浓度。氟康唑和酮康唑可抑制帕瑞昔布的代谢, 合用时应减量。利福平、苯妥英钠、地塞米松等酶诱导药有可能影响帕瑞昔布的代谢。

(4) 不良反应: 不少于 1% 的患者有以下不良反应: 消化不良、外周水肿、血压改变、背痛、失眠、术后贫血、呼吸困难、瘙痒、少尿, 短期使用可能发生胃肠道溃疡、糜烂。对出血时间的影响类似于酮咯酸。

不用于 18 岁以下的患者。对体重 <50kg 的老年患者、中度肝功能损害的患者, 建议适当调整剂量。对肾衰竭的患者使用时应小心, 但无须调整剂量。禁用于急性胃肠道出血、消化性溃疡、炎性肠病、严重肝衰竭及严重充血性心力衰竭患者。禁用于对其他 NSAID 过敏者, 慎用于冠状动脉搭桥手术者、肾功能衰竭患者。

(5) 临床应用: 帕瑞昔布用于手术后中重度疼痛, 有较好镇痛效果。同时不增加胃肠道不良反应, 不影响血小板功能。

用法用量: 推荐剂量为 40mg 静脉注射或肌内注射给药, 随后视需要间隔 6～10h 给予 20～40mg, 每天总剂量不超过 80mg。

### (二)阿片类药物

阿片类药物在镇痛方面起到了不可替代的作用, 尤其适用于严重创伤、急性心肌梗死等引起的急性疼痛, 以及围术期疼痛。近年来这类药主要用于静脉复合麻醉或静吸复合麻醉的组成部分。

阿片类药物具有镇痛作用是因为它们能够直接抑制脊髓背角伤害性刺激的上传, 以及通过激活从中脑下行经延髓头端腹内侧区到达脊髓背角的疼痛控制回路。阿片类药物也可通过外周机制产生镇痛作用。炎症部位浸润的免疫细胞可释放内源性阿片样物质, 这些物质对位于初级感觉神经元的阿片受体产生作用。

阿片类药物按药物来源分类可分为天然存在, 如吗啡、可待因、罂粟碱、二甲基吗啡; 半人工合成如二乙酰吗啡、氢吗啡酮; 全人工合成, 按其化学结构不同, 又分为: ①苯基哌啶类, 如哌替啶、苯哌利定、芬太尼、苏芬太尼、阿芬太尼、瑞芬太尼; ②苯基吗啡类, 如喷他佐辛; ③吗啡喃类, 如左啡诺、布托啡诺; ④二苯基丙胺类, 如美沙酮。按阿片类药物与阿片受体的关系分为: ①阿片受体激动药 (opioid agonists), 主要激动 μ 受体, 如吗啡、哌替啶等。②阿片受体激动 - 拮抗药 (opioid agonist-antagonists), 又称部分激动药, 主要激动 κ 和 δ 受体, 对 μ 受体有不同程度的拮抗作用, 如喷他佐辛等。③阿片受体拮抗药 (opioid antagonists), 主要拮抗 μ 受体, 对 κ 和 δ 受体也有一定的拮抗作用。按镇痛强度分类, 分为强阿片类药物, 如吗啡、芬太尼、舒芬太尼、哌替啶、美沙酮等。弱阿片类药物, 如可待因、双氢可待因等。临床术中镇痛常用的阿片类药物如下。

#### 1. 芬太尼

芬太尼 (fentanyl) 合成于 1960 年, 为合成的苯基哌啶类药物, 是当前临床麻醉中最常用的阿片类镇痛药, 临床所用的制剂为枸橼酸盐。

(1) 药理作用: 临床上芬太尼的镇痛强度为吗啡的 75～125 倍, 作用时间约 30min。芬太尼对呼吸有抑制作用, 主要表现为频率减慢。静脉注射后 5～10min 呼吸频率减慢至最大程度, 抑制程度与等效剂量的哌替啶相似, 持续约 10min 后逐渐恢复。剂量较大时潮气量也减少, 甚至停止呼吸。芬太尼对心血管系统的影响很轻, 不抑制心肌收缩力, 一般不影响血压。可引起心动过缓, 此种作用可被阿托品对抗。小剂量芬太尼可有效地减弱气管插管的高血压反应, 其机制可能是孤束核以及第 Ⅸ 对和第 Ⅹ 对脑神经核富含阿片受体, 芬太尼与这些受体结合后可抑制来自咽喉部的刺激。芬太尼也可引起恶心、呕吐, 但没有释放组胺的作用。

(2) 药物代谢动力学: 血浆芬太尼浓度的衰减

过程可用三室模型来描述。肺脏具有明显的首过效应，并一过性摄取芬太尼注射剂量的75%。约80%的芬太尼与血浆蛋白结合，且相当一部分（40%）被红细胞摄取。芬太尼的作用时间相对较长，很大原因是其在机体组织中分布广泛。芬太尼的脂溶性很强，故易于透过血脑脊液屏障而进入脑，也易于从脑重新分布到体内其他组织，尤其是肌肉和脂肪组织。尽管芬太尼单次注射的作用时间较吗啡和哌替啶短暂，其消除半衰期却较长。

芬太尼在肝脏主要经脱羟作用和羟化代谢，代谢物早在注射后1.5min开始在血浆中即出现。人体静脉应用芬太尼48h后，尿中仍可测到其主要代谢产物去甲芬太尼。

(3) 临床应用：芬太尼主要用于临床麻醉，麻醉诱导常联合应用负荷剂量的芬太尼（约6μg/kg）及镇静催眠药和肌松药。麻醉维持常用低浓度的强效吸入麻醉药，或泵注静脉麻醉药，并追加一定剂量的芬太尼［每15～30分钟间断静脉注射25～50μg，或以0.5～5.0μg/（kg·h）的速度持续输注］。不同患者之间阿片类药物的药物代谢动力学和药效动力学差异相当大。据报道，肥胖患者以总体重计算芬太尼的剂量可能导致药物过量。反复给药或持续输注芬太尼常导致明显的自主呼吸抑制。

(4) 不良反应：快速静脉注射芬太尼可引起胸壁和腹壁肌肉僵硬而影响通气，可用肌松药处理。由于其药物代谢动力学特点，芬太尼反复注射或大剂量注射后，可在用药后3～4h出现延迟性呼吸抑制，临床上极应引起警惕。

**2. 舒芬太尼**

(1) 药理作用：舒芬太尼作用与芬太尼基本相同，只是舒芬太尼的镇痛作用更强，为芬太尼的5～10倍，作用持续时间约为芬太尼的2倍，舒芬太尼呼吸抑制程度与等效剂量的芬太尼相似，只是舒芬太尼持续时间更长。对心血管系统的影响很轻，也没有释放组胺的作用。舒芬太尼可引起心动过缓。舒芬太尼引起恶心、呕吐和胸壁僵硬等作用也与芬太尼相似。

(2) 药物代谢动力学：舒芬太尼的药物代谢动力学特性适合通过三室模型来描述。静脉注射后，肺脏对舒芬太尼的首过摄取、保存、释放与芬太尼相似。舒芬太尼的pKa与吗啡（8.0）相同，因此在生理pH下只有一小部分（20%）以非游离形式存在。舒芬太尼脂溶性为芬太尼的2倍，与血浆蛋白，包括$\alpha_1$酸性糖蛋白，高度结合（93%）。虽然其消除半衰期较芬太尼短，但由于与阿片受体的亲和力较芬太尼强，故不仅镇痛强度更大，而且作用持续时间也更长。苏芬太尼在肝内经受广泛的生物转化，主要代谢途径包括脱羟作用、氧化脱甲基作用和芳香基羟化作用。形成N-去烃基和O-去甲基的代谢物，然后随尿和胆汁排出。不到1%以原形从尿中排出。其代谢物去甲舒芬太尼有药理活性，效价约为舒芬太尼的1/10，亦即与芬太尼相当，这也是舒芬太尼作用持续时间长的原因之一。

(3) 临床应用：舒芬太尼在临床麻醉中也主要用作复合全身麻醉的组成部分。舒芬太尼的镇痛作用最强，心血管状态更稳定，更适用于心血管手术麻醉。据报道，为了避免喉镜暴露和气管插管时血流动力学反应，舒芬太尼平均半数有效血浆浓度（the median effective plasma concentration, Cp50）为1.08ng/ml，变化范围为0.73～2.55ng/ml。麻醉维持可采用全凭静脉或静吸复合，并追加一定剂量的舒芬太尼［间断静注0.1～0.25μg/kg或持续输注0.5～1.5μg/（kg·h）］。切皮时舒芬太尼Cp50（2.08ng/ml±0.62ng/ml）是未使用术前药患者气管插管时的2倍。在行冠状动脉搭桥手术的患者，舒芬太尼剂量大于1.25ng/ml±0.21ng/ml时，可使手术过程中需要的异氟烷的浓度降至0.5%以下。

**3. 阿芬太尼**

(1) 药理作用：阿芬太尼作用与芬太尼相似，阿芬太尼的镇痛强度较芬太尼小，为其1/4，作用持续时间为其1/3。阿芬太尼对呼吸的抑制作用与等效剂量的芬太尼相似，只是持续时间较短。对心血管系统的影响较轻，没有组胺释放作用。引起恶心、呕吐和胸壁僵硬等作用也与芬太尼相似。

(2) 体内过程：静脉注射阿芬太尼后，其血浆浓度可用二室或三室模型来描述。阿芬太尼与血浆蛋白（主要是糖蛋白）结合的比例（90%）较芬太尼高。由于其相对低的 pKa（6.5），在生理 pH 下，大部分（90%）呈非解离形式。因此，尽管阿芬太尼蛋白结合力更强，但其溶解部分比芬太尼的更多，因而透过血脑脊液屏障的比例也大，起效更迅速。这也部分解释了为什么阿芬太尼在静脉注射后达到峰值效应的潜伏期短。阿芬太尼的主要代谢途径与舒芬太尼相似，包括氧化脱羟作用和脱甲基作用、芳香基的羟化作用和葡萄糖醛酸化。阿芬太尼在肝内迅速转化为无药理活性的代谢物，主要为去甲阿芬太尼，不到 1% 以原形从尿中排出。

(3) 临床应用：由于阿芬太尼能够迅速渗透入脑组织，所以阿芬太尼在血浆浓度比苏芬太尼和芬太尼稍高时即可达到血浆和中枢神经系统的平衡。这种特性可以解释为什么在应用镇静催眠药前或与其同时给药时，小剂量阿芬太尼（10～30μg/kg）有效。

阿芬太尼（25～50μg/kg 静脉注射）加上睡眠剂量的任何镇静催眠药的滴注，常可有效防止喉镜暴露及气管插管时出现明显的血流动力学变化。对于短小手术，可通过追加输注阿芬太尼 [0.5～2.0μg/（kg·min）] 或间断单次静脉注射（5～10μg/kg）来完成。在同时应用强效吸入麻醉药行平衡麻醉时，相对较低的血浆阿芬太尼浓度（如 29ng/ml）可降低异氟烷最低肺泡有效浓度（minimum alveolar concentration，MAC）约 50%。阿芬太尼曾被认为可用于持续静脉输注，但长时间输注后其作用时间可延长，故可能被瑞芬太尼取代。

## 4. 瑞芬太尼

瑞芬太尼（remifentanil）为芬太尼族中的最新成员，是有酯键的芬太尼衍生物，由于其独特的性能被誉为 21 世纪的阿片类药物。

(1) 药理作用：瑞芬太尼是纯粹的 μ 受体激动药，临床上其效价与芬太尼相似，为阿芬太尼的 15～30 倍。注射后起效迅速，药效消失快，是真正的短效阿片类药。可增强异氟烷的麻醉效能，降低其 MAC，其程度与年龄相关。对 40 岁年龄者，瑞芬太尼血药浓度 1.2μg/L 时异氟烷 MAC 降低 50%，32μg/L 时产生封顶效应。对脑电图的影响与阿芬太尼相似，表现为频率减慢，幅度降低，最大效应时产生 δ 波。

对呼吸有抑制作用，其程度与阿芬太尼相似，但停药后恢复更快，停止输注后 3～5min 恢复自主呼吸。可使动脉压和心率下降 20% 以上，下降幅度与剂量不相关。不引起组胺释放，也可引起恶心、呕吐和肌僵硬，但发生率较低。

(2) 药物代谢动力学：虽然在化学性质上与芬太尼有关，但瑞芬太尼的化学结构独特，它具有独特的酯键结构。瑞芬太尼的酯键使其易被血和组织中的非特异性酯酶水解，导致其在停止输注后迅速被代谢且血药浓度下降迅速。因此瑞芬太尼是第一个用于全身麻醉的超短效阿片类药物。三室模型能最好地描述瑞芬太尼的药物代谢动力学特性。其清除率较正常肝血液量快数倍，这与其广泛的肝外代谢相一致。然而，瑞芬太尼在肺脏无明显代谢或潴留。它是一种弱碱，其 pKa 值为 7.07。它具有高脂溶性，在 pH 为 7.4 时，其辛醇/水分配系数为 19.9。瑞芬太尼的游离碱部分含有甘氨酸，而甘氨酸被证实为一种抑制性神经递质，给啮齿类动物鞘内注射时可产生可逆性运动无力，因此瑞芬太尼未被允许用于脊髓或硬膜外给药。

瑞芬太尼的主要代谢途径是去酯化，形成一种羟基酸代谢产物，其效力为瑞芬太尼的 0.001～0.003 倍。肾衰竭或肝衰竭对其药物代谢动力学无明显影响。在血中，瑞芬太尼主要是被红细胞中的酶代谢。瑞芬太尼不是假性胆碱酯酶的理想底物，因此不受假性胆碱酯酶缺乏的影响。

(3) 临床应用：由于瑞芬太尼作用持续时间很短，为维持阿片类药物的作用，应在初始单次给药之前或给药后即刻开始输注。在平衡麻醉中瑞芬太尼的维持输注速度范围是 [0.1～1.0μg/（kg·min）]。瑞芬太尼能有效抑制自主神经、血流动力学以及躯体对伤害性刺激的反应，其麻醉苏醒迅速且可预测。使用瑞芬太尼，苏醒迅速（5～15min），无术后呼吸抑制。以 0.1μg/（kg·min）± 0.05μg/（kg·min）的速率输注，可在维持镇痛的条件下恢复自主呼吸及反应性。在瑞芬太尼麻醉苏醒期，其缺点是手术结束停止输注后没有镇痛效应，需要及时使用替代性镇痛治疗。

### （三）氯胺酮及艾司氯胺酮

#### 1. 氯胺酮

氯胺酮为苯环己哌啶衍生物，为不同 R- 和 S- 对映异构体的外消旋混合物，是一种非竞争性 NMDA 受体拮抗药，也是一种分离性麻醉药，目前在临床上主要用于伴有严重低血压或呼吸抑制患者的麻醉。氯胺酮除了非特异性阻断 NMDA 受体外，同时作用于阿片类受体、乙酰胆碱受体、钙离子通道及单胺能神经递质等，产生镇静、镇痛等作用。氯胺酮是一种具有深度镇痛，且对呼吸和循环系统影响较轻的静脉全身麻醉药，尤其体表镇痛效果好。缺点是出现精神症状较多，且循环兴奋效应较明显。术前宜使用抗胆碱药物以对抗氯胺酮使腺体分泌增加的不良反应。格隆溴铵优于阿托品和东莨菪碱，因后两者较易通过血脑屏障，可增加精神不良反应的发生率。氯胺酮目前主要用于各种体表的短小手术、烧伤清创、麻醉诱导、静脉复合麻醉与小儿麻醉、小儿镇静及疼痛治疗，也可作为神经阻滞麻醉及椎管内麻醉的辅助用药。氯胺酮可经静脉、肌内、口服、鼻腔、直肠及硬膜外等多种途径给药，但临床麻醉常用的是前两种。

(1) 麻醉诱导：全身麻醉诱导时的剂量为，静脉注射 0.5～2mg/kg，肌内注射 4～6mg/kg，老年人与危重者酌减。在合并呼吸系统疾病（尤其支气管痉挛性疾病患者）、心血管系统疾病（缺血性心脏病除外）、低血容量以及其他病情危重（如美国麻醉师协会分级 Ⅳ 级）患者，氯胺酮为较好的麻醉诱导药物。当然，麻醉诱导前尽量优化患者基础条件，如降低气道高反应性、补充血容量等仍为不可忽略的措施。否则，在某些失血性休克患者，由于体内儿茶酚胺储存严重不足，加之氯

胺酮对心肌的抑制，不仅不能提升血压，反而会使血压下降。氯胺酮对心脏压塞与缩窄性心包炎患者是可用的静脉诱导药。因其交感神经兴奋作用，使心率与右心房压能够得以维持。用于有右向左分流的先天性心脏病患者麻醉诱导，也有良好临床效果的报道。

(2) 麻醉维持：此药与咪达唑仑、丙泊酚及苏芬太尼联合应用，可连续输注维持麻醉。但需强调的是，尽管氯胺酮持续输注的时量相关半衰期随输注时间延长增加得并非十分明显，但由于其代谢产物具有药理活性，故反复或易持续输注仍容易出现蓄积作用，导致麻醉恢复延迟，并且恢复质量不佳。故氯胺酮作为主要成分维持麻醉的方法在临床已很少使用。目前利用其阈下剂量即有很好镇痛作用的特点，持续静脉输注 0.25～1mg/（kg·h）剂量的氯胺酮作为辅助成分，用于静脉复合麻醉或静吸复合麻醉。在满足麻醉要求的前提下，可减少其他麻醉药和阿片类药物的用量，更好地维持循环的稳定。输注中，需注意随手术时间的延长，递减氯胺酮的单位时间的剂量；另外，在手术结束前尽早地停止其输注，可避免或减少其麻醉恢复延迟以及恢复质量偏差的问题。

在有呼吸系统疾病、气道处于高反应性的患者，氯胺酮舒张支气管、降低气道阻力的特点，使其可替代吸入麻醉药用于麻醉维持。另外，氯胺酮麻醉时，低氧性肺血管收缩反射保存良好，适用于有肺部疾病或术前血气异常患者实施单肺通气的麻醉管理。

(3) 小儿麻醉：氯胺酮是目前国内小儿临床麻醉非常常用的药物，尽管有减少的趋势，但在我国中小医院，其临床应用依然非常普遍。氯胺酮小儿麻醉的精神不良反应，明显低于成人患者，故其优势体现得更为充分，也是其使用较为普遍的原因之一。临床麻醉中，对于不合作的小儿，氯胺酮 4～6mg/kg 肌内注射，可达到很好的基础麻醉效果；然后可开放静脉，实施全身麻醉诱导或阻滞麻醉。氯胺酮适用于手术室外儿科手术的镇静，小儿肌内注射氯胺酮本身即可满足许多小

手术、骨折复位及有创检查的需要。氯胺酮持续用药也可作为小儿全身麻醉维持用药，恢复期精神不良反应的发生率明显少于成人，而且具有良好的术后镇痛作用；但其影响麻醉恢复质量的缺点依然存在。

(4) 镇静与镇痛：可作为成人和小儿局部麻醉、神经阻滞及椎管内阻滞麻醉的辅助用药，与咪达唑仑、地西泮或丙泊酚合用可获得更佳的临床效果，减少不良反应。氯胺酮与苯二氮䓬类药物复合，可产生镇痛、镇静、遗忘等效果。氯胺酮 0.5mg/kg 与咪达唑仑 0.05～0.15mg/kg 或地西泮 0.1～0.3mg/kg 合用均可产生良好的临床效果，但与咪达唑仑合用时镇静、遗忘效果更佳。由于氯胺酮具有抑制中枢痛觉敏化、抑制阿片类药物急性耐受出现的作用，手术开始前小剂量（10～20mg）应用，即可减少术后镇痛药的用量；氯胺酮与阿片类药物，如吗啡合用可用于手术患者静脉自控镇痛；近些年经椎管内给药用于术中和术后疼痛的治疗，或者用于癌痛治疗的报道日益增多，并取得满意临床效果。氯胺酮于椎管内给药时，应选用不含防腐剂的药物制剂。有证据显示市场上某些消旋氯胺酮制剂中含具有神经毒性的防腐剂（如三氯叔丁醇），这些药物则不适宜于椎管内给药。

### 2. 艾司氯胺酮

艾司氯胺酮（esketamine）化学名称：（S）-2-（2-氯苯基）-2-（甲氨基）环己酮，为氯胺酮的旋光异构体，即右氯胺酮，它的药理学特点与消旋氯胺酮相似但更具有临床应用的优势。右氯胺酮的麻醉镇痛催眠强度是消旋氯胺酮的 2 倍，达到相同麻醉效果使用剂量仅是后者的一半。由于氯胺酮的不良反应有剂量相关性，使用剂量更低的右氯胺酮能减少麻醉不良反应的发生。

(1) 右氯胺酮的药理学特点：右氯胺酮是氯胺酮的旋光异构体，它的药理学特点与消旋氯胺酮相似但更具有临床应用的优势。

麻醉特性相似但效价更高，精神不良反应更少。右氯胺酮的麻醉镇痛催眠强度是消旋氯胺酮的 2 倍，达到相同麻醉效果使用剂量仅是后者的

一半。静脉麻醉的诱导剂量为 0.5～1mg/kg，维持剂量为 0.5～3mg/(kg·h)；单次给药 0.125～0.25mg/kg 可达到镇痛和镇静的作用；0.2～0.5mg/(kg·h) 用于维持镇静状态。由于氯胺酮的不良反应有剂量相关性，使用剂量更低的右氯胺酮能减少麻醉不良反应的发生。临床试验表明，健康成年人使用等效亚麻醉剂量的右氯胺酮，发生疲劳、智力减退、注意力受损、短时记忆障碍等概率显著少于氯胺酮。对术后患者静脉注射等效麻醉剂量的右氯胺酮、左氯胺酮、消旋氯胺酮，右氯胺酮组患者发生定向障碍、恐惧、疼痛等概率明显少于其他两组，甚至会体验到幸福感。在引起血压升高、心率加快、支气管扩张等拟交感活性作用方面，右氯胺酮和消旋氯胺酮的效果类似。

作用位点相似但受体亲和力更高。氯胺酮的作用位点包括 NMDA 受体、阿片类受体、单胺类受体，类胆碱能受体、钠离子通道、钙离子通道等在内的多种受体。其中，对 NMDA 受体的阻滞作用是引起麻醉和镇痛作用的主要原因。动物实验表明，右氯胺酮对 NMDA、阿片受体、M 胆碱受体的亲和力分别比左氯胺酮高 3～4 倍、2～4 倍和 2 倍，而对 5- 羟色胺受体的抑制仅为左氯胺酮的一半，对去甲肾上腺素再摄取的抑制更强。

药物代谢动力学相似，但更可控。氯胺酮的分布半衰期在异构体间没有区别，因此右氯胺酮的起效和作用时间与消旋制剂相同。静脉注射 30s 内起效，作用持续 30～45min；肌内注射 1～5 min 起效，持续 30～45min；鼻黏膜喷洒 5～10min 起效，持续 45～60min；口服 10～20min 起效，持续 1～2h。高生物利用度和短清除半衰期使得右氯胺酮的麻醉更加可控，人体载药量更少，苏醒快而舒适。

(2) 右氯胺酮在镇痛中的应用：右氯胺酮作为高效能的 NMDA 受体拮抗药，对皮肤电刺激和瑞芬太尼介导的痛觉过敏均有逆转作用。许多临床研究证实，围术期使用小剂量右氯胺酮可减轻阿片类药物急性耐受，抑制痛觉过敏，减轻术后疼痛，减少术后镇痛药的用量，延长术后镇痛的时间，同时并不产生血流动力学的明显变化和精

神不良反应。右氯胺酮的给药方式包括静脉、肌内注射、硬膜外及骶管内。围术期静脉应用右氯胺酮对术后镇痛的影响。多项临床研究表明，对全身麻醉患者从术前开始静脉注射亚麻醉剂量的右氯胺酮，可显著减轻术后疼痛，延长镇痛时间，减少术后阿片类镇痛药的用量。对于安全性，研究证明应用亚麻醉剂量的右氯胺酮并不产生额外的镇静，与对照组比较，血流动力学变化、恶心呕吐发生率差异无统计学意义，仅有个别病例出现幻觉、噩梦等不良反应。

右氯胺酮椎管内应用的镇痛效果。硬膜外或骶管内注射小剂量右氯胺酮，可协同椎管内局部麻醉药，提高镇痛的质量。与单纯用局部麻醉药的对照组比较，术前椎管内注射右氯胺酮能降低术后疼痛评分，延长镇痛时间，减少额外镇痛药物用量。研究发现，椎管内单独应用 1mg/kg 的右氯胺酮与单独应用 0.25% 布比卡因 0.75ml/kg 在手术麻醉效果、术后镇痛时间、强度方面都相类似，说明右氯胺酮应用于椎管内有局部麻醉的作用。该研究同时观察到椎管内使用右氯胺酮不引起心率和血压的升高，术后镇静评分也与布比卡因组差异无统计学意义。另一项椎管内注射 0.325mg/kg 右氯胺酮联合 0.5% 布比卡因的研究也有类似的发现，同时测量血浆中的儿茶酚胺、糖皮质激素的浓度发现没有明显的变化。这表明右氯胺酮直接作用于脊髓发挥局部麻醉和镇痛作用，不产生拟交感活性的作用，几乎没有全身作用。

右氯胺酮椎管内用药和全身用药的效果是有差别的。目前研究认为椎管内用药比全身应用相同剂量的右氯胺酮镇痛作用更强。椎管内联合应用吗啡（2～3mg）能增强镇痛效果。以上各项研究均未观察到右氯胺酮引起血流动力学（心率加快、血压升高）和精神方面（如镇静、烦躁、幻觉）的不良反应，也没有观察到神经功能障碍等不良反应。

右氯胺酮用于疼痛治疗：一项随机双盲临床试验在手术患者进行手术切口前和术中反复给予小剂量右氯胺酮，与给予安慰剂组或仅在进行手术切口前给予右氯胺酮组相比，反复给予小剂量

右氯胺酮组患者的术后疼痛评分较低，术后镇痛药需求量更少，且可改善患者的情绪。

右氯胺酮作为氯胺酮的同分异构体与消旋氯胺酮有着相似的药理学特点，同时又克服了很多缺点，具有效能更高、可控性更强、不良反应更少，不添加防腐剂，作为椎管内用药更安全等优点，相信会逐步取代消旋氯胺酮制剂应用于临床。围术期使用小剂量右氯胺酮可减轻阿片类药物急性耐受，抑制痛觉过敏，减轻术后疼痛，减少术后额外镇痛药的用量，延长术后镇痛的时间，同时不增加不良反应的发生率。

## 三、局部麻醉用于术中镇痛

局部麻醉也称部位麻醉（regional anesthesia），是指在患者神志清醒状态下，局部麻醉药应用于身体局部，使机体某一部分的感觉神经传导功能暂时被阻断，运动神经传导保持完好或同时有程度不等的被阻滞状态。这种阻滞应完全可逆，不产生明显的组织损害。局部麻醉优点在于简便易行、安全性大、患者清醒、并发症少和对患者生理功能影响小。局部麻醉还可起到一定程度的术后镇痛的作用；此外，局部麻醉还有操作简便、安全、并发症少、对患者生理功能影响小、可阻断各种不良神经反应、减轻手术创伤所致的应激反应及恢复快等优点。局部麻醉也可作为全身麻醉的辅助手段，增强麻醉效果，减少全身麻醉药用量。局部麻醉分类：常见的局部麻醉有表面麻醉（topical anesthesia）、局部浸润麻醉（infiltration anesthesia）、区域阻滞（fieldblock）、神经阻滞（nerve blockade）四类。后者又可分为神经干阻滞、硬膜外阻滞及脊椎麻醉。

### （一）局部麻醉药物

用于局部麻醉的药物是一类能可逆性阻断神经冲动的发生和传导，在患者神志清醒条件下，使相关神经支配部位出现暂时性、可逆性感觉丧失的药物。1884 年 Koller 首次将可卡因作为表面麻醉药应用于眼科手术，Einhorm 于 1905 年合成首个可用于注射的局部麻醉药普鲁卡因，Lofgren

于 1943 年合成利多卡因，至今仍是临床应用最广泛的局部麻醉药之一。目前临床常用的局部麻醉药已有 10 余种，但学者们仍在不断探索更为理想的局部麻醉药，希望其不仅起效快，能满足不同手术所需的麻醉时效，且能降低局部组织和全身毒性，既可用于神经阻滞和椎管内麻醉，又具有表面麻醉的特点。近年来，随着对局部麻醉药作用机制研究的不断深入，特别是对心脏和中枢神经系统毒性作用的研究，为局部麻醉药中毒的救治和新型局部麻醉药的研发提供了基础。按化学结构分类，局部麻醉药分为酯类和酰胺类。酯类局部麻醉药包括普鲁卡因、氯普鲁卡因、丁卡因和可卡因。酰胺类局部麻醉药包括利多卡因、甲哌卡因、布比卡因、依替卡因、丙胺卡因和罗哌卡因。酯类和酰胺类局部麻醉药，除起效时间和时效有明显不同外，前者相对不稳定，在血浆内被胆碱酯酶水解代谢，酰胺类局部麻醉药十分稳定，在肝内被酰胺酶分解。但有两种局部麻醉药代谢方式例外，酯类局部麻醉药可卡因主要在肝脏经羧酸酯酶代谢；酰胺类局部麻醉药阿替卡因，常用于口腔麻醉，其芳香环上的甲基酯在血浆羧酸酯酶作用下断裂导致分子失活。一般认为，酯类局部麻醉药代谢产物对氨基苯甲酸可形成半抗原，可能引起变态反应；酰胺类代谢产物不含对氨基苯甲酸，故引起变态反应者极为罕见。

### （二）神经干及神经丛阻滞

神经干阻滞也称传导阻滞或传导麻醉，是将局部麻醉药注射至神经干（丛）旁，暂时阻滞神经的传导功能，使该神经分布的区域产生麻醉作用，达到手术镇痛的方法。神经阻滞是较普遍采用的麻醉方法之一，只要手术部位局限于某一或某些神经干（丛）所支配范围并且阻滞时间能满足手术需要者即可适用。神经阻滞麻醉的适应证主要取决于手术范围、手术时间、患者的精神状态及合作程度。神经阻滞既可单独应用，亦可与其他麻醉方法如基础麻醉、全身麻醉等复合应用。穿刺部位有感染、肿瘤、严重畸形，以及对局部麻醉药过敏者应作为神经阻滞的绝对禁忌证。

神经阻滞过程中的注意事项如下。

（1）神经阻滞多为盲探性操作，要求患者能及时说出穿刺针触及神经干的异感并能辨别异感放射的部位。也可使用神经刺激器准确定位。

（2）神经阻滞的成功有赖于穿刺入路的正确定位，正确利用和熟悉身体的定位标志。

（3）某些神经阻滞可以有不同的入路和方法，一般宜采用简便、安全和易于成功的方法。但遇到穿刺点附近有感染、肿块畸形或患者改变体位有困难等原因时则需变换入路。

（4）施行神经阻滞时，神经干旁常伴行血管，穿刺针经过的组织附近可能有体腔（如胸膜腔等）或脏器，穿刺损伤可以引起并发症或后遗症，操作力求准确、慎重及轻巧。

常用的阻滞技术包括颈丛神经阻滞、臂丛神经阻滞、椎旁神经阻滞、腰丛阻滞、骶丛阻滞等。目前神经阻滞技术在超声引导下和（或）神经刺激仪下进行。双重引导下神经阻滞技术可很大程度下增加阻滞效果，减少阻滞相关并发症的产生。

### （三）椎管内神经阻滞

椎管内神经阻滞是将局部麻醉药物注入椎管内的不同腔隙，可逆性地阻断或减弱相应脊神经传导功能的一种麻醉方法。也有人把这种方法称为椎管内麻醉，但从麻醉的定义可以看出，椎管内麻醉实质上是一种神经阻滞，因此称为椎管内神经阻滞较为准确。椎管内神经阻滞包括蛛网膜下腔神经阻滞和硬膜外腔神经阻滞两种，后者还包括骶管神经阻滞。局部麻醉药物注入蛛网膜下腔，主要作用于脊神经根所引起的阻滞称为蛛网膜下腔神经阻滞，又称脊椎麻醉；作用于腰部及其以下部位的蛛网膜下腔阻滞又称为蛛网膜下腔麻醉，主要作用于鞍部的蛛网膜下腔神经阻滞称为鞍区蛛网膜下腔麻醉。局部麻醉药物在硬膜外间隙作用于脊神经根，使相应节段的感觉和交感神经完全被阻滞，运动神经被部分或完全阻滞，这种方法被称为硬膜外神经阻滞。椎管内神经阻滞始于 19 世纪 90 年代，经过不断的总结和完善，现已成为现代麻醉技术的重要组成部分，在急性和慢性疼痛的治疗中也应用广泛。椎管内麻醉也可与全身麻醉联合应用于手术患者，可减少患者全身麻醉过程中阿片类药物的使用，并且可提供硬膜外术后镇痛。

### 1. 蛛网膜下腔神经阻滞的生理

蛛网膜下腔神经阻滞是通过穿刺，把局部麻醉药注入蛛网膜下腔的脑脊液中，从而产生神经阻滞的一种麻醉方法。尽管有部分局部麻醉药浸入到脊髓表面，但局部麻醉药对脊髓表面本身的阻滞作用不大。现在认为，蛛网膜下腔神经阻滞是局部麻醉药通过阻滞脊神经根而发挥其作用。离开椎管的脊神经根未被神经外膜覆盖，暴露在含局部麻醉药的脑脊液中，通过背根进入中枢神经系统的传入冲动及通过前根离开中枢神经系统的传出冲动均被阻滞。因此，脊椎麻醉并不是局部麻醉药作用于脊髓的化学横断（chemical transection）面，而是通过脑脊液阻滞脊髓的前根神经和后根神经，导致感觉、交感神经及运动神经被阻滞。Cohen 将 $^{14}C$ 标记的普鲁卡因或利多卡因注入蛛网膜下腔，发现脊神经根和脊髓都吸收局部麻醉药，进一步证实了局部麻醉药的作用部位，而且脊神经根的局部麻醉药浓度是后根高于前根。因后根多为无髓鞘的感觉神经纤维及交感神经纤维，本身对局部麻醉药特别敏感，前根多为有髓鞘的运动神经纤维，对局部麻醉药敏感性差，所以局部麻醉药阻滞顺序先从自主神经开始，次之为感觉神经纤维，而传递运动的神经纤维及有髓鞘的本体感觉纤维最后被阻滞。具体顺序：血管舒缩神经纤维→寒冷刺激→温感消失→对不同温度的辨别→慢性疼痛→急性疼痛→触觉消失→运动麻痹→压力感觉消失→本体感觉消失。阻滞消退的顺序与阻滞顺序则相反。交感神经阻滞总是先出现而最后消失，因而易造成术后低血压，尤易出现体位性低血压，故术后过早改变患者的体位是不恰当的。交感神经、感觉神经、运动神经阻滞的平面并不一致，一般来说，交感神经的阻滞平面比感觉消失的平面高 2～4 神经节段，感觉消失的平面比运动神经阻滞平面高 1～4 节段。

### 2. 硬膜外神经阻滞的作用机制

局部麻醉药注入硬膜外间隙后，沿硬膜外间隙进行上下扩散，部分经过毛细血管进入静脉；一些药物渗出椎间孔，产生椎旁神经阻滞，并沿神经束膜及软膜下分布，阻滞脊神经根及周围神经；有些药物也可经根蛛网膜下腔，阻滞脊神经根；尚有一些药物直接透过硬膜及蛛网膜，进入脑脊液中。所以目前多数学者认为，硬膜外神经阻滞时，局部麻醉药经多种途径发生作用，其中以椎旁阻滞、经根蛛网膜绒毛阻滞脊神经根，以及局部麻醉药通过硬膜进入蛛网膜下腔产生"延迟"的脊椎麻醉为主要作用方式。鉴于局部麻醉药在硬膜外腔中要进行多处扩散和分布，需要比蛛网膜下腔神经阻滞大得多的容量才能导致硬膜外神经阻滞，所以容量是决定硬膜外神经阻滞"量"的重要因素，大容量局部麻醉药使阻滞范围广。而浓度是决定硬膜外神经阻滞"质"的重要因素，高浓度局部麻醉药使神经阻滞更完全，包括运动、感觉及自主神经功能均被阻滞。相反，可通过稀释局部麻醉药浓度，获得分离阻滞（differential block），这种分离阻滞尤其适用于术后镇痛和无痛分娩，即仅阻滞感觉神经而保留运动神经功能。硬膜外神经阻滞可在任何脊神经节段处穿刺，通过调节局部麻醉药的容量和浓度来达到所需的阻滞平面和阻滞程度。

## 四、中医药用于术中镇痛

### （一）针药复合麻醉

研究表明，针刺镇痛在脊髓水平的神经生理学基础是产生突触前和突触后抑制。针刺信号和痛信号的相互作用至少包括 3 个网络：①发生在同一水平甚至同一核团的直接相互作用，如脊髓背角；②抑制性调制通过局部回路间接作用于痛敏神经元；③针刺激活下行抑制系统，抑制背角痛敏神经元。中枢神经系统内的许多结构都参与了针刺镇痛。针刺镇痛、脑刺激镇痛（brain stimulating analgesia）和阿片类药物镇痛三者所激活的神经结构非常相似，包括脊髓背角、脑干网状结构（中缝核群、中央灰质等）、下丘脑（弓状核、室旁核、视前区等）、边缘系统（扣带回、杏仁核、伏核、隔区等）、尾核头部、丘脑中央中核和大脑前额皮质及体感区等。

中枢神经系统内许多神经介质都参与了针刺镇痛。阿片肽（包括脑啡肽、内啡肽和强啡肽）可能是针刺镇痛中最主要的介质，其可能机制为：①针刺激活下丘脑弓状核的 β 内啡肽系统，通过导水管周围灰质下行冲动抑制脊髓后角痛觉信息的传递；②针刺传入直接激活脊髓后角的脑啡肽和强啡肽能神经元，抑制痛觉敏感神经元的活动；③和其他递质相互作用参与针刺镇痛。5- 羟色胺是针刺镇痛中起重要作用的另一神经介质，针刺可增强中缝核内神经元的活动，使 5- 羟色胺的释放增多。其他一些神经介质，如去甲肾上腺素、乙酰胆碱、γ- 氨基丁酸、多巴胺、神经降压素等均参与了针刺镇痛。

针药复合麻醉顾名思义是针刺和其他麻醉药复合在一起共同实施或完成麻醉，包括 3 种意义，针刺联合麻醉、针刺辅助麻醉和针刺平衡麻醉。就本质而言，三者有所不同。针刺联合麻醉是针刺麻醉和现行麻醉方式同时实施，发挥综合的麻醉效果；针刺辅助麻醉是现行的麻醉方式下用针刺增加麻醉效果，作为一种补偿镇痛和镇静的方法；针刺平衡麻醉是在现行麻醉方式下用针刺来保护脏器功能，维持内环境稳定，调控创伤应激反应，最终减少麻醉手术的不良反应和并发症。

针药复合麻醉的实施，由于其对机体生理干扰小，能发挥全身调理作用，减少麻醉药及其他辅助用药用量，技术简单易行，用材经济，值得投入人力、物力深入研究。

### （二）中药复合麻醉

中药复合麻醉实际上指的就是新"麻沸散"的存在和应用。这种新"麻沸散"可能是一个组方，如中药麻醉 I 号或 II 号；或是一个单味中药制剂，如川芎或葛根注射液；或是一剂复合中成药，如参麦、参附注射液；或是一个经方，如大承气汤、小承气汤、桃核承气汤、四逆汤或五苓散等。总而言之，新"麻沸散"是一类用于围术期的中药

或中成药，其目的是和其他麻醉方式共同发挥麻醉、镇痛和镇静作用，减少阿片类药物应用，减少不良反应，调控气血平衡，维持内环境稳定，保护脏器功能，防治术后并发症，加速患者术后康复，以及发挥远期康复与养生作用。

## 五、伤害性刺激反应的监测

### （一）伤害性刺激的概念

对机体组织细胞产生损伤的刺激称为伤害性刺激。在麻醉深度监测范畴，通常是指麻醉和手术操作所造成的伤害，如气管内插管、外科手术切皮等。外科在术中和术后一段时间内连续地制造不同程度和性质的伤害性刺激，包括机械性、化学性、温度性和放射性等，除了对清醒患者引起疼痛外，还引起一些躯体反应和自主反应，以及代谢和内分泌反应等。伤害性刺激引起的躯体反应包括感觉（疼痛）、运动（逃避）和呼吸反应。自主反应包括血流动力学反应、催汗反应和内分泌反应，表现为血压升高、心率增快、出汗等。当机体遭受强烈刺激时，应激反应启动，包括下丘脑 - 垂体 - 肾上腺皮质系统和交感神经 - 肾上腺髓质系统的强烈神经内分泌反应，反应的范围几乎涉及全身各个系统。血浆肾上腺素和去甲肾上腺素水平迅速升高，从而心排血量增加和血液再分布；呼吸增强和糖原分解增加，以对抗应激原的影响；同时下丘脑 - 垂体 - 肾上腺皮质系统兴奋使血浆糖皮质激素浓度和血糖浓度升高，发挥保护机体的作用。虽然这些防御和代偿反应对维持机体生存具有重要意义，但是同时亦可引起内脏缺血、机体能量快速消耗等一系列不良影响。如果创伤性应激反应过于强烈或持续时间过长，则可导致机体功能失代偿，进而发展成为功能障碍甚至衰竭。

伤害刺激可导致局部组织破坏，释放各种内源性致痛因子，引起疼痛。疼痛是一种复杂的生理心理活动，它包括伤害性刺激作用于机体所引起的痛感觉，以及机体对伤害性刺激的痛反应（躯体运动性反应和内脏植物性反应）。外科手术术中、术后一段时间内连续存在不同程度和性质的

伤害性刺激，患者无意识地度过手术过程且对手术期间的疼痛也无任何记忆，并不意味着没有受到任何伤害性刺激。适宜的麻醉深度除消除意识外还要有足够的镇痛，以尽量减少自主反应，以及代谢和内分泌反应等。手术中的伤害性刺激远较麻醉药的抑制作用复杂得多，应尽可能地避免伤害性刺激对机体的损害。

### （二）伤害性刺激的监测方法

#### 1. 有针对性地预防术中伤害性刺激发生

预防术中伤害性刺激发生与监测术中伤害性刺激发生看起来是两个不同概念，实际上，在麻醉深度监测层面，意义是一样的。麻醉医师在实施麻醉的时候，自始至终都在判断麻醉深浅。手术操作引起的伤害性刺激的强度是不同的，有经验的麻醉医师通常会在发生较强刺激之前，预防性地给予麻醉药或镇痛药，例如气管插管、手术切皮、开胸开腹等，以达到防止或减轻伤害性刺激引起过度应激反应的目的。这实际上是临床麻醉中很重要的对麻醉深度的判断，也可以叫监测。麻醉深度本身就是相对的，是麻醉药物的抑制与伤害性刺激的激惹之间相互作用的一种中枢神经系统状态，取决于手术刺激与催眠药和镇痛药之间的平衡。麻醉药量不变，手术刺激增强，可导致患者血压增高，心率增快，麻醉相对过浅；相反，手术刺激小，例如麻醉诱导后至手术动刀前，往往显得麻醉相对过深。因此，提倡有针对性地预防术中应激反应的发生作为术中伤害性刺激监测的辅助手段，以达到无伤害性刺激引起的不良反应的目标。

#### 2. 监测伤害性刺激的常规方法和专用仪器

(1) 体动反应：体动反应是机体对伤害性刺激的逃避反射，是典型的全或无反应。体动反应通常作为判断麻醉深度的标准，典型的是用于定量吸入麻醉药强度，即吸入麻醉药的 MAC。体动反应指手术切开皮肤后即刻明显的随意肌肉运动，包括一个或多个肢体的收缩或屈曲、摇头，但不包括皱眉、咳嗽、吞咽反应等。麻醉中使用肌肉松弛药后体动反应丧失，并不意味着麻醉深度足够，因此已失去判断麻醉深度的意义。

(2) 心血管反应：心血管反应是临床麻醉中判断麻醉深度的常用指标之一。心血管反应是机体对伤害性刺激的自主反应中的循环反应，属机体防御反应的一部分。机体受到伤害性刺激，引起急性疼痛，导致机体产生应激反应，交感肾上腺活动增强，释放一系列的内源性活性物质，导致患者血压增高和心率增快，甚至心律失常。心肌耗氧量增加，心肌氧供需失衡，冠状动脉性心脏病的患者可致心肌缺血以及心绞痛发作。

疼痛刺激影响心血管功能主要是引起交感神经末梢和肾上腺髓质释放儿茶酚胺（肾上腺素和去甲肾上腺素），血液中的儿茶酚胺主要来源于肾上腺髓质，交感神经末梢释放的神经递质亦有少量进入血液。儿茶酚胺与 α 受体和 β 受体结合，产生交感神经兴奋的一系列的生理表现。此外，伤害性刺激引起下丘脑视上核和室旁核神经元分泌血管升压素，经垂体后叶释放进入血液。血管升压素促进肾脏对水的重吸收，增加血容量。血管升压素可作用于血管平滑肌的血管升压素受体，引起血管平滑肌收缩。疼痛刺激还激活肾素-血管紧张素-醛固酮系统，肾脏近球细胞释放肾素，使血管紧张素原水解为十肽血管紧张素 I，在血管紧张素转化酶的作用下转化为血管紧张素 II 和血管紧张素 III，与血管紧张素受体结合，产生相应的生理效应。肾上腺皮质激素和醛固酮的释放增多，引起肾脏保钠保水和排钾，导致细胞外液增加。

这些伤害性反射和心血管及神经内分泌反应的临床体征包括体动反应、流泪、出汗，血压、心率、呼吸频率增加等。在全身麻醉下，意识丧失后对疼痛的主观感觉消失；应用肌肉松弛药后，体动反应、呼吸反应等也不存在；临床常用的判断指标只有心血管反应。但是血压、心率对伤害性刺激的反应有时缺乏特异性，心血管药物（如 β 受体拮抗药）可掩盖症状。

(3) 末梢灌注指数：末梢灌注指数（tip perfusion index，TPI）是反映机体应激状态的指标。伤害性刺激可引起机体交感神经张力的改变，进而引发心血管系统应激反应。在应激反应的初始阶段，机体的末梢小动脉即可因交感神经缩血管纤维张力增高而发生收缩，导致末梢血流灌注降低。脉搏血氧仪监测可随动脉搏动生成正弦波，其容积波幅代表末梢血管内通过的血容量大小。通过指端光传感器转化为电信号，生成血管容积波，经计算机处理后转化为 0～100 的指数，就是 TPI。TPI 是反映交感神经缩血管纤维的张力，从而可评估交感神经的紧张度，并间接反映机体的应激状态。

TPI 容易受外界因素的干扰，将其与反映心脏交感神经张力的指标心率变异性，经加权综合形成新的指数，能够更准确地反映自主神经的张力，就是手术应激指数（surgery stress index，SSI）。在确保患者意识消失的情况下，TPI 和 SSI 主要是反映麻醉镇痛的程度。

术中疼痛管理的监测和实施可减轻患者疼痛，保障手术过程顺利进行，减少术后并发症，促进患者术后康复，提高患者满意度。麻醉医生根据手术中疼痛刺激强度，制订个体化术中疼痛管理方案，将超前镇痛、多模式镇痛等理念融入其中，减少患者应激反应，促进患者术后康复。

（陈世彪　章　扬）

## 参考文献

[1] 邓小明，姚尚龙，于布为，等.现代麻醉学 [M].5 版.北京：人民卫生出版社，2021.
[2] 徐启明.临床麻醉学 [M].北京：人民卫生出版社，2006.

# 第 19 章　术后疼痛管理

围术期目标导向全程镇痛（comprehensive goal-directed perioperative analgesia，CGPA）是减少患者伤害性应激反应，加强加速术后康复（enhanced recovery after surgery，ERAS），缩短患者住院时间和改善患者术后生活质量的最核心围术期重要措施之一。因此，围术期镇痛的工作开始于外科手术之前，至术后不再出现中重度疼痛（VAS 评分<3 分）时终止。其中，术后的疼痛控制是 CGPA 和 ERAS 方案的核心内容，在促进患者快速康复、缩短住院时间和减少并发症等方面发挥着重要作用。

## 一、术后疼痛的管理目标

急性疼痛管理的目标：①在安全的前提下，持续、有效镇痛；②无或仅有易于忍受的轻度不良反应；③最佳的躯体和心理、生理功能，最佳的患者满意度；④利于患者术后康复。

## 二、术后镇痛的常用方法

### （一）局部给予局部麻醉药

局部给予局部麻醉药包括 3 种方法：切口局部浸润、外周神经阻滞和椎管内给药。在术后早期，未使用抗凝药和抗栓药以及无出血倾向的患者，若术中采用硬膜外麻醉，术后可延用硬膜外镇痛。

硬膜外镇痛效果确切，抑制术后过度应激反应更完全，也有助于预防心脏缺血（胸段脊神经阻滞）或下肢深静脉血栓的形成，硬膜外镇痛常采用局部麻醉药复合高脂溶性阿片类药物（如芬太尼或舒芬太尼）的方法，镇痛效果有脊神经镇痛平面，但很少引起枕骨大孔以上脑神经的不良反应。椎管内镇痛不用于术后早期使用抗栓药物的患者。

术后切口局部浸润可明显减少术后镇痛药物的使用，但依赖于外科医师的配合。超声引导下外周神经阻滞单独或联合全身使用 NSAID 或阿片类药物是四肢和躯体部位手术后镇痛的主要方法之一，详见《成人日间手术后镇痛专家共识（2017）》。

### （二）全身给药

#### 1. 口服给药

适用于神志清醒、非胃肠手术和术后胃肠功能良好患者的术后轻、中度疼痛的控制；可在使用其他方法（如静脉）镇痛后，以口服镇痛作为延续；可作为多模式镇痛的一部分。

口服给药有无创、使用方便、患者可自行服用的优点，但因肝肠"首过效应"及部分药物可与胃肠道受体结合，生物利用度不一。

药物起效较慢，调整剂量时既要考虑药物的血液达峰时间，又要参照血浆蛋白结合率和组织分布容积。

口服给药禁用于吞咽功能障碍（如颈部手术后）和肠梗阻患者。术后重度恶心、呕吐和便秘者慎用。

#### 2. 皮下注射给药、肌内注射给药及胸膜腔或腹膜腔给药

肌内注射给药起效快于口服给药，但注射痛、单次注射用药量大等不良反应明显，重复给药易出现镇痛盲区，不推荐用于术后镇痛。皮下给药虽有注射痛的不便，但可通过植入导管实现较长时间给药。胸膜腔和腹膜腔给药镇痛作用不确实，又易发生局部麻醉药中毒，不推荐常规使用。

#### 3. 静脉注射给药

(1) 单次或间断静脉注射给药：适用于门诊手

术和短小手术，但药物血浆浓度峰谷比大，镇痛效应不稳定，术后需持续疼痛者应按时给药。对静脉有刺激的药物，可常见静脉炎等并发症。常用药物有对乙酰氨基酚、NSAID、曲马多、阿片类药物（包括激动药和激动拮抗药）的注射剂。

(2) 持续静脉注射给药：用等渗盐水或葡萄糖液稀释后持续给药。一般先给负荷量，阿片类药物最好以小量分次注入的方式，滴定至合适剂量，达到镇痛效应后，以维持量或按药物的作用时间维持或间断给药。由于术后疼痛阈值会发生改变，药物恒量输注的效应不易预测，更主张使用患者自控的方法。

### （三）患者自控镇痛

患者自控镇痛是目前术后镇痛最常用和最理想的方法，适用于手术后中到重度疼痛。麻醉医生会根据患者及手术情况配好镇痛药物，加入一次性电子镇痛泵，以满足患者1～2天的个体化镇痛需求。

#### 1. 患者自控镇痛的由来与发展

目前用于术后镇痛的药物仍然以不同种类的阿片类药物为首选，随着对阿片类药物镇痛机制的研究，临床上不断涌现新型的药物（μ受体激动-拮抗药和κ受体激动药），使阿片类药物在镇痛效果增加的同时不良反应也能够降低。但需要注意的是，强效的镇痛药物往往伴随着严重的不良反应，例如阿片类药物会导致恶心呕吐，需要减少阿片类药物的用量或联合使用具有止吐作用的药物，这就需要更加精准的输注技术来调节镇痛效果和不良反应之间的平衡。患者自控镇痛是20世纪70年代初由Sechzer等提出的一种镇痛技术。1976年随着第一台患者自控镇痛泵的问世，患者自控镇痛治疗才逐渐开展。至20世纪90年代随着电脑芯片技术的发展，程控形式的电子患者自控镇痛泵才在临床广泛应用，我国最初在1994年开始在临床应用患者自控镇痛技术进行镇痛。随着医疗技术、耗材的研究和发明，患者自控镇痛泵的输注方式不仅可以通过静脉内患者自控镇痛的控制和给药，也可以通过黏膜外、蛛网

膜下腔、区域神经阻滞或皮下持续泵注，通过患者自己控制给药的方式能够最大限度地控制患者的疼痛。患者自控镇痛的出现，将疼痛管理带入了一个新的时代，使术后镇痛从预订和要求模式转变为自我管理模式，使疼痛控制成为患者的自主行为。患者自控镇痛技术一方面能够满足预先给药、超前镇痛，术中的伤害控制，以及手术结束前的预处理到后期镇痛的要求，另一方面也符合个体化用药的特征，使镇痛与患者的年龄、手术的大小、手术的部位相匹配，手术与呼吸运动、与腹部运动相匹配，通过设置不同的运行参数进而达到个体化给药。

#### 2. 传统患者自控镇痛技术

传统的患者自控镇痛泵大致可分为两类，第一类是目前临床上使用最为广泛的电子患者自控镇痛泵，患者可以自己控制，根据疼痛调节给药量，但是总体上遵守麻醉科医师设置好的参数运行，能够减少超量、过量导致的一些不良反应。第二类为一次性的镇痛泵，一般使用固定速度（2ml/h等）进行持续输注，使用方便，但普遍缺少镇痛实施以来的运行数据，无法形成完整镇痛记录。传统镇痛泵的一个不可忽视的缺陷是它分散在各个外科病房里，与医务人员没有直接或及时的联系。患者必须在医务人员的简要指导下掌握患者自控镇痛的多项操作，这在一切运行正常时往往不会发生问题。但如果在机械运行出现故障或者患者的镇痛需求需要调整时，医务人员往往不能立即做出反应，镇痛效果就会大打折扣。此外，报警声甚至可能引发患者不必要的紧张或恐慌情绪。

#### 3. 智能化患者自控镇痛

近年来借助互联网、物联网的研发的智能患者自控镇痛，能够破解传统患者自控镇痛的瓶颈：患者分散，术后随访消耗大量人力与时间，急性疼痛服务小组成员无法做到及时评估、动态调整药物剂量；缺乏优良设备，未实现多学科协作，多种镇痛问题得不到及时响应和处理，镇痛管理过程中的关键数据得不到及时、准确记录，无法保证镇痛安全；医患、医护、医生群体自身

之间缺乏有效沟通，对医护、设备、管理等缺乏高效规范化的质量控制。因此，建立健全围术期智能患者自控镇痛（artificial intelligence patient controlled analgesia，Ai-PCA）疼痛治疗新概念和规范管理，通过智能患者自控镇痛，实现高效全面的质量控制，使患者获得更好的镇痛效果，更高的患者满意度和更低的不良事件频率，是近年来镇痛的主要发展方向。智能化镇痛系统也在术后疼痛管理、分娩镇痛和晚期癌症等方面展现出良好的应用前景。此外，Ai-PCA 泵依托于医院信息系统和手术麻醉系统，能够在镇痛的同时将患者有效的信息及镇痛泵的使用信息记录下来。使用带有镇痛管理平台的 Ai-PCA 泵能够方便地借助现在的网络如局域网、物联网等技术手段，建立起疼痛数据库。随着镇痛数据持续不断的完善和进行改进，Ai-PCA 泵的自动化程度会越来越高，患者采集的信息数据也会越来越多，形成规模化的数据库和共享平台。

## 三、术后镇痛的常用方案

手术后急性疼痛治疗目前仍以药物治疗为主，需要在安全和最低不良反应的前提下达到良好的镇痛效果。迄今为止，尚无任何药物能单独有效地缓解重度疼痛又无不良反应。多模式镇痛是最常见的术后镇痛方式。

### （一）镇痛方法的联合

局部麻醉药切口浸润、超声引导下的区域阻滞或外周神经阻滞可与全身性镇痛药（NSAID、曲马多或阿片类）联合应用，在局部用药基础上全身用药，患者镇痛药的需要量明显降低，药物的不良反应发生率低。

### （二）镇痛药物的联合

常用的组合包括：①阿片类药物或曲马多与对乙酰氨基酚联合。②对乙酰氨基酚和 NSAID 联合。③阿片类或曲马多与 NSAID 联合。术前使用可在脑脊液中具有较高浓度的 COX-2 抑制药（如口服塞来昔布或静脉注射帕瑞昔布）可发挥抗炎、抑制中枢和外周敏化作用，并可能降低术后疼痛转化成慢性疼痛的发生率。④阿片类药物，尤其是高脂溶性的芬太尼或舒芬太尼与局部麻醉药联合用于 PCEA。⑤氯胺酮（尤其右旋氯胺酮）、曲马多、加巴喷丁、普瑞巴林以及 $\alpha_2$ 受体激动药可乐定，硬膜外给药或小剂量右美托咪定等术前应用，也可减低术后疼痛并减少术后阿片类药物的用量。

### （三）多模式镇痛

根据不同类型手术术后预期的疼痛强度，实施多模式镇痛方案（表 19-1）。

## 四、术后镇痛的组织形式

有效的术后镇痛需由团队完成，成立全院性或以麻醉科为主，包括外科主治医师和护士参加的急性疼痛服务组织，以及在急性疼痛服务基础上形成的多学科疼痛管理（multi-disciplinary pain management team，pMDT）团队，高效的管理模式能有效提高术后镇痛质量。

### （一）急性疼痛服务

Ready 和 Oden 于 1988 年提出了急性疼痛服务的概念后越来越多的医院都建立了相似的疼痛管理组织（acute pain team，APT）。急性疼痛服务构成大致可分为 3 种：麻醉医生为主体的模式；疼痛护士为主体的模式；以麻醉医生督导护士为主体的管理模式。成立较多的是后两种模式。由于麻醉医生的主要任务是负责手术患者的麻醉，所以只有少部分患者能受益于以麻醉医生为主体的管理模式；因为缺乏麻醉医生的督导，镇痛方法单一，使得疼痛护士为主体的管理模式质量不高；以麻醉医生督导护士为主体的模式集合前两种模式的优点被认为是目前优化的术后疼痛管理模式。

虽然截至目前急性疼痛服务并没有统一的形式，但 Rawal 和 Stamerd 等认为急性疼痛服务应该包括：① 24h 随时待命的急性疼痛服务人员；②对疼痛进行评估的机制，包括静态及动态疼痛评分，同时要有相应的记录；③对护士及外科医生进行教育，制订术后活动和康复目标；④对病

| 疼痛级别 | 手术类型 | 多模式镇痛方案 |
|---|---|---|
| 重度疼痛 | 开腹、开胸手术；大血管（主动脉）手术；全膝、髋关节置换术 | (1) 单独超声引导下外周神经阻滞（如胸椎旁神经阻滞、腹横肌平面阻滞），或配合 NSAID 或阿片药物<br><br>(2) 对乙酰氨基酚 +NSAID 和局部麻醉药切口浸润（或超声引导下外周神经阻滞）<br><br>(3)NSAID（除外禁忌证）与阿片药物（或曲马多）的联合<br><br>(4) 硬膜外局部麻醉药复合高脂溶性阿片药物的患者硬膜外自控镇痛 |
| 中度疼痛 | 膝关节及膝以下的下肢手术；肩背部手术；子宫切除术；颌面外科手术 | (1) 超声引导下外周神经阻滞（如上肢臂丛阻滞或下肢全膝关节股神经阻滞或收肌管阻滞）或与局部麻醉药局部阻滞配伍<br><br>(2) 单独超声引导下外周神经阻滞（如胸椎旁神经阻滞、腹横肌平面阻滞）+ 对乙酰氨基酚或 NSAID<br><br>(3) 硬膜外局部麻醉药复合高脂溶性阿片药物的患者硬膜外自控镇痛<br><br>(4) NSAID 与阿片类药物联合行患者静脉自控镇痛 |
| 轻度疼痛 | 腹股沟疝修补术；静脉曲张；腹腔镜手术 | (1) 局部麻醉药切口浸润和（或）外周神经阻滞，或全身应用对乙酰氨基酚或 NSAID 或曲马多<br><br>(2) (1)+ 小剂量阿片类药物<br><br>(3) 对乙酰氨基酚 +NSAID |

**表 19-1　不同类型手术后预期疼痛强度及术后多模式镇痛方案**

房护士进行教育，使镇痛安全有效；⑤让患者了解疼痛治疗的意义、目标、益处及可能出现的不良反应；⑥提高患者的安全性。人员构成大致包括：护士、麻醉医生、外科医生（有或无）。其中护士又分为疼痛护士和病房护士；根据不同的急性疼痛服务实施方案，麻醉医生又分为急性疼痛服务麻醉医生和非急性疼痛服务麻醉医生；在急性疼痛服务开始阶段曾经包括外科医生，但在实施过程中由于外科医生参与过少，现在绝大多数急性疼痛服务小组中都不再包含外科医生。

虽然急性疼痛服务组织的建立对于急性疼痛的治疗产生了积极影响，但实际上急性疼痛并没有得到十分有效的控制。出现这一情况的原因是急性疼痛服务组织存在一定的缺点：①在制度范围内没有给予护士相应的权限，因此在急性疼痛服务实施过程中只能采用麻醉医生为主的模式，护士的职责只能是对患者进行评估。这种策略的实施加重了麻醉医生的工作负担，而且受惠的患

者极其有限。②现有急性疼痛服务策略大部分是关注于疼痛已经发生或者术后的急性疼痛治疗。无论是哪种实施模式，都强调对于急性疼痛的治疗以及评估，往往忽略了预防性镇痛措施，并没有特别强调围术期整体的疼痛治疗策略。③目前绝大多数建立急性疼痛服务的医院都没有外科医生的参与而外科手术方式是术后疼痛程度的重要影响因素。此外，还需要护理人员及其家属共同参与疼痛治疗。而目前的急性疼痛服务组织并没有包括上述的人员。

**（二）多学科疼痛管理**

术后疼痛的治疗涉及外科、麻醉科、护理、康复科以及患者本身，而急性疼痛服务本身存在缺陷，实施过程中也存在问题，为了改善目前急性疼痛治疗的现状，使各种疼痛治疗指南及疼痛治疗技术在临床工作中更有可操作性，成立多学科术后疼痛管理团队成为必然。围术期 pMDT 的目的是为了有效地减少术后急性疼痛的发生及程

度，防范及减少并发症及不良反应，为患者术后康复提供良好的条件，以期减少患者花费，同时改善预后。人员组成包括外科医生（建议副主任医师以上）、麻醉医生、病房护士、麻醉科护士和康复医生，所有人员之间有良好的沟通与合作，所有 pMDT 小组成员定期进行讨论、分享现有方案，并进行知识更新，改进现有镇痛计划。

### 1. 外科医生

与麻醉医生、护士、护理人员一起制订围术期疼痛管理策略，包括术前镇痛药物的应用、术中尽量采用微创手术技术、术中进行区域阻滞（如肋间神经阻滞、膝关节周围浸润麻醉、伤口周围浸润麻醉等）。了解镇痛技术的进展，实施新术式及应用新药物时与小组成员探讨，可能对术后疼痛及镇痛技术的影响，同时还应该尽量缩短手术时间，减少术中出血，特别是对于围术期疼痛治疗策略的配合和监督。

### 2. 麻醉医生

每一位麻醉医生都是 pMDT 中核心镇痛技术的实施者。pMDT 麻醉医生有责任对护士、外科医生及所有麻醉医生进行急性疼痛管理培训，制订疼痛治疗方案并且与相关人员举行定期会议，分析在疼痛治疗过程中出现的问题，根据现有的证据提出符合现阶段情况的适宜的改进措施。同时还要收集和整理外科医生对于镇痛的要求，考虑手术操作、镇痛技术对术后康复的影响以及对外科医生判断术后病情的影响，根据具体情况制订适合自己医院的镇痛策略。定期对相关证据进行更新，收集并分析相关资料，寻找更适宜的疼痛治疗措施。

### 3. 护士

病房护士：对患者进行疼痛相关知识宣教，监督镇痛措施的实施情况，评估患者疼痛程度（静态和动态），记录疼痛治疗过程中患者一般状况以及意识状况。疼痛治疗过程发现并发症时应及时联系 pMDT 成员进行相应治疗。同时还应定时参与有关疼痛治疗的学习，熟悉相关药物及治疗措施以及不良反应。每个科室应该配备 1 或 2 名 pMDT 负责护士，负责科室间协调及对其他护士进行相应的培训，监督科室 pMDT 实施情况。麻醉科护士对术后应用 PCIA、PCEA、PCNA 的随访记录，在床旁对病房护士进行培训。定期参加 pMDT 会议，了解最新进展。对病房护士反映的问题进行反馈，针对各个科室制订相应的急性疼痛管理护理规范。

### 4. 其他

康复医生应根据患者的一般状况制订术后康复方案，提出康复过程中的疼痛治疗需求，同时应对相关文献进行学习，获取最新的治疗方案。心理医生参与对患者心理问题的分析及调整，同时对护士和医生进行相应培训以缓解患者紧张焦虑情绪。

pMDT 相较于急性疼痛服务更强调围术期整体治疗策略的制订与实施，而不单单专注于疼痛发生后的治疗，而且 pMDT 包含的人员更多，重点在将围术期疼痛观念融入临床路径，从术前、术中、术后的每个环节都要采取降低创伤、应激的措施，更强调相关人员之间的协调与配合。pMDT 采用共识 - 行动 - 反馈 - 讨论的实施策略，对于临床工作中、康复中出现的疼痛治疗问题反应更加迅速和灵活。pMDT 不强调任何一方在疼痛治疗中的主导地位，主要目的是在医院层面建立一整套完善灵活的急性疼痛治疗策略，因此更有利于不同科室之间的合作和沟通。

## 五、术后镇痛的管理方法

术后镇痛经历漫长的发展历程，在提高患者术后康复方面发挥了重要作用。如何利用现有的技术提高镇痛效果，并制订相应的临床镇痛管理规范是目前解决镇痛问题的关键方法。

### （一）实施术后镇痛智能化管理

在传统患者自控镇痛基础上结合物联网创建的 Ai-PCA 是互联网技术在镇痛领域的具体应用，具有远程监控、智能报警、智能分析与评估等功能，可自动记录并保存自控键按压频率和背景剂量等信息，实现了术后镇痛过程的动态管理。Ai-PCA 在实现患者自控镇痛信息化的基础上，根据患者及临床实际工作需要，进行了智能化的创设：①堵塞报警后，智能镇痛终端能自动检测管路是否通畅，如通畅后则自动按原参数运行；②在一个锁定时间内无效按压第3次则中央镇痛监测台报警为"镇痛不足"；③网络内的智能镇痛终端消除了床边报警声音而将报警直接上传至中央镇痛监测台，避免了床边报警声音对患者及家属的干扰，同时显示在中央镇痛监测台的实时报警分类使医务人员既能实现主动服务，又能够判别轻重缓急，适时处理，方便了医务人员规范化、信息化、安全、高效管理镇痛患者。

### （二）结合"云技术"理念实现术后镇痛远程集中管理

麻醉科疼痛"云病房"或"虚拟病房"管理模式是融合物联网概念和人工智能技术，结合麻醉科疼痛管理现况建立的术后疼痛管理新模式，实现了患者信息的全程监测显示，建立了患者信息的云端病历系统。通过病房要素分析，建立的专职医生、护士团队与云端病历系统，使得麻醉科疼痛"云病房"具备了完整的病房要素。国内已经有部分医院麻醉科设立了疼痛"云病房"，解决了术后疼痛管理患者分布广的难题，可以实现

对各科室的麻醉手术患者进行统一管理，有效降低了患者术后疼痛及相关不良反应的发生率。具体实施如下。

**1. 确定麻醉科疼痛"云病房"管理模式三要素，建立管理模式图**

（1）明确麻醉科疼痛"云病房"三要素：传统病房管理要素是以患者为中心，医生诊疗、护师护理及患者病历系统组成的三要素。麻醉科疼痛"云病房"三要素：①麻醉科专职疼痛管理医生负责患者术后疼痛诊治；②麻醉科疼痛管理护士负责患者术后随访、宣教；③建立基于ZigBee技术的物联网，实现全院术后疼痛管理患者信息"云病房"，中央站终端查看，发现问题并立即处理（图19-1）。

（2）构建麻醉科疼痛"云病房"管理模式（图19-2）。

**2. 麻醉科疼痛"云病房"运行**

（1）麻醉科疼痛"云病房"运行模式：在病区设置相应数量的基站，并与医院管理信息系统（hospital information system，HIS）对接，通过无线镇痛泵的输注装置反馈，使用电子镇痛泵的患者信息可显示在麻醉手术部中央站，麻醉手术部医护人员可进行患者镇痛效果查看，发现问题立

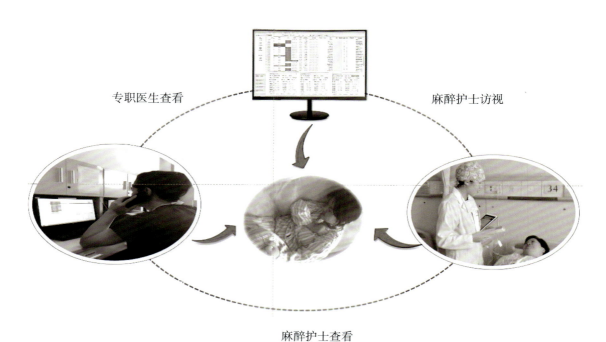

专职医生查看　　　　　　　　　　　麻醉护士访视

麻醉护士查看

▲ 图 19-1　麻醉科疼痛"云病房"管理要素

即处理。麻醉科疼痛"云病房"运行的三要素：根据病区空间大小设置适宜数量的基站；无线镇痛泵的输注装置；中央监测台。

(2) 麻醉科疼痛"云病房"中央站信息传输模式：基于 ZigBee 技术，根据各手术病区空间区域，在病区安置适宜数量基站，使用电子镇痛泵患者信息即可通过基站全程监测，当患者手术结束后，患者信息进入"云病房"病历系统中，麻醉科疼痛管理医生、护士可以在科室中央站查看患者信息（图 19-3）。

(3) 麻醉科疼痛"云病房"中央站患者预警信息设置。根据疼痛管理目标设定智能化管理提示功能，具体如下：①患者出现恶心、呕吐等不良反应夹闭输注管时，中央站会提示"堵塞"；②锁定时间内出现第 3 次无效按压时，中央站会报警提示"镇痛不足"等设置，使得疼痛管理医生、护士即时发现问题。

(4) 麻醉科疼痛"云病房"管理流程见图 19-4。

(5) 麻醉科疼痛"云病房"质量控制模式：制订麻醉科疼痛"云病房"质量控制管理制度，设置专职麻醉科疼痛管理医生、护士进行麻醉手术后患者疼痛管理工作，并建立三级质量控制管理模式。

术后查房让麻醉医生从手术室走向病房，从术中医生转变为围术期医生，充分了解麻醉方案对患者康复的影响及术后镇痛的效果，是确保镇痛质量、满足患者心理体现麻醉医生人文关怀的有力举措。

**3. 麻醉医生 24h 指导负责制，建立智能化查房制度**

Ai-PCA 具有数据实时传输功能（智能化镇痛终端正常运行，数据 20min 上传 1 次，其他按压、报警情况实时上传），通过观察中央镇痛监控台的报警信息（智能化终端的运行情况，包括设定的参数、已收入量、按压次数等），麻醉医生可以发现镇痛中的问题。应安排麻醉医生 24h 指导负责制，做好中央镇痛监控台的当面交接工作。

(1) 查房制度：①原则上术后 72h 内，每日至少查房 1 次，根据系统反馈信息，必要时增加查房次数，并在系统中做好相应治疗记录。②病区呼叫时应查房和查看系统，及时处理相关问题，特殊情况应主动、及时向上级医师及科主任汇报。③次日晨会上汇报查房情况，对疑难疼痛病例作简要讨论；自动生成查房及 Ai-PCA 记录单。

(2) 查房内容：①将常见问题列为查房评价主要项目，制订评价标准，对未列明情况记录于其他栏或备注中。②除常规查房评价外，出现"镇痛不足"报警（锁定时间内出现第 3 次无效按压时，系统报"镇痛不足"）、"镇痛欠佳"报警（1h 内第 4 次触发有效单次剂量，系统报"镇痛欠佳"）和剧烈疼痛处理后 1h 内（系统自动提醒）应进行评价。

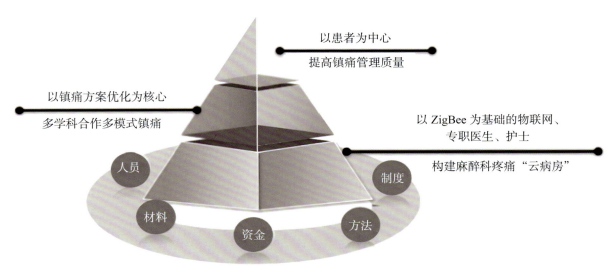

▲ 图 19-2 麻醉科疼痛"云病房"管理模式图

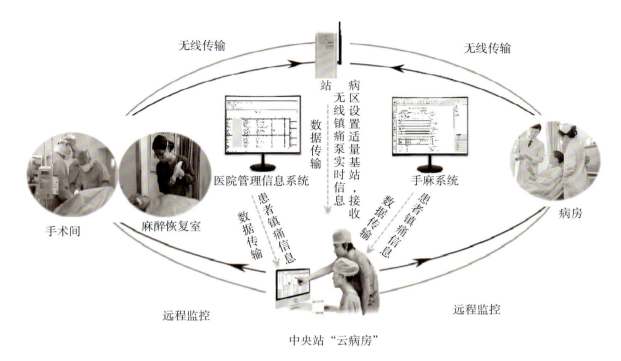

▲ **图 19-3** 麻醉科疼痛"云病房"中央站信息传输模式

#### 4. 重视疼痛宣教，丰富疼痛宣教内容

对患者进行疼痛控制的宣教能减少患者对术后镇痛治疗的不配合，提高镇痛药物治疗的效果。研究结果表明，疼痛控制教育的满意程度能预测整体满意度，不论患者疼痛程度如何，如果对患者进行疼痛控制知识的教育，可以改善患者对疼痛控制的满意度评分。因此，急性疼痛服务团队应该改变常规术后查房的模式，可以在术前就介入手术患者的疼痛教育，通过多途径、多地点、多模式的疼痛控制教育，分别在病房、复苏室等通过口头宣传教育、发放小册子及疼痛尺子、观看影像及制作术后镇痛的视频等，让患者时自控镇痛有比较全面的了解，提高患者对术后自控镇痛的依从性。

(1) 丰富文字宣教材料：①设计内容丰富、全面的文字版疼痛相关知识宣教材料；②统一、规范医院疼痛评分痛尺，并在病房展示；③设计无线镇痛泵使用相关说明材料，放置于病房护士站及粘贴于镇痛泵上，方便患者及家属查看。

(2) 形式多样、贯穿全程的宣教：①建立无痛管理相关知识宣传微信公众号、术后镇痛答疑微信号；②科室文化宣传组护士每周早晨在患者家属等候区进行镇痛相关知识宣讲，并拍摄镇痛相关视频循环播放，供家属随时观看。在麻醉复苏室内患者清醒后，护士对患者进行疼痛管理知识宣教；在患者转运病房途中，护士对患者和家属进行疼痛管理知识宣教；在病房内，护士进行镇痛访视时再次对患者和家属进行疼痛管理知识宣教。

#### 5. 数据汇总持续改进，优化镇痛管理方案

通过每月术后镇痛数据分析，不断优化镇痛方案。包括在目前的 ERAS 理念引导下，疼痛剧烈手术患者镇痛，为减少不良应激，术中联合局部麻醉、神经阻滞、硬膜外麻醉和静脉使用阿片类药物的多模式镇痛；对于存在术后恶心、呕吐危险因素的患者，调整镇痛泵配方，加用右美托咪定或者加用地塞米松等，或者联合局部麻醉、神经阻滞、硬膜外麻醉等减少阿片类药物用量；通过不断汇总临床术后镇痛数据，科室建立统一的术后镇痛配方和方案，实施个性化输注剂量；建立全员知识培训，同质化镇痛泵操作规范。

麻醉科疼痛"云病房"管理模式是麻醉科在急性疼痛服务或 pMDT 架构的基础上实践疼痛管理时最有效疼痛管理模式，既可以提高医护人员对

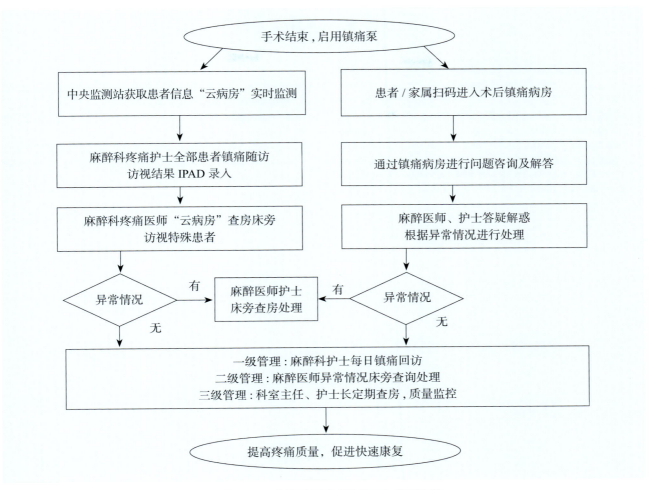

▲ 图 19-4　麻醉科疼痛"云病房"管理流程

镇痛工作的积极性，也可提高镇痛质量和患者满意率，减少术后恶心、呕吐等不良反应的发生率。

## 六、出院后镇痛

出院后镇痛是指手术患者在出院后进行的多学科合作的镇痛模式，可改善术后转归，提高患者满意度，缩短患者住院时间。出院后镇痛应达到"4A"标准——意识清醒（alertness）、随意行走（ambulation）、无痛（analgesia）、营养良好（alimentation）。

出院后镇痛的原则类似术后镇痛，但对安全有效、简单实用的要求更高。传统的术后镇痛方式，如阿片类药物自控镇痛和椎管内镇痛技术，不适于出院后疼痛的管理。出院后需要多模式镇痛方法，联合阿片类和非阿片类镇痛药作用于中枢和外周神经系统不同位点。

大多数患者的出院后镇痛主要通过口服给药实现，主要包括对乙酰氨基酚、非选择性 NSAID、COX-2 选择性抑制药和口服阿片类药物等。原则上只要胃肠功能良好，即可采用以口服为主要方法的全身镇痛。静脉镇痛原则上不用于居家治疗，偶尔在出院前静脉给予长效 NSAID，但在患者离院前需要有足够的观察时间，待药物达峰作用后无明显不良反应再行出院。肌内注射用药因局部疼痛和药物吸收变异度大，不建议使用。

出院后镇痛必须在确保安全的前提下进行，要牢记每种治疗方法的风险，包括过度镇静、呼吸抑制、恶心呕吐、局部麻醉药中毒等。简单明了的患者教育、认真完备的随访和记录，是保证出院后镇痛质量的基本要求。

（王　强　王韶双）

# 参考文献

[1] 张晓光, 郄文斌, 屠伟峰, 等. 围术期目标导向全程镇痛管理中国专家共识 (2021 版 )[J]. 中华疼痛学杂志, 2021, 17(2): 119-125.

[2] CHOU R, GORDON D B, DE LEON-CASASOLA O A, et al. Management of postoperative pain: a clinical practice guideline from the American Pain Society, the American Society of Regional Anesthesia and Pain Medicine, and the American Society of Anesthesiologists' Committee on regional anesthesia, executive committee, and administrative council[J]. J Pain, 2016, 17(2): 131-157.

[3] 中华医学会麻醉学分会. 成人手术后疼痛处理专家共识 [J]. 临床麻醉学杂志, 2017, 33(9): 911-917.

[4] 黄文起, 王强. 智能化患者自控镇痛 [M]. 北京：人民卫生出版社, 2023.

[5] 中华医学会麻醉学分会. 加速康复外科理念下疼痛管理专家共识 (2020)[EB/OL][2021-07-05]. https://csahq.cma.org.cn/guide/detail_1660.html.

# 第 20 章　术后急性疼痛转为慢性疼痛的防治

疼痛可以分为多种类型，但通常根据其持续时间和原因进行分类。基于疼痛的持续时间，它可以被分为急性疼痛和慢性疼痛。手术后急性疼痛通常在 1～2 周内通过适当的治疗可好转。然而，对于一些患者，急性术后疼痛持续超过正常的组织愈合时间，并过渡到"慢性"或持续性疼痛状态。

慢性术后疼痛（chronic postsurgical pain，CPSP）是指局限于手术野或手术野神经支配区域的疼痛，或手术后位于深部躯体或内脏组织的皮节，并持续至少 3～6 个月的疼痛。术后急性疼痛转为慢性疼痛不仅对个人产生深远的影响，如影响日常活动、工作能力、心理健康和生活质量，还对社会造成负担。慢性疼痛患者需要更多的医疗资源，如频繁的医疗就诊、长期的药物治疗以及其他疼痛管理方法。此外，他们可能因为疼痛而无法工作或工作效率降低，这增加了社会的经济负担。

## 一、发病率

全世界每年有超过 3 亿人接受手术。外科手术后持续疼痛的发生仍然是一个重要的临床问题，它影响术后康复和生活质量。仅在英国，严重的术后慢性疼痛（NRS 评分大于 5 分）影响 2%～10% 的接受手术的成年人，相当于每年至少有 14 万名患者出现致残疼痛。慢性术后疼痛的全球发病率因手术类型而异（5%～85%），术后 6～12 个月慢性疼痛的中位发生率为 20%～30%，随着时间的推移略有下降。术后慢性疼痛发生率的广泛内部差异主要是由于数据收集方法的不同和慢性术后疼痛定义缺乏共识所导致的。不同手术类型的慢性术后疼痛发生率见表 20-1。

## 二、术后急性疼痛转为慢性疼痛的机制

急性疼痛向慢性疼痛转变的分子机制及它们的神经生物学相关性在慢性疼痛的动物模型中已经被证实。外周感觉神经元的敏化、中枢神经系统的神经可塑性和神经免疫相互作用都是参与慢性术后疼痛发展和维持的潜在机制。

### （一）外周敏化

疼痛感觉是通过一个双向的神经元网络来传递的，该网络将很多有害信号从外周痛觉的 Aδ 纤维和 C 纤维传递到脊髓背角（dorsal horn，DH）。在这里，有害信号被传递到上行投射神经元，这

**表 20-1　不同类型手术术后慢性疼痛的发生率**

| 手术类型 | 术后慢性疼痛发生率（%） |
| --- | --- |
| 腹部手术 | 17～21 |
| 截肢 | 30～60 |
| 剖宫产 | 6～55 |
| 冠状动脉旁路术 | 30～50 |
| 胆囊切除术 | 3～56 |
| 颅骨切开术 | 7～30 |
| 牙科 | 5～13 |
| 髋关节置换术 | 7～23 |
| 腹股沟疝切开术 | 5～63 |
| 膝关节置换术 | 13～14 |
| 乳房切除术 | 11～57 |
| 黑色素瘤切除术 | 9 |
| 胸骨切开术 | 7～17 |
| 开胸术 | 5～71 |
| 输精管切除术 | 0～37 |

些神经元通过丘脑将它们传递到皮层。Brennan 模型是一种用于诱发啮齿动物切口疼痛的实验模型。在这个模型中，疼痛行为通常在术后第 7 天开始消退。此外，体内和体外的电生理数据显示，术后第 1 天，无髓鞘或髓鞘不良的 Aδ 和 C 纤维表现出自发活性的增加以及较低的热和机械刺激阈值。这意味着在切口部位，与正常状态相比，神经纤维的活性增强，对热和机械刺激的敏感度也降低。

这些发现与啮齿动物在行为层面上表现出的非诱发性疼痛行为，以及对机械和热刺激的痛觉过敏现象相关联。这可能说明许多疼痛介质参与了在切口部位微环境中传入的敏化过程。

### 1. 缺血样疼痛介质

组织在缺血情况下会导致乳酸升高，pH 降低。在手术切口的组织中也观察到类似的情况，这可能与大鼠接受切口手术后的疼痛行为有关。这些切口通常位于大鼠的无毛皮后爪皮肤或腓肠肌。手术诱导的组织缺血可以显著减少切口部位的组织氧张力，并且盐酸匹莫硝唑在这一过程中起到缺氧标志物的作用。此外，感觉神经元上表达的酸敏感性离子通道 3（acid-sensing ion channel 3，ASIC3）能够感受乳酸的变化，可能充当缺氧的传感器。当伤害感受器上的 ASIC 通道被激活时，会产生 ASIC 电流，增加了神经元产生动作电位和激活的可能性。使用拮抗药 APETx2 抑制 ASIC3 的活性，可减少大鼠在切口手术后的热和自发疼痛行为。在慢性疼痛患者的活检样本中 ASIC3 表达上调，这可能与患者的内脏超敏反应有关。然而，ASIC3 是否在人类切口部位表达上调仍有待研究。

### 2. 神经营养因子

神经营养因子如神经生长因子（nerve growth factor，NGF）和青蒿素，在大鼠跖部切口后仅 1h 内在皮肤和肌肉组织中上调，到术后第 7 天恢复至基线水平，但在脊神经节中没有上调。人们认为，受伤周围的成纤维细胞和施万细胞负责释放 NGF。通过在切口前或切口后使用全身应用的单克隆抗体来拮抗 NGF，可降低热痛觉过敏和非诱发性疼痛行为，但对机械敏感性没有影响，这表

明可能存在不同的活性机制。实际上，当 NGF 与其同源受体 TrkA 在伤害感受器上相互作用时，促进了感觉神经元外围末端的热感受器 TRPV1 的上调，导致热痛觉过敏。因此，NGF 被认为是切口后急性疼痛的一个重要促成因素，但在人类术后疼痛中的作用的证据有限。

### 3. 细胞因子

研究表明，细胞因子白介素（interleukin，IL）-1 在引发和维持手术切口导致的机械性疼痛中起着重要作用。促炎细胞因子 IL-1 在大鼠切口后的后爪组织中上调，直到疼痛消失，IL-1 受体敲除（knockout，KO）小鼠在受伤后未能发生机械痛觉过敏，而在手术前或手术后使用 IL-1 受体拮抗药可改善机械痛觉过敏。实际上，1 型 IL-1 受体在一部分 TRPV1 阳性痛觉受体中高表达，有条件地敲除该受体还可以防止类风湿关节炎（rheumatoid arthritis，RA）小鼠模型中机械触痛的发生。IL-6 在切开的大鼠皮肤和肌肉中表达也上调。IL-6 会影响初级感觉神经元中的蛋白质合成，上调伤害感受器（如 TRPV1）中疼痛相关离子通道的表达来促进伤害感受活性的增加。此外，足底内（intraplantar，i.pl.）注射 IL-6 或足底切口可诱导对后续 i.pl 注射前列腺素 $E_2$ 的持续性伤害感受超敏。在注射 IL-6 或进行切口后，局部注射天然的多酚类物质白藜芦醇可激活 AMP 蛋白激酶（AMP-activated protein kinase，AMPK），AMPK 可通过抑制哺乳动物雷帕霉素靶蛋白（mammalian target of rapamycin，mTOR）信号和丝裂原活化蛋白激酶（mitogen activated protein kinase，MAPK），抑制 ATP 消耗。白藜芦醇剂量依赖性地减轻了因 i.pl. 注射 IL-6 或切口引起的急性疼痛，同时还防止了在动物注射前列腺素 $E_2$ 后进展到慢性疼痛状态，这可能是通过防止伤害感受器中 IL-6 依赖的蛋白质合成。使用单克隆抗体托珠单抗靶向类风湿关节炎患者的 IL-6 信号通路是镇痛的。然而，如果靶向这种细胞因子治疗术后疼痛，应谨慎行事，因为 IL-6 在伤口愈合中起重要作用，并且接受托珠单抗治疗的类风湿关节炎患者术后伤口愈合较慢。

### 4. 趋化因子

有研究描述了皮肤驻留树突状细胞和朗格汉斯细胞在切口引起的组织损伤时会上调趋化因子 CCL17 和 CCL22。它们与感觉神经元上的相应受体 CCR4 相互作用，可通过 CCL22 引起机械痛觉和热痛觉过敏，而通过 CCL17 仅引起机械痛觉过敏。CCR4 敲除小鼠的术后急性疼痛明显减轻了，对照组动物经过 CCR4 拮抗剂、siRNA 处理或树突状细胞耗竭也表现出相似的结果。此外，在整个脊神经节培养中，直径较小的神经元对 CCL22 的应用能够产生动作电位，而在显露于切口的动物初级脊神经节培养物中放电甚至更加强烈。这是由于 CCL22 和感觉神经元之间的直接相互作用，还是通过细胞中间体，仍有待确定。

趋化因子 CXCL1/KC 及其受体 CXCR1/CXCR2 也通过在切开的爪子上募集炎性中性粒细胞在术后疼痛中发挥作用。中性粒细胞耗竭，导致切口后的机械痛觉过敏减轻了。*CXCl1* 和 *CXCl2* 基因被报道为切口部位表达最快的基因（1h）。其他研究表明中性粒细胞在慢性疼痛（包括纤维肌痛）中的作用，尽管它们如何激活或致敏伤害感受器尚未解决。

### 5. 补体

补体 C5a 也会导致切口疼痛。后爪切口导致至少切口后 72h 内皮肤中 C5 和 C5aR mRNA 以及 C5a 蛋白的表达增加（但在脊神经节或脊髓中没有增加）。通过 i.pl. 局部注射 C5aR 拮抗剂 PMX53，明显减轻了手术切口前后热和机械痛觉超敏反应。因此，伤口中产生的高局部浓度的 C5a 可能导致术后疼痛。全身性敲除 C5aR 可减少腿后爪切口后的热痛觉和机械痛觉超敏反应以及炎症反应（包括 IL-1β 和 NGF 的表达，以及中性粒细胞在伤口部位的浸润）。

在伤口环境中存在上述介质会导致敏感的伤害感受器向脊髓发送传入冲击，启动中枢敏化的过程。

### （二）中枢敏化

中枢敏化指的是中枢疼痛途径的增强，是一种长期的适应性神经可塑性形式。它不仅负责增强行为敏感性（痛觉过敏），还负责敏感区域的扩散。手术中的组织损伤在术后慢性疼痛的发展中起着决定性作用，并引发外周和中枢躯体感觉回路的深刻变化。进入脊髓背角的痛觉传入神经释放神经递质谷氨酸，谷氨酸作用于特定受体，包括 AMPA 受体和经常涉及的 NMDA 受体。神经损伤后，痛觉神经元迅速放电，导致 NMDA 受体成分的变化和激活。NMDA 受体对钙离子具有高度渗透性，钙离子的内流触发神经元特异性级联反应，这是突触可塑性的基础，在极端情况下，会导致兴奋性毒性和神经元死亡。在神经性疼痛模型中，脊髓 NMDA 受体的条件性删除可防止钙依赖性神经元死亡，并阻止从急性向持续性疼痛行为的转变。这表明谷氨酸、NMDA 受体和钙内流在慢性疼痛的发生中起重要作用。多项研究在术前或围术期抑制 NMDA 受体或电压门控钙通道（如加巴喷丁类药物）以试图预防术后慢性疼痛，并在术后减少阿片的使用，但结果喜忧参半。不同结果可能与手术内在差异和社会心理风险因素有关。在活体啮齿动物的神经生理研究中，观察到了术后中枢敏化，这些研究显示在术后的第 1 天，动物的脊髓背角神经元活动增加，表现为自发活动、感受野的扩大以及对机械刺激的活动增强。通过阻断传入可以逆转脊髓背角敏化，表明外周驱动对中枢敏化至关重要。目前较多研究集中于外周中枢脊髓敏化，但也有一些研究着重关注术后疼痛中的脑神经可塑性。

#### α- 氨基 -3- 羟基 -5- 甲基 -4- 异噁唑丙酸受体

与炎症性和神经病理性疼痛不同，切口诱发的脊髓敏化的初期阶段与 NMDA 无关。切口切开后的早期，NMDA 拮抗药地唑西平（MK-801）不能阻止脊髓背角的敏化，与非 NMDA 离子型谷氨酸受体拮抗药 2，3- 二氧 -6- 硝基 -7- 磺酰基 - 苯并（f）喹喔啉（NBQX）不同。后发现 AMPA 受体在切口切开后的脊柱致敏中具有重要作用。后爪切口导致了 AMPA 受体的 GluR1 亚单位在丝氨酸 -831 位点被蛋白激酶 C-γ（PKCγ）磷酸化。这会导致 $Ca^{2+}$ 内流，增加 AMPA 受体插入到神经细胞质膜上，神经元活动和脊髓背角的兴奋性增强。用靶向蛋白激酶 C 的小干扰 siRNA 对大鼠进行鞘内（i.t.）预处理，可降低切口后 3h 的疼痛超敏反应。在大鼠切口模型中药物下调负责调节 AMPA 受体突触靶向的跨膜蛋白 stargazin 后，抑制了切口诱发的同侧脊髓背角膜 GluR1 增加，并减少了切口后 3h 内的术后疼痛。因此，足底切口后的脊髓敏化是通过伤害感受器以及非 NMDA/AMPA 受体的外周输入来维持的。

### （三）表观遗传变化

表观遗传事件包括组蛋白修饰、microRNA 的表达和整体 DNA 甲基化的变化，这些都被证明发生在啮齿动物的后爪切割后。阻断小鼠 DNA 甲基转移酶可减少切口引起的热、机械痛觉过敏和水肿。鉴定的甲基化靶点是 μ 受体基因 *Oprm1*，术后第 1 天和第 3 天时，在腿后切口周围皮肤中表达增加（但在脊髓或脊神经节中没有），使用 5-Aza-2′-脱氧胞苷抑制 DNA 甲基转移酶时，术后第 1 天 *Oprm1* 表达进一步增加。

此外，啮齿动物的切口疼痛与脊髓中脑源性神经营养因子（brain-derived neurotrophic factor，BDNF）、酪氨酸激酶受体 B（tyrosine kinase receptor B，trkB）的激动剂和前啡肽（prodynorphin，Pdyn；κ 受体激动药，啡肽的前体）的表达增强有关。吗啡给药和切口后（而不是单独）Bdnf 和 Pdyn 启动子与乙酰化 H3K9 的相关性更强。注射 TrkB 拮抗剂 ANA-12 和选择性 κ 受体拮抗药（norbinaltorphimine，nor-BNI）均可减轻术后第 1 天或第 3 天的痛觉过敏；然而，单独使用时，只有 nor-BNI 减轻了术后第 3 天的痛觉过敏。在吗啡治疗的小鼠中共同施用组蛋白乙酰转移酶抑制药能减轻吗啡治疗小鼠中切口增强的痛觉过敏。因此，BDNF-TrkB 和 dynorphin-KOR 系统都可能是术后疼痛的可行治疗靶点。

### （四）潜在敏化

潜在敏化（latent sensitisation）是指在阿片类药物暴露、应激或组织损伤后持续存在的疼痛易感性现象。人们认为，依赖阿片类药物的镇痛系统是对手术的一种适应性反应，它使人体能够自然恢复到急性手术疼痛状态，掩盖了敏化状态的加剧。阿片类逆激动剂／拮抗剂可"揭开"疼痛，以在组织损伤引起的超敏反应消退后诱发痛觉过敏。在一项研究中，小鼠接受足底切口，并监测疼痛行为直到术后第 20 天，当机械敏感性恢复到基线水平时，动物在术后第 21 天接受了纳洛酮或选择性 κ 受体拮抗药 nor-BNI，结果发现相当于术后第 2 天疼痛过敏反应，而且这个过程被证明与 NMDA 受体相关。有趣的是，局部限制的纳洛酮甲碘化物并没有像纳洛酮那样产生同样程度的疼痛过敏，这表明 κ 受体具有核心作用。内源性 κ 受体对潜在敏化的抑制在女性中更为明显。μ 受体在两性中对这一现象的贡献相同。潜在敏化现象（由轻度热损伤引起）也存在人体中，但志愿者之间存在异质性，这表明在适应性阿片反应中存在个体差异。有人推测，患者无法启动内源性镇痛系统可能是慢性术后疼痛发展的预测因素，事实上，那些扩散性痛觉抑制控制效果较差的患者更容易发展成慢性胸腔手术后疼痛。

### （五）痛觉过敏启动

痛觉敏化引导范式可以在啮齿类动物中用于重现术后持续性疼痛。例如，在 Brennan 小鼠后爪切口术后，并且在术后第 13 天机械痛觉过敏解除后，小鼠在同一爪上接受前爪部位注射前列腺素 $E_2$，导致持续性超敏反应。通过使用痛觉过敏启动，Asiedu 及其同事描述了负责维持切口疼痛的中枢致敏机制。蛋白激酶 Mζ 对于上行长时程增强（long-term potentiation，LTP）至关重要，而蛋白激酶 Mζ 的抑制会导致先前建立的记忆丢失。因此，该研究小组假设，在诱发啮齿动物慢性术后疼痛后，蛋白激酶 Mζ 负责促进脊髓背角中的敏化状态，在脊髓水平形成所谓的"疼痛记忆"。实际上，他们发现，在前列腺素 $E_2$ 注射前通过 i.t. 注射蛋白激酶 Mζ 抑制药 ZIP，抑制该途径可以改善前列腺素 $E_2$ 诱导的持续性触觉过敏。另一研究通过使用上述模型的改型形式，在切口术前注射卡拉胶（carrageenan）而非前列腺素 $E_2$，进一步探索了这一问题。在切口术前使用 ZIP 进行治疗可以减轻超敏反应，再次表明了脊髓前列腺素 Mζ 依赖机制。

### （六）阿片类药物诱发的痛觉过敏

持续使用阿片类药物可导致人类和啮齿动物术后疼痛模型的术后 OIH。尽管阿片类药物仍然是急性疼痛管理的首选镇痛药，但必须谨慎使用，因为它们会促进患者的术后疼痛。其中一种机制被认为涉及 NMDA 受体。作为围术期镇痛药的氯胺酮（一种 NMDA 受体拮抗药）的研究表明，氯胺酮可预防芬太尼治疗大鼠术后疼痛增强，并且可以改善外源性阿片类药物的疼痛管理。因此，氯胺酮可以防止由伤害性输入（手术）触发并由芬太尼增强的中枢致敏。

使用切口疼痛的临床前模型可以更好地了解支撑慢性术后疼痛发展和维持的机制。这与无偏转录组学和蛋白质组学研究一起，对于确定其治疗的新靶点至关重要，因为目前对慢性术后疼痛的临床干预的有效性有限，将在后续章节中讨论。

## 三、预防策略

将基础和临床研究中的发现有效转化为临床应用仍然是预防和（或）治疗术后慢性疼痛的主要障碍。尽管医学技术不断进步，手术方式变得更加精密，但并不能完全消除术后慢性疼痛的风险。此外，传统的镇痛治疗方法通常无法有效应对患者可能面临的各种不同类型的术后疼痛，如运动引起的疼痛或伤口愈合引起的疼痛。在手术前、手术中和手术后，可以采取措施来干预和预防慢性术后疼痛的发生。然而，需要更多的研究和临床实践，以改进和优化这些干预措施，从而更好地满足患者的需求。

### （一）优化手术方法

手术中组织损伤的程度，包括神经损伤，是术后慢性疼痛的一个危险因素。在腹股沟疝修补手术中识别神经，减少组织损伤，可以减少腹股沟疝修补术后慢性疼痛的发生。微创手术如腹腔镜手术，可以减少这类手术后的持续疼痛和麻木。

然而，最近的一项 Meta 分析表明尽管对术后急性疼痛有积极影响，但腹腔镜手术和开放式手术对腹股沟疝修复患者的慢性疼痛没有差异。腹腔镜手术的缺点是会增加手术时间，以及内脏和血管损伤等严重并发症的发生率。而手术时间是慢性术后疼痛的一个危险因素。

腹腔镜下子宫切除比经阴道子宫切除术更能减轻急性疼痛，但不会影响慢性疼痛的发病率。子宫切除术后伤口闭合的方式会影响慢性术后疼痛的发展，其中顶膜闭合增加了其发生率。

对于某些干预措施如缩小手术范围，可能会降低慢性疼痛的发生率。乳房切除术后慢性疼痛局限于患侧腋窝、内侧上臂和（或）前胸壁。这可能是腋窝淋巴结清扫时损伤肋臂间神经引起的。内侧和外侧胸神经、长胸神经或胸廓神经也可能在乳腺癌手术期间受损，并可能导致神经性疼痛。通过在肿块切除术或乳房切除术期间进行前哨淋巴结活检，可以防止肋臂间神经损伤。

胸廓切开术的慢性术后疼痛发病率最高，手术的许多因素与其发生有关，包括手术的切口类型（肋骨切除术与扩张术），以及肋间神经保留的程度。已经证明，切除而不是扩张肋骨，对肋间神经的损伤较小，从而降低了慢性术后疼痛的发生率。使用胸腔镜手术与开放式开胸术相比，其降低了术后 6 个月慢性疼痛的发生率。

然而，目前仍然没有足够的证据推荐一种确定性的手术技术来预防术后慢性疼痛的发生。目前主要通过避免损伤神经、减少手术时间、选择微创手术以及在可能的情况下避免大量手术，将风险降至最低。

### （二）区域阻滞

急性术后疼痛的程度和持续时间是慢性术后疼痛的危险因素。疼痛管理策略包括在手术前、手术中和（或）手术后不久使用区域阻滞。Cochrane 系统评价和 Meta 分析汇总了慢性术后疼痛发生率最高的手术（乳房手术、开胸术和截肢），发现区域阻滞可减少慢性术后疼痛的发生，其可能通过预防和（或）减少外周敏化以及中枢敏化发生。开胸术前进行硬膜外麻醉以及乳腺癌手术静脉注射局部麻醉药均可减少慢性术后疼痛的发生。术前48h开始使用优化的硬膜外镇痛或静脉内患者自控镇痛，术后持续48h，截肢者6个月后幻肢疼痛显著减少。硬膜外镇痛可降低开胸术患者慢性术后疼痛的发生率。椎旁阻滞也可降低开胸术后的慢性术后疼痛，并可能对乳腺癌手术中神经性慢性术后疼痛的发展产生影响。持续伤口浸润可减轻剖宫产和从髂嵴采集骨移植物后的慢性疼痛。

### （三）预防性药物治疗

#### 1. 氯胺酮

预防性使用药物治疗可以预防慢性术后疼痛的发生。临床前研究表明，围术期使用氯胺酮可有效减少阿片类药物的用量和急性术后疼痛。它是降低慢性术后疼痛患病率的最有希望的药物之一。这种效果在手术前接受阿片类药物的患者中可能更明显。患者对氯胺酮的耐受性一般良好，然而，使用氯胺酮有一些常见的不良反应，包括头痛、头晕和困倦，在给药期间和服药后不久就会出现。静脉注射氯胺酮的患者术后3个月和6个月的慢性术后疼痛患病率在统计学上显著降低。最近更新的关于预防慢性术后疼痛的药物治疗的系统评价，包括27项研究中的2757名患者，发现氯胺酮在3个月、6个月和12个月后对慢性术后疼痛患病率没有一定的影响。因此，氯胺酮对慢性术后疼痛的影响目前尚无定论。

#### 2. 加巴喷丁类药物

慢性术后疼痛也包含神经性病理性疼痛，可以使用标准化问卷［如神经病理性疼痛评估量表（Douleur Neuropathique 4 Questions，DN4）］和床边感觉测试来测量异常性疼痛。普瑞巴林和加巴喷丁等抗惊厥药作为缓解神经病理性疼痛的一线或二线镇痛药，也被用于预防慢性术后疼痛。这些药物与突触前电压门控钙通道的 $\alpha_2$-$\delta$ 亚基结合并抑制钙内流。这反过来又会减弱谷氨酸的释放，从而减少疼痛传递和中枢敏化。围术期使用加巴喷丁类药物最初受到追捧，术前单剂量加巴

喷丁在术后4h具有镇痛作用。在阿片类药物滥用背景下，为了减少阿片类药物在术后缓解疼痛的用量，导致了加巴喷丁类药物的广泛使用。已证实加巴喷丁1200mg可降低 Ⅰ 度烧伤患者疼痛，1200~1800mg可减低术后痛（疝修补、脊椎手术、腹腔镜胆囊手术、整形外科、根治性乳腺切除等），但也可能带来困倦、嗜睡等不良反应。在日间手术患者中，可能会延迟患者出院时间，而300~600mg加巴喷丁通常无效。在治疗慢性疼痛时通常首日300mg；第2天为300mg，一日2次；第3天为300mg，一日3次，剂量渐增是为了减低不良反应，而直接用治疗剂量1200mg是否合理也仍待阐明。然而，关于使用加巴喷丁类药物治疗术后疼痛的建议并不一致，并且越来越强调不良事件的可能性，例如滥用、头晕和呼吸抑制的风险。因此，美国疼痛学会和欧洲区域麻醉疼痛治疗学会对围术期使用加巴喷丁类药物提出了相互矛盾的建议。一项包括281项试验的 Meta 分析表明，与安慰剂相比，加巴喷丁类药物对急性或慢性术后疼痛没有显著的镇痛作用。此外，在防止呕吐和恶心的同时，术后头晕和视觉障碍等不良事件增加。对与心脏手术、胸骨切开术等特定手术类型建议延长围术期使用。普瑞巴林作用与加巴喷丁相似，对神经病理性疼痛和焦虑有显著的治疗作用，不良反应更低，在急性疼痛中地位也有待阐明。

#### 3. 利多卡因

临床试验已开始探讨静脉预防性应用利多卡因，以降低手术干预中持续性术后疼痛（persistent postoperative pain，PPP）的发生。虽然结果表现出一定的积极迹象，但需要更多的证据来验证这一方法的有效性，同时还需要充分考虑潜在的不良反应。

#### 4. 非甾体抗炎药

NSAID 通过抑制 COX 并减少前列腺素的生成，从而产生抗炎和镇痛作用。NSAID 在预防术后慢性疼痛方面具有积极效果。在术后12个月，当药物给药24h或更短时间内，观察到显著治疗效果，但在术后3个月、6个月或12个月接受治

疗超过 24h 的患者中没有观察到，这表明治疗持续时间是一个重要因素。正常剂量注射后，特异性 COX-2 抑制药和非选择性 NSAID 均可迅速渗透到中枢，故此类药不但有外周镇痛作用，也有中枢镇痛作用。NSAID 是安全的，不良反应最小，但在为有潜在慢性肾脏疾病，心脏病史或胃肠道并发症的患者开处方时应谨慎使用。

#### 5. 阿片类药物

阿片类药物目前仍然是缓解中度至重度围术期疼痛的金标准。使用阿片类药物可以实现足够的疼痛控制，这是预防开胸手术后慢性疼痛和幻肢痛的一种常用方法。然而，阿片类药物的使用需要谨慎，不仅因为其严重的不良反应，包括镇静、呼吸抑制、药物依赖性和耐受性，还因为可能发生麻醉后痛觉过敏，尤其是在术中使用大剂量瑞芬太尼等麻醉药物的情况下。

#### 6. 其他药物

度洛西汀是一种 5- 羟色胺 - 去甲肾上腺素再摄取抑制药，可改善糖尿病多发性神经病患者的条件性疼痛调节降低，这表明度洛西汀对下行疼痛调节有影响。在疼痛敏感性增强的患者中，它可以减轻术后 12 周的术后疼痛。可乐定、右美托咪定和奈福泮等药物的作用尚未得到充分研究。然而，目前尚无针对任何这些药物预防慢性术后疼痛的建议。

#### 7. 多模式麻醉

围术期使用多模式麻醉也被证明可有效预防术后慢性疼痛，即具有不同镇痛机制的药物组合，通过调节疼痛途径不同点的疼痛信号而不是使用单一药物。包括加巴喷丁类药物、NSAID 对乙酰氨基酚以及区域麻醉的组合。评估多模式镇痛对术后慢性疼痛防治的研究较少，但是乳腺癌手术中接受加巴喷丁和罗哌卡因伤口浸润的患者，术后 3 个月患者的疼痛减轻程度显著，且需要的镇痛药物量明显减少。临床前模型证明了临床批准的镇痛药物之间的镇痛协同作用，以及新型药物疗法，包括选择性 Nav1.7 抑制药与巴氯芬或阿片类药物的组合。

### （四）非药物干预和过渡性疼痛服务

疼痛的慢性化不仅是一个生物学的过程，而且是一个高度个体化的过程，涉及社会心理和时间方面。考虑导致疼痛慢性化的复杂潜在机制，仅关注围术期可能过于狭窄。多学科方法，包括非药物治疗，如物理治疗和心理支持，可能更有效。一个多学科团队不仅在围术期而且在手术后数周对有风险的患者进行随访，这些"过渡性疼痛服务"旨在缩小急性术后疼痛管理与出院后疼痛管理之间的差距。这种方法的初步观察性研究表明，长期镇痛药和阿片类药物的使用减少了。然而，目前几乎没有证据支持特定的多学科方法，也没有随机对照试验显示其有效性。因此，为了在实践中实施这些方法，需要进一步的证据。

（舒海华　张登文）

## 参考文献

[1] FULLER A M, BHARDE S, SIKANDAR S. The mechanisms and management of persistent postsurgical pain[J]. *Front Pain Res (Lausanne)*, 2023, 4: 1154597.

[2] GLARE P, AUBREY K R, MYLES P S. Transition from acute to chronic pain after surgery[J]. *Lancet*, 2019, 393(10180): 1537–1546.

[3] ROSENBERGER D C, POGATZKI-ZAHN E M. Chronic post-surgical pain-update on incidence, risk factors and preventive treatment options[J]. *BJA Educ*, 2022, 22(5): 190–196.

术后急性疼痛几乎无所不在，但大多数情况下可以在 1 周内得到缓解。这种疼痛不应该对患者造成过多的痛苦或限制术后康复。然而，对于一些患者，急性术后疼痛的持续时间超过了正常组织愈合的时间，逐渐演变成慢性疼痛状态。慢性术后疼痛的发病率大约为 10%，这种疼痛严重到足以导致严重的功能损害。全球每年有超过 3.2 亿人接受手术，慢性术后疼痛的潜在问题非常重要。因此，慢性术后疼痛越来越被认为是一个公共健康问题，不仅因为它引发患者的不适、痛苦和残疾，还因为先前的疼痛管理在很大程度上助长了当前的阿片类药物滥用。医生需要处理急性术后疼痛的同时，最小化术后持续使用阿片类药物的风险。此外，对于疼痛如何影响患者的身体功能进行评估也得到了更多的关注。

慢性术后疼痛在特定手术切口的时间点发生，因此具有预防和更好控制的潜力。然而，慢性术后疼痛的发生和持续受到多种因素的影响，其中只有一部分与手术本身相关。与非手术治疗的慢性疼痛一样，心理和社会因素也发挥着重要的作用。所有的临床医生，不仅包括外科医生和麻醉医生，都应该对慢性术后疼痛有一些了解，并熟悉如何处理已经确定的病例，这些病例可能会在手术后持续数月甚至数年。与许多其他慢性疾病一样，早期干预可能会改善结果，因此识别有风险的患者至关重要。

## 一、定义

Macrae 和 Davies 在 1999 年提出慢性术后疼痛的定义：①疼痛必须在手术后发生；②疼痛持续至少 2 个月；③疼痛的其他原因已被排除；④排除疼痛来自先前存在的疾病。但其不足之处是，定义慢性术后疼痛实际上是术后持续一段时间的急性疼痛。然而，一部分患者在术后急性期无疼痛或有轻度疼痛，手术数周或数月后出现不同的感觉或新的疼痛发作。当仅考虑手术区域周围中度或重度疼痛时，慢性术后疼痛患病率从 40% 降低到 18%。再排除手术前存在疼痛的患者时，这一比例降至 6%。

目前，慢性术后疼痛通常指的是在手术切口或相关手术区域出现的疼痛，其持续时间超过了一般受伤组织完全愈合所需的时间，通常为 3～6 个月。这种疼痛持续的时间较长，可能严重影响患者的生活质量。慢性术后疼痛的定义会因为是否包括其他可能的疼痛原因而有所不同。例如，如果疼痛是由手术后的疾病复发引起的，或者是由术前已经存在的疼痛症状所导致的，那么可能不符合慢性术后疼痛的严格定义。《国际疾病分类》第 11 版将慢性术后疼痛定义为手术后在手术区域出现或疼痛强度增加的情况，持续超过愈合过程，通常至少持续 3 个月，并且不能更好地用感染、恶性肿瘤或已存在的疼痛状况来解释。

## 二、临床特征

在临床研究中，慢性术后疼痛往往难以精确描述，但疼痛通常涉及一系列不同的感觉描述，包括神经病变性质。①痛觉过敏：患者对疼痛刺激变得高度敏感，即使是轻微的疼痛刺激也会引起强烈的疼痛感。②感觉异常：指的是不愉快、不正常的触觉感觉，患者可能描述为刺痛、针刺的感觉。③异常性疼痛（痛觉超敏）：指对于正常情况下不应引起疼痛的刺激（如轻触或温度变化）的异常敏感，导致经常出现疼痛感。

这些描述表明，慢性术后疼痛通常涉及神经系统的改变，其中手术中的神经损伤可能是一个病因。此外，传入神经信号的延长可能导致中枢神经系统的敏感化，这可能与手术后引起的持续性炎症或伤口感染（例如，植入物相关感染）有关。研究表明，慢性术后疼痛可能与外周敏化和中枢敏化同时出现，而中枢敏化同时发生在脊髓和大脑中，并牵涉到不同的机制。这一发现可能为寻找新的药物靶点提供了机会。另外，一项在术后3～4年的调查发现，在髋关节（1%）和膝关节置换（6%）后，较少使用神经病变的描述，这表明可能涉及其他导致疼痛的机制。

慢性术后疼痛的一个共同特征是疼痛感觉从常见的与手术创伤相关的急性疼痛，逐渐转变为复杂、多方面的疼痛综合征。这种疼痛的强度在手术后的几天、几周，甚至几个月内可能会逐渐增加。慢性术后疼痛也常发生在癌症手术后，因此需要特别关注局部复发的可能性。

与其他慢性疼痛一样，慢性术后疼痛往往不是孤立出现的，常伴随着其他症状，包括与疼痛相关的情绪问题（28%）、睡眠障碍（30%）以及对生活满意度的影响（30%）。心理因素也一直与慢性术后疼痛相关，包括焦虑、抑郁、疼痛恶化和一般的心理困扰。因此，在处理慢性术后疼痛时，综合性的治疗方法，包括身体和心理健康方面的干预，变得非常重要。

### 三、流行病学：发病率与患病率

慢性术后疼痛受到定义、数据收集和疼痛体验多维性的影响。不同研究中存在不同的慢性术后疼痛发生率和影响因素，使得难以得出确切的结论。此外，疼痛不仅是生理现象，还受心理和社会因素影响，因此需要综合考虑这些因素。未来需要进行更大规模、前瞻性的国际研究，采用标准化数据收集方法，以更好地了解慢性术后疼痛，提供更有效的治疗和支持。

目前的研究显示其发病率存在差异。1998年的一份研究报告涵盖了英国10家疼痛诊所门诊就诊的5130名患者。该研究发现，几乎1/4的患者

存在慢性术后疼痛。同时，挪威特罗姆瑟进行了一项横断面调查，调查了全市75 000名成年人，其中包括2043名3～36个月前接受手术的患者。结果显示，有826名（40%）患者报告手术区域仍然持续感到疼痛。此外，该研究还指出，慢性术后疼痛占社区慢性疼痛病例的1/3。然而，还有其他研究表明，慢性术后疼痛在不同地区和人群中的发生率存在较大差异。在一些研究中，大约10%的人在接受大手术后的第1年经历慢性术后疼痛，而有1%的人可能无法忍受这种疼痛。另一项针对葡萄牙的流行病学研究发现，只有6%的慢性疼痛患者与之前的手术有关。此外，有关儿童的研究显示，约20%的儿童在术后的第1年可能会经历慢性术后疼痛。尽管确切的慢性术后疼痛发生率尚不为人所知，但它似乎比许多其他术后并发症更为常见，并且可能对患者的生活产生长期影响。

慢性术后疼痛在各种类型的手术后都有报道，但在某些手术类型中，如胸廓手术、乳房手术、腹股沟疝修补、腰椎手术、髋关节或膝关节置换术等，其发生率明显较高，超过20%。此外，创伤和烧伤手术后也经常出现持续性疼痛。这些手术的慢性术后疼痛发病率高可能是因为手术导致神经损伤的风险增加，以及导致中枢敏化。另一个可能的原因是手术前患者已经存在疼痛问题，手术后这种疼痛可能会延续或加重。

尽管手术技术不断进步，如腹腔镜手术等微创技术，但这并没有显著降低慢性术后疼痛的发病率。

### 四、慢性术后疼痛的风险因素

围术期团队成员在管理手术患者时确定慢性术后疼痛的风险因素非常重要，因为这些因素可以帮助预测手术后发生慢性术后疼痛的可能性。通过识别高危患者，围术期团队成员可以采取预防措施并提供有针对性的干预措施，以降低慢性术后疼痛的发生率和严重程度。此外，了解风险因素可以帮助医生优化每位患者的疼痛管理策略，并根据患者的个体特征定制治疗计划，以最大限

度地降低发生慢性术后疼痛的风险并改善术后结果。

### （一）术前危险因素

慢性术后疼痛的发生受多种因素的影响，其中一些因素是患者特征和术前情况。

#### 1. 患者特征的因素

(1) 性别：有研究发现膝关节镜手术后，女性发生慢性术后疼痛的风险较男性更高。但也有研究指出慢性术后疼痛的发生无性别差异。性别与疼痛之间的关系可能与生理差异、激素水平以及疼痛感知的生物学差异有关。

(2) 年龄：年龄较小也被认为是慢性术后疼痛的风险因素。对于接受乳房手术的女性患者来说，年轻患者往往更容易发生慢性术后疼痛，且年龄越大，慢性术后疼痛的发生率越低。在腹股沟斜疝修补术后疼痛中，老年患者发生慢性术后持续性疼痛的风险明显降低。这可能与神经系统和疼痛感知的发展有关。

(3) 肥胖：肥胖与慢性术后疼痛的发生有关，可能是因为额外的体重增加了手术部位的负担，增加了炎症反应和疼痛感知。

#### 2. 存在术前疼痛

术前手术区域及远离手术部位的疼痛是慢性术后疼痛的重要触发因素。这可能与神经系统的中枢和外周敏化有关。对于开胸手术患者来说，若术前已存在慢性疼痛，发生慢性术后疼痛的危险性高达90%，说明既往疼痛经历也会影响慢性术后疼痛的发生率，因为术前存在疼痛的患者可能对疼痛更敏感。无论术前疼痛部位如何，患者在根治性前列腺切除术或肾切除术后发生慢性术后疼痛的风险均显著更高。身体其他部位的慢性疼痛，如纤维肌痛、肠易激综合征或偏头痛，也与慢性术后疼痛的发生显著相关。此外，术前阿片类药物治疗慢性疼痛可能与慢性术后疼痛的发生密切相关。

#### 3. 遗传学因素

近期有研究表明，对于携带亚甲基四氢叶酸还原酶基因多样性的亚洲人群来说，吸入麻醉联合氧化亚氮能降低慢性术后疼痛风险，而在非亚洲人群组，联合使用氧化亚氮并不能降低该风险，提示慢性术后疼痛可能存在遗传方面因素。

#### 4. 心理因素

术前焦虑、抑郁、恐惧均会影响术后疼痛的发生。有研究发现，术前焦虑状态是术后6个月后发生慢性疼痛的独立危险因素。患者对疼痛的认知水平也会影响慢性疼痛的发生和发展。患者若在术前能较好地了解术后疼痛的发生情况，可能有助于减轻其焦虑情绪。

### （二）术中危险因素

#### 1. 手术因素对慢性术后疼痛的影响

(1) 手术类型：开胸术、乳房切除术、截肢术和骨科手术被认为是慢性术后疼痛的高风险手术，发生率约为50%。乳房切除联合重建的慢性术后疼痛发生率为53%，而单纯乳房切除术慢性术后疼痛为31%，缩乳术则为22%。Rafique等比较了剖宫产术后是否关闭腹膜对慢性术后疼痛的影响，结果显示，手术中未关闭腹膜者术后镇痛药使用较少，慢性术后疼痛发生率较低。这些手术通常涉及较大的切口、更复杂的组织修复和较长的术后康复时间，这些因素都可能导致慢性术后疼痛的发展。

(2) 手术持续时间：长时间手术可能增加神经组织的受损风险，这可能与慢性术后疼痛的发展有关。

(3) 手术范围：大范围手术通常伴随更多的组织损伤和术后炎症，这可能增加慢性术后疼痛的风险。与开放手术相比，腹腔镜操作通常与较低的慢性术后疼痛发病率相关。然而，一些研究发现腹腔镜手术可显著降低慢性术后疼痛，而其他研究发现腹腔镜手术和开放手术之间没有差异。

(4) 其他：术后引流管数目、术后是否行局部放射治疗、带有神经毒性的化疗等因素均可能影响慢性术后疼痛的发生。

#### 2. 麻醉因素对慢性术后疼痛的影响

(1) 全身麻醉 vs. 区域麻醉：有关全身麻醉和区域麻醉对慢性术后疼痛的影响存在争议。有研究对子宫切除后1年患者慢性术后疼痛的发生情况进行调查，发现蛛网膜下腔阻滞患者仅有 14.5% 出现 CPSP，相比之下，全身麻醉患者慢性术后疼痛的发生率却高达 33.6%。同样，在剖宫产术中，术后 1 年内蛛网膜下腔阻滞患者慢性术后疼痛的发生率要低于全身麻醉患者。然而，最近的一项多国随机对照试验未发现全身麻醉和区域麻醉组之间明显的差异。

（2）麻醉药物的选择：麻醉药物可能对慢性术后疼痛的发展产生影响。一项动物研究报道，全身麻醉药可激活关键的伤害性离子通道，增强神经介导的术后疼痛。术中暴露于大剂量阿片类药物、术中和术后镇痛的首选镇痛药可能通过 NMDA 受体激活诱发疼痛超敏反应。高剂量瑞芬太尼可能导致痛觉过敏，增加慢性术后疼痛的风险。一项研究调查了心脏手术后 1 年的慢性术后疼痛，显示瑞芬太尼与慢性疼痛之间存在剂量依赖性关联。也有研究显示，使用丙泊酚联合瑞芬太尼的全静脉麻醉可能降低慢性术后疼痛的风险，部分原因是因为丙泊酚对 NMDA 受体的拮抗作用，可能减轻了阿片类药物引起的痛觉过敏。与低剂量瑞芬太尼联合术前硬膜外镇痛相比，一方面，大剂量瑞芬太尼联合术后硬膜外镇痛可增加异常性疼痛的发生率和程度；另一方面，使用丙泊酚联合瑞芬太尼的全静脉麻醉显示，开胸术后 3 个月和 6 个月的慢性术后疼痛发生率低于七氟烷吸入麻醉。这可能是因为丙泊酚对 NMDA 受体的拮抗作用抵消了瑞芬太尼诱导的痛觉过敏的作用。然而，最近一项关于心脏手术的随机对照试验显示，全静脉麻醉组和挥发性麻醉组的慢性术后疼痛发生率相当。

## （三）术后危险因素

术后急性疼痛的强度和持续时间是慢性术后疼痛最强、最一致的危险因素之一。严重急性术后疼痛与慢性术后疼痛之间的相关性已在各种手术类型中明确，包括开胸术、乳房手术、疝修补术和髋关节置换术。大量临床研究表明，术后急性疼痛的发生及严重程度与慢性术后疼痛的发生存在相关性，对急性疼痛的有效控制可能会降低

慢性术后疼痛的发生。一项关于开胸术后慢性疼痛高危因素的研究表明，术后第 1～4 天活动时疼痛程度是影响慢性术后疼痛发生的重要因素。如果急性疼痛处理不当，可导致神经系统改变，包括疼痛通路致敏，这可能导致慢性疼痛，在手术部位愈合后持续很长时间。此外，不受控制的急性疼痛会导致身体和心理上的困扰，从而有助于慢性术后疼痛的发展。因此，有效管理急性术后疼痛对于预防慢性术后疼痛的发展非常重要。这可能包括疼痛管理的多模式方法，例如使用药物、神经阻滞和非药物干预（如认知疗法）的组合。除急性术后疼痛的治疗外，其他术后并发症、再手术和辅助癌症治疗也与慢性术后疼痛的发病率较高有关。

## （四）风险预测模型

慢性术后疼痛风险预测模型的开发和验证是一项重要的研究领域，可以有助于早期筛查高危患者，提供个性化的预防和干预策略。Montes 等开发了包括术前因素的多个预测模型，适用于疝气修复术、阴道或腹部子宫切除术和开胸手术等手术类型。这些模型使用了因素如手术操作、年龄、身心健康、术前疼痛等，以识别慢性术后疼痛高危患者。这种术前风险预测可在手术前进行，以帮助医生采取更好的术后疼痛管理策略。Meretoja 等针对乳腺癌手术患者开发了预测模型，包括术前疼痛、高体重指数、腋窝淋巴结清扫和术后第 7 天的疼痛强度等因素。这个模型包含了一些术后因素，限制了其在术前筛查中的应用。然而，它对于该特定手术类型的慢性术后疼痛风险评估非常有价值。最近对骨科、血管外科、创伤外科和普通外科的研究开发了一个慢性术后疼痛预测模型，包括 4 个预测因子，如术前阿片类药物使用、骨手术、术后第 14 天的疼痛评分和术后 2 周内疼痛区域的疼痛性感觉。这个模型在一个多样化的外科手术患者队列中得到验证，具有较高的曲线下面积（0.82），这表明其对慢性术后疼痛的预测效力很强。这些研究的结果强调了不同手术类型和患者群体之间的差异，以及术前和

术后因素的重要性。虽然这些预测模型可以帮助医生识别高危患者，但在临床实践中的应用还需要进一步的研究来确定它们是否能够降低慢性术后疼痛的发病率。此外，将有限的医疗资源有针对性地分配给需要重症监护的患者可以提供经济效益，并提高医疗资源的有效利用。继续的研究和验证将有助于改进慢性术后疼痛风险预测模型，促进早期干预和改善患者的术后疼痛管理，从而减少慢性术后疼痛的发生。

## 五、慢性术后疼痛的治疗

许多治疗术后急性期疼痛的干预方法也适用于慢性术后疼痛综合征的管理。在怀疑患者患有慢性术后疼痛时，首先是明确疼痛的病因和性质，特别是在癌症手术的情况下，需要排除复发性恶性肿瘤或其他术后并发症，例如感染。在此阶段应避免大量使用阿片类药物，以避免药物依赖，这突出了对新型镇痛药的需求。

### （一）药物治疗

目前用于治疗慢性术后疼痛的药物包括用于神经性疼痛的药物治疗，例如抗惊厥药（加巴喷丁类药物）、三环类抗抑郁药（阿米替林和去甲替林）、5-羟色胺-去甲肾上腺素再摄取抑制药（度洛西汀和文拉法辛），以及局部利多卡因或辣椒素作为慢性术后疼痛第一道防线的药物治疗。齐考诺肽（ziconotide）是一种 N 型钙通道 Cav2.2 阻断药，临床上作为一种镇痛药有效，但由于它需要鞘内给药且治疗窗口狭窄，很少使用。尽管有这些局限性，钙通道调节仍然是慢性疼痛控制的研究对象。丙戊酸钠可有效治疗神经性疼痛。临床研究中的靶点包括电压门控钠通道抑制药、感觉神经元上的钾通道开放药，胶质细胞上的 P2X4 和 P2X7 嘌呤能受体拮抗药，以及半胱天蛋白酶抑制药。最近研究表明半胱天冬酶抑制可能是非甾体抗炎药的作用机制之一。2017 年对现有的慢性术后疼痛药物治疗随机试验的 Meta 分析显示，大多数测试的药物干预措施都是孤立的，不包括多模式或多学科治疗方案。此外，没有足够的数据得出有效性或安全性的结论。

### （二）神经阻滞

对于药物治疗无反应的患者，可以采用神经干预措施，如神经阻滞、神经消融和神经调控。

- 对于胸骨切开手术诱导的神经痛，可以使用重复的布比卡因阻滞、苯酚阻滞或酒精阻滞来成功治疗。

- 在腰椎或宫颈术后综合征的疼痛管理中，硬膜外注射可以缓解疼痛。

- 腹壁神经卡压或损伤通常是术后慢性腹壁疼痛的原因。一些病例报告描述了通过临时注射局部麻醉药，针对前腹壁的胸腰神经进行神经阻滞，以实现长期疼痛缓解。

- 对于右手腕管综合征手术松解后的上肢复杂区域疼痛综合征 I 型患者，腋臂丛神经阻滞与患者自控镇痛联合应用成功缓解了症状。

- 其他神经阻滞方法包括使用肉毒杆菌毒素注射，可显著缓解慢性开胸后疼痛以及在腹腔镜腹疝修补后的腹壁疼痛。

- 利多卡因注射或输注到脊神经节中可临时缓解残肢或幻肢疼痛。

- 新型超声引导阻滞技术已被证明可有效治疗乳腺和腹部手术后的慢性术后疼痛。在乳腺手术后的研究中，肋臂间或胸神经阻滞结合布比卡因可以提供疼痛缓解。

- 对于手术引起的慢性腹壁疼痛患者，可使用超声引导的横腹平面阻滞。

### （三）神经消融术

残肢疼痛或幻肢痛可能会对患者造成严重困扰。这种疼痛困扰着截肢患者，其中约 60% 在术后 1 年仍然经历这种疼痛。幻肢痛和残肢疼痛与中枢神经系统和周围神经系统的变化有关。虽然药物治疗，如加巴喷丁类药物，可能对幻肢痛有所帮助，但已发现神经消融技术，如苯酚注射或残端神经瘤或脊神经节的射频消融，对一些患者也有效。脊神经节或背根进入区的射频消融显示出治疗腹股沟疝修补术后慢性髂腹股沟疼痛以及慢性开胸后疼痛的潜力。

**（四）其他**

慢性术后疼痛管理的其他方法包括在神经瘤形成的情况下进行手术切除，或物理治疗，如按摩、物理治疗和针灸。慢性术后疼痛的社会心理风险因素已被一致确认，多学科疼痛管理方案采用心理学方法，包括认知行为疗法或接受和承诺疗法，在慢性术后疼痛的管理中显示出令人鼓舞的结果。心理干预，例如认知行为疗法，有助于治疗慢性疼痛。由于慢性术后疼痛的复杂性，以患者为中心的个性化方法在其预防和治疗中至关重要。需要包括多模式干预在内的高质量随机试验来验证和建立上述试验中描述的积极结果。

（舒海华　张登文）

## 参 考 文 献

[1] FULLER A M, BHARDE S, SIKANDAR S. The mechanisms and management of persistent postsurgical pain[J]. *Front Pain Res (Lausanne)*, 2023, 4: 1154597.

[2] GLARE P, AUBREY K R, MYLES P S. Transition from acute to chronic pain after surgery[J]. *Lancet*, 2019, 393(10180): 1537–1546.

[3] ROSENBERGER D C, POGATZKI-ZAHN E M. Chronic post-surgical pain-update on incidence, risk factors and preventive treatment options[J]. *BJA Educ*, 2022, 22(5): 190–196.

# 第五篇

# 围术期专科手术疼痛管理

# 第 22 章 神经外科手术疼痛管理

## 一、麻醉与颅脑生理

### （一）脑血流

脑组织血流非常丰富，正常情况下，脑组织重量约 1400g，占体重的 2%，但脑血流量（cerebral blood flow，CBF）却达心输出量的 12%～15%［相当于 50ml/（100ml·kg）］，因此高灌注及高代谢是脑循环的显著特征。

脑组织的血供来源于颈内动脉系统和椎 - 基底动脉系统，它们又分别发自颈总动脉和锁骨下动脉。两者在枕骨大孔上方吻合形成大脑动脉环（Willis 环），然后再分出大脑前、中、后动脉，其分支与颅外血管吻合。这种解剖上的特点可以确保即使营养血管的一支甚至两支功能障碍时，仍能维持大脑的基本血供。

脑的血液供应不仅在量上丰富，其流速也很快，血液由动脉进入颅腔，到达静脉窦仅需要 4～8s，平均为 6s，椎 - 基动脉系统的血流速度比颈内动脉系统要慢。

#### 1. 脑血流的自身调节

脑血流的自身调节是机体的一种适应功能，是脑循环的内在功能。广义地说是指脑组织按其功能和代谢需要来调节脑血液供应的内在能力；狭义地说仅指脑灌注压在一定范围内变化时仍能保持恒定的脑血液供应。正常人的这种波动范围为平均动脉压 50～150mmHg。人的颅腔是一个容积固定的腔隙，颅腔内充盈着脑组织、脑脊液和血液三大部分，它们各占一定比例并维持相对的稳定。正常人脑脊液约占颅腔总体积的 10%；全脑血流量占 2%～11%；其余部分均由脑组织所充盈。这三大组成成分的比例失衡必将引起颅内压力或脑血流量的变化，而成分的失衡最易通过脑血流量的改变敏感地反映出来。

（1）脑灌注压与自动调节脑灌注压：输入颅内的平均动脉压与出颅的平均静脉压力差。正常情况下，颈内静脉压接近于右心房压，故脑血流量主要取决于颈内动脉的压力。当颈内动脉压升高时，脑血流量相应增多；颈内动脉压降低时，脑血流量减少。

（2）脑血管阻力与自动调节脑血管阻力：1min 内在 100g 脑组织内流过 1ml 血液所需要的压力，包括各局部脑血管阻力串联之和以及各脑血管阻力并联之和两大部分，常以 mmHg/（100g·min）表示。正常脑血管阻力为 1.3～1.6mmHg/（100g·min）。若脑血流和颅内压不变，则脑血管阻力直接与平均动脉压成正比。

若血管口径和灌注压不变，脑血流量与血液黏滞性成反比，即血黏度越高，脑血流量降低越明显；反之，脑血流量增高越明显。

（3）颅内压力与自动调节颅内压力：与脑血管阻力一样，它与脑血流成反比例关系。同时它亦与脑血流在灌注压变化过程中的调节一样，颅内压力在一定范围内波动，虽然同样也能引起动脉灌注压力的升高，但仍不引起脑血流的改变，这一自动调节过程称 Cushing 反射。

脑灌注压在颅内压与脑血流关系中起着重要作用。当颅内压逐渐升高，而脑灌注压仍维持在 100mmHg 以上时，脑血流量无明显变化；当脑灌注压下降至 61～100mmHg 时，脑血流下降仍不明显，直至脑灌注压下降至 51～60mmHg 时，脑血流量才显著减少。

#### 2. 脑血流的化学调节

脑血流的化学调节系指内、外环境中各种化学因素对脑血管的作用。这些因素主要包括氧、二氧化碳、血液和脑脊液酸碱状态以及血液和脑脊液离子等。

(1) 氧对脑血流的调节作用

①低血氧对脑血流的调节作用：在脑血流调节中，低动脉血氧分压（arterial partial pressure of oxygen，$PaO_2$）是一个有效的扩张血管因素。在低氧条件下，机体脑功能和脑能量代谢的维持通过减少能量消耗、降低脑代谢率及增加脑血流量这几个机制来代偿动脉血氧含量的减少。增加脑血流是保持脑组织氧量稳定的一个重要条件。低血氧下脑血流的增加，可使脑的总氧量增加17%。低血氧的原因不同对脑血流调节的机制亦有所区别。

• 增加脑血流的 $PaO_2$ 限阈：在稳定的动脉血二氧化碳分压（arterial partial pressure of carbon dioxide，$PaCO_2$）条件下，$PaO_2$ 在 60～140mmHg 范围内变动时，脑血流量基本不变。而当 $PaO_2$ 低于 50mmHg 水平时，脑血流量就开始明显增加，脑血管对低血氧的反应也像其他生理反应一样，存在一个限阈，正常人的低血氧限阈大约 $PaO_2$ 为 35mmHg，也有报道在 30mmHg 以下的。也有以静脉血氧分压（partial pressure of oxygen in venous blood，$PvO_2$）为标准，认为引起人脑血流增加的 $PvO_2$ 反应限阈在 30mmHg 以下（25～28mmHg），而临界限阈为 19mmHg，致命限阈 17mmHg 以下，接近 12mmHg，合并酸中毒存在时，引起脑血流量增加的 $PvO_2$ 值要大于非酸中毒时。在 $PaO_2$ 为 25mmHg 时，人全脑血流量为对照值的 300%。

• 慢性低血氧对脑血流的影响：慢性低血氧是指机体长时间经受低血氧的作用，它对机体的影响要大于急性低血氧。低血氧往往引起过度通气，导致 $PaCO_2$ 下降。因此在低血氧下，脑血流受低 $PaO_2$ 和低 $PaCO_2$ 的双重影响。在急、慢性高山适应不全症的患者中，低血氧和高碳酸血症两个因素共同作用于脑血管。因为在这类患者中，其低氧或二氧化碳通气反应性低下，导致通气不足，引起 $PaCO_2$ 的增加，所以在慢性低氧环境中，无论通气过度还是通气不足，都存在着低血氧和血中二氧化碳过高（或过低）两个因素的作用。

在慢性低氧条件下，脑血流量在低氧最初 24h 的反应最大，以后逐渐降低，在 3～5 天时脑血流

不再增加，脑血管对低血氧的反应消失，出现脑血流适应。脑血管对慢性低血氧的适应现象可能与脑中毛细血管的微循环增加有关，可能是毛细血管直径和脑毛细血管区以及组织区比例的增加。

• 窒息性低血氧和贫血性低血氧对脑血流的作用：在窒息性低血氧时，$PaO_2$ 很快下降，接着引起脑皮质的氧分压和颈静脉氧分压的减少，同时动脉和组织 $PaCO_2$ 增加，引起脑血流量的升高。这种脑血流的增加是由于血中低氧分压及高二氧化碳分压的结合效应，这两个因素在同一方向上作用，脑血流量可增加 2 倍以上。继发于延髓缺血性缺氧所引起的血压增加也可导致脑血流量的升高。随着窒息时间延长，心力衰竭发生，血压下降，脑血流量减少。贫血性低血氧是血红蛋白含量减少所引起的脑供氧量减少。其性质与低氧性低血氧一样，但它具有正常动脉氧分压，有利于氧从血液到组织的弥散。当血红蛋白含量减少至 3～6g 时，脑血流量可增加至正常值的 250%～500%，而脑氧代谢率和 $PvO_2$ 保持不变；血红蛋白含量降至 3g 时，组织乳酸含量轻度增加，提示组织缺氧。贫血性低血氧时，脑血流量增加主要是由于氧容量减少的结果，而与血液黏滞度的关系不大。

• 低血氧与血中 $CO_2$ 对脑血流的作用：在低血氧时，脑循环的控制必须考虑与低血氧相随变化的血中 $CO_2$ 分压对脑血流的作用，脑血管对血氧分压变化的反应受高或低的 $PaCO_2$ 影响。在低血氧下，$CO_2$ 不仅有助于脑血管的扩张，而且它还可对抗严重低血氧对脑功能的有害作用。

• 低血氧对脑血流自动调节的影响：在中度低血氧下，即使有脑血流量的增加和皮质 pH 的降低，自身调节仍保存，一直到 $PaO_2$ 低于 25mmHg 4～6min 后，其自动调节才丧失。自身调节一旦丧失，导致被动的压力-血流关系。低氧所引起的脑血流自身调节机制损害是血管壁平滑肌细胞中酶系统在氧缺乏时受到破坏的结果。自身调节受到严重损害后中止低血氧，这种影响还可延续几小时。研究表明，自身调节易被动脉血低氧所扰乱，然而它不易被脑低氧所破坏，如过度通气引

起脑血管收缩，血流下降，由此而导致的脑低氧不但不损害脑血管自身调节能力，反而因血中低 $CO_2$ 分压的缘故而提高脑血管的自身调节能力。

②高压氧对脑血流的调节作用。高压氧下脑循环变化基本上有3种情况：机体处于常压及高氧或较高气压及高氧压时，其脑血流量基本不发生变化；在多数情况下，麻醉动物处于吸氧压为3个大气压下以及清醒人或动物吸氧压在5个大气压下，均可引起脑血流量的减少和脑血管阻力升高；麻醉动物处在3个大气压以上氧浓度下，可引起脑血流量的增加和脑血管阻力下降。

(2) $CO_2$ 对脑血流的调节作用：血液中 $CO_2$ 是调节脑血流的最重要因素，脑血管对 $CO_2$ 的反应特别敏感。脑血流量随 $PaCO_2$ 的增加而呈阶梯式增加，如 $PaCO_2$ 增加至 70mmHg 左右，脑小动脉呈最大扩张，脑血管的自身调节消失。脑血管对血中 $CO_2$ 变化的反应是迅速的，但在 $PaCO_2$ 变化和脑血流变化之间还是有一个短暂的潜伏期，一般为 20～30s，原因可能是 $PaCO_2$ 通过改变脑血管周围间隙的成分来影响脑血流。血管外组织 $CO_2$ 分压变化引起脑血流变化的时间要比血管内的时间长。血管内 $PCO_2$ 变化在控制脑血流中占主导地位。

高碳酸血症对脑血流的作用：在人和动物的研究中已观察到脑血管对 $PaCO_2$ 变化的反应曲线。$PaCO_2$ 在 15～50mmHg 范围内，脑血流和 $PaCO_2$ 之间呈 S 形曲线，其最大血流变化范围在 40～60mmHg，血流与 $PaCO_2$ 在此范围接近于线性关系；$PaCO_2$ 在 70～80mmHg 以上，血流增加很少，可能由于血管已接近最大扩张，以致脑血流的自身调节在此水平丧失。

低碳酸血症对脑血流的作用；低碳酸血症的缩血管作用是脑血管所特有的，这是由于脑血管失去正常 $CO_2$ 浓度所产生的张力效应的缘故。降低 $PaCO_2$，脑血流量减少，$PaCO_2$ 低于 20mmHg，脑血管不再进一步收缩。原因可能是在这种低血流水平时存在脑组织低氧分压的倾向，而此种低氧可导致脑血管扩张。故在 $PaCO_2$ 低于 20mmHg 时，组织低氧分压，可能会对抗脑血流的进一步减少。低 $PaCO_2$ 缩血管效应也存在反应阈值，当

$PaCO_2$ 比对照值下降 2mmHg 时，脑血管开始收缩。

严重过度通气可导致脑缺氧，这是由于在低的 $PaCO_2$ 下，脑血流量减少，同时又由于血液 pH 增加，使氧解离曲线左移，血红蛋白与氧的结合更容易，血浆氧分压减少。由于过度通气可减少脑血流量和脑血容量，故在临床上常将过度通气作为降低颅内高压的一种措施。

(3) 血液和脑脊液 pH 对脑血流的调节作用：在静息条件下，脑脊液中 $HCO_3^-$ 浓度比血浆中要小，而脑脊液中的 $H^+$ 浓度大于血浆。血液和脑脊液间的 $HCO_3^-$ 梯度通过 $HCO_3^-$ 的主动转运来维持，这种主动转运的部位，即为血脑屏障的脑毛细血管内皮细胞。在脑组织的 pH 调节中，血脑屏障是十分重要的，$HCO_3^-$ 仅能缓慢地通过血脑屏障，而 $CO_2$ 可自由弥散，所以脑中 pH 取决于脑组织中 $HCO_3^-$ 浓度和 $PaCO_2$。

血浆 pH 对脑血流的作用：一般认为在 $PaCO_2$ 稳定的条件下，脑血流随血液 pH 的变化而变化。

细胞外液 pH 对脑血流的作用：细胞外液是指脑小动脉平滑肌细胞外的间隙液，其化学成分类同于脑脊液。

(4) 离子及其他物质对脑血管的作用。①钾离子的作用：钾离子与脑的功能状态密切相关，当神经活动时，可引起脑细胞间隙的钾离子浓度升高，导致活动区域血管扩张，血流增加。②钙离子的作用：脑脊液中钙离子从正常值 3mmol/L 增加至 6mmol/L、9mmol/L、18mmol/L，可观察到血管收缩，血管直径分别降低 12%、21% 和 30%。另外，血管收缩程度也随钙离子作用时间的延长而增加。

脑血管周围液体环境中的各种离子相互作用于脑血管，因此脑血管的舒缩作用不是单一因素所决定的。一般认为钙离子起重要作用，在脑血管的生理调节中，氢、钾离子，尤其是氢离子仅具有一定的作用。

①氯离子的作用：减少血管周围氯离子对脑血管有强烈的收缩效应。在正常 pH 时，将含低浓度（72mmol/L）氯离子（正常值为 144mmol/L）的脑脊液注至血管周围间隙，可引起血管收缩

12%；当 pH 为 8.0 时，正常氯离子引起血管收缩18%。②腺苷的作用：腺苷在脑血管阻力的代谢性调节中具有一定的作用。腺苷存在于正常脑和脑脊液中，它可影响血管平滑肌对钙离子的摄取，因此它对脑血管有扩张作用。在电刺激、过度通气、低氧和低血压时，腺苷从脑中释放量增加，而吸入 CO 可减少腺苷的释放。

### 3. 脑血流的神经调节

(1) 脑血管上的神经分布

① 脑实质外动脉上的神经分布：所谓脑实质外动脉主要指大脑动脉环血管及其分支和蛛网膜下隙的软脑膜动脉。超微结构研究发现，脑血管的神经与其他血管床一样，其纤维位于脑血管壁的外膜或外膜与中膜的交界处，不穿过血管壁的平滑肌细胞。轴突末梢缺乏神经膜细胞（施万细胞），外形膨大，含有许多小泡。根据所含小泡的类型可以分为两种轴突末梢。有的小泡含有颗粒，颗粒代表储存去甲肾上腺素的部位，含有颗粒小泡的轴突是肾上腺素纤维；含有无颗粒小泡的轴突是胆碱能纤维。

一般认为脑实质外动脉上的肾上腺素神经起源于颈上神经节，荧光技术表明，阻断或切除颈上神经节后，脑实质外动脉周围的特殊儿茶酚胺荧光消失。肾上腺素神经在颅内血管上的分布以大脑动脉环的主要动脉及其分支上最为密集；颈内动脉的颅内部分次之；大脑中动脉和基底动脉上最少。肾上腺素神经沿着软脑膜血管一直分布到直径为 15～20μm 的血管上。脑实质外动脉上的肾上腺素神经除了大脑前动脉、小脑后动脉、基底动脉属于双侧分布外，其余都是单侧分布的。在软脑膜上，邻近的动脉之间存在肾上腺素神经相互结合形成的神经丛。

脑血管上的胆碱能神经来自面神经的分支岩浅神经，最后形成颈内动脉丛。脑实质外动脉上胆碱能神经分布的范围和肾上腺素神经相似。软脑膜循环前面部分血管上的胆碱能神经要比后面部分血管上的丰富。

② 脑实质内血管上的神经：分布于脑实质内动脉上的肾上腺素神经可能来自延髓。在脑实质

内动脉上，肾上腺素神经纤维分布的数量与供应其所在部位软脑膜血管上的神经纤维数量有关。例如，由神经纤维分布较多的大脑中动脉供血的尾核，其半数的小动脉上有肾上腺素神经分布，而在神经分布稀少的大脑后动脉供血的外侧膝状体中，其小动脉则很少有肾上腺素神经分布。

(2) 周围和中枢神经对脑血流的调节作用

① 周围神经对脑血流的调节作用：起源于颈上神经节的肾上腺素神经对脑血管主要起收缩作用；行走于面神经、迷走神经内的胆碱能神经的功能是舒张血管。

• 交感神经对脑血流的调节作用：交感神经收缩血管可能主要作用在直径 10～15μm 的毛细血管前动脉上。有人认为，脑实质外血管上有丰富的肾上腺素神经支配，主要受交感神经影响；脑实质内血管上的神经支配较少，主要受代谢的控制；脑软膜血管上不仅有肾上腺素神经支配，并且也与大脑接触，受神经和代谢的双重影响。交感神经对脑各个部位血流的影响程度不同，电刺激颈交感神经，脑前区组织的血流平均下降22%，后区组织的血流平均下降12%，说明大脑动脉环前分支所供应的组织血流，比后分支或基底动脉分支所供应的组织血流更易受交感神经调节的影响。另外，交感神经对脑血管的影响与血管上神经分布的密度有关。

交感神经对脑血流影响的程度也与动脉血 $CO_2$ 分压有关。正常 $PaCO_2$ 下电刺激交感神经，引起脑实质外血管收缩，其远端血管的压力和血流量下降，通过自身调节机制，使脑实质内血管扩张，阻力降低，血流恢复至对照水平。但在高碳酸血症时，脑实质内血管处在扩张状态，因此电刺激交感神经会引起脑实质外血管收缩，脑实质内血管不能再有效地进一步扩张，从而脑血流量降低。

• 副交感神经在脑血流调节中的作用：刺激迷走神经中枢端时，两侧软脑膜血管扩张，直径增加 9%～22%；切断交感神经后，这种扩血管效应仍然存在，并且不依赖于 $PaCO_2$ 水平。因此，有人提出迷走神经具有真正的脑血管扩张作用，不只是抑制交感神经缩血管活动。面神经也携带

有脑血管扩张纤维，并经过膝状神经节刺激面神经，同侧软脑膜血管扩张，其直径可增加16%。电刺激一侧岩浅大神经，脑血流随着电刺激频率的增加而升高，最大值可达11%。

② 中枢神经对脑血流的调节：脑干的一些部位参与了脑血流的反射性调节。电刺激猴大脑皮质，对脑血流和代谢无影响，但刺激中脑网状结构，其脑血管扩张效应与吸入8% $CO_2$气体相同。电刺激引起的脑血流增加效应非常迅速，平均潜伏期仅4～5s，而且该效应不受$PaCO_2$水平和颈交感神经切除的影响。

脑干中蓝斑的胞体发出纤维分布于脑实质内血管，具有调节脑血流的功能。损伤猫的蓝斑能引起下丘室旁核、丘脑前腹核、大脑皮质顶区的去甲肾上腺素明显减少，并明显损害脑血管对高、低碳酸血症的反应，但对改变血压时脑血流的自身调节反应没有明显影响。电刺激蓝斑可引起脑实质内小动脉上的神经末梢释放去甲肾上腺素，使脑血管张力增加，血流量减少。电刺激鼠一侧蓝斑、同侧扣带皮质、外侧隔区、尾核壳核腹侧端，脑血流量分别减少65%、40%和70%，而对侧这三个部位的血流无明显变化。

丘脑在脑血流调节中可能具有一定作用，刺激下丘脑后部，可引起血压升高和双侧软脑膜血管收缩，脑血管收缩出现在血压变化前几秒，并与血液内气体张力的水平无关。刺激下丘脑腹部可引起双侧软脑膜血管扩张和血压下降。

(3) 脑血管上的受体

① 肾上腺素受体：脑血管壁上存在调节血管运动反应的α型（α受体）和β肾上腺素受体（β受体）。α受体兴奋，脑血管收缩；β受体兴奋，脑血管扩张。脑血管壁上β受体的去甲肾上腺素阈值可能低于α受体。小剂量的去甲肾上腺素激活脑血管壁上的β受体，使血管扩张；大剂量去甲肾上腺素激活了α受体，引起血管收缩。有报道认为，受体对脑血管的调节作用要比$H^+$浓度改变更强有力。

② 胆碱能受体：脑血管上的胆碱能受体属毒蕈碱型。在生理条件下，胆碱能受体兴奋使脑血管扩张，而在大剂量拟胆碱药作用下则引起脑血管收缩，这两种效应均能被阿托品所阻断。正常条件下，阿托品对脑血流的自动调节和脑氧耗无影响，但限制了高碳酸血症的增加脑血流效应和低碳酸血症的降低脑血流效应，说明胆碱能受体参与了高、低碳酸血症时的脑血流调节。

③ 多巴胺受体：脑血管上存在扩张性多巴胺受体。多巴胺对脑循环的调节作用是通过直接作用于脑血管上的受体实现的。静脉注射多巴胺受体阻滞药能明显减弱低氧血症对脑血管的扩张效应；但脑血管对$CO_2$的扩张反应仍存在。多巴胺受体还参与了脑血流的自身调节。

④ 5-羟色胺受体：5-羟色胺通过血管壁上的相应受体调节脑血流。5-羟色胺的主要作用是使脑血管收缩，脑血流减少。血管内灌注5-羟色胺$1\mu g/(kg \cdot min)$，在正常$PaCO_2$时，脑血流降低35%；低氧血症时减少最明显，可达62%。

⑤ 组胺受体：组胺通过$H_1$和$H_2$受体作用于脑血管。$H_1$受体兴奋脑动脉收缩；$H_2$受体兴奋可引起脑血管扩张。组胺对$H_1$和$H_2$受体的兴奋作用与剂量有关。小剂量组胺（$50\mu g/kg$）可使大脑前动脉显著扩张；中等剂量（$150\mu g/kg$）时血管直径无明显变化；但大剂量（$300\mu g/kg$）时大脑前动脉收缩。组胺对脑血管的效应迅速而短暂。

⑥ 肽能受体：脑血管壁上可能存在肽能受体，可被血管活性肠肽激活而产生脑血管扩张作用，血管活性肠肽本身对静息血管几无影响，但对已处于收缩状态的软脑膜血管具有扩张作用，其扩张程度类似乙酰胆碱和异丙肾上腺素。

### （二）脑代谢

#### 1. 脑组织代谢的特点

(1) 脑的能量代谢和糖代谢：脑的功能复杂，活动频繁，所以能量消耗特别多。用放射性惰性气体$^{133}Xe$示踪测量估计，人体在清醒时的脑血流量为（$0.52 \pm 0.12$）$ml/(g \cdot min)$；再根据脑动脉与静脉血流间的氧分压差，推算出脑的耗氧率为（$1.47 \pm 0.18$）$\mu mol/(g \cdot min)$，明显高于其他组织。脑的能量代谢中，60%的能量消耗用于维持神经生理功能；40%用于维持神经结构的完整性。

正常情况下脑的呼吸商为1，说明脑的能量需要是由葡萄糖提供的。脑中糖原的储备量很少（约0.1%），而脑动、静脉脑血流中葡萄糖浓度的差别又很大，此足以说明脑组织依赖血液葡萄糖作为主要能源。葡萄糖以易化扩散方式从血摄取入脑，此过程具有饱和竞争特性。静息状态下，脑从血液中摄取的葡萄糖量约占其总运输量的10%；脑血流降低时，摄取比率将增大。脑葡萄糖消耗量约占总体消耗量的1/4［31μmol/(100g·min)］。在正常条件下，脑所需的葡萄糖主要来自肝储存糖原的分解，部分来源于肌肉，小部分来自其他器官。据知，肝单位组织重量中储存的糖原量是脑的100倍，肌肉组织是脑的10倍。用$^{14}$C葡萄糖的放射性掺入试验表明，尽管放射性也见于脑的氨基酸、脂类、蛋白质和核酸，但脑中90%以上的葡萄糖是通过糖酵解和三羧酸循环分解的。

脑中葡萄糖在正常情况下主要进行有氧代谢，而通过无氧酵解的量为5%~15%。酵解酶体系不仅位于胞体，并且也存在于远离胞体的轴突末端，参与突触前末端能量代谢的需要。在有氧条件下1g分子葡萄糖经过脑的有氧氧化途径，可生成36~38 ATP，若从糖原的葡萄糖单位开始，则生成37~39ATP。在无氧条件下，1g分子葡萄糖经无氧酵解仅生成2~3ATP。

在正常动脉血液，葡萄糖浓度为80mg/dl，脑消耗氧的速率约3.4ml/(100g·min)，使用胰岛素将血糖降至8mg/dl时，氧的消耗降到1.9ml/(100g·min)。这样的氧消耗水平已无法依靠氧化磷酸化提供足量ATP进行正常的脑功能活动，于是出现昏迷，久之会造成脑的不可逆性损伤。胰岛素不能越过血脑屏障，因此胰岛素只能通过对血糖浓度的影响来改变脑中糖代谢，但末梢神经的葡萄糖代谢可直接受血浆胰岛素的影响。

(2) 脑中氨基酸和蛋白质代谢：脑中氨基酸来源有2个，为血液提供以及糖代谢生成。脑血流中的氨基酸能迅速在脑中的交换，但汇集于脑中的氨基酸含量却相当有限。脑内存在维持氨基酸稳态平衡的机制，因此提高血浆氨基酸浓度却并不能因而提高脑内氨基酸的水平。多数氨基酸是通过载体系统进入脑细胞内的，脑中葡萄糖可转变成一部分氨基酸，其中主要是非必需氨基酸。

脑中大约75%的自由氨基酸是天冬氨酸、谷氨酸、谷氨酰胺、N-乙酰天冬氨酸及γ-氨基丁酸，其中谷氨酸的含量最多。进入脑中的氨基酸可迅速掺入蛋白质。蛋白质的合成主要在神经细胞体进行，但轴突中也有合成。脑中氨的产生是通过腺苷酸脱氨酶作用的，即氨基酸的氨基经过转氨基而形成谷氨酸和天冬氨酸，再生成腺苷，而后脱去氨基，如此形成的氨大多数用于合成谷氨酰胺，经血带走。

(3) 脑中核酸代谢：脑中RNA含量特别高。脑中RNA的代谢速度随神经的功能活动而变化。在短期的强烈刺激之后，脑中的RNA含量升高，但长期刺激后却趋于降低。脑的功能活动会随特定的细胞和区域而异，故脑中RNA含量的变化并非均匀一致。

脑组织能将尿转变为尿酸，然后转变为三磷酸尿苷和三磷酸胞苷而合成核酸，以及参加脂类及黏多糖的代谢，能储存核酸及传递遗传信息，并将这些信息翻译成蛋白质。神经系统的功能活动主要由这些过程参加。

(4) 脑中脂类代谢：大脑发育之初，脂类的含量并不多，随着大脑的发育逐渐出现神经髓鞘。神经髓鞘形成后，神经组织中脂类增加。脑中脂类的大多数包括胆固醇、脑苷脂、磷脂酰乙醇胺和神经磷脂而仅在脑中缓慢代谢，但是磷脂酰胆碱则代谢迅速；磷脂酰肌醇的代谢速率更快。脑中甘油磷脂的合成途径与其他组织相同。脂肪酸、甘油和肌醇来自糖代谢；脑接受血浆中的乙醇胺并将其掺入磷脂。

**2. 脑代谢率、体温对脑血流和脑代谢的影响**

脑代谢率（cerebral metabolic rate，CMR）可用脑代谢耗氧量即脑氧代谢率（cerebral metabolic rate for $O_2$，$CMRO_2$）来表示，脑组织血供相当丰富。代谢极为活跃，无论是在睡眠或觉醒状态下，$CMRO_2$占全身总耗氧量的20%，相当于50ml/min，脑能量代谢高度依赖脑血流供给葡萄糖，正常生理状态下，没有其他代谢底物。脑代谢同时也包括氨基酸代谢，包括谷氨酸、GABA 及神经递质的代谢。CMR 用 $CMRO_2$ 表示，根据 FICK 定律，公式如下。

$$CMRO_2=CBF（脑血流量）\times C_{a\text{-}vO_2}$$
$$（C_{a\text{-}vO_2}：动静脉氧含量差）$$

尽管 $CMRO_2$ 是一个量化指标，但它的变化并不能反映局部氧和能量供应失衡的程度。脑耗氧占全身氧供的比例大于脑血流占心输出量的比例，所以脑组织从血流中摄取氧的比例较身体其他部分高，而氧的储备功能相对低下。生理状态下，大脑所需能量几乎全由葡萄糖供给，后者主要由肝糖原分解而来，能量储备也有限。由于大脑这种高代谢低储备的特点，脑代谢率的变化必将迅速引起脑血流量的明显改变，以适应脑功能状态的需要。在发热、癫痫等病理状态下，脑电活动增加，脑代谢率加强，而乳酸、二氧化碳、氢离子及其他代谢产物增加作用于脑血管，会引起脑血管扩张，脑血流量相应增加。相反，静息状态如睡眠或低温，脑代谢率减少，脑血流量相应减少。此外，由于大脑内各部分神经元密度及代谢活动的不同，大脑内部各区域的血流量也不一致。总的而言，灰质的血流量是白质的 5 倍。脑代谢也包括氨基酸代谢，包括谷氨酸、GABA 及神经递质的代谢。

其他可影响脑血流量的因素还有年龄、血液黏滞度、血管壁摩擦力、脑血管阻力等。

无论在正常生理状态下或脑缺血时，低温均能降低脑血流量和脑代谢率，通常体温每下降 $1\,^{\circ}\!C$，脑代谢率降低 $6\%\sim7\%$。与麻醉药一样，低温也可抑制全部脑电活动，其所需温度约为 $20\,^{\circ}\!C$。但低温对于脑代谢率和脑血流量的抑制与麻醉药的作用又有所区别，当脑电活动被全部抑制以后，随着温度的进一步降低，脑代谢率仍会继续下降，这是因为低温不但抑制脑代谢率的脑电活动部分，而且能抑制维持细胞稳态结构部分的脑电活动。曾经认为低温对这两部分是成比例抑制的，但现已证明，轻度低温时优先抑制维持正常内稳态脑

电活动。当温度降至 $18\,^{\circ}\!C$ 时，$CMRO_2$ 降为正常值的 $10\%$，这就是大脑在低温下耐受缺血时间明显延长的机制。温度升高时对脑血流量和脑代谢率的作用与此相反，在 $37\sim42\,^{\circ}\!C$，随着温度升高，脑血流量和脑代谢率均升高，当温度超过 $42\,^{\circ}\!C$，蛋白质和酶变性，耗氧量急剧下降。

### 3. 麻醉状态下对脑血流、脑代谢和颅内压的影响

（1）静脉麻醉药

① 巴比妥类：应用巴比妥类药物时，如果 $PaCO_2$ 维持正常，脑血流量、$CMRO_2$、脑葡萄糖代谢率和脑电图呈剂量相关性抑制。当脑电图出现高幅慢波时，对脑血流量和脑代谢率抑制达平台水平，大约降低 $50\%$，同时伴有脑血管阻力增加。

硫喷妥钠麻醉中，脑血流量的自身调节机制和脑血流量对 $PaCO_2$ 升高的反应正常。静脉注射镇静剂量的巴比妥类药物，意识消失前，脑血流量和脑代谢无改变，意识消失但部分肌肉对疼痛仍有反应时，$CMRO_2$ 降低 $36\%$，达到外科麻醉深度时，$CMRO_2$ 降低 $36\%\sim50\%$。如同时采用过度通气，脑血流量降低更为明显。巴比妥对中枢神经系统作用顺序是：巴比妥类药物麻醉—脑代谢降低—脑 $CO_2$ 产生减少—脑 $CO_2$ 分压趋于降低—脑血管收缩—脑血流量减少—颅内压降低。巴比妥类对脑代谢抑制作用最强，主要抑制神经元的电生理活动（而非维持细胞整合所需要的能量）。动物实验表明，严重低血压和（或）低氧血症时，应用巴比妥类药物麻醉对缺血和缺氧的脑组织有保护作用，能减轻神经后遗症或延长动物存活时间。这可能是由于其降低了 $CMRO_2$ 和脑血流，从而使颅内压降低。

② 依托咪酯：与巴比妥类药物类似，依托咪酯进行性地降低脑代谢率，直到出现等电位脑电图。与脑代谢率不同，脑血流量在依托咪酯注射初期即急速下降。脑血流量最大速度降低出现在脑代谢率出现最大降低之前，这可能是依托咪酯直接引起脑血管收缩所致。脑血流量、$CMRO_2$、颅内压呈剂量相关性降低。在依托咪酯麻醉中，脑血流量对 $CO_2$ 的反应性良好，脑能量代谢正常。

另外，依托咪酯与钙通道阻滞药一样，对脑缺血有保护作用。大剂量应用依托咪酯对循环功能尤其是脑灌注压影响轻微，而且能减少脑血流、脑氧耗和颅内病变患者的颅内压，是神经外科较好的全身麻醉诱导药物。

③ 丙泊酚：与巴比妥类药物一样呈剂量相关性抑制脑血流和脑氧耗，但保留 $CO_2$ 反应性。丙泊酚通过抑制脑代谢而降低脑血流大量的研究表明，丙泊酚降低或不改变颅内压，可降低平均动脉压和脑灌注压。此外，丙泊酚还可抑制兴奋性氨基酸的释放，减少钙离子内流和清除氧自由基，从而减少兴奋性氨基酸的神经毒性，保护细胞膜，对脑缺血再灌注损伤有防治作用。丙泊酚靶控输注是神经外科较理想的麻醉维持用药。

④ 神经安定药物：神经安定药降低颅内压，减少脑血流，对脑氧耗影响轻微。

⑤ 氯胺酮：氯胺酮是静脉麻醉药物中唯一可以增加脑代谢率和脑血流量的药物，具有独特脑功能激活作用。氯胺酮麻醉中，脑血流量的自动调节机制完整但脑血管对 $PaCO_2$ 的反应性增加约 60%。氯胺酮具有直接扩张脑血管的作用，能迅速增加脑血流量和 $CMRO_2$，氯胺酮促进脑代谢的机制尚不清楚。氯胺酮显著增加颅内压，这种增加能被过度通气、硫喷妥钠或苯二氮䓬类药物阻断或减弱。但是一些研究证明，氯胺酮引起的颅内压升高并不能被巴比妥类、地西泮或咪达唑仑所阻断。因此，氯胺酮不能被推荐用于神经外科患者的麻醉，特别是颅内压升高或颅内顺应性降低的患者。

由于氯胺酮的镇痛作用强，而对呼吸无明显的抑制作用，适用于需要保留自主呼吸的脑干手术患者术中的麻醉维持。

⑥ 羟丁酸钠：静脉滴注时，随着剂量的增加，可出现代谢性酸中毒，脑血管收缩，脑血流量和脑代谢逐渐降低，故可造成暂时性、相对性脑缺血。Stolk-arts 在 30 例颅内肿瘤患者用羟丁酸钠作诱导，颅内压降低 34.5%，同时脑灌注压增加。因此，羟丁酸钠适合于神经外科手术患者，特别是颅内压升高或顺应性降低而休克的外伤患者。

(2) 吸入麻醉药：所有吸入麻醉药或多或少扩张脑血管，增加脑血流量和脑血容量，因此升高颅内压。吸入麻醉药还抑制脑血管自身调节，干扰对 $CO_2$ 的反应。与氟类吸入麻醉药降低脑代谢不同，$N_2O$ 可增强脑代谢，增加脑血流量。在一定吸入浓度范围内，$CBF/CMRO_2$ 的变化与浓度大致呈直线相关。氟烷对脑血管的扩张效应最强，恩氟烷次之，氧化亚氮、七氟烷和异氟烷的作用较弱。在 1.5MAC 麻醉浓度下，氟烷和恩氟烷分别增加脑血流量 66% 和 35%，而异氟烷和七氟烷对脑血流量几乎无影响。氟烷和恩氟烷明显损害脑血流量的自身调节机制，而异氟烷对其影响轻微。

(3) 麻醉性镇痛药：麻醉性镇痛药对脑血流量和颅内压的影响报道不一，这种差异主要与背景麻醉用药和种类有关。当背景麻醉药收缩脑血管或无麻醉药物作用时，麻醉镇痛药对脑血流量没有影响甚至可增加脑血流量。

单独应用吗啡对颅内压及脑血流量无明显影响。芬太尼对脑血流量及脑代谢率的作用明显受复合用药的影响。在与氧化亚氮、氟烷和地西泮复合应用时，芬太尼能明显降低脑血流量和 $CMRO_2$，但单独应用时，对脑血流量和 $CMRO_2$ 无明显影响或脑血流量呈轻度增加。舒芬太尼和阿芬太尼可引起颅内压不同程度地增加和脑灌注压不同程度地降低，后者主要与平均动脉压降低有关。舒芬太尼对脑血流量和 $CMRO_2$ 呈剂量相关性抑制，随着剂量的增大，脑电图显示癫痫发生率也增加，但癫痫波出现对脑血流量和 $CMRO_2$ 无明显影响。雷米芬太尼对颅内压影响不显著，但对平均动脉压呈剂量依赖性降低。

(4) 肌松药：肌松药不能通过血脑屏障，从而对脑血管无直接作用。但肌松药对脑血流量有间接作用，肌松药可降低脑血管阻力和静脉回流阻力，从而使颅内压下降。但肌松过程中患者血压升高，可进一步增加颅内高压患者的颅内压。

大量动物实验及临床试验均已证明，氯琥珀胆碱由于肌纤维成束收缩引起的颅内压增加，小剂量非去极化肌松药预处理并不能阻断肌肉传入活动或脑血流量的反应。颅内压增加也不能被硫喷妥钠预处理所阻断。泮库溴铵可阻滞窦房结、交感神经节和交感神经末梢中的 M 受体，使交感活动增强，也能抑制交感神经末梢对已释放的去甲肾上腺素的正常摄取，因此可诱发血压升高。泮库溴铵在脑血流量自动调节功能损害和颅内病变的患者中，可明显增加脑血流量和颅内压，阿曲库铵对脑血流量和颅内压无明显影响。但其代谢产物 N– 四氢罂粟碱容易穿过血脑屏障而引起抽搐。维库溴铵、泮库溴铵对颅内压及脑灌注压无明显影响。

在神经外科患者中如果需要应用氯琥珀胆碱，建议先用小剂量的非去极化肌松药，采用控制呼吸，避免 $PaCO_2$ 升高，大多数临床情况中非去极化肌松药对脑血流量和颅内压影响很小。

#### 4. 麻醉方法和管理对脑血流、脑代谢和颅内压的影响

通气时呼气时间不足、呼气阻力增加、气管内插管时的刺激、术中呛咳或用力以及颈部弯曲、扭转、头低位和胸、腹腔内压增高时，都能使脑静脉回流受阻，颅内压升高，从而明显改变脑灌注压和脑血流量。

在急性等容血液稀释患者，当红细胞比容降至 30% 以下时，由于血液黏度下降，心排血量增加和脑血管阻力降低，脑血流量明显增加。有研究发现，等容血液稀释期间皮质血流量增加源于脑血管扩张；而脑皮质下区域血流量增加与血液黏度减低和心排血量增加有直接关系。血液稀释可使脑局部缺血区脑血流量增加。因此，有局灶性脑缺血的患者，维持红细胞比容在 30%～34% 范围内较为合适，而且仍具有较好的携氧能力。

用硝普钠、樟硝咪芬、硝酸甘油、氟烷、尼莫地平降压中，脑血流自动调节曲线较出血性低血压时的自身调节曲线左移；当用上述药物降低 $MAP \leqslant 50mmHg$ 时，脑血管对 $PaCO_2$ 的反应性消失；但若用异氟烷降低平均动脉压至同样水平，脑血管对 $PaCO_2$ 的反应仍部分存在。

控制性降压对脑氧耗和脑能量代谢的影响与降压方法和降压程度有关。用硝普钠和樟碱咪芬降低平均动脉压至对照值的 50%，硝普钠组的 $CMRO_2$ 明显增加，而樟碱咪芬组的 $CMRO_2$ 无明显改变；当平均动脉压降低至 40～50mmHg 时，患者脑动静脉氧含量差分别升高（3.5 ± 0.8）ml/dl 和（1.7 ± 0.4）ml/dl，说明脑摄氧能力增加；但当将平均动脉压降至 30mmHg 时，两组的 $CMRO_2$ 均有中度降低。用三磷腺苷或腺苷降压时，脑血管阻力和脑血流量明显降低，$CMRO_2$ 无明显改变，但乙状静脉窦氧分压明显降低。应用氟烷和异氟烷降压时，$CMRO_2$ 明显下降。

### （三）脑脊液循环

脑脊液循环包括脑室、脑脊液与脑脊液循环。

#### 1. 脑室系统

脑室系统包括两侧侧脑室、第三脑室、第四脑室，在脑室系统及脑蛛网膜下腔都充满脑脊液，它不但有缓冲颅内压力作用，而且对脑组织有一定的营养作用。

#### 2. 脑脊液与脑脊液循环

脑脊液在脑内形成，并在脑内各间隙循环，脑脊液与脑内细胞外液可自由交换。正常情况下，脑内细胞内液、细胞外液、脑脊液、血液和淋巴液是可以相互转移的。

(1) 脑脊液的生成：正常状态下，脑脊液主要由脑室内的脉络丛产生，大部分来自侧脑室的脉络丛。与脑内其他毛细血管内皮细胞不同，脉络丛毛细血管内皮细胞间没有紧密的连接，而是有空隙的。血液进入脉络丛毛细血管经内皮细胞时被滤过，并在脉络丛基质内产生富含蛋白的液体——脑脊液，其成分与其他组织的组织间液相似。此外，蛛网膜下间隙（可能是软脑膜）及室管膜与血管周围的间隙（Virchow-Robin 间隙）也有产生脑脊液的功能，为脉络丛外脑脊液生成。脉络丛外脑脊液生成 60% 由于脑内葡萄糖氧化产生，40% 由脑毛细血管的超滤作用产生。

脑脊液生成速率 0.35～0.40ml/min，即每天生成 500～600ml，每分钟有 0.25% 的脑脊液容量被新形成的脑脊液所替代，脑脊液容量的更新时间为 5～7h，其更新速率为每天 3～4 次，40%～70% 的脑脊液经脉络丛进入脑脊液各间隙，而

30%～60% 的脑脊液自脉络丛外进入脑脊液间隙。

脑脊液的产生与脑灌注压成正相关，且影响大，与颅内压升高呈负相关，其影响较小。脑灌注压的改变可影响脑、侧脑室和第四脑室脉络丛血流，当脑灌注压保持在 70mmHg 以上，颅内压升高至 20mmHg，对脑脊液产生没有影响。当血压下降伴颅内压升高引起脑灌注压降至 70mmHg 时，脑血流量及脉络丛血流量降低。因颅内压升高（并非单纯血压下降）引起脑灌注压降至 50mmHg 时，可使脉络丛血流量进一步下降。脉络丛血流降低伴颅内压升高时，由于脉络膜血管受压，阻力增加及脉络丛血管床静水压改变，从而降低了脉络丛毛细血管的超滤作用。因此，脑脊液生成减少。颅内压降低时，脑灌注压和脉络丛血流量增加，脑脊液生成即增多。

(2) 脑脊液的循环：侧脑室脉络丛产生的脑脊液经室间孔流至第三脑室，连同第三脑室脉络丛产生的脑脊液共同通过中脑水管（导水管）进入第四脑室，与第四脑室产生的脑脊液一起经正中孔和外侧孔离开脑室系统进入蛛网膜下腔，经脑干周围的脑池到达大脑半球表面，最后被上矢状窦旁的蛛网膜绒毛吸收入静脉血。另一部分脑脊液向下进入椎管蛛网膜下间隙，由脊神经根处的蛛网膜绒毛吸收入血，完成整个循环。

许多因素可引起脑脊液流动，如脑脊液的静水压、室管膜细胞的纤毛运动产生的电流、呼吸运动、脑动脉和脉络丛的血管搏动、脑脊液（15cmH_2O）和上矢状窦（9cmH_2O）的压力梯度以及蛛网膜绒毛的"泵吸"作用，都可能参与脑脊液的流动。

脑脊液可以上下流动，向上流动至小脑半球周围的蛛网膜下腔，向下进入脊髓蛛网膜下腔。小脑延髓池的脑脊液向头部移动，进入延髓前、脑桥和脚间池。脑脊液循环由脑室向下流动速度快，由延髓腔向上流动速度很慢。放射性同位素测定标记的脑脊液在数分钟内即自脑室流动至脚间池，10～20min 流动至下颈及上胸部，30～40min 至胸腰部，60～90min 至腰骶部硬膜囊，2～2.5h 至脚间池。20%～33% 的标记脑脊液在

12h 内到达脑室，12～24h 在上矢状窦处收集到标记脑脊液。体位改变或行走并不影响脑脊液流动，但体育运动促进脑脊液的混合而干扰脑脊液浓度梯度，咳嗽使脊髓腔脑脊液向脑池流动。

(3) 脑脊液的吸收：脑脊液通过蛛网膜绒毛和蛛网膜颗粒自蛛网膜下腔进入静脉血，颅内蛛网膜绒毛位于邻近上矢状窦的硬膜内和静脉腔隙，脊髓腔蛛网膜绒毛位于脊神经后根靠近硬膜静脉窦的硬膜内，正常情况下，85%～90% 的脑脊液在颅腔内吸收，10%～15% 的脑脊液在脊髓腔内吸收。蛛网膜绒毛由许多蛛网膜细胞组成，蛛网膜绒毛自蛛网膜下腔突出进入并穿过邻近的静脉窦。除绒毛处外，蛛网膜由多层蛛网膜细胞组成，蛛网膜细胞间排列紧密，形成屏障，可防止脑脊液自蛛网膜下腔进入硬膜，但绒毛处蛛网膜细胞的内层间有巨大空隙，不能构成屏障。因此，蛛网膜下腔的脑脊液容易进入绒毛及静脉窦。

脑脊液吸收的速度取决于经蛛网膜绒毛的静水压梯度（脑脊液压 - 静脉窦血压）、蛛网膜绒毛对脑脊液流出的阻力。因内皮细胞具有高度通透性，故经蛛网膜绒毛的渗透压差对脑脊液的流动并不起主要作用。

当蛛网膜绒毛压力梯度（脑脊液压 - 静脉窦血压）增加时，脑脊液吸收速度增加，脑脊液压达 22mmHg 时，吸收阻力接近正常；脑脊液压进一步增加时，吸收阻力下降。正常情况下，脑脊液的吸收速度与其产生速度相平衡。

(4) 脑脊液的组成：脑脊液是澄清液体，与血浆比较，其钠、氯和镁离子浓度较高，而葡萄糖、蛋白、氨基酸、尿酸、钾、碳酸氢根、钙和磷离子较低。脑脊液在脑室和蛛网膜下腔间流动，自不同部位抽取的脑脊液，其成分可有差别，例如腰部脑脊液蛋白浓度较脑池内脑脊液高，原因可能与脑代谢产物排至脑脊液有关。

成人脑脊液容量为 100～160ml，婴儿为 40～60ml，儿童为 60～120ml；脑脊液压力正常值，成人为 4.5～13.5mmHg（6.1～18.4cmH_2O），小儿为 3.0～7.5mmHg（4.1～10.2cmH_2O）。

(5) 脑脊液的功能：脑脊液的功能众多，包

括对脑的保护、支持和化学调节作用，脑脊液比重（1.007）比脑（1.040）低，使脑的有效重量自 1400g 降至 47g。脑脊液与脑内细胞外液相通，可对脑提供稳定的基质供应（主要是葡萄糖），即使血浆基质浓度有持续改变时也可稳定供应。脑脊液维持神经递质所需的精细化学环境，并可移除代谢产物、不需要的药物及由中枢神经系统损伤引起的有害物质。

### 3. 影响脑脊液生成和吸收的因素

药物、神经、代谢等很多因素可影响脑脊液的生成和吸收。

(1) 药物

① 麻醉药：脑脊液生成增加时可增加脑脊液容量，易使颅内压升高。脑脊液吸收阻力增加时，也可使颅内压增高。相反，脑脊液生成或吸收阻力减少时，颅内压可降低。低浓度恩氟烷增加脑脊液吸收阻力，高浓度时促进脑脊液生成，故有增高颅内压倾向。氟烷增加脑脊液吸收阻力的程度比降低脑脊液生成的程度大，故有升高颅内压倾向。$CO_2$ 和脑脊液压正常时，地氟烷对脑脊液生成和吸收无改变，但在低碳酸血症和脑脊液压增高时，地氟烷增加脑脊液生成，因此可能增高颅内压。异氟烷对脑脊液生成无影响，低浓度时脑脊液吸收阻力无改变或增加，高浓度时吸收阻力降低。七氟烷降低脑脊液生成，增加脑脊液吸收阻力。氟烷或恩氟烷辅用氧化亚氮对脑脊液生成和吸收无改变。咪达唑仑小剂量对脑脊液生成无改变，大剂量时减少脑脊液生成，对脑脊液吸收阻力无改变或有增加，故对颅内压的影响不确定。小剂量硫喷妥钠使脑脊液生成降低，脑脊液吸收阻力不变或降低，故可降低颅内压。丙泊酚对脑脊液生成和吸收无改变，依托咪酯对脑脊液生成和吸收无改变或降低。氯胺酮对脑脊液生成无改变，但增加脑脊液吸收阻力，可使颅内压增高。阿片类药（阿芬太尼、芬太尼、舒芬太尼）对脑脊液生成无影响，但降低脑脊液吸收阻力，故可降低颅内压。

② 利尿药：大部分利尿药如甘露醇、呋塞米、乙酰唑胺均可减少脑脊液生成。乙酰唑胺可减少

脑脊液 50% 的生成。③激素：甲泼尼龙可中度降低脑脊液吸收阻力，可的松及地塞米松可降低脑脊液的生成，地塞米松可降低 50% 的脑脊液生成。④其他药物：茶碱增加脑脊液生成，抗利尿激素既增加脑脊液生成，又降低脑脊液吸收阻力。3% 氯化钠液降低脑脊液的生成并可能增加脑脊液吸收阻力。心钠素和地高辛降低脑脊液生成。氯琥珀胆碱及维库溴铵对脑脊液生成和吸收无影响。

(2) 神经调节：脉络丛有肾上腺素和胆碱能神经分布，这些神经活动可改变脑脊液的生成。颈交感神经兴奋时脑脊液生成降低 32%，切除双侧上颈交感神经节使脑脊液生成增加 33%；脑室内灌注去甲肾上腺素引起剂量相关的脑脊液生成降低，并可被脑室内灌注苄胺唑啉或普萘洛尔所逆转，而静脉输注普萘洛尔可使脑脊液生成进一步减少。在存在胆碱酯酶抑制药新斯的明的情况下，脑室内灌注乙酰胆碱降低脑脊液生成 25%～55%。

(3) 代谢调节：低温降低脑脊液主动分泌活动和转运过程以及降低脑血流，可减少脑脊液生成。体温降低 1℃，脑脊液生成减少 11%；高碳酸血症可使脑脊液生成增加。急性低碳酸血症时降低脑脊液生成，但数小时后，脑脊液生成恢复正常。长期高或低碳酸血症并不明显改变脑脊液生成，代谢性酸中毒对脑脊液生成无改变，但代谢性碱中毒使之降低。

脑室脑脊液渗克分子浓度降低或血清渗克分子浓度增高均降低脑脊液生成。同样，脑室脑脊液渗透浓度增高或血清渗透浓度降低可增加脑脊液生成。血清渗透浓度改变所致的脑脊液生成的改变比脑室脑脊液渗透浓度改变大 4 倍，因血清渗透浓度改变发生在脉络丛外区域，而脑室脑脊液渗透浓度改变发生于脉络丛。

## （四）颅内高压、脑疝

### 1. 颅内高压

(1) 颅内压与颅内压增高：颅腔周壁是坚硬的颅骨，颅骨没有伸缩性，颅腔内包括脑组织、血液和脑脊液 3 种内容物。正常情况下，成人颅内容量约为 1400ml，其中脑组织容量占 80%～85%，

脑脊液占 7%～10%，颅内血容量占 5%～8%。颅腔内的总容量形成一定的压力，称为颅内压。成人颅内压的正常值是 5.8～13.2mmHg，儿童颅内压较低，正常值 3～7.5mmHg。颅内压在 13.2～15mmHg 时有颅内压增高可疑，颅内压超过 15mmHg 时称颅内压增高。由于颅腔伸缩性差，颅内容量少量增加即可引起颅内压明显增高。病理情况下，当脑组织容量增加时，为了保持颅内压正常，脑脊液容量或脑血容量必须代偿性减少，当脑脊液容量或脑血容量不能进一步代偿性减少时，即导致颅内压增高。同样，脑脊液容量或脑血容量增加而另两者不能代偿性减少时，颅内压也增高。

脑组织容量：包括脑组织和脑细胞内液和细胞外液含量。病理情况下细胞内液和（或）细胞外液常有改变。血管源性脑水肿因血脑屏障被破坏而使血浆蛋白、电解质和水渗入脑组织，水肿液体主要在白质细胞外间隙扩散，并可通过胼胝体扩散到对侧大脑半球。缺血性脑水肿因细胞能量衰竭，故细胞内液体容量增加。渗透压性脑水肿和脑积水性脑水肿的特点是细胞外液容量增加。脑组织容量增加对颅内总容量的影响，取决于脑细胞内液和细胞外液容量的改变。

脑脊液容量：脑脊液主要由脉络丛生成，每分钟产生 0.3～0.5ml，每日为 400～500ml，颅腔内蛛网膜下腔内脑脊液总量为 100～160ml，保持正常的脑脊液生成、循环与吸收。脑脊液的分泌、循环、吸收发生障碍时，可以影响颅内压的变动。

脑脊液在颅内容积代偿中的作用的机制是，当颅内压增高时，脑脊液回吸收量增加，可达到 2ml/min，而颅内压增高对脑脊液生成的速度影响小，这样脑脊液吸收量增加，可以起一定的缓解颅内压增高的作用。另外，颅内压轻度改变时脑脊液生成速率仍相对维持正常；颅内压明显增高并伴血压下降至脑血容量自身调节的下限时，如发生急性低碳酸血症、脑室炎和低温下，脑脊液生成速率降低。

脑血容量：脑动脉和静脉血容量的总和即脑血容量。脑血流量与脑动脉灌注压成正比，与脑血管阻力成反比。血管阻力来自紧张度和颅内压增高对血管的外加压力。脑血流量（平均体动脉压 – 平均颅内压）/ 脑血管阻力。

脑动脉血容量取决于脑动脉的口径而静脉血容量主要取决于脑静脉窦的血容量。许多因素如内皮舒张因子、血黏度、血管活性物质和代谢产物均可调节脑动脉的口径。由动脉压改变导致的脑动脉舒缩改变称脑血管自动调节。正常情况下，在一定血压范围（50～150mmHg）内脑血管的自动调节作用可维持脑血流稳定，血压升高时脑动脉收缩，使脑血流阻力升高，减少脑血流量。血压降低时，脑动脉舒张，血流阻力降低而增加脑血流量。但动脉压超过 150mmHg 时，脑血管调节作用丧失，脑血流随血压上升而增加，毛细血管的通透性也增加，产生脑水肿和颅内压升高。动脉压降至 50mmHg 以下，脑血流量降低并出现脑缺氧症状。当颅内压增高时，可使脑血流量下降，为了保持脑血流量不致大幅度减少，此时阻力血管扩张，脑血管阻力下降使脑血流增加，但脑血流增加导致颅内压进一步增高。

颅内占位性病变：颅内占位性病变引起颅腔内容物增加，使颅内压明显增高。颅内占位性病变使脑脊液流动通路受压或阻塞时也可以增高颅内压。

颅内压增高时，颅内各分腔间出现压力梯度，脑组织从压力较高的分腔向压力较低的分腔移位，进而形成脑疝。幕上的占位性病变可将颞叶的海马旁回、钩回通过小脑幕切迹挤向幕下，压迫动眼神经和中脑，引起同侧瞳孔散大、光反应消失，对侧偏瘫和昏迷，称为小脑幕切迹或颞叶疝。幕下的占位性病变可将小脑扁桃体疝入枕骨大孔，压迫延髓而导致突然昏迷和呼吸停止，称枕骨大孔疝或小脑扁桃体疝。

(2) 颅内容量 – 压力曲线：颅内压增高是颅内容物容量不断增长的结果，在颅内容物容量增长的开始阶段，因颅腔内的调节作用，颅内压并不明显升高，随着内容物容量的继续增多，颅内空间调节作用逐渐耗尽，颅内压才快速增高，也即颅内压此时已发展到一个临界点，此后少量容量增加，也可引起颅内压显著上升。Langfitt 在猕猴的硬脑膜外放置一密封胶囊，每隔1h向囊内注水1ml，在注入5ml前颅内压基本保持平稳，其后每增加1ml，即引起颅内压显著升高，注入8ml时颅内压自75mmHg骤增至150mmHg，增高达75mmHg，此曲线称颅内容量–压力关系曲线。容量–压力曲线在临床上有重要意义，当患者颅内容量增高达临界点时，任何原因引起的很少量的颅内容量增加，可使颅内压骤然上升，有些颅内高压患者原来神志清醒，但在大便、咳嗽、躁动不安和呼吸不畅的情况下，可使病情突然变化而进入昏迷状态。反之，颅内高压患者少量的颅内容量减少（脱水、过度通气等治疗），可使颅内压迅速下降至临界点以下。

（3）颅内压增高的临床表现：头痛、恶心、呕吐是颅内压增高的主要症状。头痛多位于前额及颞部，为持续性头痛并有阵发性加剧，常常在早上头痛加重，间歇期可以正常。头痛是由于颅内压增高使脑膜血管和神经受刺激与牵扯所致。头痛的部位与特性和颅内原发病变的部位与性质有关。中线部位脑瘤，早期发生梗阻性积水。因此，头痛出现也早，而且伴有强迫头位。恶心与呕吐常伴随头痛而发生，呕吐多为喷射性，呕吐是因为迷走神经中枢及神经受激惹引起。

颅内压力增高时，传导至硬脑膜与神经管相邻之处，使视神经受压，眼底静脉回流受阻，从而引起视神经盘水肿。这是颅内压增高的客观征象，严重时发生眼底出血。如颅内压增高持续时间较长，引起视神经继发性萎缩，视神经盘淡白，边缘不清，视力减退，甚至可导致失明，通常都影响两侧。幼儿甚少见发生视盘水肿。

颅内压增高可引起头晕、复视（展神经麻痹）、一过性黑矇、猝倒、意识模糊、精神不安或淡漠，可发生癫痫。重度颅内压增高时，可出现昏迷。婴幼儿与儿童常见头皮静脉怒张或有前区膨隆，骨缝分离。急性颅内压增高时，很少出现颅骨改变，慢性颅内压增高，可见板障静脉压迹增多，蝶鞍扩大，前床突与鞍背骨质脱钙等征象。

中度与重度急性颅内压增高时，常引起呼吸、脉搏、血压方面的改变，即出现库欣综合征，即呼吸、脉搏减慢，而血压升高。长时间的颅内压增高还可引起心脏改变。

（4）颅内压增高的治疗：颅内压严重增高时脑灌注压减少，影响脑血流，导致脑缺血缺氧，严重颅内压增高可形成脑疝，影响呼吸循环。颅内压增高的治疗方法包括降低脑组织容量、脑脊液容量和脑血容量以达到降低颅内压的目的。

① 病因治疗：处理颅内压增高的主要目的是使颅内容量的增加不要超过代偿所允许的临界点，使其不发生脑疝和颅内高压危象，以争取时间进行病因治疗。对外伤性颅内血肿应及时进行手术，以免血肿扩大形成脑疝。占位性病变切除后，因脑容量减少，颅内压即可降低，由占位性病变引起的压迫及毛细血管渗漏也可减轻。

② 保持呼吸道通畅：颅内压增高患者常有昏迷、呼吸道难以保持通畅而导致高碳酸血症，高碳酸血症引起脑血管扩张，脑血容量增加，以致颅内压急剧增高，从而使脑灌注压下降，引起脑组织缺血缺氧。颅内高压患者应及时清除口腔及呼吸道分泌物，必要时行气管切开，行机械通气，维持$PaO_2$在100mmHg以上，$PaCO_2$在40mmHg以下。

③ 渗透性脱水药和利尿药：在脑组织中，水占75%～85%，为减少脑组织容量，必须减少脑组织含水量。甘露醇静脉输注后在脑血管和脑组织间产生渗透压梯度，使脑组织间隙水向血管内移动，脑体积缩小，颅内压降低。但这一作用只在血脑屏障完整时有效。当血脑屏障受损时，甘露醇不仅存于血管内，而且可以进入脑组织，使脑组织与血液间无渗透压差存在，因此水不再自脑组织转移至血管内。呋塞米等利尿药通过利尿失水使血液渗透压增高，血液与脑组织间存在渗透压差，使水自脑组织间隙向脑血管间隙转移。长期应用脱水药或利尿药时应缓慢停药，当血渗透压因快速停药而突然恢复正常时，此时脑渗透压因水流出而较高，水可自血液进入脑组织，使颅内压回升，出现所谓"反跳"现象。脱水药及利尿药均可发生血容量降低及低血压，而低血压时脑灌注压下降，增加脑缺血性损害的危险性。

故治疗时要严密监测血压。脱水药和利尿药只宜作为治疗脑水肿、颅内压增高的临时性措施，或用以预防和治疗脑疝，不适宜用于长期治疗。

甘露醇用药剂量为 $0.25\sim1g/kg$，成人剂量为 20% 甘露醇 $125\sim250ml$ 静脉输注，$40\sim60min$ 输完，$2\sim3$ 次 / 天。$0.25g/kg$ 的剂量提高血浆渗透浓度 $10mOsm/L$，同时能从脑组织带走水 $100\sim150ml$。$1g/kg$ 的剂量提高渗透浓度 $40mOsm/L$。用药前颅内压越高，降压效果越明显，一般用药后 $10\sim20min$ 颅内压开始下降，$30min$ 降至最低水平，$1h$ 后颅内压逐渐回升，$4\sim8h$ 恢复到用药前水平。$1g$ 甘露醇约排尿 $10ml$，用药后应适当输液。甘露醇与呋塞米合用可增强降低颅内压效果，延长作用时间，除利尿作用外，呋塞米还可使脑脊液生成降低 $40\%\sim70\%$。呋塞米用量为 $0.5\sim1mg/kg$，静脉注射，$2\sim3$ 次 / 天。

④ 肾上腺皮质激素：肾上腺皮质激素减轻脑水肿降低颅内压，临床上皮质激素对脑瘤伴发的脑水肿疗效较好，而且疗效与肿瘤的病理类型及病灶周围水肿的严重程度有关。肾上腺皮质激素的降颅压作用开始较慢，约在 $48h$ 后开始显效，故应及早用药。肾上腺皮质激素的不良反应包括降低全身免疫功能，增加感染机会；抑制内源性皮质激素的产生以及引起高血糖。现已公认高血糖对颅脑外伤及脑缺血的神经恢复存在一定危害性。

⑤ 低温：低温可降低脑血流，使脑容积减少，进而降低颅内压。临床上用头部冰帽、四肢大血管处放冰袋，可使体温下降至 $32\sim35℃$，即可达到目的。对颅内压增高伴有体温升高、烦躁不安的患者，更应及早降温。为防止寒战发生，低温应与神经安定类药合用。当体温低于 $32℃$ 时，并发症增多，应避免。

过度通气：过度通气使 $PaCO_2$ 下降，脑血管收缩，从而减少脑血流量和脑血容量，使颅内压下降。过度通气还能使中心静脉压降低，使脑静脉血易于回流到心脏。由于脑静脉血容量占脑血容量的 2/3，因而可使脑血容量减少。过度通气引起低碳酸血症可缓解颅内酸中毒。过度通气时应将 $PaCO_2$ 控制在 $30mmHg$ 左右，长期过度通气可

引起心排血量降低，应注意。

⑥ 脑室引流：脑组织水通过脑脊液、淋巴液、脑血管途径清除，通过脑室引流放出脑脊液可迅速降低颅内压，比任何药物的作用更为明显。脑室引流的机制有两方面。

• 根据容量 – 压力曲线，持续少量的脑脊液引流，可明显降低颅内压。

• 实验及临床证明，血管源性脑水肿液的排出主要靠水肿脑组织和脑脊液间的压力差，使水肿液流向脑室系统，故脑室引流有利于脑水肿液的清除。

应用腰椎穿刺引流脑脊液以降低颅内压，有引起脑疝危险，目前很少采用。对脑室引流应保持密闭并无菌，应控制脑脊液引流速度，并要防止脑脊液反流。治疗期间应预防感染和保持引流管通畅，并应监测颅内压。

▫ 头高位：头高位减少脑血容量，并使颅内脑脊液向脊髓蛛网膜下腔转移，从而降低颅内压。

▫ 巴比妥类药：巴比妥类药使脑血管收缩，脑血容量减少，使颅内压降低。巴比妥类药可降低脑代谢，加强细胞内钠 – 钾泵功能，减轻脑水肿。巴比妥类药还可清除氧自由基。

⑦ 维持循环稳定：血压波动对颅内压增高患者的影响比颅内压正常者要大，应保持循环稳定以保证稳定的颅内血液灌注。低血压要及时纠正，但血压也不能过高，当血脑屏障损害时，血压过高可使脑水肿加重。

⑧ 对症治疗：对患者的主要症状进行治疗疼痛可给予镇痛药，但应忌用吗啡和哌替啶等类药物，以防止对呼吸中枢的抑制作用，而导致患者死亡。有抽搐发作的病例，应给予抗癫痫药物治疗。烦躁患者给予镇静药。

**2. 脑疝**

颅腔被大脑镰、小脑幕分为幕上左、右及幕下 3 个腔室。幕上与幕下通过小脑幕切迹交通，幕下与椎管通过枕骨大孔相交通，两侧大脑半球由大脑镰下裂隙可以交通。颅脑损伤如脑挫裂伤、脑水肿、颅内血肿、各类颅内占位性病变和其他局限性或弥散性的脑病变引起脑水肿时，病变所

在的脑部首先出现颅内压增高。在密封的颅腔内，压力通常由高处向压力低处传递，但大脑镰、小脑幕阻止了压力自由传导，而只能集中向上述交通孔道缓冲。脑部病变、脑水肿、血肿、脓肿等使脑部体积增大或受到挤压，使一部分脑组织由交通孔道移行，突出而形成脑疝。上述的小脑幕切迹与枕骨大孔中，有中脑与延髓，脑疝将其受压发生严重的继发性脑干损害，并使该部位其他血管神经受损。因此，脑疝出现，是颅脑损伤与颅内疾病引起颅内压增高及颅内压增高加剧的必然结局，是一种严重的危象。早期预防和治疗颅内压增高，减轻脑疝，使脑干损害成为可逆性的，才能使患者取得良好的预后。

小脑幕切迹是小脑幕前缘的游离缘形成的切迹，它与鞍背围成一前宽后窄的裂孔，小脑幕裂孔中有中脑通过，中脑周围脑池被称为环池，为脑脊液回流必经之路。

幕上占位性病变引起颅内压增高时，最常使颞叶钩回突入脚间池内，即形成小脑幕切迹疝（颞叶钩回疝）。有时，顶枕部占位性病变可使海马旁回后部、舌回前部、胼体压部和扣带回后部等结构疝入环池和四叠体池内，称为后疝。疾病晚期，前疝和后疝联合出现，即为全疝；如两侧性颞叶钩回疝同时存在，可形成环疝。

(1) 临床表现

① 早期：颅内压增高，患者在原有病变基础上，出现头痛加剧、呕吐频繁、躁动不安等颅内压增高加重的表现；患者由意识清醒逐渐发生嗜睡或意识模糊；最初动眼神经受刺激，兴奋性增高，这一过程可能为时较短，只有在早期注意观察，可有短暂时间的瞳孔缩小。之后患侧瞳孔即逐渐开始散大，对光反射迟钝。锥体束征：一般表现为轻度的对侧上下肢肌力稍弱和肌张力增高等；生命体征改变为轻微的脉搏、呼吸减慢。

② 中期：出现颞叶钩回疝的典型症状，意识障碍进行性加重，由嗜睡转入半昏迷状态，眼球内斜，对呼唤已无反应，但强刺激尚有反应；脑疝同侧的瞳孔明显散大，对光反射消失，此时对侧瞳孔大小仍可正常，但对光反射多已减弱，眼

球尚能左右摆动；生命体征出现明显库欣反应变化，表现为呼吸深而慢，脉搏慢而有力，血压升高，体温稍上升；由于同侧大脑脚受压，出现对侧上下肢瘫痪包括中枢性面瘫、肌张力高、腱反射亢进和病理反射阳性。有时由于脑干被推挤向对侧移位，致使对侧大脑脚与对侧小脑幕游离缘相挤，造成脑疝同侧的偏瘫。

③ 晚期：又称中枢衰竭期。意识呈深昏迷状态，对一切刺激均无反应；两侧瞳孔均明显散大，对光反射消失，眼球固定不动，并多呈去皮质强直状态；生命中枢开始衰竭，出现潮式或叹息样呼吸，脉搏频而微弱，血压和体温下降，最后呼吸停止。此时进行心脏按压使之复跳，辅助呼吸和给予升压药物，则心跳与血压仍可维持一段时间。

(2) 治疗原则：关键在于预防小脑幕切迹形成。一旦有脑疝表现，应求早期诊断。根据典型症状，诊断并不困难。由于脑疝晚期脑干受损严重，虽经积极抢救，预后不良。

### 3. 小脑幕切迹上疝

小脑幕切迹上疝为颅后窝占位性病变使小脑蚓部上端和小脑前叶的一部分，经小脑幕切迹向上疝出，所以又称小脑蚓部疝。

### 4. 枕骨大孔疝

枕骨大孔疝又称小脑扁桃体疝，大多发生于颅后窝占位性病变，直接引起幕下颅腔压力严重增高，使小脑扁桃体受挤压，向下疝出。另外多见小脑幕切迹疝的中、晚期，此时幕上压力增高传到小脑幕下，因而最后并发枕骨大孔症。枕骨大孔疝有急性疝出和慢性疝出两种。

急性与慢性枕骨大孔疝的临床表现有急缓之分，急性发病时，以延髓急性损害症状为主，脑神经与颈神经损害症状次之。而慢性脑疝过程为渐进性。急性枕骨大孔疝有严重颅内压增高症状，头痛剧烈，有呈阵发性加重，恶心、呕吐频繁；生命体征改变，出现较早而且明显；呼吸、脉搏减慢，血压升高；强迫头位，四肢肌张力减低，肌力减退；意识障碍与瞳孔变化发生较晚，一旦出现，继之即可能出现生命中枢衰竭表现；很快出现潮式呼吸以及呼吸停止，脉搏快而微弱，血

压下降。枕骨大孔疝与小脑幕切迹疝的不同点为生命体征中呼吸和循环障碍出现较早，而瞳孔变化和意识障碍在晚期才出现；而小脑幕切迹疝则与此不同，瞳孔改变和意识障碍出现较早，延髓生命中枢功能受累表现出现在后。

#### 5. 大脑镰疝

大脑镰疝又叫扣带回疝，是指半球内侧面的扣带回及邻近的额回经大脑镰下缘向对侧移位。常由于一侧幕上占位或一侧半球水肿，使脑组织向对侧移位所致。此外，由健侧脑室穿刺放液，也可以促进大脑镰疝的发生。

大脑镰是硬脑膜的一部分，呈一种镰刀状中隔，由鸡冠伸至枕内粗隆，分隔大脑两半球，起固定大脑半球的作用，防止大脑半球左右移动。

大脑镰的前 2/3 段容易发生此疝，以额顶叶下部的肿瘤最常见，此处肿瘤先使胼胝体下压，增加了胼胝体与大脑镰下缘之间的间隙，使额叶内侧面组织得以从此间隙至胼胝体池内，疝出大脑镰下缘在疝出的额叶内侧面上留有深刻的压迹。由于大脑前动脉及其分支侧缘和胼周动脉受压而被部分阻塞，引起大脑半球内侧后部的脑组织软化、坏死，出现对侧下肢轻瘫、排便功能障碍等症状。大脑内静脉受压而产生静脉回流障碍，出现脑水肿及颅内压增高症状。当出现大脑镰疝时，一般无意识障碍，并常与小脑幕切迹疝并发，故仅根据临床表现较难做出诊断。以往通过脑室造影、脑血管造影帮助诊断，脑室造影正位像显示脑室受压，向对侧移位。现在 CT、MRI 的应用，不仅能明确脑疝的部位，还能对疝内容物、中线移位和脑室受压程度、原发灶的部位、大小做出准确的判定。

### （五）意识障碍

神经外科患者，无论是颅脑创伤或占位性病变，经常发生意识障碍甚至昏迷，所以神经外科麻醉医师对于患者意识状态的认识非常重要，尤其是对患者术前的危险性评估举足轻重。

#### 1. 意识障碍和昏迷的临床分类

昏迷系指高级神经活动极度抑制的状态，主要表现为意识障碍，对声音、光线、疼痛及其他刺激无反应，随意运动消失或出现病态的反射活动，而生命体征如血压、呼吸、脉搏尚存在。

意识是指人体对环境刺激产生相应的内容及行为的反应状态。从实用的观点看，意识可以被解释为一种对周围环境的知觉状态。人类正常的意识活动应包括"觉醒状态"及"意识内容与行为"，清晰的"觉醒状态"有赖于上升网状激活系统的完整性，而"意识内容与行为"则有赖于大脑皮质的高级功能活动。当大脑皮质及上升网状激活系统功能受到损害时，其功能亲乱使人体整个觉醒状态减弱，意识内容减少，即可出现意识障碍。

急性意识障碍的觉醒程度的分级，主要是根据患者对外界环境刺激的反应以觉醒程度来划分的。

(1) 意识模糊（clouding of consciousness）：意识模糊是意识的混沌，是指意识水平轻度下降的一种状态，基本的反应、简单的精神活动仍保持，但患者对客观环境的认识能力及反应能力轻度受损，注意力涣散，记忆力减弱；对周围环境的理解及判断失常，具体表现为对时间、地点、人物的定向力完全或部分障碍，且常不知年、月、日，分不清白天与夜晚，不知自己所在地点，不认识自己的亲人。

(2) 嗜睡（somnolence）：是一种病理状态，表现为持续、延长的睡眠状态，患者可被唤醒，轻呼姓名可将其唤醒，醒后可保持短时间觉醒状态，有一定语言及运动反应，如能叙述病史及症状，或按要求活动无瘫痪的肢体，或者张口、闭目、伸舌、转动眼球等，可以进行神经系统检查，但常不能满意进行。一旦刺激停止，患者又迅速入睡。嗜睡是意识障碍的早期表现，在临床应引起重视。

(3) 昏睡（stupor）：患者呈深度睡眠状态，难以唤醒，须大声呼其姓名或施以疼痛刺激方能唤醒。其醒觉反应是不完全的，意识仍模糊，反应迟钝，且反应时间维持很短，很快又进入昏睡状态，昏睡时各种随意运动消失，对外界事物不起反应，但角膜反射、瞳孔对光反应及深反射一般无显著变化。

（4）昏迷状态（coma state）：患者意识完全丧失，不能被一般刺激，有时甚至是疼痛刺激所唤醒。随意运动消失，许多反射活动减退或消失，临床上以某些无条件反射，如瞳孔对光反射、角膜反射、咳嗽、吞咽、括约肌反射、腱反射等的保存或消失，作为判断昏迷深度的标准。

① 浅度昏迷：此时整个大脑皮质、皮质下功能处于抑制状态，但脑干及脊髓的功能存在，患者意识丧失，但各种反射如角膜、瞳孔、吞咽、咳嗽等反射均存在，给以强烈的疼痛刺激，可以出现瞳孔扩大和痛苦的表情，防御反射存在，此时肌张力减低或亢进，血压、脉搏、呼吸等生命体征无改变。

② 中度昏迷：介于深浅昏迷之间，此时脑干及部分脊髓功能受抑制，患者无动作，对外界刺激无反应。瞳孔可扩大或缩小，对光反应迟钝，角膜反射减弱，在强烈疼痛刺激时可出现防御反射。吞咽不能，腱反射减低，有病理反射，鼾音呼吸，有潮式呼吸，心血管功能异常，发绀。

③ 深度昏迷：整个神经系统功能处于抑制状态。患者对强刺激无反应，防御反射消失，瞳孔扩大、对光反应消失，角膜反射、吞咽、咳嗽反射均消失，四肢肌张力减低，大小便失禁，大多数患者深浅反射及病理反射均消失。有明显的心脏功能障碍，心律失常，潮式呼吸。

（5）意识内容障碍：临床表现分为两种。

① 精神错乱（confusion）：患者接触周围环境出现轻度障碍，患者对自己的处境及周围情况不能分析，不认识亲人，对周围事情无反应，认识自己能力减弱，思维、记忆、理解与判断力均有减退，语言错乱，不连贯。联想散漫，患者康复后对此过程不能回忆。

② 谵妄状态（delirium state）：其特征为患者有大量幻觉出现，主要为视幻觉，其次为听幻觉，患者全部行为由幻觉决定。精神运动性兴奋是突出问题，烦躁不安，言语增多，易激动，对刺激反应强烈。精神症状包括语无伦次、错觉、妄想，有时大喊大叫。

**2. 类昏迷状态**

临床工作中，有几种特殊类型的意识状态，需认真观察、识别。

（1）无动性缄默症（akinetic mutism）：这个名词描述的是一种安静、固定不动的状态，患者呼之不应，无任何意识活动，大小便失禁，但对刺激反应存在，如角膜反射、光反射存在，睡眠觉醒周期存在。这些患者保持缄默但非失语，肢体不动但不是瘫痪，少数也可有部分锥体束受累的体征。此症最常见于大脑半球白质广泛病变，特别是额叶底面近中线部位的广泛损伤，包括眶回、扣带回及边缘系统；脑电图（electroencephalogram，EEG）表现为广泛性 δ 波或 θ 波，却不见低电位快波。缄默症也可发生于基底节、丘脑受损的患者，或中脑网状结构的不完全损害，这些患者中经常出现高度嗜睡和眼球活动障碍，如垂直注视麻痹、动眼神经麻痹，而脑电图无明显异常。此外心脏停搏复苏后、严重低血糖、一氧化碳中毒等双侧半球白质的广泛性脱髓鞘病变，亦可表现无动性缄默状态。

（2）植物状态（vegetative state）：也称去大脑皮质状态，此种状态时，患者体位与姿势如前，臂屈曲、内收，腕、手屈曲，双下肢伸直状，眼睑开闭自如，眼球可无目的地游动，貌似清醒，俗称"睁眼昏迷"或"睁眼无意识"，无自发语言，偶可无意识地尖叫。脑干功能如瞳孔对光反应、咀嚼、吞咽、咳嗽反射存在，角膜反射活跃，双侧巴宾斯基征阳性，呼吸及循环功能存在。可出现掌颏反射、吸吮反射、强握反射。睡眠与觉醒周期存在，但此种"觉醒"并无意识的内容。植物状态是大脑新皮质死亡的标志，植物状态是由大脑皮质的广泛性病变所致的意识丧失，而同时皮质下功能保存，特别是皮质下网状上行激活系统未受损害所致临床状态。脑电图表现为弥漫性中至高幅慢波。常见病因为广泛性脑血管疾病、脑炎、脑外伤、一氧化碳中毒及双侧大脑皮质的变性病。

（3）紧张症（catatonia）：由 Kahlbaum 在 100 年前首先描述，其病征的特点为凝视、困惑的表情及缄默，并且对周围环境无反应。运动特征为语调高，怪异的姿势和僵住症（一种持续不动的姿势），以及重复语言、模仿语言、模仿行动。这些运动征象和重复行为的表现，使紧张症有别于无动性缄默症。

精神分裂症和抑郁症是最常见的病因，额叶、基底节、间脑局部损伤，中毒性、代谢性脑病的精神症状，药物依赖及撤药的影响也可产生紧张症。脑电图检查正常。

(4) 闭锁综合征：是一种特殊的意识状态，患者意识清楚，仅能瞬目和活动眼球，尤其为垂直向，不能做其他随意运动，故只能用瞬目及眼球活动示意。一般认为闭锁综合征病变主要位于脑桥中下部位的基底部，也有累及大脑脚外侧者，延髓、小脑、大脑半球常不受累，因脑干网状结构不受累，故患者神志清楚。因皮质脑桥束、皮质核束（皮质延髓束）及皮质脊髓束纤维受损，致运动性脑神经麻痹和四肢瘫痪。部分锥体束纤维和内侧纵束至第Ⅰ、Ⅲ对脑神经的纤维以及第Ⅰ、Ⅲ对脑神经核保留，虽然患者不昏迷，但却无法与外界交流，只能用眨眼或眼部某种运动表示"是"或"否"。闭锁综合征是一种由特定神经结构受损而产生的临床综合征，临床轻重程度随病灶范围大小、程度轻重及性质不同而异。

本症最常见病因为基底动脉血栓形成、脑干出血，其次为脑外伤、脑干肿瘤、脑干炎、中央脑桥髓鞘破坏症（central pontine myelinolysis）。文献中常用的名称：基督山综合征（Monte-Cristo syndrome）、假性昏迷、腹侧脑桥状态（ventral pontine state）、桥断综合征，本综合征治疗主要是针对引起本综合征的原发病，因患者不动、不语，护理工作亦非常重要。

**3. 意识功能紊乱的临床表现和检查**

昏迷患者的神经检查内容和一般患者神经检查基本一致，但由于意识障碍的特殊性，检查时应着重以下几个方面。

(1) 确定意识障碍及其程度：确定有无意识障碍并观察意识障碍的程度，首先通过询问其姓名、年龄、家庭住址及有关病史等简单问题，并判断其对时间、地点、周围人物的判断能力，借以了解其意识清晰程度。意识清晰程度一般是根据给以刺激（声、光、语言、疼痛）所引起的醒觉反应的容易程度、醒觉程度及维持时间来判断的。如言语刺激（呼叫其姓名）不能引起醒觉反应则给予疼痛刺激，如压眶上、捏四肢肌肉、针刺皮肤等，观察其反应程度。对于患者出现的反应，必须区别是简单的反射性反应（去皮质强直、屈曲性脊髓反射）还是随意性反应，不应把所有反应均视为醒觉反应。

昏迷的程度常与病情严重程度相关，因此了解患者的昏迷程度有助于病情的观察。为了统一观察患者的昏迷程度及进展过程，临床上常采用各种评判意识障碍深度的量表，其中国际上目前较通用的是格拉斯哥昏迷评分（Glasgow coma score，GCS）。1974 年英国 Glasgow 首创了昏迷程度评定表，主要包括睁眼动作、言语反应、运动反应三大方面。经各国应用后，有一定的临床价值，不适之处是其不易区分轻度意识障碍及缺乏对脑干反射和功能的评估。以后经修订增为 7 项指标，共 35 级，即称为 Glasgow-Pittsburgh 昏迷观察表。七大项总分为 35 分，最好为 35 分，最坏为 7 分。

(2) 一般检查

① 皮肤、黏膜：首先观察皮肤黏膜的颜色，皮肤潮红可由感染性疾病及乙醇中毒所致。苍白可见于休克，黄染提示肝脏疾病，发绀为缺氧性心肺疾病或血液病所致，樱红色见于一氧化碳中毒。口唇处的单纯疱疹可见于单纯疱疹性脑炎。皮肤瘀点见于双球菌感染脑膜炎、血小板减少性紫癜。皮肤冷汗见于休克及低血糖。皮肤干燥见于糖尿病昏迷、中枢性高热、抗胆碱能药物中毒、脱水、尿毒症。观察头面、躯干、四肢皮肤有无创口、骨折，耳、鼻有无出血、溢液可提示是否有外伤及颅底骨折。如昏迷患者唇、舌黏膜有咬破伤则提示有癫痫发作。

② 头颅：注意有无畸形，如有急性脑外伤则局部头皮会有裂伤、肿胀、头皮下血肿、压痛。如有颅底骨折，眶周可有瘀血斑，耳道、鼻孔中可有血液或脑脊液溢出。

③ 体温：发热本身不是昏迷的原因，有意识

障碍的患者伴高热，提示有脑炎、脑膜炎、肺炎等感染性疾病，其他原因有甲状腺功能亢进、中暑和副交感神经拮抗药过量，也可见于日射病或急性脑干病（原发性或继发性），中度发热可见于脑出血或蛛网膜下腔出血的患者。体温过低可见于休克、中毒低血糖、甲状腺功能减退、垂体功能减退、肾上腺皮质功能减退，暴露于寒冷环境中或脑部疾病引起的体温调节障碍。

④ 血压：脑出血、大面积脑梗死、蛛网膜下腔出血、高血压脑病和其他颅内压增高的疾病常可出现血压增高，若颅内压高（脑外伤、脑肿瘤、脑卒中）而血压下降、心率增快可能是脑干损伤的表现。脑动脉硬化者血压下降所致脑供血不足也可导致意识障碍。血压下降也可见于心肌梗死、低血容量、败血症、急性或慢性肾上腺皮质功能减退和巴比妥及其他药物中毒。

⑤ 心率：感染时心率可增快，中毒状态及休克时脉搏可缓慢、微弱或不规则。急性颅压高时脉搏缓而强，常有心律失常，重度颅压高时，以各种室性心律失常为主。二尖瓣狭窄或亚急性、细菌性心内膜炎伴以心房颤动者常易致脑梗死。蛛网膜下腔出血和卒中的心脏功能的改变与心血管系统异常可发生在半球损害，特别是包括岛叶的损害中，发病机制可能与交感神经活性增高有关。

⑥ 呼吸：呼出气的气味有一定的诊断意义。糖尿病酸中毒可有酮味（烂苹果味）；尿毒症者可有尿味；肝昏迷者可有肝臭；乙醇中毒者可有酒味。当然醉酒可能合并颅脑外伤、脑卒中等疾病，应进行认真的神经系统检查，免得漏掉其他疾病。

• 潮式呼吸：即陈 - 施（Cheyne-Stokes）式呼吸，是指呼吸幅度和频率间断增大，达到最高峰后呼吸幅度和频率间断减小，伴有周期末的呼吸暂停。这个周期可持续 20～90s，可伴有长达 30s 的呼吸暂停。患者的反应可伴呼吸周期而改变，过度换气期的反应较无呼吸期稍灵敏，这种异常通气的调控原因是多方面的，包括循环和神经元因素。脑部的广泛病损使中脑内呼吸中枢失去大脑控制时可出现此种呼吸，潮式呼吸常见于

代谢性脑病早期或是脑疝的早期信号。

• 中枢性神经源性过度换气（central neurogenic hyperventilation）：此种呼吸异常临床表现为深快而均匀的过度换气，可达 40～70 次 / 分，即使给予氧气吸入也不能使呼吸减慢，因此可引起呼吸性碱中毒，各种原因引起的昏迷患者均可发生此种呼吸，其提示病变已损害中脑尾端至脑桥上部的网状结构。脑桥下部损害后可出现喘息式呼吸、交替呼吸（1 次强呼吸和 1 次弱呼吸交替）、间歇（biot）呼吸（每 3～4 次呼吸后出现暂停）。

• 共济失调性呼吸：是指呼吸频率和幅度均不时改变且间以不规则的呼吸中断的呼吸模式，其可快速进展为呼吸衰竭。常见于延髓病损、小脑出血或梗死。脑桥下部及延髓病变时可出现呼吸频率、幅度及节律的严重紊乱，尤其延髓病变时，尤甚呼吸出现不规律的暂停，共济失调性呼吸，最后发展至呼吸衰竭。天幕上的占位性病变发展为小脑幕切迹疝及枕骨大孔疝时可出现一系列呼吸形式的改变，如潮式呼吸、中枢神经源性过度换气、喘息性呼吸、共济失调性呼吸，提示脑干功能自首端向尾端逐渐发生障碍，常为预后不良的征兆。

⑦ 脑膜刺激征：脑膜刺激征可发生在脑膜炎、蛛网膜下腔出血，通常需几小时至 1 天后才发生颈项强直。婴儿期的脑膜刺激征主要表现为前囟隆起或张力增高。小脑扁桃体疝、天幕裂孔疝或枕骨大孔疝时亦可出现颈项强直，但 Kernig 征多为阴性。

⑧ 眼底检查：对每个昏迷患者均应做眼底检查，常可提供昏迷病因诊断的直接证据。视神经盘水肿可提示颅内压增高，视神经盘充血、边缘模糊及静脉充盈是水肿的早期征象。颅脑损伤或颅内出血后 12～24h 即可出现视盘水肿。一侧视神经盘萎缩而另一侧视盘水肿可提示萎缩侧额叶底面肿瘤。如视网膜出血、玻璃体或玻璃体下出血，通常见于蛛网膜下腔出血；视网膜出血及渗出可见于糖尿病、尿毒症、高血压动脉硬化及血液病。

### （六）脊髓病变

#### 1. 脊髓的生理功能

脊髓作为神经中枢的一个组成部分，通过上、下行传导束，将脑、躯干与四肢联络在一起，组成一个整体。完成各种感觉的传递和运动功能。一旦脊髓的某一部分因外伤、肿瘤及炎症或血管破裂发生病变时，则脊髓上传下达的功能将受到影响，身体相应部位则出现感觉和运动的障碍。

神经系统活动的基本方式是反射活动，反射活动的基础是由 2 个及以上神经元组成的反射弧。脊髓反射的反射弧由 5 部分组成。

(1) 感受器，位于皮肤、黏膜、运动器、内脏感觉神经末梢器。

(2) 感觉神经元，指脊神经节细胞。

(3) 反射中枢，指脊髓节段内的中间神经元。

(4) 运动神经元，指脊髓前角运动细胞、中间外侧核、骶髓副交感核。

(5) 效应器，指运动神经支配的器官如肌肉等。正常的反射运动依赖于反射弧结构的完整性，若遭破坏则无法实现正常的反射活动。

脊髓内存有运动反射中枢，包括肱二头肌反射、肱三头肌反射、膝腱反射、跟腱反射；还有内脏反射中枢，即血管张力反射、发汗反射、排尿排便反射。临床工作中可通过检查脊髓的反射活动情况了解脊髓的功能状态，对疾病的定位诊断有重要意义。

#### 2. 脊髓损伤的基础与临床

近些年来脊髓损伤的发生率呈上升趋势，常见原因有交通事故、运动和高空坠落等。脊髓损伤的发生概率以青年男性占多数。高位完全截瘫的死亡率为 50% 左右。

(1) 病理变化：脊髓损伤后的病理变化可分为原发性脊髓损伤和继发性脊髓损伤两类。

原发性脊髓损伤：依据损伤机制的不同，可做以下分类。①脊髓震荡，伤后数小时内出现的可逆性脊髓功能障碍，但无病理改变。②脊髓挫裂伤，肉眼可见到脊髓呈点片状出血、水肿及裂隙坏死，以中央灰质改变为显著。镜下可见到微小血管断裂、红细胞外逸、神经元肿大、尼氏体消失、神经轴索及髓鞘可出现显著异常改变。不完全性损伤表现为点状出血，少数神经元退变崩解及少数轴索退变，但不发生中央坏死。完全性损伤出现由中央大片出血扩展至白质出血，由中央灰质坏死发展至全脊髓坏死。③脊髓压迫伤，在动物实验中也观察到脊髓受压时间过长，可导致灰质出现空洞与空腔，空洞周围有纤维组织形成和吞噬细胞浸润。

继发性脊髓损伤：若患者伤后症状逐渐加重，完全性脊髓损伤者于伤后 1～2 天内损伤平面上升 1～2 个节段，即提示继发性脊髓损伤的可能。大量的研究资料表明脊髓继发性损伤可能与血管通透性改变、离子通道开放、内源性有害物质的释放、水肿，以及能量代谢紊乱、细胞膜上自由基介导的脂质过氧化反应有密切关系。

(2) 临床表现：脊髓损伤后即刻出现损伤平面以下的各种功能障碍，临床表现分为以下几种情况。

① 脊髓震荡：脊髓受震荡后出现不完全性可逆性脊髓功能障碍，持续数分钟至数小时后恢复正常，不遗留任何后遗症。

② 震荡休克：损伤后受损水平以下脊髓失去高级中枢的调控，表现为肢体深浅感觉消失，运动障碍，出现肢体弛缓性瘫痪、尿潴留、大便失禁，正常生理反射消失、病理反射引不出，但 24h 后开始恢复，可引出反射，肢体出现感觉等。一般情况下完全度过脊髓休克期需 2～4 周。

③ 不完全性损伤：在伤后或休克期之后出现感觉和运动功能障碍，肛门括约肌的部分功能缺失，病理征为阳性。

④ 完全性损伤：脊髓休克期之后，在损伤平面呈现下运动神经元损伤的表现。而损伤平面以下则出现上运动神经元损伤的表现，检查发现患者肌张力增高，腱反射亢进，病理反射阳性且感觉及自主运动均消失。

⑤ 脊柱骨折：脊髓损伤的同时常伴有脊柱、椎体骨折。

(3) 诊断：通过对受伤机制的了解和对患者的检查，可初步判断脊髓损伤的水平，经 X 线、

CT、MRI 等辅助检查可确定损伤的类型与受损程度，应尽快做出明确的诊断。

(4) 治疗：脊髓损伤的治疗原则依据伤情的不同而采用以下几种不同方法。

① 非手术疗法如下。

• 骨牵引：仅适于颈椎骨折或上胸段骨折脱位的早期治疗。

• 颈胸架：适于颈段不完全性损伤，可方便患者早期下床活动。

• 手法复位：适于胸椎骨折和脱位。

• 姿势复位：适于胸腰段脱位。

② 药物治疗如下。

• 肾上腺皮质激素：应用大剂量糖皮质激素可改善创伤后脊髓血流与微血管灌注，抑制脂质过氧化反应，重新建立神经功能。目前主张在脊髓损伤 8h 内静脉应用甲泼尼龙 30mg/kg，然后以 5.4mg/（kg·h）的剂量持续 24h 维持用药。新合成的非糖皮质激素 21- 氨基类固醇 U7400F 有极强的抗脂质过氧化作用，可有效改善创伤后脊髓缺血。

• 钙通道阻滞药（尼莫地平）：应用微机系统线性描记脊髓血流量，发现重度脊髓损伤后几乎在伤后即刻出现广泛而持久的脊髓缺血，缺血程度与脊髓受损的严重程度呈线性关系。另外发现受损伤部位的脊髓组织细胞内 $Ca^{2+}$ 含量增加，而细胞外 $Ca^{2+}$ 在伤后 2～5min 呈现明显持续的降低。因此，许多学者主张应用尼莫地平治疗脊髓损伤（0.05mg/kg），但要注意，尼莫地平在提高脊髓血流量时，可引起平均动脉压的下降。因此，必须配合输血输液或加用血管收缩药，维持平均动脉压在 97.5～120mmHg。有人主张将尼莫地平与肾上腺素合用，可使脊髓血流量增加 60%，但并不明显增加创伤部位的出血量。也有采用右旋糖酐来增加血流量以提高动脉压，同时起到稀释血液的作用，与尼莫地平联合应用治疗脊髓损伤，可显著提高脊髓的血流量，促进神经功能恢复。

• 阿片受体拮抗药：实验证实，通过应用大剂量阿片受体拮抗药可提高血压，增加脊髓血流量，维持离子平衡，改善细胞能量代谢状态，减

少组织出血坏死来实现其神经保护的作用。常用药物有纳洛酮和纳美芬。

• 促甲状腺素释放激素：具有抑制内源性阿片肽、肽类白细胞素、血小板激活因子及兴奋性氨基酸的作用，大剂量应用可明显提高脊髓的血流量，加快损伤神经的恢复，在伤后 24h 甚至 1 周内用药仍有效。

• 高渗盐水：静脉注射高渗盐水，可明显增加脊髓血流量，加快受损脊髓功能恢复。

• 脱水药：在应用类固醇类激素的同时，加用脱水药如甘露醇等可以减轻脊髓水肿，使其效果更好。

③ 高压氧疗法：此疗法可提高血氧分压，改善脊髓缺血状况。

④ 局部低温疗法：可降低损伤部位的代谢与氧耗。

⑤ 手术治疗：依损伤部位和伤情可选择以下几种手术方法，包括切开复位和固定、椎板切除术、脊髓前方减压术（颈前路减压术、胸段前方减压术、腰段后方减压术）等以期通过固定骨性结构，解除对脊髓的压迫。也有主张采用大网膜移植于脊髓上，利用大网膜血管的再生能力和吸收功能来逆转脊髓损伤后的缺血、水肿。在动物实验中也发现移植后 72h 内大网膜与脊髓建立了良好的血供关系，为脊髓功能的恢复创造了条件。

积极处理并发症：如压疮、肺部感染、泌尿系感染、深静脉血栓等。

### 3. 脊髓肿瘤的基础与临床

脊髓肿瘤也被称椎管内肿瘤，包含生长于脊髓及与脊髓相关的各种组织，如神经根、硬脊膜、血管及脊髓脂肪组织的原发或继发肿瘤。

(1) 脊髓肿瘤的分类常以下面两种方法进行分类。

依据病理组织学分类：脊髓肿瘤可分为神经纤维瘤、脊膜瘤、星形细胞瘤、室管膜瘤、血管性肿瘤、胚胎残余肿瘤、脂肪瘤、肉瘤、转移瘤等。

依据肿瘤所在脊髓解剖部位的不同：可分为髓内肿瘤、髓外肿瘤、硬膜下肿瘤和硬脊膜外肿瘤 4 类。

- 髓内肿瘤：以神经胶质瘤居多，组织学上分为室管膜瘤、星形细胞瘤、神经胶质母细胞瘤。

- 髓外肿瘤：大部分为良性肿瘤，手术切除效果好，主要有神经纤维瘤、脊膜瘤，而先天肿瘤少见。

- 硬脊膜外肿瘤：可生长于脊膜、脊神经根、硬脊膜外脂肪血管等处。恶性肿瘤中以肉瘤和转移癌为多见，尚有脂肪瘤、神经鞘瘤、脊膜瘤、胶质瘤。

脊髓肿瘤胸段的发病率约占51.8%，颈段占21.8%，腰段占26.3%。

(2)病理改变：脊髓肿瘤生长之初神经根受压、受牵拉，脊髓可发生移位，随着肿瘤的增大，可使脊髓受压、变形直至变性坏死。脊髓各部位对受压的耐受性也不一样，灰质比白质耐压性强些。白质中传导触觉和本体感觉的神经粗纤维、传导痛觉的细纤维受压后比粗纤维耐受性好，且压迫解除后恢复也快。

(3)脊髓肿瘤对脊髓血液循环和脑脊液循环的影响：脊髓肿瘤压迫相邻的根动脉及软脊膜上的小动脉，可造成小动脉的狭窄或闭塞，从而使相应区域的脊髓缺血、缺氧、营养障碍，随之脊髓发生变性、软化和坏死，这种变化的范围多超出了肿瘤的压迫节段。随着肿瘤的生长，使静脉也受压导致血液回流受阻，进一步加重了脊髓的损害。对缺氧的耐受力，白质好于灰质，细纤维好于粗纤维。由于脊髓肿瘤的不断增大，导致脊髓蛛网膜下腔逐渐被阻塞，术中可见脑脊液波动消失，阻塞平面以下的脑脊液压力降低，肿瘤周围血脑屏障遭到破坏，蛋白质和胆红素逸入脑脊液之中。

(4)脊髓肿瘤的硬度和生长速度及压迫时间对脊髓的影响：质地坚硬的肿瘤，即使体积很小，一旦嵌入脊髓内，则脊柱任意活动均可使肿瘤与脊髓之间造成摩擦引发胶质增生，即使手术解除了肿瘤对脊髓的压迫，神经功能也难完全恢复。

对生长缓慢且质地柔软的肿瘤，脊髓对肿瘤造成的压迫有一定适应性，脊髓有充分的时间来重新调节血液循环，一旦解除压迫后，神经功能

恢复满意。生长快的肿瘤脊髓往往来不及代偿，容易引起脊髓急性完全性损害，手术后神经功能恢复也差。总之，如果脊髓受压时间短，且肿瘤质地不过分坚硬，则截瘫持续时间越短，解除对脊髓压迫后，脊髓功能的恢复越理想。

(5)临床表现：脊髓肿瘤的临床症状可分为3个阶段。

① 早期：患者出现神经根性疼痛或感觉的异常，表现在肿瘤压迫神经支配区域或邻近区域，开始为间歇性，常在用力受累时加重，之后随肿瘤的扩展压迫加重，使感觉减退甚至消失，但疼痛仍然存在，特别是根性疼痛，在髓外肿瘤中以颈段或马尾部的肿瘤最为显著。

② 脊髓受压期：随肿瘤的增大，使脊髓受压严重而出现传导束受压表现，受压平面以下的肢体出现运动和感觉功能障碍。

③ 脊髓麻痹期（晚期）：因肿瘤的生长压迫导致脊髓功能异常，表现为压迫平面以下的运动、感觉和括约肌功能丧失，解除压迫后功能亦不能恢复。临床症状主要以根性疼痛及感觉功能和运动功能障碍为主。

④ 临床表现特点

- 硬脊膜外肿瘤根性疼痛出现早，且同时累及双侧脊髓传导束。运动障碍出现较早，而感觉障碍出现相对较晚。

- 硬脊膜内髓外肿瘤根性疼痛多从一侧开始，脊髓受压症状亦是呈现单侧受压的综合征象。

- 髓外肿瘤出现脊髓麻痹时的特征是从肢体的远端开始逐渐由下向上发展。

- 脊髓内肿瘤根性疼痛症状较少见，主要表现为分离性感觉障碍，痛温觉丧失保留部分触觉。

- 颈髓下段至胸髓的髓内肿瘤常有霍纳综合征出现，传导束的感觉与运动障碍多呈两侧对称性出现，大小便障碍出现早。

- 脊髓麻痹时的传导障碍均由上向下发展。

- 脊髓背侧面的肿瘤以根性疼痛和根性感觉异常为主。运动障碍出现晚且发展缓慢，可出现单侧脊髓受压综合征。

(6)诊断：典型的临床症状及物理检查配合影

像学及生化等辅助检查，均可明确诊断。

（7）治疗：脊髓肿瘤唯一有效的治疗措施即手术切除肿瘤，解除对脊髓及神经的压迫。良性肿瘤如能全部切除，则神经功能可获得满意的恢复。对浸润性生长的髓内恶性肿瘤，由于难以彻底切除，则可以切开脊髓背侧束缓解脊髓受压症状，术后辅以放射疗法等治疗措施。

（8）预后：与发病的时间、脊髓受压的程度有关，肿瘤的性质、部位，对手术的预后也影响较大。

#### 4. 脊髓血管疾病的基础与临床

（1）脊髓血管疾病的分类：随着显微神经外科技术及影像学的发展，对脊髓血管疾病又有了新的认识，如果从治疗学角度来划分，可以将脊髓血管疾病分为椎管内动、静脉畸形，海绵状血管瘤，复合动、静脉畸形 3 类。

（2）病理生理改变：①因先天的血管缺如或后天的闭塞使静脉回流受阻，造成椎管内静脉压力增高。②畸形的血管或血管瘤压迫脊髓。③髓内出血或血肿压迫脊髓，使脊髓血液灌注减少造成脊髓缺血。④由于脊髓静脉无瓣，腔静脉异常血液分流，部分血液可通过侧支进入椎管内外静脉（600ml/min），通过脊椎静脉吻合支进入静脉丛，引起脊髓静脉压增高（血液倒流）从而加重脊髓缺血。

（3）临床表现：脊髓血管畸形是先天性脊髓血管胚胎发育异常引起，占脊髓肿瘤的 3%～11%。该病可位于髓内、髓外或硬脊膜外腔。平均发病年龄为 20 岁左右，大部分患者以急性疼痛起病，反复发作刺痛或灼痛，姿势或体位改变均可诱发。疼痛部位与畸形所在的节段相吻合，大多数患者有脊髓功能障碍，伴括约肌功能障碍，有些患者可出现脊柱侧弯或后凸畸形。也可以发生蛛网膜下隙出血或脊髓出血，一旦发生出血，第 1 个月内再出血率约 10%，1 年内再出血率 40%，直接死于出血者约为 17.6%。本病可发生在脊髓任何节段，以颈段和圆锥最为常见。经 X 线片、脊髓血管造影、CT、MRI 等检查可明确诊断。

（4）手术治疗方式：脊髓血管畸形以手术治疗为主，可采用供应血管结扎术、人工血栓法、畸形血管切除术 3 种方式。外科治疗可使约 70% 的患者改善症状，部分患者可恢复正常生活、工作。但手术疗效与术前脊髓损害程度密切相关。

#### 5. 麻醉中用药对脊髓的影响

（1）麻醉药与脊髓：在诸多的论著中当提及吸入麻醉药对中枢的作用时，多涉及对大脑功能的影响。例如，随血中恩氟烷浓度升高，中枢神经抑制也逐渐加深，脑电图呈高慢波；异氟烷对中枢的抑制与剂量相关，在 1MAC 以内脑电图频率及波幅均增高，超过 1MAC 时波幅增加但频率减慢，深麻醉时两者均减少；近年来应用脑电图能量谱分析和双频谱分析仪综合和利用脑电波所提供的信息反映麻醉药的作用，监测麻醉的深度。

脊髓是神经中枢的一个主要组成部分，从 20 世纪 80 年代末起，麻醉与脊髓功能的关系越来越受到学术界的关注。

20 世纪 90 年代初，Rampil 等在动物实验中发现用异氟烷麻醉的鼠，去大脑组与未去大脑组 MAC 无明显差别，说明异氟烷麻醉产生的对伤害性刺激无反应与皮质和前脑无紧密联系。Antognini 等在对山羊的实验中进一步揭示麻醉药作用于脑干、脊髓。接着 Rampil 又做了进一步的动物实验，将 7 只大鼠在低温下，于 C 水平处横断脊髓，低温脊髓横断前后分别测量异氟烷的 MAC，其前后所测 MAC 在统计学上无显著性差异（P=0.133），从而更进一步说明脊髓是吸入麻醉药的主要作用部位。

Borges 在实验中证实，若脑干和脊髓被麻醉，脑处于不被麻醉的状态时，异氟烷抑制伤害防御运动的药量可减少。我国学者姚立农用异氟烷麻醉 9 只山羊后，建立头部体外循环模型以达到选择性麻醉脊髓的目的。实验中发现异氟烷选择性麻醉脊髓产生镇痛效果，麻醉药需要量减少，同时使脑处于清醒状态。结论为异氟烷对脊髓的作用主要是抑制伤害运动反应，并不引起无意识状态。与 Antognini 的结论有相似之处。

有文献证实在脑内发现的神经递质及受体在脊髓中均可出现，主要有 GABA、甘氨酸、谷氨酸和天冬氨酸、乙酰胆碱。GABA 在脊髓的伤害性信息传递中起重要作用。脊髓内含有高密度 GABAa 受体和 GABAb 受体。GABAa 受体兴奋时产生快的抑制性突触后电位。

GABAb 受体兴奋产生缓慢而持久的突触后抑制。有人在鞘内注射 GABAa 受体激动药 L-巴氯芬可产生抗伤害感受作用。Mason 认为吸入麻醉药抑制伤害防御运动的能力与脊髓内 GABA 递质对 GABAa 受体的增强作用有关。

甘氨酸在脊髓内含量较高，尤其是脊角，它是脊髓内主要的抑制性神经递质。主要抑制脊髓神经元，可使脊髓中间神经元和运动神经元超极化。目前认为甘氨酸通过对谷氨酸兴奋的抑制起增强作用，丙泊酚可增强甘氨酸对脊髓神经元的抑制作用，但吸入麻醉的作用方式尚不明了。

McFarlane 在实验中给予甘氨酸受体拮抗药利可替奈（licostinel，ACEA-1021）后氟烷 MAC 呈剂量依赖性减小，平均最大减少 85%。谷氨酸在脊髓背根内的含量明显高于腹根，有人推测谷氨酸是初级传入神经元末梢释放的递质。天冬氨酸在脊髓腹侧含量较高，是兴奋性中间神经元的递质。谷氨酸与天冬氨酸均为兴奋性递质。谷氨酸受体可位于突触前和突触后，通过谷氨酸合成酶的激活作用，调整突触前和突触后神经元的兴奋性。有人推测，利可替奈对谷氨酸受体的抑制可能是与吸入麻醉药对甘氨酸受体作用的增强有关，并且在脊髓抑制中并不起主要作用。

乙酰胆碱在脊髓的腹根含量很高，它是脊髓前角运动神经元与中间神经元兴奋性突触的递质。Rampil 通过对鼠突触体的研究证实，氟烷、恩氟烷、异氟烷可以明显抑制神经末梢对乙酰胆碱的摄取，从而限制了乙酰胆碱的更新与合成速度，减弱脊髓中间神经元对前角运动神经元的兴奋，达到阻滞运动反应目的。

(2) 肌松药与脊髓：肌松药氯琥珀胆碱以其作用出现快、价格低廉，被广泛用于全身麻醉快速诱导气管内插管，但在脊髓病变手术患者的麻醉中使用仍存在争议。有人在临床及实验中均观察到，一般患者注入氯琥珀胆碱后 1～3min 内血钾

可轻微上升，这与氯琥珀胆碱引起的去极化作用有关；静脉注射氯琥珀胆碱后引起去极化作用，使 $K^+$ 由肌纤维膜内向膜外转移导致血钾升高，氯琥珀胆碱升高血钾一般为 0.5mmol/L 左右。因此，对已有高钾血症、神经损伤、截瘫、脊髓肿瘤、术前血钾已达 5.5mmol/L 的患者，不宜选用氯琥珀胆碱。另外，Doolan 观察到在脊髓损伤 72h 后有高血钾出现，Stoelting 报告在脊髓损伤 4 天到 6 个月时应用氯琥珀胆碱，均可引起体内钾释放增高，导致高钾血症。

去极化肌松药氯琥珀胆碱可引起高钾血症，目前多主张用非去极化肌松药。为克服非去极化肌松药起效慢不能满足快速诱导气管插管的需要，目前多采用两种方法，其一是增加非去极化肌松药的用量，如维库溴铵半数效应剂量（median effective dose，$ED_{50}$）为 0.05mg/kg，起效时间是 4～6min，增加药量达 3～5 倍 $ED_{50}$ 剂量时，起效时间可缩短到 1.1～2.8min。完全可以满足快速诱导气管插管的需要。其二是预给量法，在给气管插管剂量的肌松药之前，先静脉注射小剂量肌松药，一般为气管插管剂量的 1/10～1/5，数分钟后静脉注射余下的大部分肌松药，先静脉注射小剂量的肌松药可阻滞大部分的受体，余下的受体于再次注入肌松药时就容易被迅速阻滞。预给量可缩短起效时间 30～60s，例如维库溴铵预给量 0.01mg/kg，3～4min 后给气管插管量 0.07～0.15mg/kg，可缩短起效时间，完成气管插管。

(3) 血管收缩药：蛛网膜下腔给予肾上腺素不会出现使 SCBF 减少至对照值以下的情况。Dohl 等认为，蛛网膜下腔分别给予 100μg、300μg 及 500μg 肾上腺素均不会明显改变脊髓血流量。Kozody 等和 Porter 等也认为蛛网膜下腔给予肾上腺素对脊髓血流量没有明显影响。Kozody 等注意到，加入 200μg 肾上腺素可预防蛛网膜下腔给予丁卡因（Tetracaine）或利多卡因（Lidocaine）后引起的局部脊髓充血。关于蛛网膜下腔给予去氧肾上腺素对脊髓血流量的影响目前尚有争论。Kozody 等认为，给予 5mg 去氧肾上腺素对脊髓血流量没有明显影响。将 0.1%、0.2%、0.3% 及 0.5%

的去氧肾上腺素 1.0ml 注入蛛网膜下腔后，去氧肾上腺素浓度在 0.2% 以上均使脊髓血流量明显减少。他们还注意到，把去氧肾上腺素加入到利多卡因中时，脊髓血流量明显减少，这种现象在单独使用利多卡因时并不出现。

(4) 阿片类药物：虽然经脊髓腔给予局部麻醉药可产生有效的镇痛作用已为人们所熟知，但阿片类药物也可通过该途径提供有效的镇痛作用的论证，仍引起临床工作者们在蛛网膜下腔和硬膜外腔给予麻醉药的极大兴趣。动物和人体的研究皆提示，脊髓后角胶状质中的突触前和突触后受体是阿片类物质的主要结合部位。阿片类药物可在感受伤害性刺激的传导路上产生高度选择性抑制作用，从而阻断了痛觉的传导而且无交感张力或运动功能的改变。此外，局部麻醉药通过轴突膜的阻滞起作用（主要在脊髓神经根），可能伴有交感神经阻滞和运动功能丧失。阿片脱毒剂的权威性研究已证明在脊髓后角存在多结合位点，其与在几内亚猪回肠、小鼠输精管、老鼠输精管及 κ 和 σ 受体（脊髓犬）上发现的受体数目相一致。P 物质可能是通过脊椎给予阿片类药物途径在神经调节中起作用。P 物质主要见于细小的无髓鞘（C）和有髓鞘（Aδ）感觉纤维末梢，许多此类感觉纤维有益于阻断伤害性刺激的传导。由此可见，在脊髓中，引起 P 物质释放的突触前抑制信息是通过阿片受体（μ、κ 和 δ）转达的。这些受体的激活和 P 物质释放产生的抑制作用可能是阿片类药物产生脊髓镇痛的主要机制。值得注意的是，影响脊髓内麻醉药作用的主要因素是药物的脂溶性，这一点非常重要。脂溶性越高的麻醉药（如舒芬太尼、芬太尼），向阿片受体扩散的速度越快，并且起效速度也比低脂溶性麻醉药更快，如吗啡。但低脂溶性麻醉药在脑脊液中停留的时间较长。由于作用时间较短和向上传播到中枢神经系统的脊椎上区域（如中脑呼吸中枢）的潜能较小，高脂溶性麻醉药很少引起延迟性呼吸抑制。

(5) α2 受体激动药：鞘内注射 α2 受体拮抗药可乐定后，抗伤害感受（antinoceptive）效应已在动物实验中得到证实。这种效应不能被纳洛酮逆转，

故表明这一作用机制与阿片受体无关。可乐定的鞘内和硬膜外腔镇痛机制是脊髓胶状质中的突触后 α2 受体被激活。虽然鞘内给予可乐定对某些疼痛综合征（如传入神经痛、阿片镇痛无效的疼痛状态）有独到的疗效，但可乐定的关节腔内给药是否有益现仍在界定。将可乐定与阿片类制剂联合加入硬膜外腔用于手术后镇痛，可提高阿片类制剂的镇痛效果。Gordh 等用中心体技术在动物模型中研究了硬膜外腔给予可乐定对脑血流量和脊髓血流量的影响。研究中发现，硬膜外腔给予最低剂量的可乐定（3μg/kg）并不影响脊髓或任何其他器官的局部血流。不过，较高剂量的确可使脊髓血流量改变，如 10μg/kg 的剂量即可使腰和胸段的脊髓血流量明显减少。硬膜外腔给予可乐定对脑血流量没有明显影响。虽然 Fisenash 和 Grice 不能在清醒羊模型中证实硬膜外腔给予可乐定可使脊髓血流量减少，但 Crosby 等注意到，当在清醒鼠的蛛网膜下腔注入可乐定时，脊髓血流量和葡萄糖代谢皆明显减少。可乐定使脊髓血流量减少的意义目前尚不清楚，但其可能有助于解释为什么可乐定能延长脊髓麻醉时间而不引起代谢失衡从而导致局部缺血。Gordh 等研究了鞘内长期注射可乐定致神经中毒的可能性。研究中发现，应用高于报道的产生临床镇痛作用剂量的大剂量可乐定后，在光电显微镜下未见可探测到的神经中毒性病理性改变。

(6) 麻醉药与脊髓血流量：正常情况下，脊髓存在血流的自身调节，平均动脉压在 50～75mmHg 时，脊髓血流平稳，有学者在急性脊髓损伤模型鼠上研究血压与脊髓急性损伤关系时发现，重度脊髓损伤后随全身的血压降低，受创部位脊髓血流量也进一步减少，当全身性低血压进一步降低时，受创部位的脊髓血流出现中断，此后即使将平均动脉压升高至 165mmHg 以上，也不能明显增加受创部位脊髓的局部血流量。这可能与急性脊髓损伤后产生的大量血栓素 $A_2$，血浆内大量儿茶酚胺积聚造成脊髓微血管收缩痉挛，微循环血流量减少等因素有关。脊髓微血管造影及组织荧光素染色证实，脊髓损伤后首先引发微血

管的改变，减少脊髓血流量，激发脊髓自行环死。

创伤、缺血、各种原因导致的脊髓受压均会影响脊髓的灌注。有关麻醉药对脊髓血流的影响知者其少，有学者发现经蛛网膜下腔给予利多卡因和丁卡因可使脊髓血流量增加123%～162%，而布比卡因则使其降低30%，静脉注射吗啡能降低脊髓血流达25%（鞘内注射无此作用）。

## 二、麻醉前评估与准备

### （一）病情评估

神经外科手术和一般外科手术的术前评估与麻醉前准备有许多共同点，但有其独具的特殊性。共同点在于神经外科手术患者和其他外科手术患者一样，全身情况、重要器官功能、精神状态、可能发生的并发症等同样影响术前评估与麻醉前准备。神经外科手术的特点和对麻醉的基本要求如下。

#### 1. 手术部位特殊、器官功能重要

颅脑出现病灶或损害是由于病灶直接侵犯、压迫、破坏脑组织、脑神经及脑血管等，患者往往发生偏瘫、失语、昏迷及其他各种脑神经压迫综合征。在这些部位进行的中枢神经手术，尤其幕下的手术，多数接近生命中枢。因此，要求麻醉医师要基本理解神经外科疾病或损害的症状、诊断、主要的病理变化和麻醉要点，以能够相互配合，保证患者生命安全和手术成功。

#### 2. 继发病变导致的结果严重

继发于神经外科疾病所导致的结果是颅内压改变（主要是升高）和脑水肿，因为颅腔是一个狭小的半封闭而无伸缩性的腔，其中主要包含脑实质及脑组织成分（占84%）、脑内血液（占3%～6%）、脑脊液（占11%～15%），这3种成分保持相对的动态恒定，它可以受到体位、血压、咳嗽、气管内插管对咽喉部的刺激等诸多因素影响发生瞬时改变；此外，颅内血流和血容量受到颅内外多种因素的影响，代谢（细胞外电解质、各种离子、酶与腺等）与血流之间关系非常密切，正常情况下在生理范围内血流具有自身调节的功能；颅外因素包括在麻醉状态下，$PaCO_2$、$PaO_2$、脑灌注压（包括血压）及体温的变化，在超出生理范围自身调节的时候也会发生颅内压的改变。麻醉医师应当认识颅内压在评估神经外科手术的麻醉危险性、麻醉前准备、麻醉选择和术中麻醉处理等方面的重要性，这也是对麻醉的基本要求之一。

#### 3. 认识血脑屏障与发生脑水肿的关系

认识血脑屏障与脑水肿的发生之间的关系也是对神经外科麻醉医师的基本要求之一，在颅脑疾病和颅脑外伤发生之后，由于血脑屏障遭到破坏会引起中枢神经系统水肿，其后果是极其严重的。尽管脑水肿不是直接血脑屏障通透性增高所致，但血脑屏障的功能障碍与脑水肿的发展却有着密切的关系。例如脑损伤、全脑缺氧或因为脑瘤的局部压迫，导致脑血管自动调节机制紊乱，其必然导致脑容积进一步增大，其直接后果就是发生脑细胞肿胀和脑水肿的继续发展，颅内压必然严重增加。

#### 4. 颅内压升高的危害性

从事神经外科麻醉的临床麻醉医师应该深刻理解颅内压升高的原因及其危害性，才能对神经外科手术患者进行正确的术前评估和做好充分的麻醉前准备。

术前应用脱水药可以减轻颅内压，手术中过度通气维持适当的动脉血二氧化碳分压以维持$CO_2$、对脑的供需平衡，一般过度通气维持呼气末二氧化碳分压（$PETCO_2$）为4.0～4.5kPa被认为是最适当的过度通气界限，严重过度通气，$PETCO_2$达到3.5kPa时，可出现脑氧供需失衡。

#### 5. 意识障碍与昏迷

各种颅内肿瘤、颅脑损伤和脑血管意外等，都可能引发意识障碍甚至昏迷，因此神经外科麻醉医师接触患者时，尤其在决定手术时，术前进行详细术前评估和麻醉前准备，必须对意识障碍和昏迷有基本的了解，这也是麻醉基本要求之一。术前评估手术麻醉的危险性和患者的意识状态至关重要，一般来说，病情的危重程度以及手术麻醉的危险性与意识状态呈正相关。临床把意识状态分为意识障碍和昏迷。意识障碍表现为嗜睡（有的表现为躁动）、意识模糊或理解能力减退；昏迷

指的是患者意识完全消失，一般刺激无法唤醒，大多数反射减退或消失，这是病情危重的信号。临床上把昏迷分为以下几种类型。

（1）浅昏迷：对外界刺激有一定的反应或痛苦表情，某些反射基本存在。

（2）中度昏迷：对各种刺激基本无反应，对强刺激可能有一定防御行为，各种反射减弱。

（3）深昏迷：处于软瘫状态，对外界刺激无任何反应，各种反射消失，呼吸减弱而不规则，血压下降，大小便失禁等。

（4）不可逆昏迷：即脑死亡。

（5）其他类型的昏迷：例如去大脑皮质综合征、闭锁综合征等。

总之，意识状态对于综合评估和判断病情是一个重要的依据。

### （二）麻醉前准备及麻醉前用药

广义的术前准备和麻醉前用药，包括有关手术麻醉的一切准备和用药，用药种类应当包括针对患者合并各种疾病的处理；狭义的术前准备和麻醉前用药主要是指麻醉前直接与麻醉有关的一般麻醉器具准备和麻醉前用药。麻醉前用药的目的是使患者术前充分镇静，减少换着对手术的紧张和恐惧情绪，减少麻醉过程中患者的副交感神经过度兴奋；能使全身麻醉诱导和维持过程平稳，减少全麻用药量，提高痛阈，防止术后恶心呕吐。对于颅脑外科的手术麻醉来说，还有降低颅内压的重要作用。麻醉前常用药物如下。

#### 1. 苯二氮䓬类药物

具有镇静、催眠、抗焦虑、抗惊厥及中枢性肌松弛作用，对局部麻醉药毒性反应有一定的预防和治疗效果。对呼吸、循环影响甚微。缺点为无镇痛作用，使用时常与镇痛药复合使用。常用药有咪达唑仑 0.05～0.1mg/kg 肌内注射；地西泮 0.15mg/kg 麻醉前 1h 口服。

#### 2. 阿片类镇痛药

具有较强的镇痛、镇静效能，提高痛阈，与全身麻醉药有协同作用，增强局部麻醉药效果，减少全身麻醉药用量，还可用于术后镇痛。缺点为可引起呼吸抑制和血压下降，低血容量患者作用更加明显，有时会出现恶心呕吐。常用药有吗啡 0.1mg/kg 麻醉诱导前 1h 肌内注射；哌替啶 0.6～1.2mg/kg 麻醉诱导前 1h 肌内注射。

#### 3. 神经安定镇痛药

有较强的镇静、安定、解焦虑和止吐、抗过敏作用，常与类阿片镇痛药如芬太尼复合能发挥较好作用。常用药有氟哌利多 2.5～5.0mg 与芬太尼 0.05～0.1mg 按 50∶1 组合成依诺伐（innovar），麻醉诱导前 1h 肌内注射；异丙嗪 25～50mg 麻醉诱导前 1h 肌内注射。在颅脑手术中也可以与局部麻醉药合用。

#### 4. 催眠药

主要为巴比妥类药物，具有镇静、催眠和抗惊厥作用并能预防局部麻醉药反应。常用药有苯巴比妥、戊巴比妥等。

#### 5. 抗胆碱能药物

能阻断节后胆碱能神经支配的效应器上的胆碱能受体，松弛多种平滑肌，抑制多种腺体分泌，能减少呼吸道黏膜和唾液的分泌，便于保持呼吸道通畅，抑制迷走神经反射。常用药物有阿托品或东莨菪碱 0.3～0.5mg 皮下或肌内注射。

#### 6. 其他

应用有利于稳定麻醉过程中循环、呼吸系统功能的药物，例如艾司洛尔，临床观察在麻醉诱导中静脉注射艾司洛尔有较好的平抑心血管不良作用，但对气管内插管引起的脑血管刺激无平抑作用（插管时可引起脑血管血流动力学的有害性变化）。其他还有可乐定（clonidine）等。

神经外科手术多数属于重大手术，术前准备工作必须充分，对美国麻醉师协会 Ⅰ～Ⅱ级患者仅需一般常规准备，包括术前了解病史，检查患者，完善必要的补充检查。

对美国麻醉师协会Ⅲ～Ⅳ级患者则需要特殊准备。全身情况如合并急性呼吸道感染则需抗感染治疗，控制感染。对慢性呼吸道疾病患者，也应采取抗炎、解痉、控制痰量治疗。有水、电解质紊乱及酸碱失调的患者术前应予以纠正。合并糖尿病者应将血糖控制到正常范围之内。有慢性贫血、血容量不足或血红蛋白含量低于 9.0g/dl 以下者均应予以纠正。

### （三）麻醉选择原则

应根据患者的具体情况和病情，以及麻醉仪器设备情况选择合适的麻醉方法。颅脑手术大多考虑选择全身麻醉，但是选择哪一种麻醉药、如何诱导和维持都要慎重考虑，因为不同的选择，效果截然不同。

#### 1. 全身麻醉

包括吸入麻醉和静脉麻醉，吸入麻醉主要有氧化亚氮、恩氟烷、异氟烷、七氟烷、地氟烷，使用时要求配有专用的麻醉挥发器。吸入麻醉的优点主要为不燃不爆，对呼吸道无刺激，患者易于接受，对光和钠石灰稳定。特点为起效快，恢复迅速，在体内不降解代谢，经肺以原形排出。对肝肾基本无毒性作用。

静脉全身麻醉常用药物有硫喷妥钠、甲乙炔巴比妥钠、氯胺酮（一般颅脑外科不常用，必须使用时应与安定类药物合用）、羟丁酸钠、依托咪酯、苯二氮䓬类、咪达唑仑、丙泊酚、丁酰苯类、氟哌利多等。手术部位在幕上的颅脑手术，复合应用小剂量静脉麻醉药有很多优点：循环稳定，对呼吸也无明显影响。

静脉麻醉主要优点为设备简单、操作方便、无呼吸道刺激，较少发生术后呼吸道并发症，无燃烧爆炸危险、无空气污染。缺点为大部分有一过性的呼吸、循环抑制，多数静脉麻醉药镇痛作用差（如羟丁酸钠、依托咪酯、丙泊酚、地西泮类药等），这些药主要经体内分解代谢，患者苏醒时体内仍有残留，术后有较长时间疲乏和嗜睡。近年来靶控输注技术（target controlled infusion, TCI）的应用为静脉麻醉提供了更科学的麻醉方法。

我国目前在颅脑外科手术中更多地使用静吸复合麻醉，不但效果好，而且易于掌握，可逆性强，是首选的麻醉方法。

#### 2. 其他

总之，颅脑外科尽管都是采用全身麻醉，但在根据病情、手术种类、药物动力学等方面，麻醉诱导和维持以及呼吸管理等，千差万别。

（1）神经安定镇痛麻醉：主要是应用氟哌利多与芬太尼为主的一种静脉复合麻醉方法，具有镇痛、镇静但神志不完全消失，反射活动受到抑制的特点。如与地西泮、咪达唑仑和吸入麻醉药物复合能达到神经安定的麻醉作用。一般用于颅脑外伤的情况下比较多，例如患者轻度昏迷，但躁动不安时采用，可适当应用镇静药，如果患者昏迷程度比较深，可以不用麻醉但需要气管内插管。

（2）针刺复合麻醉：具有安全有效、生理干扰少、术后恢复快、麻醉需要应用少量辅助药、麻醉效果提高。缺点为麻醉效果不稳定，亦受多种因素影响。只宜用于患者能够合作并同意接受，全身情况较差，时间相对较短的颅脑手术。

（3）低温麻醉和控制性降压麻醉：自 1940 年应用于临床麻醉已 60 多年并成功用于颅内动脉瘤手术，具有其独特的优点。主要用于颅内动脉瘤、颈内动脉海绵窦瘘、颈内动脉狭窄、脑血管瘤和血管丰富的肿瘤手术。麻醉中要有完善的体温监测、脑监测、循环监测、血气监测及尿量监测。控制性降压麻醉也多用于出血量较大的手术，以减少出血。

### （四）不同类型神经外科手术对麻醉的要求

神经外科手术主要指颅脑和脊髓，当然周围神经的疾病与损伤的治疗及修复也属于神经外科的手术范畴，毕竟它不像颅脑和脊髓手术那样病情险峻、危急，并且麻醉要求特殊，一般采用神经阻滞术或部位麻醉为多。认识不同部位、不同类型神经外科手术对麻醉的要求有助于术前评估和做好麻醉前准备。

总的来说，颅脑手术的部位分为幕上与幕下，因为接近神经生命中枢，所以幕下比幕上手术危险性大，对麻醉的要求也更高。神经外科手术具体分为大脑半球手术、颅后窝手术、脑底手术和脊髓手术，以及急症颅脑损伤和脊髓损伤等。这些手术对麻醉有不同的要求，但术前评估和麻醉前准备的重要性是一样的。

#### 1. 大脑半球手术麻醉

从解剖上来划分，它包括额叶、颞叶、顶叶和枕叶，这些部位如果发生占位性病变（如肿瘤、血肿和脓肿等），其危险性和对麻醉的要求要比颅后窝手术对麻醉的要求相对来说低一些，但也要根据病变大小、病期长短，特别是颅内压增高的程度准备麻醉。如果占位病变部位重要，患者病情重、病期长，长期卧床，活动量小，甚至有偏瘫、失语等，可能存在营养不良、体弱及反复使用脱水药，容易伴有水电解质失调等并发症。麻醉医师在了解了这些情况之后，就可以依据具体病情做出术前评估和麻醉前准备，帮助选择适当的麻醉药，术中控制满意的血压和颅内压，避免心律失常、脑缺氧等的发生，保证麻醉安全。

### 2. 颅后窝包括脑干和颅底部位的手术麻醉

颅后窝接近生命中枢，许多部位在过去被视为手术的"禁区"，可见其手术的危险性和麻醉的难度，一方面病变部位有可能压迫呼吸和循环中枢，另一方面手术操作过程中有可能影响到呼吸和循环的改变（据文献报道各占 16%）。手术对这些部位的影响显而易见，同样对麻醉要求更高，麻醉前在访视过程中要求详细了解患者的全身情况（包括重要器官的功能）、占位病变的部位等。因为占位病变的位置、血供的来源、侵犯的程度以及与重要神经和比邻血管的关系等，对外科医师很重要，麻醉医师术前应当对其了解，这样可以清楚了解手术难度、出血多少、危险系数、术中可能发生的意外与并发症等，做到心中有数，选择适当的麻醉并做好麻醉管理。手术方式对于危险性的评估也有很重要，如脑垂体手术，手术的入路不同，危险性可能完全不一样，经颅入路时由于病灶深达脑底，所以创面大、出血也多，当然危险性就有差异。要想术前了解上述问题，麻醉医师不仅要对患者进行详细访视，翻阅病历了解手术的每一个细节并进行全面体检等，还要求麻醉医师应该学会查看 CT、MRI 以及磁共振血管（magnetic resonance angiography，MRA）及数字减影血管造影（digital subtraction angiography，DSA）等影像学方面的表现，只有全面细致地掌握情况才能做出完善的术前评估和麻醉前准备。

### 3. 脊髓手术麻醉

脊髓是神经中枢的一个组成部分，一旦发生占位性病变，特别是脊髓外伤（spinal cord injury，SCI）和炎症等，脊髓的传导功能、脊髓相应部位的感觉和运动功能将发生障碍。脊髓部位的病变特别是脊髓损伤，首先影响呼吸，尤其是高位截瘫，容易发生呼吸肌麻痹、呼吸困难，急性脊髓损伤如果损伤部位在 $C_{2\sim3}$ 水平，会发生呼吸麻痹，有随时死亡的危险，患者属于高危，如果损伤位在 $C_{4\sim5}$ 节段，会出现膈肌麻痹，肋间肌受累，通气功能明显减弱，患者属于中危。总之，损伤部位越低，危险性越小，当然还要看有无其他损伤（包括脑外伤、脑出血、血气胸和肺水肿等）。在急性脊髓损伤早期一般发生代偿性高血压，往往到了医院以后医师常常见到的多是低血压、心动过缓和心律失常，麻醉前评估需了解其损伤的节段、严重程度、时间长短、循环呼吸状态、有无电解质紊乱，特别是有无高血钾，对于长期卧床的患者必须注意有无肺部感染以及肝、肾等重要器官的并发症。

### 4. 功能神经外科的手术麻醉

功能神经外科指的是脑立体定向手术、介入外科治疗和癫痫外科手术等，脑立体定向手术和介入治疗多在局部麻醉复合镇静镇痛麻醉和 CT、MRI 下完成，麻醉前麻醉医师应该考虑的主要是患者的年龄与合作程度。尤其是小儿手术，如果年龄太小，患儿不太合作，在 CT、MRI 室无法放置监护仪和麻醉机（有的国家已有由特殊材料制成、不产生电干扰的监护仪和麻醉机）。因此，麻醉前就要考虑好麻醉前准备和麻醉方案，以策安全。

功能麻醉中的癫痫是神经外科比较常见的手术，WHO 提出癫痫是由不同原因引起的脑的慢性疾病，其特征是由于大脑神经元过度放电所引起的具有各种临床和实验室表现的反复发作的疾病，其患病率在 3%～5%。缺氧、低钙、妊娠毒血症所致抽搐不能被诊断为癫痫，但是这些病因可以诱发癫痫；临床有外伤病史的患者最容易被考虑为发生癫痫的诱因。术前评估和麻醉前准备与其他手术没有太大区别，主要注意由于长期药物治疗（巴比妥类药物、苯妥英钠、扑米酮、地西泮等药物）带来的不良反应，有无肝功能不全和是否存在骨髓抑制。癫痫患者也要注意心脏情况，特别应该询问家属往常患者癫痫发作时有无心律失常及其他危险征象，因为癫痫患者在大发作过程中，发生猝死风险比正常人群高 5 倍；此外，癫痫患者手术前一般不应停药（也有主张要逐渐停药）。对于癫痫患者进行手术病灶手术治疗的患者，术前麻醉医师必须知道施行的是哪一种手术方式，癫痫手术治疗一般分为三类。

（1）癫痫原病灶切除，包括脑回、大脑半球和多脑叶切除。

（2）立体定向破坏杏仁核和胼胝体切开等。

（3）刺激抑制结构，加强对兴奋性冲动的抑制，即在暴露手术区后用皮质电极探测癫痫病灶后手术切除。这 3 种手术的损伤大小显然不同，因此，危险性也不一样，麻醉医师必须在手术前了解上述情况，方可做出评估并做好术前准备。

### 5. 脑动脉瘤和颈动脉内膜剥脱术的麻醉

脑动脉瘤多位于血管分叉处，其最大的危险性是颅内出血，多因蛛网膜下腔出血而被发现，总死亡率达 40%。脑动脉瘤都是由于颅内高压引起血管瘤破裂，降低颅内压是一种根本的措施，蛛网膜下腔出血分 2 种，一种是缺血 - 水肿型，出血后不久（一般约 10min）颅内压正常，但又可升高，甚至复发；另一种由于颅内高压的冲击，可能瞬间出血较多，以致血块形成发生脑疝而昏迷，颅内压和脑缺血威胁患者的生命。术前危险性的估计应根据患者症状的轻重，如果只有复视、眼睑下垂、视力障碍、轻度头痛和轻度脑神经麻痹等临床表现，说明脑瘤出血还处于初期阶段；一旦出现脑膜刺激症状，严重头痛、颈部僵硬，迅速进入脑疝状态并发生昏迷，则可以评估为病情危重。此外评估病情还要重视有无贫血、心肌梗死，以及心、肝、肾等重要器官功能的损害存在。麻醉医师应该据此做出恰当的评估和细致的准备，此类患者术中多数需要进行控制性降压麻醉，但要补足血容量，并进行各项监测，同时要进行恰当机械通气维持 $PaCO_2$ 在 30～35mmHg。

颈动脉内膜剥脱术（carotid endaterectomy）是一种脑血管缺血病，采用手术的病死率和致残率与疾病的严重程度呈正相关。手术指征是短暂性脑缺血发作、无症状性颈动脉杂音和既往卒中出现新症状的患者。有手术适应证者，应在 2～6 周后行手术治疗。急性严重卒中、卒中恢复期、近期有心肌梗死病史或心力衰竭的患者，禁忌手术麻醉，危险性很大。此病多发生于 50—90 岁的患者，围术期的致残率随年龄的增高而增加，50 岁左右患者致残率为 5.3% 左右，高龄患者致残率可高达 21% 以上。如果合并有高血压、冠心病、糖尿病等更属于高危患者。麻醉医师可以根据上述情况进行评估与麻醉前准备。

### 6. 颅脑外伤的手术麻醉

由于受到外力的撞击，导致颅骨骨折、脑挫裂伤、硬脑膜下或颅脑内血肿。脑损伤后往往继发脑血管痉挛、缺氧、低血压、二氧化碳蓄积、颅内压增高，严重者可能发生脑疝。麻醉医师对于这种病例除了要详细了解病史，尤其要注意是否伴有与颅内高压有关的症状，还应注意意识状态（采用 GCS）、肌力反应、心率快慢、血压高低、心律失常、瞳孔变化（大小、对称性和对光反应）等，即可初步评估患者脑损伤的严重程度（详细诊断有待放射学检查）。早期急救患者时特别是对于昏迷患者，要进行气管内插管，务必保持气道通畅，必要时辅助呼吸，维持呼吸、血压正常。麻醉医师在检查和评估脑外伤患者时，还要注意是否合并其他部位的复合伤，例如颈椎损伤、血气胸和肝、脾、肾等重要器官与内脏的损伤。如果有上述复合损伤，术前评估的结论和麻醉前准备就可能完全不一样。

## 三、脑血管疾病的麻醉

脑血管病是一类病死率高、后遗症多、严重危害健康的常见病，是造成人类死亡的三大疾病之一，在美国为人口死亡原因的第三位，日本居第二位，中国为人口死亡原因的第一位。发病年龄多为中年之后，通常分为出血性和缺血性两大类，前者主要包括高血压性脑出血、颅内动脉瘤和脑动脉畸形，后者则主要指脑血栓形成和脑栓塞。

脑血管病外科治疗的原则：凡因出血形成血肿引起脑受压者，应紧急清除血肿进行止血；如因动脉瘤及动脉畸形破裂出血，则应予以切除畸形血管或夹闭动脉瘤，以免再次出血危及生命。缺血性疾病可根据具体情况行颈动脉内膜切除术、颅外－颅内动脉吻合术。

### （一）动脉粥样硬化性脑出血

#### 1. 临床特点

(1) 发病概况：高血压动脉硬化是脑出血最常见的病因，男性发病率稍高，多见于50—60岁的患者。但年轻的高血压患者也可发病。出血好发于壳核、丘脑、脑桥和小脑等部位，其中以壳核最多，占40%左右。若出血多，可积聚成较大血肿或破入脑室或侵入脑干，后果严重，病死率很高。

(2) 临床表现：剧烈活动或情绪激动常为发病的诱因，起病急剧，突然剧烈头痛、呕吐，偶有癫痫发作。常有不同程度的意识障碍，如破入脑室的大量出血或侵入脑干的出血，患者很快即进入深昏迷，四肢瘫痪，眼球固定，针尖样瞳孔，高热，病情迅速恶化，几小时内死亡。临床诊断除上述症状外，脑 CT 可很快定位。

#### 2. 手术与麻醉

(1) 手术适应证：手术的目的在于清除血肿、降低颅内压和止血。因此，适应证的选择很严格。凡出血不多、病情不重者则不需手术。起病急剧，深昏迷者，手术无价值。只有起病时意识障碍不重，经内科治疗后有加重的趋势，年纪较轻，无严重心、肺、肾病变者应力争尽快手术。

(2) 麻醉管理：如意识障碍不严重，患者尚能合作者，可考虑局部麻醉加神经安定镇痛麻醉，这对正在出血的病情有所帮助，不至于由于全身麻醉诱导及术中呛咳屏气而加重出血。但是多数患者入院后不能合作，于 CT 造影过程中即需给予一定量的镇静药，故全身麻醉仍为常用的麻醉方法。麻醉过程中必须注意以下几个问题。

• 急诊入院手术，麻醉前准备不充分，过去病史往往不能全面了解。应着重了解主要脏器的功能及服药史，如时间及病情允许，应立即查心、肺功能。对于 45 岁以上的患者要急查心电图。

• 多数患者有高血压病史，并长期服用 α、β 受体拮抗药。麻醉诱导应慎重用药，为了减少药物对心血管功能的抑制，减少喉镜刺激引起的颅内压升高和心血管反应，宜选用快速静脉诱导。术前如血压过高，可先适当降压后再行气管插管。麻醉药应以芬太尼、氯丙嗪、硫喷妥钠及肌松药为主，对术前已昏迷且饱食的患者，以保留自主呼吸状态下行气管内插管，静脉复合麻醉为首选。

• 术中尽量避免血压波动过剧，特别对有高血压的病例，更应竭力避免，以免加重心脏负担。对既往曾有过中枢性损害的患者，在颅压较高的情况下，应防止血压下降过剧，使颅内灌注压降低，影响脑的自身调节功能。

• 对病情较重的患者，术中应做有创血压、体温及呼吸监测。控制血压下降不应低于麻醉前水平的 30%。过去多用氯丙嗪等药物配合体位调整，一般均可达到所要求的水平。另外，氯丙嗪对控制中枢性高热，减少机体的应激反应，降低脑水肿也有一定的作用。原则上不采用神经节阻滞药及血管平滑肌扩张药，尤其是对高血压动脉硬化的患者。对高热的患者除应用氯丙嗪外，还需要同时配合应用物理性降温。如麻醉前已有高热，宜采用快速气管内插管，肌松药宜选用非去极化类，以免因肌炎而加重高热。降温应在维持较深全身麻醉下进行，以免患者出现寒战反应。平均体温每下降 1℃，颅内压一般可下降 20mmHg。目前，亚低温要求体温下降至 34℃（鼻温）以下，特别是头部降温，同时术后应配合氯丙嗪效果较满意。

### （二）颅内动脉瘤

#### 1. 病理特点和临床特征

(1) 病理特点：颅内动脉瘤（intracranial aneurysm）是由于脑血管异常改变产生的脑血管瘤样突起，其主要症状多由出血引起，部分因瘤体压迫及动脉痉挛造成。动脉瘤破裂出血常使患者致残或死亡，幸存者仍可再次出血。

(2) 发病概况：主要见于中年人（30—60 岁），青年人较少，最小年龄仅为 5 岁，最大 70 岁。临床上瘤体大小归纳为 4 类：①直径<0.5cm 为小动脉瘤；② 0.5cm≤直径<1.5cm 为一般动脉瘤；③≥1.5cm 或<2.5cm 为大型动脉瘤；④≥2.5cm 为巨型动脉瘤。15.5% 的颅内动脉瘤为<0.5cm 的小动脉瘤，而巨型动脉瘤仅占 7.8%。

(3) 好发部位：好发于脑底动脉及其邻近动脉的主干上，常在动脉分叉处呈囊状突起。过去的统计数字表明，85%～90% 的动脉瘤发生在脑底动脉环的前半部。发生在椎 - 基底动脉系者占 3%～15%。颅内动脉瘤多为单发，仅 10%～19% 为多发，分布顺序一般为颈内动脉与后交通动脉交接处，前交通动脉，大脑中动脉主干分叉处，以及其他动脉，其比例为 4∶3∶2∶1。

#### 2. 病情分级

Botterell 等将患者的临床状态分为五级，以此来评价手术的危险性和患者的预后，Hunt 及 Hess 将颅内动脉瘤患者按照手术的危险性分成五级。

Ⅰ级：无症状或轻微头痛及轻度颈强直。

Ⅱ级：中度及重度头痛，颈强直，除有神经麻痹外，无其他神经功能缺失。

Ⅲ级：嗜睡，意识模糊，或轻微的灶性神经功能缺失。

Ⅳ级：神志不清，中度至重度偏瘫，可能有早期的去皮质强直及自主神经系统功能障碍。

Ⅴ级：深昏迷，去皮质强直，濒死状态。

若有严重的全身疾患如高血压、糖尿病、严重动脉硬化、慢性肺部疾病及动脉造影上有严重血管痉挛者，要降一级。

临床表现归纳起来可分为局灶症状和破裂出血两大类。小动脉瘤在破裂前常无症状。

#### 3. 手术与麻醉

(1) 手术时机的选择：关于颅内动脉瘤破裂后最佳手术时机选择的客观指标一直有争议，其焦点是在蛛网膜下腔出血（subarachnoidhemorrhage，SAH）后"早期（出血后 48h～8 天内）"和"延期（从出血后 8 天～3 周后）"的手术问题。延期手术的理由是在再次出血之前处理动脉瘤（再出血高峰时间为 SAH 后 7～10 天）；早期手术的理由是在脑血管痉挛发生之前（SAH 后第 4 天前）。不论基于哪种理由，以下内容可以作为参考。①脑脊液压力监测，Nornes 认为颅内压降至 400mmH$_2$O 时为手术最佳时期，继续下降易发生再破裂出血。②循环时间由 SAH 后减慢到恢复正常。③脑血管造影已无明显脑血管痉挛。④脑血流量测定，SAH 后脑血流量降低，Ishil 认为当 CBF>30ml/（100g·min），脑血管对 CO$_2$ 及平均动脉压反应（自动调节功能）已恢复正常，为最佳手术时机。⑤ CT 检查脑水肿和蛛网膜下腔大量积血，预示将发生严重的血管痉挛，应推迟手术。⑥ Drake 认为，如能使动脉瘤破裂的患者安全生存 1 周以上，则动脉瘤的手术问题已接近于解决；Sundt 认为如能将手术安全地推迟 12 天，则脑血管痉挛将得以缓解。

(2) 手术方式：虽然很多，但是至今仍以下列几种为常用方法。

① 动脉瘤颈夹闭或结扎术（clipping and ligation of the neck of aneurysm）：为首选手术方式，临床应用最多。

② 载瘤动脉夹闭及动脉瘤孤立术（clipping of feeding artery of aneurysm and isolation of aneurysm）：由于载瘤动脉很可能是颈内动脉或其分支，也可能是椎 - 基底动脉，因此手术危险性大，有可能造成瘫痪，偶尔可致命。所以，必须慎重行事，最好先行颅内外动脉吻合后再夹闭。

③ 动脉瘤包裹术（trapping of aneurysm）：适于瘤颈过于宽大，梭形动脉瘤或瘤颈内有钙化斑不宜上夹或结扎者，目的是采用不同的材料加固动脉瘤壁。

④ 经血管内栓塞动脉瘤（endovascular embolization of aneurysm）：用于开颅手术失败或全身情况及局部条件不适宜开颅手术者。

(3) 麻醉管理：颅内动脉瘤患者手术治疗时，麻醉管理的主要问题是麻醉诱导及手术过程中动脉瘤有破裂的可能，其次为脑血管痉挛和颅内压增高。

维持适当低值的平均动脉压或收缩压，收缩压与动脉流速成正比，流速快时可以形成湍流损害瘤壁，如与动脉瘤发生共振则损害更大，故适当低值的降压可以防止动脉瘤破裂。但要考虑脑血管自身调节的范围，平均动脉压低限应维持在50mmHg以上，否则将使脑血流量降低，如脑血流量长期低于正常值的5%，则脑电图会出现脑功能障碍的迹象。对于已存在脑血管痉挛和颅高压的患者，平均动脉压的低限应再提高，以扩大"安全"范围。

脑血管痉挛：颅内动脉瘤破裂发生SAH后，30%～50%患者出现脑血管痉挛，术后发生率可更高，脑血管造影可证实有颅内血管狭窄。

(4) 麻醉管理的注意事项如下。

① 术前准备必须充分：一般原则与脑出血患者相同，根据神经外科病情（Hunt-Hess分级标准），颅内动脉瘤55%患者属Ⅰ～Ⅱ级，Ⅲ级占30%，Ⅳ级占10%，Ⅴ级占5%。对于手术前情绪紧张者，应加用镇静药，剂量相对较大。如术前已处于中等程度意识障碍、偏瘫，并有早期去皮质强直和神经障碍者，必须积极进行内科治疗，以降低颅压和解除脑血管痉挛，并卧床休息，防止呛咳、便秘，控制血压在接近正常范围。

② 术前心电图异常的患者应力求弄清病因：SAH患者中60%可能出现心电图异常。以出血后48h内为多见。原因为SAH刺激自主神经中枢，引起交感神经兴奋。常见的心电图异常为T波倒置或低平，ST降低或抬高，u波及Q-T间期延长，66%的患者出现窦性心动过缓，22%出现偶发或频发室性期前收缩或室性阵发性心动过速，大多在出血后10天内恢复，也有少数可持续至术前。因此，必须进行详细的术前检查，以了解心律失常的病因。

③ 麻醉诱导必须力求平稳：如血压过高，应先将其控制在合理的水平后再开始诱导，禁止清醒插管及呛咳、屏气、呼吸道梗阻，并尽可能减少气管插管所引起的心血管反应。

麻醉和术中血压易出现较大波动的时期是诱导和插管、摆体位、切皮和开颅、检查并游离动脉瘤、缝皮和苏醒期。因此，为维持血压的平稳，可采取下列措施：镇静药、β受体拮抗药，追加小剂量硫喷妥钠；插管前给予利多卡因1.5mg/kg；切口加用局部麻醉药浸润阻滞，吸入麻醉药、丙泊酚、镇痛药或神经安定药。

在分离、钳夹动脉瘤前，必须维持动脉瘤及母动脉透壁压力的稳定，浸润头皮的局部麻醉药中禁忌加入肾上腺素，否则该药吸收后在30min内可能会引起高血压。

④ 麻醉维持应相对较深：特别在开颅过程中应维持相当于三期Ⅱ级左右的麻醉深度，同时采用过度通气，血气分析动态监测$PaO_2$及$PaCO_2$，使其$PaCO_2$维持在30mmHg左右。

为了便于剥离动脉瘤，在接近母动脉前即开始实施控制性低血压：过去常用的降压药物为三磷腺苷及硝普钠或樟磺咪芬。三磷腺苷用量可以控制在300～500μg/(kg·min)的速率较为安全可靠。硝普钠药量因个体差异较大，常不易控制。王恩真等曾对150例颅内动脉瘤夹闭术患者分别采用硝普钠、异氟烷、恩氟烷、硝酸甘油、维拉帕米、三磷腺苷、尼莫地平7种药物，对比观察降压效果、血流动力学变化和术后恢复情况，初步认为硝普钠具有直接扩张动脉平滑肌，降低心脏后负荷作用，大剂量时具有扩张静脉，使回心血量减少，左右心室充盈压降低，且心率明显增快，心肌耗氧量增加作用，而停降压药后血压回升，周围血管阻力会反跳性明显增高，对动脉瘤和心功能不全的患者不利；而异氟烷全身麻醉控制性降压可以使血压逐渐回升，无反跳性高血压和周围血管阻力升高，为我们目前常用的降压方法。经动脉、颈内静脉血氧含量测定，异氟烷降压过程中$CMRO_2$反而减少，更有利于颅内动脉瘤手术过程中的降压。颅内动脉超声检查亦证实，异氟烷降压确系周围阻力降低所致，对SAH后的脑血管痉挛有缓解作用。钙通道阻滞药及前列腺素E目前也用于颅动脉瘤术中降压。

⑤ 低温麻醉：对高热及需要较长时间阻断脑主要供应血管或应用体外循环时，可采用低温

麻醉，但需注意，低温可使麻醉时间及术后苏醒延迟，复温过程患者易出现寒战，增加肌体耗氧量等。

⑥ 液体的管理：过去认为，如无特殊脱水及低血容量，应以 3～4ml/（kg·h）的速率静脉滴注乳酸林格液补充禁食及排尿的缺失量。如需甘露醇利尿脱水时，再补入相当于 1/2 尿量的乳酸林格液，防止过度扩容。由于颅内手术不存在胸腹腔手术的所谓第三间隙体液的丢失，因此输液量不宜过多。但是近年来有人认为脑动脉瘤手术的患者，为防止脑血管痉挛，倾向于大量输血和晶体溶液，这有助于脑灌注及逆转神经功能的损伤。也有作者认为，颅内动脉瘤患者术前血容量低于正常17%，其原因如下：①仰卧多尿；②卧床休息使红细胞生成抑制；③氮的负平衡。因此，主张在颅内动脉瘤夹闭后，立即输入 200～400ml 血液，如手术失血量＞500ml 时，应再补充 200ml（使中心静脉压＞5cmH$_2$O，红细胞比容 30%～35% 即可）。

⑦ 防止脑缺血，加强监测：避免引起脑缺血的方法有 a. 直接皮质反应观察，正常两半球间差为（0.2 ± 0.2）ms，＞0.6ms 为异常。b. 躯体感觉诱发电位监测，主要观察中枢传导时间（central conduction time，CCT），CCT 为 N$_{14}$～N$_{20}$ 的峰间潜伏期，当脑血流量＜30ml/（100g·min）时，CCT 延长。

### （三）颅内血管畸形

#### 1. 病理特点和临床特征

(1) 病理特点：颅内血管畸形（intracranial vascular malformations）是指脑血管发育障碍引起的脑局部血管数量和结构异常，并对正常的脑血流产生影响。Russell 等将颅内血管畸形分为 4 类：动静脉畸形（arteriovenous malformations）、海绵状血管瘤（cavernous angiomas）、毛细血管扩张（telangiectases）和静脉畸形（venous malformations）。

(2) 发病部位：幕上远比幕下为多，约为 9∶1。按脑的解剖部位，顶、额叶最多；颞叶及枕叶次之；丘脑、脑干及脑室系统均可发生。其供应动脉以大脑中动脉分布区为最多，约 50%，其次为大脑前动脉分布区。

(3) 发病年龄与性别：好发年龄在 20—30 岁，绝大部分在 40 岁以前发病，男女比例约为 2∶1。

(4) 术前情况：动静脉畸形可与袋形脑动脉瘤同时存在，主要危险是出血，系病变中的小血管破裂所致，其他症状有抽搐、癫痫、脑实质出血伴脑萎缩、头痛、智力减退、面瘫、共济失调等，婴儿的巨大脑血管畸形可引起心脏扩大及心力衰竭。手术治疗不仅能杜绝往后的再出血，并能阻止脑盗血，从而改善脑组织血供。重要功能中枢的动静脉畸形不宜手术者，可用血管内栓塞术等治疗。

#### 2. 手术与麻醉

(1) 手术方法：手术种类甚多，如结扎表浅供应动脉，局部去骨瓣减压＋深部放射＋颈动脉结扎术，结扎主要供应动脉；人工栓塞法及血管畸形切除法。目前最为理想的方法即血管畸形切除术。近年来，由于手术显微镜在神经外科领域的应用，使手术能尽可能少地损伤正常脑组织和脑血管，大大提高了手术的治愈率。

(2) 麻醉：麻醉方法及术中注意事项如下。

麻醉方法及一般原则均同于颅内动脉瘤手术。但是，其需要比较广泛的手术剥离操作和较长时间的中度控制性降压。因此，严密监测血流动力学、血气、酸碱平衡等至关重要。术中如遇突然大出血，应慎重地应用硝普钠或静脉滴注三磷腺苷（0.1%），在心电图监测下使患者尽可能短时间内处于较低血压状态，以利术者进行止血，同时应及时补充血容量。目前较多使用吸入异氟烷降压。对年老、体弱、心功能差的患者可以用硝酸甘油降压，速率为 0.02～0.04mg/（kg·h）。尼莫地平对脑血管有选择性扩张作用，对心肌抑制轻，用药后心排血量反而增加，停药后无反跳现象，对预防手术后心脑血管痉挛尤其有效，在脑血管手术中已被列为首选。

因动静脉瘘血流短路而形成的静脉动脉化和动脉静脉化改变，心脏为了将血液输送到周围器官，必须通过阻力增加的小血管，同时在血管瘤和痿的部位潴留了很多动脉血,不能很好地加以利用。因此会引起心脏肥大、脉率增加、循环时间缩短、血液量增多,并使血管畸形处的脑组织缺氧。14%～30%的患者会出现智力障碍。所以,术中必须注意充分给氧,维持脑组织较好的灌注压,降低颅内压,以减少颅内盗血现象。

### (四)缺血性脑血管病手术麻醉

脑缺血性疾病(cerebral ischemic diseases)是造成人口死亡的主要原因,特别是对50岁以上的人危害更大。有人统计,在脑卒中患者中缺血性脑卒中占75%～90%,出血性脑卒中占10%～15%。引起脑血管狭窄和闭塞的原因有脑动脉硬化、先天畸形、外伤、炎症、肿瘤、动脉瘤和手术损伤等。

#### 1. 烟雾病

烟雾病(moyamoya disease)是颈内动脉末端狭窄、闭塞及脑底出现异常血管扩张网所致的脑出血性或缺血性疾病。此病首先由日本学者提出,因脑底的异常血管网在脑血管造影像上似"烟雾状"或"朦胧状"(日文 moyamoya 的含义)而得名。

(1)病理:基本病理变化为双侧对称性颈内动脉末端、大脑前动脉和大脑中动脉的主干狭窄、闭塞,病变呈进行性发展。由于长期缺血的刺激,使大脑动脉环及其周围主干动脉,与周围大脑皮质、基底核、丘脑和硬脑膜有广泛的侧支代偿血管形成,从而构成了脑底广泛的异常血管网。同时大脑动脉环的前部血管也有狭窄或闭塞。病变的血管腔内结缔组织增生、内膜增厚、内弹力板重叠和破坏、平滑肌细胞有变性、坏死;脑内其他部位血管(如眼动脉、大脑后动脉、基底动脉及脑底血管网的血管)、颈外动脉系统(如颞浅动脉和脑膜中动脉)等处也有上述病理变化,但程度较轻。

上述两种病理改变——病变血管进行性狭窄、闭塞和代偿性侧支循环血管的形成,分别是烟雾病引起脑缺血和脑出血的病因。颈内动脉末端、大脑前动脉、大脑中动脉和大脑动脉环前部主干血管的进行性狭窄和闭塞,使相应供血区脑组织

发生缺血性改变。代偿性形成的侧支循环新血管不能耐受长期病变而导致的异常血流动力学压力,可形成微小动脉瘤、假性动脉瘤和真性动脉瘤,这些动脉瘤的破裂可引起脑出血。微小动脉瘤和假性动脉瘤多位于脑实质内,常引起基底核和丘脑、室管膜下和脑室内及皮质下出血;真性动脉瘤常引起 SAH。

(2)临床表现:儿童患者主要为脑缺血症状,如短暂性脑缺血发作、缺血性脑卒中和脑血管性痴呆等,成人患者多表现为脑出血症状,常为脑内出血、脑室内出血和 SAH 三种类型,可有头痛、昏迷、偏瘫及感觉障碍。

(3)诊断:本病的诊断主要依靠影像学检查,特别是脑血管造影所见。

脑血管造影:主要表现为双侧颈内动脉末端(虹吸段)、大脑前动脉和大脑中动脉起始段狭窄、闭塞,脑底部位有异常扩张的血管网。有时可见假性或真性动脉瘤以及广泛的颅内、外动脉血管吻合。

CT 扫描:对表现为脑缺血症状的患者,CT 显示脑内多处点片状低密度灶。有不同程度脑萎缩影像,如脑室扩大、脑沟、脑回增宽。表现为脑出血症状的患者,早期 CT 显示脑内、脑室内或蛛网膜下腔高密度灶。

MRI 检查:主要有3个特征性改变:大脑动脉环模糊不清;基底核有多个低信号区;灰质和白质的对比不清晰。出血病灶在 MRI 上的表现较复杂。

(4)治疗:手术方法主要有颞浅动脉－大脑中动脉吻合术、脑－颞肌血管连通术和脑－硬膜－动脉血管连通术。对有脑出血的患者,如出血灶较小可采取内科治疗;如出血灶较大有脑压迫者,或有脑室内出血者,应采取手术血肿清除或脑室内引流术,如有动脉瘤应予夹闭。术中应特别注意尽量不要损伤脑底已形成的侧支循环血管,以免加重这些部位脑组织的缺血性损害。

(5)麻醉处理:该类手术出血量一般不多,输血较少。因为其常涉及血管吻合和颅内外同时手术,故麻醉处理中可能有以下问题需要注意:显

微外科手术操作精细复杂，患者需要长时间制动，要求麻醉浅而平稳，镇痛完善，确保术野绝对安静；周围循环要保持高水平，不仅术中需要，而且有利于术后维持血管通畅；苏醒期要平稳，无寒战和躁动，以免损害手术效果。

此类手术的麻醉特点为：①麻醉前镇静药和镇痛药均应减少或不用。吗啡和哌替啶能抑制呼吸，应慎重使用，以免减少通气量，加重脑组织缺氧。②选用麻醉者最熟悉的麻醉方法，尽可能减少对呼吸道的刺激，要求手术后快速清醒，无恶心呕吐，反应小。③维持适当的麻醉深度，确保患者安静，提供良好的术野。④选用不增加颅内压的麻醉药物，如硫喷妥钠、芬太尼、丙泊酚、$\gamma$-羟丁酸钠、依托咪酯、地西泮、异氟烷、恩氟烷等，既能维持麻醉平稳，又有脑组织保护作用。术中可采用机械通气，并应加强监测和严密观察，防止缺氧和二氧化碳蓄积。⑤加强呼吸管理，术中可采用机械通气，并应加强监测和严密观察，防止缺氧和二氧化碳蓄积。一般可维持正常 $PaCO_2$ 或使其轻度增加，以扩张组织的微血管，有利于血管吻合以及吻合后的血流通畅。⑥维持循环稳定，保证脑灌注压，此对伴有脑供血不足及循环功能障碍的患者尤为重要，特别要注意防止麻醉过深引起的血压剧烈波动。麻醉时要保持患者头部处于略高位，以保证适当的脑静脉回流，并防止颅内压增高。⑦长时间手术，应注意术中有效循环血量的维持，保证移植处组织有足够的血流灌注。术中输注平衡盐液和低分子右旋糖酐，可减少血液黏度，防止吻合后血管栓塞。滥用血管收缩药可引起血管痉挛，影响移植组织的血液供应，故应尽量避免。⑧术中需用抗凝药，以局部加用肝素常用，尽量避免全身应用。⑨术中应用利尿药、脱水药以减轻脑水肿，避免脑"搏动性膨出"，其方法有头高位，并通过控制心率和血压来减少脑随心跳搏动；减少通气压和潮气量，必要时可采用高频喷射通气来减少脑随呼吸的搏动。⑩全身麻醉后拔管不宜过晚，过浅麻醉下拔管，患者会因无法耐受气管导管而引起剧烈呛咳，因此而加重吻合血管的痉挛。术后可在患者通气量、咳嗽和吞咽反射恢复正常后即进行拔管。不必等待完全清醒。⑪术后给予适量镇痛、镇静和镇吐药物，使患者尽可能平稳度过苏醒期。⑫术后要保证血供畅通和注意移植组织的保暖，根据需要可给予扩张血管药，如罂粟碱和山莨菪碱。

**2. 颈动脉内膜剥脱术的麻醉**

实施颈动脉内膜剥脱术的患者对麻醉医师来说是一项特殊挑战，这些患者不仅有脑缺血的危险，而且常合并有多系统疾病，麻醉中有许多棘手问题，其正确处理对患者预后甚为重要。

(1) 颈动脉内膜剥脱术患者危险性的术前估计如下。

① 脑血管疾病：颈动脉疾病患者实施颈动脉内膜剥脱术时，围术期病残率和病死率与脑血管疾病的严重程度具有明显关系，术前状况为无症状颈动脉狭窄、短暂性脑缺血发作、轻微脑卒中、严重脑卒中和渐进性脑卒中的患者，围术期致残率和卒中发生率分别为5.3%、6.4%、7.7%、9.8%和21.1%。有明显神经损害的急性颈动脉阻塞患者，进行急诊颈动脉内膜剥脱术时的病残率和致残率相当高。一般认为，由颈动脉疾病引起的急性脑卒中患者，如果有手术指征，颈动脉内膜剥脱术应在2～6周后实施。合并高血压的急性脑卒中患者，手术更应延迟进行。

② 年龄：患者年龄越高，实施颈动脉内膜剥脱术时围术期的致残率越高，50—60岁、60—70岁、70—80岁、80—90岁和＞90岁的患者，颈动脉内膜剥脱术的致残率分别为0.81%、1.3%、1.93%、2.97%和4.17%。

③ 冠状动脉性心脏病：冠状动脉性心脏病对颈动脉内膜剥脱术患者的预后影响很大。心肌梗死3～6个月内，患者实施颈动脉内膜剥脱术的病死率极高。如无特殊情况，手术应延期，并对患者进行合理治疗。Ennix等将1546例颈动脉内膜剥脱术患者分为3组：Ⅰ组患者无冠状动脉性心脏病病史或症状；Ⅱ组患者有症状性冠状动脉性心脏病，如心绞痛、心力衰竭或严重室性心律失常；Ⅲ组患者虽有症状性冠状动脉性心脏病，但在颈动脉内膜剥脱术前或与颈动脉内膜剥脱术同

期实施冠状动脉搭桥术（coronary artery bypass graft，CABG）。颈动脉内膜剥脱术后，Ⅱ组患者的心肌梗死、短暂性脑缺血发作和脑卒中发生率及手术致残率明显高于Ⅰ组和Ⅲ组患者。

④ 高血压：术前有高血压（血压 > 180/110mmHg）或颈动脉内膜剥脱术后有神经损害的患者，术后更易出现高血压，颈动脉内膜剥脱术术后高血压发生率约为20%，其中10% ~ 20%的术后高血压患者有神经损害。而术后血压正常患者仅3% ~ 6%有神经损害。高血压患者围术期出血性脑梗死的危险性增加。

⑤ 同期实施CABG和颈动脉内膜剥脱术：同期实施CABG和颈动脉内膜剥脱术是试图预防实施CABG时出现脑血管意外或实施颈动脉内膜剥脱术时发生心肌梗死。但临床结果表明，同期手术患者的病残率和致残率类似于2个手术分期实施时，同期手术时病死率为4.6% ~ 5.7%，围术期脑卒中发生率为3.8%。目前认为，同期手术仅适用于高危脑血管病患者和高危心脏病患者。

⑥ 糖尿病：据报道，50%以上的颈动脉内膜剥脱术患者合并有糖尿病，糖尿病患者围术期卒中发生率为2.6%，非糖尿病患者为0。长期随访发现，糖尿病患者的病死率明显高于非糖尿病患者。

(2) 手术指征：实施颈动脉内膜剥脱术的目的是减轻临床症状，预防脑卒中，增进生活能力和延长寿命，最主要的作用是预防脑卒中。手术指征包括：短暂性脑缺血发作、无症状性颈动脉杂音和既往脑中出现新症状的患者。手术禁忌证包括急性严重脑卒中、迅速进展的脑卒中或很快恢复的脑卒中以及近期有心肌梗死或心力衰竭的患者。

(3) 麻醉前准备：除常规麻醉前准备外，对实施颈动脉内膜剥脱术患者需进行一些特殊考虑，最重要的是仔细评估心血管状态，多次测定患者在不同体位时两侧上臂的血压以及患者于清醒静息状态时的血压，以确定患者通常情况下的血压范围。此对确定术中和术后可耐受的血压范围非常重要。术中和术后应尽力维持循环指标在可耐受范围。若术前两侧上臂血压存在差别，术中和术后应使用有较高血压值的上臂测定血压，能更好反映脑灌注。

术前必须检查心电图，选用最可能发生心肌缺血的导联。长期应用抗高血压药物的患者，术前不应停用。如果病情不允许术前缓慢地控制高血压，术中就不能快速降低和控制高血压，否则，可诱发脑缺血发作，但可在术后进行合理治疗。术前怀疑或证实有肺疾病的患者，应做血气分析，确定患者正常静息状态下的 $PaCO_2$，以建立麻醉中应维持的 $PaCO_2$ 范围。

一般不主张应用大剂量术前药，尤其是阿片类药物。如果需要可应用小剂量镇静催眠药，如氟硝西泮 10 ~ 30mg 或地西泮 5 ~ 10mg。格隆溴铵可在麻醉前即刻使用。麻醉前 12h 分次口服普萘洛尔 1 ~ 2mg/kg 能使麻醉诱导和气管插管时心血管系统更稳定。

(4) 麻醉处理

① 麻醉选择：局部或区域阻滞的有利条件是患者能在清醒状态下接受手术，术中能反复评估神经功能，如意识水平、说话和对侧手握力，而且术后恢复快。但是局部麻醉需要患者合作、完善的阻滞以及习惯于在局部麻醉下手术的外科医师。局部麻醉的不利条件包括：患者可因不舒适或神经损害而不合作；置入或移去分流时均需快速操作；颈动脉阻断时，由于压力感受器活动，常见高血压；局部麻醉时无法应用可能具有脑保护作用的药物如硫喷妥钠等。

一般认为，全身麻醉更适于实施颈动脉内膜剥脱术，其能更好控制影响脑血流和 $CMRO_2$ 的因素。全身麻醉药的选择应有以下3个特殊目的：术中和术后能维持满意的脑灌注压；颈动脉阻断中能降低脑缺血区的代谢率；术后患者能即刻对神经功能的全面评估做出反应。全身麻醉药需要联合应用才能达到这些特殊目的，目前尚无一种药物能全部满足上述目的。

② 麻醉诱导：用硫喷妥钠诱导麻醉能快速降低 $CMRO_2$ 至正常的 40% ~ 50%，同时也降低脑血流和颅内压，对脑缺血具有保护作用。麻

醉诱导时首先静注硫喷妥钠 1～2mg/kg，然后以 25～50mg/（min·kg）的速率静脉滴注，同时用面罩吸入异氟烷或氟烷。当收缩压降低 20%～30% 时，应用氯琥珀胆碱或阿曲库铵或维库溴铵进行气管内插管。如果患者有神经性肌肉功能不全，应避免使用氯琥珀胆碱。

③ 麻醉维持：在对阻塞性脑血管疾病患者实施颈动脉内膜剥脱术时，麻醉维持药的选择仍有争论。从维持脑血流量出发，尚无确切资料说明维持麻醉时选用脑血管扩张性药物，还是脑血管收缩性药物。主观上讲，应选择具有脑血管扩张作用的麻醉药。但研究发现此类药物可能具有类似高 $CO_2$ 的作用，仅扩张正常脑区的血管，而对脑缺血区已达最大扩张的脑血管无影响。因此，使脑血流量从缺血区向正常脑区转移，即从缺血区"窃血"。相反，具有脑血管收缩作用的麻醉药可能具有类似低 $CO_2$ 的作用，增加缺血区血流。

从脑代谢观点出发，是选用以异氟烷还是以硫喷妥钠为主的麻醉仍有争论。虽然两药均呈剂量相关性抑制脑代谢的作用，但是硫喷妥钠抑制脑代谢时伴脑血流量降低，而异氟烷则无。硫喷妥钠的脑血管收缩作用不仅能成比例地减少颈动脉内膜剥脱术中栓子进入脑循环的概率，而且还能使脑血流量向缺血区再分布，从而达到预防或减轻脑缺血的目的。但硫喷妥钠保护脑缺血所需剂量高于通常麻醉，往往有明显的血流动力学抑制，而且术后清醒较晚，影响对神经功能的早期评估。在异氟烷麻醉下颈动脉内膜剥脱术的患者，脑电图出现缺血性改变时的临界脑血流量和术中脑电图缺血改变发生率，均明显低于氟烷和恩氟烷麻醉患者。目前多数人认为颈动脉内膜剥脱术患者应采用平衡麻醉法，维持较浅麻醉，以保证血流动力学稳定和监测的灵敏度，如可以联用低浓度异氟烷、麻醉性镇痛药和中效非去极化肌松药。颈动脉阻断过程中，若监测证实脑灌注不满意或置入分流存在困难，或置入分流也不能纠正时，可用足量硫喷妥钠维持整个颈动脉阻断中脑电图处于抑制状态。在硫喷妥钠治疗中，必要时可用正性肌力药及血管收缩药进行心血管功能支持。

（5）术中处理

① 通气控制：使用呼吸机控制通气。调节潮气量和呼吸频率，维持 $PaCO_2$ 正常或稍低。因为高 $PaCO_2$ 不仅有致脑内窃血的可能，而且还能增强交感神经活性，增加心肌氧需量和诱发心律失常。虽然低 $PaCO_2$ 具有改善脑缺血区脑血流量的可能，但是在实施颈动脉内膜剥脱术时，脑血流量对 $PaCO_2$ 改变的反应不易预测。如果颈动脉修复后发生明显反应性充血，脑血流量超过 80～100ml/（min·100g），可使用低 $PaCO_2$ 和中度低血压降低脑血流量。

② 血压控制：控制和维持血压对实施颈动脉内膜剥脱术极为重要。因缺血区脑血管的自身调节作用已丧失，其血流仅与脑灌注压有关。虽然术中用药维持血压比通常血压最高值高 15%～25%，看似是增加缺血区脑血流量的合理方法，但是如果侧支循环差，诱发高血压却不能改善脑灌注，而且有加重心肌负荷和引起脑出血及脑水肿的危险。因此，不能作为颈动脉内膜剥脱术中脑保护的常规措施，而预防和正确治疗低血压则是必要的。

在暴露颈动脉后，应常规使用局部麻醉药在颈动脉窦附近行浸润阻滞，可有效预防手术刺激所致的突发性低血压和心动过缓。发生低血压时，如果给予减浅麻醉、停止刺激、补充液体等无效时，可用 α 受体激动药支持血压，因为此类药的致心律失常作用最轻。对麻醉满意患者，如果手术中出现高血压，用微量泵泵注硝普钠降压优于樟磺咪芬或硝酸甘油。

③ 液体治疗：充足的液体量是必要的，但通常不应输血，除非出血量过大。术中输液主要以晶体液为主，一定程度的血液稀释对脑缺血具有有益作用。必须限制含葡萄糖液体的输入，高血糖对脑缺血可能有不良作用。为维持满意的循环血容量和尿量，可根据需要输入一定量的 6% 羟乙基淀粉或血液代用品。

④ 抗凝处理：准备阻断颈动脉前，静脉注射肝素 10mg，在完成颈动脉内膜剥脱后和伤口缝合前，10min 内缓慢滴入鱼精蛋白 50mg，以部分逆转肝素的作用，不需完全拮抗，因为术后部分

抗凝可减少手术部位形成血栓的机会。

⑤分流：颈动脉内膜剥脱术中是否使用分流保护措施意见不一，但更多医师倾向于有选择性或常规使用分流，以下情况可以考虑分流。术前对侧颈动脉已闭塞、颈内动脉颅内段严重狭窄、术前已有神经损害症状、有明显椎-基底动脉缺血表现；术中颈内动脉远端回血差，或手术估计较困难，需较长时间阻断颈内动脉血流；在麻醉状态下颈内动脉残端压低于50mmHg；颈动脉阻断后，脑监测示脑缺血或脑血流量监测发现局部脑血流量<18ml/（min·100g）。

(6) 监测。

①一般监测：常规应用的监测包括心电图、食管听诊器、体温、血氧饱和度、PETCO$_2$及监测有创血压，以及时发现和治疗突发性剧烈血压波动和进行血气分析。如果采取半坐卧位进行手术，传感器应放置在头部水平，而不是心脏水平，因手术中主要关心的是脑灌注压。中心静脉置管可提供监测液体治疗的满意程度及快速安全应用血管活性药物。如果需要穿刺对侧颈内静脉，应尽可能避免误穿颈动脉。

②脑监测：虽然对实施颈动脉内膜剥脱术患者监测脑灌注压甚为重要，但是至今仍无法在全部患者中绝对准确发现脑缺血和预测术后神经并发症。另外，许多术中或术后神经并发症不是由于颈动脉阻断后的缺血，而是由于术中或术后血栓的形成。目前仍没有可以灵敏发现小栓子的监测系统。脑氧饱和度仪具有无创、连续监测脑组织氧饱和度的功能，并能测定脑血流量，而且操作方便，适于床旁监测。在颈动脉内膜剥脱术中，需要钳夹一侧颈动脉或做暂时分流，监测脑氧饱和度的改变，可以了解脑基底动脉环侧支循环的供氧水平。据报道，一侧颈动脉钳夹后，脑氧饱和度因缺血明显下降，可出现一平台，下降速度减缓，提示侧支循环可以代偿患侧脑的氧供需求但不完全，脑组织仍有缺血缺氧的危险。当暂时分流建立后，脑氧饱和度迅速恢复到钳夹前水平。

(7) 术后并发症及其处理：术后最常见的问题是血流动力学不稳定、呼吸功能不全和脑卒中。

术后低血压机制不清，与许多因素有关，如低血容量、残余麻醉药对循环的抑制、心律失常和心肌梗死等，应及时寻找原因并进行纠正。高血压的常见原因是手术损伤了正常颈动脉压力感受机制。术后高血压可导致手术部位出血、心力衰竭、颅内出血和脑水肿等并发症。可将硝普钠、肼屈嗪与普萘洛尔合用，也可用拉贝洛尔。

呼吸功能不全的3个常见原因是喉返神经损伤导致声带麻痹、局部血肿和颈动脉体的功能损伤。此外，空气经伤口进入纵隔和胸膜腔导致的张力性气胸，也可引起呼吸功能不全。如果呼吸功能不全由伤口血肿压迫气道所致，应尽快找出原因予以处理。颈动脉内膜剥脱术所致的颈动脉体功能损害在10个月内不能恢复。实施双侧颈动脉内膜剥脱术后，患者将完全丧失对缺氧的通气和循环反应，术后患者静息PaCO$_2$比术前值约高6mmHg，应尽可能消除导致缺氧的因素，因患者无代偿机制。必要时可吸入高浓度的氧，应避免使用具有通气抑制作用的药物或在严密监测下使用。

### （五）大脑半球手术的特点

手术麻醉时应考虑的问题有颅内压升高、病变部位顺应性下降；长期卧床营养状况的下降；若长期应用脱水药会有电解质失衡等。对这些患者施行手术及麻醉前，除要全面考虑麻醉药物本身的药理及生理效应外，还应熟知手术的刺激及各种药物对颅内压、脑灌注压、脑血流、脑代谢率、血脑屏障、脑苏醒的影响，以及药物对脑缺氧、脑水肿的相关影响。术中应控制血压，进行神经生理监测，这对确保患者的安全起着重要作用。

大脑半球占位病变，特别是右侧占位时，患者可能有患病数年而不出现临床症状的情况，肿瘤以神经胶质瘤、脑膜瘤多见，余为转移癌、结核瘤等。随着占位病变的增长，可逐渐出现颅内压升高症状，伴视力、嗅觉障碍以及偏瘫、失语等。由于卧床活动量少，体弱、厌食加上反复使用脱水药常伴有电解质紊乱。特别是脑深部肿瘤患者，术前多有颅内压升高，需要在术前使用脱水药，以利手术的进行。如系额叶接近眶面的手术，牵拉额叶显露术野时，若伤及额叶视丘索，可影响自主神经系统功能，血压、脉搏、呼吸可能有改变。如颞叶部位的手术，颅内压增加时会发生海马沟回症，中脑功能受影响可出现高热和呼吸紊乱。当涉及颅中窝底部，牵拉脑膜中动脉与棘孔神经的脑膜，可出现血压上升、呼吸增快，甚至出现心律失常。这些对麻醉的实施有一定的影响，麻醉者必须对上述临床表现进行正确判断，并做出相应措施，以策安全。

### （六）麻醉处理

#### 1. 麻醉要求

麻醉应以镇痛镇静为主，并应监测生命体征，注意患者体位的合理与舒适，同时要随时依据病情及手术需要进行输血补液。

(1) 呼吸管理：颅脑手术过程中，保持呼吸道通畅极为重要，呼吸道阻塞和通气不足所致 $CO_2$ 蓄积和缺氧是产生脑水肿和颅内压升高的常见原因。呼吸道阻塞亦可引起呼吸用力和胸腹内压增加因此，麻醉时必须保证呼吸道通畅及通气充足，切忌发生呛咳、屏气、呕吐等干扰呼吸和增加胸腹内压的因素。全身麻醉时一般须行气管插管。对昏迷患者，采用气管插管有利于清除呼吸道分泌物，还可以充分供氧和防止呕吐物误入气管；一旦出现呼吸抑制便于进行辅助呼吸。

(2) 体位安置：不同部位的颅脑病变需要不同的手术体位，无论采用何种体位，都要注意避免影响呼吸和循环功能，头部均应稍抬高，防止颈部受压或扭曲，以利于静脉血回流，减轻脑水肿和手术出血。俯卧位时应避免因胸腹受压影响通气量，导致脑部充血及水肿。坐位手术时，双下肢应缠弹性绷带，以免血液淤滞于下肢，回心血量减少，造成体位性低血压。

(3) 输血输液：颅脑手术患者术前大多使用脱水利尿药，再加上术中失血、失液，极易导致有效循环血容量不足，较大手术时应常规开放两条静脉，并连续监测平均动脉压、中心静脉压及尿量，以指导维持循环稳定。对体质较好的患者，可采用欠量输血补液，尿量保持在 30ml/h 即可。

颅脑手术时应以乳酸林格液配胶体液为宜，忌用葡萄糖液，以免葡萄糖透过血脑屏障增高颅内压，特别当脑缺血后，高血糖会使患者预后更差，即使血糖轻度增加也是有害的。故围术期不用含糖溶液，以期使血糖维持在正常水平。

(4) 控制性低温与降压：严格掌握低温麻醉和控制性降压的适应证，对某些颅脑手术确有其特殊优点，如低温下脑血流量减少，脑耗氧量下降，脑体积缩小，为手术创造有利条件。但如实施不当可发生寒战反应，反而使耗氧量和颅内压增高。降温过低又可造成严重循环障碍，故仅适用于需暂时阻断血流的手术。目前提出，$>32℃$ 亚低温有脑功能保护作用，但其确切的临床效果仍需进一步观察。对于颅内高压患者，单纯为了降低颅内压和减少手术出血而不适宜选用控制性降压麻醉，故仅适用于血管丰富的肿瘤（脑膜瘤）和脑动静脉畸形的切除术及颅内动脉瘤的直接手术。

#### 2. 麻醉方法及实施

(1) 局部麻醉：①麻醉前给药，术前 30min 肌内注射苯巴比妥钠 0.1～0.2g，阿托品 0.3～0.5mg。②麻醉操作，常用局部麻醉药是 0.5% 普鲁卡因。为了减少头皮出血，延长麻醉作用时间，防止药物吸收过快产生中毒反应，每 150～250ml 药液内可加用 0.1% 肾上腺素 0.5ml。先在皮瓣四角做皮丘，再用长针头由皮丘刺入，对做切口的皮内、皮下神经末梢进行逐层浸润。为了减少出血和便于分离，再沿帽状腱膜下浸润，至整个皮瓣呈隆起状。③注意事项，麻醉前认真核对药名、浓度，注药前应回抽，以防错用药及误入血管引起中毒。肾上腺素有兴奋心肌作用，对心脏病患者、高血压患者应减量或不用。小儿宜先作基础麻醉再行局部麻醉。昏迷患者做局部麻醉前宜确保呼吸通畅后再进行，为防止分泌物和呕吐物误吸及便于呼吸管理，最好行气管内插管。

(2) 局部麻醉加神经安定镇痛术：氟哌利多（droperidol）和芬太尼按 50:1 配成合剂，为神经安定镇痛合剂，主要对皮质下中枢、边缘系统、锥体系统及下丘脑有抑制作用，具有很强的镇静作用，对外界刺激只表现出淡漠，但意识存在，处于觉醒状态，能降低脑血流量及脑耗氧量。配伍局部麻醉药，适用于大脑半球颅内血肿的钻孔引流术、成人凹陷骨折复位术或头皮清创术等短小手术。

(3) 全身麻醉：大脑半球各部位的肿瘤切除术，不论采取何种切口入路，均应选择气管内插管全身麻醉。

① 麻醉前用药：一般于麻醉前 30min 肌内注射苯巴比妥钠 0.1～0.2g，阿托品 0.3～0.5mg。

② 麻醉实施：早期的方法是在氯丙嗪或依诺伐及地西泮静脉诱导下，以硫喷妥钠、氯琥珀胆碱快速诱导丁卡因喷雾咽喉部，完成气管内插管，维持麻醉可用 1% 普鲁卡因持续静脉滴注；γ-羟丁酸钠、丙泊酚等间断静脉应用，而后以肌松药维持机械控制呼吸。

目前可采用对心血管抑制较轻的依诺伐和依托咪酯或咪达唑仑加肌松药诱导插管，然后吸入低浓度异氟烷或七氟烷，并经微量泵持续输注丙泊酚维持麻醉。

③ 注意事项如下所示。

• 气管导管性能要好，固定要牢，防止导管扭曲及术中滑脱。

• 麻醉深度维持适当，三期 I 级，无呛咳、屏气等不良反应。

• 加强呼吸道管理，无论是辅助呼吸或控制呼吸，均应注意避免增加呼吸阻力，以免影响 $CO_2$ 排出和增加胸膜腔内压，从而导致颅内压升高。

• 有颅压增高者，在切开硬脑膜前应采取滴注脱水药、脑室穿刺引流脑脊液等降颅压措施。

• 术毕如自主呼吸、吞咽、咳嗽反射恢复正常，其他生命体征平稳，可考虑拔除导管，否则应带气管导管回重症病房。若估计昏迷时间较长者应考虑气管切开术。

### 3. 术中麻醉的主要问题

(1) 颅内高压：大脑深部肿瘤，如颅前窝底第三脑室后部肿瘤，解剖位置深，周围结构为重要传导系统及生命中枢，手术又不易于完整切除，处理不妥死亡率增高，颅内高压症状在早期出现，晚期可出现嗜睡和昏迷，故麻醉诱导后应立即静脉注射 20% 甘露醇 1g/kg，以利于手术进行。术中一旦出现血压下降，呼吸不均匀或暂停时，应提醒术者及早停止操作，否则会出现严重的下丘脑功能紊乱，导致高热、昏迷或死亡。术中应监测体温，以及早发现体温改变，必要时予以降温，应用激素、氯丙嗪等药物，对中枢的保护比较理想。

(2) 出血多的手术：脑膜瘤多沿大静脉窦发展，血运丰富极易术中出血。一般可在分离肿瘤前行控制性降压，麻醉力求平稳，无缺氧及 $CO_2$ 潴留。降压程度以手术区血管张力已有降低和出血速度减慢为准。若降压不当或持续将动脉压降至 60mmHg 以下，脑血流量低于 $20ml/(min \cdot 100g)$ 时，脑灌注量下降，以致不能满足脑代谢需要，尤其当伴有 $CO_2$ 潴留和酸中毒时，脑毛细血管通透性明显增加，可出现脑血管扩张、颅内压增高及脑水肿。术中如出现低血压、心动过速，对降压药或吸入麻醉药异常敏感，或停用降压药后血压不能回升，往往提示血容量不足，应及时纠正。

(3) 急性脑膨出：术中脑组织的连续挤压或患者体位不当、气道不畅、缺氧及 $CO_2$ 潴留，输液过多，麻醉药物（含肌松药）的不良反应或瘤内出血等均可造成脑水肿、脑肿胀、颅内压突然增加而出现急性脑膨出，使手术困难，麻醉也不易加深，此时应针对具体变化查明原因，果断处理，血气分析及 $CO_2$。监测仪对查明原因有重要意义。

控制急性脑膨出的措施包括：①调整体位，以利静脉回流。②监测 $PaCO_2$、$PaO_2$，纠正缺氧或 $CO_2$ 潴留。③改变麻醉药物，可将 $N_2O$、恩氟烷、异氟烷改为阿片类静脉麻醉。④使用硫喷妥钠。⑤使用非去极化肌松药。⑥适量应用利尿药。⑦使用类固醇药物。⑧采取有效措施恢复脑顺应性，维持好血脑屏障功能。⑨必要时行脑脊液引流。

## 四、神经外科术后患者的疼痛管理

### （一）概述

尽管神经外科手术方式多种多样，患者的疼痛也表现出多样性，但对绝大多数患者来说，是可以安全有效地缓解疼痛的。

掌握特定神经外科情况的本质的病理生理学

知识和理解相关并发症对优化安全的术后镇痛方案至关重要。

许多神经外科疾病是高度动态的。必须仔细研究 GCS 降低的原因，因为许多神经外科并发症可能需要紧急手术和（或）治疗干预（表 22-1）。在排除其他原因之前，一定不能将 GCS 降低的原因归结为阿片类药"过量"。

| 表 22-1　术后 / 操作后 GCS 下降的常见原因 | |
| --- | --- |
| 常见的神经外科疾病 | GCS 减少的潜在原因 |
| 蛛网膜下腔出血（夹闭后 / 栓塞后） | • 再次出血<br>• 急性脑积水<br>• 脑血管痉挛<br>• 癫痫发作 |
| 外伤性脑损伤 | • 血肿再积聚<br>• 出血导致挫伤<br>• 脑水肿<br>• 癫痫发作 |
| 开颅术 | • 血肿（硬膜下 / 脑内等）<br>• 脑水肿<br>• 癫痫发作<br>• 气颅<br>• 感染，如脑膜炎等 |

大型脊柱手术的镇痛尤其具有挑战性。其中许多患者患有慢性疼痛，并可能表现为伤害性疼痛合并神经性疼痛。这些患者中大部分可能在术前服用阿片类药和（或）联合药物，这可能对麻醉后的认知功能、灵敏度和苏醒时间产生影响。慢性疼痛的急性发作通常比单独的急性疼痛更难处理。

神经轴突类阿片药，单独或联合使用局部麻醉药，在脊柱手术后镇痛是非常有效的。然而，这种方法需要仔细考虑。如果术中硬膜撕裂的风险很高，那么神经轴突局部麻醉药 / 阿片类药是禁忌的，因为硬膜撕裂可能导致不可预测数量的局部麻醉药 / 阿片类药到达脑脊液。在一些中心，阿片类药（特别是长效和水溶性类阿片）被注射到脑脊液中，将使患者术后处于高度依赖护理的

状态。此外，局部麻醉所致的运动阻滞可能掩盖脊髓压迫所致的神经功能恶化，例如血肿或组织肿胀。如果使用这种镇痛技术，必须由熟悉其在这一特殊人群中使用的护理人员对患者进行监测。一旦发现肢体力量下降时，必须有一个严格的应对预案。

若术后疼痛增加或不受控制，则需要重新评估和考虑其他原因（表 22-2），例如手术并发症或神经性疼痛。

| 表 22-2　术后可能增加疼痛的并发症 | |
| --- | --- |
| 并发症 | 疼痛原因 |
| 蛛网膜下腔出血 | • 再次出血<br>• 脑积水<br>• 感染 |
| 颅脑损伤 | • 伤口感染<br>• 血肿再积聚 |
| 开颅术 | • 血肿（硬膜下 / 脑内等）<br>• 低颅内压的头痛（脑脊液漏）<br>• 气颅<br>• 感染，如脑膜炎 |
| 脊髓减压 / 灌注 | • 椎间盘残余 / 血肿 / 水肿压迫神经根<br>• 神经失用症（尤其常见的 C$_2$ 根）<br>• 感染<br>• 器械位置不正<br>• 肌肉痉挛 |
| 硬膜内 / 髓内脊髓手术 | • 伤口感染<br>• 血肿形成<br>• 脑膜炎<br>• 低颅内压的头痛（脑脊液漏） |

## （二）预防

疼痛是第 5 个生命体征，需要定期评估，并结合适当的干预措施，以最大限度地减轻疼痛。有效治疗急性术后疼痛，可降低慢性疼痛的发生率；此外，它有助于早期活动，并可能降低与不活动有关疾病的发病率（如静脉血栓及肺不张）。对患者和临床工作人员的教育对优化急性术后疼痛的管理至关重要。

**1. 疼痛评分**

疼痛是一种主观体验，大多数疼痛的测量方法都是基于自述的，有许多疼痛评分存在。描述性量表是很容易使用的，其中疼痛被描述为"无、轻度、中度或重度"。数字评分不太容易使用，但能更准确地评估对干预的反应。最受欢迎的数字评分是 VAS。它由一条 10cm 的线组成，其中 0cm 代表无疼痛，10cm 代表"最严重的疼痛"。患者标线来对自己的疼痛评分。>7cm 的 VAS 表示"剧烈疼痛"。由于疼痛量表的主观属性，大多数临床医师可能观察到患者报告的疼痛评分非常高，却没有表现出疼痛的典型生理证据（例如心动过速、高血压）。

**2. 教育**

术前宣教有助于减少焦虑、术后疼痛和其他相关症状。理想情况下，术前应了解手术计划、相关预期可能发生的疼痛、医院疼痛评分系统（见下），以及有效镇痛对早期活动的重要性，以减少与不活动相关的临床风险。患者应了解他们可用的镇痛方式，这一信息将需要在术前和术后早期阶段反复强调。

所有参与神经外科患者术后治疗的临床医师，都需要接受急性疼痛管理和特殊注意事项的教育。熟悉手术过程和相关并发症尤其重要。临床工作人员必须熟悉医院的疼痛评分系统，并应用该系统优化镇痛方案。标准化的镇痛方法结合频繁的疼痛评估，可以优化术后疼痛管理。

**3. 推荐镇痛方案**

WHO 疼痛阶梯描述了一个简单的优化镇痛药使用的指南。对于剧烈疼痛的患者，需要采取紧急行动，这种疼痛往往需要同时启动疼痛阶梯的 3 个步骤中的所有措施，联合药物辅助和非药物辅助措施（肯定并解释疼痛的原因，并做好处理疼痛的计划，合适的体位，冰 / 暖袋和眼罩）。及时采取行动，使疼痛缓解以减少患者焦虑。众所周知，焦虑会加剧疼痛。

表 22-3 详细介绍了颅内手术手术特定时间段内的多模态镇痛药的应用。表 22-4 是作者所在科室术后多模态镇痛的方案，根据预测的术后疼痛程

度（VAS），作者对常见的神经外科手术进行了分类。

**4. 预防性镇痛**

预防性镇痛是指使用一种药物后减轻了术后疼痛，且这种药物的作用时间比预期长。没有证据支持这种药物在围术期应用的最佳时机。在腹部、妇科、骨科和牙科手术中，NMDA 受体拮抗药的使用已被提倡作为预防镇痛的方案。然而，由于氯胺酮对颅内压的影响，它在神经外科患者中的应用仍然受到普遍担忧。研究表明，加巴喷丁的使用也有类似的好处，更适合神经外科手术。同样，普瑞巴林也被发现是有益的。头皮神经阻滞可提供长期有效的开颅术后镇痛，而且实施起来既安全又简便。如上所述，在脊柱外科手术中，使用阿片类药和局部麻醉药时需要非常小心。对于预期为"重度"和"复杂的重度疼痛"患者，可选用的预防性镇痛治疗见表 22-5。

**5. 区域镇痛方案**

(1) 神经轴性硬膜外输注疗法：作为急性疼痛控制的主要方法，硬膜外输液治疗的使用近年来有所增加，患者接受手术涉及周围神经。硬膜外输液的正确使用需要皮肤解剖、药物代谢动力学、药物协同作用和术后随访要求的工作知识。有几个因素促进了成功的需要：放置与患者疼痛部位一致的导管是必要的。药物代谢动力学上，硬膜外给药比静脉给药效力更大，再分配的发生会产生不好、不想要的不良反应。硬膜外药物的理化性质会影响药物的分布。亲脂性药物如芬太尼需要将导管放置在手术部位神经支配附近的水平。吗啡脂溶性较低，导管放置不那么重要，因为药物在被吸收之前可能会覆盖几个间隙。氢吗啡酮具有中间性质。此外，10 多年来的数据已经证明，在不损害运动功能的剂量下，鞘内吗啡和局部麻醉药在内脏和躯体痛觉时具有抗痛觉协同作用。局部麻醉药和阿片类药物的联合使用提供了一种协同效应，比单独注入任何一种药物都能产生更好的镇痛效果。局部麻醉药输注治疗已被证明是最有效的方法，钝化应激反应的组织创伤。增加阿片类药物有助于消除快速过敏反应的问题，可能发展与局部麻醉药单独。

**表 22–3　颅内手术后多模式镇痛的指南——时间和镇痛的评价**

| 术后时间 | 推荐镇痛（针对疼痛评分 ≤ 3 分） | 镇痛方面的考虑 | 镇痛评价 |
|---|---|---|---|
| 即刻（1～60min） | • 静脉注射（静脉注射）对乙酰氨基酚 ± 静脉注射吗啡<br>• 辅助治疗（如体位、冰袋） | • 颅内手术后出现的对乙酰氨基酚和静脉小剂量吗啡<br>• 难治性剧烈疼痛应及时排除其他并发症 | • 经常重新评估<br>– 疼痛评分<br>– 对干预的反应<br>• 重新评估镇痛剂量 |
| 早期（60min～6h） | • 静脉注射对乙酰氨基酚 1g/6h<br>• 口服或 PCA 泵吗啡<br>• 辅助治疗（如体位、冰袋） | • 术后第 1 个 48h 内每 6 小时静脉注射对乙酰氨基酚<br>• 持续性严重疼痛 – 排除并发症 | • 反复重新评估<br>– 疼痛评分<br>– 对干预的反应<br>– 重新评估镇痛剂量 |
| 中期（>6～24h） | • 静脉注射对乙酰氨基酚 1g/6h<br>• 口服或 PCA 泵吗啡<br>• 辅助治疗（如体位、冰袋）<br>• 考虑定时口服 / 直肠 / 静脉注射非甾体抗炎药 | • 术后第 1 个 48h 内每 6 小时静脉注射对乙酰氨基酚<br>• 非甾体抗炎药参见神经外科患者使用的特别注意事项<br>• 持续性严重疼痛 – 排除并发症 | • 反复重新评估<br>– 疼痛评分<br>– 对干预的反应<br>• 重新评估镇痛剂量 |
| 晚期（>24h） | • 静脉注射对乙酰氨基酚 1g/6h<br>• 口服或 PCA 泵吗啡<br>• 辅助治疗（如体位、冰袋）<br>• 考虑定时口服 / 直肠 / 静脉注射非甾体抗炎药<br>• ± 加巴喷丁 | • 术后第 1 个 48h 内静脉注射对乙酰氨基酚<br>• 非甾体抗炎药参见神经外科患者使用的特别注意事项<br>• 持续性严重疼痛——排除并发症<br>• 考虑使用加巴喷丁每日 3 次，每次 100mg，或普瑞巴林 25mg，每日 2 次，根据反应滴定 | • 反复重新评估<br>– 疼痛评分<br>– 对干预的反应<br>• 重新评估镇痛剂量<br>• 疼痛缓解时镇痛药减量（先减阿片类） |

**表 22–4　术后多模态镇痛的方案**

| 无镇痛条件下预测疼痛评分 | 该分类下的手术举例 | 常规对乙酰氨基酚 | 常规非甾体抗炎药 | 常规口服 / 患者自控镇痛吗啡 | 是否需要"解救"阿片类药 | 考虑药物辅助（表 22–3） |
|---|---|---|---|---|---|---|
| 轻微疼痛（VAS 1～3 分） | 腕管 | 是 | 是 | 否 | 是 | 否 |
| 中度疼痛（VAS 3～6 分） | 开颅手术 / 腰椎间盘切除 | 是（术后第 1 个 24h 静脉注射） | 术后 ≥6h | 是 | 是 | 否 |
| 重度疼痛（VAS 7～10 分） | 腰椎、颈椎椎板切除术 | 是（术后第 1 个 48h 静脉注射） | 术后 6h | 是（如无患者自控镇痛，可考虑吗啡缓释制剂） | 是（不用患者自控镇痛） | 否 |
| 复杂重度疼痛（VAS 7～10 分） | 后路脊柱融合术，胸椎间盘切除术 | 是（术后第 1 个 48h 静脉注射） | 术后 ≥6h | 是（如无患者自控镇痛，可考虑吗啡缓释制剂） | 是（不用患者自控镇痛） | 是 |

（2）头皮神经阻滞：在神经外科手术中，开颅手术的疼痛主要源自头皮，而脑组织缺少感觉神经支配，因此切头皮被认为是整个开颅手术中刺激最强的操作，易导致血压增高、心动过速等不良反应。头皮神经阻滞是在头皮神经周围注射局部麻醉药，阻滞其冲动传导，使其所支配的区域产生麻醉作用，阻滞部位精确，需要的麻醉药剂量小，区别于传统的头皮浸润麻醉。头皮神经阻

**表 22-5　预防性镇痛治疗可考虑用于预期的"重度"和"复杂的重度疼痛"患者群体**

| 佐剂使用时间 | 剂量指南 | 预防措施 |
|---|---|---|
| 术前 | <ul><li>术前 2h 加巴喷丁 200~600mg 单剂量 / 普瑞巴林 75~150mg 单剂量</li><li>（根据年龄、体重确定滴定药量）</li><li>氯胺酮——不适用于颅内手术</li><li>皮肤切开前 5min（0.1~0.5mg/kg）</li><li>局部麻醉阻滞（LA）</li></ul> | <ul><li>高剂量加巴喷丁 / 普瑞巴林可引起嗜睡；肾功能不全患者相应减少剂量</li><li>氯胺酮——不适用于颅内手术</li><li>精神疾病通常不是低剂量的氯胺酮引起的</li><li>局部麻醉阻滞</li></ul> |
| 术中 | <ul><li>氯胺酮——不适用于颅内手术</li><li>（每隔 1h 重复 0.1~0.25mg/kg）</li><li>局部麻醉阻滞</li></ul> | <ul><li>氯胺酮——不适用于颅内手术</li><li>精神疾病通常不是低剂量的氯胺酮引起的</li><li>局部麻醉阻滞</li></ul> |
| 术后 | <ul><li>加巴喷丁分 3 次服用，200~1800mg/d；普瑞巴林分 2 次服用，25~150mg/d（根据年龄、体重确定滴定药量）</li><li>肾衰竭注意事项</li><li>氯胺酮——不适用于颅内手术，尽可能避免所有患者术后</li><li>（每日 3 次，每次 10~50mg）</li></ul> | <ul><li>加巴喷丁 / 普瑞巴林——肾衰竭时减少剂量；术后持续 2 周至 1 个月；停药 2 周以上</li><li>氯胺酮——不适用于颅内手术</li><li>精神疾病通常不是低剂量胺碘酮引起</li></ul> |

滞运用于开颅手术中，不仅可以作为清醒开颅手术或术中唤醒麻醉的主要方式，而且可以起到全身麻醉术后的镇痛作用。既往研究发现，头部周围神经阻滞联合全身麻醉对血流动力学和应激反应影响小，并能减少全身麻醉药的用量，减轻术后疼痛，可安全、有效地应用于颅脑手术。

开颅手术带来的疼痛远远超出了麻醉医师的预料，越来越多的前瞻性研究证明，开颅术后 87% 的患者经历疼痛，尤其在术后第 1 个 24h，且其中大多数患者经历中、重度疼痛。虽然术后镇痛是开颅手术患者一个重要的问题，但多年来常常被忽视。开颅手术镇痛方法主要有阿片类药物、非阿片类药物（如 NSAID）、头皮浸润麻醉或者头皮神经阻滞。传统观点认为，阿片类药物的中枢神经系统不良反应、胃肠道反应、皮肤瘙痒和尿潴留等，可能干扰对患者病情的观察，导致错误的判断。而非阿片类镇痛药（如 NSAID）镇痛强度和作用时间相对有限。局部浸润麻醉是阻滞神经末梢，操作简单方便，是许多神经外科医师首选的镇痛方式，应用广泛。既往研究发现，头皮

神经阻滞、局部浸润麻醉及颈浅神经丛阻滞均能有效减轻开颅术后疼痛，但头皮神经阻滞镇痛效应明显高于其他两组，且镇痛持续时间长。

Costello 等研究表明，与头皮局部浸润相比，术后 24h 内头皮神经阻滞可以提供更为有效的镇痛，而 Vallapu 等也得出同样的结论。最近的研究显示，静脉注射利多卡因能减轻幕上开颅术后的疼痛，与生理盐水对照组相比，差异有统计学意义，这对于开颅手术多模式镇痛具有指导意义。头皮神经阻滞由 Girvin 在 20 世纪 80 年代中期提出，可以降低放置头钉和减轻切口的疼痛，保持呼吸和循环的稳定，可以安全地用于清醒开颅手术，但多年来该技术并未得到普及。研究发现，术前实施头皮神经阻滞可以减弱开颅动脉瘤的炎症反应，维持血流动力学的平稳，术后镇痛优于局部麻醉或常规镇痛。既往研究对未经矫正的法洛四联症患者脑脓肿进行钻孔引流，采用头皮神经阻滞复合镇静的麻醉方式，术中血流动力学平稳，被证实这项技术具有绝对优势。

头皮的感觉主要由三叉神经和第二、三颈神

经根支配，几乎覆盖整个额部、颞部和枕部。三叉神经是脑神经中最粗大的神经，也是头面部最主要的感觉神经。三叉神经包括眼神经、上颌神经和下颌神经。三叉神经第一支，同时也是最小的分支，是眼神经。眼神经最大的分支额神经在眶中部分为眶上神经和滑车上神经，支配上眼睑、前额和头皮前部的感觉。上颌支发出的颧颞神经和下颌支发出的耳颞神经支配颞部的皮肤感觉。枕部的感觉主要由第二、三颈神经根发出的枕大神经和枕小神经支配。头皮神经阻滞主要通过阻断这 6 支神经来实现，而解剖定位是头皮阻滞成功的关键。头皮神经阻滞定位和操作方法如下。

• 眶上神经阻滞：患者取仰卧位，穿刺点在眶上缘内 1/3 处或在眉中间触及眶上孔切迹，距正中线 2～3cm。高频探头放置在眶缘的内 1/3 处，眶上切迹显示为高回声骨边缘的中断，即为眶神经和血管的出处。采用平面内法，注射局部麻醉药 2～3ml。

• 滑车上神经阻滞：患者仰卧位，超声下采用平面内法，从鼻背根部与眉弓部交汇点进针，注入局部麻醉药 2～3ml，可见局部麻醉药沿眉弓骨皮质和软组织间扩散。

• 耳颞神经阻滞：患者取仰卧位，头转向健侧。超声探头水平放置在颧弓的后半部分，耳屏之上。采用平面内法，穿刺针对准耳颞神经的短轴，注射局部麻醉药 2～3ml。

• 颧颞神经阻滞：颞神经阻滞范围是从眶上缘到颧弓后部，超声探头平行颧弓，定位颧弓上方骨皮质、颞浅深筋膜和颞肌，在骨质和颞肌之间注入局部麻醉药 2～3ml。

• 枕大神经阻滞：患者俯卧位，头稍向前屈曲，枕大神经大约在枕外隆凸和乳突连线的中点处，超声探头从枕外隆突开始扫描，探头外侧端指向乳突下缘，内侧端指向枢椎棘突，超声下枕大神经位于头半棘肌和头下斜肌之间，为椭圆形低回声结构。采用平面内法注入局部麻醉药 2～3ml，阻滞枕大神经。

• 枕小神经阻滞：枕小神经沿着上项线，在枕大神经外侧 2.5cm 处进行阻滞。超声探头定位

胸锁乳突肌中点，枕小神经在胸锁乳突肌和头夹肌之间的筋膜层，表现为椭圆形的低回声结构，枕小神经与枕静脉伴行，注入局部麻醉药 2～3ml。

头皮神经阻滞的应用：既往研究显示，在清醒开颅手术中，利多卡因和罗哌卡因混合液行头皮神经阻滞可以提供安全、有效的麻醉。头皮神经阻滞常采用长效局部麻醉药，如布比卡因、左旋布比卡因和罗哌卡因，阻滞时间长达 4～18h。麻醉诱导后放置头架前进行头皮神经阻滞，布比卡因和左旋布比卡因均能安全有效地维持血流动力学的稳定性和术后镇痛，然而布比卡因在临床实践中有着更广泛的用途。虽然罗哌卡因有效的外科手术麻醉效果时间多限于 6～8h，但某种程度上，左旋布比卡因用于周围神经阻滞时比罗哌卡因更有效。也有学者发现超声引导下臂丛神经阻滞时，0.375% 左旋布比卡因与 0.375% 罗哌卡因镇痛效果差异无统计学意义。然而未来的研究需要更为严格的随机对照试验。

在局部麻醉药中加入佐剂，其优势有 2 个：缩短麻醉起效时间，延长镇痛时间。肾上腺素是一种常见的辅助剂，除了延长麻醉时间，还可以防止血管内注射和吸收。而混合血管收缩药、注射到血管内或者全身吸收均会导致高血压，因此对于有明确心脏病史的患者应慎重。但如果应用恰当，布比卡因和肾上腺素的组合不会引起平均动脉压和心率的剧烈变化。近年来周围神经阻滞时，局部麻醉药联合使用地塞米松越来越引起人们的关注。在中效和长效局部麻醉药中添加地塞米松，可以延长感觉、运动阻滞时间和镇痛时间，然而 Jose 等对行幕上手术的患者进行头皮神经阻滞时，在局部麻醉药中加入地塞米松，结果显示地塞米松并不能延长头皮神经阻滞的时间。Vallapu 等研究发现，布比卡因中加入 1μg/kg 右美托咪定进行头皮神经阻滞，可以有效延长开颅手术中的镇痛时间。同样的，头皮神经阻滞联合用药也有相关研究，对于高危患者和手术时间长的清醒开颅手术，头皮神经阻滞复合右美托咪定镇静被证明是安全、有效的，使原本无法完成的手术成为可能。然而右美托咪定复合头皮神经阻滞同时靶控瑞芬太尼

同样证明是安全可行的。相比丙泊酚术后镇静，右美托咪定复合头皮神经阻滞血流动力学更加平稳。

Wang 等研究显示，手术结束时以 0.75% 左旋布比卡因进行头皮神经阻滞可以在术后长达 72h 内降低疼痛评分，减少镇痛药物及抗高血压药物的用量，降低术后恶心呕吐的发生率。Guilfoyle 等研究表明，行开颅手术的患者进行头皮阻滞可降低术后疼痛评分并减少阿片类药物的用量，其中术前实施头皮神经阻滞降低疼痛评分可持续到术后 8h，而缝皮后实施头皮神经阻滞降低疼痛评分可持续到术后 12h。但与缝皮后阻滞相比，术前阻滞在麻醉管理方面有着更为突出的优势，包括减少头钉、切皮、去骨瓣等伤害性刺激引起的血流动力学改变，减少镇静药物的用量并加快患者的苏醒，减少了术后认知功能障碍的发生。

禁忌证和并发症：值得注意的是，头皮神经阻滞禁忌证包括患者拒绝或不合作、已知服用抗凝药物或凝血功能异常、局部麻醉药物过敏、开放性颅骨缺损、穿刺部位感染或全身感染、神经或皮肤病引起的皮肤感觉异常，以及对注射易出现血管迷走神经反应等。头皮神经阻滞具体实施过程中应注意规范操作，严格掌握禁忌证。

虽然不常见，头皮神经阻滞同样存在着潜在并发症，神经损伤、药物注入血管引起局部麻醉药中毒、注射部位定位不准确、感染、血管损伤及出血或血肿等。尤其药物注入后的 15min 内，一定要严格警惕上述并发症。回抽无血并不能完全排除血管内注射，如果超声引导下没有看到局部麻醉药的扩散，要警惕血管内注射的可能性，因为这种情况往往提示局部麻醉药注入了血管内而非神经旁。头皮神经阻滞中损伤面神经导致面瘫是一个潜在的并发症，虽然文献中还没有相关病例报道，但我们始终要保持高度警惕。除此之外，感染是任何操作过程中都需要注意的，即使头皮阻滞后感染的病例还未曾报道。另外，严密监测生命体征也是一个不能忽视的问题，曾有清醒开颅手术行头皮神经阻滞时引起严重心动过缓的报道，如果没有监护，可能会对患者造成灾难性的后果。尽管使用超声引导技术，仍有损伤神经的案例报道，这提醒我们应用超声同样应该小心，它仅仅是工具而非保障。

### 6. 神经外科人群中常用镇痛药的相对禁忌证

(1) NSAID：神经外科患者使用 NSAID 是有争议的，目前还没有关于它们在这一人群中应用的研究发表。从理论上讲，由于 NSAID 抑制血小板功能而增加了术后出血的风险。因此，神经外科医师对 NSAID 的使用非常谨慎，尤其是涉及开颅手术和脊柱手术。对于择期幕上手术的患者，如果术后 6h 恢复至术前状态，出现颅内血肿是非常罕见的。在作者所在科室中，已经将这一发现应用于整个神经外科患者，任何类型的择期手术，只要术后过程简单而且没有任何凝血障碍的迹象，即可在 6h 后引入 NSAID。在高危情况下（如脊髓肿瘤、大脑膜瘤切除和"脑深部"手术），可能会延迟使用 NSAID。

使用 NSAID 的另一个问题是对骨融合的损害（通过干扰包括前列腺素在内的复杂骨形成调节系统），这在脊柱融合后可能更为显著。虽然在人类身上尚无证据支持这一点。

(2) 阿片类：如果剂量仅够缓解疼痛，则不会显著影响呼吸动力，从而避免动脉二氧化碳分压增加，从而导致颅内压增加。

谨慎静脉滴注是安全使用阿片类的关键。在开颅手术后，非常小的剂量也是非常有效的（例如，如有必要，在术后 5min 重复注射 1~2mg 吗啡，随后在后期口服 5~10mg）。这与"重度"和"复杂的重度疼痛"类型的患者相反，他们往往需要更高的剂量。

患者自控镇痛设备已被成功用于颅内出血和蛛网膜下腔出血后镇痛治疗，并未出现并发症。对于使用吗啡患者自控镇痛，一些医生建议 4h 低剂量的限制（如 15mg），并在进一步增加剂量前重新评估患者。脊柱外科大手术后，由于疼痛程度加重，患者常通过口服缓释吗啡制剂来作为患者自控镇痛治疗的补充。然而，这需要对患者进行高水平的监护，如高度依赖的环境。当患者需要自我服用阿片类时，应用呼气末二氧化碳-反馈-控制患者自控镇痛装置，可以提高患者的安全性。

## （三）危机管理

### 1. 伤害性疼痛

严重的伤害性疼痛比严重的神经性疼痛更容易治疗。当出现严重疼痛时，应积极寻找疼痛的原因。如果症状持续存在或难以控制，应该降低进一步调查的标准。在手术后期，伤害性疼痛可能需要通过静脉注射阿片类药和其他辅助药物来快速控制疼痛。

### 2. 神经性疼痛

神经性疼痛通常被描述为剧烈、灼烧样、枪击样或针刺样，可能是阵发性或自发性的、无诱因的，可能与痛觉过敏或痛觉异常有关。这可能是一种新的术后症状，也可能是先前存在的神经性疼痛的加剧。神经性疼痛很难缓解。虽然神经性疼痛对阿片类药具有典型的耐药性，但应该尝试评估阿片类药是否有益处。如果是由于神经根水肿，地塞米松（4mg，每日4次，持续48h）在术后早期可能有效。如果是严重的持续神经性疼痛，应该放宽加巴喷丁/普瑞巴林或阿米替林的适应证范围。卡马西平是三叉神经痛最有效的治疗药物（有时微血管减压后会加重），且不良反应不明显。已有案例报道鼻内使用舒马曲坦可有效控制难治性三叉神经痛（缺血性心脏病患者应慎用）。

脊髓损伤和臂丛神经撕裂引起的神经性疼痛是非常常见的，并且可以非常严重。有证据支持阿片类药、氯胺酮输注和利多卡因静脉注射有助于神经性疼痛的缓解。但后两者必须在高度依赖的环境中使用。苯二氮䓬类有助于治疗顽固性疼痛，应严格控制在短期和严格镇静的范围内应用，避免可能发生的不良后果。

### 3. 精神状态改变

系列的神经检查通常是术后过程中必不可少的一部分。如果疼痛治疗干扰了这一评估，疼痛治疗的整体效益可能会丧失。与手术团队建立一个可行的方法来平衡疼痛治疗的风险和收益是至关重要的。

### 4. 动脉二氧化碳升高

颅内压在神经外科人群中的重要性各不相同。如术后持续监测颅内压，则同步监测动脉二氧化碳的方法是至关重要的。尽管改善血流动力学对确保颅内压升高患者的稳定性有好处，但过度镇静和高碳酸血症的风险可能是一个问题，必须密切关注患者相关指标。动脉二氧化碳和pH是监测可能的并发症的方法，也可能是即将发生问题的早期指标。

### 5. 动脉氧降低

低氧血症可能会给神经元组织损伤的患者造成多重问题。厌氧代谢发生在神经元没有足够的氧底物时，这会导致三磷腺苷的减少和随后的细胞死亡。因此术后吸氧，以及连续动脉血气监测是必不可少的。

### 6. 低血压

对于可能有脊髓损伤的患者，使用区域麻醉有助于控制应激反应和随后的全身变化。由此产生的平均动脉压下降会减少对神经组织的灌注，并可能造成缺血损伤。因此在术后使用局部麻醉药时，维持血流动力学平稳是至关重要的。

## （四）治疗的不良反应

便秘、恶心等在术后很常见。应该提前考虑到这些问题，并采取积极措施加以预防。几种镇痛药对患者有镇静作用，尤其是阿片类药。镇痛治疗对精神状态和神经症状体征的影响可能混淆疾病本身的严重程度，认识到这一点是神经外科患者围术期管理的重中之重。过度使用镇痛药可能导致难以进行鉴别诊断，这时应立即进行神经学评估，经常需要急查头颅CT。

（洪　毅　叶建荣）

## 参考文献

[1] 薛张纲，王英伟. 神经外科麻醉 [M]. 北京：世界图书出版社公司，2022.

[2] 邓小明，姚尚龙，于布为，等. 现代麻醉学 [M]. 5版. 北京：人民卫生出版社，2020.

# 第23章　骨科患者围术期疼痛管理

## 一、背景

疼痛是与组织损伤或潜在组织损伤相关的情感、感觉、认知和社会方面的痛苦体验，是身体对伤害或潜在伤害的重要反映信号和不愉快体验。术毕，伴随麻醉药效的消退，患者会感受到手术创伤带来的急性疼痛，在术后24h内最为剧烈，一般可持续3～4天，部分患者会持续6～12天，少数患者会转变为慢性疼痛。骨科是一门广泛而全面的外科专业，手术导致的创伤和疼痛程度各不相同。传统上将骨科手术分为大手术和小手术，这取决于软组织切除或手术的程度、住院时间的需要、患者的总体发病率、术后康复的复杂性以及手术后预期的疼痛程度。无论外科医生进行的是大手术还是小手术，与患者讨论整个围术期的疼痛控制策略和期望是极其重要的。既往研究报道，骨科手术患者术前中、重度疼痛占所有疼痛控制不佳的30.17%；手术当天和术后第3天，患者中、重度疼痛占比分别为90.52%、56.03%，以及24.14%、5.17%。但是，术前应用镇痛治疗的患者仅占13.79%，术后应用镇痛治疗的患者占80.16%，均低于术前、术后中、重度疼痛的发生率。故而，加强骨科患者围术期疼痛的关注，优化其疼痛管理方案实有必要。

### （一）骨科患者围术期疼痛管理遵循的原则

骨科手术患者常伴随剧烈疼痛感，其中约有80%的患者术后经历中到重度的疼痛，尤其是在术后2周。术后疼痛的严重程度很高，且疼痛感会使患者在术后康复中受到牵制，也会影响心血管及呼吸功能的变化。故而，解除术后疼痛已然成为术后管理工作的重要内容。疼痛与睡眠密切相关，骨科患者围术期疼痛管理的原则是妥善处理围术期疼痛与睡眠障碍，具体如下。

#### 1. 重视健康宣教

患者术前常伴有焦虑、紧张情绪，因此需要给患者介绍手术过程、可能发生的疼痛和对疼痛采取的预防措施，消除患者的焦虑，以得到患者的配合，达到理想的减轻疼痛的效果。

#### 2. 个体化疼痛管理

在临床工作中将患者的年龄、医学问题和身体状况、恐惧或焦虑水平、个人偏好、手术类型和治疗反应考虑在内，结合患者自身情况制订个体化的镇痛方案，旨在通过给予最小的药物剂量达到最佳的镇痛效果。

#### 3. 合理的疼痛评估方法及动态评估

通常采用数字评价量表法、VAS、语言分级评分法和Wong-Baker面部表情量表对患者围术期疼痛程度进行动态评估，依次随时调整用药方案。

#### 4. 预防性镇痛

预防性镇痛是在疼痛发生之前采取有效的措施，并在围术期全程给予适当的预防性措施，以减轻围术期有害刺激造成的外周和中枢敏化，降低术后疼痛强度，减少镇痛药物的需求。预防和抑制中枢敏化是预防性镇痛的核心。推荐在伤害性刺激（手术刺激）发生前使用快速通过血脑屏障抑制中枢敏化的药物，有利于打断疼痛链，降低术后疼痛程度。

#### 5. 多模式镇痛

骨科手术具有操作复杂、手术时间长、创伤大的特点，术后患者疼痛程度亦较高。对于术后中重度疼痛，由于其机制复杂，单一用药难以安全有效达到控制目的，当前均推荐多模式镇痛（multimodal analgesia，MMA），即将作用机制不同的镇痛药物和镇痛方法组合在一起，发挥镇痛的协同或相加作用，通过作用于疼痛病理生理机制的不同时相和靶位来获得最佳的疗效，降低单一用药的剂量和不良反应，同时可以提高对药物的耐受性，加快起效时间和延长镇痛时间。

### 6. 改善睡眠质量

多数大型手术后患者会出现睡眠剥夺，表现为患者容易出现浅睡眠，快速眼动期（rapid eye movement，REM）睡眠和深睡眠明显减少甚至缺失。睡眠障碍不但会延缓慢术后康复，而且可以导致痛觉过敏、认知功能障碍、免疫系统紊乱、内分泌紊乱，严重甚至可以导致心血管疾病、糖尿病等发生。手术创伤越大、手术时间越长、失血量越多，术后睡眠障碍发生率越高，睡眠节律和连续性均可发生改变。骨科手术多创伤大、疼痛剧烈，发生术后睡眠障碍尤甚，因此改善骨科手术患者睡眠质量对术后康复有重要影响。

### 7. 促进早期功能锻炼

术后早期功能锻炼主要包括呼吸功能和关节功能的锻炼。患者术后呼吸功能锻炼时牵拉引起手术切口的疼痛，若对疼痛体验产生较深的记忆后，即使疼痛缓解，患者的疼痛记忆仍然存在，导致对下一次呼吸功能锻炼产生抵抗情绪，致使患者术后早期呼吸功能锻炼的依从性降低。有效的术后镇痛，一方面可使气道的廓清能力得到改善，患者情绪稳定，接受呼吸功能锻炼的依从性增强，通过呼吸功能锻炼使者呼吸肌耐力、气体交换能力得到改善。另一方面，尤其是功能锻炼期间良好的镇痛治疗，患者可以进行更有效的术后锻炼，从而防止术后粘连及关节功能障碍，对关节功能锻炼有良好的促进作用，减少相关并发症的发生，甚至缩短住院时间及术后恢复时间，提高患者对于手术治疗的满意度。

### 8. 胃肠道反应较大患者

胃肠道反应较大患者推荐使用选择性环氧合酶-2 抑制药，慎用非选择性非甾体抗炎药。非选择性 NSAID 抑制 COX-1 和 COX-2 活性，对多器官系统均有不良反应，而高选择性 COX-2 抑制药可在保持其疗效的同时减少不良反应，不会显著增加术中、术后出血或失血的风险，对血小板功

能也没有显著影响。

### （二）围术期疼痛管理前注意事项

#### 1. 充分了解病史，以最佳方式进行围术期疼痛管理

术前评估应包括疼痛史，重点关注患者先前的疼痛经历、既往和当前使用的疼痛药物，以及对疼痛疗法特别有效或难受不佳信息的掌握；明确患者是否存在影响镇痛药物代谢或清除的确重肝和（或）肾损伤病史；获取准确的用药清单至关重要，因为阿片类药物、抗抑郁药和神经性药物等慢性疼痛治疗用药在围术期应继续使用，以避免戒断综合征的发生。

#### 2. 重视术前宣教，并向患者提供

1964 年，Egbert 等就提出了心理准备的重要性，指出术前进行良好沟通的患者比不知情的患者更能应对术后疼痛，但在临床工作中往往被忽视。术前高水平的焦虑预示着伤口愈合速度和住院时间等结果指标不佳。认知和行为干预已被证明可以减少术后疼痛和镇痛消耗，并改善心血管和呼吸指数。

外科医生、麻醉医生和护士应向患者解释大多数术后疼痛是正常的，并描述患者可能经历的疼痛类型、严重程度和持续时间；让患者树立信心，医生会积极治疗他们的疼痛，让他们感到舒适，但完全消除疼痛是不现实的。制订疼痛控制计划后，应与患者分享并告知疼痛治疗中的注意事项。

### （三）疼痛评估

疼痛评估是围术期疼痛管理中最关键的一环。目前临床上应用较多的疼痛评估工具为 VAS、数字分级评分法，Wong-Baker 面部表情量表、语言分级评分法。

VAS 为一种简单有效的测定方法，但是需要抽象思维，用笔标记线时需要必要的感觉、运动以及知觉能力，具体为在一条 10cm 直线的两端分别用文字注明"无痛"和"剧痛"，让患者根据自己的痛觉在线上最能反映自己疼痛程度之处划一交叉线标记出疼痛程度（图 5-1）。

数字分级评分法是应用范围最广的单维度评估量表。将一条直线平均分成 10 份，在每个点用数字 0～10 分表示疼痛依次加重的程度，0 分为无痛，10 分为剧痛，让患者圈出最能代表自身疼痛程度的数字，0 分：无痛；1～3 分：轻度疼痛；4～6 分：中度疼痛；7～10 分：重度疼痛，见图 5-2。数字分级评分法适用于老年人和文化程度较低者，此评价表在国际上较为通用。

Wong-Baker 面部表情量表，采用 6 种面部表情从微笑至哭泣表达疼痛程度，最适用于 3 岁及以上人群，没有特定的文化背景和性别要求，易于掌握，见图 5-4。尤其适用于急性疼痛者、老人、小儿、表达能力丧失者、存在语言或文化差异者。

语言分级评分法由一系列描绘疼痛的形容词组成，该量表每个分级都有对疼痛程度的描述，0 分表示疼痛；1 分表示轻度疼痛，可忍受，能正常生活睡眠；2 分表示中度疼痛，适当影响睡眠，需用镇痛药；3 分表示重度疼痛，影响睡眠，需用麻醉镇痛药；4 分表示疼痛剧烈，影响睡眠较重，并有其他症状；5 分表示无法忍受，严重影响睡眠，并有其他症状，见图 5-3。此量表可能患者更容易理解，但缺乏精确度，有时患者很难找出与自己的疼痛程度相对应的评分，从而影响疼痛管理与治疗。

## 二、术前疼痛管理

超前镇痛（preemptive analgesia）的概念最早是由 Crile 在 20 世纪初提出，后经 Wall 及 Woolf 的发展而完善。Woolf 指出超前镇痛是在有害刺激发生前阻断痛觉中枢，防止中枢敏化，提高痛觉阈值；Dahl 则更为具体地指出超前镇痛是在术前即对伤害性感受加以阻滞而达到术后镇痛或减轻术后疼痛的目的，即在伤害性刺激前给予镇痛治疗，可以减轻伤害后疼痛并减少伤害后镇痛药的使用量。手术所致的疼痛属于病理性疼痛，包括炎性疼痛和神经性疼痛，以炎性疼痛为主，两种疼痛均可通过外周敏感化和中枢敏感化来调节对疼痛刺激的反应，使机体对疼痛的阈值降低。大量临床研究证实，手术前预先给予患者 NSAID 类药物（如布洛芬、帕瑞昔布钠、塞来昔布、氯诺昔康）、神经性调节药物（如普瑞巴林、加巴喷丁），对乙酰氨基酚类药物、$\alpha_2$ 受体激动药（如可乐定、右美托咪定）、氯胺酮等具有超前镇痛效果。但是，迄今为止进行的临床试验没有明确证据表明预防性阿片类药物给予会导致患者术后疼痛评分下降。就骨科手术患者而言，超前镇痛能够有效改善患者疼痛程度，促进患者手术关节的功能恢复。

### （一）超前镇痛的常用药物

#### 1. 非甾体抗炎药

NSAID 属于一类不含糖皮质激素的药物，由于其化学结构中缺乏甾环，则被称为非甾体类药物，具有解热、镇痛、抗炎以及抗风湿作用，能有效缓解患者疼痛。最早在德国一个药厂合成了乙酰水杨酸，为 NSAID 的发展奠定了基础。NSAID 的共同作用机制是抑制环氧化酶活性，从而阻断花生四烯酸转化为前列腺素和血栓素 $A_2$，抑制前列腺素合成，发挥药理作用。环氧化酶同工酶（cyclooxygenase isoenzyme）包括 3 种同工酶，分别为构建型 COX-1、诱导型 COX-2 和作为 COX-1 剪接异构体的 COX-3。其中 COX-1 主要存在于细胞内，维持细胞正常生理功能，如分布在胃肠道、肾等组织细胞的 COX-1，可诱导产生前列腺素以有效保护胃肠道黏膜及平衡肾血流量；同时，内皮组织释放的前列腺素还有抗血栓的作用，当 COX-1 受到抑制时可引起消化道损伤、肾功能损伤、血凝度增高、术后出血和血小板功能抑制等。COX-2 是一种经刺激迅速产生的诱导酶，在细胞内含量很低，多存在于中枢神经系统、局部组织或炎症反应部位，主要作用是在内源性损伤刺激发生后诱导炎症反应，其催化生成的前列腺素可引发炎症与疼痛。COX-3 则被认为可能是对乙酰氨基酚的作用靶点。COX-1 与 COX-2 是独立的作用因子，前者保护细胞，后者具有较强的致炎作用，分别抑制不良反应和抑制治疗作用，但同时又存在互相补充的关系，因此，

COX-2 抑制药能有效抑制疼痛及炎症反应，还能避免 COX-1 而引起的不良反应。COX-2 选择性抑制药，帕瑞昔布钠通过高选择性地抑制中枢神经系统及外周 COX-2，减少前列腺素 $E_2$ 生成量，抑制单核/巨噬细胞活化及增殖，从而抑制 TNF-α、IL-6 表达，发挥抗炎作用，有效降低去甲肾上腺素及皮质醇水平，减轻炎症反应。

骨折患者中为达到镇痛消炎的效果常使用 NSAID，该类药物通过抑制环氧化酶的活性，阻碍前列腺素的形成，最终达到缓解或消除炎症的效果。由于该类药物价格适中、服用方便、患者接受度高，故而广泛用于临床。Hofmann 等发现运用 COX-2 抑制药对膝关节置换术后患者疼痛控制较好，且对骨组织的血供及骨组织与假体的整合没有抑制。Beck 等发现 NSAID 在治疗创伤后和术后水肿中有着良好的镇痛效果和抗炎效果，在髋关节置换术后能抑制异位骨的形成。不少研究指出，服用 NSAID 时间过长或剂量过大，对患者消化道或肾脏产生不良反应；尤其会抑制骨折患者的骨折愈合，动物实验亦表明 NSAID 会引起骨折延迟愈合。但这些结论都是在长疗程或大剂量 NSAID 进行研究得出的，在临床应用中应辩证地对待。

NSAID 具有两面性，它具有良好的疼痛缓解作用，对骨折患者缓解疼痛有较大的帮助，但同时存在增加骨折愈合时间、降低骨折愈合强度，甚至导致骨折不愈合的风险。应当对其做好全面分析，采取合理的使用剂量和时间，才能最大限度地发挥 NSAID 的功效，同时最大限度降低不良反应对患者造成影响，有延迟愈合风险因素（骨折不稳定，骨折处损伤严重，营养状态差、吸烟、饮酒、使用免疫抑制药物等）存在的情况或已经出现延迟愈合征象的患者应避免使用。

### 2. 神经性调节药物

加巴喷丁/普瑞巴林：加巴喷丁是一种抗癫痫药物（antiepileptic drug），最初被报道是治疗癫痫和神经病理性疼痛的有效药物，而近年来在预防性镇痛中的使用越来越多。它被认为是 GABA 类似物（因此得名），但进一步的研究表明加巴喷丁对 GABA 受体没有任何影响。然而，最近的数据表明，它也可能在急性疼痛中发挥作用，并且是阿片类药物的替代品。Tabatabaee 等和 Kremer 等发现加巴喷丁介导突触前膜钙通道的亚单位，抑制钙内流，降低兴奋性神经递质的释放，从而抑制疼痛传导途径。Nakhli 等研究发现，其也具有抗炎、镇痛等效果，预防性服用加巴喷丁较手术后服用可产生更持久的镇痛效果。预防性给予加巴喷丁可减少术后疼痛评分和阿片类药物总需求量的应用，加巴喷丁的镇痛效果与用药剂量不存在明显相关性。Sunara 等研究发现腰椎间盘切除术治疗中加巴喷丁的应用剂量超过 600mg 后会出现镇痛天花板效应，且给药时间的差异也不会明显影响镇痛作用。

普瑞巴林属于新型加巴喷丁类药物，Glauser 等发现普瑞巴林可使患者机体的疼痛强度降低，同时可减少阿片类药物的用量，但无法使术后恶心呕吐发生率降低。普瑞巴林的镇痛效能是加巴喷丁的 2～3 倍，同时前者具备更高的口服生物利用度以及更长的作用时间。加巴喷丁和普瑞巴林也常用于脊柱手术超前镇痛。Routray 等的研究证实，腰椎手术前服用加巴喷丁或普瑞巴林，可有效改善术后早期疼痛。一项关于腰椎后路手术术前联合应用普瑞巴林与塞来昔布超前镇痛的前瞻性研究表明，普瑞巴林联合塞来昔布术后镇痛效果良好，且可有效减少术后吗啡静脉使用量。

### 3. 对乙酰氨基酚

N-乙酰基对氨基苯酚又称对乙酰氨基酚或对乙酰氨基苯酚，是世界上常用的镇痛药。对乙酰氨基酚是一种非特异性中枢环氧合酶抑制药，对轻度和中度疼痛提供有效镇痛。它在老年患者群体中耐受性良好。健康患者的最大每日剂量不应超过 4g。肝或肾损害患者应减少或避免使用该剂量。由于其广泛的安全边际和麻醉节省效果，它是几乎所有多模式镇痛方案的核心组成部分之一，除非禁忌。即使患者无法耐受口服药物，静脉注射对乙酰氨基酚也为其在围术期的应用提供了更多机会。静脉注射对乙酰氨基酚可提供有效的镇痛，不良反应最小，即使在术后中度至重度疼痛的骨科手术患者中也是如此。在两项 Meta 分析中表明，术前静脉给予单剂对乙酰氨基酚可以显著减轻术后疼痛，减少术后阿片类药物的消耗量，降低恶心呕吐发生率。

静脉注射与口服或直肠对乙酰氨基酚相比的好处包括：①达到最大可用性的时间更短。②更高的剂量生物利用度（根据定义，静脉注射剂量为 100% 的生物利用度，而口服和直肠途径的生物利用率分别为 60% 和 40%）。③肝脏损伤较小（对乙酰氨基酚是全身性给药，而不是通过门静脉循环被肝脏吸收和代谢）。④减少对肠道血流的依赖，这可能会在创伤中发生改变，或者在某些肠道损伤的情况下，患者可能会严格禁食。

尽管如此，最近的一项研究和系统综述发现，在能够口服剂量的患者中，静脉注射与口服对乙酰氨基酚相比没有临床益处。儿科患者或 50kg 以下成人的 24h 口服最大剂量应为每 6 小时 15mg/kg。对乙酰氨基酚给药应记录在患者药物表中，尤其是在手术室给药时，因为如果不同区域地多次给药未记录在一张表中，则可能会意外过量。如果含有对乙酰氨基酚和另一种药物的制剂未被鉴定为此类药物〔例如，氨酚可待因（co-codamol）、丙氧氨酚复方片（co-proxamol）、氨酚双氢可待因（co-dydramol）〕，并且除这些药物外，还有对乙酰氨基酚的医嘱，则也存在医源性损伤的可能性。过量的对乙酰氨基酚用 N- 乙酰半胱氨酸（parvolex）处理，以降低毒性代谢产物 N- 乙酰对苯醌亚胺（NAPQI）的毒性，并分别在第 1、4 和 16h 内连续 3 次静脉输注。口服给药是可行的，但首选静脉注射。

### 4. α₂ 受体激动药

可乐定 / 右美托咪定：目前临床上 α₂ 受体激动药的代表药物为可乐定以及右美托咪定，其可使机体神经元上的 $G_1$ 蛋白依赖性钾离子通道被激活，从而使细胞膜出现超极化，还可依靠 $G_0$ 蛋白耦联的 N 型钙离子通道，使钙离子内流减少，从而不但可使神经元放电被阻断，也可使局部电信号传播被阻断。

系统性给药 α₂ 受体激动药，可使疼痛强度降低，将阿片类药物用量减少，同时可使患者手术

治疗后早期恶心、呕吐发生率降低，且不会使术后恢复时间延长。但可乐定可增加术中及术后低血压发生率，右美托咪定可能引发心动过缓。相较于可乐定，右美托咪定具备的受体结合特异性是前者的 8 倍左右，但在欧洲国家，可乐定仍旧具备较高的应用率。目前研究表明，可乐定与右美托咪定具备相似的镇痛效果，但其优点与不良反应存在一定差异。对于两种药物的最佳剂量、给药途径以及给药时间仍旧无统一定论。

右美托咪定属于一种新型高选择性 α₂ 受体激动药，主要作用为镇痛、镇静、对交感神经反射进行有效抑制，促进伤害性刺激反应的降低等，同时患者极易被唤醒，具有稳定的循环，不会发生呼吸抑制，在临床各阶段各领域均较为适用。其主要镇痛机制可能在于以下几点：①在脊髓以上水平，通过抑制突触前膜 P 物质和其他伤害性肽类物质释放，进而阻止脊髓背角伤害性刺激传递。②在外周水平，通过阻止 A 纤维和 C 纤维向脊髓传入伤害性信息。③在脊髓水平，激动中间神经元突触后膜和脊髓后角突触前膜上的 α₂ 受体，使细胞产生超极化，抑制疼痛信号的传递。

### 5. 氯胺酮 / 艾司氯胺酮

氯胺酮是一种苯环己哌啶衍生物，其应用于临床已有 50 余年的历史，具有镇痛效果确切、循环轻度兴奋、呼吸抑制轻微、解除支气管痉挛等特点。但应用临床剂量时，患者易出现噩梦、幻觉等精神不良反应。氯胺酮是两种光学对映体的外消旋混合物。R 型约占混合物镇痛活性的大 30%，并且与 S 型相比有更多不良反应。历史上对氯胺酮有害作用的担忧，使一些临床医生对使用它持谨慎态度，但这些担忧已被证明是没有根据的，而且这些担忧所依据的证据也被证明质量很差。近年研究发现，小剂量氯胺酮不但可避免不良反应，对机体也有镇痛、抗炎等作用。小剂量氯胺酮的定义概念不一，包括：①单次肌内注射量 ≤2mg/kg，静脉给药或硬膜外给药 ≤1mg/kg，持续静脉输注速率 ≤20μg/（kg·min）；②给予低于临床麻醉剂量的氯胺酮（<1mg/kg），既能达到满意镇痛，又未产生"分离麻醉"；③静脉给药剂

量≤0.5mg/kg，一般剂量为 0.1～0.5mg/kg。

氯胺酮在临床应用中具有确切的镇痛效果。在其镇痛机制研究中，较关注的主要有两方面：氯胺酮和阿片受体存在相互作用；氯胺酮是离子型谷氨酸受体亚型 NMDA 受体的阻断剂，NMDA 受体作为突触可塑性形成的重要因素，参与形成慢痛中枢敏化的过程。氯胺酮通过阻断神经系统的 NMDA 受体，从而实现其镇痛功能。氯胺酮在院前和院内创伤镇痛和全身麻醉诱导中的应用正在复苏，它可能是患者自控镇痛方案的有用辅助手段。美国区域麻醉和疼痛医学学会、美国疼痛医学学会和美国麻醉医师学会现在提供了关于使用静脉注射氯胺酮治疗急性疼痛的共识指南。

艾司氯胺酮是氯胺酮发挥主要药理作用的右旋异构体，兼有意识消失、镇痛和遗忘三重作用，起效迅速、呼吸抑制轻、能多途径给药，相较于氯胺酮，艾司氯胺酮效价更强、不良反应较少。艾司氯胺酮对 NMDA 受体亲和力约为氯胺酮的 2 倍，R- 氯胺酮的 3～4 倍，对阿片类受体及儿茶酚胺受体亲和力分别为 R- 氯胺酮的 3 倍和 4 倍，对 5- 羟色胺抑制程度略低于 R- 氯胺酮。其作用效力明显强于氯胺酮，产生同等药效所需剂量近似氯胺酮的一半，且精神运动类反应、流涎流泪等不良反应更少。

### （二）常用的区域麻醉技术

区域阻滞麻醉在减少术中失血量和深静脉血栓形成以及改善术后疼痛方面较全身麻醉而言，具有一定的优势。骨科手术常用的区域阻滞麻醉或镇痛技术可以选择周围神经阻滞、蛛网膜下腔阻滞、硬膜外单次阻滞或连续留置导管 24h（或 48h）、硬膜外阻滞联合蛛网膜下腔阻滞以及鞘内注射吗啡；也可以将这些方法与全身麻醉联合应用，为手术提供良好的麻醉效果。

#### 1. 椎管内阻滞

椎管内阻滞常作为下肢手术麻醉的首选，包括蛛网膜下腔阻滞、硬膜外腔阻滞、腰硬联合阻滞和骶管阻滞。可以通过单次注射、间歇推注、经导管持续输注，实现上述每一种阻滞 / 麻醉。椎管内阻滞的适应证包括下腹部、腹股沟、泌尿生殖道以及下肢的手术，亦可用于胸部、腹部和骨科手术（髋关节、膝关节）后的疼痛治疗，以及创伤（如肋骨骨折）和慢性疼痛后的疼痛控制。椎管内的绝对禁忌证包括患者拒绝、颅内压升高、低血容量、凝血病和穿刺部位的感染。相对禁忌证包括败血症、不合作患者、狭窄的心脏瓣膜病变、严重的脊柱畸形和先前存在的神经功能缺陷。

在进行椎管内阻滞时，以下解剖标志很重要：①成人的脊髓通常从枕骨大孔延伸至 $L_{1\sim2}$ 级，儿童的脊髓通常延伸至 $L_3$ 级。②在颈部区域，第一个可触及的棘突是 $C_2$ 棘突，但最突出的是 $C_7$ 棘突。③ $T_7$ 的棘突通常与肩胛骨下角处于同一水平面。④在两个髂嵴的最高点之间绘制的线通常穿过 $L_4$ 身体或 $L_{4\sim5}$ 间隙。⑤骶骨裂孔感觉为臀裂上方或之间以及尾骨上方的凹陷。

围术期进行抗凝或抗血小板治疗时椎管内阻滞时的要求见表 23-1。

#### 2. 周围神经阻滞

周围神经阻滞是骨科手术疼痛管理的有效方法，是多模式镇痛中方案中重要的组成部分，包括各种入路的周围神经阻滞、关节周围局部浸润和筋膜间隙 / 平面阻滞。周围神经阻滞与硬膜外阻滞具有同样良好的镇痛效果，其优势在于保留了对侧肢体的活动能力，避免了椎管内阻滞带来的低血压和尿潴留的发生，可以减少围术期并发症，缩短住院时间，节约医疗资源，提高患者满意度，能够更好地促进患者术后康复。周围神经阻滞可能会延迟围术期运动阻滞的时间，这可能会限制功能恢复和延迟康复，增加神经损伤的可能性和术后跌倒的风险。麻醉医师应该熟悉并掌握所使用的周围神经阻滞技术，特别是超声引导下的阻滞技术，并警惕阻滞过程中的风险。

(1) 臂丛神经阻滞：臂丛神经主要由 $C_{5\sim8}$ 和 $T_1$ 神经前支组成，偶有变异情况下也有 $C_4$ 和 $T_2$ 神经前支参与其中，按神经走行由近及远的臂丛神经阻滞入路包括肌间沟、锁骨上、肋锁间隙、锁骨下和腋路等。

| 药 物 | 停药时间 | | | 重新用药时间 |
|---|---|---|---|---|
| | 高风险手术 | 中风险手术 | 低风险手术 | |
| 单用阿司匹林和阿司匹林合用 | • 一级预防：6 天<br>• 二级预防：共享评估和危险分层 | 共同进行病情评估和风险分级 *# | 无 | 24h |
| 非甾体抗炎药 | 5 个半衰期 | 不停‡ | 不停 | 24h |
| 双氯芬酸 | 1 天 | | | |
| 酮咯酸 | 1 天 | | | |
| 布洛芬 | 1 天 | | | |
| 依托度酸 | 2 天 | | | |
| 吲哚美辛 | 2 天 | | | |
| 萘普生 | 4 天 | | | |
| 美洛西康 | 4 天 | | | |
| 奈丁美酮 | 6 天 | | | |
| 奥沙普秦 | 10 天 | | | |
| 吡罗昔康 | 10 天 | | | |
| 磷酸二酯酶抑制药 | | | | |
| 西洛地唑 | 2 天 | 不停 | 不停 | 24h |
| 双嘧达莫 | 2 天 | 不停 | 不停 | |
| 阿司匹林合用 | 根据阿司匹林的推荐意见 | 共同进行病情评估和风险分级 * | | |
| 抗凝血药 | | | | |
| 香豆素 | 5 天，INR 正常 | 5 天，INR 正常 | • 不停<br>• 共同进行病情评估和风险分级 * | 6h |
| 醋硝香豆醇 | 3 天，INR 正常 | 3 天，INR 正常 | • 不停<br>• 共同进行病情评估和风险分级 * | 24h |
| 肝素 | 4h | 4h | 4h | 2h** |
| 皮下注射肝素，BID&TID | 8～10h | 8～10h | 8～10h | 2h |
| 低分子肝素：预防用药 | 12h | 12h | 12h | • 低危操作后 4h<br>• 中/高危操作后 2～24h |
| 低分子肝素：治疗用药 | 24h | 24h | 24h | • 低危操作后 4h<br>• 中/高危操作后 12～24h |

表 23-1　围术期抗凝药和抗血小板药的管理

（续表）

| 药　物 | 停药时间 | | | 重新用药时间 |
| --- | --- | --- | --- | --- |
| | 高风险手术 | 中风险手术 | 低风险手术 | |
| 纤溶药物 | 48h | 48h | 48h | 48h |
| 磺达肝素 | 4 天 | 4 天 | 共同进行病情评估和风险分级 | 24h |
| P2Y12 抑制药 | | | | |
| 　氯吡格雷 | 7 天 | 7 天 | 不停 | 12～24h |
| 　普拉格雷 | 7～10 天 | 7～10 天 | 不停 | 12～24h |
| 　替格瑞洛 | 5 天 | 5 天 | 不停 | 12～24h |
| 新型抗凝药 | | | | |
| 达比加群酯 | 4～5 天<br>6 天（肾功能损害） | 4～5 天<br>6 天（肾功能损害） | 共同进行病情评估和风险分级 * | 24h |
| 利伐沙班 | 3 天 | 3 天 | 共同进行病情评估和风险分级 * | 24h |
| 阿哌沙班 | 3～5 天 | 3～5 天 | 共同进行病情评估和风险分级 * | 24h |
| 糖蛋白 Ⅱb/ Ⅲa 抑制药 | | | | |
| 阿西单抗 | 2～5 天 | 2～5 天 | 2～5 天 | 8～12h |
| 依替巴肽 | 8～24h | 8～24h | 8～24h | 8～12h |
| 替罗非班 | 8～24h | 8～24h | 8～24h | 8～12h |
| 抗抑郁药和 5- 羟色胺再摄取抑制药 | 见正文 | 不停 | 不停 | 见正文 |

INR. 国际标准化比值

不同于 ASRA 区域麻醉指南的部分显示为黄色

来自最新的 ASRA 区域麻醉指南的新药显示为蓝色

*. 详见原文相关部分

**. 如果在中 / 高危操作中有出血，应间隔 24h 再服药

#. 某些中危操作应该考虑停用阿司匹林，如颈部硬膜外腔注射和星状神经节阻滞术，因为解剖结构的特殊性有增加术中出血的风险

‡. 某些中危操作应该考虑停用 NSAID，如颈部硬膜外腔注射和星状神经节阻滞术，因为解剖结构的特殊性有增加术中出血的风险（参见原文标题为"脊柱和非脊柱部位血肿的解剖注意事项"部分）

图表的原版内容见 http://links.lww.com/AAP/A142［引自 Narouze S，Benzon H T，Provenzano D，等 . 抗血小板和抗凝患者行脊柱介入和疼痛介入治疗指南（三）［J］. 中国疼痛医学杂志，2016，29（8）：561-575］

　　① 肌间沟臂丛神经阻滞：可用于所有肩部和上肢近端的手术，超声下图像如图 23-1 所示。连续肌间沟臂丛神经阻滞有较为肯定的镇痛效果，超声辅助可使导管位置更加准确，但肌间沟处臂丛神经来源较为分散，连续肌间沟臂丛神经阻滞存在阻滞不全，尤其对于 $C_8$～$T_1$ 支配区域；再者，颈部活动度较大，但导管仍需妥善固定以防脱落，并应注意预防膈肌麻痹、霍纳综合征等相关并发症的发生。

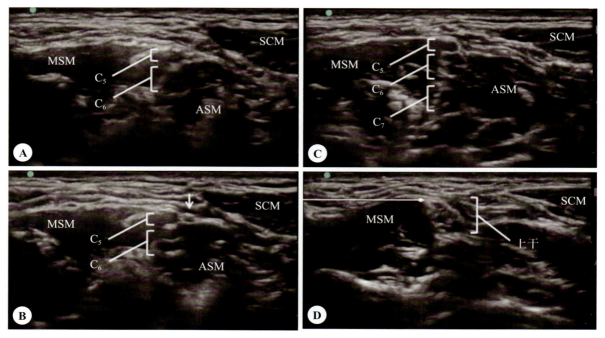

▲ 图 23-1　锁骨上方臂丛从近端到远端的一系列连续图像

A. $C_5$（较小的低回声圆）和 $C_6$（较大的圆）在肌间沟最近端的横向斜视图，就在胸锁乳突肌（SCM）的侧缘下方；B. $C_6$ 根以特征方式分裂成两个独立的低回声圈。膈神经（箭）在前斜角肌（ASM）表面的这个个体中可见；C. $C_7$ 根已进入鳞间沟，深至 $C_5$ 和 $C_6$；D. $C_5$ 和 $C_6$ 根已经合并成上干，具有明确的高回声边界。块状针在覆盖中角肌（MSM）的深颈筋膜下方平面推进，直到其尖端与上躯干的外侧相邻［引自 Burckett-St Laurent D，et al. Refining the ultrasound-guided interscalene brachial plexus block：the superior trunk approach. *Can J Anaesth*. 2014 Dec；61（12）：1098-1102.］

② 锁骨上臂丛阻滞：通常是远端 2/3 上肢手术最佳选择的麻醉方式，尤其是需要止血带结扎上肢的手术（如手部手术的麻醉）。由于锁骨上神经干紧密混合在一起，因此这种阻滞方法可有效阻滞注射点至远端的所有臂丛神经，从而取得上肢手术良好的麻醉效果，但气胸发生的风险较高，超声下显像如图 23-2 所示。

③ 锁骨下臂丛神经阻滞：产生远端 2/3 手臂麻醉效果，包括腋神经和肌皮神经，对肘、前臂、手掌的麻醉效果较好。若临床上肢手术麻醉中需要连续阻滞，锁骨下臂丛阻滞技术具有明显优势，因其局部解剖的特点，它可提供恰当的置管位置，且置管的处理比较容易，相比锁骨上臂丛阻滞气胸的发生率更低、更安全。超声下显像如图 23-3 所示。

④ 腋路臂丛神经阻滞：腋路是臂丛分支水平上的阻滞，可行前臂、腕部和手等部位的麻醉与镇痛。由于腋路臂丛阻滞穿刺部位位于上肢近端，

所以这项技术相比其他臂丛阻滞方式更安全；另一方面行腋路臂丛阻滞时，针穿刺部位完全避开了星状神经节、膈神经及肺组织，从而极大减少了膈神经麻痹、霍纳综合征、气胸等并发症的发生（图 23-4）。

(2) 腰丛神经阻滞：腰丛可通过 3 种不同的阻滞方法实现，后路腰丛阻滞、前路腰丛阻滞（髂筋膜阻滞）和股神经阻滞。相比之下，髂筋膜和股神经阻滞可以可靠地阻断股神经，但对股外侧皮神经和闭孔神经的阻滞效果不佳，在此介绍超声引导下后路腰丛神经阻滞。

与传统腰丛神经阻滞相比，超声的引入增加了腰丛神经及其周围组织的可视性，可以实时地观察穿刺进程，在提高穿刺成功率的同时降低穿刺引起的器官损伤等风险。随着对腰丛神经阻滞的深入研究，相继出现了超声引导"三叉戟""三阶梯""三叶草"、横突间隙旁正中平面以及前路等腰丛神经阻滞技术，具体如下，见图 23-5。

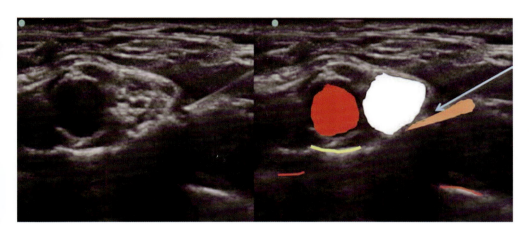

◀ 图 23-2　锁骨上窝臂丛扫描和平面内穿刺

红色区域.锁骨下动脉；白色区域.臂丛；黄线.第一肋骨骨膜；橙线.锁骨骨膜；红线.胸膜；蓝箭.针［引自 Hanumanthaiah D, et al. Ultrasound guided supraclavicular block. Med Ultrason. 2013 Sep；15（3）：224-229.］

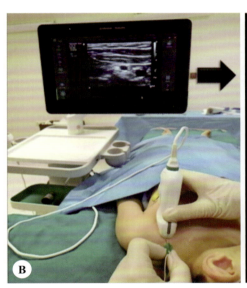

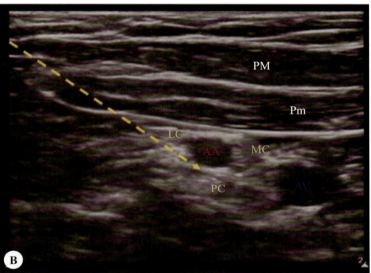

▲ 图 23-3　臂丛锁骨下入路操作技术

A. 侧矢状位阻滞（LSB）的患者、超声设置和针方向；B. LSB 的超声解剖。黄虚箭：穿刺针路径。PM. 胸大；Pm. 胸小肌；LC. 外侧束；PC. 后束；MC. 内侧束［引自 Yayik AM，et al. Comparison of the lateral sagittal and costoclavicular approaches for ultrasound-guided infraclavicular block in pediatric patients：a prospective randomized study. Braz J Anesthesiol. 2021 Jun 6：S0104-0014（21）00224-4.］

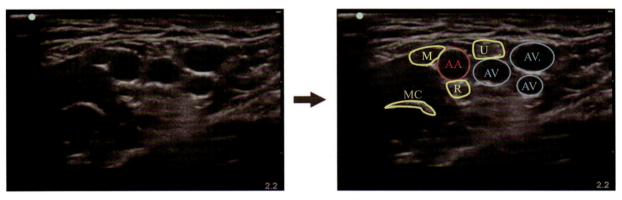

▲ 图 23-4　腋路臂丛神经横断面扫描

AA. 腋动脉；AV. 腋静脉；M. 正中神经；U. 尺神经；R. 桡神经；MC. 肌肉皮肤神经［引自 Han JH，et al. Topographic pattern of the brachial plexus at the axillary fossa through real-time ultrasonography in Koreans. Korean J Anesthesiol. 2014 Nov；67（5）：310-316.］

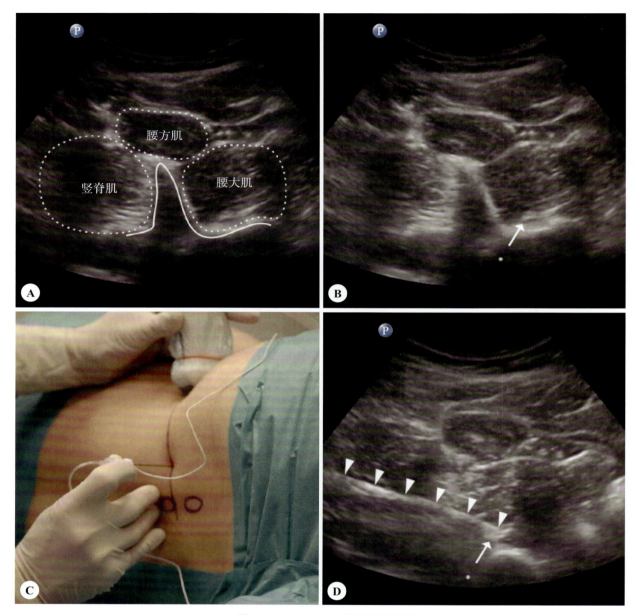

**▲ 图 23-5 Shamrock 腰丛神经阻滞**

A. 腰大肌、竖脊肌、腰方肌和 $L_4$ 横突代表三叶草的图案；B. 星形表示 $L_3$ 脊神经根；C. 针插入点位于表示超声束与皮肤的交叉；D. 穿刺针（用白色三角形箭头标记）的推进方向［引自 Sauter AR，et al. The Shamrock lumbar plexus block：A dose-finding study. Eur J Anaesthesiol. 2015 Nov；32（11）：764-770.］

超声引导"三叶草"腰丛神经阻滞技术亦称为"竖拇指"腰丛神经阻滞技术，该技术的优点是腰丛及其周围组织和穿刺针超声下更易显影，操作过程中患者的舒适度较高。超声引导"三叶草"腰丛神经阻滞技术的这些优势可能会降低穿刺等操作引起的不良反应或并发症，甚至有人认为它是目前最安全、最有效、最简单的腰丛神经阻滞技术。

据报道，横突间隙旁正中扫描技术可以识别 2/3 患者的腰丛神经，腰丛神经阻滞成功率以及穿刺针可清晰显影的概率高达 93%。研究显示腰丛神经和腰大肌超声下显影横突间隙旁正中平面可能优于"三阶梯"平面（图 23-6）。

超声引导"三叉戟"技术，最早由 Karmakar 在 2008 年报道用于下肢手术的麻醉和镇痛，其认为可获得与"三叶草"腰丛神经阻滞技术类似的

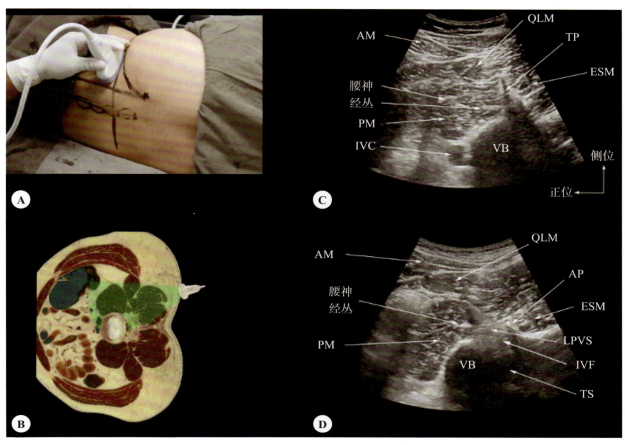

▲ 图 23-6　横突间隙旁正中位超声扫描技术

A. 患者和超声换能器的位置，注意超声换能器的内侧倾斜；B. 正中位超声扫描期间超声扫描平面（以绿色突出显示）的示意图；C. 横突水平的旁正中扫描（PMTS-TP）；D. 通过横突间隙的旁正中扫描（PMTS-ITS）。AM. 腹部肌肉；AP. 关节突；ESM. 竖脊肌；ITS. 鞘内空间；IVC. 下腔静脉；IVF. 椎间孔、腰椎旁间隙；PM. 腰大肌；QLM. 腰方肌；TP. 横突；VB. 椎体；TS. 鞘囊（引自 Pangthipampai P，et al. Ultrasound visualization of the anatomy relevant for lumbar plexus block：comparison of the paramedian transverse and Shamrock scan technique. Reg Anesth Pain Med. 2019 Mar 18：rapm-2018-100011.）

镇痛和麻醉效果（图 23-7）。

（3）股神经阻滞：股神经来自第 2～4 腰神经，股神经阻滞是在股神经周围或在包绕股神经的髂筋膜分层之间注入局部麻醉药。超声下主要是通过股神经内侧的股动脉来辅助识别股神经。适用于在涉及大腿前部的极少数手术（例如四头肌肌腱和髌骨骨折的修复）中，股神经阻滞主要用于股骨和膝盖手术术后镇痛，特别是全膝关节置换术后的疼痛控制中非常有用。若将局部麻醉药注射至股动脉分叉处的头端，药液可以向近端扩散，从而阻滞更多支配髋关节的神经分支，起到更好的镇痛作用；反之，则对股神经的阻滞不完善、对股四头肌的肌力影响相对较轻微。超声下显像

如图 23-8 所示。

（4）收肌管阻滞：收肌管位于大腿中段 1/3 前内侧，缝匠肌深面，大收肌和股内侧肌之间的倒金字塔结构。收肌管上口与股三角尖相通，下口为收肌腱裂孔，其内除隐神经外，还有股神经股内侧肌支、股内侧皮神经、股内侧韧带神经，以及闭孔神经后支发出的关节支，少数情况下闭孔神经前支也在收肌管远端通过。收肌管阻滞（adductor canal block，ACB）具有股神经阻滞相似的镇痛效果，同时能够减少对股四头肌肌力的影响，有利于全膝置换术后患者进行早期康复活动和功能锻炼。超声下显像如图 23-9 所示。

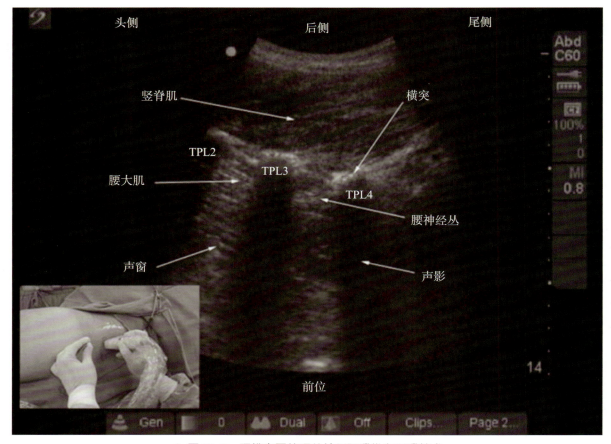

▲ 图 23-7 腰椎旁区的腰丛神经阻滞纵向阻滞技术

高回声横突及其产生"三叉戟"的声学阴影。在横突之间的声窗中可以看到腰大肌，并通过其典型的横纹外观来识别。腰丛的一部分也被视为腰大肌后部 $L_3$ 和 $L_4$ 横突之间的高回声阴影。TPL. 腰横突［引自 Karmakar MK，et al. Ultrasound-guided lumbar plexus block through the acoustic window of the lumbar ultrasound trident. Br J Anaesth. 2008 Apr；100（4）：533-537.］

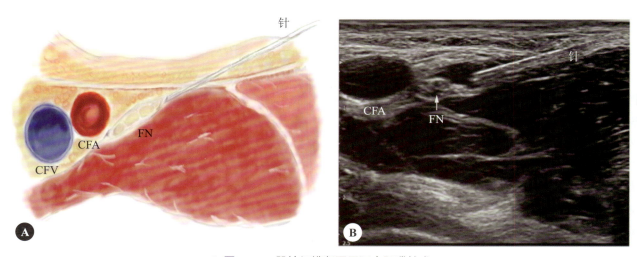

▲ 图 23-8 股神经横断面平面内阻滞技术

A. 股神经（FN）位于股总动脉（CFA）的外侧，由髂筋膜覆盖，通常呈高回声，大致呈三角形或椭圆形；B. 超声引导股神经阻滞期间显示的股神经的超声图像（白箭）［引自 Lomarat N，et al. Ultrasound-guided femoral block in patients undergoing radiofrequency ablation of incompetent saphenous veins：A randomized controlled trial. Asian J Surg. 2023 Jan；46（1）：174-179.］

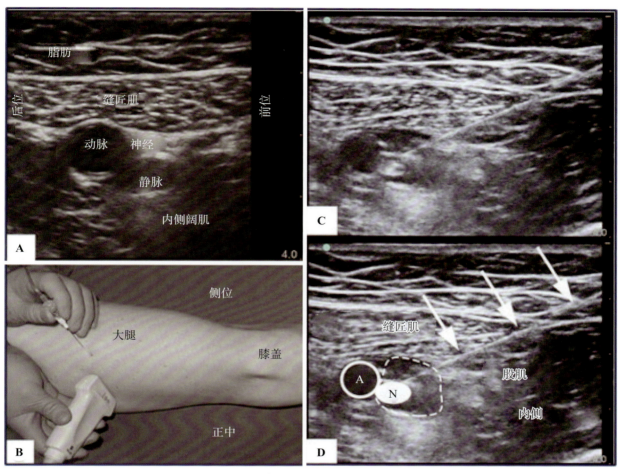

▲ 图 23-9　收肌管近端横断面扫描平面内阻滞技术

A. 超声下收肌管图像；B. 超声探头和穿刺针的位置；C 和 D. 超声引导下收肌管阻滞的声像图；A. 动脉；N. 神经。虚线描绘了通过穿刺针（白箭）注射的局部麻醉药［引自 Hanson NA，et al. Ultrasound-guided adductor canal block for arthroscopic medial meniscectomy：a randomized，double-blind trial. Can J Anaesth. 2013 Sep；60（9）：874-880.］

（5）坐骨神经阻滞：坐骨神经是人体最粗大的外周神经，阻滞坐骨神经可为大腿后部和膝盖以及大部分小腿、足踝和足提供麻醉和镇痛。坐骨神经可在近端和远端的各种位置被阻断。超声引导可实现经臀 / 臀下水平的后入路或从大腿近端的前入路阻断坐骨神经近端。在远端，坐骨神经可在腘窝，靠近腓总神经和胫神经的位置被阻滞。近端坐骨神经阻滞通常联合股神经阻滞，以在膝关节手术（例如，前交叉韧带修复、全膝关节置换术）的膝后部分提供麻醉与镇痛。

① 近端坐骨神经阻滞（proximal sciatic nerve block）：见图 23-10。

② 腘窝坐骨神经阻滞（popliteal sciatic nerve block）：坐骨神经的腘窝入路是最浅的阻滞位点之

一。这种阻滞最适合足部和足踝手术，如果手术涉及足部内侧或使用小腿止血带，则通常与隐神经或收肌管阻滞联合使用（图 23-11）。

**3. 筋膜平面阻滞**

（1）髂筋膜间隙阻滞：在髂筋膜间隙内注入局部麻醉药，可同时阻滞其间隙内的股神经、闭孔神经、股外侧皮神经，阻滞效果明显，广泛应用于术后镇痛。与股神经阻滞相比，髂筋膜间隙阻滞可能具有固有的安全优势，因为穿刺部位远离大血管和股神经。但是临床实践中发现该阻滞方法存在阻滞不全的情况。对传统方法（腹股沟韧带下）进行改良，发现在腹股沟上进行阻滞，镇痛效果优于传统阻滞。具体如图 23-12 所示。

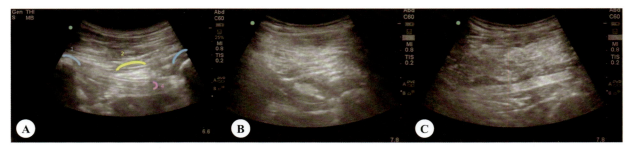

▲ 图 23-10　大转子水平的短轴坐骨神经超声图像

通过导管注射完成后，短轴（B）和长轴（C）所示的坐骨神经被低回声局部麻醉包围；1. 大转子；2. 坐骨神经；3. 坐骨结节；4. 股四头肌［引自 Brookes J，et al. Comparative evaluation of the visibility and block characteristics of a stimulating needle and catheter vs an echogenic needle and catheter for sciatic nerve block with a low-frequency ultrasound probe. Br J Anaesth. 2015 Dec；115（6）：912-919.］

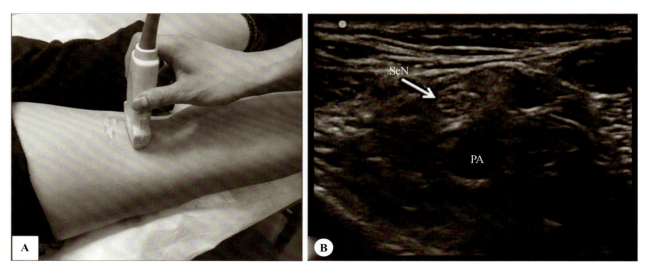

▲ 图 23-11　超声引导下腘窝入路治疗坐骨神经阻滞

A. 患者以俯卧姿势放置，超声探头横向置于腘窝（mark 点指向外侧）；B. 坐骨神经在分为腓总神经和胫神经之前，可见其位于腘动脉的前外侧方向。PA. 腘动脉；ScN. 坐骨神经［引自 Mori T，Hagiwara Y. Ultrasound-Guided Popliteal Sciatic Nerve Block for an Ankle Laceration in a Pediatric Emergency Department. Pediatr Emerg Care. 2017 Dec；33（12）：803-805.］

（2）腰方肌阻滞：腰方肌阻滞首次由 Blanco 于 2007 年提出，它是在腹横肌平面阻滞的基础上提出的一种新的筋膜平面阻滞方法，多用于腹部和髋部手术的术后镇痛。根据局部麻醉药的给药部位可将腰方肌阻滞分类为腰方肌外侧入路阻滞、腰方肌后路阻滞、腰方肌前路阻滞和腰方肌内阻滞，外侧入路和后路腰方肌阻滞多应用于腹部手术，前路腰方肌阻滞多应用于全髋关节置换术术后镇痛。腰方肌内阻滞因局部麻醉药物扩散较局限，在临床中应用较少。

用于全髋关节置换术的术后镇痛，前路腰方肌阻滞具有与腰丛阻滞相似的镇痛效果，但其无须与腰丛直接接触，降低了神经损伤和局部麻醉药物鞘内注射的风险；相较于股神经阻滞和髂筋膜阻滞在提供更为完善的镇痛效果的同时，又避免了股神经阻滞导致的下肢乏力，有望成为全髋关节置换术术后镇痛的首选方法（图 23-13）。

（3）竖脊肌平面阻滞：竖脊肌平面阻滞开始广泛用于腹腔/盆腔手术、脊柱手术等围术期的镇痛干预，临床效果理想。

竖脊肌是脊柱后方的最长的肌肉，分布在棘突、肋角的沟内。脊神经出椎间孔后分为腹侧支、背侧支和交通支。腹侧支沿水平走行形成肋间神经，最先走行于肋间内膜深面，随后走行于肋间

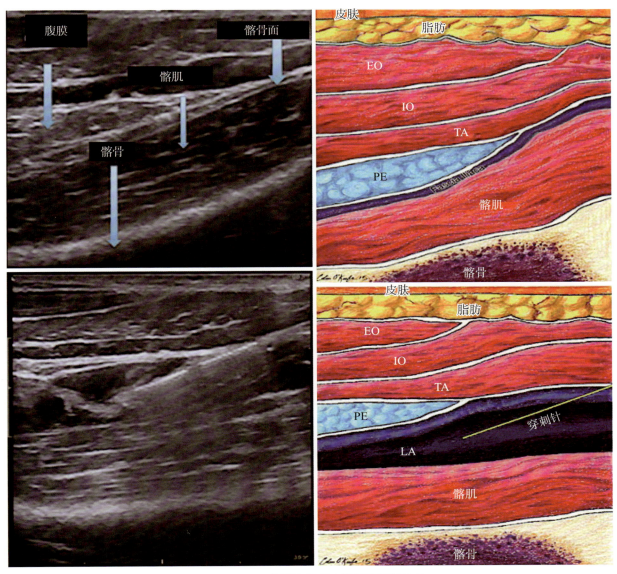

▲ 图 23-12　腹股沟韧带上髂筋膜阻滞技术

上图：纵向超声扫描显示髂筋膜覆盖在厚髂肌上，注意靠近髂筋膜的腹膜。下图：髂筋膜的纵向超声扫描显示髂筋膜和髂肌之间的局部麻醉药积聚。EO. 腹外斜肌；IO. 腹内斜肌；TA. 腹横肌；PE. 腹膜［引自 Eastburn E，et al. Technical success of the ultrasound guided supra-inguinal fascia iliaca compartment block in older children and adolescents for hip arthroscopy. Paediatr Anaesth. 2017 Nov；27（11）：1120-1124.］

内肌和肋间最内肌之间，最终延续为支配前胸壁和上腹部的前皮支。背侧支穿过肋横突韧带并支配竖脊肌，分出外侧支和中间支，中间支最终分出后侧皮支。脊柱的椎体和椎旁肌受到脊神经背侧支的支配。竖脊肌平面阻滞是将局部麻醉药注射到横突、竖脊肌深处，扩散至筋膜平面，渗透至横突周围，包括椎旁间隙、结缔组织，同时阻滞交通支、背侧支和腹侧支，理论上可为脊柱手术提供良好镇痛（图 23-14）。

（4）腘脉与膝关节后囊间隙浸润：腘脉与膝关节后囊间隙（infiltration of the interspace between popliteal artery and the capsule of posterior knee，IPACK）浸润仅阻滞股骨与腘动脉间的末梢感觉神经分支，不影响腘动脉浅层的胫神经和腓总神经的运动分支，不会与全膝置换术可能损伤腓总神经相干扰及混淆，为膝关节后方提供了无运动影响的镇痛作用，达到"感觉和运动分离"的理想效果，为早期下床活动和功能锻炼的实现提供可

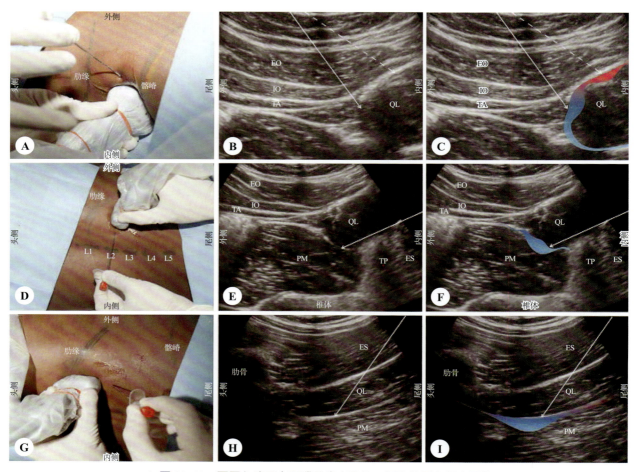

▲ 图 23-13 不同入路腰方阻滞的患者体位、探头位置和超声图像

A 至 C. 外侧入路或后路腰方阻滞。显示超声探头和前后进针轨迹。体表图像和超声图像示出了超声探头位置，其中实线箭头指示用于外侧入路的针轨迹，虚线指示用于后路的针轨迹。红色 / 蓝色阴影区域表示局部麻醉药的扩散。D 至 F. 前路腰方阻滞：斜正中入路。外部图像和超声图像用指示针轨迹的箭头显示超声探头位置。蓝色阴影区域表示局部麻醉药的扩散。G 至 I. 肋缘下前路腰方阻滞：旁矢状斜位探头和进针轨迹。外部图像和超声图像用指示针轨迹的箭头显示超声探头位置。蓝色阴影区域表示局部麻醉药的扩散。EO. 腹外斜肌；ES. 竖脊肌；IO. 腹内斜肌；PM. 腰大肌；QL. 腰方肌；TA. 腹横肌；TP. 横突〔引自 Elsharkawy H，et al. Quadratus Lumborum Block：Anatomical Concepts，Mechanisms，and Techniques. Anesthesiology. 2019 Feb；130（2）：322-335.〕

能，改善预后。IPACK 阻滞常与股神经阻滞或收肌管阻滞或膝关节周围浸润联合应用于全膝置换术术后镇痛中（图 23-15）。

(5) 髋关节囊周围神经阻滞：髋关节前囊主要由股神经、闭孔神经和副闭孔神经的关节支支配，关节后部受骶神经丛的臀上神经、臀下神经，以及骶丛直接发出至股方肌的神经分支共同支配。髋关节囊周围神经（pericapsular nerve group，PENG）阻滞作为一种新型、安全、效果确切的区域麻醉技术，可阻滞副闭孔神经、股神经和闭孔神经。相较于股神经阻滞和髂筋膜阻滞，PENG 阻滞不仅为患者提供了更好镇痛，且术后早期髋关

节功能恢复更佳，从而活动范围更大，具有良好的应用前景（图 23-16）。

## 三、特殊类型手术的疼痛管理

### （一）全关节置换手术

全关节置换 / 成形术是 20 世纪最伟大的外科进步之一。它已经减轻了患者疼痛，改善了全世界关节炎患者的行动能力。手术技术和植入物设计的进步让绝大多数患者接受这类手术，并取得显著的效果。在许多医院中心，关节置换手术已经成为一种常规手术，在这些患者的管理中，手术方式和临床路径不断演变。当然，与手术结果

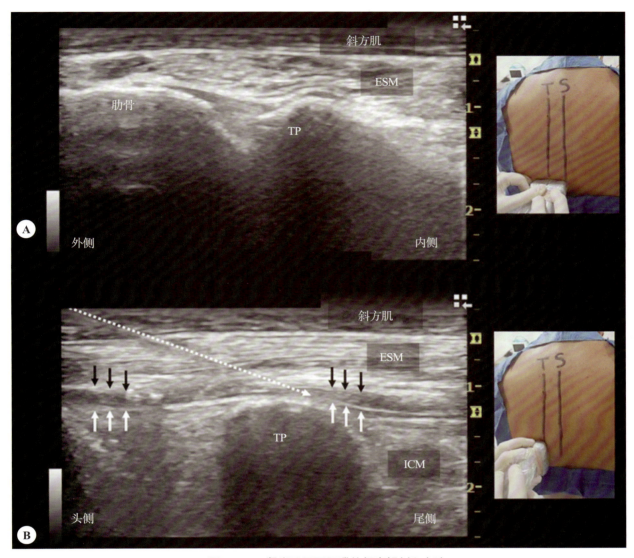

▲ 图 23-14　竖脊肌平面阻滞的超声解剖和方法

A. 探针放置在棘突的侧面（S 线），以获得横突尖端（TP）和肋骨的横向视图，并覆盖斜方肌和竖脊肌（ESM）；B. 将探头旋转至纵向，以获得横突尖端（TP）的矢状旁视图（T 线），并沿头尾方向推进阻滞针（虚箭），以接触横突尖端。正确的针尖位置通过局部麻醉药（实箭）深入竖脊肌和浅至横突尖端和肋间肌（ICM）的线性扩散来发出信号［引自 Forero M，et al. Erector spinae plane（ESP）block in the management of post thoracotomy pain syndrome：A case series. Scand J Pain. 2017 Oct；17：325-329.］

一样重要的是关节置换患者的围术期疼痛管理，尤其是在全膝关节置换术后，仍然是一部分患者的问题，并可能导致手术结局不佳。关节术后如何处理顽固性疼痛，如何防止这种疼痛发生，是麻醉医生和外科医生面临的至关重要的问题。

正确处理术后疼痛是为骨科手术患者提供优质护理的基础。令人满意的疼痛管理结果会影响住院时间和患者恢复活动的时间。下肢置换手术，如全髋关节置换术和全膝置换术是常见的关节置换手术，都会产生严重的术后疼痛，并影响很大一部分老年人口的康复。高达 50% 的接受关节置换术的患者在手术后立即将疼痛分级定义为严重，并报告说在康复过程中疼痛明显加重。疼痛管理显著提高此类手术后患者的总体满意度，最佳疼痛控制与更好的结果以及早期康复活动相关。多模式镇痛是任何关节成形术快速通道方案的支柱之一，其他关键点，如深静脉血栓形成预防和早期活动，与疼痛控制密切相关。快速康复计划对

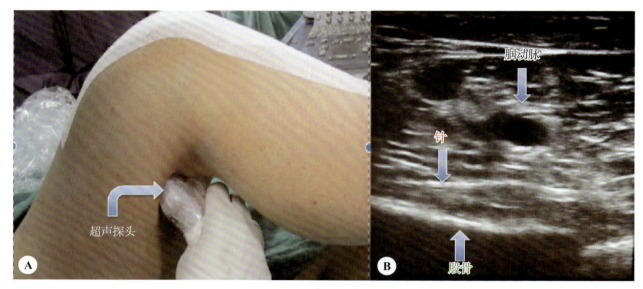

▲ 图 23-15　腘窝坐骨神经阻滞技术

A. 将超声探头放置在外侧腘窝内，并在患者仰卧的情况下将针头插入后内侧；B. 腘动脉、股骨表面在超声上确定，针头放置在腘动脉和股骨之间的囊腔中，并注射局部麻醉药〔引自 Sankineani SR，et al. Comparison of adductor canal block and IPACK block（interspace between the popliteal artery and the capsule of the posterior knee）with adductor canal block alone after total knee arthroplasty：a prospective control trial on pain and knee function in immediate postoperative period. Eur J Orthop Surg Traumatol. 2018 Oct；28（7）：1391-1395. 〕

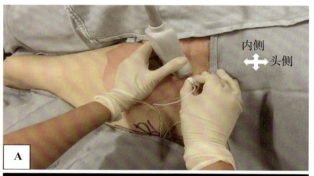

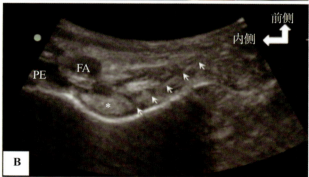

▲ 图 23-16　髋关节周围神经阻滞技术

A. 显示髋关节位置、超声探头方向和穿刺针的进针位置；B. 对应的超声显像，白色箭头显示的是针的轮廓。FA. 股动脉；PE. 耻骨肌〔引自 Girón-Arango L，et al. Pericapsular Nerve Group（PENG）Block for Hip Fracture. Reg Anesth Pain Med. 2018 Nov；43（8）：859-863. 〕

全关节置换手术的可行性已经过研究，并在患者安全、满意度、康复、住院时间和成本方面显示出令人印象深刻的优势。

大剂量阿片类药物是众多疼痛管理策略的主要方式，可能会引起严重的不良反应，包括便秘、恶心、呕吐、头晕、尿潴留和呼吸抑制。此外，阿片类药物引起的呼吸抑制和缺氧与心肌缺血、心动过速、谵妄和伤口愈合延迟有关。由于分布容积改变、药物清除减少，阿片类药物的药理作用和不良反应在老年人中显得更加突出。传统上，全关节置换术的术后方案基于全身镇痛和患者自控镇痛。近年来，集中在区域麻醉和多模式镇痛方案上，以改善术后早期疼痛控制，促进功能锻炼，同时减少相关的不良反应。多模式镇痛涉及使用不同类别的药物或具有不同受体的镇痛药或其他技术，例如局部注射、神经阻滞和硬膜外输注，以减少术后所需的阿片类药物的用量。除非有禁忌证，在围术期采用区域麻醉技术外还常规使用非阿片类药物。

区域麻醉一直是髋关节和膝关节置换疼痛管理的有效方式。其益处包括除了在术后减少或避免使用阿片类药物外，还可以更好地控制疼痛，减少慢性疼痛的发生，促进患者更快地恢复和提高出院率，从而减少与固定相关的严重不良反应，例如血栓栓塞事件。

腰椎硬膜外镇痛在过去几十年中一直很受欢迎，然而，在低、中风险人群中，目前几乎没有证据表明围术期硬膜外镇痛术的围术期死亡率和发病率会降低。此外，抗凝方案的广泛实施不仅可能超过硬膜外镇痛对血栓栓塞并发症的益处，而且约 30% 的患者不具备使用硬膜外镇痛的条件，同时该技术的失败率可高达 28%。由于必须权衡疼痛缓解的程度与不良事件发生的频率，接受硬膜外镇痛的患者有更高的低血压、尿潴留和瘙痒的风险，而全身性阿片类药物会导致更多的过度镇静，但在术后呼吸抑制和恶心或呕吐方面没有发现差异。用于全膝置换术和全髋关节置换术麻醉和镇痛的周围神经阻滞技术的开发和实施，从感觉神经阻滞的不完善发展到髋、膝关节分支神经的阻滞，并随着神经刺激器和超声技术的发展而逐渐受到更多关注。近年来，单次阻滞和连续周围神经阻滞已成为骨科术后镇痛方法的一部分，因为它们已被证明可以优化患者的结局、满意度和促进康复，同时最大限度地减少并发症，并降低医疗成本和住院时间。

**1. 全膝置换术**

全膝置换术已被证明是对因膝关节骨性关节炎导致的持续疼痛和残疾畸形的膝关节患者的一种有效治疗手段。作为麻醉医生，我们的首要职责是在围术期为这些患者提供无痛环境，重点是多模式疼痛管理。急性疼痛是最难控制的，如果不加以治疗，可能会导致恢复时间延长、住院时间延长，最糟糕的情况是慢性疼痛综合征的发生。

膝关节神经支配复杂，疼痛无法采用单一模式进行管理，因此围术期疼痛管理包括超前镇痛、术中和术后采用多模式镇痛方案进行管理。仅凭周围神经阻滞，如股神经阻滞和选择性隐神经阻滞或收肌肉管阻滞，很难获得 100% 的镇痛状态，因此必须与其他方式一起使用，如患者自控

镇痛和阿片类药物及其他药理学辅助剂，如作用于环氧合酶的 NSAID 药物和全身性抗癫痫药，如 GABA 氨基丁酸类似物，如加巴喷丁和普瑞巴林，已发现它们可以减少阿片类药物的消耗。

(1) 超前镇痛：超前镇痛被认为以减少围术期疼痛，外科医生和麻醉医生需要向患者解释手术过程、相关并发症、术后疼痛和康复计划，让患者有充分的心理准备。

术前一天晚上开始服用阿片类药物，已发现其可减轻术后疼痛，但会导致不良反应，如镇静、呼吸抑制、恶心、呕吐、瘙痒和便秘。第二种选择是在肾功能正常的患者术前使用布洛芬、双氯芬酸和酮咯酸等 NSAID。NSAID 有助于显著改善疼痛评分，并减少阿片类药物的需求，但由于其对血小板聚集的影响，从而增加出血、消化道溃疡和术后肾损害的风险，导致其使用受到限制。NSAID 作用于 COX-1 和 COX-2 受体，研究表明术前 30～60min 给予选择性 COX-2 抑制药，如帕瑞昔布和塞来昔布，可减少术后疼痛和阿片类药物消耗，同时避免 NSAID 的不良反应。加巴喷丁和普瑞巴林也在前一天晚上开始服用，已经发现可以减轻术后疼痛。

(2) 麻醉方式：多种麻醉方式可用于初次和翻修膝关节置换术，如全身麻醉、椎管内麻醉、周围神经阻滞（股骨、内收肌、IPACK）以及局部浸润。决策基于麻醉医生、外科医生和患者的知情同意。

① 全身麻醉：采用全身麻醉下进行全膝置换术，术后使用阿片类药物患者自控镇痛泵控制疼痛的策略，由于延迟恢复、术后恶心、呕吐、认知功能障碍、输血需求增加和伤口感染风险增加，其使用受到限制。众多系统性回顾研究和试验比较全身麻醉和区域麻醉的优劣，发现区域麻醉具有更低的血栓栓塞和其他并发症发生率，如深静脉血栓、肺栓塞，减少失血和输血需求，有更好的疼痛缓解和更少的肺部并发症。

② 椎管内麻醉：椎管内麻醉是凝血状态正常的全膝关节置换术的首选麻醉。在蛛网膜下腔麻醉中，将重比重布比卡因等局部麻醉药注入蛛网

膜下腔，导致下肢感觉和运动阻滞。这种麻醉的唯一缺点是存在椎管内血肿、局部感染、神经损伤的风险，还会导致尿潴留。蛛网膜下腔麻醉需要补充股神经或收肌管阻滞，以实现良好的术后镇痛。很少有佐剂添加到局部麻醉药中以提高阻滞质量并延长感觉和运动阻滞，如血管收缩药（肾上腺素）、阿片类药物（吗啡、芬太尼）和 $\alpha_2$ 受体激动药（可乐定/右美托咪定）。

③ 股神经阻滞：股神经阻滞或连续股神经阻滞技术可有效缓解全膝置换术术后疼痛。这种阻滞比腰丛神经阻滞更安全，尽管两者都提供相似的术后镇痛效果。股神经阻滞比硬膜外阻滞提供更好的镇痛效果，同时也避免了患者自控镇痛（阿片类药物）的全身不良反应。据报道，股四头肌无力导致频繁跌倒的可能性是股神经阻滞的并发症之一，这会妨碍术后活动和物理康复治疗。股神经阻滞后致跌倒的风险可以通过减少局部麻醉药的剂量或添加阿片类药物（芬太尼）等佐剂来减少。

④ 收肌管阻滞：收肌管阻滞的目标神经是股神经的感觉分支（即隐神经和股内侧神经）和闭孔神经在收肌管内的关节分支，避免了股神经运动分支的阻滞，从而避免股神经阻滞所致的股四头肌无力的不良反应。许多随机对照试验将收肌管阻滞与股神经阻滞进行了比较，结果支持收肌管阻滞为更好的周围神经阻滞。

⑤ 腘动脉与膝关节后囊间隙阻滞：坐骨神经阻滞被认为是膝关节后部镇痛的最佳方法，但阻断其腓总神经分支的不良反应可能会导致不必要的脚下垂，这将干扰手术腓总神经损伤的诊断。这可以通过选择性胫骨神经阻滞或 IPACK 来实现。IPACK 是自 2014 年开始实施的一种新的周围神经阻滞技术，将局部麻醉药注射到腘动脉和膝关节囊之间的间隙。它阻断了坐骨神经的膝支和闭孔神经的关节支，有助于减轻膝关节后部的疼痛，而不会造成小腿的任何运动障碍。

⑥ 局部浸润镇痛：局部麻醉药关节周围注射作为传统疼痛控制方式的补充，在改善围术期疼痛控制、减少对麻醉药物的需求和减少相关不良反应方面，是一种有前途、简单和安全的技术。外科医生将大容量局部麻醉药混合液（局部麻醉药、NSAID、肾上腺素和皮质类固醇等）注射到关节和周围组织，注射的位置很重要，将混合液为四份，1/4 注射到关节囊后方，1/4 注射到内侧骨膜和关节囊内侧，1/4 注射到外侧骨膜和关节囊外侧，1/4 注射到皮肤切口周围的软组织。局部浸润镇痛（local infiltration analgesia，LIA）最常见的配方是 Ranawat 鸡尾酒法，即 0.25% 布比卡因（200～400mg）、8mg 吗啡、750mg 抗生素（头孢呋辛）、1:1000 肾上腺素（300μg）、40mg 甲泼尼龙、0.9% 氯化钠 22ml。

在区域麻醉技术中，连续股神经阻滞具有 I 级推荐力度；然而，为了保持股四头肌的肌力，现有的研究建议使用收肌管阻滞，其镇痛效果相对较低但仅有微弱的运动阻滞。当使用连续神经阻滞不可行时，使用局部麻醉药进行局部关节浸润可能是一个不错的选择，尽管该技术显示出较差的镇痛效果和对感染风险的一些担忧，当不可能使用区域麻醉技术时，现有证据表明 NMDA 拮抗药物（氯胺酮）在围术期使用时，在预防全膝关节和髋关节置换术后慢性疼痛方面具有一定功效。

(3) 术后：术后即刻的疼痛会阻碍康复训练和早期下床活动，并可能导致认知功能障碍，尤其是在老年人群中。多模式镇痛是使用各种途径给予的，如静脉内、口服途径、患者自控镇痛、患者自控硬膜外镇痛和患者自控周围神经镇痛，以控制术后疼痛。

患者自控镇痛：借助一些装置（电子的或机械的），由患者自己控制的小剂量使用镇痛药（阿片类药物或局部麻醉药）的方法。遵循"按需镇痛"的原则，可减少医护人员工作量，减轻患者的心理负担。给药途径包括静脉内给药、硬膜外给药、外周神经经导管给药和经皮给药。

对乙酰氨基酚是术后常规使用的最安全的药物，剂量为 1g，每天 3 次，短期使用 NSAID，如双氯芬酸 75mg、每天 2 次，酮咯酸 30mg、每天 2 次，或帕瑞昔布钠 40mg、每天 2 次。

吗啡、芬太尼和曲马多等阿片类药物通常为患者自控镇痛泵静脉内使用或口服使用。呼吸抑制、镇静、术后恶心呕吐、瘙痒和尿潴留等不良反应很常见。其他常用的途径是透皮芬太尼贴剂，它避免了使用静脉通路及其相关的不良反应。

加巴喷丁和普瑞巴林等加巴喷丁类药物在术后期间继续作为超前镇痛方案的一部分在术前开始使用。这些药物在减轻疼痛方面的作用仍然存在争议。多种药物给药的目的是减少阿片类药物的消耗并促进老年全膝置换术患者的术后的康复治疗。

冷冻疗法 / 切口冰敷：冷冻疗法是一种简单、相对无创、具有成本效益的辅助减轻术后疼痛的方法。冰敷减少术后关节炎症和肿胀，冷冻疗法还促进了细胞的氧合。通过降低游离神经末梢敏感性、增加神经放电阈值和减慢突触活动，来预防神经可塑性和慢性疼痛，此外还可收缩切口周围血管，以减少出血或水肿，用于术后早期辅助镇痛。然而，长时间暴露可能会发生冻伤。多项临床随机对照研究结果显示，术后切口周围冰敷可以降低患者疼痛评分，减少镇痛药物消耗量、术后出血量，但不增加不良反应。中华医学会骨科学分会关节外科学组《中国髋、膝关节置换术加速康复——围术期疼痛与睡眠管理专家共识》也推荐全膝置换术和全髋关节置换术后常规行切口冰敷。

### 2. 全髋关节置换术

全髋关节置换术（total hip arthroplasty，THA）是一种常见的外科手术，旨在改善髋关节疼痛患者的活动能力和生活质量。据统计，我国 2016—2019 年，髋关节置换手术量以年均增长率为 16.67% 的速度逐年增长。髋关节置换术后疼痛剧烈，最佳的镇痛和最小的不良反应是允许术后早期活动、促进功能恢复和降低术后并发症的前提。尽管是一种常见的外科手术，但 THA 的围术期麻醉和镇痛管理存在很大差异。

（1）术前干预：术前宣教及辅助睡眠、抗焦虑对于围术期疼痛管理也有不可忽视的作用。术前宣教内容主要包括介绍手术过程、围术期如何控制疼痛及如何缓解焦虑等，同时指导患者进行术前功能锻炼，从而取得患者配合，减轻患者焦虑情绪，改善患者睡眠质量。术前碳水化合物的给予、术前运动亦有助于缓解术后疼痛。

（2）麻醉方式：麻醉方式的选择应该综合考虑患者具体的病理生理状态、近远期临床结局、操作效率的同时，更多地兼顾患者的期待和生活质量等方面，不应仅根据麻醉方式对术后疼痛或阿片类药物消耗的影响来选择麻醉方式。现有证据表明，与全身麻醉相比，椎管内麻醉可能对其他术后结果产生积极影响，但就术后镇痛益处而言，没有足够的证据支持某一种特定的麻醉方式优于另一种麻醉方式。

① 腰丛神经阻滞：在全髋关节置换术中，使用腰丛神经阻滞和单纯的全身麻醉相比较，术后进入重症监护病房的风险较低。单次注射腰丛神经阻滞可降低疼痛评分和术后吗啡需求，持续的腰丛神经阻滞可在最初 48h 内有效缓解疼痛，并减少住院时间。国内研究亦表明全身麻醉联合腰丛神经阻滞能够有效减少全身麻醉中阿片类药物的使用，缩短拔管时间和苏醒时间。腰丛神经阻滞的镇痛效果与硬膜外麻醉的相同，但是恶心、尿潴留、运动阻滞、低血压发生率较少；连续腰丛神经阻滞与连续股神经阻滞相比较，术后镇痛效果是等效的。然而，腰丛位置深、操作难度大、感染风险，阻滞效果不完善，鉴于这些风险和不足，腰丛神经阻滞用于全髋关节置换术进行镇痛的指征似乎正在缩小。

② 股神经阻滞：Wiesmann 等研究表明，髋关节手术行股神经阻滞的患者，术后 24h 内全身镇痛药物消耗减少，肺功能改善。同时连续股神经阻滞可以延长髋关节术后镇痛时间，镇痛质量是相当于连续腰丛神经阻滞。但是，成功的股神经阻滞会导致股四头肌无力，可能会损害下肢手术后的早期活动能力和物理治疗，增加跌倒风险。对于门诊髋部手术（关节镜检查），由于这种风险，可能不推荐常规股神经阻滞。因此，在进行股神经阻滞时，应该权衡其利弊，应向患者和照护人员提供肢体安全护理的明确指示。

③髂筋膜阻滞：传统的髂筋膜阻滞（fascia iliaca block，FIB）是在髂筋膜间隙内注入大量局部麻醉药，阻滞其间隙内的股神经、闭孔神经和股外侧皮神经，但是临床实践中发现该阻滞方法存在阻滞不全的情况。鉴于此，Bullock等将其改良，在髂前上棘附近进行阻滞，即在腹股沟韧带上方注入局部麻醉药，镇痛效果优于传统阻滞方法；在减少患者术后阿片类药物消耗量的同时也可降低患者的术后疼痛评分。髂筋膜阻滞可即刻缓解患者疼痛，并使大多数患者在4～8h内达到临床上有意义的疼痛缓解，单次髂筋膜阻滞可提供有效镇痛数小时甚至长达2天。预计住院时间较长，可留置导管进行连续的区域镇痛，对患者的预后有潜在的好处，特别是有助于降低术后谵妄的发生率，对术后精神错乱有保护作用。一项比较股神经阻滞和髂筋膜阻滞的Meta分析表明，股神经阻滞和髂筋膜阻滞两种技术都能最大限度地减少全髋关节置换术后患者的阿片消耗量，但改良的髂筋膜阻滞与股神经阻滞相比，髂筋膜阻滞具有更加安全的优势，因为穿刺部位远离大血管和股神经。

④闭孔神经阻滞：闭孔神经阻滞有很多不同的入路来执行，但髋关节成功镇痛的目的应该是在闭孔神经的前支和分支分叉前进行阻滞。超声引导下腹股沟韧带下的闭孔神经阻滞是一种很容易阻滞闭孔神经前后分支的技术，但极有可能阻滞不到髋关节的关节支，可能的原因为支配髋关节的闭孔神经分支的起始部位存在很大的变异，临床上在闭孔神经以下的位置阻滞时，可能并不能阻滞从闭孔神经之上分出的支配髋关节的闭孔神经分支。此外，髋关节的关节支有约50%的病例接受来源于腰丛神经的副闭孔神经，进行单纯的闭孔神经阻滞不可能阻滞到它。Anthony等的一项研究表明，闭孔神经阻滞和股外侧皮神经阻滞联合阻滞是控制髋部骨折术后急性疼痛的有效方法。然而，现有的证据不足以证明在髋部骨折或髋关节手术中，选择股神经阻滞联合闭孔神经阻滞用于镇痛的临床相关性，或选择性闭孔神经阻滞与其他神经丛或周围神经阻滞相比的可能优势。

⑤股外侧皮神经阻滞：股外侧皮神经阻滞（lateral femoral cutaneous nerve block，LFCNB）是腰丛神经的一个感觉分支，LFCNB发出2～5个分支支配大腿的外上部皮肤。LFCNB有助于髋关节术后疼痛的控制，但单独应用效果有限。这归因于手术切口（至少部分）延伸到LFCNB所支配的皮肤区域之外，疼痛的来源除了皮肤还有肌肉、骨膜等的疼痛刺激。

⑥腰方肌阻滞：腰方肌阻滞旨在阻断胸腹脊神经前支，可延伸至腰丛神经上部分和胸腹神经外侧皮支，并可将注射物扩散至胸椎旁间隙。将腰方肌阻滞应用于髋部骨折患者中，与股神经阻滞相比，腰方肌阻滞在术后24h内可提供更好的疼痛控制。La Colla等的研究指出腰方肌阻滞持续时间约30h，阻滞节段覆盖$T_{10}$～$L_3$的皮节，并未伴随下肢肌力的丧失。可以通过留置导管而实现连续腰方肌阻滞，作为持续性镇痛的一种选择。然而，腰方肌阻滞镇痛的真正机制尚不明确，局部麻醉药物沿胸腰筋膜的扩散至椎旁间隙和对胸腰筋膜上交感神经元网络的阻滞，被认为是其镇痛的主要原因。

⑦骶丛神经阻滞：骶丛的主要分支有臀上神经、臀下神经、股后侧皮神经、阴部神经和坐骨神经，主要支配大腿后方的臀部的感觉。腰骶丛阻滞联合全身麻醉，术中血流动力学平稳，缩短苏醒时间，且有良好的术后镇痛效果。有研究指出腰丛坐骨神经阻滞可迅速消除手术区域的疼痛，减少术中的应激反应，术后早期镇痛效果较好。尽管腰骶丛神经阻滞能够提供较好的镇痛效果，但该项技术操作难度大、位置较深，容易损伤邻近脏器，感染风险较高，临床应用时应格外小心。

⑧囊周神经阻滞：囊周神经阻滞（pericapsular nerve group block，PNGB）是由Girón-Arango等所提出的一种新兴区域阻滞方法，起初用于髋部骨折早期镇痛，最近也被逐渐应用于全髋关节置换术围术期镇痛。PNGB最初以病例报道为主，国内外研究者们均得出了一致的结论：PNGB作为一种新兴的区域阻滞技术，其镇痛效果不亚于传统的股神经阻滞与髂筋膜间隙阻滞。在面临闭孔

神经阻滞不全和股四头肌运动阻滞导致术后镇痛不全和术后跌倒的风险，理论上 PNGB 优于股神经阻滞与髂筋膜间隙阻滞，因其能够阻滞闭孔神经并且不易造成股四头肌阻滞。目前国内外已有一些研究对 PNGB 与股神经阻滞或者髂筋膜间隙阻滞临床应用效果进行了对比分析。

⑨ 局部浸润镇痛：Kerr 等首先介绍了局部浸润镇痛在全髋关节置换术中的应用，并获得了良好的镇痛效果。但是，局部浸润镇痛提供的持续镇痛时间较短，往往只有几小时。与全膝置换术相同，局部浸润镇痛最常采用的"鸡尾酒"方案，即将含有局部麻醉药、肾上腺素、NSAID、吗啡、糖皮质激素、氨甲环酸等的混合液注射到关节囊或切口组织周围。局部浸润镇痛作为多模式镇痛的补充成分，不同的研究得出的结论不以相同。正向结论表明，局部浸润镇痛方案可以减少全髋关节置换术术后急性疼痛的发生或减少术后阿片类药物使用量；反向结论则认为，局部浸润镇痛不能提供额外的镇痛效果或减少术后阿片类药物消耗量。

(3) 术后：①术后阿片类药物的使用。阿片类药物主要通过作用于中枢或外周阿片类受体发挥镇痛作用，在全髋关节置换术围术期疼痛管理中多用于术后的中重度急性疼痛。一项系统评价显示，通过静脉患者自控镇痛使用阿片类药物最严重的不良反应为呼吸抑制（1.8%），最常见的不良反应为胃肠道反应（37.1%），其他不良反应包括中枢神经系统症状如嗜睡和头晕等（33.9%）、皮肤瘙痒（37.1%）和尿潴留（16.4%）。行全髋关节置换术的患者尤以老年人多见，在围术期使用阿片类药物更应倍加注意。②冷冻疗法／切口冰敷。与全膝置换术类似，不在此累述。

NSAID、$\alpha_2$ 受体激动药、神经性调节药、氯胺酮等可在全髋关节置换术患者中使用，使用事项可参考前述。

### 3. 肩关节置换术

肩关节置换术（shoulder arthroplasty）已成为疼痛性终末期盂肱关节炎的一种确定性的治疗选择，并且肩关节置换术手术的需求正在增加，但

相较于髋、膝关节置换术，肩关节置换术在国内的开展并不算普及。尽管肩关节置换术提供了持久的长期临床结果和持久的疼痛缓解，但术后早期疼痛仍是骨科手术后面临的一个主要问题。肩部手术有可能引起明显的术后疼痛，这通常需要阿片类药物治疗。尽管阿片类药物可有效缓解静息时的术后疼痛，但 70% 的患者抱怨开放性肩部或膝部手术后运动时的严重疼痛。因此，充分控制疼痛对于促进功能关节的早期康复至关重要。仅依靠阿片类药物为主的肩部手术后疼痛控制方案的不良反应常与阿片类药物相关，包括恶心和呕吐、呼吸抑制、嗜睡、瘙痒、睡眠障碍、尿潴留、便秘和耐受性；对阿片类药物的完全依赖以及随后因疼痛控制不当而产生的长期副作用已得到充分验证，极有可能引发中枢敏化和阿片类药物导致的继发性痛觉过敏，并可能干扰术后有效的康复工作。

单一疼痛管理方案的局限性导致多模式镇痛方案的孕育而生。目前被推荐用于普外科、骨科、胸外科、泌尿外科、妇科等围术期有效的疼痛控制。这种疼痛控制方案可以减少由单一镇痛管理方案所带来的不良影响。多模式镇痛方案在围术期结合区域神经阻滞、对乙酰氨基酚、NSAID、曲马多和加巴喷丁类等药物，以减少阿片类药物的消耗。多模式镇痛方案的使用，降低了疼痛评分和各种手术后对镇痛药的需求，在一项评估全肩关节置换术行多模式镇痛的临床路径中展示了极好的结果和较低的疼痛评分，其中有一半患者在术后仅使用少量或不使用静脉阿片类药物。

(1) 术前干预：以期获得最佳术后镇痛控制，需对患者的术后期望进行评估。接受各种肩部手术的患者对手术有多种期望，这些期望因诊断、年龄、人口统计学特征和功能状态而异。结果期望在各种肩部相关主诉的症状改善中起着重要作用，并且更高的预期结果与肩部功能的更大感知改善相关。术前宣教可以改变患者对关节置换术后恢复的术前期望。同时，让患者拥有充分的心理准备已被证明可以减少患者术后镇痛药的需求。外科医生、麻醉医生和护士需向患者讲解手术过

程及其注意事项、预期的感官体验、镇痛治疗方案，有望减轻患者术后焦虑情绪。

患者术前的抑郁和焦虑状态可能会对术后结局产生负面的影响，同样应作为术前评估的重要组成部分。在一项对接受全肩关节置换术患者的调查中显示，有12.4%的患者术前抑郁，在女性和低收入人群中更为普遍。术后的疼痛程度与抑郁程度明显相关，抑郁症状强烈影响由于肩部疼痛而引起的感知缺陷，而肩痛本质上是慢性疼痛，在评估持续疼痛时，抑郁情绪是手术结果的有用预测指标。

(2) 区域麻醉方式

① 肌间沟阻滞：前路和后路单次肌间沟阻滞（interscalene block）虽能提供肩关节完善的阻滞效果，但主要局限性是作用时间有限，对于大多数肩关节手术来说，不能满足长时间有效的术后镇痛需求。部分麻醉医生企图采用肩峰下注射局部麻醉药或局部麻醉药浸润来解决这个问题，但是这种方法的效果有限。尽管单次肌间沟阻滞提供的镇痛时间有限，但它仍然是一种非常有用的技术，特别是在缺乏持续间歇镇痛所需的专业知识和后勤保障的情况下，单次肌间沟阻滞能够为肩关节镜手术提供了足够的有效镇痛持续时间。连续肌间沟阻滞在一定程度上弥补了单次阻滞时效性欠佳的缺点，亦可以减少阿片类药物的消耗和不良反应，增加患者满意度。但是，连续肌间沟阻滞易发生导管移位、脱落，存在感染、神经损伤、颈交感神经阻滞、半膈麻痹、血肿等的风险。

② 肩胛上神经联合腋神经阻滞：肩胛上神经阻滞与安慰剂相比较，在术后疼痛控制上提供了显著的改善；但与肌间沟臂丛神经阻滞相比，镇痛效果较差。当联合腋神经阻滞，可以实现较为完善的肩关节镇痛。肩胛上神经联合腋神经阻滞相较于臂丛神经阻滞的主要优点是保留了肩关节的运动，理论上也能消除膈神经阻滞的风险。因此，该技术可能成为同侧膈神经阻滞风险大（与间斜角阻滞相关）和高剂量围术期阿片类药物不耐受的中重度呼吸系统疾病患者的选择。这种区域阻滞方案的主要缺点是需要进行两次单独的神经阻滞操作，不完全阻断支配肩关节的所有神经（特别是胸外侧神经），并且作用持续时间有限。在肩胛上和（或）腋神经附近放置神经导管进行连续阻滞在理论上是可能的，但临床可操作性不强。不建议在单次肌间沟阻滞的基础上增加一个肩胛上神经阻滞。

③ 局部麻醉的伤口浸润：伤口浸润长效局部麻醉药可有效缓解切口疼痛。使用长效药物进行局部麻醉是一种简单的技术，可以在手术过程中进行，无须额外的专业知识或人员培训。脂质体布比卡因是一种长效局部麻醉药，它使用载体基质封装布比卡因，随后随着时间的推移释放布比卡因，以持续释放药物。在接受肩关节置换术的患者中，脂质体布比卡因切口浸润提供与肌间沟神经阻滞相似的镇痛效果，可降低术后18～24h的疼痛评分和术后3天内的阿片类药物使用量。

④ 肩峰下/关节囊内浸润镇痛（subacrominal/intrarticular infiltration analgesia）：通常由外科医生在手术结束前进行伤口缝合时在关节间隙和（或）肩峰下间隙用20～50ml局部麻醉药填充，并可留置导管做连续镇痛。然而，既往研究表明，该技术虽然简单易行但是对于术后疼痛的缓解却并不显著。盂肱软骨溶解是一种破坏性、不可逆的并发症，与关节内注射局部麻醉药有关，尽管软骨溶解的影响在关节成形术中可能不太相关，但鉴于临床疗效有限且与软骨溶解相关，故而不再推荐这种方式。

⑤ 锁骨上神经阻滞：锁骨上神经阻滞（supraclavicular nerve block）是在位于第一肋骨水平的前、中斜角肌之间，实现了臂丛神经"股"水平上的阻滞；锁骨上神经阻滞可完善阻滞肌皮神经、腋神经、肩胛背神经和肩胛上神经兴奋性传导，但由于存在气胸的风险，限制了其使用，随着超声技术的发展，气胸的发生率显著下降。在一项对接受肩关节镜手术患者的前瞻性研究表明，肌间沟阻滞和锁骨上阻滞两者都具有明显效果，但锁骨上阻滞发生声音嘶哑的比例更低，没有气胸的证据。

(3) 术后：术后阿片类药物、NSAID、$\alpha_2$ 受体激动药、神经性调节药、氯胺酮等可在肩关节置换术的患者中使用，提倡多模式镇痛，采用多种不同类别的镇痛药物和镇痛技术联合运用的方案，具体事宜可参考前述。

术后冷冻疗法同样适用于肩关节置换术的患者，可参考前述。

### 4. 踝关节置换术

踝关节置换术（ankle arthroplasty）是目前用于治疗踝关节炎的有效手段。踝关节炎通过引起剧烈疼痛和限制脚踝功能，导致患者生活质量下降。术后疼痛的有效控制对于快速康复和增加患者满意度至关重要。虽然，手术后疼痛控制可以通过阿片类药物和非阿片类药物来实现，但周围神经阻滞（peripheral nerve block，PNB）是一种日益增加且有效的镇痛方式，特别是单次或连续胭窝坐骨神经阻滞。随着快速康复理念的推广和常规住院手术向日间手术转变的日益增长，在制订术后疼痛治疗的方案时，应避免阿片类药物的过度使用导致的镇静过度、呼吸抑制，以及全身麻醉等的不良反应，这越来越重要。

周围神经阻滞在踝关节置换中的作用：尽管区域阻滞技术已被证明是安全、有效的，并且越来越受关注，但在大多数骨科手术中，区域阻滞的应用仍然占比不高。对于踝关节置换术，也只有一小部分患者( 不足 10% )接受了周围神经阻滞。周围神经阻滞用于足部和脚踝手术，可以减少阿片类药物的总体消耗量，术后疼痛控制得到改善。Young 等回顾了 78 名接受踝关节置换的患者，发现与单次周围神经阻滞组相比，接受连续周围神经阻滞的患者在术后 48h 内节省了约 1/2 阿片类药物的消耗。同时，阿片类药物使用率下降幅度最大的是在手术当天。手术的第 1 天也是与阿片类药物消耗量最多的一天。

然而，关于足踝手术围术期疼痛管理方案中采用周围神经阻滞的现有文献更多是样本规模较小的单一机构研究结果；因此，鉴于周围神经阻滞的潜在好处，需要进行大样本、多中心的研究，从而使研究数据具有可推广性。

## （二）脊柱手术

### 1. 概述

脊柱大手术在术后立即会引起明显的疼痛。脊柱手术术后疼痛产生的原因主要包括：①手术对术区结构的直接损伤；②局部和血浆中升高的致痛物质刺激外周感受器产生外周性疼痛；③术中对脊髓神经的牵拉和激惹直接刺激中枢神经系统产生中枢性疼痛；④炎症反应途径被激活，炎症因子刺激外周感受器，将伤害性冲动向上传导至中枢神经系统并发生可塑性变化，导致痛阈降低、兴奋性增强，使中枢性疼痛进一步加重。神经病理性疼痛与腰椎手术失败综合征（failed back surgery syndrome，FBSS）的发生有关，尽管病理过程得到纠正，但疼痛仍然存在。这些因素会导致神经内分泌生理的不良后果，包括外周和中枢敏化，转录和转录后失调，促进作用增强和去抑制。换言之，脊柱手术患者在术后几天会经历严重的术后疼痛，而疼痛程度将会是影响手术康复进度和远期手术结局的重要因素。

既往，基于麻醉性镇痛药的术后疼痛管理策略是术后长期使用阿片类药物的主要风险因素。据统计，2015 年在美国，63% 的药物过量导致的死亡涉及使用阿片类药物。因此，很有必要改进现有的围术期疼痛管理策略，以减少阿片类药物的使用，从而改善患者的疼痛控制。多模式镇痛方案已在人工关节置换手术中成功运用，可以显著减少阿片类药物的消耗量并有利于术后早期活动和功能锻炼。多模式镇痛应作为脊柱手术围术期疼痛管理的基石，多学科合作参与，促进脊柱外科 ERAS 理念的快速发展和实施。

(1) 术前干预：超前镇痛 / 预防性镇痛。超前镇痛 / 预防性镇痛已经被证明可以有效地减轻术后疼痛和麻醉性镇痛药的消耗量。故而，在脊柱手术开始当天应实施超前镇痛，常用的方案是在术前口服或静脉给予不同药理作用的药物，包括对乙酰氨基酚、加巴喷丁、COX-2 抑制药。这些药物在前文已经介绍，在此不再赘述。

(2) 疼痛管理的药物干预：有效的术中疼痛管理是建立合理的多模式镇痛方案的基础，以改善患者的术后疼痛控制。除常规使用的阿片类镇痛药物外，术中给予氯胺酮、利多卡因和 NSAID 药物能够有效地缓解术后疼痛。

① 氯胺酮：既往研究表明在脊柱或其他专科手术中给予氯胺酮，可以有效控制术后疼痛和减少术后阿片类药物的需求。Laskowski 等的系统性评价认为氯胺酮对于不同类别手术术后疼痛的控制特别有益，包括上腹部、胸部和骨科大手术。Pendi 等对 14 项随机对照试验分析发现，围术期给予氯胺酮可减少脊柱手术患者术后 24h 内的阿片类药物消耗量。因此，建议将氯胺酮用于患有慢性疼痛的患者，因为它能够减少阿片类药物的消耗量，特别是对于预计需要消耗高剂量阿片类药物的患者更加有优势。但是，氯胺酮也具有不良反应，主要包括精神症状和术后恶心和呕吐。

② 利多卡因：术中静脉注射利多卡因已被证明可以改善疼痛结局，缩短住院时间，并与降低30 天并发症发生率有关。目前，对于静脉输注利多卡因产生镇痛的机制尚未明确。其机制可能作用于中枢和周围神经系统，与抑制感觉神经的异位放电、抑制炎症反应、直接或间接调节兴奋性 / 抑制性神经递质释放等有关。Bi 等的 Meta 分析表明，术中静脉输注利多卡因可以有效减少脊柱手术患者术后阿片类药物用量，并减轻术后疼痛。Ibrahim 等的研究亦表明，术中静脉输注利多卡因可以有效减轻脊柱手术后的长期腰背痛。

关于镇痛的给药策略，多数研究都是聚焦于围术期全程静脉给予利多卡因，具体为：手术开始前 10min 内给予负荷量（1～2mg/kg），术中持续输注利多卡因 [ 1～2mg/（kg·h）] 直至手术结束，并延续至术后 2h 或 6h，甚至术后 48h。然而对于围术期不同时段静脉输注利多卡因的剂量和持续时间还存在较大争议，尚需开展更多临床研究进行探索。

③ 非甾体抗炎药：NSAID 在脊柱手术术后疼痛管理中应用越来越普遍且发挥重要作用；但由于 NSAID 被证明可以显著抑制骨折愈合过程，故而其对脊柱融合率的影响受到越来越多脊柱外科医师的关注。Sivaganesan 等的研究发现，脊柱融合术后短期内大剂量使用非选择性 COX 抑制药可降低脊柱融合率，而术后短期内使用正常剂量的 NSAID 则不会影响脊柱融合，这表明 NSAID 对脊柱融合的影响可能存在剂量 – 反应关系，因此在正常剂量的 NSAID 可安全用于短期术后镇痛。根据选择性 COX-2 抑制药的药理特性和目前的研究结果提示，选择性 COX-2 抑制药对脊柱融合率的影响应弱于非选择性 COX 抑制药。因此，对于存在或既往有凝血功能障碍、消化道溃疡或出血、肾功能不全以及出血倾向的脊柱手术患者，应优先选用选择性 COX-2 抑制药控制疼痛，但仍需警惕心血管意外事件的发生。

④ $\alpha_2$ 受体激动药：右美托咪定通过激动中枢和外周的 $\alpha_2$ 受体而产生镇静、镇痛、抗焦虑的作用，且对呼吸的影响相对较轻。研究表明，静脉使用右美托咪定可有效控制脊柱手术术后疼痛和降低术后谵妄及术后恶心呕吐的发生率。此外，将右美托咪定作为佐剂可加入局部麻醉药中，可促进局部血管收缩，使局部麻醉药吸收延迟，从而延长局部麻醉药的作用时间和增强镇痛效果。

(3) 局部浸润镇痛：已广泛应用于各种手术术后镇痛。脊柱手术在切口关闭前于椎旁肌肉、筋膜及皮下使用罗哌卡因浸润，可达到缓解术后疼痛的目的。亦可在切口内（于肌肉、筋膜和皮下组织之间）留置导管，施行连续镇痛。局部浸润镇痛是一种简单有效、价格低廉的术后镇痛方式，不仅可减少全身用药产生的不良反应，还可避免持续输液、置管及药物进入椎管内引起的神经不良反应，具有一定的应用前景。

(4) 疼痛管理的非药物干预

① 硬膜外镇痛：由于阻断伤害感受和抑制交感神经传导，围术期硬膜外镇痛可以提供强大的镇痛作用，可降低术后静脉血栓栓塞、心肌梗死、肺炎、呼吸衰竭和肠梗阻的风险及围术期死亡的风险。专门针对脊柱手术进行围术期硬膜外镇痛的研究很少，证据更为有限；但已有研究表明，围术期硬膜外镇痛可有效缓解脊柱大手术后的疼痛，降低术后恶心呕吐的发生率，促进肠功能恢

复，提高患者满意度。在临床中硬膜外镇痛用于脊柱手术术后镇痛受到限制可能是由于硬膜外镇痛会引起外周血管的舒张而导致低血压的发生，可能会对心血管系统产生负面的影响；另外，可能需要术中或术后对神经系统进行评估。术中对体感诱发和运动诱发电位的神经监测，可排除术中通过硬膜外导管使用局部麻醉药导致的神经传导阻滞的可能性。此外，术后硬膜外导管输注局部麻醉药可能会暂时模糊神经系统评估，延迟手术神经功能损害的表现。因此在临床实践中，建议硬膜外腔给予局部麻醉药前，需先确认手术未损伤神经功能。

②竖脊肌平面阻滞：ESPB 是将局部麻醉药注射至竖脊肌深面与椎体横突之间的一种筋膜间平面阻滞方法。Forero 等于 2016 年首次报道 ESPB 在胸部神经性疼痛中的镇痛应用，描述 ESPB 作为一种简单、有效、安全的技术，可以用于胸部慢性神经性疼痛以及胸部急性术后或创伤后疼痛的镇痛。近年，ESPB 已被逐步用于腰椎减压手术、腰椎融合手术、脊柱侧弯矫形手术、椎间孔镜手术、椎体骨折手术等脊柱手术的围术期镇痛。现有的研究表明在腰椎减压 / 融合术中行 ESPB，会降低患者术后吗啡、舒芬太尼等阿片类药物的消耗量、术后疼痛评分和术后恶心呕吐的发生率，并提前患者下床时间；在脊柱侧弯矫型中行 ESPB，能够为患者提供良好术后镇痛效果的同时，可以提高术中唤醒的质量和减少全身麻醉药的消耗量。但是，ESPB 在腰椎减压 / 融合术患者中应用的随机对照研究数量有限，在脊柱侧弯围术期应用的多集中在病例报道，随机对照试验缺乏，都尚需进一步研究。

③局部麻醉药的选择：由于罗哌卡因作用时间较长，且不易产生线性蓄积，意外入血主要表现为中枢神经系统并发症，较少产生心脏毒性，故麻醉医师更倾向首选罗哌卡因作为区域阻滞麻醉用药。行 ESPB 罗哌卡因浓度范围为 0.25%～0.5%，单次注射量为 20～40ml。对于成年患者，建议双侧阻滞每侧注射 0.375% 罗哌卡因 20ml，以保障安全有效及避免局部麻醉药中毒，罗哌卡因安全剂量应 <3mg/kg。

**2. 脊柱侧弯畸形矫正手术**

儿童脊柱侧弯脊柱畸形矫正手术后的疼痛管理可能由于手术的方式而变得困难。脊柱后路融合畸形矫正，无论是否采用前路手术，都会造成严重的组织损伤，从而导致疼痛。过去，通过患者自控镇痛或医护人员使用静脉注射阿片类药物来控制疼痛。阿片类药物具有良好的镇痛效果；然而，单独使用阿片类药物的后果可能包括镇痛不足、恶心、呕吐、便秘、尿潴留、嗜睡、呼吸抑制，以及可能延长住院时间，甚至导致阿片类药物依赖。在成人全关节置换术中，多模式镇痛方案已成为一种越来越常见的方法，以实现最佳的疼痛控制而不产生严重不良并发症。最近，多模式镇痛方案也在儿童脊柱畸形矫正手术中得以研究。

有几种选择可以帮助减轻儿科患者脊柱侧弯畸形矫正手术后的疼痛（表 23-2）。多模式的疼痛控制方法可提供卓越的镇痛效果，同时将不良反应降至最低。患者的疼痛和疼痛控制经验对患者对预期效果的感知很重要。包括疼痛方案在内的术后方案已被证明可以提高患者的满意度和疼痛评分。手术后将患者送入普通病房而不是重症监护室的 ERAS 策略已被证明可以降低每位患者的护理成本约 36 000 元，但需要建立在多模式疼痛管理的基础上才能成功。充分的疼痛控制对于帮助患者活动、提高患者满意度以及减少术后患者和家庭压力至关重要。

**（三）骨科创伤患者疼痛管理**

众所周知，骨科创伤是最痛苦的。恰当的复位固定技术是有效的干预措施，其目的是恢复原有的解剖结构，缓解疼痛，改善与健康相关的患者功能状态和生活质量。然而，骨科创伤修复手术可能与明显的术后疼痛相关。在创伤患者疼痛管理策略中，严重疼痛通常通过随意使用阿片类药物来治疗。这种策略与患者的不良结局密切相关，例如阿片类药物耐受性或成瘾。骨科创伤情况下的手术干预很少是择期进行的，创伤患者的

| 药　物 | 作用机制 | 给药途径 | 副作用 | 注意事项 |
| --- | --- | --- | --- | --- |
| • 阿片类镇痛药<br>• 吗啡<br>• 氢吗啡酮<br>• 芬太尼<br>• 甲基哌啶<br>• 羟考酮<br>• 氢可酮<br>• 可待因 | • 结合中枢神经系统和外周的 μ、κ、δ 阿片受体<br>• 抑制伤害性肽刺激的传递<br>• 激活脊髓下行抑制通路<br>• 改变边缘系统通路以改变对疼痛的情绪和行为反应 | • 口服<br>• 直肠<br>• 经皮<br>• 肌内<br>• 静脉注射<br>• 患者自控镇痛<br>• 硬膜外<br>• 鞘内 | • 恶心<br>• 呕吐<br>• 便秘<br>• 瘙痒<br>• 尿潴留<br>• 过度镇静<br>• 局促不安<br>• 呼吸抑制 | 用纳洛酮治疗过量可能需要重复治疗，因为效果持续 1h |
| • NSAID<br>• 酮咯酸<br>• 布洛芬<br>• 萘普生<br>• 美洛昔康<br>• 双氯芬酸<br>• 其他 | 抑制 COX，阻止前列腺素合成 | • 口服<br>• 静脉注射 | • 胃肠道溃疡<br>• 通过阻断血小板聚集实现抗血小板功能出血<br>• 急性肾损伤 | 酮咯酸的使用不得超过 5 天 |
| 对乙酰氨基酚 | • 定义不明确，可能是中枢神经系统 COX 抑制<br>• 内源性大麻素系统的调节 | • 口服<br>• 直肠<br>• 静脉注射 | 肝损伤 | • 最大日剂量为 75mg/kg<br>• 肝病患者慎用<br>• 缺乏非甾体抗炎药的抗炎作用 |
| 加巴喷丁 | • 定义不明确，可能是感觉神经的结合电压门控钙通道阻止疼痛传播 | • 口服 | • 疲劳<br>• 头晕<br>• 嗜睡 | • 剂量不同；术前 15mg/kg，术后 5mg/kg，住院期间每日 3 次 |

表 23-2　儿童脊柱侧弯脊柱畸形矫正手术后的疼痛管理选择

医疗护理往往受到多种因素的阻碍，包括老年人口的增长、受教育程度不高、病史未知及药物史不详等，这些因素限制了医务人员在紧急情况下的伤员处置能力。因此，对这类患者进行医疗最优化存在困难。此外，由于无法确定饮酒史，阿片类药物或非法药物的使用、滥用或成瘾，可能导致伤员在围术期被给予不适当的药物，从而干扰最佳急性疼痛管理，应值得特别考虑。这对于阿片类药物有耐受性或正在接受阿片类药物成瘾治疗的患者来说，尤其重要。

在高级创伤生命支持创伤评估初始阶段，由于优先考虑更危及生命的创伤或一系列神经系统的相关检查，镇痛经常被延迟，甚至出现镇痛空白。创伤评估的早期阶段，镇痛药物或镇痛措施的使用也可能受到限制。此类限制包括非麻醉性

药物，例如担心骨愈合受损或低血容量患者的急性肾损伤而不使用 NSAID；当存在急性肝损伤或合并肝病（如肝硬化）时而不使用对乙酰氨基酚；担心进一步低血压或凝血功能障碍时放弃使用硬膜外/椎管内镇痛。由于急性创伤的病理生理变化，如低血容量、低血压、呼吸驱动不足和神经系统状态变化，有效镇痛的更多限制可能因不谨慎地使用麻醉性镇痛药而恶化（阿片类药物的急性疼痛治疗可以使患者镇静，这有可能限制了病史的获得和创伤的全面评估），特别是当活动性出血的来源尚未完全确定和解决时。

必须特别考虑单次或连续周围神经阻滞在这类患者中的应用，因为其具有延长镇痛和限制阿片类药物使用的功效。但在高能量创伤机制的背景下，对掩盖急性骨筋膜室综合征（acute compartment syndrome，ACS）的恐惧往往限制了周围神经阻滞技术的使用率。尽管应考虑掩盖ACS 的潜在风险，但这种风险本身不应成为在骨科创伤情况下避免使用周围神经镇痛的唯一决定因素，特别是当镇痛方案中包含阿片类药物。

术后疼痛的管理策略，仍延续多模式镇痛策略，针对涉及伤害感受的各种传导途径和神经递质进行相应处理，并且可以减少每种镇痛药物的剂量。通过使用非阿片类辅助药物和镇痛技术，可减少围术期阿片类药物的使用及其相关不良反应，如恶心、呕吐、镇静、呼吸抑制、尿潴留和便秘。专家组建议临床医生将使用对乙酰氨基酚和（或）NSAID 作为多模式镇痛的一部分，以控制无禁忌证患者的术后疼痛。

解剖复位、术前教育和术后康复治疗，对于促进创伤骨科术后患者的康复都很重要。其中术前教育是促进患者早期快速康复的基础，术前镇痛是为了防止疼痛敏化的发生，术后镇痛则是手术镇痛的延续。围术期疼痛控制是创伤患者康复治疗的重点，多模式镇痛已成为创伤骨科术后患者围术期疼痛管理的重要组成部分。多模式镇痛的原则是结合使用不同的镇痛路径、镇痛药物和镇痛技术，以获得更有效的疼痛控制和更少的不良反应。

## 四、出院后疼痛延续管理

患者在住院期间能够得到舒适、安全的护理以减少疼痛，但患者出院之后仍可能存在疼痛，严重影响患者的日常生活，而此时患者及患者家属可能对疼痛不会予以关注。所以作为专业人员应该关注患者入院到出院甚至康复等情况，并做好患者随访，出现异常及时处理。应在出院当天由医生根据患者疼痛情况开具镇痛药物，护士在患者出院时发放药物并交代患者注意事项；出院后定期由护士通过电话或者微信跟踪随访，如有异常则告知医生再次随访。

（易　斌　贺文泉）

## 参考文献

[1] WILLIAMS A C C, CRAIG K D. Updating the definition of pain[J]. *Pain*, 2016, 157(11): 2420–2423.

[2] 傅爱凤，郑志惠，王爱琴，等 . 疼痛对创伤骨科后患者生命体征的影响 [J]. 护理学杂志，2005, 20(20): 3–5.

[3] SYED U A M, ALEEM A W, WOWKANECH C, et al. Neer Award 2018: the effect of preoperative education on opioid consumption in patients undergoing arthroscopic rotator cuff repair: a prospective, randomized clinical trial[J]. *J Shoulder Elbow Surg*, 2018, 27(6): 962–967.

[4] Heikkila K, Peltonen L M, Salantera S. Postoperative pain documentation in a hospital setting: A topical review[J]. *Scand J Pain*, 2016, 11: 77–89.

[5] ROBLEDA G, ROCHE-CAMPO F, SANCHEZ V, et al. Postoperative discomfort after abdominal surgery: an observational study[J]. *J Perianesth Nurs*, 2015, 30(4): 272–279.

[6] DEVIN C J, MCGIRT M J. Best evidence in multimodal pain management in spine surgery and means of assessing postoperative pain and functional outcomes[J]. *J Clin Neurosci*, 2015, 22(6): 930–938.

[7] GAGLIESE L, WEIZBLIT N, ELLIS W, et al. The measurement of postoperative pain: a comparison of intensity scales in younger and older surgical patients[J]. *Pain*, 2005, 117(3): 412–420.

[8] GAGLIESE L, KATZ J. Age differences in postoperative pain are scale dependent: a comparison of measures of pain intensity and quality in younger and older surgical patients[J]. *Pain*, 2003,

103(1–2): 11–20.

[9] BUYUK E T, ODABASOGLU E, UZSEN H, et al. The effect of virtual reality on Children's anxiety, fear, and pain levels before circumcision[J]. *J Pediatr Urol*, 2021, 17(4): 567 e561–567, e568.

[10] SIEBERG C B, SIMONS L E, EDELSTEIN M R, et al. Pain prevalence and trajectories following pediatric spinal fusion surgery[J]. *J Pain*, 2013, 14(12): 1694–1702.

[11] 中华医学会麻醉学分会老年人麻醉与围术期管理学组，中华医学会麻醉学分会疼痛学组，国家老年疾病临床医学研究中心 . 老年患者围术期多模式镇痛低阿片方案中国专家共识 (2021 版 )[J]. 中华医学杂志，2021, 101(3): 170–184.

[12] 张晓光，郄文斌，屠伟峰，等 . 围术期目标导向全程镇痛管理中国专家共识 (2021 版 )[J]. 中华疼痛学杂志，2021, 17(2): 119–125.

[13] PARVIZI J, MILLER A G, GANDHI K. Multimodal pain management after total joint arthroplasty[J]. *J Bone Joint Surg Am*, 2011, 93(11): 1075–1084.

[14] 陈黎虹，邓敦，颜海波，等 . 帕瑞昔布钠对骨科蛛网膜下腔阻滞麻醉患者术后镇痛的作用 [J]. 中华创伤杂志，2012, 28(4): 353–356.

[15] KRENK L, JENNUM P, KEHLET H. Sleep disturbances after fast-track hip and knee arthroplasty[J]. *Br J Anaesth*, 2012, 109(5): 769–775.

[16] DETTE F, CASSEL W, URBAN F, et al. Occurrence of rapid eye movement sleep deprivation after surgery under regional

anesthesia[J]. *Anesth Analg*, 2013, 116(4): 939–943.

[17] 王新月，张明娜，朱晓红. 肺癌术后患者呼吸功能锻炼时间的探讨 [J]. 中华护理杂志，2019, 54(8): 1194–1196.

[18] 汪学芹. 目标导向性镇痛联合呼吸功能锻炼对肺癌患者康复的影响 [J]. 中国继续医学教育，2020, 12(19): 111–113.

[19] TEERAWATTANANON C, TANTAYAKOM P, SUWANAWIBOON B, et al. Risk of perioperative bleeding related to highly selective cyclooxygenase-2 inhibitors: A systematic review and meta-analysis[J]. *Semin Arthritis Rheum*, 2017, 46(4): 520–528.

[20] EGBERT L D, BATTIT G E, WELCH C E, et al. Reduction of postoperative pain by encouragement and instruction of patients. A study of doctor-patient rapport[J]. *N Engl J Med*, 1964, 270: 825–827.

[21] CARR D B, GOUDAS L C. Acute pain[J]. *Lancet*, 1999, 353(9169): 2051–2058.

[22] KIECOLT-GLASER J K, PAGE G G, MARUCHA P T, et al. Psychological influences on surgical recovery. Perspectives from psychoneuroimmunology[J]. *Am Psychol*, 1998, 53(11): 1209–1218.

[23] WOOLF C J. Evidence for a central component of post-injury pain hypersensitivity[J]. *Nature*, 1983, 306(5944): 686–688.

[24] DAHL J B, MØINICHE S. Pre-emptive analgesia[J]. *Br Med Bull*, 2004, 71: 13–27.

[25] MAURENT K, VANUCCI-BACQUÉ C, BALTAS M, et al. Synthesis and biological evaluation of diarylheptanoids as potential antioxidant and anti-inflammatory agents[J]. *Eur J Med Chem*, 2018, 144: 289–299.

[26] YANG L, ZHANG J, ZHANG Z, et al. Preemptive analgesia effects of ketamine in patients undergoing surgery. A meta-analysis[J]. *Acta Cir Bras*, 2014, 29(12): 819–825.

[27] DOLEMAN B, LEONARDI-BEE J, HEININK T, P, et al. Pre-emptive and preventive opioids for postoperative pain in adults undergoing all types of surgery[J]. *Cochrane Database Syst Rev*, 2018, 12(12): Cd012624.

[28] XUAN C, YAN W, WANG D, et al. Efficacy of preemptive analgesia treatments for the management of postoperative pain: a network meta-analysis[J]. *Br J Anaesth*, 2022, 129(6): 946–958.

[29] 徐陆晨，李运峰. 骨质疏松性骨折药物治疗的研究进展 [J]. 中国骨质疏松杂志，2017, 23(7): 947–953.

[30] ZHU Y, WANG S, WU H, et al. Effect of perioperative parecoxib on postoperative pain and local inflammation factors PGE2 and IL-6 for total knee arthroplasty: a randomized, double-blind, placebo-controlled study[J]. *Eur J Orthop Surg Traumatol*, 2014, 24(3): 395–401.

[31] YUKSEL U, BAKAR B, DINCEL G C, et al. The Investigation of the Cox-2 Selective Inhibitor Parecoxib Effects in Spinal Cord Injury in Rat[J]. *J Invest Surg*, 2019, 32(5): 402–413.

[32] 李鹏，杨孟昌，杨雪，等. 帕瑞昔布钠对老年大鼠脾切除术后海马炎症反应及记忆功能的影响 [J]. 中南大学学报 ( 医学版 )，2016, 41(6): 586–592.

[33] 吴孟娇，万敬员. COX-3: 对乙酰氨基酚的作用靶点 [J]. 生理科学进展，2010, 41(1): 40–42.

[34] 陈美婷，金保，裴丽坚，等. 选择性 COX-2 抑制剂在开腹肝脏术后镇痛的应用 [J]. 中国普通外科杂志，2018, 27(1): 87–93.

[35] ARCHIBECK M J, WHITE R E Jr. What's new in adult reconstructive knee surgery[J]. *J Bone Joint Surg Am*, 2006, 88(7): 1677–1686.

[36] BECK A, SALEM K, KRISCHAK G, et al. Nonsteroidal anti-inflammatory drugs (NSAID) in the perioperative phase in traumatology and orthopedics effects on bone healing[J]. *Oper Orthop Traumatol*, 2005, 17(6): 569–578.

[37] TANAKA S, YOSHIDA A, KONO S, et al. Effectiveness of elcatonin for alleviating pain and inhibiting bone resorption in patients with osteoporotic vertebral fractures[J]. *J Bone Miner Metab*, 2017, 35(5): 544–553.

[38] 何赛珠，欧阳永宁，许国胜，等. 非甾体抗炎药对锁骨骨折患者术后愈合的影响 [J]. 分子影像学杂志，2018, 41(3): 384–387.

[39] 熊建斌. 传统非甾体抗炎药物与选择性环氧化酶 –2 抑制剂对锁骨骨折愈合的影响 [J]. 中国药物经济学，2018, 13(10): 50–52.

[40] ZURA R, XIONG Z, EINHORN T, et al. Epidemiology of fracture nonunion in 18 human bones[J]. *JAMA Surg*, 2016, 151(11): e162775.

[41] INAL S, KABAY S, CAYCI M K, et al. Comparison of the effects of dexketoprofen trometamol, meloxicam and diclofenac sodium on fibular fracture healing, kidney and liver: an experimental rat model[J]. *Injury*, 2014, 45(3): 494–500.

[42] TABATABAEE M S, MENARD F. L-type voltage-gated calcium channel modulators inhibit glutamate-induced morphology changes in U118–MG astrocytoma cells[J]. *Cell Mol Neurobiol*, 2020, 40(8): 1429–1437.

[43] KREMER M, SALVAT E, MULLER A, et al. Antidepressants and gabapentinoids in neuropathic pain: Mechanistic insights[J]. *Neuroscience*, 2016, 338: 183–206.

[44] NAKHLI M S, KAHLOUL M, JEBALI C, et al. Effects of gabapentinoids premedication on shoulder pain and rehabilitation quality after laparoscopic cholecystectomy: pregabalin versus gabapentin[J]. *Pain Res Manag*, 2018, 2018: 9834059.

[45] SUNARA P, KRNIC D, PULJAK L. Adverse drug reactions of non-opioid and opioid analgesics reported to Croatian national authority from 2007 to 2014[J]. *Acta Med Acad*, 2017, 46(2): 94–104.

[46] GLAUSER J, MONEY S R. Safe and Rational use of analgesics: non-opioid analgesics alternatives to the use of narcotics in emergency pain management[J]. *Current Emergency and Hospital Medicine Reports*, 2017, 5(4): 121–125.

[47] ROUTRAY S S, PANI N, MISHRA D, et al. Comparison of pregabalin with gabapentin as preemptive analgesic in lumbar spine surgery[J]. *J Anaesthesiol Clin Pharmacol*, 2018, 34(2): 232–236.

[48] KIEN N T, GEIGER P, VAN CHUONG H, et al. Preemptive analgesia after lumbar spine surgery by pregabalin and celecoxib: a prospective study[J]. *Drug Des Devel Ther*, 2019, 13: 2145–2152.

[49] MOON Y E, LEE Y K, LEE J, et al. The effects of preoperative intravenous acetaminophen in patients undergoing abdominal hysterectomy[J]. *Arch Gynecol Obstet*, 2011, 284(6): 1455–1460.

[50] SINATRA R S, JAHR J S, REYNOLDS L W, et al. Efficacy and safety of single and repeated administration of 1 gram intravenous acetaminophen injection (paracetamol) for pain management after major orthopedic surgery[J]. *Anesthesiology*, 2005, 102(4): 822–831.

[51] DE OLIVEIRA G S Jr, CASTRO-ALVES L J, MCCARTHY R J. Single-dose systemic acetaminophen to prevent postoperative pain: a meta-analysis of randomized controlled trials[J]. *Clin J Pain*, 2015, 31(1): 86–93.

[52] DOLEMAN B, READ D, LUND J N, et al. Preventive acetaminophen reduces postoperative opioid consumption,

vomiting, and pain scores after surgery: systematic review and meta-analysis[J]. *Reg Anesth Pain Med*, 2015, 40(6): 706–712.

[53] JIBRIL F, SHARABY S, MOHAMED A, et al. Intravenous versus oral acetaminophen for pain: systematic review of current evidence to support clinical decision-making[J]. *Can J Hosp Pharm*, 2015, 68(3): 238–247.

[54] 赵以林, 罗爱林. 2018 版美国麻醉医师协会适度镇静和镇痛指南解读 [J]. 临床外科杂志, 2019, 27(1): 24–28.

[55] 盛大卫. 右美托咪定超前镇痛和自控镇痛联合应用于骨科下肢手术 [J]. 临床和实验医学杂志, 2016, 1 5(21): 2160–2162.

[56] ALLEN C A, IVESTER J R Jr. Low-dose ketamine for postoperative pain management[J]. *J Perianesth Nurs*, 2018, 33(4): 389–398.

[57] SAWYNOK J. Topical and peripheral ketamine as an analgesic[J]. *Anesth Analg*, 2014, 119(1): 170–178.

[58] LEPPERT W. Ketamine in the management of cancer pain[J]. *J Clin Oncol*, 2013, 31(10): 1374.

[59] SCHWENK E S, VISCUSI E R, BUVANENDRAN A, et al. Consensus guidelines on the use of intravenous ketamine infusions for acute pain management From the American Society of Regional Anesthesia and Pain Medicine, the American Academy of Pain Medicine, and the American Society of Anesthesiologists[J]. *Reg Anesth Pain Med*, 2018, 43(5): 456–466.

[60] MEISSNER K, HENTHORN T K. How relevant is stereoselectivity to the side-effects of ketamine?[J]. *Br J Anaesth*, 2021, 127(1): 1–2.

[61] 郑旭, 顾小萍. 右旋氯胺酮临床应用的研究进展 [J]. 国际麻醉学与复苏杂志, 2019, 40(7): 673–676.

[62] KAPOOR R, ADHIKARY S D, SIEFRING C, et al. The saphenous nerve and its relationship to the nerve to the vastus medialis in and around the adductor canal: an anatomical study[J]. *Acta Anaesthesiol Scand*, 2012, 56(3): 365–367.

[63] GIRÓN-ARANGO L, PENG P W H, CHIN K J, et al. Pericapsular Nerve Group (PENG) block for hip fracture[J]. *Reg Anesth Pain Med*, 2018, 43(8): 859–863.

[64] RAWAL N. Epidural technique for postoperative pain: gold standard no more?[J]. *Reg Anesth Pain Med*, 2012, 37(3): 310–317.

[65] HERMANIDES J, HOLLMANN M W, STEVENS M F, et al. Failed epidural: causes and management[J]. *Br J Anaesth*, 2012, 109(2): 144–154.

[66] TURNBULL Z A, SASTOW D, GIAMBRONE G P, et al. Anesthesia for the patient undergoing total knee replacement: current status and future prospects[J]. *Local Reg Anesth*, 2017, 10: 1–7.

[67] O'DONNELL R, DOLAN J. Anaesthesia and analgesia for knee joint arthroplasty[J]. *BJA Educ*, 2018, 18(1): 8–15.

[68] CHEVILLE A, CHEN A, OSTER G, et al. A randomized trial of controlled-release oxycodone during inpatient rehabilitation following unilateral total knee arthroplasty[J]. *J Bone Joint Surg Am*, 2001, 83(4): 572–576.

[69] XU J, LI H, ZHENG C, et al. The efficacy of pre-emptive analgesia on pain management in total knee arthroplasty: a mini-review[J]. *Arthroplasty*, 2019, 1(1): 10.

[70] BIAN Y Y, WANG L C, QIAN W W, et al. Role of parecoxib sodium in the multimodal analgesia after total knee arthroplasty: a randomized double-blinded controlled trial[J]. *Orthop Surg*, 2018, 10(4): 321–327.

[71] PUGELY A J, MARTIN C T, GAO Y, et al. Differences in short-term complications between spinal and general anesthesia for primary total knee arthroplasty[J]. *J Bone Joint Surg Am*, 2013, 95(3): 193–199.

[72] PARK Y B, CHAE W S, PARK S H, et al. Comparison of short-term complications of general and spinal anesthesia for primary unilateral total knee arthroplasty[J]. *Knee Surg Relat Res*, 2017, 29(2): 96–103.

[73] BECKER D E, REED K L. Local anesthetics: review of pharmacological considerations[J]. *Anesth Prog*, 2012, 59(2): 90–101; quiz 102–103.

[74] KALOUL I, GUAY J, CÔTÉ C, et al. The posterior lumbar plexus (psoas compartment) block and the three-in-one femoral nerve block provide similar postoperative analgesia after total knee replacement[J]. *Can J Anaesth*, 2004, 51(1): 45–51.

[75] FOWLER S J, SYMONS J, SABATO S, et al. Epidural analgesia compared with peripheral nerve blockade after major knee surgery: a systematic review and meta-analysis of randomized trials[J]. *Br J Anaesth*, 2008, 100(2): 154–164.

[76] KOH I J, CHOI Y J, KIM M S, et al. Femoral nerve block versus adductor canal block for analgesia after total knee arthroplasty[J]. *Knee Surg Relat Res*, 2017, 29(2): 87–95.

[77] KIM D H, LIN Y, GOYTIZOLO E A, et al. Adductor canal block versus femoral nerve block for total knee arthroplasty: a prospective, randomized, controlled trial[J]. *Anesthesiology*, 2014, 120(3): 540–550.

[78] ANDERSEN H L, GYRN J, MØLLER L, et al. Continuous saphenous nerve block as supplement to single-dose local infiltration analgesia for postoperative pain management after total knee arthroplasty[J]. *Reg Anesth Pain Med*, 2013, 38(2): 106–111.

[79] THOBHANI S, SCALERCIO L, ELLIOTT C E, et al. Novel regional techniques for total knee arthroplasty promote reduced hospital length of stay: an analysis of 106 patients[J]. *Ochsner J*, 2017, 17(3): 233–238.

[80] DALURY D F, LIEBERMAN J R, MACDONALD S J. Current and innovative pain management techniques in total knee arthroplasty[J]. *J Bone Joint Surg Am*, 2011, 93(20): 1938–1943.

[81] MAHESHWARI A V, BLUM Y C, SHEKHAR L, et al. Multimodal pain management after total hip and knee arthroplasty at the Ranawat Orthopaedic Center[J]. *Clin Orthop Relat Res*, 2009, 467(6): 1418–1423.

[82] CHELLY J E. Is the continuous saphenous block the right technique for postoperative pain management after total knee replacement?[J]. *Reg Anesth Pain Med*, 2013, 38(5): 461.

[83] PERRIN S B, PURCELL A N. Intraoperative ketamine may influence persistent pain following knee arthroplasty under combined general and spinal anaesthesia: a pilot study[J]. *Anaesth Intensive Care*, 2009, 37(2): 248–253.

[84] WATKINS A A, JOHNSON T V, SHREWSBERRY A B, et al. Ice packs reduce postoperative midline incision pain and narcotic use: a randomized controlled trial[J]. *J Am Coll Surg*, 2014, 219(3): 511–517.

[85] MCDOWELL J H, MCFARLAND E G, NALLI B J. Use of cryotherapy for orthopaedic patients[J]. *Orthop Nurs*, 1994, 13(5): 21–30.

[86] SAITO N, HORIUCHI H, KOBAYASHI S, et al. Continuous local cooling for pain relief following total hip arthroplasty[J]. *J Arthroplasty*, 2004, 19(3): 334–337.

[87] NI S H, JIANG W T, GUO L, et al. Cryotherapy on postoperative rehabilitation of joint arthroplasty[J]. *Knee Surg Sports Traumatol Arthrosc*, 2015, 23(11): 3354–3361.

[88] 沈彬，翁习生，廖刃，等．中国髋、膝关节置换术加速康复——围术期疼痛与睡眠管理专家共识 [J]．中华骨与关节外科杂志，2016, 9(2): 91–97.

[89] 边焱焱，程开源，常晓，等．2011 至 2019 年中国人工髋膝关节置换手术量的初步统计与分析 [J]．中华骨科杂志，2020, 40(21): 1453–1460.

[90] GEISLER A, DAHL J B, THYBO K H, et al. Pain management after total hip arthroplasty at five different Danish hospitals: A prospective, observational cohort study of 501 patients[J]. *Acta Anaesthesiol Scand*, 2019, 63(7): 923–930.

[91] SOFFIN E M, GIBBONS M M, WICK E C, et al. Evidence review conducted for the agency for healthcare research and quality safety program for improving surgical care and recovery: focus on anesthesiology for hip fracture surgery[J]. *Anesth Analg*, 2019, 128(6): 1107–1117.

[92] MOYER R, IKERT K, LONG K, et al. The Value of preoperative exercise and education for patients undergoing total hip and knee arthroplasty: A systematic review and meta-analysis[J]. *JBJS Rev*, 2017, 5(12): e2.

[93] ROEHRS T A, ROTH T. Increasing presurgery sleep reduces postsurgery pain and analgesic use following joint replacement: a feasibility study[J]. *Sleep Med*, 2017, 33: 109–113.

[94] HARSTEN A, HJARTARSON H, TOKSVIG-LARSEN S. Total hip arthroplasty and perioperative oral carbohydrate treatment: a randomised, double-blind, controlled trial[J]. *Eur J Anaesthesiol*, 2012, 29(6): 271–274.

[95] MEMTSOUDIS S G, COZOWICZ C, BEKERIS J, et al. Anaesthetic care of patients undergoing primary hip and knee arthroplasty: consensus recommendations from the International Consensus on Anaesthesia-Related Outcomes after Surgery group (ICAROS) based on a systematic review and meta-analysis[J]. *Br J Anaesth*, 2019, 123(3): 269–287.

[96] 陆小龙，梅斌，陈士寿，等．超声引导下腰骶丛神经阻滞联合全麻在高龄患者髋关节置换术的临床应用 [J]．临床麻醉学杂志，2016, 32(3): 237–240.

[97] CAPDEVILA X, MACAIRE P, DADURE C, et al. Continuous psoas compartment block for postoperative analgesia after total hip arthroplasty: new landmarks, technical guidelines, and clinical evaluation[J]. *Anesth Analg*, 2002, 94(6): 1606–1613, table of contents.

[98] ILFELD B M, LE L T, MEYER R S, et al. Ambulatory continuous femoral nerve blocks decrease time to discharge readiness after tricompartment total knee arthroplasty: a randomized, triple-masked, placebo-controlled study[J]. *Anesthesiology*, 2008, 108(4): 703–713.

[99] 马立君，夏云，王祥．腰丛阻滞联合全麻对高龄髋关节置换术患者生命体征及术后镇痛满意度的影响 [J]．河北医学，2019, 25(11): 1817–1821.

[100] WIESMANN T, STEINFELDT T, WAGNER G, et al. Supplemental single shot femoral nerve block for total hip arthroplasty: impact on early postoperative care, pain management and lung function[J]. *Minerva Anestesiol*, 2014, 80(1): 48–57.

[101] BULLOCK W M, YALAMURI S M, GREGORY S H, et al. Ultrasound-guided suprainguinal fascia iliaca technique provides benefit as an analgesic adjunct for patients undergoing total hip arthroplasty[J]. *J Ultrasound Med*, 2017, 36(2): 433–438.

[102] MEMTSOUDIS S G, POERAN J, COZOWICZ C, et al. The impact of peripheral nerve blocks on perioperative outcome in hip and knee arthroplasty-a population-based study[J]. *Pain*, 2016, 157(10): 2341–2349.

[103] LEVENTE B Z, FILIP M N, ROMANIUC N, et al. Efficacy and duration of ultrasound guided fascia iliaca block for hip fracture performed in the emergency departments[J]. *Rom J Anaesth Intensive Care*, 2017, 24(2): 167–169.

[104] ODOR P M, CHIS STER I, WILKINSON I, et al. Effect of admission fascia iliaca compartment blocks on post-operative abbreviated mental test scores in elderly fractured neck of femur patients: a retrospective cohort study[J]. *BMC Anesthesiol*, 2017, 17(1): 2.

[105] RASHIQ S, VANDERMEER B, ABOU-SETTA A M, et al. Efficacy of supplemental peripheral nerve blockade for hip fracture surgery: multiple treatment comparison[J]. *Can J Anaesth*, 2013, 60(3): 230–243.

[106] FEI D, MA L P, YUAN H P, et al. Comparison of femoral nerve block and fascia iliaca block for pain management in total hip arthroplasty: A meta-analysis[J]. *Int J Surg*, 2017, 46: 11–13.

[107] MANASSERO A, BOSSOLASCO M, UGUES S, et al. Ultrasound-guided obturator nerve block: interfascial injection versus a neurostimulation-assisted technique[J]. *Reg Anesth Pain Med*, 2012, 37(1): 67–71.

[108] SHORT A J, BARNETT J J G, GOFELD M, et al. Anatomic study of innervation of the anterior hip capsule: implication for image-guided intervention[J]. *Reg Anesth Pain Med*, 2018, 43(2): 186–192.

[109] PARRAS T, BLANCO R. Randomised trial comparing the transversus abdominis plane block posterior approach or quadratus lumborum block type I with femoral block for postoperative analgesia in femoral neck fracture, both ultrasound-guided[J]. *Rev Esp Anestesiol Reanim*, 2016, 63(3): 141–148.

[110] LA COLLA L, USKOVA A, BEN-DAVID B. Single-shot quadratus lumborum block for postoperative analgesia after minimally invasive hip arthroplasty: A new alternative to continuous lumbar plexus block?[J]. *Reg Anesth Pain Med*, 2017, 42(1): 125–126.

[111] 马龙，耿智隆，汪惠文．B 超引导腰丛 – 坐骨神经阻滞在老年患者髋部骨折内固定术中的应用 [J]．泰山医学院学报，2015, 36(7): 800–802.

[112] VERMEYLEN K, SOETENS F, LEUNEN I, et al. The effect of the volume of supra-inguinal injected solution on the spread of the injectate under the fascia iliaca: a preliminary study[J]. *J Anesth*, 2018, 32(6): 908–913.

[113] ALISTE J, LAYERA S, BRAVO D, et al. Randomized comparison between pericapsular nerve group (PENG) block and suprainguinal fascia iliaca block for total hip arthroplasty[J]. *Reg Anesth Pain Med*, 2021, 46(10): 874–878.

[114] SENTHIL K S, KUMAR P, RAMAKRISHNAN L. Comparison of pericapsular nerve group block versus fascia iliaca compartment block as postoperative pain management in hip fracture surgeries[J]. *Anesth Essays Res*, 2021, 15(4): 352–356.

[115] KERR D R, KOHAN L. Local infiltration analgesia: a technique for the control of acute postoperative pain following knee and hip surgery: a case study of 325 patients[J]. *Acta Orthop*, 2008, 79(2): 174–183.

[116] VILLATTE G, ENGELS E, ERIVAN R, et al. Effect of local anaesthetic wound infiltration on acute pain and bleeding after primary total hip arthroplasty: the EDIPO randomised controlled study[J]. *Int Orthop*, 2016, 40(11): 2255–2260.

[117] MURPHY T P, BYRNE D P, CURTIN P, et al. Can a periarticular levobupivacaine injection reduce postoperative opiate consumption during primary hip arthroplasty?[J]. *Clin Orthop Relat Res*, 2012, 470(4): 1151–1157.

[118] HOFSTAD J K, WINTHER S B, RIAN T, et al. Perioperative local infiltration anesthesia with ropivacaine has no effect on postoperative pain after total hip arthroplasty[J]. *Acta Orthop*, 2015, 86(6): 654–658.

[119] ZORIC L, CUVILLON P, ALONSO S, et al. Single-shot intraoperative local anaesthetic infiltration does not reduce morphine consumption after total hip arthroplasty: a double-blinded placebo-controlled randomized study[J]. *Br J Anaesth*, 2014, 112(4): 722–728.

[120] WHEELER M, ODERDA G M, ASHBURN M A, et al. Adverse events associated with postoperative opioid analgesia: a systematic review[J]. *J Pain*, 2002, 3(3): 159–180.

[121] BORGEAT A, EKATODRAMIS G. Anaesthesia for shoulder surgery[J]. *Best Pract Res Clin Anaesthesiol*, 2002, 16(2): 211–225.

[122] KEHLET H, DAHL J B. The value of "multimodal" or "balanced analgesia" in postoperative pain treatment[J]. *Anesth Analg*, 1993, 77(5): 1048–1056.

[123] GOON A K, DINES D M, CRAIG E V, et al. A clinical pathway for total shoulder arthroplasty-a pilot study[J]. *Hss J*, 2014, 10(2): 100–106.

[124] HENN R F 3RD, GHOMRAWI H, RUTLEDGE J R, et al. Preoperative patient expectations of total shoulder arthroplasty[J]. *J Bone Joint Surg Am*, 2011, 93(22): 2110–2115.

[125] O'MALLEY K J, RODDEY T S, GARTSMAN G M, et al. Outcome expectancies, functional outcomes, and expectancy fulfillment for patients with shoulder problems[J]. *Med Care*, 2004, 42(2): 139–146.

[126] CHO C H, SEO H J, BAE K C, et al. The impact of depression and anxiety on self-assessed pain, disability, and quality of life in patients scheduled for rotator cuff repair[J]. *J Shoulder Elbow Surg*, 2013, 22(9): 1160–1166.

[127] ROH Y H, LEE B K, NOH J H, et al. Effect of depressive symptoms on perceived disability in patients with chronic shoulder pain[J]. *Arch Orthop Trauma Surg*, 2012, 132(9): 1251–1257.

[128] KLEIN S M, NIELSEN K C, MARTIN A, et al. Interscalene brachial plexus block with continuous intraarticular infusion of ropivacaine[J]. *Anesth Analg*, 2001, 93(3): 601–605.

[129] WEBB D, GUTTMANN D, CAWLEY P, et al. Continuous infusion of a local anesthetic versus interscalene block for postoperative pain control after arthroscopic shoulder surgery[J]. *Arthroscopy*, 2007, 23(9): 1006–1011.

[130] BOEZAART A P. Continuous interscalene block for ambulatory shoulder surgery[J]. *Best Pract Res Clin Anaesthesiol*, 2002, 16(2): 295–310.

[131] SINGELYN F J, LHOTEL L, FABRE B. Pain relief after arthroscopic shoulder surgery: a comparison of intraarticular analgesia, suprascapular nerve block, and interscalene brachial plexus block[J]. *Anesth Analg*, 2004, 99(2): 589–592.

[132] PRICE D J. Axillary (circumflex) nerve block used in association with suprascapular nerve block for the control of pain following total shoulder joint replacement[J]. *Reg Anesth Pain Med*, 2008, 33(3): 280–281.

[133] HANNAN C V, ALBRECHT M J, PETERSEN S A, et al. Liposomal bupivacaine vs interscalene nerve block for pain control after shoulder arthroplasty: a retrospective cohort analysis[J]. *Am J Orthop (Belle Mead NJ)*, 2016, 45(7): 424–430.

[134] FREDRICKSON M J, STEWART A W. Continuous interscalene analgesia for rotator cuff repair: a retrospective comparison of effectiveness and cost in 205 patients from a multi-provider private practice setting[J]. *Anaesth Intensive Care*, 2008, 36(6): 786–791.

[135] BJØRNHOLDT K T, JENSEN J M, BENDTSEN T F, et al. Local infiltration analgesia versus continuous interscalene brachial plexus block for shoulder replacement pain: a randomized clinical trial[J]. *Eur J Orthop Surg Traumatol*, 2015, 25(8): 1245–1252.

[136] GUO C W, MA J X, MA X L, et al. Supraclavicular block versus interscalene brachial plexus block for shoulder surgery: A meta-analysis of clinical control trials[J]. *Int J Surg*, 2017, 45: 85–91.

[137] CHAN V W S, PERLAS A, RAWSON R, et al. Ultrasound-guided supraclavicular brachial plexus block[J]. *Anesth Analg*, 2003, 97(5): 1514–1517.

[138] BEACH M L, SITES B D, GALLAGHER J D. Use of a nerve stimulator does not improve the efficacy of ultrasound-guided supraclavicular nerve blocks[J]. *J Clin Anesth*, 2006, 18(8): 580–584.

[139] LIU S S, GORDON M A, SHAW P M, et al. A prospective clinical registry of ultrasound-guided regional anesthesia for ambulatory shoulder surgery[J]. *Anesth Analg*, 2010, 111(3): 617–623.

[140] LEE K T, PARK Y U, JEGAL H, et al. Femoral and sciatic nerve block for hindfoot and ankle surgery[J]. *J Orthop Sci*, 2014, 19(4): 546–551.

[141] COZOWICZ C, POERAN J, MEMTSOUDIS S G. Epidemiology, trends, and disparities in regional anaesthesia for orthopaedic surgery[J]. *Br J Anaesth*, 2015, 115 Suppl 2: ii57–67.

[142] HANSEN E, ESHELMAN M R, CRACCHIOLO A, 3rd. Popliteal fossa neural blockade as the sole anesthetic technique for outpatient foot and ankle surgery[J]. *Foot Ankle Int*, 2000, 21(1): 38–44.

[143] YOUNG D S, COTA A, CHAYTOR R. Continuous infragluteal sciatic nerve block for postoperative pain control after total ankle arthroplasty[J]. *Foot Ankle Spec*, 2014, 7(4): 271–276.

[144] 陈爽 , 苏毅 , 刘沂 . 塞来昔布联合帕瑞昔布钠超前镇痛方案对胸腰椎后路手术后镇痛的效果观察 [J]. 中国脊柱脊髓杂志 , 2013, 23(1): 37–41.

[145] CHO J H, LEE J H, SONG K S, et al. Neuropathic pain after spinal surgery[J]. *Asian Spine J*, 2017, 11(4): 642–652.

[146] WOOLF C J. Pain: moving from symptom control toward mechanism-specific pharmacologic management[J]. *Ann Intern Med*, 2004, 140(6): 441–451.

[147] GERBERSHAGEN H J, ADUCKATHIL S, VAN WIJCK A J, et al. Pain intensity on the first day after surgery: a prospective cohort study comparing 179 surgical procedures[J]. *Anesthesiology*, 2013, 118(4): 934–944.

[148] RUDD R A, SETH P, DAVID F, et al. Increases in drug and opioid-involved overdose deaths – United States, 2010–2015[J]. *MMWR Morb Mortal Wkly Rep*, 2016, 65(50–51): 1445–1452.

[149] LASKOWSKI K, STIRLING A, MCKAY W P, et al. A systematic review of intravenous ketamine for postoperative analgesia[J]. *Can J Anaesth*, 2011, 58(10): 911–923.

[150] PENDI A, FIELD R, FARHAN S D, et al. Perioperative ketamine for analgesia in spine surgery: a meta-analysis of randomized controlled trials[J]. *Spine* (Phila Pa 1976), 2018, 43(5): E299–e307.

[151] KIM K T, CHO D C, SUNG J K, et al. Intraoperative systemic infusion of lidocaine reduces postoperative pain after lumbar surgery: a double-blinded, randomized, placebo-controlled clinical trial[J]. *Spine J*, 2014, 14(8): 1559–1566.

[152] FARAG E, GHOBRIAL M, SESSLER D I, et al. Effect of perioperative intravenous lidocaine administration on pain, opioid consumption, and quality of life after complex spine surgery[J]. *Anesthesiology*, 2013, 119(4): 932–940.

[153] HERMANNS H, HOLLMANN M W, STEVENS M F, et al. Molecular mechanisms of action of systemic lidocaine in acute and chronic pain: a narrative review[J]. *Br J Anaesth*, 2019, 123(3): 335–349.

[154] BI Y, YE Y, MA J, et al. Effect of perioperative intravenous lidocaine for patients undergoing spine surgery: A meta-analysis and systematic review[J]. *Medicine (Baltimore)*, 2020, 99(48): e23332.

[155] IBRAHIM A, ALY M, FARRAG W. Effect of intravenous lidocaine infusion on long-term postoperative pain after spinal fusion surgery[J]. *Medicine (Baltimore)*, 2018, 97(13): e0229.

[156] HO M L J, KERR S J, STEVENS J. Intravenous lidocaine infusions for 48 hours in open colorectal surgery: a prospective, randomized, double-blinded, placebo-controlled trial[J]. *Korean J Anesthesiol*, 2018, 71(1): 57–65.

[157] FOO I, MACFARLANE A J R, SRIVASTAVA D, et al. The use of intravenous lidocaine for postoperative pain and recovery: international consensus statement on efficacy and safety[J]. *Anaesthesia*, 2021, 76(2): 238–250.

[158] SIVAGANESAN A, CHOTAI S, WHITE-DZURO G, et al. The effect of NSAID on spinal fusion: a cross-disciplinary review of biochemical, animal, and human studies[J]. *Eur Spine J*, 2017, 26(11): 2719–2728.

[159] DONG C S, LU Y, ZHANG J, et al. The optimal dose of dexmedetomidine added to an sufentanil-based analgesic regimen for postoperative pain control in spine surgery: A probit analysis study[J]. *Medicine (Baltimore)*, 2016, 95(39): e4776.

[160] GANDHI K A, PANDA N B, VELLAICHAMY A, et al. Intraoperative and postoperative administration of dexmedetomidine reduces anesthetic and postoperative analgesic requirements in patients undergoing cervical spine surgeries[J]. *J Neurosurg Anesthesiol*, 2017, 29(3): 258–263.

[161] DEMURO J P, BOTROS D, NEDEAU E, et al. Use of dexmedetomidine for postoperative analgesia in spine patients[J]. *J Neurosurg Sci*, 2013, 57(2): 171–174.

[162] BAI J W, AN D, PERLAS A, et al. Adjuncts to local anesthetic wound infiltration for postoperative analgesia: a systematic review[J]. *Reg Anesth Pain Med*, 2020, 45(8): 645–655.

[163] BIANCONI M, FERRARO L, RICCI R, et al. The pharmacokinetics and efficacy of ropivacaine continuous wound instillation after spine fusion surgery[J]. *Anesth Analg*, 2004, 98(1): 166–172.

[164] WENK M, LILJENQVIST U, KAULINGFRECKS T, et al. Intra- versus postoperative initiation of pain control via a thoracic epidural catheter for lumbar spinal fusion surgery[J]. *Minerva Anestesiol*, 2018, 84(7): 796–802.

[165] TOKTAŞ Z O, KONAKÇI M, YILMAZ B, et al. Pain control following posterior spine fusion: patient-controlled continuous epidural catheter infusion method yields better post-operative analgesia control compared to intravenous patient controlled analgesia method. A retrospective case series[J]. *Eur Spine J*, 2016, 25(5): 1608–1613.

[166] FORERO M, ADHIKARY S D, LOPEZ H, et al. The erector spinae plane block: a novel analgesic technique in thoracic neuropathic pain[J]. *Reg Anesth Pain Med*, 2016, 41(5): 621–627.

[167] LIU M J, ZHOU X Y, YAO Y B, et al. Postoperative analgesic efficacy of erector spinae plane block in patients undergoing lumbar spinal surgery: a systematic review and meta-analysis[J]. *Pain Ther*, 2021, 10(1): 333–347.

[168] SINGH S, CHOUDHARY N K, LALIN D, et al. Bilateral ultrasound-guided erector spinae plane block for postoperative analgesia in lumbar spine surgery: a randomized control trial[J]. *J Neurosurg Anesthesiol*, 2020, 32(4): 330–334.

[169] YAYIK A M, CESUR S, OZTURK F, et al. Postoperative analgesic efficacy of the ultrasound-guided erector spinae plane block in patients undergoing lumbar spinal decompression surgery: a randomized controlled study[J]. *World Neurosurg*, 2019, 126: e779–e785.

[170] Diwan S M, Yamak Altinpulluk E, Khurjekar K, et al. Bilateral erector spinae plane block for scoliosis surgery: Case series[J]. *Rev Esp Anestesiol Reanim* (Engl Ed), 2020, 67(3): 153–158.

[171] RESTREPO-GARCES C E, CHIN K J, SUAREZ P, ET Al. Bilateral continuous erector spinae plane block contributes to effective postoperative analgesia after major open abdominal surgery: a case report[J]. *A A Case Rep*, 2017, 9(11): 319–321.

[172] 王秋兰, 吴进, 林达生, 等. 双侧竖脊肌平面阻滞对全麻胸腰椎脊柱侧弯矫形术患者术中唤醒质量的改良效果 [J]. 中华麻醉学杂志, 2019, 39(8): 966–969.

[173] RAO R R, HAYES M, LEWIS C, et al. Mapping the road to recovery: shorter stays and satisfied patients in posterior spinal fusion[J]. *J Pediatr Orthop*, 2017, 37(8): e536–e542.

[174] SANDERS A E, ANDRAS L M, SOUSA T, et al. Accelerated discharge protocol for posterior spinal fusion patients with adolescent idiopathic scoliosis decreases hospital postoperative charges 22[J]. *Spine* (Phila Pa 1976), 2017, 42(2): 92–97.

[175] MCGRATH B, ELGENDY H, CHUNG F, et al. Thirty percent of patients have moderate to severe pain 24 hr after ambulatory surgery: a survey of 5, 703 patients[J]. *Can J Anaesth*, 2004, 51(9): 886–891.

[176] VILA H Jr., SMITH R A, AUGUSTYNIAK M J, et al. The efficacy and safety of pain management before and after implementation of hospital-wide pain management standards: is patient safety compromised by treatment based solely on numerical pain ratings?[J]. *Anesth Analg*, 2005, 101(2): 474–480.

[177] HARRINGTON P, BUNOLA J, JENNINGS A J, et al. Acute compartment syndrome masked by intravenous morphine from a patient-controlled analgesia pump[J]. *Injury*, 2000, 31(5): 387–389.

[178] 徐建国. 成人手术后疼痛处理专家共识 [J]. 临床麻醉学杂志, 2017, 33(9): 911–917.

# 第 24 章　心胸外科手术疼痛管理

控制不佳的急性疼痛不仅会增加患者痛苦，增加心血管系统的压力，也可能产生呼吸系统并发症，并可能发展为持续的术后疼痛，对患者的日常活动、心理健康和生活质量产生不利影响。心胸外科手术创伤大，术后呼吸及咳嗽等动作可能明显加重患者疼痛。因此，心胸外科手术后疼痛管理受到持续的关注，然后目前仍然面临较大的挑战。

## 一、心胸外科手术围术期疼痛的影响

绝大多数心胸外科手术患者都曾或多或少经历过围术期急性疼痛。这种疼痛加重了患者的围术期损伤，可导致机体多种系统的变化，包括多种炎症因子及免疫系统的激活，神经内分泌系统紊乱等。这些反应可能直接或间接影响身体多种器官，可能增加呼吸系统术后并发症，导致血流动力学不稳定，还可致心肌缺血，甚至可能使急性痛变为慢性痛。心胸外科手术术后疼痛，可显著延长住院时间，增加患者术后恢复的时间。

由于心胸外科手术的特殊性，心胸外科手术患者往往预期比实际疼痛更为严重的术后疼痛。而他们实际经历的疼痛往往低于他们术前预计的疼痛阈值。因此，患者常常能表现出较高的满意度，尽管他们正在经历或已经历了严重的疼痛，但该类患者仍然表现出疼痛在可接受范围内。当医护人员对患者的围术期疼痛进行评估时，应正确描述及评估每位患者各维度的术后疼痛，对急性疼痛进行积极干预及处理，防止其进入慢性疼痛的阶段。此外，患者希望医护人员可提高其急性疼痛的耐受度，从而平稳度过急性疼痛阶段，回归正常生活。

## 二、心胸外科围术期疼痛管理的益处

围术期疼痛管理可提高患者的满意度，大大减缓患者的不适感，减少术后各类并发症的发生，并有效缩短术后住院时间，减少患者费用，甚至降低围术期死亡率。绝大多数患者在进行恰当的疼痛干预治疗后，疼痛症状可得到明显的缓解。此外，成人心脏外科手术术后急性疼痛，如不及时进行干预和治疗，可能引起更为严重和长期的慢性疼痛，甚至引发神经病理性疼痛。20%～55%的心胸外科手术后患者，可出现轻度的持续性疼痛，时间为 3～12 个月。术后出现神经病理性疼痛的患者，超过一半的患者可出现中度甚至重度疼痛。这种疼痛主要累及胸部、胸骨和腿部，并显著影响患者进行日常体力活动的能力、心理健康、睡眠、社交和情绪健康。

因此，心胸外科手术患者应采取更为积极的围术期疼痛管理方式，为获得较满意的结果，应根据每位患者的个体情况不同，制订个性化的疼痛管理方案。多模式镇痛是最为有效的心胸外科围术期疼痛管理方式，也可能是最好的镇痛方式。但由于心脏外科手术的特殊性，胸段硬膜外阻滞等部分镇痛方式具有其一定的局限性，需要进行个体化疼痛管理。

## 三、心胸外科围术期疼痛的病因

手术造成的各种刺激，如手术切口或炎症因子刺激在内的伤害性刺激，可激活外周和中枢神经的痛觉敏化，导致患者术后急性疼痛。如若不予治疗干预，可引起外周神经末梢致敏、中枢神经致敏和神经调节功能下降，部分患者可能发展为慢性疼痛。

心胸外科手术围术期常见的疼痛原因主要包

括胸腔镜后切口痛、胸骨切开术后切口痛、胸骨回缩、肋骨或肋椎关节损伤、胸膜损伤、臂丛或肋间神经损伤、其他手术部位疼痛如动静脉穿刺置管、大隐静脉手术及胸腔引流管部位。

各种原因所致胸廓的损伤，是心胸外科术后早期急性疼痛发生的主要原因。无法解释的术后非切口疼痛，常常为胸骨收缩的结果；肋骨或肋椎关节损伤常常在术后胸片或骨扫描中被发现；臂丛神经的损伤也可导致术后急性疼痛，且恢复缓慢；胸腔引流管与胸膜相互摩擦导致的疼痛，在拔除引流管后往往得以缓解。在术后 3～4 天，由于胸廓疼痛的逐步缓解，其他各处的疼痛将逐步显现，如大隐静脉剥离处疼痛，微创静脉剥脱可明显缓解此类疼痛。与开放手术相比，微创心胸外科手术与较低的术后急性疼痛和疼痛干扰评分相关。相比 60 岁以上的患者，60 岁以下出现急性疼痛则更为常见。此外，性别、手术时间、手术解剖位置等，可与术后急性疼痛的发生息息相关。

与其他外科手术相比，心胸外科术后慢性疼痛发病率较高。与术后持续疼痛相关的因素包括患者年龄较小，女性，术前美国麻醉医师协会（ASA）分级较高，体重指数较高，患有骨关节炎、甲状腺功能减退、癌症、糖尿病，术前心绞痛、术后心绞痛，对阿片类药物使用不当，抗抑郁药使用史等。

## 四、心胸外科围术期疼痛管理策略

### 疼痛管理目标

心胸外科围术期疼痛管理目标如下：①进行安全、持续、有效镇痛；②无或仅有可忍受的轻度不良反应；③最佳的躯体和心理、生理功能，最高的患者满意度；④利于患者术后康复，改善患者生活质量。

心胸外科手术创伤较大，这对围术期疼痛管理团队提出的要求更高，责任更为重大。

#### 1. 围术期镇痛原则

多模式镇痛方案的核心原则是以 NSAID 为主要镇痛用药，减少阿片类药物的使用，减少阿片类药物的不良反应。

心胸外科患者围术期应尽量采用预防性镇痛，同时按时、按需进行多模式镇痛，以期达到最佳镇痛效果和最少不良反应。预防性镇痛涵盖患者术前、术中及术后，采用持续、多模式的镇痛方案提前进行预防性镇痛，减少手术应激和痛觉敏化，实现围术期长时间的有效镇痛。按时镇痛指根据某种镇痛药物的药物代谢动力学，按时按量给药，维持平稳有效的血药浓度。同时，在一定时间段内，及时评估患者的疼痛强度，并及时调整镇痛药物用量及方案。按需镇痛则指术后患者镇痛需求具有个体差异，根据患者的需求给予个体化的镇痛方案。

#### 2. 多学科综合诊疗

心胸外科手术围术期疼痛程度往往较为剧烈，同时疼痛形成机制复杂，单一学科的治疗并不能充分解决其疼痛问题。在临床实践中，通过多学科会诊、科室间共同管理等模式整合不同学科的优势，可以更加便捷、高效地为患者实现疼痛诊断及治疗，制订整体的疼痛治疗策略。同时，临床多学科合作在有效治疗的同时，可以扬长避短，控制或者减轻疼痛治疗过程中的不良反应。对于心血管疾病，通过心脏外科、内科、疼痛科及康复科等多学科的合作，可以在保障患者术后心血管功能的同时有效控制疼痛，促进患者术后快速康复。而针对肺叶切除术、食管癌手术等胸科手术，胸外科、肿瘤科、麻醉科、营养科等多学科合作可以减少呼吸相关并发症，有效提升患者围术期及远期生活质量。

#### 3. 围术期镇痛方案

围术期疼痛管理团队应根据患者个体差异进行综合评价，制订围术期镇痛计划，使用标准化、有效的仪器或工具，定期评估和记录疼痛强度、疼痛治疗的效果及治疗引起的不良反应。团队中麻醉医师承担的责任重大，应随时与病房护士、外科医生或其他相关医生进行咨询与沟通，随时调整镇痛方案。

（1）术前疼痛管理：从术前开始进行镇痛管理，是心胸外科围术期疼痛管理非常重要的环节。

术前的期望值也会影响患者术后的满意度。术前需进行基本的宣教与评估准备，其内容包括：①宣教和咨询。患者及其家属参与术前认知教育干预课程，可有效减少术后疼痛或焦虑。使用交互式多媒体的术前宣教在提高患者知识方面更有效，术后或出院后继续使用多媒体式疼痛管理教育工具，也可显著减少术后疼痛的发生率。②风险因素评估，以识别心胸外科手术后存在持续疼痛或持续使用阿片类药物风险的患者。开胸术后持续性疼痛的发生率为33%～70%，而胸腔镜手术术后持续疼痛的发生率为25%～35%。30%～50%的开胸术后患者和约18%的胸腔镜术后患者报告有神经病理性的持续性术后疼痛，他们需要使用更多的镇痛药物，并出现睡眠障碍与行动受限，生活质量受到影响。故而术前进行正确评估，积极进行干预，将有助于减少慢性疼痛的发生。③基于手术入路的术后疼痛评估。保护神经的手术技术可以减轻急性疼痛和术后持续疼痛，显著减少镇痛药物的使用，有利于早期恢复基本活动，例如胸腔镜切口可尽量避开肋间神经，或单独无压迫缝合技术，以避免肋间神经压迫或受累。此外，与开放手术相比，微创心胸外科手术术后急性疼痛的发生率较低。

（2）术中术后镇痛方案：心胸外科手术术后常用的镇痛方式主要分为全身镇痛和区域镇痛。

全身镇痛方案如使用各种镇痛药物，或患者自控静脉镇痛等。术中充分镇痛，减小伤害性刺激所产生的应激反应，在患者苏醒前充分进行镇痛转换，可有效降低患者术后中枢敏化的概率。术后患者自控镇痛是近几十年来常用的镇痛方法，由患者自行控制镇痛，可提高患者的自主性，缩短了疼痛到接受镇痛药物的时间，降低了一些阿片类并发症的发生率。患者自控静脉镇痛比肌内注射镇痛药物更为方便有效，提升了患者的满意度。近年来，智能化患者自控镇痛管理也逐步上线，该系统实时监控患者的自控按压次数、不良反应的发生，后台连接医院信息系统，可快速做出反应和处理，实现患者自控镇痛的信息化。

区域镇痛包括切口局部浸润麻醉镇痛、外周神经区域阻滞镇痛、胸段硬膜外阻滞麻醉镇痛等，每一种技术都有其优缺点，可根据患者的需求选择不同的方式进行。

**4. 多模式镇痛**

前文所述，多模式镇痛是最为有效的心胸外科围术期镇痛方式。多模式镇痛主要指联合多种镇痛方法的一种镇痛模式，不仅包括患者自控静脉镇痛等全身性使用镇痛药物的方法与各类局部或周围区域镇痛技术的联合使用，还可以联合非常规镇痛药物的镇痛方法，如糖皮质激素等。多模式镇痛的优点非常多，其主要目的是减少每种镇痛药物的使用剂量，尤其是阿片类药物，从而减少每种药物或方法的不良反应，多模式镇痛也可缓解不同程度或位置的疼痛，如神经损伤疼痛与切口疼痛，可采用不同的镇痛方法，最终达到缩短手术恢复时间的目的。

**5. 常用镇痛药物**

（1）阿片类：阿片类药物是心胸外科麻醉最为常见的镇痛药物，大剂量静脉注射阿片类药物一度是心脏手术麻醉的标准治疗流程。

阿片类药物通过结合中枢神经系统和外周的阿片受体发挥镇痛镇静作用，其临床效果和不良反应都是根据其受体分类的。目前已明确的与镇痛相关的阿片类受体主要包括 $\mu$、$\kappa$ 和 $\delta$ 受体。根据镇痛强度可分为弱阿片类和强阿片类药物。弱阿片类主要用于轻、中度急性疼痛的口服镇痛，如可待因、双氢可待因、曲马多等。强阿片类主要用于重度疼痛的镇痛，主要包括芬太尼、舒芬太尼、吗啡、哌替啶、羟考酮等。

目前阿片类分为天然制剂和合成制剂两种。吗啡是阿片类药物的一种，也是心脏手术后常用的镇痛药之一。芬太尼、舒芬太尼、阿芬太尼、瑞芬太尼及美沙酮等药物，都是由吗啡改制而成。

有研究表明，与使用芬太尼的心脏手术患者相比，术中使用吗啡的患者术后疼痛程度更低，情绪和身体舒适度更高，这可能归因于术后 IL-6 水平的降低。然而，在临床恢复方面没有发现差异。另有研究表明，与瑞芬太尼相比，舒芬太尼提供了更好的镇痛效果。一项对心脏手术患者的系统综述也表明，与其他阿片类药物相比，术中静脉注射美沙酮可降低术后疼痛评分，并减少术后24h的阿片类药物消耗。

阿片类药物种类繁多，临床应用范围较广，可出现各种不良反应，如恶心、呕吐、便秘、瘙痒、尿潴留、胆道痉挛、镇静、呼吸抑制等。阿片类药物的不良反应大多为剂量依赖性，因此现在主流观点认为，围术期镇痛应当尽可能地减少阿片类药物的使用，减少其不良反应的发生。有研究表明，在心脏手术患者中，阿片类药物相关不良事件发生率为0.7%。事实上，由于漏报或瞒报，阿片类药物相关不良事件实际发生率可能高达32.4%，可能导致住院时长和住院费用的显著增加。术后24h是出现呼吸并发症的高危时期，尤其是年龄大于65岁的患者，以及既往存在肺部疾病并有一种或多种并发症的患者。因此，医护团队准确评估患者目前镇静水平和神志意识，并持续监测血氧饱和度和二氧化碳水平，早期发现患者呼吸抑制并进行及时干预，可以避免绝大多数阿片类药物相关不良事件的发生。

心胸外科围术期镇痛应考虑少阿片类药物的多模式镇痛方案，以减少术后阿片类药物暴露和潜在的阿片类药物相关不良事件。术中单剂量静脉注射美沙酮可减少心脏手术后的疼痛和镇痛需求。地佐辛作为阿片受体激动-拮抗药，其镇痛作用与吗啡相似，呼吸抑制轻，有研究表明不论是镇痛作用还是其不良反应，都具有封顶效应，因此联合使用其他类别镇痛药可具有一定的协同作用。盐酸羟考酮是目前唯一的阿片 μ 和 κ 双受体激动镇痛药，对于内脏痛、癌性痛和术后疼痛治疗有显著的效果，且起效快、不良反应少，呼吸抑制作用轻微，也可作为围术期镇痛的选择用药之一。

(2) 非甾体抗炎药：NSAID 阻断 COX，抑制前列腺素合成，起到镇痛的效果。根据其镇痛机制，目前可分为两大类，非选择性抑制 COX 的 NSAID，如氟比洛芬酯，以及选择性抑制 COX-2 的 NSAID，如帕瑞昔布钠、塞来昔布等。

NSAID 的使用禁忌证包括老年人、心力衰竭、低血容量状态、肝硬化、胃肠道疾病和孕妇等，其主要的不良反应有胃肠道并发症、出血风险增加及急性肾缺血。传统 NSAID 对 COX-1 的非选择性抑制可产生对胃肠道黏膜的抑制作用，而 COX-2 抑制药则可能产生不良心脏效应。但作为一种镇痛消炎药，NSAID 在临床应用中可有效减少术后急性疼痛，减少阿片类药物的需求。在使用 NSAID 的多模式镇痛随机对照试验报告中，开胸和胸腔镜手术后切口疼痛和肩关节疼痛总发生率有不同程度地减少。此外，一项研究发现，使用 NSAID 可显著降低开胸术后中度至重度肩关节疼痛的发生率，并节省阿片类药物的用量。在心脏手术患者的研究中，围术期使用 NSAID，心脏外科患者拔管时间明显缩短，阿片类药物总消耗和疼痛评分均降低，尤其是使用药物后24h内疼痛评分明显降低。

在没有禁忌证的情况下，严格把控 NSAID 使用指征，密切观察其可能的不良反应，可以考虑将其谨慎用于心胸外科急性疼痛患者多模式镇痛策略。

(3) 对乙酰氨基酚：是目前最广泛应用的镇痛药之一，主要通过抑制中枢神经系统合成前列腺素，产生轻中度的镇痛作用和轻度抗炎作用。对乙酰氨基酚的镇痛机制尚未完全阐明，虽然部分临床医生将其归类于一种 NSAID，但它没有该类药物相同的抗炎机制。相比 NSAID，对乙酰氨基酚的不良反应更少，对胃黏膜无明显刺激，它主要毒性可能是大剂量使用后产生的肝毒性。对乙酰氨基酚单独应用对轻至中度疼痛有效，与阿片类或曲马多或 NSAID 药物联合应用，可发挥镇痛相加或协同效应。

无论是心脏手术患者还是胸外科手术患者，围术期使用对乙酰氨基酚均显示其可作为急性疼痛的辅助镇痛方式。有研究显示，在使用对乙酰氨基酚24h内，心脏外科患者疼痛减轻，阿片类药物消耗减少。但是，围术期对乙酰氨基酚的使用对心脏手术后90天持续切口疼痛的发生率没有影响。静脉注射对乙酰氨基酚比口服给药具有更一致的药物代谢动力学特征。与口服患者相比，心脏手术后静脉注射对乙酰氨基酚的患者，术后阿片类药物消耗更低。但是对于非心脏手术患者，对乙酰氨基酚给药途径不同，在术后镇痛方面没有差异。因此，口服或静脉给药均可缓解患者术后急性疼痛。另一项随机对照试验显示，与单独使用阿片类药物相比，静脉联合持续输注对乙酰氨基酚可减轻胸腔镜术后疼痛，患者休息和咳嗽时疼痛减轻。

围术期定期使用对乙酰氨基酚可减少急性疼痛和阿片类药物的消耗，应作为心脏手术后急性疼痛的多模式镇痛策略的一部分，有利于不能接受局部或区域阻滞镇痛的心胸外科手术患者的急性疼痛控制。但需注意，围术期单独使用对乙酰氨基酚，可能对减少心脏手术后持续疼痛无效。

(4) $\alpha_2$ 受体激动药：临床中最常用的 $\alpha_2$ 受体激动药主要是右美托咪定，它是可乐定的合成类似物。它可通过口服、鞘内注射或静脉注射，产生镇痛、镇静和抗交感兴奋的作用。其主要作用机制是通过刺激蓝斑核 $\alpha_2$ 受体产生镇静作用，刺激蓝斑核 $\alpha_2$ 受体和脊髓产生镇痛作用。此类药物还可以通过一些尚未明确的作用机制，增强阿片类药物的镇痛作用。

大量文献支持心脏手术患者围术期静脉注射右美托咪定作为镇痛辅助药物，可以明显减少疼痛评分或阿片类药物消耗，降低术后室性心动过速和谵妄的发生率，加快拔管时间，减少重症监护室住院时长。但右美托咪定对术后持续疼痛或肾功能无改善，且部分患者易出现心动过缓、低血压、卒中和其他不良事件。因此，只有在充分评估风险后，右美托咪定才应加入围术期多模式镇痛方案。

右美托咪定的优越性主要在于：保持血流动力学稳定，减弱血流动力学的不良反应；减少围术期心肌缺血，具有一定心肌保护作用；减少阿片类药物的使用；减少谵妄等术后认知功能障碍；减少对镇痛药、β受体拮抗药、肾上腺素等药物的使用。

(5) 加巴喷丁或普瑞巴林：加巴喷丁属于 $\alpha_2$-δ 受体调节剂的一种，是一种抗惊厥药，也用于治疗慢性疼痛，最初多用于成人疱疹后神经痛的治疗，其机制主要是通过 NMDA 拮抗抑制谷氨酸释放。加巴喷丁曾在多种镇痛方案中被用于急性疼痛的辅助治疗。但现有文献表明，其效果并不确切，多个指南及专家共识不推荐加巴喷丁在心脏手术前单独使用。因此，单独或联合应用加巴喷丁，应被谨慎考虑作为心胸外科手术多模式镇痛策略的一部分。

(6) 肾上腺糖皮质激素：肾上腺糖皮质激素作为临床上常用的一类药物，近年来也常被用于术后辅助镇痛治疗。虽然目前没有足够的证据支持，静脉注射类固醇激素作为减轻心胸外科手术后急性疼痛或术后持续疼痛，但是它们可消除炎症，减轻水肿压迫神经。此外，在与局部麻醉药物联用时，可增强镇痛效果，延长镇痛时间。

### 6. 常用局部麻醉镇痛技术

局部麻醉技术主要包括伤口局部麻醉药浸润、神经轴镇痛及区域神经阻滞镇痛。该方法应用长效局部麻醉药，以疼痛位置为目标，可有效缓解患者术后疼痛，镇痛效果确切，全身不良反应轻微，防止在脊髓和大脑皮层中发生中枢敏化，是多模式镇痛中非常重要的基础镇痛方式。操作在超声引导下完成，安全性高，阻滞准确，并发症少，并可多次应用。必要时也可联合应用 NSAID 或阿片类药物。

(1) 伤口局部麻醉药浸润：对于胸腔镜等微创心胸外科手术而言，伤口局部麻醉药浸润都是手术患者术后急性疼痛镇痛的有效方法。在手术结束前，手术切口尚未缝合之时，由外科医生术中给药，位置明确，可达到确切的术后镇痛效果。但对于胸骨切开后心脏手术患者，连续伤口浸润导管并没有降低阿片类药物的消耗，反而可能会增加胸骨伤口感染的风险。

(2) 胸段硬膜外阻滞：胸段硬膜外阻滞在过去几十年间被认为是心脏外科术后疼痛治疗的"金标准"，适用于所有心脏外科手术的围术期镇痛，效果稳定确切，有许多优点。

胸段硬膜外阻滞的优点有：①镇痛效果确切、

稳定；②有效抑制应激反应；③改善心肌血流；④改善左心室功能；⑤阻滞心脏交感神经，减少术后β受体拮抗药的使用；⑥减少心律失常的发生率；⑦缩短术后拔管时间；⑧改善患者术后肺功能。

但在过去的几年间，越来越多的临床医生对该"金标准"提出质疑，其原因主要是心脏外科手术的特殊性，围术期需要接受高剂量的抗凝药，术中全身肝素化，因此患者接受胸段硬膜外阻滞后，发生硬膜外血肿的风险则大大增加，其风险可能远大于该方式获取的收益。在术后凝血功能正常后，需要拔除硬膜外导管时，血栓栓塞的风险增加，也可能增加另一种并发症的风险。

因此，使用胸段硬膜外镇痛对临床医师提出了更高的要求。他们必须保持警惕，以便能在早期识别出严重的硬膜外血肿，及时进行手术干预治疗。如果在硬膜外血肿出现8h内进行干预，患者则恢复较好，后遗症较少；如果在8～24h进行干预，则患者可能部分恢复，出现一定的后遗症；如果不进行干预治疗，则患者的预后较差，可能导致血肿以节段下的感觉运动神经受损。硬膜外血肿的发生可能在任何时候，临床医师必须牢记硬膜外血肿及其神经并发症的后果是灾难性的。

在进行胸段硬膜外阻滞镇痛时，应严格评估患者的指征，相对禁忌证包括但不限于以下几点：①潜在的凝血障碍；②抗凝血药的剂量和术前停用的时间；③高龄；④肝脏或肾脏疾病导致患者凝血异常；⑤脊柱、脊髓、脊髓血管等排列紊乱。

尽管胸段硬膜外阻滞在心脏手术中提供了优越的镇痛，但由于对完全抗凝或有血流动力学不稳定风险的患者潜在的破坏性并发症，该方法并不推荐常规使用。此外，胸段硬膜外也并没有减少心脏手术后持续术后疼痛的发生率。

(3) 胸椎旁神经阻滞：椎旁间隙位于脊柱的侧面，胸段脊神经纤维穿过椎间孔到达椎旁间隙后分为前支和后支，前支构成肋间神经，后支分布于椎旁的皮肤和肌肉。因此，向椎旁间隙注入局部麻醉药可以影响患者的感觉、运动和交感神经。

胸椎旁神经阻滞是心外科有效的镇痛技术，镇痛效果确切，由于其阻滞单侧胸脊神经，它对呼吸循环影响较小，无皮肤瘙痒和尿潴留等缺点，适用于侧开胸手术，胸腔引流管的预计置入位置，决定了椎旁神经阻滞所需要的最低平面。此外，它的操作比胸段硬膜外阻滞更容易，术后如肺炎、肺不张等并发症的发生率更低（6.8% vs. 16.5%），低血压、神经损伤、麻醉后头痛和椎管内血肿等相关并发症发生率更低，还可以降低胸部切口术后6个月慢性疼痛的发生率。

在接受心脏手术的患者中，双侧或单侧单次或连续椎旁阻滞已成为胸段硬膜外阻滞的替代方案。与胸段硬膜外阻滞相比，围术期使用椎旁神经阻滞可降低疼痛评分、减少阿片类药物消耗，降低不良反应发生率，如尿潴留、低血压、恶心和呕吐。与单独使用全身麻醉相比，胸椎旁神经阻滞联合全身麻醉可降低疼痛评分，减少阿片类药物需求且更早拔管。

胸椎旁阻滞的主要益处包括：①创伤性较小；②硬膜外血肿形成风险降低；③血流动力学较为平稳；④应用超声技术，操作较为简单；⑤禁忌证较少；⑥神经系统并发症发生率较低；⑦术后其他并发症的发生率较低；⑧镇痛充分，患者呼吸充分，可改善患者肺功能。

(4) 肋间神经阻滞：肋间神经由胸脊神经从椎间孔穿出，沿肋间分布，位于相应的肋间隙内。胸部手术时若损伤肋间神经可出现支配区域肌肉的反射性紧张和皮肤疼痛，若形成慢性疼痛则严重影响患者生活质量。肋间神经阻滞简单有效，是指局部麻醉药注入了肋间神经血管束，可作为一种有效的辅助镇痛方式，用于减缓术后急性疼痛，可持续6～12h。连续肋间神经阻滞可用于胸科术后的单侧胸壁镇痛，需将导管放置在肋间神经附近持续注射，双侧肋间神经阻滞可用于胸骨正中切开术后的镇痛。肋间神经阻滞需要在靠近肋间神经近端的相应肋骨下缘进行注药，可由外科医生在手术过程中、胸腔闭合前、胸内直视下完成，此时效果最为确切。肋间神经阻滞目前广泛应用于各种胸部、上腹部手术围术期镇痛以及疼痛治疗。

围术期单独使用肋间神经阻滞，结合局部浸润麻醉，可降低胸骨切开患者术后12～72h的疼痛评分，减少阿片类药物需求。对于这些阻滞，在胸骨两侧的几个前肋间隙多次注射局部麻醉药。在微创冠状动脉搭桥术手术后，连续肋间导管阻滞比单次肋间阻滞提供更有效的镇痛，肋间冷冻镇痛改善了开胸下行胸腹动脉瘤修复手术患者术后疼痛，并控制了阿片类药物消耗。这些效果从术后第1天到第10天明显。围术期肋间阻滞可用于胸骨切开心脏手术患者的急性疼痛管理，因为它减少了术后急性疼痛和镇痛药物需求。

(5) 筋膜平面阻滞术：利用超声识别不同的筋膜平面，有助于通过局部麻醉的注射实现同侧胸壁镇痛。根据解剖位置分为后胸壁、侧胸壁和前胸壁技术。这些技术都已成为心胸外科手术多模式镇痛方案的一部分。

①后胸壁阻滞技术：竖脊肌位于斜方肌和菱形肌的深面，棘突与肋角之间的沟内。脊神经出椎间孔后分为腹侧支、背侧支和交通支。背侧支进入竖脊肌、菱形肌和斜方肌，最终延续为背部皮支。腹侧支沿水平走行成为肋间神经，走行于肋间内肌深面，随后走行于肋间内肌和肋间最内肌之间，最终延续成为支配前胸壁和上腹部的前皮支，于肋角附近分出侧皮支支配侧胸壁，另外构成支配肋间肌的多支肌肉支。竖脊肌平面阻滞，是将麻醉药物注射入竖脊肌和$T_5$胸椎横突之间的平面内。此种方法比其他筋膜阻滞更为靠近中线，可以同时阻滞胸部脊神经的背根与腹根。

对于开胸患者，竖脊肌平面阻滞的镇痛效果更优于肋间神经阻滞，不逊于椎旁神经阻滞，同时又有更少的不良反应与更低的失败率，且血肿发生率更低。竖脊肌平面阻滞联合前锯肌平面阻滞对开胸手术的镇痛效果与硬膜外阻滞几乎相当。对于胸腔镜手术，竖脊肌平面阻滞的患者在术后24～48h阿片类药物需求少于前锯肌平面阻滞、肋间阻滞的患者，与椎旁神经阻滞几乎持平或略差。

对心脏手术患者来说，与常规治疗或多模式静脉镇痛相比，围术期使用单次注射或连续双侧竖脊肌平面阻滞可更好地控制疼痛，术后12～48h

阿片类药物消耗减少。围术期预防性使用竖脊肌平面阻滞，可减少非体外冠状动脉移植术后持续疼痛的发生率和严重程度。在接受体外循环或术后抗凝治疗的患者中，围术期使用竖脊肌神经阻滞和连续锯肌前平面阻滞，其风险并未增加。

此外，在用于竖脊肌平面阻滞的局部麻醉药混合物中，加入纳布啡或右美托咪定，或者与地塞米松联合用药，可增强镇痛，延长阻滞持续时间。

综上所述，竖脊肌平面阻滞的操作简单、表浅，不靠近重要脏器及血管，不会导致气胸、血肿等并发症，神经损伤的可能性也较小，对循环影响小，对凝血功能要求较低。阻滞效果方面，竖脊肌平面阻滞可提供相当于胸段硬膜外或胸段椎旁神经阻滞的镇痛效果，镇痛范围较广，且无明显的交感神经阻滞，低血压的风险更低。但因缺乏大量研究，其具体阻滞方案尚需进一步探索。

②侧胸壁阻滞技术：前外侧胸壁的神经支配包括胸外侧神经、胸内侧神经、胸背神经、肋间神经和胸长神经。近年来出现的超声引导下不同平面胸神经阻滞的方法主要有胸神经阻滞Ⅰ、胸神经阻滞Ⅱ和前锯肌平面阻滞。

胸神经阻滞Ⅰ主要在胸大肌与胸小肌之间的平面中注射局部麻醉药，以麻醉胸外侧神经和胸内侧神经，仅1次注射给药。胸神经阻滞Ⅱ又称改良胸神经阻滞Ⅰ，阻滞目标为胸神经、肋间臂神经、第3～6肋间神经、胸背神经和胸长神经。进行胸神经阻滞Ⅱ时需注射两次，即进行一次Ⅰ型注射，在胸小肌和前锯肌之间的较深平面部位再注射1次。

胸神经阻滞技术简单易行，对凝血要求低，但镇痛效果存在争议。有研究认为，与没有阻滞的对照组相比，心脏手术患者单独使用单次胸神经阻滞，可在术后18～24h内降低疼痛评分和阿片类药物消耗。但也有文献指出，胸神经阻滞Ⅰ阻断的胸内侧神经和胸外侧神经仅有支配胸肌运动的功能，不影响其感觉功能，故而进行胸神经阻滞Ⅰ没有镇痛作用。还有研究比较超声引导进行下单次胸神经阻滞、连续胸神经阻滞、椎旁阻滞和无阻滞对术后胸部切口疼痛的疗效，结果显示，胸神经阻滞组与无阻滞组镇痛效果无明显差异，这证明单纯胸神经阻滞可能不足以覆盖整个切口和引流管的疼痛，不能达到与椎旁神经阻滞相同的镇痛效果。

（王 锷 宋宗斌）

## 参考文献

[1] MERTES P M, KINDO M, AMOUR J, et al. Guidelines on enhanced recovery after cardiac surgery under cardiopulmonary bypass or off-pump[J]. *Anaesth Crit Care PA*, 2022, 41(3): 101059.

[2] FERAY S, LUBACH J, JOSHI G P, et al. PROSPECT guidelines for video-assisted thoracoscopic surgery: a systematic review and procedure-specific postoperative pain management recommendations[J]. *Anaesthesia*, 2022, 77(3): 311–325.

[3] 中国抗癌协会肿瘤麻醉与镇痛专业委员会 . 中国肿瘤患者围术期疼痛管理专家共识 (2020 版 )[J]. 中国肿瘤临床 , 2020, 47(14): 703–710.

[4] ENGELMAN D T, BEN A W, WILLIAMS J B, et al. Guidelines for Perioperative Care in Cardiac Surgery: Enhanced Recovery After Surgery Society Recommendations[J]. *JAMA Surg*, 2019, 154(8): 755–766.

[5] 朱云柯 , 林琳 , 廖虎 , 等 . 中国胸外科围术期疼痛管理专家共识 (2018 版 )[J]. 中国胸心血管外科临床杂志 , 2018, 25(11): 921–928.

[6] BIGNAMI E, CASTELLA A, POTA V, et al. Perioperative pain management in cardiac surgery: a systematic review[J]. *Minerva Anestesiol*, 2018, 84(4): 488–503.

# 第 25 章　产科手术疼痛管理

## 一、分娩镇痛

对大多数女性来说，分娩痛是她们一生中经历的最剧烈的疼痛。分娩镇痛是现代文明发展的标志，产妇分娩是否痛苦，也反映了一个社会的文明程度。分娩镇痛已走过了一个多世纪的历程，各种技术与理念在不断地更新、发展，从最早的乙醚、氯仿，到如今的各种非药物镇痛手段和神经阻滞技术。分娩镇痛涉及交叉学科的内容，需要麻醉医师、产科医师和助产士的默契与配合。本章仅从几方面简单介绍目前产科分娩镇痛的相关情况。

### （一）产痛的机制与危害

第一产程和第二产程的产痛性质及痛觉完全不同，与其痛源及神经传递途径有关。第一产程产痛源于子宫体部的收缩和宫颈的扩张，神经冲动来自宫体及宫颈的内脏感觉神经纤维。潜伏期产痛通常是 $T_{11\sim12}$ 支配区域，活跃期产痛经 $T_{10}\sim L_1$ 脊髓段传入，引起腰骶部疼痛和下腹部疼痛，其疼痛性质诉说不清，疼痛部位游离不定，属于典型的"内脏痛"。第二产程的产痛由软产道、外阴部、会阴部被挤压、扩张和撕裂所致，由阴部神经传递到 $S_{2\sim4}$ 脊髓段，其疼痛性质明确为刀割样锐痛，部位集中在阴道、直肠、会阴部，属于较典型的"躯体痛"。此阶段因存在强烈的宫缩，也有学者认为是"内脏痛 + 躯体痛"。第三产程的疼痛是由于胎盘娩出时宫颈扩张和子宫收缩所致。不同产程阶段的疼痛机制不同决定了镇痛方法的差异性。

在医学疼痛指数中，产痛仅次于烧灼痛而位居第二。产痛可致产妇情绪紧张、焦虑、进食减少，宫缩乏力致产程延长；也可致产妇过度通气、耗氧量增加，引起胎儿低氧血症和酸中毒；还可致产妇儿茶酚胺释放增加，抑制子宫收缩，导致产程延长、子宫动脉收缩性胎儿窘迫等。焦虑和疼痛引起的各种应激反应对母婴均不利，因此，从提高围产医学质量而言，分娩镇痛势在必行。

当今有许多方式可用来缓解分娩疼痛，从宏观上可分为两大类，即非药物性镇痛和药物性镇痛。非药物性镇痛主要用于增加舒适感，使产妇能应对疼痛，免受心理痛苦，而药物性镇痛用于消除或缓解分娩痛的躯体感觉。其中药物性镇痛方法中的椎管内镇痛技术缓解疼痛最有效，并且母亲和婴儿的全身反应较小。

### （二）非药物性分娩镇痛

关于使用药物镇痛还是非药物镇痛来应对分娩痛，很多产妇有强烈的偏好，但即使是倾向于药物镇痛的产妇，大多也会在使用此法之前、期间或之后采用某些非药物方法来缓解分娩痛。因此，对于所有孕产妇保健机构和产妇，无论其是否打算同时使用药物镇痛，首要任务是必须了解并有信心采用非药物方法来缓解分娩痛。

#### 1. 呼吸放松疗法

主要指拉玛泽呼吸法，该方法是运用呼吸分散注意力，以减轻产痛，1951 年由法国医师拉玛泽提出。它包括神经肌肉控制运动和呼吸技巧训练两方面内容，技巧如下。①廓清式呼吸：用鼻子深深吸口气，再缓缓以口呼出，目的是全身放松；②胸式呼吸：由鼻孔缓慢吸气，经口缓慢吐气，潜伏期进行；③浅而慢加速呼吸：随子宫收缩之增强而加速呼吸，随子宫收缩减慢而减缓呼吸，在宫缩较频繁、宫口扩张 3～8cm 的活跃期进行；④浅呼吸：在宫缩较紧、宫口近开全时进行；⑤哈气或吹蜡烛：在胎头娩出 2/3 时进行，避免用力太大造成会阴撕裂。

### 2. 导乐陪伴分娩

即导乐分娩，"导乐"是希腊语"Doula"的音译，原意为"女性照顾女性"。现指一位经过培训和有经验的人，在产妇分娩前后陪伴产妇，给予经验上的交流、心理上的安慰、情感上的支持和生理上的帮助，帮助产妇实现一个舒适的分娩过程，使产妇顺利愉快地度过分娩期。"导乐"者可以是助产士等医护人员，也可以是非医护人员。

### 3. 音乐疗法

移动设备使用的增加使女性可以选择在分娩室听音乐。产妇可以利用这些声音连续放松或自我催眠，以在分娩期间将自己带入一种放松或催眠状态。良好的音乐刺激可经过听觉直接作用于大脑边缘系统、网状结构、下丘脑和大脑皮质，起到调节患者精神状态的引导作用，缓解产妇的忧虑和焦虑；同时，音乐信息的刺激可促进身体内具有镇痛作用的内啡肽的分泌；音乐还可引导产妇进入一个轻松的境地，分散孕妇的注意力，起到镇痛作用。

### 4. 体位变换

骨盆的直径随产妇体位的不同而变化，因此，改变体位可能有助于缓解分娩痛，产妇可通过变换体位或者走动使自己更舒服。几乎没有证据表明哪种体位最有利，因此不建议具体体位。一些系统评价评估了第一或第二产程中活动和体位对分娩结局的影响，发现允许产妇在临产和分娩期间以其最舒适的体位活动有明显益处，如缩短产程、降低剖宫产风险、减少硬膜外镇痛等。

### 5. 分娩球

临产过程中使用分娩球（健身球或理疗球）可促进躯干和盆底的放松，可一定程度上缓解疼痛。当采用坐位时，分娩球可向会阴施加无痛性压力，这种压力可在脊髓水平阻断一部分伤害性刺激，从而减轻疼痛感。产妇也可呈站姿或跪姿，上半身靠着分娩球，为躯干或背部提供舒适支撑。分娩球使用简便，可联合其他能提高舒适感的干预措施，如使用镇痛药、听音乐和按摩等。

### 6. 水中分娩

目前认为，产妇浸泡在淹没腹部的温水中，可帮助其放松并减轻分娩痛。研究显示，温水可通过使产妇放松、镇静而减少儿茶酚胺的分泌，改善子宫血液灌注，促进节律收缩，缓解孕妇宫缩痛并缩短产程。根据美国妇产科学院的说法，第一产程水中浸泡"可用于妊娠 $37^{+0}$ 至 $41^{+6}$ 周且无并发症的健康产妇"。产程中最佳的水中浸泡时间尚不清楚，需要进一步研究。据报道，长时间水中浸泡会抑制缩宫素的产生，从而延长产程并使宫缩减弱。

### 7. 穴位按压

穴位按压是用手指或小珠子按压穴位。有限的数据表明，按压三阴交穴（大致位于胫骨下段的内侧面）和合谷穴（大致位于手背第一掌骨根部和第二掌骨根部直接）均有益处。

### 8. 针灸

对于分娩痛，针灸穴位取决于疼痛的程度和位置、产程、产妇疲劳程度、紧张、焦虑及多种其他因素。常用穴位有足三里穴、三阴交穴、内关穴、合谷穴、太冲穴、中极穴、关元穴和十七椎穴等。有时也使用电针疗法，即在穴位上放置针头进行电刺激，缓解分娩痛的效果与人工针灸类似。经过充分训练的从业者使用一次性针头进行针刺治疗不会对产妇带来风险。虽然有少量研究支持临产时使用针灸，但由于缺乏大型试验而且现有研究存在显著异质性，还难以得出结论。针灸治疗师的技能、技巧和经验存在巨大差异，这会增加针灸益处的不确定性。

### 9. 经皮神经电刺激

经皮神经电刺激（TENS）是指使用便携的电池供能仪器经表面电极向皮肤传输低压电脉冲。TENS 的作用机制是基于疼痛的门控理论。一些 TENS 装置专门为产妇设计，在许多国家和地区，产妇可在无医生或助产士医嘱的情况下从药房或者医疗设备公司租借设备。虽然有些证据表明 TENS 可以减轻急性疼痛，但尚缺乏支持 TENS 能缓解分娩痛的数据。进行 TENS 操作时，通常将一对电极置于脊椎 $T_{10} \sim L_1$ 水平的两旁，另一对置于 $S_{2\sim 4}$ 水平。产妇自行控制电流强度和刺激模式，通常在宫缩期间使用连续刺激，而在宫缩间期使用脉冲模式。TENS可引起一种轻微镇痛或刺激感，这可能降低产妇对宫缩疼痛的感知。

#### 10. 芳香疗法

芳香疗法是使用从植物材料以蒸馏方式获得的精油的一种补充疗法。精油可以通过按摩和芳香扩散器或蒸发器使用，其被认为可以增加人体自身的镇静和放松躯体，分娩中常用的两种精油是薰衣草和乳香。尽管关于芳香疗法疗效的数据有限且不一致，但全球许多医院都将其作为一种便利疗法提供给产妇。

#### 11. 无菌水注射

也称水阻滞，在腰骶部皮内或皮下注射无菌注射用水，主要用于缓解分娩时腰痛。综述显示，与安慰剂相比，无菌注射用水可以减少疼痛评分，但由于研究设计存在异质性，证据等级有限。具体的作用机制尚不清楚，有学者依据疼痛的门控理论推测，Aδ纤维放电抑制了来此C纤维的内脏痛传入信号，因此减弱了内脏痛觉。另外，局部内啡肽的释放可能与镇痛作用有关。在难以使用镇痛药的情况下，或产妇希望使用其他方法时，可考虑使用无菌水注射技术。

### （三）药物性分娩镇痛

治疗分娩疼痛的药物方法大体上分为全身性和区域性。全身性用药包括胃肠外给药（肌内注射或静脉给药，包括患者自控镇痛）和吸入给药。区域镇痛方法包括椎管内镇痛（即硬膜外镇痛、蛛网膜下腔镇痛、腰硬联合镇痛和硬脊膜穿破硬膜外镇痛）及阴部神经阻滞和宫颈旁阻滞等。对于不排斥使用药物来缓解分娩痛的产妇，建议首选椎管内镇痛，因为其镇痛效果最好且对产妇和胎儿的影响小。

#### 1. 全身药物镇痛

用于分娩镇痛的全身镇痛药物包括阿片类、对乙酰氨基酚和NSAID、吸入药物及其他辅助药物等。

(1) 阿片类镇痛药：阿片类药物是分娩镇痛中最常使用的全身性药物。阿片类药物的优势在于使用方便、价格低廉和创伤性比椎管内镇痛更小，但是通常无法显著缓解分娩疼痛。所有阿片类药物都有不同程度的不良反应，包括呼吸抑制、恶心和呕吐，以及从欣快感到过度镇静的精神症状改变。根据阿片类药物的物理化学特性，他们都能通过胎盘循环，这可能引起新生儿呼吸抑制。

临近分娩时应谨慎考虑使用阿片类药物，因为在产妇用力时最好避免镇静，并且此时使用阿片类药物对胎儿产生的影响可能较持久。

① 患者自控镇痛：使用患者自控镇痛泵可以让患者以锁定的给药间隔自行给予设定剂量的药物。患者自控镇痛可快速发挥镇痛效果，疼痛控制和不良反应情况优于胃肠外间歇性注射阿片类药物，还能让患者有掌控感。若产妇有椎管内镇痛的禁忌证、不愿意或没有条件使用椎管内镇痛时，这种阿片类给药方式最有效。分娩镇痛首选短效阿片类药物（如芬太尼或瑞芬太尼），使血药水平快速变化以适应不断变化的临床需求。

• 瑞芬太尼患者自控镇痛：瑞芬太尼镇痛效果强，可被非特异性酯酶所水解，消除不依赖于肝、肾功能，代谢产物无活性，被认为是目前较理想的静脉分娩镇痛药物。瑞芬太尼患者自控镇痛不如椎管内镇痛有效，但比长效阿片类镇痛药或氧化亚氮更有效。

瑞芬太尼起效时间为30～60s，达峰时间为2.5min。在一次宫缩开始时给药，就很可能在下一次宫缩时发挥镇痛作用，但产妇要学习何时自行给药。已发布的瑞芬太尼患者自控镇痛给药方案包括单次给予10～50μg，锁定时间1～5min，无背景输注。瑞芬太尼患者自控镇痛用于分娩镇痛时无须给予负荷剂量。欧洲瑞芬太尼患者自控镇痛安全网络（RemiPCA SAFE Network）相关医院使用的患者自控镇痛方案为静脉单次给予瑞芬太尼10～30μg，锁定时间2min，无背景输注。

需要特别注意的是，瑞芬太尼是一种强效呼吸抑制药，使用瑞芬太尼患者自控镇痛时应持续监测血氧饱和度和呼吸频率，还需要一对一护理。多项研究指出，产妇使用瑞芬太尼患者自控镇痛会发生呼吸抑制，并且已经有多个产妇使用瑞芬太尼患者自控镇痛期间出现了呼吸骤停或心搏骤停的病例报告。

- 芬太尼患者自控镇痛：芬太尼起效迅速，作用时间相对较短（但长于瑞芬太尼），且没有活性代谢物。目前尚无充分证据比较患者自控镇痛芬太尼与瑞芬太尼的效果和不良反应，仅有一些小型研究指出，患者自控镇痛芬太尼可替代瑞芬太尼。芬太尼患者自控镇痛的常规方案是初始负荷剂量 50～100μg，之后单次剂量 10～25μg，锁定时间 5～10min，无背景输注。

使用芬太尼患者自控镇痛的患者与使用其他快速给予全身性阿片类药物的患者监测方法相同，助产士或麻醉医生需监测其镇静程度和呼吸状态。

② 间歇性快速给予阿片类药物：用于分娩镇痛的全身性阿片类药物通常通过皮下注射、肌内注射或静脉途径给药。当由于各种原因无法进行更有效的椎管内镇痛或阿片类药物患者自控镇痛时，可使用这些给药方式。皮下和肌内给药相对安全且容易，但注射可引起疼痛、起效较慢且因吸收度有差异而无法预测血药浓度。静脉注射起效更快且峰浓度差异更小，便于逐步调整剂量以达到效果，因此应用最多。

- 哌替啶：长久以来，哌替啶是全球最常用于分娩镇痛的阿片类药物，近些年来，考虑到其对新生儿的影响，伴随着瑞芬太尼的使用增加，哌替啶的应用逐渐减少。哌替啶对新生儿的影响主要与其极长效代谢产物去甲哌替啶的蓄积有关。哌替啶在胎儿体内的达峰时间是在母亲用药后 2～3h，因此经典教科书均建议在胎儿娩出前 1h 内或 4h 使用为宜。但无论产妇何时用药，去甲哌替啶都可影响新生儿的行为并阻碍母乳喂养。不推荐使用哌替啶的原因还包括其具有潜在不良反应（如 5- 羟色胺能危象、癫痫发作和去甲哌替啶神经毒性），以及可与多种药物（如单胺氧化酶抑制药）发生相互作用。

- 吗啡：吗啡可用于分娩镇痛，但是由于该药在非镇静剂量的情况下缺乏有效性，并且对母亲和新生儿的不良反应，其应用逐渐减少，尤其是在那些有条件进行更好的镇痛方法的分娩机构中。

- 纳布啡：与吗啡等更长效的阿片类药物不同，纳布啡的呼吸抑制作用具有剂量封顶效应。根据镇痛水平和产妇镇静程度，可每 2～4 小时静脉给予 2.5～10mg 纳布啡。与其他阿片类药物相似，纳布啡对母亲和胎儿有相似不良反应，尤其需要关注母亲可能出现烦躁。

(2) 对乙酰氨基酚和非甾体抗炎药：由于对乙酰氨基酚的疗效有限且 NSAID 可能会促进动脉导管早闭，目前已不建议使用。

(3) 氯胺酮：氯胺酮是一种苯环己哌啶衍生物，主要非竞争性拮抗 NMDA 受体。精神方面的不良反应使它的使用受限。它也可能导致心率和血压升高，应避免用于子痫前期或高血压的产妇。氯胺酮用于分娩镇痛的研究并不多，需要进行更多的研究来比较氯胺酮和其他传统分娩镇痛方法的疗效。

(4) 吸入药物镇痛：吸入镇痛是指通过间歇吸入亚麻醉浓度的挥发性药物来提供镇痛。1853 年英国的 Snow 医生在维多利亚女王分娩时成功实施了氯仿麻醉镇痛，其本人和氯仿麻醉因之同时盛名。多年来各种麻醉药物都被使用过，其中氧化亚氮是最常用于分娩镇痛的吸入性麻醉药。

吸入性药物很容易透过胎盘，胎儿血液中的浓度很快与母体接近。但是这些药物几乎完全通过母亲的肺脏消除。未经处理的气体造成的环境污染可能非常严重，也可能会给经常暴露于亚麻醉浓度挥发性气体的医护人员带来职业风险。

① $N_2O$ 吸入法：在英国、澳大利亚、新西兰等国家，$N_2O$ 吸入用于分娩镇痛已有数十年历史，但在中国、美国等国家应用较少。一般由产妇手持麻醉面罩置于口鼻部，在宫缩前 20～25s 吸入 $N_2O$ 与氧气各占 50% 的混合气体，于深呼吸 3 次后即改为 30% $N_2O$ 与 70% 氧气吸入，待产痛消失即开面罩。由于 $N_2O$ 的镇痛效果有 30～45s 的潜伏期，故必须抢先在宫缩开始前吸入方有效。吸入 $N_2O$ 的持续时间过长，可致产妇意识消失，并出现躁动兴奋，因此，在使用前应指导产妇正确的使用方法和要求。$N_2O$ 不影响宫缩与产程，不影响血压，只要严格控制吸入浓度和时间，避免

母儿缺氧则安全，但镇痛效果不如椎管内镇痛法。

②恩氟烷、异氟烷、七氟烷吸入法：异氟烷、七氟烷等挥发性药物也被研究用于分娩镇痛。与 $N_2O$ 相比，它们能更有效地减少分娩时的疼痛强度。由于其常规使用需要麻醉医师全程参与以及保护性气道反射消失等限制，这些药物并未得到广泛应用。另外，所有的挥发性药物还会引起剂量依赖性子宫平滑肌松弛。

### 2. 区域镇痛

区域镇痛技术应用广泛，并且对分娩期疼痛非常有效。与肠道外途径给药或全身吸入镇痛相比，区域镇痛能减少对胎儿的药物抑制和母亲吸入性肺炎的可能，并能有效地缩短与疼痛性子宫收缩有关的过度换气及宫缩间隙时的低换气周期。最常用的区域镇痛方法有椎管内镇痛、阴部神经阻滞、宫颈旁阻滞等，每种区域镇痛技术都能阻滞第一或第二产程或者两产程绝大部分的传导疼痛冲动的神经。

(1) 阴部神经阻滞：阴部神经来自阴部神经丛，神经纤维由 $S_2 \sim S_4$ 神经前支组成，内含许多副交感神经纤维。阴部神经支配阴道下段、阴道外口和会阴部分的感觉神经，以及部分会阴肌肉的运动神经。

阴部神经阻滞主要用于减轻会阴部小手术和分娩相关事件（如第二产程阴道口扩张、阴道助产和会阴修复）引起的疼痛。需注意，阴部神经阻滞并不能缓解第一产程期间子宫收缩和宫颈扩张引起的疼痛。在产科广泛采用硬膜外镇痛前，阴部神经阻滞是第二产程的首选镇痛方法。此外，至少有一项研究报道使用阴部神经阻滞成功进行宫颈环扎术，阴部神经阻滞还可用于诊断和治疗疑似阴部神经痛。

(2) 宫颈旁阻滞：宫颈旁阻滞是一种用于不能接受椎管内镇痛的产妇的替代技术。它是一种相对简单的阻滞，适用于第一产程，并且不会影响产程。在 20 世纪 70 年代前，宫颈旁阻滞是一种比较常用的分娩镇痛方法，用以部分缓解产程活跃期子宫收缩和宫口扩张引起的疼痛。具体做法是将局部麻醉药注射到宫颈旁阴道穹隆黏膜下，

封闭宫颈神经节，这个神经节含有所有来自子宫、宫颈和阴道上端的内膜感觉神经纤维。由于来自会阴的躯体感觉神经纤维并没有被阻滞，这种阻滞方法仅在第一产程有效。宫颈旁阻滞的主要缺点是阻滞后胎儿心动过缓的发生率相对较高，这可能与子宫血流降低或胎儿血中局部麻醉药浓度高有关。

(3) 椎管内镇痛：椎管内镇痛是临产与分娩过程中最有效且最常用的镇痛方式。硬膜外阻滞、腰硬联合阻滞以及其他椎管内阻滞技术，包括硬脊膜穿破硬膜外阻滞、单次蛛网膜下腔和连续蛛网膜下腔阻滞等，均可用于缓解分娩疼痛。在大多数情况下，这些技术可提供非常好的镇痛效果，且对母体和胎儿的风险都很小。

本部分主要讨论椎管内分娩镇痛的适应证、禁忌证、常用技术及药物等。

① 椎管内镇痛的一般注意事项。

• 除非有医学禁忌证，否则母亲的要求是分娩镇痛的充分指征。

• 椎管内镇痛必须在第一产程阻滞到 $T_{10} \sim L_1$ 平面，在第一产程后期和第二产程延伸至 $S_2 \sim S_4$ 平面。

• 椎管内镇痛可在分娩过程中的任何阶段开始，包括临产早期和宫口开全时。

• 经产妇的产程通常比初产妇进展得更快，对于所有产妇而言，宫口扩张后期和第二产程使产程进展可能更快，经产妇可能需要起效更快的椎管内镇痛以覆盖骶神经根。

• 疼痛缓解可通过减轻儿茶酚胺对母体心血管、呼吸系统和胃肠道的不良影响来改善分娩过程，充分的分娩镇痛也可改善子宫胎盘灌注，降低产后抑郁和产后持续疼痛的发生率。

• 椎管内分娩镇痛的绝对禁忌证非常少见。在临产女性中，启动椎管内镇痛的风险和获益必须个体化考虑。一些相对禁忌证包括凝血障碍、腰部感染，以及由颅内病变导致的颅内压升高。

② 椎管内镇痛的适应证与禁忌证。

• 适应证

▫ 产妇自愿应用。

□ 经产科医师评估，可阴道分娩或经阴道试产者。

- 禁忌证

□ 产妇不同意，拒绝签署知情同意书。

□ 产妇无法配合进行椎管内穿刺。

□ 存在椎管内阻滞禁忌证，如凝血功能障碍、穿刺部位感染或损伤、未纠正的产妇低血容量或低血压、颅内压增高、严重脊柱畸形等。

□ 对局部麻醉药或阿片类药物过敏。

□ 神经系统疾病或神经病变并非椎管内镇痛的绝对禁忌证，但在操作前应行必要的神经病学检查并充分告知产妇潜在风险。产妇如接受抗凝治疗（如抗血小板药物、抗凝药物）或血小板功能异常，会增加硬膜外／蛛网膜下腔血肿风险。需根据产妇病史、体格检查和临床症状等因素，权衡利弊后考虑是否实施椎管内镇痛。产妇应用小剂量阿司匹林并非椎管内镇痛的禁忌证。

③ 椎管内镇痛前的准备

- 场地准备：具有完善消毒条件的独立操作空间，按照院内感染控制制度进行监测与管理。

- 设备及物品要求

□ 多功能监护仪。

□ 供氧设备：中心供氧／氧气瓶、鼻吸氧管、吸氧面罩。

□ 吸引设备：负压吸引器、吸引管、吸痰管。

□ 椎管内穿刺包、镇痛泵。

□ 胎心监护仪、新生儿抢救复苏设备。

□ 成人抢救车，包括抢救物品及药品。

□ 气管插管设备，包括喉镜、气管导管、口咽通气道、喉罩、困难气道器具等。

□ 医疗区域内具备麻醉机、除颤仪／自动体外除颤器。

- 药品准备

□ 静脉输液用液体。

□ 局部麻醉药：利多卡因、罗哌卡因、布比卡因等。

□ 阿片类药品：芬太尼、舒芬太尼等。

□ 急救类药品及 20% 脂肪乳剂等。

- 人员要求

□ 麻醉医师：取得医师资格证书及医师执业证书，经评估具备独立从事分娩镇痛的能力。

□ 其他卫生专业技术人员：配合实施椎管内分娩镇痛的产科医师、护理人员等，应当取得相关资格及执业证书，并经过椎管内分娩镇痛相关系统培训。

④ 操作前超声检查：操作前可通过超声确定进针的椎间隙并估计皮肤至硬膜外隙的距离，尤其对脊柱侧弯、既往接受背部手术或解剖标志难以触及的患者。

操作前超声提高了解剖标志定位困难者的一次操作成功率，对于经验丰富的操作者和解剖标志易触及的患者，超声的作用可能不大。然而，常规采用超声可用来辅助提高操作熟练程度。

⑤ 椎管内镇痛期间的监测

- 生命体征和胎心监测：镇痛期间全程监测并记录产妇生命体征（呼吸、心率、血压、体温、血氧饱和度）及胎心。椎管内分娩镇痛在首次注药（包括试验剂量）后应每隔 2～5min 监测产妇生命体征，直至首次负荷量注入后 20min；其间处理暴发痛后如给予追加剂量，应每隔 5～10min 监测一次直至半小时；分娩镇痛结束后继续观察产妇生命体征 2h 后，无异常情况后返回病房。

- 宫缩疼痛监测和运动阻滞监测：镇痛期间以 VAS 评估宫缩疼痛，VAS 评分≤3 为镇痛有效；必要时评估产妇运动阻滞情况（改良 Bromage 评分）。

⑥ 椎管内镇痛技术的选择：连续硬膜外阻滞和腰硬联合阻滞是目前最常用的椎管内分娩镇痛技术，在特定的临床情况下，也可能采用单次蛛网膜下腔和连续蛛网膜下腔阻滞技术。操作者可根据操作实施经验、机构规范和临床情况选择适宜的镇痛技术。

与传统的硬膜外阻滞技术相比，腰硬联合阻滞可能带来一些益处，包括镇痛起效更快，对补救性镇痛的需求较低、单侧阻滞的风险较低等。尽管腰硬联合阻滞技术进行了硬脊膜穿破，但硬脊膜穿破后头痛（post dural puncture headache,

PDPH）的风险似乎并未增加。然而，与硬膜外分娩镇痛相比，腰硬联合阻滞瘙痒和胎儿心动过缓的发生率更高。

- 硬膜外镇痛：对产妇行硬膜外阻滞镇痛时，硬膜外穿刺针需在 $L_{2\sim3}$ 腰椎间隙及以下进针。确认到达硬膜外间隙后，将硬膜外导管从穿刺针内送入硬膜外间隙，然后退出穿刺针，固定导管并连接输液泵系统。

  □ 药物选择：包括局部麻醉药和阿片类药物。推荐使用低浓度的局部麻醉药联合阿片类药物，可以达到满意的镇痛效果，降低运动神经阻滞及器械助产的发生率，并减轻对产程时间的影响。

  推荐 1.5% 利多卡因 3ml 作为试验剂量（可加入 1：20 万单位或 1：40 万单位肾上腺素），妊娠高血压疾病、子痫前期、心脏病等产妇慎用肾上腺素。3～5min 内出现运动阻滞提示导管置入了蛛网膜下腔，而 1min 内母体心率增加 20% 或更多（或心率增加 10～25/min）提示导管置入了血管内。无异常后单次推注负荷量 6～15ml。国内常用的硬膜外镇痛负荷量和维持阶段的常用药物及浓度见表 25-1，建议实施个体化给药。

  □ 镇痛维持阶段药物输注：镇痛维持阶段建议使用自控镇痛装置，PCEA 联合 CEI 或 PIEB 给药是较好的选择，根据疼痛程度调整镇痛泵的设置及药物浓度。以 0.08% 罗哌卡因复合 0.5μg/ml 舒芬太尼混合液的镇痛泵为例。

  CEI+PCEA 参数设置：背景剂量为 6～15ml/h，产妇自控剂量为每次 8～10ml，锁定时间 15～30min。

  PIEB+PCEA 参数设置：脉冲 8～12ml，间隔时间 45～60min，产妇自控剂量为每次 8～10ml，锁定时间 15～30min。

  过去，不少产科医生要求分娩后期停止硬膜外镇痛，以提高母体娩出力，从而减少器械助产率。然而，目前相关文献或实践指南并不支持该做法。推荐在整个第二和第三产程持续进行硬膜外镇痛。

- 腰硬联合镇痛：腰硬联合镇痛是蛛网膜下腔镇痛和硬膜外镇痛的联合应用，起效快，镇痛

效果完善，但需警惕胎心率减慢的风险以及蛛网膜下腔使用阿片类药物引起的瘙痒。

通常使用针内针技术进行腰硬联合镇痛，此时应选择 $L_3\sim L_4$（首选）或 $L_2\sim L_3$、$L_4\sim L_5$ 间隙行硬膜外穿刺。在妊娠女性中，髂嵴连线是一个不可靠的体表解剖学标志。研究显示，即使有经验的麻醉医生在触诊时也可能错误识别腰椎间隙，至少比预期高 1～2 个间隙的情况并不少见。因此，触诊定位时应选择较低的腰椎间隙，或使用超声来提高准确性。

确认脑脊液回流后注入药物，蛛网膜下腔常用药物及剂量见表 25-2。在硬膜外给药前，应注入试验剂量，试验剂量阴性后，连接硬膜外药物输注装置，硬膜外腔用药参考硬膜外镇痛方案（表 25-1）。

- 单次蛛网膜下腔镇痛：单次蛛网膜下腔镇痛适用于可预见的短时间内分娩产妇。经产妇因产程进展迅速，此技术是可推荐的镇痛方式。另外，当预计或发现置入硬膜外导管困难时（例如患者存在解剖学异常或曾进行大范围脊柱手术），也可进行蛛网膜下腔注射。在这种情况下，可以在整个产程中多次重复蛛网膜下腔注射，也可以在患者感到舒适后再次尝试硬膜外操作。蛛网膜下腔注射药物及剂量可参考表 25-2，建议实施个体化给药。

- 连续蛛网膜下腔镇痛：连续蛛网膜下腔镇痛技术结合了快速镇痛与连续镇痛的特点，并保留了转为手术麻醉的能力。然而，目前很少将连续蛛网膜下腔分娩镇痛作为首选，因为其 PDPH 的发生率较高，且曾报道可导致马尾综合征。在尝试置入硬膜外导管的过程中，意外刺穿硬脊膜（unintended dural puncture，UDP）后，可考虑使用连续蛛网膜下腔镇痛技术，但一定要仔细权衡利弊。

在硬膜外镇痛中使用的局部麻醉药 / 阿片类药物混合溶液也可用于连续蛛网膜下腔镇痛。蛛网膜下腔输注最常用的给药模式是连续输注，但根据药物的浓度，输注速度必须减少至 1～3ml/h（如 0.1% 的布比卡因 1ml/h，0.0625% 的布比卡因

表 25-1 硬膜外镇痛常用药物浓度

| 药　物 | 硬膜外镇痛 | |
| --- | --- | --- |
| | 负荷量 | 维持量 |
| 局部麻醉药 | | |
| 布比卡因 | 0.04%～0.125% | 0.05%～0.125% |
| 罗哌卡因 | 0.0625%～0.15% | 0.0625%～0.125% |
| 左旋布比卡因 | 0.04%～0.125% | 0.05%～0.125% |
| 阿片类药物 | | |
| 芬太尼 | 0.5～2μg/ml | 1～2μg/ml |
| 舒芬太尼 | 0.2～0.6μg/ml | 0.3～0.6μg/ml |

表 25-2 蛛网膜下腔常用药物及剂量

| 单次阿片类药物 | 单次局部麻醉药 | 联合用药 |
| --- | --- | --- |
| 舒芬太尼 2.5～7μg | 罗哌卡因 2.5～3.0mg | 罗哌卡因 2.5mg+ 舒芬太尼 2.5μg（或芬太尼 12.5μg） |
| 芬太尼 15～25μg | 布比卡因 2.0～2.5mg | 布比卡因 2.0mg+ 舒芬太尼 2.5μg（或芬太尼 12.5μg） |

3ml/h），并酌情缓慢调整；应取消按需给药的方案，并且不应使用 PIEB。最重要的是，必须告知护理、产科和麻醉团队的所有成员，导管位于蛛网膜下腔内并贴上"蛛网膜下腔"或"腰麻"的标签。

• 脊膜穿破硬膜外镇痛：硬脊膜穿破硬膜外（dural puncture epidural，DPE）镇痛技术本质上是无须蛛网膜下腔注药的腰硬联合镇痛技术。过程与腰硬联合技术类似，针内针穿破硬膜，在观察到脑脊液流出后不注射药物，而是直接退出腰麻针，然后置入硬膜外导管并开始硬膜外镇痛。

将 DPE 与其他椎管内分娩镇痛技术进行疗效比较的文献尚无定论。一些比较 DPE 和持续硬膜外镇痛的研究显示，当使用 25G 或 26G 腰麻针刺穿硬膜时，DPE 镇痛更为对称、尾侧扩散更广泛和（或）起效更快；而使用 27G 穿刺针则没有类似的效果。在一项试验中，120 名产妇被随机分配到 DPE 组、腰硬联合组或标准硬膜外分娩镇痛技术组。结果显示，腰硬联合和 DPE 的镇痛质量相当，且两者的镇痛效果均优于硬膜外技术；与腰硬联合技术相比，采用 DPE 和硬膜外技术的母体与胎儿不良反应较少。这提示镇痛效果改善的机制是药物从硬膜外隙漏入蛛网膜下隙。

在使用硬膜外镇痛技术穿刺时，当落空感不明确时，也可使用 DPE 来确定硬膜外穿刺针的位置。脑脊液经腰麻针流出提示硬膜外穿刺针的尖端接近硬膜，此时可能位于硬膜外间隙内。虽然尝试置入硬膜外导管也可辅助确定硬膜外穿刺针的位置，但任何导管（尤其是较硬的导管）均可能沿筋膜平面或硬膜外隙外的任何部位穿行。

⑦ 分娩镇痛的异常情况及其处理

• 阻滞不全 / 阻滞失败：分娩镇痛过程中，突然出现的疼痛剧烈发作，产妇经自控镇痛后疼痛仍不能缓解的情况称为暴发痛。处理暴发痛时，应综合评估疼痛性质和部位、产科因素后，采取相应措施。

评估镇痛不全的原因：包括疼痛性质、程度和部位，产程进展，产科因素（如子宫破裂、异常分娩、胎盘植入）及其他可能原因（如膀胱过度充盈等）。

□ 评估镇痛情况和效果：测试椎管内镇痛的阻滞平面，检查硬膜外导管位置及深度，检查药物浓度和输注速度，排查药物输注系统故障（如镇痛泵故障、导管断开等）。

□ 处理方法：根据镇痛不全的表现，考虑可能原因并采取相应处理措施（表 25-3）。

• 硬脊膜意外穿破

□ 临床表现：硬膜外穿刺针或硬膜外导管导致的意外刺破硬脊膜可以引发产妇 PDPH。PDPH 常在直立位时发生，由卧位转为直立或坐位时加剧，平躺时缓解，伴随症状有颈部疼痛和僵硬、畏光、耳鸣、听觉减退和恶心等。PDPH 在大多情况下可自行缓解，通常不超过 2 周。

□ 意外刺破硬脊膜后的镇痛管理：经评估后可继续实施椎管内分娩镇痛时，需更换间隙（通常选择上一个间隙）重新置入硬膜外导管。需注意的是，经硬膜外腔给予的药物可能通过硬脊膜破口进入蛛网膜下腔，导致高平面阻滞。因此，镇痛药应先小剂量分次给予，根据产妇反应调整剂量。

□ 硬脊膜穿破后 PDPH 的处理：参见《椎管内阻滞并发症防治专家共识》（2017 版）。

• 胎心率异常：协助产科医师排除产科原因。鞘内使用阿片类药物引起的胎心减慢，大多经处理后可恢复正常。处理措施包括产妇左侧卧位，给予吸氧、连续胎心监测，排除及处理母体低血压因素；暂停缩宫素使用；必要时应用抑制宫缩药物，如硝酸甘油、特布他林；持续观察胎心变异情况，随时做好胎儿宫内复苏准备；必要时进行紧急剖宫产。

• 严重运动阻滞：严重运动阻滞多见于反复单次注射或长时间连续输注局部麻醉药，可影响产妇活动，并在第二产程造成产妇乏力，增加器械助产率。处理措施包括调整药物输注，降低给药速度或局部麻醉药浓度，必要时停止给药。

• 分娩镇痛中转剖宫产：椎管内分娩镇痛留置硬膜外导管可用于剖宫产麻醉，若镇痛效果不佳可能预示其用于剖宫产麻醉失败。原因包括硬膜外导管移位 / 脱出，硬膜外腔内中隔，硬膜外 / 蛛网膜下腔粘连等。应根据产妇及胎儿状态、分娩镇痛效果、医疗条件及麻醉技术水平选择麻醉方式，处理要点如下。

**表 25-3 分娩期间镇痛不全的表现、原因及处理措施**

| 镇痛不全的表现 | 原 因 | 处理措施 |
| --- | --- | --- |
| 镇痛平面足够（$T_{10}$～$S_4$） | 镇痛强度不够 | 增加局部麻醉药浓度或联合应用阿片类药物，增加镇痛强度 |
| | 产科因素：胎位不正（如枕后位疼痛部位为会阴 / 后背部） | 针对产科因素处理 |
| 双侧阻滞，镇痛平面不够 | 硬膜外药物容量不够 / 平面扩散不够：输注速度太慢；脉冲容量不够或间隔时间太长 | 大容量（5～15ml）低浓度局部麻醉药 |
| | 多孔导管位置不佳 | 调整导管位置 |
| | 导管过度偏离中线，或置管过深 | 拔出导管 1cm |
| 单侧阻滞或节段缺失 | 解剖异常，如硬膜外腔存在间隔 | 用大容量低浓度局部麻醉药行平面扩散 |
| | 长时间侧卧位的产妇容易导致药物向单侧扩散 | 调整产妇体位 |
| | 药物输注系统故障（镇痛泵故障、连接故障） | 调整装置 |
| 完全无效（无感觉阻滞） | 导管不在硬膜外腔 | 确认导管位置 |
| | | 重新穿刺 |

□ 首选椎管内麻醉，全身麻醉剖宫产时困难插管和反流误吸风险高。

□ 硬膜外腔分次给予 1.5%～2% 利多卡因或 2%～3% 氯普鲁卡因，合用芬太尼或舒芬太尼可缩短起效时间。

□ 给予利多卡因时，用碳酸氢钠碱化硬膜外腔药液可加快麻醉起效时间。

□ 一旦决定实施剖宫产，可立即给予试验剂量评估麻醉效果。可在转运前给予首次剂量测试麻醉平面，入手术室后根据麻醉效果追加镇痛药物，以缩短麻醉时间。

□ 实施全产程镇痛。麻醉科医师定时巡视产房，评估镇痛效果，了解产程进展，及时诊断和积极处理暴发痛，有助于提高分娩镇痛中转剖宫产麻醉的成功率。

□ 一旦分娩镇痛中转剖宫产麻醉失败，应该根据剖宫产紧急程度选择重新穿刺或全身麻醉。

⑧椎管内分娩镇痛的不良反应及其处理：同其他椎管内阻滞相比，规范的椎管内分娩镇痛因应用药物剂量较小，局部麻醉药浓度较低，不良反应并不多见。主要如下。

• 低血压：评估低血压产生原因，排除外产科因素。治疗措施包括调整产妇体位、吸氧、输液，必要时给予去氧肾上腺素、麻黄碱等缩血管药物。

• 发热：硬膜外镇痛相关母体发热（核心温度≥38℃）的发病机制，可能与非感染性炎性反应有关。初产妇、胎膜早破、产程延长、妊娠期特殊的生理变化、局部麻醉药致炎作用、硬膜外阻滞操作等，均是引起发热的危险因素。目前尚无有效预防措施，预防性使用对乙酰氨基酚和抗生素并不能预防发热。治疗应根据母婴监测及检查结果对症处理，如物理降温、适量补液、抗感染、药物降温等。在无胎心率及产妇其他异常情况下，可继续镇痛并经阴道分娩。

• 瘙痒：鞘内使用阿片类药物后常见。其严重程度和阿片类药物使用剂量呈相关性，大多情况不需要治疗，瘙痒有自限性。治疗药物包括μ受体拮抗药（如纳洛酮、纳曲酮）、部分μ受体

拮抗药和 5- 羟色胺 3 型受体拮抗药等。

• 恶心呕吐：可能与椎管内阿片类药物使用有关，或继发于椎管内镇痛后低血压。妊娠、疼痛、胃排空延迟也可能导致产妇恶心呕吐。一旦发生严重的恶心呕吐，应立即测量血压，如出现低血压时应及时纠正，还可给予甲氧氯普胺及 5-羟色胺 3 型受体拮抗药等。

• 尿潴留：分娩期间产妇一过性尿潴留 / 排尿障碍，可通过留置导尿管或间断导尿得以解决，分娩镇痛停药后功能即可恢复。产后鼓励产妇早期下床和排尿，可以减少产后尿潴留的发生。

• 寒战：多与产妇紧张或体温调节反应改变有关，无须特殊处理。避免过度保温增加产程中发热的可能。胎儿娩出后静脉给予哌替啶、曲马多、布托啡诺等药物均具有缓解作用。

• 局部麻醉药全身毒性反应：注入硬膜外腔的药物意外注入血管导致局部麻醉药全身毒性反应。临床表现为中枢神经系统症状，如产妇烦躁不安、头晕、耳鸣、口周异常感觉、说话困难、抽搐、意识丧失等，可伴有心血管系统症状，如血压升高、心动过缓、室性心动过速、心室颤动等。防治措施参见《椎管内阻滞并发症防治专家共识》（2017 版），但需注意，治疗期间应保持子宫左倾，产妇生命体征和胎心率监测应贯穿始终；使用治疗药物应警惕对新生儿抑制的风险，做好实施紧急剖宫产的准备；产妇心搏骤停立即启动孕产妇高级生命支持及新生儿复苏。

• 高平面阻滞或全脊椎麻醉：见于硬膜外镇痛的局部麻醉药误入蛛网膜下腔引起的高平面阻滞或全脊椎麻醉。临床表现为产妇躁动、严重低血压、呼吸困难、失声、意识丧失及胎心异常等。防治措施参见《椎管内阻滞并发症防治专家共识》（2017 版），诊治注意点见上述局部麻醉药全身毒性反应。

• 神经损伤：椎管内分娩镇痛后神经损伤通常表现为产后下肢感觉和（或）运动功能受损。其病因较复杂，并非所有发生于分娩镇痛后的神经并发症都与椎管内阻滞有关，还可能由妊娠和分娩所引起，包括巨大儿、产程时间延长、胎位

改变、产钳助产、分娩体位等原因，应加以鉴别诊断及处理。椎管内阻滞引起神经损伤的预防与诊治参见《椎管内阻滞并发症防治专家共识》（2017 版）。

- 背痛：约有 50% 以上的产妇可发生孕期或产褥期背痛。产后背痛最主要的危险因素是产前背痛史、产后体重控制不佳；短期背痛与穿刺点软组织损伤有关，通常可自行缓解，无须处理；慢性产后背痛大多和椎管内镇痛不直接相关。

## 二、剖宫产术后镇痛

过去 20 年中，全世界实施剖宫产分娩的患者数目急剧增加，而围术期疼痛是这类患者最优先关注的问题。剖宫产围术期疼痛包括躯体痛和内脏痛。躯体痛源自腹部伤口的伤害性感受器，由 C 类纤维和部分 Aδ 纤维介导，在脊髓节段神经的前根传递，一般在 $T_{10} \sim L_1$ 节段。内脏痛是子宫收缩引起的痉挛性疼痛，由 C 类纤维介导，通过下腹下丛的传入神经纤维经 $T_{10} \sim L_1$ 节段脊髓神经根到达脊髓。

与其他手术的术后镇痛不同，剖宫产后镇痛计划还需要考虑母亲和新生儿之间的亲密接触，并保证母乳喂养的安全。此外，急性疼痛处理不当会给患者身体和心理带来不良后果，还有可能发展为持续性慢性痛。因此高质量的术后镇痛非常重要。

本部分将着重介绍剖宫产术后急性疼痛的镇痛策略。

### （一）术后镇痛方案的制订

理想情况下，应根据患者的实际制订个体化的镇痛方案，包括使用术前疼痛预测工具，使用患者驱动的共享决策方法等，但这些工具的有效性还未得到证实，无法常规应用。术前对产妇进行适当的宣教也十分重要，如告知其术后的疼痛轨迹，如何合理使用非阿片类药物等。

对于大多数患者，剖宫产术后疼痛控制方案可由椎管内阿片类和非阿片类镇痛药（对乙酰氨基酚和 NSAID）构成，全身阿片类则主要用于暴发痛。对于那些接受全身麻醉剖宫产以及具有严重术后疼痛风险因素的患者，可使用其他替代方案。

### （二）剖宫产术后镇痛目标

有效的术后镇痛应实现以下目标：①允许产妇与婴儿亲密接触；②促进术后早期活动，降低血栓栓塞风险；③保持母亲照顾婴儿的能力；④尽量减少阿片类药物的使用；⑤允许安全母乳喂养，并尽量减少新生儿摄入镇痛药。对大多数患者来说，要想达到这些目标需要多模式镇痛方法。

### （三）多模式镇痛方案的组成

剖宫产术后多模式镇痛包括：对乙酰氨基酚；NSAID；阿片类镇痛药（全身性和椎管内）；区域镇痛（椎管内镇痛、周围神经阻滞、切口局部浸润、腹腔内喷洒局部麻醉药）；辅助性镇痛药。

### （四）剖宫产术后镇痛常用药物与方法

#### 1. 对乙酰氨基酚

对乙酰氨基酚是多模式镇痛的关键组成部分，因为其与 NSAID 和椎管内阿片类药物一起使用时具有明显的有效性且不良反应较小。为了获得最大疗效，应定时给药，同时应避免使用阿片类 / 对乙酰氨基酚联合制剂（如羟考酮 / 对乙酰氨基酚），因为单独给药可降低超过对乙酰氨基酚最大推荐日剂量的可能性，并可减少阿片类药物的使用。

对乙酰氨基酚的剂量和给药方案各个机构有所不同，推荐的给药方案包括：①关腹时静脉给予 1g，之后每 6 小时口服 650mg（不能口服时静脉注射）；②关腹时静脉给予 1g，之后每 8 小时口服 1000mg。持续 48～72h，每日最大剂量 3g。

#### 2. 非甾体抗炎药

作为多模式镇痛方案的一部分，NSAID 已被证明可减少疼痛和阿片类药物的消耗，目前已成功用于剖宫产术后镇痛。一项 Meta 分析表明，使用 NSAID 可降低术后 12h 和 24h 的疼痛评分，减少阿片类药物的消耗，并产生较少的镇静作用，恶心和呕吐方面则没有增加。

只要没有禁忌，术后 48h 内可常规给予 NSAID，包括妊娠期高血压患者。通常可经口服、静脉注射或直肠途径给药。为了达到最大疗效，应按计划给药，而不是按需要给药。

(1) 非甾体抗炎药的选择：NSAID 的具体选用应根据所在医疗机构的实际情况、母乳喂养安全数据等。目前还没有文献比较各种非选择性 NSAID 之间，以及非选择性 NSAID 与选择性 COX-2 抑制药之间的疗效。临床常用的一些 NSAID 的推荐剂量如下。

① 酮咯酸：术中止血完成后静脉注射 15～30mg，之后每隔 6～8 小时静脉注射 15mg。使用更高剂量的酮咯酸可能没有任何好处：一项纳入约 1300 名接受多模式镇痛（包括椎管内吗啡、直肠对乙酰氨基酚和静脉酮咯酸）的剖宫产患者的回顾性研究表明，静脉注射 15mg 酮咯酸与注射 30mg 的患者在术后 6h 阿片类药物用量相似。

② 布洛芬：从术中静注酮咯酸后 6～8h 开始，每 6 小时口服 600mg 或每 8 小时口服 800mg，持续 48～72h。

③ 氟比洛芬酯：手术结束前 15min 静脉缓慢推注（1min 以上），单次剂量为 50mg，3～4 次 / 天，日总剂量不超过 200mg。

④ 萘普生：每 12 小时口服 500mg。

⑤ 塞来昔布：每 12 小时口服 200～400mg。

(2) 非甾体抗炎药产科应用的临床关注点。

① 高血压：在镇痛剂量下，NSAID 可使血压正常者和非妊娠高血压患者的血压不同程度地升高。尽管如此，美国妇产科学院 2020 年的一份实践公告建议，对于高血压疾病（包括子痫前期）患者的产后疼痛，NSAID 的使用应优先于阿片类药物。对先兆子痫患者使用 NSAID 的几项研究发现，NSAID 与产后血压升高或其他不良反应之间没有关联。

② 对血小板功能的影响：非选择性 NSAID 可抑制血小板功能，存在定性或定量血小板缺陷的患者应避免使用。一些针对非产科手术的前瞻性研究表明，术中使用酮咯酸不会增加失血量。基于此，尽管在产科人群中缺乏证据，但非选择性

NSAID 仍被广泛用于剖宫产术后镇痛。COX-2 特异性抑制药对成人的血小板功能几乎没有影响，理论上可能比非选择性 NSAID 更适用于剖宫产术后镇痛。然而，一项小型研究表明，与安慰剂相比，COX-2 抑制药伐地昔布对剖宫产术后疼痛无明显改善，因此它用于剖宫产术后镇痛的效果受到质疑。

③ 对新生儿的影响：母乳喂养的妇女使用 NSAID 通常是安全的，因为 NSAID 转移至母乳的比例较低，尤其是在产后 24～72h，此时母乳量较少。然而，对于患有动脉导管依赖性先天性心脏病的婴儿，如需要进行母乳喂养，其母亲应慎重使用 NSAID（包括 COX-2 抑制药）。

**3. 阿片类镇痛药**

(1) 全身阿片类：剖宫产术后不同产妇对阿片类的需求个体差异很大，应综合考虑药物的直接作用、起效时间、持续时间和不良反应后，按需给药。研究表明，与静脉用药相比，口服给药可改善阿片类镇痛效果，同时恶心、嗜睡等不良反应更少。因此，只要产妇能耐受，应首选口服给药。

① 口服阿片类：根据产科麻醉和围产期学会（Society for Obstetric Anesthesia and Perinatology，SOAP）专家共识，口服羟考酮或氢可酮可作为治疗剖宫产后暴发痛的首选阿片类药物。

可待因和曲马多在肝脏中通过 CYP2D6 代谢为其活性形式，部分人的这种酶发生了变异，能更快更大程度地将可待因转化为吗啡、曲马多转化为 O– 去甲基曲马多（M1），这种情况称为 CYP2D6 超快速代谢。对大多数人来说，我们难以知道他们是否是超高速代谢人群，而且婴儿服用阿片类药物过量的早期迹象可能难以察觉。2019 年，美国食品药品管理局更新一条警告：哺乳期女性在使用可待因或曲马多治疗期间，婴儿可能会存在严重不良反应的风险，如过度嗜睡、母乳喂养困难、严重的呼吸问题，甚至致死风险。因此，剖宫产后应避免使用可待因和曲马多进行镇痛。

② 静脉阿片类：根据需要，可选择静脉单次

给药或患者自控静脉镇痛。剖宫产术后静脉使用阿片类，尤其是患者自控静脉镇痛，其镇痛效果优于肌内注射。当使用患者自控静脉镇痛时，舒芬太尼、芬太尼、吗啡和氢吗啡酮均可提供有效镇痛。长久以来，吗啡已被证明可安全有效的应用于产妇，但由于氢吗啡酮没有活性代谢物，可能更适合哺乳期妇女。目前，缺乏直接比较按需给药与持续背景剂量静脉自控镇痛进行剖宫产术后镇痛效果的研究。参考其他手术类型术后镇痛研究，持续背景输注患者自控静脉镇痛与呼吸抑制的发生有一定相关性，因此，建议剖宫产术后患者自控静脉镇痛采用按需给药模式。表25-4列出了几种阿片类患者自控静脉镇痛常用剂量。患者自控静脉镇痛需要足够的负荷剂量以达到理想的镇痛效果。

**表 25-4　阿片类用于静脉自控镇痛的推荐剂量**

| 药　物 | 负荷量 | 单次量 | 锁定时间（min） |
|---|---|---|---|
| 芬太尼 | 25～50μg | 25μg | 6～10 |
| 舒芬太尼 | 2.5～5μg | 2～5μg | 6～10 |
| 吗啡 | 2～5mg | 1～2mg | 6～10 |
| 氢吗啡酮 | 0.2mg | 0.2mg | 6～10 |

（2）椎管内阿片类：相比其他阿片类给药途径，椎管内用药可提高镇痛效果，减少阿片类的不良反应，如镇静、呼吸抑制、恶心、呕吐、瘙痒和尿潴留。当然，不管全身或者椎管内使用阿片类都有可能发生这些不良反应。

对于接受椎管内麻醉的产妇，推荐使用长效亲水性阿片类药物，如将不含防腐剂的亲水性阿片类药物（吗啡或氢吗啡酮）单次应用于蛛网膜下腔或硬膜外麻醉。当应用于硬膜外时，为减少药物转移到胎儿的机会，通常在胎儿娩出后给药。也可在术中给予亲脂性阿片类药物（芬太尼或舒芬太尼）来增强麻醉效果，并且在吗啡或氢吗啡酮达峰前提供术后镇痛。表25-5、表25-6分别列出了硬膜外和蛛网膜下腔使用阿片类用于剖宫产术后镇痛的推荐剂量。

**表 25-5　单次硬膜外使用阿片类用于剖宫产术后镇痛的推荐剂量**

| 药　物 | 剂　量 | 作用持续时间（h） |
|---|---|---|
| 芬太尼 | 50～100μg | 2～3 |
| 舒芬太尼 | 20～30μg | 2～3 |
| 吗啡 | 1.5～3mg | 5～30，平均19 |
| 氢吗啡酮 | 0.4～1mg | 10～20 |

**表 25-6　蛛网膜下腔使用阿片类用于剖宫产术后镇痛的推荐剂量**

| 药　物 | 剂　量 | 作用持续时间（h） |
|---|---|---|
| 芬太尼 | 10～25μg | 2～3 |
| 舒芬太尼 | 5μg | 6 |
| 吗啡 | 75～150μg | ≤100μg，10～27；>100μg，14～40 |
| 氢吗啡酮 | 75μg | 5～15 |

当与对乙酰氨基酚和NSAID联合使用时，椎管内阿片类药物可在术后提供约24h的镇痛效果，从而最大限度地减少对全身性阿片类药物的需求。单次椎管内注射技术还可以减少患者对连续硬膜外镇痛或患者自控静脉镇痛的需求，从而促进患者术后早期活动。与全身性阿片类药物相比，椎管内阿片类药物可提高产妇满意度、降低疼痛评分和延长首次补救镇痛时间，但瘙痒和恶心的发生率可能会增加。总体上，与全身用药相比，椎管内阿片类用药用量较少，从而降低了母乳喂养新生儿的阿片类药物暴露风险。

① 亲脂性阿片类药物：亲脂性阿片类药物（例如芬太尼或舒芬太尼）起效迅速，但镇痛持续时间相对较短。通常将其添加到椎管内局部麻醉药中，从而改善术中镇痛效果，特别是在向外牵拉子宫时。它们可以在椎管内吗啡的峰值效应出现前提供数小时的镇痛效果。

② 亲水性阿片类药物：作为亲水性阿片类药物，吗啡最适合用于椎管内给药。如果没有吗啡，氢吗啡酮是一种合理的替代品。两种药物在等效

剂量下的不良反应相似。必须强调的是，椎管内给药必须使用不含防腐剂的制剂。

• 吗啡：蛛网膜下腔和硬膜外吗啡的镇痛剂量都有封顶效应，而不良反应主要与剂量有关，因此需要在镇痛和不良反应之间找到最佳平衡。

在接受低剂量椎管内吗啡的产妇中，呼吸抑制极为罕见。然而，所有接受椎管内阿片类药物的患者都应制订监测呼吸的方案。当无法监测呼吸时，超低剂量吗啡，如蛛网膜下腔注射50μg或硬膜外注射1mg可能是更安全的选择。

与硬膜外给药相比，蛛网膜下腔给药起效更快，全身阿片类药物浓度也更低。在镇痛效果和不良反应方面，两者则没有明显差异。在临床实际中，具体给药途径取决于所选用的椎管内麻醉方法。当使用蛛网膜下腔-硬膜外联合麻醉时，首选蛛网膜下腔给药，因为需要的阿片类药物剂量更低。

• 氢吗啡酮：与吗啡相比，氢吗啡酮的亲水性低一些。所以，理论上，等效剂量下，氢吗啡酮起效更快，持续时间更短。2017年的一项回顾性研究也证实了这一特点，即蛛网膜下腔注射吗啡200μg至首次使用阿片类药物补救镇痛的中位时间为17h，而蛛网膜下腔注射氢吗啡酮60μg为14.6h。硬膜外吗啡3mg首次使用阿片类药物的中位时间为20.1h，而硬膜外氢吗啡酮0.6mg为13h。然而，2020年发表在麻醉学杂志的一项随机对照试验研究则表明，等效剂量的蛛网膜下腔吗啡（150μg）和氢吗啡酮（75μg）在术后24h内的疼痛评分和阿片类药物使用量没有差异，两者都能提供有效的剖宫产术后镇痛效果。

③ 不良反应：瘙痒和恶心是最常见的不良反应，可以使用最低有效剂量使其最小化。

• 瘙痒：瘙痒是椎管内阿片类药物的常见不良反应，发生率与剂量相关。与其他群体相比，孕妇和产后妇女更容易出现瘙痒，发生率可高达50%~80%，具体原因不明。

引起瘙痒的病因尚不清楚，目前已证实不是由组胺释放引起的。因此，抗组胺药的任何有益作用都可能是由于其镇静作用。

治疗瘙痒最有效的方法是给予小剂量阿片类拮抗药，如纳洛酮［40~80μg静脉注射，或以0.25~1μg/（kg·h）静脉输注］或纳曲酮（6mg口服），或使用阿片类激动-拮抗药，如纳布啡（2.5~5mg静脉注射）。但须注意的是，高剂量阿片类拮抗药可能逆转镇痛作用。

• 恶心和呕吐：剖宫产后恶心和呕吐很常见，约1/3使用椎管内阿片类药物的患者术后可出现恶心呕吐。可使用联合疗法（如昂丹司琼和地塞米松）治疗术后恶心呕吐，具体可参照术后恶心呕吐指南。需要明确的是，预防用药的效果远大于发生后治疗。

• 呼吸抑制：与静脉使用阿片类相比，椎管内使用阿片类不会增加呼吸抑制风险。亲脂性阿片类的呼吸抑制发生在用药后2h内，亲水性阿片类的呼吸抑制则延迟到用药后12h内。

在接受低剂量椎管内阿片类的产妇中，延迟、临床显著的呼吸抑制极为罕见，发生率可低至1.08/10 000~1.63/10 000。因此，我们可以根据患者的危险因素和阿片类用量进行分层，从而区分监测措施。对于无危险因素或使用低剂量的患者，用药后12h内每2小时评估患者的呼吸频率和镇静水平；对于高风险（严重肥胖、梗阻性呼吸睡眠暂停、心肺或神经系统疾病、长期使用阿片类药物、高血压、使用镁剂）或高剂量患者，用药后12h内每小时评估患者的呼吸频率和镇静水平，接下来每2小时评估一次，并且整个过程中，可能需要进行连续脉搏氧饱和度等监测。

④ 椎管内佐剂：在一些国家和地区，可乐定和右美托咪定已被用于延长或增强术后镇痛效果，但目前没有足够的数据支持常规使用这些药物。

### 4. 区域镇痛

当产妇由于各种原因没有或者无法使用长效椎管内阿片类药物时，区域镇痛技术可以作为一种补充措施。它主要包括以下这些内容。

(1) 连续硬膜外镇痛：通过硬膜外途径单独给予局部麻醉药或联合阿片类可用于剖宫产术后镇痛，可以选择持续泵注或硬膜外自控镇痛。尽管术后持续硬膜外输注会降低产妇活动能力、增加护理工作量、提高血栓风险等，但由于其镇痛效果良好，对部分产妇来说，它仍然是有益的。

具体输注方案取决于各医疗机构所拥有的药物，通常为长效局部麻醉药与阿片类药物的组合方案，例如，0.1% 布比卡因与 $2\mu g/ml$ 芬太尼用于 PCEA：背景剂量：$10\sim15ml/h$；单次剂量：$5ml$；锁定间隔：$15min$；$1h$ 最大限值：$30\sim35ml$。

(2) 周围神经阻滞：周围神经阻滞可作为术后未使用椎管内镇痛或镇痛效果欠佳的补充治疗，其中腹横肌平面阻滞是最常用的阻滞方法，其他如髂腹下 - 髂腹股沟神经阻滞、腰方肌阻滞和竖脊肌平面阻滞的应用近年来也逐渐增多。这些阻滞方法大多属于筋膜平面阻滞，由于筋膜平面阻滞所用的局部麻醉药药量较大，且孕妇中毒风险较正常人高，所以操作过程中应谨防局部麻醉药中毒。

① 腹横肌平面阻滞：腹横肌平面阻滞通过阻断腹横肌平面内 $T_6\sim L_1$ 节段的肋间神经外侧皮支和前皮质，从而达到腹部镇痛效果。目前剖宫手术切口以横切口为主，腹横肌平面阻滞是将局部麻醉药注入腹内斜肌和腹横肌之间的筋膜平面，因此其比较适合于剖宫产手术的术后镇痛，尤其是全身麻醉下行剖宫产。最初使用表面解剖标志进行定位，现在可以使用超声引导进行定位。

研究表明，与椎管内吗啡相比，腹横肌平面阻滞镇痛效果稍差，如术后 $24h$ 疼痛评分较高、阿片类药物消耗量较大，但恶心、呕吐和瘙痒等不良反应较少。

腹横肌平面阻滞需进行双侧阻滞，每侧阻滞约需要局部麻醉药 $20ml$，可使用 0.25% 的布比卡因或 0.2% 的罗哌卡因，更高剂量的药物不会带来益处。

② 腰方肌阻滞：腰方肌阻滞是把局部麻醉药注射到腰方肌内或腰方肌周围肌肉间隙内，阻滞走行于此间隙的胸腰段脊神经的分支，以获得所需的腹部或下肢的麻醉和镇痛效果。根据腰方肌解剖结构和注射位点，腰方肌阻滞可以分为腰方肌前侧阻滞、腰方肌后侧阻滞、腰方肌外侧阻滞、腰方肌内阻滞等。

理论上，与腹横肌平面阻滞相比，腰方肌阻滞能提供更好的内脏镇痛效果，但腰方肌阻滞可能会出现下肢乏力，尤其是当入路靠近腰丛时，例如前路腰方肌阻滞。但是，一项 Meta 分析表明，对于剖宫产术后镇痛，腹横肌平面阻滞和腰方肌阻滞之间的镇痛效果并无明显差别。腰方肌阻滞和腹横肌平面阻滞均可减少患者自控镇痛药物用量，降低疼痛评分，且两者的不良反应和满意度无差异。实际工作中，可以根据患者体位和超声图像的质量选择具体方法。由于腹横肌平面阻滞相较于腰方肌阻滞更容易定位和操作，其穿刺成功率也更高，因此推荐剖宫产术后伤口镇痛以腹横肌平面阻滞为主。

③ 其他神经阻滞方法：竖脊肌平面（ESP）阻滞、髂腹下 - 髂腹股沟神经阻滞（IINB）、腹横筋膜平面（TFP）阻滞等可能也有益于剖宫产术后镇痛，但目前的临床证据有限。

(3) 切口局部浸润：对那些未接受椎管内镇痛的产妇，切口局麻浸润可带来与 TAP 阻滞相似的镇痛效果。根据需要，可进行单次注射，也可在切口放置导管进行持续镇痛，如关腹时将多孔导管放置在筋膜下方，然后在关腹后持续输注局部麻醉药。与关腹时进行浸润相比，术前切口局麻浸润并不能减少剖宫产术后疼痛。

(4) 腹腔内局部麻醉药：腹腔内喷洒局部麻醉药（如 2% 利多卡因 $20ml$）可改善术后 $2h$ 内的疼痛评分，但延长的镇痛效果有限。当与其他途径同时使用局部麻醉药时，需防范局部麻醉药中毒。

**5. 辅助性镇痛药**

考虑到阿片类药物的不良反应，我们也可以使用如氯胺酮、$\alpha_2$ 受体激动药、加巴喷丁和镁剂等非阿片类进行辅助镇痛，但总体上这些药物的使用证据有限。

(1) 氯胺酮：针对氯胺酮在剖宫产围术期应用的 Meta 分析显示，氯胺酮可略微减少椎管内麻醉时阿片类药物的用量，并且不增加恶心、呕吐、瘙痒或神经症状的发生率，但针对全身麻醉患者，其并未显示出明显效果。因此，是否可将其作为多模式镇痛的一部分常规使用，目前仍没有定论。

(2) $\alpha_2$ 受体激动药：椎管内添加可乐定可增强

剖宫产术后的镇痛效果，并且不影响新生儿结局，但可能会引起术中过度镇静及术中低血压。关于右美托咪定的应用目前研究有限，不推荐将其常规静脉注射或椎管内注射用于剖宫产术后镇痛。

（3）加巴喷丁：对于剖宫产后严重疼痛或者阿片类药物需求增加的患者，可考虑加用加巴喷丁。由于加巴喷丁具有较强的镇静作用，优先选择产后给药，并考虑加强新生儿镇静水平监测。

（4）镁剂：在非妊娠妇女手术后，静脉使用镁剂能降低疼痛评分并减少阿片类的需要量，然而，在剖宫产患者中是否有类似的作用有待于进一步研究。

### （五）关于母乳喂养

母乳喂养对新生儿和产妇都至关重要，因此支持和促进安全的母乳喂养是剖宫产围术期镇痛的重要目标。由于一些不正确或片面的理解，很多母亲在服药时会暂停母乳喂养，这在许多情况下是没有必要的。

首先，由于初乳的量非常小，在分娩后的前几天内，任何药物转移到母乳的总量都很小。其次，高蛋白结合药物如 NSAID 和局部麻醉药，比阿片类药物和其他亲脂性药物更不容易转移到母乳中。另外，研究已证实，临床相关剂量的椎管内吗啡对剖宫产后母乳喂养的新生儿是安全的。

当然，如果术后需要阿片类药物，母乳喂养最好在阿片类给药之前进行，并且使用最低有效剂量的阿片类药物，以尽量减少母乳转移和新生儿镇静风险，因为母乳中的药物浓度是与母体血浆水平平行上升和下降的。若情况允许，椎管内给药优先于其他给药途径。

总体来说，在母亲接受镇痛药和（或）麻醉药的情况下，只要清醒、警觉、能够抱着婴儿，并且没有使用高风险药物（如曲马多、可待因、哌替啶），继续母乳喂养足月婴儿便是安全的。

### （六）术后持续疼痛

据报道，剖宫产术后 8～12 个月的持续疼痛发生率差异很大，为 0.3%～18%。剖宫产后持续疼痛与慢性阿片类药物使用、产后抑郁以及日常活动和睡眠受到干扰有关。

严重的术后急性疼痛可能是剖宫产后持续疼痛的危险因素，这也是我们要优化术后镇痛的原因之一。然而，关于镇痛干预措施对预防持续性疼痛的疗效的文献有限，结果参差不齐。为了降低持续疼痛的风险，在推荐特定的干预措施之前，需要进行进一步的研究。

（上官王宁　连朝辉）

## 参考文献

[1] 邓小明，姚尚龙，于布为，等 . 现代麻醉学 [M]. 5 版 . 北京：人民卫生出版社，2020.

[2] David H. Chestnut, Cynthia A. Wong, Lawrence C. Tsen, 等 . Chestnut 产科麻醉学：理论与实践（原书第 5 版）[M]. 连庆泉，姚尚龙，译 . 北京：人民卫生出版社，2016.

[3] Baysinger L, Bucklin B A, Gambling D R, 等 . 产科麻醉学（原书第 2 版）[M]. 陈新忠，黄绍强，译 . 北京：中国科学技术出版社，2020.

[4] Suresh M S, Segal B S, Preston R L, 等 . 施耐德产科麻醉学（原书第 5 版）[M]. 熊利泽，董海龙，路志红，译 . 北京：科学出版社，2018.

[5] 中华医学会麻醉学分会产科麻醉学组 . 中国椎管内分娩镇痛专家共识 (2021 版) [EB/OL]　. 中华麻醉在线，2021.

[6] LAYERA S, BRAVO D, ALISTE J, et al. A systematic review of DURAL puncture epidural analgesia for labor[J]. *J Clin Anesth*, 2019, 53: 5–10.

[7] ROOFTHOOFT E, JOSHI GP, RAWAL N, et al. PROSPECT guideline for elective caesarean section: updated systematic review and procedure-specific postoperative pain management recommendations[J]. Anaesthesia, 2021, 76(5): 665–680.

[8] YURASHEVICH M, PEDRO C, FULLER M, et al. Intra-operative ketorolac 15 mg versus 30 mg for analgesia following cesarean delivery: a retrospective study[J]. *Int J Obstet Anesth*, 2020, 44: 116–121.

[9] Gestational Hypertension and Preeclampsia: ACOG Practice Bulletin Summary, Number 222[J]. *Obstet Gynecol*, 2020, 135(6): 1492–1495.

[10] SHARPE E E, MOLITOR R J, ARENDT K W, et al. Intrathecal morphine versus intrathecal hydromorphone for analgesia after cesarean delivery: a randomized clinical trial[J]. *Anesthesiology*, 2020, 132(6): 1382–1391.

[11] EL-BOGHDADLY K, DESAI N, HALPERN S, et al. Quadratus lumborum block vs. transversus abdominis plane block for caesarean delivery: a systematic review and network meta-analysis[J]. *Anaesthesia*, 2021, 76(3): 393–403.

# 第 26 章　儿科手术疼痛管理

围术期疼痛控制是婴儿和儿童手术麻醉计划的重要组成部分，完善的镇痛能够减轻应激反应，缩短住院时间，降低并发症发生率和死亡率。如果疼痛治疗不充分，即使是婴儿，疼痛也可能会对其产生短期和长期的有害影响。近年来随着 ERAS 理念的普及和推广，小儿围术期疼痛的评估和治疗得到了长足的发展。然而与成人相比，小儿疼痛治疗仍稍显落后，主要原因是年龄限制，小儿无法主观地描述自身的疼痛感受，客观的评估手段无法真实全面地反映小儿疼痛程度等。此外，由于担心常用的镇痛药物用于小儿可能存在不同程度的代谢延迟、不良反应增多及镇痛需要严密监护，小儿尤其是危重症、低龄小儿，更难实施疼痛治疗。

本专题将讨论儿科患者围术期疼痛的评估及治疗方法。

## 一、小儿围术期疼痛评估

良好的评估是发现和处理疼痛的前提。从新生儿期到青春期的发育变化使小儿疼痛的评估和管理变得复杂，目前小儿疼痛评估工具主要分为自我评估、面部表情评估、行为学评估和生理学评估四大类。

### （一）自我评估

自我评估是评价疼痛程度的金标准，适用于学龄期儿童（大于 8 岁），该年龄段儿童已经具备一定的逻辑思维能力，能够与医师建立有效的沟通，可以使用 VAS、数字分级评分法和语言分级评分法。

#### 1. 视觉模拟评分法

主要由一条 100mm 的标尺组成，该直线的一端表示"完全无痛"，另一端表示"能够想象到的最剧烈的疼痛"或"疼痛到极点"等，患者根据疼痛的强度标定相应的位置。

#### 2. 数字分级评分法

用 0～10 数字的刻度表示出不同程度的疼痛强度等级，0 表示无痛，10 表示最剧烈疼痛。数字分级评分法是临床最常用也是最简单的疼痛评估方法之一，为了方便儿童理解，常以温度计形式设计或以颜色标注。

#### 3. 语言分级评分法

将描述疼痛强度的词汇通过口述表达。一般 3 岁以上的小儿就能较好描述疼痛，但对疼痛强度的判断不一定很准确。当患儿有能力自述疼痛程度时，其口头的描述应作为药物治疗的首要参考依据。

### （二）面部表情评估

面部表情评估是通过观察小儿面部表情变化评估疼痛程度的方法，适用范围较广，除低龄小儿（小于 3 岁）以外，因各种原因无法交流的小儿、智力发育迟滞的患者都可以使用。面部表情评估工具包括 Wong-Baker 面部表情量表、Bieri 改良面部表情评分法、Oucher 疼痛评分法和 Manchester 评分法等，其中 Wong-Baker 面部表情量表临床应用广泛。

#### 1. Wong-Baker 面部表情量表

是目前公认大于 3 岁儿童的疼痛评估方法，分值为 0～10 分。使用时应注意排除患儿可能因紧张、恐惧等负面情绪而影响的面部表情（图 5-4）。

#### 2. Bieri 改良面部表情评分法

适用于 4—12 岁患儿，分值为 0～10 分（图 26-1）。

#### 3. Oucher 疼痛评分法

是将垂直的 0～10 的数字量表和面部表情结

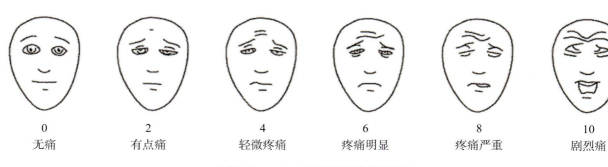

| 0 | 2 | 4 | 6 | 8 | 10 |
|---|---|---|---|---|---|
| 无痛 | 有点痛 | 轻微疼痛 | 疼痛明显 | 疼痛严重 | 剧烈痛 |

▲ 图 26-1　Bieri 改良面部表情评分法

合的一种评分方法，还有专门用不同亚洲儿童面部表情制作的评分尺。与 VAS 评分有很好的相关性，但一般只适用能数到 100 的 6 岁以上的儿童（图 26-2）。

#### 4. Manchester 疼痛评分法

是在 Oucher 评分法的基础上，用小儿广泛喜爱的大熊猫面部表情替代儿童头像，将不同面部表情的大熊猫放在梯子上，越到梯子上端疼痛越剧烈，同时小儿的活动也受到影响。分值 0~10分，适用年龄段同 Oucher 疼痛评分法（图 26-3）。

### （三）行为学评估

行为学评估是一种结合小儿表情、动作行为进行疼痛程度评估的方法，对于新生儿、婴儿和低龄幼儿（小于 3 岁），行为学评估的准确性优于其他评估方法。

#### 1. CRIES 疼痛评分

CRIES 疼痛评分通过哭泣（crying）、吸氧需求（requires $O_2$ saturation）、生命体征（increased vital signs）、表情（expression）和睡眠困难（sleeplessness）进行疼痛评估。总分 10 分，分值越高表示疼痛越严重，推荐用于胎龄 32 周以上新生儿术后疼痛评估，见表 26-1。

#### 2. FLACC 疼痛评分

用于 2 月龄至 7 岁或无法交流的患儿术后疼痛评估，也可用于重症监护室中的插管患者。通过面部表情（face）、下肢姿势（leg）、活动情况（activity）、哭闹（cry）和可安慰性（consolability）进行评估；是住院手术患儿术后疼痛的首选评估方法。分值 0~10 分，0 分为舒适，1~3 分为轻度疼痛，4~6 分为中度疼痛，7~10 分为重度疼

同 ouch，哎哟（突然疼痛时发出的声音）　　同 ouch，哎哟（突然疼痛时发出的声音）

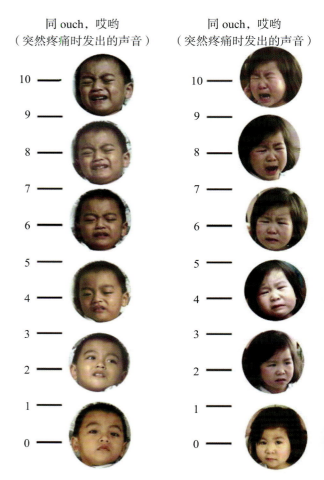

▲ 图 26-2　Oucher 疼痛评分法图
引自 https://www.oucher.org

痛，见表 26-2。

#### 3. 东安大略儿童医院疼痛评分

建议东安大略儿童医院疼痛评分（Children's Hospital Eastern Ontario pain scale，CHEOPS）用于 1—7 岁儿童。包含 6 项疼痛行为：哭闹，面部表情，言语，腿部活动，躯体活动，伤口可触摸程度。每个类别的分值为 0~2 或 1~3，分值

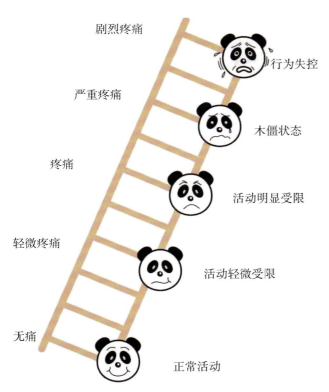

**▲ 26-3　Manchester 疼痛评分法**

引自中华医学会麻醉学分会. 中国麻醉学指南与专家共识
［M］.2017 版. 北京：人民卫生出版社，2017

4～13 分，总分低于 6 分认为没有疼痛，分值越高疼痛越严重。见表 26-3。

### 4. COMFORT 疼痛评分

通过观察患儿警觉程度、平静或激动、呼吸反应、体动、血压、肌肉张力、面部紧张程度等了解患儿镇静舒适程度，往往用于辅助上文介绍的各种疼痛评分。主要用于重症监护室患儿的观察，从新生儿到 17 岁都适用。共包括 8 个项目，每一个项目评分为 1～5 分，总分为 40 分。COMFORT 疼痛评分将镇静程度分为 3 级：8～16 分为深度镇静；17～26 分为轻度镇静；27～40 分为镇静不足、躁动。其中，COMFORT 评分 17～26 分（轻度镇静）为镇静满意。见表 26-4。

### （四）生理学评估

生理学评估的参数包括心率、呼吸、血压、心率变异度、皮质醇变化、皮层诱发活动等，但这些参数受行为学的影响较大。在疼痛评估时，生理学指标必须与其他评估手段联合使用。

| 表 26-1　CRIES 疼痛评分量表 | | | |
|---|---|---|---|
| | 0 | 1 | 2 |
| 哭泣 | 无 | 哭泣声音响亮，音调高 | 不易被安慰 |
| 维持 $SpO_2 > 95\%$ 是否需要吸氧 | 否 | 吸入氧浓度<30% | 吸入氧浓度>30% |
| 生命体征 | 心率和血压 ≤术前水平 | 心率和血压 较术前水平升高<20% | 心率和血压 较术前水平升高>20% |
| 表情 | 无特殊 | 表情痛苦 | 表情非常痛苦 / 呻吟 |
| 睡眠困难 | 无 | 经常清醒 | 始终清醒 |

| 表 26-2　FLACC 疼痛评分 | | | |
|---|---|---|---|
| | 0 | 1 | 2 |
| 脸 | 微笑或无特殊表情 | 偶尔出现痛苦表情，皱眉，不愿交流 | 经常或持续出现下颚颤抖或紧咬下唇 |
| 腿 | 放松或保持平常的姿势 | 不安，紧张，维持于不舒服的姿势 | 踢腿或腿部拖动 |
| 活动度 | 安静躺着，正常体位，或轻松活动 | 扭动，翻来覆去，紧张 | 身体痉挛，成弓形，僵硬 |
| 哭闹 | 不哭（清醒或睡眠中） | 呻吟，啜泣，偶尔诉痛 | 一直哭泣，尖叫，经常诉痛 |
| 可安慰性 | 满足，放松 | 偶尔抚摸拥抱和言语安慰后可以被安慰 | 难于被安慰 |

| 类 别 | 行 为 | 分 值 | 定 义 |
|---|---|---|---|
| 哭 | 不哭 | 1 | 没有哭闹 |
| | 悲啼 | 2 | 悲啼或是不出声的哭 |
| | 哭泣 | 2 | 哭但哭声不大或者是抽噎的哭 |
| | 尖叫 | 3 | 放开大哭，呜咽，或者有 / 无抱怨 |
| 面部表情 | 微笑 | 0 | 明确的正面面部表情 |
| | 镇定 | 1 | 面部表情正常 |
| | 鬼脸 | 2 | 明确的负面面部表情 |
| 言语 | 无 | 1 | 不说话 |
| | 抱怨其他 | 1 | 抱怨，和疼痛无关，如："我想见妈妈"或"我口干" |
| | 抱怨疼痛 | 2 | 抱怨疼痛 |
| | 抱怨两者 | 2 | 抱怨疼痛，也抱怨其他的，如："好痛；我想我妈妈" |
| | 积极表现 | 0 | 孩子诉说的积极话语或是谈论除疼痛外的其他事情 |
| 躯干 | 中立 | 1 | 身体（非四肢）静止，躯干没有活动 |
| | 弯曲 | 2 | 身体呈移动或弯曲的姿势运动 |
| | 紧张 | 2 | 身体弯曲成弓形的或僵硬的 |
| | 战栗的 | 2 | 身体在发抖或不由自主的摇动 |
| | 笔直的 | 2 | 孩子处于垂直位或直立位 |
| | 强迫体位 | 2 | 身体强迫体位 |
| 触摸 | 无触摸 | 1 | 孩子没有触摸或抓伤口 |
| | 伸手 | 2 | 孩子伸手拿东西但不是伤口 |
| | 触摸 | 2 | 孩子轻轻地触摸伤口或伤口区域 |
| | 抓 | 2 | 孩子剧烈的抓伤口 |
| | 受限制 | 2 | 孩子的手被限制的 |
| 腿 | 中立的 | 1 | 腿处于任何放松的姿势，包括轻轻地游泳状或分隔开样的运动 |
| | 扭曲 / 踢 | 2 | 腿和（或）除去足或双足确定的不舒服或不自在的运动 |
| | 拖动 / 紧张 | 2 | 腿紧张的和（或）紧紧的，拖动身体和保持不动 |
| | 直立 | 2 | 直立、蜷缩、跪位 |
| | 受限制 | 2 | 孩子的腿被束缚的 |

表 26-3　CHEOPS 疼痛评分量表

| 表 26-4　COMFORT 疼痛评分量表 | | | | |
|---|---|---|---|---|
| | **1** | **2** | **3** | **4** | **5** |
| 警觉程度 | 深睡眠 | 浅睡眠 | 昏昏欲睡 | 完全清醒和警觉 | 高度警惕 |
| 平静或激动 | 平静 | 轻度焦虑 | 焦虑 | 非常焦虑 | 惊恐 |
| 呼吸反应 | 无咳嗽或无自主呼吸 | 轻微的自主呼吸或对机械通气无反应 | 偶尔咳嗽或呼吸对抗 | 呼吸对抗活跃，频繁咳嗽 | 严重呼吸对抗、咳嗽 / 憋气 |
| 体动 | 无体动 | 偶尔轻微体动 | 频繁轻微体动 | 四肢有力活动 | 躯干及头部有力活动 |
| 血压 | 低于基础值 | 始终在基础值 | 偶尔升高超过 15% 或更多（观察期间 1~3 次） | 频繁升高超过 15% 或更多（>3 次） | 持续升高超过 15% |
| 心率 | 低于基础值 | 始终在基础值 | 偶尔升高超过 15% 或更多（观察期间 1~3 次） | 频繁升高超过 15% 或更多（>3 次） | 持续升高超过 15% |
| 肌肉张力 | 肌肉完全放松，没有张力 | 肌肉张力减低 | 肌肉张力正常 | 肌肉张力增加，手指和足趾弯曲 | 肌肉极度僵硬，手指和足趾弯曲 |
| 面部紧张程度 | 面部肌肉完全放松 | 面部肌肉张力正常，无面部肌肉紧张 | 面部部分肌肉张力增加 | 面部全部肌肉张力增加 | 面部扭曲，表情痛苦 |

## （五）注意事项

（1）不同年龄阶段使用不同的评估方法是准确进行疼痛评估的保证。在选择合适的疼痛评估方法时，儿童认知水平、语言能力、种族 / 文化背景、疼痛评估方法特性（如信度和效度）等因素也应考虑在内。

（2）任何一种方法都不能准确有效地评估所有儿童及所有类型的疼痛。多种评估方法的联合使用有助于提高疼痛评估的准确性。疼痛评分不能作为给予镇痛药物的唯一指导。

（3）条件允许时，患儿的自我评估应作为首选的疼痛评估方法。但对于 3—5 岁的儿童，因为自我评估的信度和效度不高，需结合一种观察性的评估方法进行疼痛程度评估。对于不能交流或者不能准确交流的患儿，应考虑充分使用一些非客观的指标（比如动作和表情）、生理参数（比如血压、心率、呼吸频率、流泪、出汗等）以及这些参数在镇痛治疗前后的变化和特殊的疼痛评估方法（比如行为学评分）。

（4）为了有效地评估疼痛，必须与患儿、家长或监护人及疼痛管理的相关人员进行交流。

（5）按时规律地进行疼痛评估和记录才能保证镇痛的有效性和安全性，任何干预治疗后要评估其效果和不良反应。患者术后疼痛评估频繁程度没有足够的证据提供指导，取决于包括手术类型、初始疼痛缓解的程度、镇痛方式和存在的不良反应、并发症和临床病情状态等诸多因素。一项干预措施实施后，疼痛评估时间应该在药物达到峰值效果的时间后，常常在口服镇痛药物后 1~2h 或静脉注射阿片药物后 5~10min。

（6）对于惧怕医师与护士的小儿，医师或护士床前评估时患儿当时的面部表情可能不能反映其疼痛程度，这在临床工作中应引起重视。

（7）需要对进行评估的医务人员进行疼痛相关的知识教育和评估方法的学习，提高熟练程度和准确性。

（8）对于有认知功能障碍的患儿，可以选择儿童非交流疼痛清单（non-communicating children's

pain checklist-postoperative version，NCCPC-PV），适用于 3 岁以上的儿童；儿童疼痛概略（the pediatric pain profile，PPP）和 FLACC 评分适用于 1—18 岁儿童，改良婴儿疼痛概略（premature infant pain profile-revised，PIPP-R）适用于早产儿。

## 二、小儿围术期疼痛管理的一般方法

小儿围术期疼痛管理的方法与成人类似，即主要采用基于疼痛严重程度和持续时间的多模式阿片类药物节俭策略。

### （一）疼痛管理的目标

必须达到可忍受的疼痛程度，但真正的目标是功能恢复，而不是具体的疼痛评分。对于儿童，功能恢复可能包括活动能力；酌情饮食；达到正常的肠道和膀胱功能；参与身体、职业和呼吸功能康复；参与游戏或专心学习；恢复睡眠周期状态。

### （二）多模式镇痛

小儿多模式镇痛常用的方法有区域阻滞、硬膜外镇痛、静脉镇痛、局部浸润阻滞，以及非药物疗法如安抚奶嘴、蔗糖、按摩、音乐等。

### （三）减少阿片类药物

小儿和成人疼痛管理的首要原则是避免围术期过度使用阿片类药物。阿片类药物与短期不良反应（即呼吸抑制、过度镇静、恶心和呕吐、瘙痒、尿潴留、便秘）和长期不良反应（即耐受性、依赖性、阿片类药物诱导的痛觉过敏等）以及年长儿童和青少年中可能的阿片类药物滥用有关。

## 三、小儿围术期镇痛常用方法和药物

### （一）非药物疗法

所有患儿应酌情采取非药物疗法，非药物镇痛的风险低，可以减少患儿对镇痛药的需求。非药物疗法主要包括以下措施。

#### 1.行为干预

(1) 减少疼痛刺激：为患儿提供舒适的环境，避免强光、噪音和过多的触摸；注意保护患儿皮肤的完整性，采用纱布或敷贴覆盖于肘部、踝部等骨隆突处，撕取胶布应采用无痛技术，避免疼痛甚至皮肤的损伤；动静脉穿刺时尽量避免频繁穿刺，待消毒液干后再进行操作；在患儿清醒时进行各项操作时，动作轻柔、准确，操作中密切观察患儿的不适征兆，尽量缩短刺激时间；勤于观察，对一些渐进性疼痛如肢体受压、输液渗漏肿胀等及时处理。

(2) 喂食糖水法：通过甜味刺激，激活内源性阿片样物质的释放，产生镇痛效果，蔗糖对疼痛的干预效果确切，但对胎龄较小的新生儿可能有不良反应。因此，有学者认为蔗糖干预适用于健康的足月儿或较大的早产儿，不适用于胎龄或体重较小的早产儿、病情危重、有新生儿坏死性小肠结肠炎征象的新生儿。

(3) 提供袋鼠式护理：母亲（父亲或其他亲属）以类似袋鼠照顾幼儿的方式环抱患儿，通过温和的皮肤接触，刺激其触觉、前庭和运动感觉系统而调节行为状态，减少应激行为，缓解疼痛。

(4) 非营养性吸吮：在患儿口中放置无孔安慰奶嘴，以增加患儿吸吮动作，使患儿更好地处于安静状态，有安慰治疗作用，通过刺激患儿口腔触觉和机械感受器提高疼痛阈值，产生镇痛效果。

(5) 母乳喂养和配方奶吸吮：母乳通过味觉、哺乳、肌肤接触等途径发挥镇痛作用，体重低、胎龄小的早产儿吸吮能力差，直接母乳喂养困难，配方乳吸吮亦能缓解患儿的疼痛。

(6) 体位支持：新生儿四肢屈曲交叉于胸腹前，类似于宫内正常胎儿姿势，可降低应激反应，缓解各种致痛性操作所致的疼痛。

(7) 抚触：各种致痛性操作前给予新生儿适宜的抚触，可以减轻操作时的疼痛。

(8) 其他：襁褓包裹、适度摇晃、拥抱、音乐疗法、嗅觉安抚等措施，均能有效缓解患儿的操作性疼痛。

#### 2.认知干预

认知行为干预对减少儿童诊疗性疼痛的影响非常必要，简述如下。

(1) 建立宽松、自由、开放的儿童诊疗环境，父母的陪伴可有效减少分离性焦虑、恐惧。

(2) 父母与小儿之间的相互影响会加剧疼痛反应，让患儿父母了解相关疼痛知识，由家长给予患儿正确的鼓励和支持，使之有良好的医疗配合行为。

(3) 医务人员态度要和蔼，交流时应蹲下身子或让患儿坐在凳子上，平等、平视、平和的交流可以减少患儿的恐惧感，对其正确的做法要及时奖励，使好的行为得到强化，避免使用恐吓、训斥的语言。建立宽松、自由、开放的儿童诊疗环境，父母的陪伴可有效减少分离性焦虑、恐惧。

### 3. 催眠

催眠是以人为诱导（如放松、单调刺激、集中注意力、想象等）引起的一种特殊的类似睡眠又非睡眠的意识恍惚心理状态。

### 4. 心理准备和心理适应

模仿、角色扮演、松弛训练、分散注意力等训练对减轻儿童的疼痛有良好的效果。

### （二）区域镇痛

区域镇痛技术在小儿围术期多模式疼痛管理中越来越常用，包括局部浸润、神经阻滞、椎管内阻滞等。在许多外科手术中，外科医生使用长效局部麻醉药（如布比卡因或罗哌卡因）对手术部位进行浸润，可维持术后数小时的镇痛效果。单次注射局部麻醉药进行神经阻滞可提供 4～12h 的镇痛效果，有时可以贯穿术后当晚。除了可以延长术后镇痛时间外，局部麻醉药区域镇痛还尤其适用于使用阿片类药物会增加呼吸抑制风险的患儿，如患有阻塞性睡眠呼吸暂停或某些神经系统疾病等。

### 1. 椎管内阻滞

儿童椎管内阻滞常用的技术包括单次或连续骶管阻滞、连续硬膜外阻滞、蛛网膜下腔阻滞。与成人相比，儿童椎管内阻滞有一些特殊性。

单次骶管阻滞最常用于婴儿和幼儿的术后镇痛。骶管注射局部麻醉药可以为腹部手术提供 4～6h 的镇痛效果；在低月龄婴儿中，甚至可以放置骶部导管然后推进到高位的腰椎或胸椎区域，

以提供术后持续镇痛效果。还可以在骶管阻滞的局部麻醉药中加入非阿片类佐剂以延长阻滞时间，如不含防腐剂的可乐定。但考虑到佐剂的镇静作用，一般不推荐使用，尤其是对于门诊患者。与成人硬膜外镇痛不同，在儿童骶管阻滞的局部麻醉药中添加人工合成阿片类药物（如芬太尼）并不能改善镇痛效果。

蛛网膜下腔单次注射亲水性阿片类药物（如吗啡、氢吗啡酮）不太适合用于儿童术后镇痛，因为除了可能发生瘙痒、尿潴留等不良反应外，还可能出现迟发性呼吸抑制。

### 2. 周围神经阻滞

周围神经阻滞适用于相应神经丛或神经干支配区域的手术镇痛，如肋间神经阻滞、椎旁神经阻滞、上肢神经阻滞（臂丛）、下肢神经阻滞（腰丛、股神经、坐骨神经）以及各种筋膜间平面阻滞等。随着超声应用的增加，神经阻滞精确性、有效性和安全性大幅提高，单次或持续周围神经阻滞在儿童术后镇痛中越来越常用。

### 3. 儿童区域镇痛的安全性

区域镇痛技术对儿童一般非常安全，由有经验的医生实施或指导实施的儿童区域镇痛的并发症发生率非常低。2012 年一项研究分析了上报至美国儿童区域麻醉网络（pediatric regional anesthesia network，PRAN）的约 15 000 例区域阻滞的并发症，发现无死亡病例，也没有持续超过 3 个月的并发症。2018 年针对 PRAN 中超过 100 000 例阻滞的分析显示，没有永久性神经功能缺陷，短暂性功能缺陷（2.4/100 000）或局部麻醉药毒性（0.76/100 000）的发生率也很低。法国儿科麻醉学医师协会一项为期 1 年的前瞻性多中心研究，纳入了 2005—2006 年 30 000 余例儿科区域麻醉，发现并发症发病率仅 0.12%，无持续性后遗症。

(1) 清醒 vs. 睡眠下阻滞：与成人的常规做法不同，小儿的区域阻滞镇痛通常在全身麻醉下实施，以免体动影响安全性。若青少年的配合度好，能够配合医生和报告机械性神经刺激的感觉或局部麻醉药全身毒性的早期症状，就可以在清醒或轻度镇静下实施区域阻滞。但普遍认为，小儿宜

在睡眠状态下实施阻滞，因为婴儿和儿童在清醒状态下不能清晰描述这类症状，而体动干扰可能造成伤害。另外，儿童在全身麻醉后更容易使用超声引导或神经刺激器。目前的研究数据显示，睡眠和清醒状态下实施阻滞的并发症发生率相近。

(2) 儿童的局部麻醉药剂量：区域阻滞技术可能会增加婴儿和幼儿局部麻醉药中毒的风险，尤其是阻滞区域血供丰富或需要大量局部麻醉药时，例如肋间阻滞、硬膜外阻滞、骶管阻滞或筋膜间平面阻滞。

约 4 月龄以下的婴儿血清中 α1 酸性糖蛋白（acid glycoprotein，AAG）水平低，该蛋白可结合酰胺类局部麻醉药，即利多卡因、布比卡因、罗哌卡因、左布比卡因。同时婴儿肝脏未发育成熟，对这些局部麻醉药的清除能力可能下降。这两点导致游离酰胺类局部麻醉药的水平增加，可能增加局部麻醉药中毒的风险。总体而言，6 月龄以下婴儿的酰胺类局部麻醉药最大允许剂量应至少减少 30%（布比卡因减少 50%）。酯类局部麻醉药（盐酸氯普鲁卡因、普鲁卡因、丁卡因）由血浆酯酶代谢，临床上基本不用考虑年龄相关代谢差异。

计算区域阻滞的局部麻醉药安全剂量时，必须考虑所有局部麻醉药来源，包括外科医生使用的浸润和表面麻醉药物。文献发表的最大允许局部麻醉药剂量只能作为大致指导方针，因为各文献发表的最大剂量并无循证依据，也不一定考虑了局部麻醉药的给药部位、技术，或其他增加毒性风险的患者因素。多数国家和地区的麻醉学会均制订了各自的儿科区域阻滞的局部麻醉药剂量指南，中华医学会麻醉学分会儿科麻醉专家组对几种常见区域阻滞的局部麻醉药剂量推荐见表 26-5。

经任意途径给予任意局部麻醉药均可能发生中毒。因此，临床医生应警惕局部麻醉药中毒的征象，实施区域阻滞前必须备好治疗中毒的脂肪乳剂。

### （三）非阿片类镇痛药

#### 1. 对乙酰氨基酚

无重度肝病的儿童建议在围术期使用对乙酰氨基酚进行术后镇痛。多项研究发现，只要血药浓度足够，即使是术前或术中单次给药，也能减轻各种大、小手术后的疼痛或阿片类需求量。本药物在肝脏代谢，新生儿因肝脏某些酶类未发育成熟而药物清除率低；而对于 2—6 岁的儿童，因为肝脏的相对比重大而药物代谢快。

建议口服使用对乙酰氨基酚，禁食或呕吐的患儿可静脉给予。口服、静脉和直肠给药等效，但直肠给药的血药浓度不稳定。经直肠使用对乙酰氨基酚的吸收率和生物利用度波动很大，取决于药物是直接吸收至门静脉系统（直肠上段）还是体循环（直肠中下段），以及栓剂是嵌在粪便中还是排出。为了患儿舒适和促进药物吸收，尽量不要在清醒状态下经直肠给药。对乙酰氨基酚推荐给药剂量见表 26-6 和表 26-7。

#### 2. 非甾体抗炎药类药物

本类药物在儿童使用的有效性尤其是安全性还没有系统验证，因此药物说明书上不建议在儿童使用。但是，国内外都有大量 NSAID 药物用于儿童镇痛的报道，但一般不推荐作为镇痛药物用于 3 个月以下婴儿。阿司匹林因可能引起 Reye 综合征而不用于儿童。在所有现在使用的 NSAID 类药物中，布洛芬的不良反应最少，是使用安全证据最多的 NSAID，其次是酮咯酸，氟比洛芬酯和帕瑞昔布钠均有用于小儿术后镇痛的临床报道。

表 26-5　布比卡因、左旋布比卡因和罗哌卡因的推荐最大剂量

|  | 单次注射最大剂量 | 常用浓度 | 持续术后输注（区域阻滞）最大剂量 |
| --- | --- | --- | --- |
| 婴儿 | 2mg/kg | 0.0625%～0.15% | 0.2mg/(kg·h) |
| 儿童 | 2.5mg/kg | 0.15%～0.25% | 0.4mg/(kg·h) |

如果预计术后有中重度疼痛且出血风险不高，可与外科医生讨论后，在术中和术后给予 NSAID。NSAID 的剂量见表 26-8。NSAID 可减少儿童各种手术的术后疼痛和阿片类需求量，但获益程度不详。2012 年一篇纳入 27 项随机对照试验、约 1000 例手术患儿的 Meta 分析发现，术中或术后给予非选择性 NSAID 减少了术后阿片类需求量和术后恶心呕吐。2018 年一篇纳入 13 项评估酮咯酸镇痛效果的随机对照试验的系统评价发现，只有较低质量的数据且不足以证实或是否有确定的镇痛效果，而且数据不足以行 Meta 分析。

**表 26-6　对乙酰氨基酚口服和直肠给药推荐剂量**

| 年　龄 | 给药途径 | 负荷剂量（mg/kg） | 维持剂量（mg/kg） | 间隔时间（h） | 最大日用剂量（mg/kg） | 最大剂量维持时间（h） |
|---|---|---|---|---|---|---|
| 28—32 周龄 * | 口服 | 20 | 10～15 | 8～12 | 30 | 48 |
| | 直肠 | 20 | 15 | 12 | | |
| 32—52 周龄 * | 口服 | 20 | 10～15 | 6～8 | 60 | 48 |
| | 直肠 | 30 | 20 | 8 | | |
| >3 月龄 | 口服 | 20 | 15 | 4 | 90 | 48 |
| | 直肠 | 40 | 20 | 6 | | |

*. 孕产龄

**表 26-7　对乙酰氨基酚静脉给药推荐剂量**

| 体重（kg） | 单次剂量 | 间隔（h） | 最大日用剂量 |
|---|---|---|---|
| <5 | 7.5mg/kg | 4～6 | 30mg/kg |
| 5～10 | 10mg/kg | 4～6 | 30mg/kg |
| 10～50 | 15mg/kg | 4～6 | 60mg/kg |
| >50 | 1g | 4～6 | 4g |

**表 26-8　常用 NSAID 类药物推荐剂量**

| 药　物 | 给药方式 | 剂量（mg/kg） | 间隔时间（h） | 单次最大剂量（mg） | 日最大剂量 | 应用年龄 |
|---|---|---|---|---|---|---|
| 布洛芬 | 口服 | 10 | 6 | 400 | 40mg/kg 或 2400mg* | >3 个月 |
| | 静脉 | 10 | 6 | 400 | 40mg/kg 或 2400mg* | |
| 酮咯酸 | 静脉 | 0.5 | 6～8 | | 2mg/kg | 6 月龄—2 岁 |
| | 静脉 | 0.5 | 6 | 30mg | 2mg/kg | 2—16 岁 |
| | 静脉 | 0.5 | 6 | 30mg | | >16 岁 |
| 双氯芬酸 | 口服 | 1 | 8 | | 3mg/kg | >6 个月 |
| 塞来昔布 | 口服 | 1.5～3 | 12 | | 6mg/kg | >1 岁 |

*. 较小剂量

### 3. 其他非阿片类辅助药物

(1) 氯胺酮：儿童术中使用氯胺酮的证据有限，不足以就术中使用氯胺酮的镇痛效果得出确切结论。2016 年一篇 Meta 分析纳入了 11 项随机对照试验，分析了各项儿科手术在术中和（或）术后静脉用氯胺酮的作用，发现该药在术后 24h 内不能减少阿片类使用量。

接受截肢手术和神经病理性疼痛风险较高的患儿，术后可给予氯胺酮镇痛。对阿片类耐受的儿童也可选择性使用氯胺酮。术后给予氯胺酮作为辅助镇痛药的推荐剂量为 0.025～0.05mg/(kg·h)，不超过 0.1mg/(kg·h)。以上剂量产生的不良反应很少，但偶尔也会引起生动梦境、幻觉和高血压。

(2) 地塞米松：地塞米松兼有镇痛和预防术后恶心呕吐的作用，可用于术后恶心呕吐发生率高的手术（如斜视手术、扁桃体切除术）、有术后恶心呕吐史的患儿，或可能受呕吐影响的手术（如漏斗胸修术）。通常在麻醉诱导后使用，剂量为 0.5mg/kg，最大剂量为 10mg。

(3) 右美托咪定：右美托咪定是一种强效、高选择性 $\alpha_2$ 受体激动药，能有效促进中枢神经系统 GABA 分泌，促进去甲肾上腺素神经超极化，具有镇静、镇痛等作用，对呼吸影响较小。现已广泛应用于小儿镇静、麻醉及镇痛。右美托咪定较少单用于镇痛，常作为佐剂与其他镇痛药物联合使用，无论是静脉、骶管、硬膜外还是切口局部浸润，术前、术中还是术后，均可获得较好的镇痛效果，并可提供适度的镇静，还可减少其他镇痛药物的使用量并降低术后躁动等不良反应的发生率。

建议右美托咪定术中及重症监护室镇静镇痛用量应根据患儿情况而定；除小儿脊柱外科手术（患者自控镇痛中右美托咪定速率更大）外，一般的小儿手术患者自控镇痛中右美托咪定速率为 0.04μg/(kg·h)；右美托咪定（0.25μg/kg）切口局部浸润较少使用；硬膜外及骶管复合剂量为 1～2μg/kg，联合应用时其他镇痛药物可相应减量。右美托咪定作为临床中辅助型镇静镇痛药，与阿片类药物联合使用，不仅可达到较好的镇痛效果，同时减少患者苏醒期躁动，苏醒平稳，对于合并有心血管疾病的患者，苏醒期心脑血管意外的发生率明显下降。

### （四）阿片类镇痛药

阿片类药物是最广泛使用的强效镇痛药，可以通过多种方式给药。常用于小儿术后镇痛的药物有吗啡、氢吗啡酮、芬太尼和舒芬太尼。小儿常用阿片类药物剂量及与吗啡效价比见表 26-9。

#### 1. 常用阿片类药物

(1) 吗啡：吗啡是被广泛使用和研究的阿片类药物，通过激动 μ 受体发挥作用。可以采取皮下、口服、硬膜外、鞘内、肌肉内、静脉内、经直肠等方式给药。正确的用药范围内对所有年龄的儿童均安全有效。儿童的药物代谢动力学与成人相似。但是新生儿和 2 岁以内的婴儿，其蛋白结合率和代谢率降低，半衰期延长。用药时，要将上述因素考虑后制订方案。吗啡因肝脏和胃肠道的首过效应，口服生物利用率较低。近期研究表明，早产儿（胎龄 24～32 周）使用吗啡会导致新生儿期大脑发育损害以及幼儿期神经发育落后。

(2) 氢吗啡酮：氢吗啡酮是强效阿片类镇痛药，常用于中重度疼痛的治疗。因为其水溶性好，也可用于皮下注射。与吗啡相比，其镇痛起效稍快，静脉注射后 10min 即可达到峰值。在同等剂量下比吗啡镇静作用更强，但恶心、呕吐或瘙痒较吗啡少见。氢吗啡酮由肝脏代谢，活性代谢物由肾脏清除，肝肾功能不全的儿童应减少剂量。

(3) 芬太尼：芬太尼是一种强效镇痛药，较吗啡脂溶性更强，起效较快，作用时间较短。因为其亲脂性，芬太尼可以经皮肤和黏膜使用。在手术后可以小剂量冲击给药（bolus）镇痛，还可以用于患者自控镇痛。新生儿因为药物清除率降低，半衰期延长，应当在严密监测下使用才能保证安全。芬太尼具有亲脂性，所以其冲击给药和持续输注的药物代谢动力学有所不同；随着连续输注时间的延长，其半衰期也相应延长。

(4) 舒芬太尼：舒芬太尼是一种较芬太尼镇痛效应强 7～10 倍的强效镇痛药。比芬太尼的脂溶性更高，很容易穿过血脑屏障，起效迅速。新生儿肝酶系统不成熟，清除率降低，清除受肝血流的影响很大（麻醉后监测治疗室镇痛特佳），代谢经过 N- 去碱基化和 O- 去甲基化，代谢产物有 10% 活性。

(5) 可待因和曲马多：可待因和曲马多经多态酶 CYP2D6 代谢，能够广泛或超快速代谢这两种药物的儿童，都有可能发生活性代谢产物过量。相反，因基因多态性而存在代谢不良的儿童，使用以上药物可能无效。考虑到由于这些药物的代谢差异会改变儿童所暴露的活性药物的水平，极端情况下药物过量可致命，下述情况应避免使用可待因和曲马多：12 岁以下儿童；扁桃体切除术后疼痛，不限儿童年龄；肾功能不全或易发生上呼吸道阻塞的儿童。

**2. 儿童自控镇痛**

儿童自控镇痛是广泛使用的阿片类静脉给药方式，适用于能够理解和控制儿童自控镇痛泵的儿童，通常为 7—8 岁以上。在一项纳入 82 例接受骨科大手术的儿童和青少年的随机试验中，与肌内注射吗啡相比，儿童自控镇痛提供了等效的镇痛作用，并且阿片类药物相关的不良反应没有增加。儿童自控镇痛剂量见表 26–10。

**3. 授权代理人控制镇痛**

由于存在较大风险，目前已不建议使用授权代理人控制镇痛（authorized agent controlled analgesia，AACA），以前称为"家长控制镇痛"，极少数情况例外。可由医护人员给予推注量，但推注前后必须仔细评估疼痛和生命体征的变化。

**表 26–9　小儿常用阿片类药物剂量及与吗啡效价比**

| 药　物 | 与吗啡的效价比 | 给药方式 | 剂　量 | 特　点 |
|---|---|---|---|---|
| 吗啡 | 1 | 口服 | 200～500μg/（kg·4h） | 按镇痛效果滴定，吗啡因肝脏和胃肠道的首过代谢效应，口服生物利用率较低 |
| | | 单次静脉或皮下用药 | 每 2～4 小时 50μg/kg | |
| | | 连续静脉输注 | 10～40μg/（kg·h） | |
| 氢吗啡酮 | 5 | 口服 | 40～80μg/（kg·4h） | 按镇痛效果滴定，体重<50kg，其不良反应较吗啡轻 |
| | | 单次静脉或皮下用药 | 10～20μg/kg | |
| | | 连续静脉输注 | 2～8μg/（kg·h） | |
| 芬太尼 | 50～100 | 单次静脉注射 | 每 1～2 小时 0.5～1μg/kg | 按镇痛效果滴定，较吗啡起效快，作用时间较短 |
| | | 连续静脉输注 | 0.5～2.5μg/（kg·h） | |
| 舒芬太尼 | 700～1000 | 单次静脉注射 | 0.05～0.1μg/kg | 较芬太尼镇痛效应更强 7～10 倍 |
| | | 连续静脉输注 | 0.02～0.05μg/（kg·h） | |
| 可待因 | 0.1～0.12 | 口服或肌内注射 | 每 4～6 小时 0.5～1mg/kg | 12 岁以下儿童避免使用 |
| 曲马多 | 0.1 | 口服或静脉给药 | 每 4～6 小时 1～2mg/kg | |

**表 26–10　儿童自控镇痛推荐剂量**

| 药　物 | 负荷剂量（μg/kg） | 单次冲击剂量（μg/kg） | 锁定时间（min） | 持续背景输注［μg/（kg·h）］ |
|---|---|---|---|---|
| 吗啡 | 50 | 10～20 | 5～15 | 0～4 |
| 氢吗啡酮 | 10 | 2～6 | 5～15 | 0～4 |
| 芬太尼 | 0.5 | 0.1～0.2 | 5～15 | 0.3～0.8 |
| 舒芬太尼 | 0.05 | 0.01～0.02 | 5～15 | 0.02～0.05 |

## 四、小儿不同手术类型镇痛策略

小儿手术类型不同，创伤程度不一，围术期疼痛的程度也不同。镇痛方法的选择与年龄和手术部位有很大关系，小儿镇痛更应注意多模式个体化镇痛。下面根据不同疼痛程度提供了一些代表性示例，可根据临床实际进行适当调整。

### （一）轻度疼痛

术后轻度疼痛通常可以通过多模式镇痛来控制，而无须使用阿片类药物。许多门诊或日间手术术后都会出现轻度疼痛，如拔牙、诊断性活检手术和鼓膜切开术等。

**示例：鼓膜切开术**

术前：口服对乙酰氨基酚，分散注意力以缓解焦虑。

术中：对乙酰氨基酚（如果未在术前给药）、静脉注射 NSAID；右美托咪定。

术后：根据需要定期给予对乙酰氨基酚。

### （二）中度疼痛

对于中度疼痛，除了非药物镇痛措施和非阿片类镇痛药，区域镇痛是很好的选择（如果可行）。术后可能需要短期使用阿片类药物，尤其是在无法进行区域镇痛的情况下。大多数腹腔镜手术和软组织手术如包皮环切术等预计会导致术后中度疼痛。

**示例：扁桃体切除术**

术前：口服对乙酰氨基酚和（或）NSAID，分散注意力以缓解焦虑。

术中：如果术前未用药，术中静脉注射对乙酰氨基酚 /NSAID；小剂量阿片类；扁桃体窝局部应用局部麻醉药；右美托咪定。

术后：24h 内规律使用对乙酰氨基酚 /NSAID 或监护下使用吗啡或者芬太尼；24h 后根据需要服用布洛芬或对乙酰氨基酚。

### （三）剧烈疼痛

开胸手术、开腹手术和大多数骨科手术术后可能会出现剧烈疼痛。围术期应尽可能使用区域镇痛技术（单次注射或连续输注），辅以非阿片类镇痛药和非药物措施。如果无法进行连续区域镇痛或连续区域镇痛无效，术后通常需要静脉注射阿片类药物。

**示例：青少年特发性脊柱侧弯手术**

术前：口服对乙酰氨基酚和（或）NSAID；竖脊肌平面阻滞（全身麻醉下）。

术中：阿片类药物（如吗啡、芬太尼、舒芬太尼或氢吗啡酮）；静脉注射 NSAID；右美托咪定。

术后：术后 48～72h 内定时给予对乙酰氨基酚，然后按需给药；从手术结束并确保足够的容量状态和控制出血后约 12h 开始，每 6 小时给予 1 次酮咯酸，连续 12 次，然后按需使用酮咯酸或布洛芬；术后 48h 内静脉使用阿片类患者自控镇痛。

出院后：定期给予对乙酰氨基酚和（或）布洛芬。

（上官王宁　连朝辉）

## 参 考 文 献

[1] 连庆泉，张马忠. 小儿麻醉手册 [M]. 2 版. 北京：世界图书出版公司，2017.

[2] 万丽，赵晴，陈军，等. 疼痛评估量表应用的中国专家共识 (2020 版 )[J]. 中华疼痛学杂志，2020，16(3)：177-187.

[3] 中华医学会麻醉学分会. 中国麻醉学指南与专家共识 (2017 版 )[M]. 北京：人民卫生出版社，2017.

[4] VITTINGHOFF M, LÖNNQVIST P A, MOSSETTI V, et al. Postoperative pain management in children: Guidance from the pain committee of the European Society for Paediatric Anaesthesiology (ESPA Pain Management Ladder Initiative)[J]. *Paediatr Anaesth*, 2018, 28(6): 493-506.

[5] SURESH S, ECOFFEY C, BOSENBERG A, et al. The European Society of Regional Anaesthesia and Pain Therapy/ American Society of Regional Anesthesia and Pain Medicine Recommendations on Local Anesthetics and Adjuvants Dosage in Pediatric Regional Anesthesia[J]. *Reg Anesth Pain Med*, 2018, 43(2): 211-216.

[6] POLANER D M, TAENZER A H, WALKER B J, et al. Pediatric Regional Anesthesia Network (PRAN): a multi-institutional study of the use and incidence of complications of pediatric regional anesthesia[J]. *Anesth Analg*, 2012, 115(6): 1353-1364.

[7] WALKER B J, LONG J B, SATHYAMOORTHY M, et al.

Complications in Pediatric Regional Anesthesia: An Analysis of More than 100, 000 Blocks from the Pediatric Regional Anesthesia Network[J]. *Anesthesiology*, 2018, 129(4): 721–732.

[8] ECOFFEY C, LACROIX F, GIAUFRÉ E, et al. Epidemiology and morbidity of regional anesthesia in children: a follow-up one-year prospective survey of the French-Language Society of Paediatric Anaesthesiologists (ADARPEF)[J]. *Paediatr Anaesth*, 2010, 20(12): 1061–1069.

[9] MICHELET D, ANDREU-GALLIEN J, BENSALAH T, et al. A meta-analysis of the use of nonsteroidal antiinflammatory drugs for pediatric postoperative pain[J]. *Anesth Analg*, 2012, 114(2): 393–406.

[10] MCNICOL E D, ROWE E, COOPER T E. Ketorolac for postoperative pain in children[J]. *Cochrane Database Syst Rev*, 2018, 7(7): CD012294.

[11] MICHELET D, HILLY J, SKHIRI A, et al. Opioid-Sparing Effect of Ketamine in Children: A Meta-Analysis and Trial Sequential Analysis of Published Studies[J]. *Paediatr Drugs*, 2016, 18(6): 421–433.

# 第 27 章　烧伤及创伤外科手术疼痛管理

烧伤患者的疼痛经历是复杂的，其影响包括生理和心理两个方面，长期管理不当的急性疼痛与不良后果相关，包括生活质量下降、身体功能不佳、慢性疼痛发生率增加等，良好的疼痛控制可以减少创伤后应激障碍的发生率，综合的疼痛管理方案有助于治疗疼痛。疼痛是创伤患者就诊的主要主诉之一，也是创伤救治面临的突出问题之一。尽早进行镇痛干预，有效缓解疼痛，对减轻患者生理和心理的双重伤害、避免急性疼痛慢性化、促进康复均有重要意义。因此，探讨烧伤及创伤外科手术疼痛管理，以期指导麻醉科医师及相关救治人员对患者进行快速、准确的评估和及时有效的处置，以提高疼痛管理能力。

## 一、烧伤外科手术疼痛管理

烧伤疼痛是指因烧伤造成皮肤、黏膜甚至深部组织结构破坏与完整性受损，导致皮肤神经末梢受损、暴露或受刺激等，以及在烧伤病程中多种诊疗操作给患者带来的各种不愉快感觉与体验。烧伤疼痛开始于烧伤即刻并可能持续存在于整个治疗过程中，烧伤是造成长期剧烈疼痛的原因之一，烧伤疼痛与伤后治疗会给患者造成严重的身心负担，甚至疼痛在烧伤治愈后还可以持续 1 年以上，使患者长期处于焦虑、抑郁状态，严重降低了患者的生活质量。

### （一）产生机制

烧伤疼痛的产生与机体神经和体液调节有关，是机体一系列生理病理变化的结果。疼痛的剧烈程度与烧伤深度有关，一般来说，浅Ⅱ度烧伤表现为痛觉过敏；而因末梢神经部分或完全毁坏，深Ⅱ度烧伤痛觉较为迟钝，到Ⅲ度烧伤可表现为

痛觉消失。也有文献报道，对于深度烧伤患者，虽然创面区域末梢神经完全毁损，但大量炎症介质释放刺激创伤周围末梢神经也会产生较严重的疼痛。现代学说认为，烧伤早期疼痛主要包括机械性疼痛和炎症疼痛，其中机械性疼痛是由烧伤直接导致创面末梢神经暴露、损伤，而炎症疼痛由烧伤后释放的大量化学介质刺激创面和创伤周围末梢神经引发。如果早期疼痛得不到有效处理，最终可导致迟发性神经疼痛。迟发性神经疼痛主要由创面区域内末梢神经结构异常和创伤周围末梢神经功能失调所引起。迟发性神经疼痛产生的主要机制为：一方面随着创面的愈合，瘢痕内神经再生出现异常，形成缺陷神经如神经瘤，导致冲动传导异常而产生疼痛。另一方面，周围正常组织内处于敏化状态的末梢神经受到持续不断的刺激，最终导致功能失调，引发异常放电而产生疼痛。

烧伤后变性坏死组织产生大量 ATP 和神经递质，这些化学物质通过激活电压门控钠、钙离子通道从而持续激活痛觉感受器。同时，受损部位的炎症细胞被激活释放多种炎症介质，如肥大细胞脱颗粒释放 P 物质、降钙素基因相关肽、组胺、缓激肽、前列腺素等痛觉感受介质，这些化学介质通过不断刺激传入 A、C 神经纤维，传导冲动至脊髓背角的中枢神经系统，而使末梢神经痛觉过敏。这种外周敏化诱发的局部疼痛和痛觉过敏，在局部炎症消除和组织愈合后是可逆的。持续不断的疼痛冲动通过传入神经纤维 A、C 转导到脊髓背角，上行至丘脑，到达大脑皮质痛觉感受区，形成一个潜在中枢神经系统内的不可逆过程，导致中枢敏化。中枢敏化可使周围正常感觉神经元增多，产生自发放电或降低疼痛阈值，从而导致

自发性疼痛。

### （二）烧伤疼痛分类

烧伤疼痛是指在烧伤早期、创面愈合或康复过程中均可出现的，由各种致伤因素（热力、化学物质、电流、放射性物质等）、多种诊疗操作、患者日常活动以及烧伤相关并发症（如创面感染、瘢痕形成），给患者带来的不愉快感觉与体验。烧伤疼痛具有多种成分，特别是具有伤害感受性和神经病理性疼痛特点，患者疼痛性质可随时间发生显著变化。按烧伤患者疼痛发生原因、时间和强度的不同，可将其分为以下 6 类：烧伤急性疼痛、烧伤背景性疼痛（又称静息痛）、烧伤操作性疼痛、烧伤术后疼痛、烧伤暴发痛及其他（瘙痒、抑郁、焦虑等不快感受）。

#### 1. 烧伤急性疼痛

烧伤急性疼痛是指自烧伤即刻至伤后 2～3 天内出现的急性剧烈疼痛，主要与以下几方面因素有关。①由于皮肤组织被破坏、皮肤完整性损伤致使皮肤神经末梢暴露。受损暴露的神经末梢本身具有异位电流以及受空气和周围环境中各种因素刺激均将产生疼痛。②皮肤烧伤后诱发局部或全身性炎症反应，产生如 5- 羟色胺、组胺、血清素、激肽及缓激肽、前列腺素、乙酰胆碱、P 物质等多种致痛炎症介质，作用于神经末梢引起烧伤创面局部或邻近部位急性、剧烈疼痛。③因烧伤后继发创面肿胀、皮肤张力增高等刺激或压迫皮肤神经引起持续疼痛。④烧伤后创面局部或创面周围因血管收缩、血液淤滞、微血栓形成引起缺血缺氧、酸中毒等，造成创面及创面周围疼痛。⑤烧伤后创面或创面周围竖毛肌受理化及生物因素刺激引发痉挛，从而产生疼痛。此类疼痛剧烈程度和持续时间与不同个体、烧伤原因、受伤部位、烧伤面积、烧伤深度等相关。持续 2h 到数天不等，往往因烧伤受累范围较其他创伤大，导致烧伤急性疼痛极为剧烈。

#### 2. 烧伤背景性疼痛

烧伤背景性疼痛指在烧伤创面愈合过程中，或在创面愈合后瘢痕增生、挛缩过程中，烧伤患者在静息状态下出现的不愉快感觉或主观感受。烧伤背景性疼痛往往在休息时及夜间表现更为突出，从而易影响患者的情绪与睡眠。按背景性疼痛的性质与发生时期不同，可将其分为创面修复期背景性疼痛与创面愈合后瘢痕增生及挛缩期背景性疼痛。两者并无严格的时段区分，如在创面修复过程中尤其是在创面愈合后期，患者往往存在因瘢痕增生甚至挛缩引起的背景性疼痛。同样，在瘢痕增生挛缩期因存在残余创面、新生创面等，易发生创面愈合性背景性疼痛。

#### 3. 烧伤操作性疼痛

烧伤操作性疼痛是指在烧伤病程中的各种诊疗操作如换药、功能锻炼等所引发的不愉快感觉或主观感受，与烧伤患者手术相关。于术中或术后所发生的术区疼痛，亦属于操作性疼痛。最多见的烧伤操作性疼痛是换药痛，指在医护人员进行创面换药操作中引起的疼痛。这类疼痛往往极为剧烈，其强度与患者耐受情况、创面情况、操作方式、医护人员的熟练程度等有关。研究显示，换药过程中以去除创面内层敷料时疼痛最为剧烈，其次是清创与局部的其他操作。操作性疼痛还包括在烧伤病程中的其他各种诊疗操作，如动静脉置管或更换气管导管、尿管与胃管等引起的疼痛。医师与患者往往能预见性地估计烧伤操作性疼痛的发生及强度，如给予有效管理，这种疼痛能够降低到可耐受范畴。

#### 4. 烧伤术后疼痛

烧伤术后疼痛包括手术区及供皮区较大范围的疼痛。疼痛强度与持续时间和患者情况、手术情况、术后管理等密切相关。烧伤术后疼痛强度一般为中重度，与其他学科术后疼痛有相似之处，但有烧伤专科的特殊性，如疼痛涉及部位多、面积广，供皮区疼痛较明显，持续时间较长等。供皮区的疼痛程度和持续时间与包扎的敷料种类、包扎技巧、有无瘀血等相关。

#### 5. 烧伤暴发痛

烧伤暴发痛指在各种烧伤疼痛管理与治疗过程中出现的疼痛性状突发性改变、疼痛强度突发性加重等。这种情况首先应排除可能的新刺激因素影响，再通过调整疼痛控制方案，以期达到最好的治疗效果。自发性暴发痛的发生可能与随着时间推移患者疼痛机制发生改变，以及血清镇痛药物浓度低于控制背景性疼痛的最低有效浓度有关。

### 6. 其他

在其他学科的疼痛分类中常将瘙痒、忧郁、焦虑等不快感觉或主观感受归入疼痛范畴，而几乎所有烧伤患者均伴有不同程度的上述不适，因此在烧伤疼痛管理中同样应该包括对这类不适的管理与治疗。慢性疼痛指持续时间超过6个月或在所有烧伤创面以及供皮、植皮区完全愈合后仍然存在的疼痛，往往与瘙痒及焦虑、抑郁等不良情绪共存。此种慢性疼痛通常属于神经病理性疼痛，由皮肤神经末梢的损伤所引起。

### （三）烧伤疼痛程度评估

疼痛是一种主观体验，会受到生理、心理、个人经历和社会文化等多方面因素的影响，并且个体对疼痛的理解和认知也存在差异。因此，正确客观地评估烧伤疼痛，对患者的诊断以及后续治疗方案的制订和实施都十分关键。

#### 1. 成年烧伤患者的疼痛评估法

（1）自我评估法：烧伤较轻，有表达能力的成年烧伤患者，通常使用自我评估法评估疼痛，经典的有以下几种。

数字分级评分法准确简明，曾被美国疼痛学会视为疼痛评估的金标准。数字分级评分法有多个版本，其中最常用的是数字分级评分法0～10版（图5-2）。患者要在4种大类别共11种评分（0～10）中选择，即无疼痛（0分）、轻度疼痛（1～3分）、中度疼痛（4～6分）、重度疼痛（7～10分）。数字分级评分法的分类比较清晰客观，可以帮助患者进行更准确的评估，从而提高不同患者之间在评估上的可比性。数字分级评分法还可以用于口头采访（如电话采访），这是数字分级评分法应用的优势。统计方面，针对NRS 0～10版，其评分仍然可以进行参数检验。数字分级评分法需要患者有抽象的刻度理解能力，还有一定的文

字阅读理解能力。因此，数字分级评分法比较适用于有一定文化程度的患者。此外，有研究发现数字分级评分法的重复性较差，因此当开展纵向追踪试验时，研究人员应该慎重选择用数字分级评分法进行疼痛评估。

VAS是最常用的一种疼痛强度的单维度测量评估工具，量表主要由一条10cm的直线组成，该直线的一端表示"完全无痛"，另一端表示"能够想象到的最剧烈的疼痛"或"疼痛到极点"等（图5-1）。患者会被要求在这条线上相应的位置做标记（用一个点或一个"×"等），以代表他们体会到的当时的疼痛强烈程度。评估人员需要用尺子，严格地计算出从直线的"完全无痛"点到患者标记出的位置之间距离。VAS评分具有准确、简便易行、灵敏度高等特点。因此，在临床上和科研工作中使用广泛。而且VAS的一大优势就是其数值是连续变化的，一方面可以更好地反映出疼痛细微的变化，另一方面在统计上，连续分值可以用于参数检验。但需要注意的是，VAS需要患者有一定的抽象思维能力，评价前需向患者耐心讲解评估方法，不适用于理解力欠佳的患者。

语言分级评分法是加拿大McGill疼痛问卷的一部分，临床医生常常将其独立出来用于测查单维度的疼痛强度问题。语言分级评分法也有多个版本（比如4点、6点、10点评分），但常用为5点评分法（the 5-point VRS，VRS-5），其疼痛等级为：1为轻微的疼痛；2为引起不适感的疼痛；3为比较疼痛/难受；4为严重的疼痛；5为剧烈的疼痛。该方法易理解，但易受患者性别、年龄、文化程度等差异的影响，精确度不高。语言分级评分法的优势是评估简单快捷。但要求评估对象有一定的语言理解能力。此外，语言分级评分法容易受到文化程度、方言等因素影响。在统计上VRS-5只能进行非参数检验，因此统计效力比VAS和数字分级评分法要低。

（2）非自我疼痛评估法：烧伤危重成年患者的疼痛评估，常用非自我评估性的行为评估法，其中最常用的是疼痛行为量表（behavioral pain scale，

BPS）。BPS 由法国学者 Payen 等于 2001 年专为无交流能力的重症插管患者疼痛评估研究设计的。该量表只有 1 个行为维度，包括 3 个测量条目：面部表情、上肢运动和机械通气顺应性。评估患者疼痛强度时，每个条目根据患者的反应情况分别赋予 1～4 分，总分为 3～12 分，总分越高说明患者的疼痛程度越剧烈（表 11-1）。

### 2. 烧伤患儿的疼痛评估法

儿童受到反复或强烈的疼痛刺激会引起激素分泌紊乱，造成机体结构和功能的改变，且有可能持续到成人阶段。医务人员应重视对儿童的疼痛评估，以更好地控制疼痛。但由于儿童尤其是婴幼儿缺乏表达能力，不能应用自我报告型疼痛评估工具，如何做好儿童的疼痛评估和测量对医务人员是一项挑战。

美国密歇根大学儿科护理专家 Merkel 等于 1997 年研究开发了适用于 0—7 岁儿童手术后疼痛或其他疼痛评估的 FLACC 量表，并显示具有较好信效度。该量表由面部表情（facial expression）、腿部动作（1egs）、活动（activity）、哭闹（crying）、可抚慰性（consolability）5 项与疼痛行为相关的条目组成，每个条目评分 0～2 分，总分为 10 分，得分越高表示疼痛越严重（表 26-2）。总分 1～3 分为轻度疼痛，4～6 分为中度疼痛，7～10 分为重度疼痛。该评估法易于操作，临床上可应用于烧伤患儿的疼痛评估。

### （四）烧伤疼痛的治疗

一旦患者有镇痛需求，或疼痛评分在 3 分以上时，均应积极实施有效的疼痛控制方案，以减轻、控制患者的疼痛。在管理过程中应监测疼痛控制效果，必要时增加用药剂量或联合用药，或改用、联合其他疼痛控制措施，以达到最佳的疼痛控制效果。与其他专科疼痛治疗相似，烧伤疼痛同样包括非药物治疗与药物治疗。

### 1. 非药物治疗

非药物治疗作为辅助治疗，在治疗烧伤患者疼痛、焦虑方面疗效显著，其安全性远高于药物治疗。非药物性治疗主要包括冷疗、换药技术、现代敷料、音乐及模拟视频治疗、按摩及其他治疗、疼痛知识的宣讲及心理治疗等 7 个方面。

(1) 冷疗：冷疗能使神经纤维传递速度减缓，减少神经终板的兴奋，提高疼痛的阈值，减轻疼痛，降低组织温度，减缓组织代谢，降低炎症反应等，对烧伤急性疼痛有极好的镇痛效果。通过冷水、自来水等直接冲洗刚受伤的创面，持续时间大于 30min 为宜。冷疗可直接终止热力对皮肤组织的进一步损伤，减少 5- 羟色胺等的生成，降低暴露神经末梢的痛觉灵敏度，减少创面血流及肿胀程度等，因而对烧伤急性疼痛具有较好的镇痛效果。

(2) 换药技术：在去除敷料过程中应尽量将全层敷料浸湿，尤其有必要将与创面直接接触的内层敷料完全浸湿。换药过程中注意操作轻柔，平行揭除内层敷料，减少由于更换敷料等原因引发的疼痛。

(3) 现代敷料的应用：包括不粘敷料、湿性敷料、水胶体敷料、抗感染敷料等的应用，达到减轻烧伤创面背景性疼痛或换药痛等目的。

(4) 音乐治疗：音乐疗法在疼痛管理中的作用已得到肯定。音乐可使患者感到轻松、愉悦，应用时一般以柔和的背景音乐为主，也可播放患者喜欢并能使其放松的乐曲。音乐治疗能显著影响人体大脑右半球功能，使脑垂体分泌具有止痛作用的内啡肽，从而减少疼痛，降低儿茶酚胺水平。音乐声响应控制在患者易接受的范围内，一般为 50～60dB，以高出现场声音 4～7dB 为宜。

(5) 模拟视频治疗：国外有多家单位进行了这方面的研究与应用，即通过一些模拟二维或三维视频、优美的画面或扣人心弦的场景减少患者对疼痛的关注度，从而达到疼痛控制的目的，多通过头盔及眼镜式装置进行。在没有专业条件的情形下，也可通过放映患者喜欢的影视剧等达到类似的目的与效果。

(6) 按摩及体外冲击波治疗：按摩能较好舒缓患者的疼痛，尤其是创面愈合后的背景性疼痛。合适的力度、方向与速度可能会有更好的效果。有研究表明，体外冲击波疗法通过细胞机械转导、炎症反应调控、促血管生成改善循环及加速细胞增殖上皮化而促进烧伤创面的愈合；体外冲击波疗法通过机械作用软化瘢痕，对瘢痕组织产生分子生物学调控，改善瘢痕瘙痒疼痛症状和瘢痕处皮肤外观及功能；体外冲击波对烧伤的治疗作用体现为物理和生物学的双重影响，细胞机械转导途径在冲击波调控烧伤创面愈合以及增生性瘢痕进程两方面均发挥重要作用，冲击波的传导最终可引起蛋白、基因表达的变化并调控细胞生化反应。

(7) 疼痛知识的宣讲与心理治疗：心理治疗在各种疼痛管理中越来越受到重视，在烧伤治疗中尤为重要。对患者及患者家属进行烧伤及疼痛知识的宣讲，帮助患者树立战胜疾病的信心，改变患者对疼痛的认识，有利于舒缓患者的焦虑及疼痛程度，从而减轻疼痛。

### 2. 药物治疗

镇痛药物按其作用部位可分为中枢神经与外周神经两大类。按药理学特点分为阿片类、NSAID、辅助类及其他类型共 4 类。

阿片类药物通过作用于中枢与外周神经的阿片受体，激活内源性镇痛系统，从而发挥镇痛作用，效果确切，常用于中重度疼痛的治疗。研究表明，在烧伤早期即大剂量使用吗啡镇痛，不仅能有效减轻急性疼痛，还可降低患者发生创伤后应激障碍综合征的风险。研究显示，阿片类镇痛药在烧伤疼痛治疗的应用中，不会因药物剂量的增加而出现药物依赖现象。其代表性药物有盐酸吗啡、盐酸哌替啶、枸橼酸芬太尼、盐酸丁丙诺啡等。

NSAID 在临床上应用最广泛，主要用于轻中度疼痛的治疗。该类药物主要通过抑制 COX 活性，减少前列腺素等致痛致炎因子的合成发挥镇痛、抗炎等作用。根据对 COX 作用的选择性，可将 NSAID 分为非选择性抑制 COX 类及选择性镇痛药物。非选择性抑制 COX 类镇痛药物的代表性药物有氟比洛芬酯等。阿司匹林、对乙酰氨基酚、布洛芬、萘普生、双氯芬酸等均属 COX-1 抑制性药物，COX-2 抑制性药物有塞来昔布、罗非昔布等。

辅助类镇痛药通过与阿片类药物或 NSAID 类药物联合使用，产生增强镇痛效果的作用，其种类繁多，常用的辅助性镇痛药包括三环抗抑郁药、抗癫痫药物、糖皮质激素、NMDA 受体拮抗药等，如氟哌啶醇、富马酸喹硫平对治疗烧伤疼痛伴有焦虑、烦躁表现的患者有较好疗效。

其他类的镇痛药物主要包括非阿片类中枢镇痛药物，如曲马多、氧化亚氮（$N_2O$，俗称笑气）、苯环己哌啶衍生物氯胺酮、中成药制剂等。有研究表明，盐酸氯胺酮具有镇静、镇痛、抗焦虑作用，可用于烧伤患儿疼痛的处理。值得注意的是，这类药物往往同时具有镇痛和镇静作用，中深度的镇静需要建立一整套的管理制度，以降低治疗风险。

(1) 烧伤急性疼痛的药物治疗：烧伤尤其是大面积烧伤后的急性疼痛往往极为剧烈，且由于胃肠道缺血缺氧、体表有创面、微循环差等特点，在实施药物镇痛时宜采用静脉或吸入给药。

① 静脉镇痛治疗的负荷剂量：盐酸曲马多注射液 50mg 或枸橼酸舒芬太尼注射液 3μg，缓慢静脉推注。如果 10min 后疼痛评分大于 4 分，可重复首次剂量。也可静脉或皮下注射盐酸吗啡注射液 10mg，如效果欠佳可加大剂量至 20mg，应用 1 次；也可直接缓慢静脉注射杜非合剂（盐酸哌替啶注射液 100mg 或 50mg+ 盐酸异丙嗪注射液 50mg 或 25mg）或杜氟合剂（盐酸哌替啶注射液 100mg 或 50mg+ 氟哌利多注射液 2mg 或 4mg）。在应用吗啡、盐酸哌替啶等时，应严密观察并处理呼吸情况。维持剂量：每 12 小时使用盐酸曲马多注射液 200mg 或枸橼酸舒芬太尼注射液 0.75μg/kg 加入生理盐水 250ml 中静脉滴注。

若上述方案镇痛效果欠佳，可交叉使用作用机制不同的药物，如阿片类药物联合苯二氮䓬类等。用药过程中注意观察患者呼吸情况，警惕呼吸抑制，若出现呼吸抑制，应立即停药并采取相应措施保持呼吸通畅。

② $N_2O$ 吸入性镇痛：吸入预混 $N_2O$ 被认为是烧伤急性疼痛、烧伤换药痛等较好的疼痛管理方式。$N_2O$ 通过抑制中枢神经系统兴奋性神经递

质的释放和神经冲动的传导及改变离子通道的通透性而发挥药理作用，使患者处于昏睡状态，避免疼痛刺激。使用一种带有活瓣面罩的小型急救镇痛气体供应装置，让患者吸入含体积分数 50%$N_2O$、50% 氧气的混合气体，可通过自动调节气体流量达到最佳的镇痛效果，气流量可控制在每分钟 0～15ml。因面罩具有自动活瓣控制，吸气时活瓣打开，呼气时，活瓣自动关闭，废气从面罩手柄排出，可防止 $N_2O$ 过量吸入及泄漏。

③ 应用镇痛泵镇痛：①枸橼酸舒芬太尼注射液 3μg/kg+ 盐酸托烷司琼注射液 5mg，用生理盐水稀释至 120ml，设定背景剂量 2ml/h，单次剂量 0.5ml，锁定时间 10min，连续使用时间约 2 天。②枸橼酸芬太尼注射液 0.8～1.0mg+ 氟哌啶醇注射液 5mg，稀释至 120ml，设定背景剂量 2ml/h，单次剂量 0.5ml，锁定时间为 10min，连续使用时间约 2 天。③盐酸曲马多注射液 800mg，或者右美托咪定注射液 200μg+ 枸橼酸舒芬太尼注射液 50μg，生理盐水稀释至 120ml，设定背景剂量 2ml/h，单次剂量 0.5ml，锁定时间 10min，连续使用时间约 2 天。

(2) 烧伤背景性疼痛的药物治疗：背景性疼痛程度较轻者可口服短效制剂盐酸曲马多缓释片、盐酸羟考酮片等。例如，①盐酸曲马多缓释片每次 100～200mg，口服，每日 2 次；塞来昔布，口服，每日 200mg。②盐酸曲马多缓释片 100～200mg，口服，每日 2 次；双氯芬酸 50mg，口服，每日 2 次。③盐酸羟考酮片，口服，每次 15～20mg，每日 2 次。疼痛剧烈者需肌内注射、静脉注射或通过自控镇痛设备持续静脉泵入给药。如可持续静脉泵入枸橼酸舒芬太尼注射液 100μg 生理盐水稀释至 100ml，设定负荷剂量 5ml，维持剂量 2ml/h，单次剂量 0.5ml，锁定时间 10min。丁丙诺啡透皮贴剂（5～10mg），可维持 7 天。

(3) 烧伤操作性疼痛的药物治疗：烧伤患者在经历最初的复苏、削痂植皮之后，就要面临频繁地清创、换药。

床旁小型换药等短时操作的疼痛管理如下。①口服药物镇痛：操作前 1h 口服盐酸曲马多片

50mg 或盐酸吗啡片或盐酸羟考酮片 10mg，或塞来昔布 200mg。也可将塞来昔布与曲马多或吗啡合用。也可应用双氯芬酸钠栓纳肛。②注射药物镇痛：盐酸曲马多注射液 50mg 静脉推注，150mg 肌内注射，30min 后开始操作。为防止恶心呕吐，可静脉推注氟哌啶醇注射液 2mg，或者使用 5- 羟色胺 3 型受体拮抗药。③盐酸曲马多注射液 50mg、氟哌利多注射液 5mg 静脉滴注，观察 5min 呼吸无异常后开始换药；注意患者呕吐及椎体外系反应，出现时及时对症处理。④吸入含体积分数 50% $N_2O$、50% 氧气的混合气体，可通过自动调节气体流量达到最佳的镇痛效果，气流量可控制在每分钟 0～15ml。

大面积创面换药疼痛的管理。如条件许可，烧伤患者大换药建议在手术室内进行；人员和条件允许的情况下也可在监护室或普通病房内实施。①术前准备。患者准备：排除困难气道、循环不稳定、过敏体质等高危因素。大换药有必要在手术室进行者，术前应禁食禁饮。仪器准备：麻醉机或呼吸机、监护仪、鼻饲管、吸氧面罩、吸引器、口咽通气道、喉罩、喉镜、气管导管、急救药（心血管活性药物：肾上腺素、阿托品、盐酸麻黄碱注射液等）。②药物镇痛。注射用盐酸瑞芬太尼 75μg（青年）或 50μg（老年），推注时间 1min；维持剂量为 0.05～0.15μg/(kg·min)。换药之前 5min 静脉注射枸橼酸舒芬太尼注射液 0.25μg/kg；3min 后给予丙泊酚，最初效应室浓度为 1.5μg/kg，根据患者反应进行调整。注射用盐酸瑞芬太尼：75μg（青年）或 50μg（老年），推注时间 1min；维持 0.05～0.15μg/(kg·min)。盐酸氯胺酮注射液是一类具有镇静、镇痛作用的全身麻醉药物，起效迅速、作用短暂，体表镇痛效果显著。亚麻醉剂量（<0.5mg/kg）盐酸氯胺酮对临床急性疼痛有较好的抑制作用，对呼吸、循环的影响小，联合应用可以减少阿片类药物的用量。有试验表明，NMDA 受体拮抗药可以抑制大脑结构对有害刺激的反应，也可缓解烧伤引起的疼痛。近年来，亚麻醉剂量的盐酸氯胺酮在术后镇痛、预防性镇痛、降低痛觉过敏反应、产后抑郁等方面广泛应用。

烧伤患者在治疗期间需经历反复、剧烈的操作性疼痛，常导致患者产生焦虑、抑郁等不良情绪，降低患者对治疗的依从性，近年盐酸氯胺酮在抗抑郁方面取得了进展，有研究表明，其可应用于烧伤换药。

(4) 烧伤术后疼痛的药物治疗：烧伤术后疼痛，即术后术区的疼痛，该类疼痛较为剧烈，目前诸多学者采用多模式镇痛。治疗药物种类分为阿片类镇痛药、NSAID、$\alpha_2$ 受体激动类药物、镇静抗焦虑药物、局部镇痛药物及其他。①静脉镇痛：盐酸曲马多注射液 50mg 或枸橼酸舒芬太尼注射液 3μg 静脉缓慢推注；盐酸曲马多注射液 400mg 或枸橼酸舒芬太尼注射液 1.5μg/kg 加入 250ml 生理盐水中 24h 静脉滴注。②镇痛泵：枸橼酸舒芬太尼注射液 3μg/kg+ 盐酸托烷司琼注射液 5mg（或氟哌利多注射液 5mg），应用生理盐水稀释至 120ml，设定背景剂量 2ml/h，单次剂量 0.5ml，锁定时间 10min，连续使用约 2 天；盐酸曲马多注射液 800mg 或枸橼酸芬太尼注射液 0.5mg+ 氟哌利多注射液 5mg，稀释至 120ml，设定背景剂量 2ml/h，单次剂量 0.5ml，锁定时间 10min，连续使用时间约 2 天。

(5) 烧伤暴发痛的药物治疗：排除可能引起疼痛性状及强度改变的原因后，疼痛仍剧烈时，可参照急性疼痛的治疗方法，如盐酸曲马多注射液 50mg 或枸橼酸舒芬太尼注射液 3μg，缓慢静脉推注；也可静脉或皮下注射盐酸吗啡注射液 10mg。应用镇痛泵镇痛时，给予单次注射剂量，又称冲击或弹丸剂量，10min 后重新评估患者疼痛程度。如疼痛控制不佳，可请麻醉科或疼痛科医生会诊，再次评估患者疼痛，调整镇痛药物剂量。常用镇痛方案：①芬太尼负荷剂量 10～30μg，单次剂量 10～30μg，锁定 5～10min，0～10μg/h；②舒芬太尼负荷剂量 1～3μg，单次剂量 2～4μg，锁定 5～10min，1～2μg/h；③羟考酮负荷剂量 1～3mg，单次剂量 1～2mg，锁定 5～10min，0～1mg/h。

(6) 其他与烧伤疼痛相关的不适症状的药物治疗：主要包括瘙痒、焦虑等的治疗与管理。对烧伤后瘙痒的处理，除应用局部清洁、降温、压力治疗外，可适当使用中药制剂治疗，同时还可应用抗组胺制剂进行处理。对烧伤后焦虑的治疗，除心理疏导与治疗外，可适当应用药物如普瑞巴林胶囊等治疗。研究发现普瑞巴林对减少烧伤后瘙痒有积极作用，可用于任何中度至重度瘙痒患者，建议使用普瑞巴林治疗轻度瘙痒，以达到快速和完全的缓解效果，普瑞巴林常用剂量 75～150mg，口服，2 次/天，根据患者瘙痒程度调整剂量。

## 二、创伤外科手术疼痛管理

疼痛是创伤最主要的症状之一。剧烈疼痛可给患者带来生理、精神双重伤害，直接影响救治效果，产生多种并发症。疼痛是人类生存的重要保护性反应，促使患者寻求治疗，使患者制动，减少进一步损伤。疼痛刺激直接启动应激反应，使机体处于一种唤起状态应对可能发生的威胁。但急性创伤和手术后疼痛过强或持续时间过长可引起应激综合征、痛觉的中枢敏化和慢性疼痛形成。多项前瞻性队列研究表明，早期疼痛治疗不充分可能会导致创伤愈合延迟、功能恢复降低和免疫功能受损，会使急性疼痛转变为慢性疼痛，甚至残疾，同时还可能会增加患者焦虑、不安情绪，影响医患沟通。严重创伤患者早期由于失血性休克、疼痛等原因，常处于应激反应过度增强状态。通过有效复苏、镇痛、镇静调节机体的应激反应，减少对于重要脏器的不利影响，是改善患者预后的重要条件。创伤外科手术涉及颅脑创伤、颌面颈部创伤、胸部创伤、腹部创伤、泌尿生殖系统创伤、四肢脊柱创伤等。尽早进行镇痛干预，有效缓解疼痛，对减轻患者生理和心理的双重伤害、避免痛觉的中枢敏化和急性疼痛慢性化、促进康复均有重要意义。

### （一）创伤疼痛的特点

创伤伴有不同程度的疼痛，其主要特点：①发生率高，所有创伤均伴发疼痛。但因伤情错综复杂、部位不一，治疗方法需因人、因伤而异，需要有针对性地评估和分级处理；②发生速度快，均以急性疼痛开始，需要及早评估，制订并随时调整治疗方案，快速有效控制疼痛；③程度重，大多表现为中、重度疼痛，常伴有脏器功能损害，在评估疼痛的同时须评估脏器功能；④管理难度大，环境特殊、救治条件差及伤情轻重不一；早期需伤者的自救或互救；不同救治阶段常更换施治人员；施救药物和措施存在一定风险。这些因素使得创伤疼痛的管理难度明显增加。急性疼痛若不能得到及时有效的治疗，可能转化为慢性疼痛，甚至会诱发创伤后应激障碍（post-traumatic stress disorder，PTSD）等严重并发症。

## （二）产生机制

创伤或手术等组织损伤会导致炎性介质释放，从而激活外周伤害感受器，后者被激活后，伤害性信号便会经脊髓上行传导束传导至丘脑和大脑皮质，这些信号在中枢进行整合后就会使人产生疼痛感觉。中枢神经系统又经下行传导通路对疼痛进行调控。产生机制主要包括外周神经和中枢神经两个方面。

### 1. 神经末梢疼痛

局部组织损伤和炎症导致疼痛性介质大量产生和聚集，在末梢痛觉过敏时起重要作用。神经末梢（根）炎性反应、损伤、切断、压迫或牵拉神经后损伤神经芽生，从而导致痛觉神经感受器和轴索过敏而产生异常兴奋。此外，在局部损伤时，由损伤细胞和炎症细胞所释放的细胞炎症介质可导致阈值降低和对超阈值的反应性增强（痛觉过敏）。在临床上如果要消除或减轻神经末梢过敏反应，应集中阻断或减轻化学性炎症介质的作用，这是目前临床上使用 NSAID 和局部麻醉药的主要理论基础之一。

### 2. 中枢性痛觉过敏

在组织损伤和炎症反应时，脊髓神经元敏感性增高表现为：①兴奋性感受区扩大，以至于脊髓神经元对伤害性区域之外的刺激发生反应；②对阈上刺激反应增强，持续时间延长；③神经元兴奋阈值降低，致使正常时无伤害性刺激激活传递伤害性信息的神经元。

## （三）创伤疼痛的评估及处理原则

创伤疼痛评估及处理的总原则是简单易行、迅速快捷和安全有效，在保障安全的前提下，最大限度地迅速降低疼痛程度。救治早期，在缺乏专业人员的情况下，切忌为追求所谓完善镇痛而实施复杂的"大而全或小而全"的镇痛方案。

### 1. 创伤疼痛的评估

创伤急性疼痛评估是制订治疗方案的关键环节，首先判断疼痛发生部位、范围、演变过程、强度，进一步要明确疼痛性质，既往疼痛治疗效果和潜在病因分析。只有清晰正确的诊断，才能指导正确的疼痛治疗。

(1) 疼痛部位判断：创伤疼痛部位一般是损伤部位或邻近部位。评估疼痛波及范围时，首先由患者指出疼痛部位，并划出自己疼痛的相关区域，如放射痛。同时要分析疼痛部位与创伤原发部位的关系，如在疼痛局部能够复制症状，则局部为原发病变部位。亦可根据患者主诉、伴随症状来定位疼痛起源部位。在镇痛时要考虑创伤部位的差别，如上腹部和胸部可能较其他部位疼痛程度严重。头部外伤者要慎重应用阿片药物，阿片可导致瞳孔缩小和镇静效应，阻碍观察疾病的进展。

(2) 疼痛程度评估：数字分级评分法（图 5-2）和 VAS（图 5-1）是目前常用的疼痛程度评估工具。数字分级评分法可以通过口头或书面形式进行评估，要求患者根据 0（无疼痛）至 10（可想象的最严重疼痛）的等级评定疼痛强度：1~3 分为轻度疼痛，4~6 分为中度疼痛，7~10 分是重度疼痛。VAS 和数字分级评分法的评估效果相似，在紧急情况下数字分级评分法更为适用，因为患者更容易理解，且不要求患者具有清晰的视力、手动灵活性或者提供笔和纸等。因为疼痛记忆是不精确的，而且容易被相关因素所修饰，因此数字分级评分法和 VAS 最好用于即刻疼痛的评估，仅适合于 8 岁以上患者。在急性疼痛评估过程中，有几点值得注意：①评估静息痛的同时，更要注意运动疼痛评估，因为术后制动是慢性痛觉敏化发生的风险因素，解除运动疼痛可改善术后的远期治疗效果；②应用镇痛药物之前，要评估患者基础疼痛，以便评估该药物治疗效果；③注意区分创伤疼痛中的神经病理性疼痛成分。在患者无法自己表述时，血压、心率、瞳孔、排汗量、呼吸频率改变均有助于正确判断疼痛程度。

(3) 疼痛性质评估：主要靠患者主诉来完成。评估中即要充分相信患者主诉，也要注意仔细审核，剔除主诉中的修饰成分。可根据疼痛性质判断是神经病理性疼痛还是组织损伤性疼痛，如烧灼样痛常见于外周神经卡压。

(4) 有效镇痛要求：不仅能达到静息时无痛，还应当在功能恢复和促进活动方面起到积极的作用。疼痛评估应当定时反复进行，创伤后48h内每2小时评估一次，并且以疼痛记录等书面形式记录在案。如有疼痛加剧意外情况发生，应对患者进行细致病史采集和体格检查。创伤初期的治疗重在创伤的评估以及维持呼吸和循环的稳定，患者生理状态稳定后，医师应采集更详尽的病史，以做出更完整和慎重的诊疗计划。在急性疼痛治疗过程中，根据患者临床症候修正疼痛治疗方案。

(5) 小儿创伤疼痛评估：小儿创伤疼痛评估是一个难点问题。小儿患者无法准确表达疼痛性质甚至部位，使疼痛评估变得困难。婴幼儿疼痛评估与成人相比也缺乏一贯性。FLACC 量表（表26-2）最早应用于小儿的疼痛评估，其通过评估患者表情、行为、心理状态等来衡定患儿的疼痛程度。这方法同样适用于伴有交流障碍或认知障碍的患者。对年龄更大（大于8岁）的儿童，则可使用数字分级评分法或 VAS 评分。

### 2. 创伤疼痛的处理原则

(1) 尽早原则：在对患者进行生命体征及病情评估和处理的同时，尽早应用相应药品或器材进行早期镇痛处理，包括使用镇痛药、伤口敷料包扎、患肢固定等措施。镇痛药物的选择应遵循起效速度快、镇痛效果确切、不良反应小、使用方便的药物和技术，尽早有效控制。对于意识清醒、病情较轻的患者，以口服或局部 NSAID 为主；而对于病情较重或者中、重度疼痛患者，可通过肌内注射、静脉注射给予阿片类镇痛药物

以及氯胺酮。

(2) 安全原则：①确保救治环境安全，努力使患者和救治人员脱离危险环境，在相对安全条件下实施救治；②确保救治方法安全，对患者进行快速正确的评估，优先处置危及生命的伤情（如肢体大出血、张力性气胸、呼吸道梗阻或窒息等）；③确保药物及技术安全，选择合适的镇痛药物种类、剂型、剂量和给药途径，严密监测呼吸、循环等重要生命体征。

(3) 个体化原则：评估与治疗循序渐进，增加患者治疗参与度，根据伤情及疗效，定期（10～30min）重复评估和调整方案。

(4) 多模式原则：在条件允许的情况下，联合应用多种药物和方法，达到镇痛效果最大化、不良反应最小化的治疗目的。

### （四）创伤外科手术疼痛治疗

#### 1. 非药物治疗

非药物治疗作为创伤外科手术疼痛治疗的辅助疗法，主要包括冷疗、疼痛教育、针灸治疗等。

(1) 冷疗：冷疗能使神经纤维传递速度减缓，减少神经终板的兴奋，提高疼痛的阈值，减轻疼痛，降低组织温度，减缓组织代谢，降低炎症反应等，对创伤性疼痛有极好的镇痛效果。常用冰块敷于局部以缓解疼痛，非治疗部位应给予遮盖。冷疗的不良反应是感觉过敏，对冷刺激反应过度或局部感觉障碍及外周血管病变的患者禁止使用冷疗。

(2) 疼痛教育：为患者提供有关疼痛治疗的信息，并且与患者谈论疼痛对他们生活、家庭的影响，以及对未来可能发生事情的预想。关于疼痛的科学知识一直在不断更新，可以帮助患者更好地理解这种复杂的生物心理社会现象。疼痛教育可以按以下5个步骤进行。第一，询问目前对疼痛的理解；第二，与患者或家属讨论疼痛的生物医学原因或未知的内容；第三，加深对疼痛的科学认识；第四，向患者和家属提供治疗原理；第五，将知识转移到患者的社会环境中。目前常用的疼痛神经科学教育法是帮助患者了解影响其疼

痛体验的生物、生理学和社会心理因素的一种教育方法，并且调和与持续性疼痛和残疾相关错误认知和信念，让患者可以正面看待疼痛。改变患者及家属对疼痛的错误认知，解决之前对疼痛的误解，有助于增加患者的幸福感。而且个人对疼痛问题的回答和解释会影响疼痛本身和与疼痛有关的行为。

(3) 针灸治疗：针灸是一种中国传统的治疗方式，已经被许多国家广泛使用，它作为一种辅助疗法可以治疗 50 多种疾病。中医认为，任何气流的中断都是导致疾病、压力和疼痛的原因，将无菌不锈钢针插入经络的特定穴位，试图刺激气的运动，从而解决因气滞而可能发生的潜在问题。针灸不仅可以镇痛，对治疗疾病中伴发的情志障碍也有较好的治疗效果。

干针是在不加重疼痛的情况下尽可能接近疼痛部位，传统的中医倡导的是在试图调节身体功能和情绪失衡时，选择较远的点。近几十年来，电针的出现增加了同时向多个穴位提供刺激，使治疗比过去更有效。有研究显示，2Hz 治疗慢性疼痛的效果更好，电针 2Hz 是通过抑制神经节的辣椒素受体、改善有髓纤维形态来缓解疼痛。也有学者提出，采用低频 2Hz 与高频 100Hz 交替使用可以提高患者对电针刺激的耐受性，而且每周 1 次、每次 30～45min 的治疗效果最好。针灸治疗通常是在一段时间内连续进行几次，这样可以提高治疗效果。而且，针灸相对比较安全，除了针刺部位的轻微疼痛和瘀伤。针对不同创伤性疼痛特点及部位，临床常采取多种方法联合治疗，包括不同针灸疗法联合、针药联合或针灸联合现代康复方式等。常用的穴位治疗包括内关、后溪、支沟、肘缝穴、夹脊穴、合谷穴治疗，可提高镇痛效果，减少术后镇痛药物用量，减轻手术创伤导致的炎症反应。

### 2. 药物治疗

镇痛药物的选择应优先使用不良反应较小的药物，遵循按阶梯给药镇痛原则，从低剂量开始，根据患者情况逐步增加剂量，以求达到最低有效剂量。对于阿片类药物，最好能做到滴定给药，

以减少其不良反应；对于意识清醒及病情较轻的患者，再排除相关禁忌证后，可以优先选择局部用药及口服给药；而对于病情较重、中重度疼痛或合并血流、呼吸动力学不稳定的患者，应优先选择静脉、肌内给药等。

(1) 阿片类药物：阿片类药物可在外周、脊髓、脊髓上水平起到镇痛作用，这是控制中度、重度疼痛的基础药物，传统给药途径为口服、直肠给药、静脉注射、肌内注射、皮下注射。新的给药途径包括外周给药和椎管内给药，如蛛网膜下腔给药和硬膜外腔给药等，可使用患者自控镇痛；也有黏膜给药、鼻内给药、创伤局部给药等方法。常用阿片类镇痛药如下。

吗啡是水溶性、纯 μ 阿片受体激动药，其主要药理作用是激活 μ 受体实现镇痛。生物利用度为 19%～47%，在体内经过葡萄糖醛酸化过程以 2：1 比例生成 M3G 和 M6G。M6G 镇痛效能更高，但亲水性较高而不易透过血脑屏障，M6G 的累积可导致恶心、呕吐、镇静和呼吸抑制。M3G 没有镇痛特征，神经毒性与吗啡高敏反应有关。吗啡镇痛的主要缺点是 M6G 和 M3G 在肾功能损害和肾衰竭的患者产生蓄积，可导致严重不良反应。吗啡对躯体和内脏疼痛均有镇痛效果，对持续性钝痛效果优于间断性锐痛，还可消除疼痛引起的焦虑、紧张情绪。对神经病理性疼痛或运动活动引起的疼痛效果差，主要用于严重创伤、战伤、烧伤和术后等急性疼痛，以及晚期癌痛。静脉注射后约 20min 产生最大效应，吗啡用于急性疼痛患者，成人常用剂量为 8～10mg，皮下或肌内注射。口服吗啡初始剂量 20～30mg（未服用过阿片患者）或 40～60mg（已服用阿片患者）；胃肠外途径吗啡用量为口服剂量 1/3，根据镇痛效果逐步增加或减少 25%～50% 调整到合适剂量。

芬太尼家族为人工合成苯基哌啶类麻醉性镇痛药，为 μ 阿片受体激动药。目前不仅是复合全身麻醉中常用药物，临床上还通过硬膜外或静脉给药广泛用于术后疼痛、创伤急性疼痛和分娩镇痛，常用剂量 0.1～0.3mg。芬太尼的镇痛强度约为吗啡的 100 倍，起效快，持续作用时间约

30min。一般不良反应为眩晕、视物模糊、恶心、呕吐、胆道括约肌痉挛。严重不良反应为呼吸抑制、窒息、肌肉强直及心动过缓。在芬太尼及其衍生物过敏、支气管哮喘、呼吸抑制、重症肌无力、使用单胺氧化酶抑制药患者禁用。芬太尼代谢产物无药理活性，因此可用于肾功能损害患者。芬太尼透皮贴剂因效应达峰时间近17h，故不适合于创伤镇痛。目前芬太尼口腔（舌下）黏膜贴片已取代吗啡成为外军伤病员标准用药，非常适宜急救自救。

舒芬太尼属于选择性μ受体激动药，镇痛强度为芬太尼的7～10倍。舒芬太尼脂溶性高（约为芬太尼的2倍），输注240min后时量相关半衰期为33.9min，消除半衰期为160min（芬太尼为200min），在组织中无明显蓄积现象，没有持续的镇静作用，镇痛过程中对血流动力学影响轻微是其突出特点，使用安全范围大（分为小剂量0.1～2μg/kg，中剂量2～10μg/kg，大剂量10～20μg/kg），可通过鞘内和静脉等多种途径给药，非常适用于创伤镇痛。

瑞芬太尼属于纯μ受体激动药，为超短效麻醉镇痛药，被红细胞和组织中的非特异性酯酶代谢降解，注射后起效迅速，药效消失快，其独特药物代谢动力学特点使瑞芬太尼成为全凭静脉麻醉重要组成部分，常用输注速度0.05～0.5μg/（kg·min），血浆靶控浓度2～6ng/ml。缺点是耐药产生迅速，还可诱发痛觉敏化。

(2) 对乙酰氨基酚类：对乙酰氨基酚及其代谢前体物质非纳西汀通过对COX抑制达到镇痛的作用。对乙酰氨基酚是最常用止痛和退热药物，其对中枢和外周作用机制如下。①通过去甲肾上腺素和5-羟色胺能系统发挥中枢性作用；②通过调节强啡肽释放和κ-受体作用，直接和间接的影响阿片受体系统；③通过抑制COX-2，直接抑制脊髓前列腺素$E_2$释放；④清除摄取的自由基，降低COX-1的活性；⑤抑制一氧化氮产生，破坏NMDA的释放和NK-1的激活。对乙酰氨基酚的优点：①其为非酸性苯酚衍生物，可以顺利透过血脑屏障；②血浆蛋白结合率低（10%～25%）；③治疗剂量时在胃肠道、肾脏、造血系统累积少；④与其他抗炎药物相比，安全性高。对乙酰氨基酚也可以通过胃肠外途径给药，在急性疼痛处置方案中，多用于中度疼痛的创伤；也可作为NSAID的替代品，用于治疗老年患者和肾脏疾病、高血压、充血性心功能不全等患者的轻中度疼痛。

难以口服或术后要求快速镇痛的患者，对乙酰氨基酚可以采用静脉注射，推荐起始注射剂量为1g。对乙酰氨基酚是创伤镇痛的重要辅助药物，能够降低阿片消耗量和减少阿片不良反应。对乙酰氨基酚的镇痛作用在口服剂量为1g，静脉注射剂量5mg/kg时达到封顶效应。因在治疗剂量时肝脏毒性也可发生，引起急性肝小叶中心坏死是多因素综合作用的结果，推荐营养不良患者的每日总剂量低于2g，特别是那些长期饥饿、服用细胞色素$P_{450}$酶诱导药物的患者。肝脏疾病和葡萄糖-6-磷酸脱氢酶缺乏为其禁忌证。

对乙酰氨基酚也可以直肠应用，直肠给药的生物利用度约是口服的1/2，要达到10μg/ml的血浆药物浓度需要40mg/kg的负荷剂量。在直肠和肛门急性炎症、感染风险高的患者要禁止直肠应用。不过对不合作儿童、静脉通路不畅、胃排空延迟、创伤后禁食水患者是一种较合适的替代选择。

(3) 非甾体抗炎药物：非选择性NSAID是COX强效抑制药，在中枢和外周都抑制前列腺素的合成，常作为临床疼痛一线用药。其对胃肠道、肾脏、血小板功能的影响，以及延缓创口和骨折愈合等缺点，限制了它们的应用。

COX-2选择性抑制药既能提供非选择性NSAID的镇痛作用，又能减少胃肠道不良反应的发生，同时通过预防中枢敏化而减少术后疼痛发展。COX-2选择性抑制药可以在创伤前后即时应用，用于预防创伤疼痛发生外周敏化和中枢敏化，即理论上的预防镇痛，但在创伤环境中很难做到这一点。

COX-2选择性抑制药和对乙酰氨基酚应用时呈现协同作用，塞来昔布和对乙酰氨基酚联合应用可明显减少芬太尼用量，并且显著提高患者满意度。要注意的是应激反应和 NSAID 对胃肠黏膜的联合作用，因为创伤患者经常伴有血流动力学紊乱或感染，有可能加剧应激性溃疡和肾衰竭。一些研究还显示长期应用 NSAID 类药物可升高心血管事件发生率。因此创伤应用 NSAID 镇痛时，建议预防性给予质子泵抑制药，尤其是年龄＞75 岁、长期应用 COX-2 选择性抑制药、溃疡出血高风险患者。组胺 $H_2$ 受体阻断剂不能预防 NSAID 的胃肠道不良反应，相反可能掩盖症状。对于本身存在血小板功能障碍、酗酒、术中大出血、胃肠道手术以及合并使用抗凝药患者，应尽量避免长时间使用 NSAID 镇痛。

(4) 氯胺酮：氯胺酮是非竞争性 NMDA 受体拮抗药。围术期应用既可实现遗忘和镇痛，又能保持呼吸和维持血流动力学稳定，同时能够减少阿片药物用量，抑制阿片药物诱导的痛觉敏化。氯胺酮和丙泊酚采用 50∶50 混合在创伤微小手术中提供极佳镇痛镇静效果。适合应用于烧伤和微小手术，尤其是在缺乏气道保护设备的条件下。经静脉给药时，不良反应呈现剂量依赖性的恶心、心动过速、高血压、分泌物过多、颅内压和眼内压升高及幻觉等边缘系统激活表现。因此，在头部外伤患者要谨慎应用。该药限制因素是治疗窗狭小，口服应用也可引起记忆力减退、幻觉、共济失调和运动性动作失调。大多数情况下，缓解疼痛的剂量可致幻觉效应，但口服应用与静脉用药相比，症状相对减轻。在口服之前，可以先静脉输注 0.25mg/kg 以下剂量作为试验剂量，输注时间大于 20min，于用药前后进行疼痛评估，再确定负荷药物剂量。

(5) 曲马多：曲马多主要抑制去甲肾上腺素和 5- 羟色胺的再摄取产生镇痛，有弱阿片受体作用。经肝脏代谢，90% 经肾脏和粪便排出。其代谢产物去甲曲马多与 μ 受体亲和力是曲马多的 300～400 倍，同时还抑制去甲肾上腺素的再吸收。曲马多的消除半衰期为 5～6h，而去甲曲马多是 8h。在肝硬化的患者，消除半衰期可增加 2.5 倍。即释型曲马多的起始剂量 25～50mg，每天 4～6 次；控释曲马多 50～100mg，每天 2 次。日最大剂量 400mg。曲马多用于治疗糖尿病性神经痛、纤维肌痛、骨骼肌痛和开颅术后疼痛。优点是呼吸抑制少，对奥迪括约肌影响小。

抑制曲马多的代谢可减弱其镇痛作用，如昂丹司琼竞争性抑制 CYP2D6；与卡马西平联合应用镇痛作用也降低。曲马多和三环类抗抑郁药合用增加癫痫的风险。在肾功能不全和 *CYP2D6* 基因缺乏的患者禁用。静脉输注的不良反应为恶心、呕吐、便秘、头晕和困倦，症状呈现剂量依赖性，一般通过减缓输注速度可避免或减轻。胃肠道反应可通过缓慢滴入以及预防性使用甲氧氯普胺（胃复安）所缓解。

### 3. 区域神经阻滞镇痛

周围神经阻滞可为患者提供良好的镇痛，并且有利于患者早期恢复体力活动。尤其肢体创伤和高危患者。局部麻醉仅有少数绝对禁忌证。

神经阻滞用于创伤镇痛的优点包括：①在休息、运动和咳嗽时均能达到良好镇痛；②部分技术可降低术后并发症并提高预后效果；③大部分阻滞简单、快速、有效；④置管可延长作用时间；⑤按照推荐剂量可减少全身不良反应；⑥避免阿片类药物和 NSAID 的不良反应。

神经阻滞用于创伤镇痛的缺点包括：①注射可能不被患者所接受；②局部麻醉药的作用时间短暂因此可能需要置管；③局部麻醉药的感觉阻滞可能导致外伤，运动阻滞可能会引起不适；④完全镇痛可能掩盖以疼痛为征象的并发症，如腹膜炎或绞痛；⑤椎旁神经阻滞可能抑制交感神经而致低血压；⑥神经损伤。如果考虑神经阻滞技术用于镇痛，应当在术前与患者及术者进行良好沟通。患者拒绝、不理解、注射部位有感染或脓毒血症以及严重凝血障碍为其禁忌证。以前存在的神经损伤应当进行仔细评估，单次给药可提供数小时的镇痛，留置导管重复或持续注入局部麻醉药可延长作用时间。

常用神经阻滞技术选择：①颈部：颈浅丛神经阻滞。②肩部及上肢：肌间沟臂丛神经阻滞（肩部）、锁骨上和锁骨下神经阻滞、腋部臂丛神经阻滞（臂下部、肘部、前臂和手）。③胸壁：肋间神经阻滞、前锯肌阻滞、竖脊肌阻滞和椎旁神经阻滞。④腹部：胸腰椎旁神经阻滞（范围 $T_9$～$L_1$）、竖脊肌阻滞、腰方肌阻滞、腹横筋膜阻滞及腹直肌鞘阻滞。⑤髋及下肢：腰丛神经阻滞和股神经阻滞（腹股沟、髋、膝的部分区域）、坐骨神经阻滞（完善膝以下小腿阻滞，可联合隐神经）、腘窝坐骨神经阻滞和踝关节阻滞（小腿、踝关节、足）。

超声引导下神经阻滞：在超声实时引导下可行臂丛、坐骨神经、腰丛神经等神经阻滞，能够有效控制肢体创伤引起的运动疼痛，而且对运动功能影响小，健侧肢体可维持正常的感觉和运动功能，不会加重患者休克或引起呼吸抑制，同时进行抗休克和麻醉手术，可以提高抢救效率。对于胸腹部创伤，在超声引导下实施椎旁阻滞麻醉术，可以将药物精确注射到相应神经根周围，阻断痛觉后再进行简单的现场处理。超声还可以引导在靶神经旁边留置导管，行连续神经阻滞，为术后伤病员的转运和持续治疗提供较为安全的镇痛。同时还可分析肌肉、肌腱、器官的损伤等进行辅助诊断。

利用超声显像可直观地分辨出局部组织结构，发现局部解剖变异，并在实时引导下可将穿刺针准确地置于靶神经旁，直观地观察到神经、周围组织以及药物的扩散，使局部麻醉药充分地浸润神经。理论上说，对于能在超声仪上成像的各类外周神经（直径＞2mm）均可在超声引导下进行阻滞，有效避免阻滞失败，减少局部麻醉药用量，降低药物不良反应发生率。

硬膜外阻滞：选择硬膜外镇痛适应证为开胸手术、主动脉瘤修补或下肢大血管手术、全膝关节置换、下肢截肢手术、上腹部大手术（如胰腺切除术，肝部分切除术）、下腹部大手术、伴肋骨骨折的胸部外伤、老年呼吸系统疾病和冠心病患者等。为使脊神经阻滞范围集中于切口，穿刺点应选支配切口中心低一个间隙；为使运动阻滞减少到最小程度，局部麻醉药宜选用罗哌卡因；用于硬膜外镇痛的常用药物浓度为罗哌卡因（0.05%～0.2%）、布比卡因（0.0625%～0.25%）；硬膜外输注速度常用为4～10ml/h。硬膜外吗啡镇痛尤其对创伤及其术后患者的治疗有益，硬膜外吗啡成人单次用量为1～2mg，时效可持续18～24h；蛛网膜下腔吗啡剂量为0.3～0.5mg。硬膜外导管置入部位见表27-1。

### （五）创伤后慢性疼痛

慢性疼痛是指疼痛持续1个月，超过一般急性病的进展，或者超过伤口愈合的合理时间，或与引起持续疼痛的慢性病理过程有关，或者经过数月或数年的间隔时间疼痛复发。临床症状常与自主神经功能表现相关，或与忧虑、疲乏、精神因素以及对社会不适应有关。慢性疼痛已经超出了疼痛本身的意义，可以和损伤没有直接联系。

慢性疼痛非常难以治疗，因此创伤后慢性疼痛的预防就显得格外重要。首先应严格控制手术适应证，也可以优化手术操作，如改为微创手术；另外在创伤发生后，采取积极的镇痛措施，如使用区域神经阻滞，可减少高强度疼痛刺激传入；

| 脊髓节段 | 目标手术 | 脊椎骨位置 | 体表标志 |
|---|---|---|---|
| 上胸段 | 胸部手术 | $T_3$ | 肩胛冈底部 |
| 下胸段 | 上腹部手术 | $T_6$ | 肩胛骨下角 |
| 腰骶段 | 下腹部手术 | $T_{11～12}$ | 第12棘突 |
| | 膝以上手术 | $L_{1～2}$ | $L_{1～2}$棘突间隙 |
| | 下肢会阴手术 | $L_{3～4}$ | Tuffier线 |
| | 膝以下下肢手术 | $L_{3～4}$ | Tuffier线 |
| | | $L_{4～5}$ | $L_{4～5}$棘突间隙 |

表 27-1 硬膜外导管置入部位

在开胸手术、开腹手术和截肢手术后使用硬膜外镇痛，在乳房切除术后进行外周神经阻滞如椎旁神经阻滞，甚至手术或创伤部位局部麻醉药的局部浸润，均可以有效防止创伤后疼痛的局部外周敏化形成，进一步预防中枢敏化形成。然而，由于创伤类型、损伤程度以及持续时间方面的难预计性，目前难以设计出最优的治疗方案。

中枢敏化是一种复杂的疼痛现象，包括多种机制如神经细胞膜兴奋性的增加、突触兴奋性的易化、中枢下行抑制系统功能下降和神经重塑等。一旦形成，很难逆转。氯胺酮、加巴喷丁及普瑞巴林对抑制中枢敏化具有一定作用，但确定的使用方案和使用时间等，尚缺乏系统全面的研究数据。众多研究显示，术前单次使用普瑞巴林未见明显预防作用，另外此药只有口服剂型，也限制它了应用。然而，在围术期持续 2 周用药，则可以降低全膝关节置换术后 3～6 个月神经病理性疼痛的发病率。因此，术后要根据疼痛产生机制采取相应镇痛措施，并做到全程镇痛，对中枢敏化和慢性疼痛的预防可能发挥一定的作用。

创伤后慢性疼痛预测因素包括：①遗传倾向，与疼痛易感性相关。尽管在基因方面获得了一些进展，但没有任何一项遗传学因素可以作为评价术后慢性痛发展的特异性指标。②性别和年龄，女性和年轻患者术后持续性疼痛的风险也更大。③术前疼痛，一直被认为是持续性术后疼痛的一项预测指标，可能是一个独立的危险因素。④术中相关风险因素，包括手术操作和麻醉技术。严格手术适应证，宜采用神经损伤风险小的手术入路，尽量采用微创技术。⑤术后 7 天急性疼痛的程度，并且与术后重度疼痛的持续时间也相关。对于这些危险因素，可能的解释是术后有急性疼痛的患者敏化发生更多，从而更可能发展持续性术后疼痛。

### （六）常见创伤后慢性疼痛综合征

#### 1. 复杂区域疼痛综合征

复杂区域疼痛综合征（complex regional pain syndrome，CRPS）以前被称为反射性交感神经营养不良综合征，是一种发生于伤害性事件（如外伤）后的疼痛综合征，表现为区域性疼痛、感觉变化（如异常疼痛）、皮肤温度异常、皮肤泌汗功能异常、水肿和皮肤颜色异常及骨骼营养性改变等。CRPS 通常发生于手或足部，但也可发生于或扩展至身体其他部位。从命名可看出其特征：复杂（complex）提示炎症、自主神经征、皮肤运动和营养不良改变等临床特征复杂多变；区域（regional）反映多数累及躯体某一特定区域，疼痛可超出原发损伤范围；疼痛（pain）是诊断的必要条件，可为自发痛（异常疼痛）或激发痛（痛觉过敏）；综合征（syndrome）表明有一系列明显相关的症状及体征。CRPS 的首要治疗目标是控制疼痛，从而促进功能康复。

#### 2. 肌筋膜疼痛综合征

肌筋膜疼痛综合征（myofascial pain syndrome，MPS）是由一个或多个扳机点引起，以局部痛和牵涉痛、感觉、运动及自主神经症状和体征为特点的一种综合征。肌筋膜痛的主要组成包括扳机点、压痛点、肌紧张带、肌肉痉挛/短缩。活跃的扳机点是周围伤害性感受器敏化的动态刺激病灶，可以启动、放大及维持中枢敏化，从脊髓节段的感觉部分蔓延到运动和骨骼区，以及相应脊髓节段支配的内脏区，即皮节、肌节、骨节、内脏节和交感神经过度活动，形成脊髓节段性敏感（spinal segmental sensitivity，SSS）。脊髓处于一种过度活动的易化状态，临床表现为痛觉过敏、触物感痛、牵涉痛、运动和自主神经功能障碍。周围敏化可以启动并驱动中枢敏化，后者一旦形成，由于脊髓内突触性和功能性改变而持续存在，同时同一节段水平的脊髓节段性敏感和外周刺激点彼此间相互增强敏化，从而形成恶性循环。随着疼痛的慢性化，单个脊髓节段性敏感可能会使邻近节段发生敏化，导致多节段水平的脊髓节段性敏感，同时随肌节扩散到较远部位并发展成弥漫性疼痛。

#### 3. 神经病理性疼痛

原发于或原发病灶引发的外周或中枢神经系统功能障碍引起的疼痛称为神经病理性疼痛。症状表现为自发性持续烧灼痛、间歇性电击样或刀割样疼痛、感觉过敏、感觉迟钝、触物感痛及感觉异常；创伤神经损伤多为外周神经损伤，外周神经损伤后引起神经兴奋性异常和传导异常，导致自发性剧烈疼痛，会持续几分钟或几小时；可迅速形成痛觉敏化，典型特征是异源性突触异化导致的触物感痛。临床评估的重点在于查找神经病理性疼痛的病因。积极的病因治疗和神经损伤初期的充分镇痛是预防的关键。

### 4. 创伤后应激障碍

PTSD 是个体对异乎寻常的威胁性或灾难性应激事件或情境的延迟或长期持续的心理反应。创伤后应激障碍临床表现：①反复重现创伤性体验，有驱之不去的闯入性回忆痛苦梦境，即闪回（flash back）；②持续性回避，在创伤事件后，患者对创伤相关的刺激存在持续的回避，回避的对象包括具体的场景与情境，有关的想法、感受及话题，患者不愿提及有关事件，避免有关的交谈；③持续性焦虑和警觉水平增高，表现为自发性高度警觉状态，如难以入睡、易受惊吓、做事无法专心，并常有自主神经症状，如心慌。

## （七）创伤后慢性疼痛的治疗

尽管慢性疼痛治疗的目的是最大限度地提高生活质量，仍需尽可能查找疾病的根本原因，分析疾病的发展过程，分步骤多元化治疗疼痛。

### 1. 眼动脱敏再加工技术

眼动脱敏再加工技术（eye movement desensitization reprocessing，EMDR）是对创伤后应激障碍最有效的治疗方法之一。基本的 EMDR 治疗程序如下：①指导个体识别并将注意力集中在一个创伤性情境或记忆上，治疗师引导出关于创伤性记忆的负性认知和信念，指导个体使用 11 点量表评估这些记忆和负性认知，然后治疗师帮助个体呈现与该记忆相联系的积极认知。在开始进入 EMDR 脱敏节段时，治疗师指导个体同时进行后续 4 个行为。②注视这段创伤记忆。③重新体验负性认知。④集中注意，聚焦在身体某部位的表现。⑤追随治疗师移动的手指，这时治疗师在离个体

面部 30～50cm 的地方快速平移手指，大概每秒 2 个来回。24 个来回后，询问个体此时的记忆并深呼吸。随后，让个体再次回忆创伤性记忆和负性认知，评估困扰水平，如此往复，直到困扰水平降低到 1 或 0 为止。

### 2. 神经松解术

周围神经痛来源于 3 种病因：神经瘤、神经压迫、神经病变。多年研究表明，痛性神经瘤可以祛除；瘢痕也可以从受压的神经上切除；对神经病变，解剖部位狭窄引起的神经压迫症状，可通过解除压迫恢复感觉，减轻疼痛等相关症状。CRPS 患者可能存在原发伤中引起的神经损伤、手术后引起的神经损伤、关节或韧带损伤引起的神经卡压征。因此，对神经减压治疗也是一种可行的治疗方法。治疗步骤是先通过神经阻滞术确定引起疼痛的关键神经，确定引起神经卡压的部位。然后通过手术切除关节内的疼痛神经或解除神经所受到的卡压。

### 3. 节段性神经肌肉疗法

节段性神经肌肉疗法（staged neuromuscular therapy，SNMT）是基于脊髓节段性敏感的诊断和治疗疼痛的系统处理方法。它通过使受累脊髓节段脱敏和消除外周敏感致痛源的技术来减轻和消除中枢敏化，从而产生疼痛缓解的即刻效应和长期效应。SNMT 技术细节如下：①椎旁阻滞脱敏，在确诊的脊髓节段性敏感（spinal segmental sensitivity，SSS）水平的棘突和棘肌间沟注射 1% 利多卡因。针刺和浸润棘上 / 棘间韧带，目的是消除脊髓敏感节段水平的韧带压痛点和扳机点。②注射前阻滞，穿刺浸润的疼痛敏感区，阻断局部激惹病灶、压痛点 / 触发点的感觉传入，从而使得随后的针刺浸润能够在相对无痛的情况下进行。③针刺和浸润压痛点和扳机点及肌紧张带，对疼痛长期缓解是必要的。其主要目的是破坏中央触发点的收缩硬节或伤害性感受器的敏化机制，以及化解长期存在的肌紧张带中的纤维核。对受累节段进行物理治疗，通过电刺激、加热垫和放松训练可加强针刺和浸润效果。

SNMT 疗法适用于肌肉的原发性扳机点或者

中枢敏化和临床脊髓节段性敏感所导致的继发性扳机点的治疗，每周 1 次，持续 3～4 周。如果使用 SNMT 治疗后，疼痛和脊髓节段性敏感体征持续存在，这时应该重新评估与所治疗的脊髓节段相邻的其他脊髓节段性敏感节段。

#### 4. 交感神经阻滞疗法

通过交感神经阻滞能在改善血液循环障碍、促进脏器功能恢复、充分发挥机体抵御疾病能力，以及提高维护自身内环境平衡能力等方面发挥积极作用。交感神经阻滞应强调用药单一、以局部麻醉药或神经毁损药为主的原则。因为所拟阻滞的交感神经干、节等部位，本身并没有炎性病变，目的在于临时或永久性地阻止其神经传导功能，以解除相关支配区域的血管痉挛与疼痛等。

根据疼痛部位及性状的不同，结合神经走行采取相应的神经阻滞。头面部：以星状神经节阻滞为主。上肢：星状神经节阻滞、胸交感神经节阻滞，对于支配上肢交感神经有变异者，进行臂丛神经阻滞。胸腔：星状神经节阻滞、胸交感神经节阻滞。腹腔：腹腔神经丛阻滞、上腹下神经丛阻滞、内脏大、小神经阻滞。盆腔：上腹下神经丛阻滞、奇神经节阻滞。下肢：腰交感神经节阻滞。星状神经节阻滞是应用最广泛的交感神经阻滞，在治疗面神经麻痹、面肌痉挛、失眠、难治性眩晕、神经源性头痛、青少年枕项线综合征、CRPS、颈源性头痛、椎动脉型颈椎病、急性冠状动脉综合征等方面都取得满意疗效。

#### 5. 药物治疗

各种治疗神经性疼痛的药物均可选用，包括 NSAID、抗抑郁药、抗癫痫药、糖皮质激素、局部麻醉药或阿片类药物等。

#### 6. 康复治疗

各种创伤的术后康复值得关注，关节松动术、关节活动度训练、等张肌力训练以及有氧训练等方法对慢性疼痛很有意义，如脊柱定点旋转复位法通过调整受累椎体位置，恢复脊柱平衡，进而治愈脊柱退变损伤的疼痛综合征。

创伤疼痛管理仍然面临诸多挑战，急需建立完整全面立体的疼痛管理体系。方法上应融合多学科和多模式，融合先进的科学技术，从战略层面进行机构重组和改革。

（刁玉刚　姚国泉）

## 参考文献

[1]《中华烧伤杂志》编辑委员会 . 成人烧伤疼痛管理指南 (2013 版 )[J]. 中华烧伤杂志 , 2013, 29(3): 225–231.

[2] DONTHULA D, CONNER C R, TRUONG V T T, et al. Impact of opioid-minimizing pain protocols after burn injury[J]. *J Burn Care Res*, 2021, 42(6): 1146–1151.

[3] 安东 , 刘阳 , 杨通江 . 体外冲击波疗法在烧伤创面修复和烧伤后瘢痕治疗中的应用 [J]. 中国组织工程研究 , 2022, 26(20): 3265–3272.

[4] 杨成兰 , 魏在荣 . 烧伤疼痛研究进展 [J]. 中华烧伤杂志 , 2017, 33(1): 61–64.

[5] 杨晓瑞 , 钟坤根 , 胡清刚 , 等 . 手术室外床旁烧伤患者清创换药的疼痛治疗研究进展 [J]. 医学综述 , 2019, 25(10): 2039–2043, 2048.

[6] 冯艺 , 许军军 , 林夏清 , 等 . 慢性术后或创伤后疼痛 [J]. 中国疼痛医学杂志 , 2021, 27(4): 241–245.

[7] 全军麻醉与复苏学专业委员会 , 中华医学会麻醉学分会 . 战创伤疼痛管理专家共识 [J]. 麻醉安全与质控 , 2020, 4(5): 256–261.

[8] 急诊创伤疼痛管理共识专家组 . 急诊创伤疼痛管理专家共识 [J]. 中华急诊医学杂志 , 2022, 31(4): 436–441.

[9] HARVIN J A, ALBARADO R, TRUONG V T T, et al. Multi-modal analgesic strategy for trauma: a pragmatic randomized clinical trial[J]. *J Am Coll Surg*, 2021, 232(3): 241–251.e3.

[10] MARIANO E R, DICKERSON D M, SZOKOL J W, et al. A multisociety organizational consensus process to define guiding principles for acute perioperative pain management[J]. *Reg Anesth Pain Med*, 2022, 47(2): 118–127.

# 第六篇

## 围术期疼痛相关并发症

# 第28章 急性疼痛相关并发症及处理

疼痛是医学中最富有挑战性的问题之一。免除疼痛是患者基本的权利，也是医生神圣的职责。随着近十几年疼痛医学的迅猛发展，疼痛已成为人体继呼吸、脉搏、血压、体温之后的第五大生命体征。

围术期疼痛是临床工作中常见的现象，虽然医护人员对患者的镇痛诉求积极处理，但到目前为止围术期疼痛并没有在临床工作中得到十分满意的控制。围术期疼痛可同时伴呼吸、循环、代谢内分泌，以及心理和情绪的改变，对患者的多器官、系统造成不利影响。围术期疼痛是由于手术创伤造成的，可能存在于手术前、手术中和手术后。缓解围术期疼痛有助于使患者快速地从手术和疾病中恢复。合理使用镇痛药物能够减轻患者疼痛，促进活动与恢复，减少术后并发症，使患者尽早出院。

## 一、神经传导的临床解剖学

### （一）神经解剖

神经冲动的传导是以神经元为单位进行的，绝大多数的神经元是由细胞体连接几个树突和一个轴突构成的。胞体和树突是接受、整合信息的部位，轴突始段是产生动作电位的部位，神经冲动以动作电位的形式在轴突上传导，而突触末梢则是信息从一个神经元传递至另一个神经元或者效应细胞的部位。轴突和感觉神经元的长树突统称为轴索，轴索外包有髓鞘或神经膜包裹，称为神经纤维。

### （二）外周神经分类

根据髓鞘的有无，神经纤维可分为有髓鞘神经纤维和无髓鞘神经纤维。神经纤维具有传导兴奋和轴浆运输的功能。有髓神经纤维由可持续产生髓鞘的施万细胞分段包绕。轴突和由髓磷脂包绕的多个同轴的脂质层形成特殊的神经膜（也称髓鞘）。有髓神经纤维以跳跃式传导的方式传导兴奋，因而传导速度明显快于无髓神经纤维。根据神经纤维兴奋传导速度的差异，将哺乳动物的周围神经纤维分为 A、B、C 三类，其中 A 类纤维在分为 α、β、γ、δ 四个亚类，根据纤维的直径和来源将其分为 I、II、III、IV 四类，其中 I 类纤维在分为 $I_\alpha$ 和 $I_\beta$ 两个亚类（表 28-1）。

急性疼痛感觉从外周传导至大脑。在脊髓水平，从触觉感受器传入的神经信号调制上传的疼痛信号。伤害感受器在 I、II（胶状质）和 III 区释放谷氨酸盐和 P 物质，这些物质激活脊髓传出神经元的 NMDA、AMPA 谷氨酸盐受体和 NKI 神经激肽受体。NMDA 受体激活后产生一氧化氮和腺苷等疼痛介质。位于 III、IV 层触觉感受器突触内的谷氨酰胺受体神经元（Aβ 纤维）传导含有躯体感觉的信息至树状脊髓传出神经元，交叉到对侧形成脊髓丘脑束，将痛觉、温度和触觉的信号传导至更高级别的中枢水平。

## 二、围术期急性疼痛相关并发症

急性疼痛是指患者受到手术（组织）损伤后的一种防御性反应，包括生理、心理和行为等。虽有警示、制动、有利于创伤愈合等作用，但不利影响更值得关注。有效的术后镇痛，不但减轻患者的痛苦，有利于疾病的康复，还有巨大的社会和经济效益。围术期疼痛是机体对手术创伤产生的生理反应，性质属于锐痛类，程度较剧烈。

术后疼痛对机体产生的影响是多系统性的。

(1) 心血管系统防御反应：血管张力增高、心动过速、心肌耗氧量增加、血管收缩（包括外周

| 纤维类型 | 功　能 | 纤维直径（μm） | 传导速度（m/s） | 相当于传入纤维类型 |
|---|---|---|---|---|
| **表 28-1　哺乳动物周围神经纤维的类型** | | | | |
| A（有髓鞘） | | | | |
| α | 本体感觉，躯体运动 | 13～22 | 70～120 | Ⅰa、Ⅰb |
| β | 触 – 压觉 | 8～13 | 30～70 | Ⅱ |
| γ | 支配梭内肌（使其收缩） | 4～8 | 15～30 | |
| δ | 痛觉、温度觉、触 – 压觉 | 1～4 | 12～30 | Ⅲ |
| B（有髓鞘） | 自主神经节前纤维 | 1～3 | 3～15 | |
| C（有髓鞘） | | | | |
| 后根 | 痛觉、温度觉、触 – 压觉 | 0.4～1.2 | 0.6～2.0 | Ⅳ |
| 交感 | 交感节后纤维 | 0.3～1.3 | 0.7～2.3 | |

和内脏血管）。

（2）与儿茶酚胺相关的心血管反应和体液特征变化：血容量增加、血液黏稠度增加、机体凝血机制发生异常（高凝状态）、高血糖（糖皮质激素和肾上腺素的作用）、血乳酸增高、钠离子排出减少、钾离子排出增加（醛固酮作用）。

（3）呼吸系统功能障碍（以胸、腹部手术最常见）：肺顺应性降低、通气 / 血流比例失调、低氧血症。

（4）内分泌系统功能异常：负氮平衡。

（5）胃肠道抑制：恶心、呕吐、肠梗阻。

（6）泌尿系统抑制：尿道蠕动能力降低、尿潴留。

（7）免疫系统功能抑制：可造成细菌或病毒易感性增加。

（8）心理状况、情绪异常：焦虑、烦躁、睡眠障碍等。

### 三、围术期急性疼痛的预防与治疗

围术期急性疼痛管理的标准方法包括使用全身镇痛药物（口服是最佳途径）、患者自控镇痛、硬膜外或神经阻滞局部麻醉药物单次或输注装置泵注给药治疗。

近年来在临床实践中发现，单一的镇痛方式往往无法取得满意的镇痛效果，且大剂量长时间使用单一的镇痛方式也伴随着诸多不良反应。多模式镇痛的理念由此在临床实践中应运而生。多模式镇痛包括联合使用特定的药物和技术，其目的在于减少手术炎症反应、阻止痛觉传入、调节疼痛信号在脊髓传递的级联效应、促进疼痛的下行抑制。多模式镇痛是将镇痛药和具有不同模式作用的技术相结合发挥作用（如非阿片类药物和阿片类药物、神经阻滞麻醉与全身麻醉镇痛相结合）。此方法由于存在联合或协同作用，可降低个体的药物用量并减少不良反应发生。

为减少患者应激反应，提高患者镇痛满意度，同时减少术后镇痛需求，临床上推荐采取预防性和超前镇痛，包括在疼痛刺激出现之前使用镇痛药或局部麻醉阻滞。虽然很难完全阻止所有的伤害感受传入到中枢神经系统，但可在某种程度上预防中枢敏化，从而在术后仍有一定的镇痛作用。良好的急性疼痛控制可减少术后出现慢性疼痛的可能性和强度。

#### （一）术前镇痛

术前全面评估患者疼痛史，包括疼痛的特点、疼痛和（或）药物使用（或滥用）史、潜在的心理障碍、生活质量、功能状态、预期术后疼痛风险、阿片类药物的耐受性以及阿片类药物的风险。

如患者术前存在疼痛，无须停止常规使用

的镇痛药物，口服镇痛药物术前可随少量清水服用。急诊手术如有必要可在手术前60～90min给予，推荐方案：中小手术可口服对乙酰氨基酚1g；大手术可口服对乙酰氨基酚1g加羟考酮即释剂5～10mg。焦虑或针头恐惧症的成年患者，局部麻醉药乳剂(如利多因＋丙胺卡因混合物)会有帮助，可术前60min将其涂抹到需要进行静脉穿刺(或其他操作)的皮肤处并用敷料覆盖。

### （二）术中阶段

适宜的麻醉深度可有效降低手术刺激的强度和术后应激反应，有助于减少患者苏醒后感受到的疼痛。术中使用多模式镇痛来改善围术期疼痛管理，并尽量减少阿片类药物相关的不良反应。在患者的多模式镇痛方案中添加非阿片类药物可减少围术期并发症。硬膜外镇痛、神经阻滞或静脉输注是多模式镇痛方案的重要组成部分。当没有禁忌证时，使用NSAID，如酮咯酸或选择性COX-2抑制药帕瑞昔布，可减少围术期阿片类药物使用。

### （三）术后阶段

手术类型和患者个体差异会影响术后疼痛的强度、性质和持续时间。在选择镇痛药时应考虑患者年龄、既往病史和同时服用的药物。对体弱、高龄、有阿片类药物使用史和器官功能障碍者需酌情减量。重要体腔脏器、大的关节面和深层组织的外科手术易引起剧烈疼痛，但这因人而异。相对较小的手术，如自体表皮移植或关节镜手术也可引起剧烈疼痛。上腹部或胸部手术的疼痛常会影响呼吸功能并增加术后出现呼吸系统并发症的风险。术后疼痛强度的增加可能表明出现了手术并发症(如骨筋膜室综合征、出血等)，此时应再次评估患者状况，而不是简单地增加镇痛药的剂量。根据患者对疼痛的报告来评估患者疼痛强度，最常用的方法是让患者口述疼痛评分：0分表示没有疼痛，10分是剧烈疼痛。患者疼痛评分可用于评估镇痛效果和作为调节患者镇痛药的基础。

#### 1. 对乙酰氨基酚

对乙酰氨基酚对于大多数的术后急性疼痛均

有效，与阿片类药物联合使用时，可以增强镇痛效果，改善患者的镇痛体验。如果术后疼痛的强度维持在中重度(疼痛评分＞5分)，对乙酰氨基酚应常规使用，而非"必要时给药"。用法为口服或静脉给予1g，每6小时一次。体重偏低的患者需要酌情减量；术前合并肝脏疾病、长期禁食以及营养不良者可能引发肝脏功能损伤，持续使用对乙酰氨基酚，需定期评估使用该药的必要性。

#### 2. 非甾体抗炎药

NSAID可减少阿片类药物相关不良反应的发生，同时提高镇痛作用。NSAID还具有抗炎作用，特别是中大创伤、手术(如口面部手术或骨科手术)，抗炎作用尤为明显。但需要注意的是，NSAID并不能作为术后常规用药。在使用NSAID时需要仔细评估衡量该药可能的危害和所能带来的收益，术后连续使用NSAID 2天以上需要再评估该药的必要性。如果口服给药已经不能满足镇痛的需求，可以考虑通过静脉、肌内或直肠等途径给予NSAID。老年、合并胃肠道糜烂、血小板功能不全、阿司匹林相关性哮喘、心脑血管疾病、肾功能不全、低血容量的患者使用NSAID时需加强监护。NSAID与利尿药、ACEI或血管紧张素受体抑制药(angiotensin receptor blocker，ARB)联合使用时可能会发生急性肾功能损伤。非选择性NSAID都有抗血小板作用，故可能发生大量出血的外科手术需谨慎使用。阿司匹林抑制血小板的作用是不可逆转的，建议术前停药1周。选择性COX-2抑制药(或考昔类药物)的镇痛效果明确，可应用于阿司匹林相关性哮喘的患者，短期使用后不易出现胃肠道不良反应，选择性COX-2抑制药无抗血小板作用，不易出现术后出血等不良反应。选择性COX-2抑制药可致肾功能损伤，增加心血管并发症的发生率。术前合并心血管疾病的患者围术期需谨慎使用。

#### 3. 阿片类药物

复苏早期(如在麻醉恢复室内)，最合适的阿片类药物给药途径是静脉给药。这种给药方式可以对患者进行快速药物滴定。除哌替啶外的阿片类药物均可对患者的疼痛进行个体化药物滴定。

药物剂量的增加幅度不超过原剂量的 50%。因哌替啶具有 5- 羟色胺能活性，且代谢产物具有神经毒性（非哌替啶），为避免出现药物相关性觅药行为，不建议在术后镇痛时使用哌替啶。

阿片类药物可能引起中枢性镇静和呼吸抑制，而呼吸抑制引起的高碳酸血症会进一步增强阿片类药物的镇静作用。肥胖、明确呼吸道疾病（如阻塞性睡眠呼吸暂停）的患者，上述风险的发生概率明显增加，应谨慎使用阿片类药物。所有经非口服途径摄入阿片类药物的患者，均需定期评估镇静深度及呼吸频率，以便及时发现阿片药物相关的中枢抑制。同时应对医护人员进行必要的培训、配备抢救设备及药品（如带氧源的面罩及呼吸器、纳洛酮等）。阿片类药物和其他镇静药物（如苯二氮䓬类药物、抗组胺药、抗精神病药）联合应用时，会增加呼吸抑制的风险，应尽可能避免同时使用，或使用时密切监测患者镇静状态。

越来越多的老年患者接受外科手术治疗，但大多数老年患者却没有获得充分的术后镇痛治疗。不能因担心老年患者出现认知功能障碍，而避免使用阿片类药物。一般采用正常成年人药物剂量的 25%～50% 来作为老年患者的初始剂量。对于老年患者，需要仔细滴定药物剂量并密切监测镇痛药的镇痛效果及不良反应。

(1) 静脉使用阿片类药物：静脉给药的起效速度要比其他给药途径快。可根据年龄间断给予冲击量，一般是间隔 5min 直到患者的疼痛得到缓解。进行滴定的环境应该便于密切观察患者对药物的反应。一旦疼痛得到良好的缓解，可考虑使用患者自控镇痛。如患者无法使用患者自控镇痛，可以考虑使用静脉输注阿片药物，但需要密切观察并及时调整剂量，持续输注阿片类药物可能导致对暴发痛的镇痛不足，其原因可能与患者对药物反应的变化、急性疼痛强度的变化、静脉输注速度的调整和相应的镇痛效果在时间上存在延迟有关。静脉输注阿片药物时过度镇静及呼吸抑制等不良反应的发生率也会相应增加。

(2) 患者自控镇痛：患者自控镇痛是一种镇痛方式，可以让患者根据需求自行给予小剂量的镇痛药物。最常用的形式就是使用可编程的静脉镇痛泵。患者自控镇痛泵可以使患者根据自己对疼痛的反应来动态调节阿片类药物冲击量。静脉给药的方式可以让患者进行迅速的镇痛药滴定操作，而滴定过程需要设置锁定时间（通常为 5min）。与其他非口服给药途径相比，患者自控镇痛可以避免镇痛药浓度出现峰值和谷值，改善患者疼痛。同时，患者自控镇痛可以让患者对偶发疼痛（比如运动后出现的疼痛或物理治疗中出现的疼痛）进行及时补救镇痛。与肌内注射相比，患者自控镇痛出现低氧血症的概率是相对较低的。

患者自控镇痛是一种维持性治疗，所以在开始患者自控镇痛治疗前，需对患者进行个体化的药物滴定以达到镇痛效果。也可以设定一个持续性背景剂量输注，但持续性背景剂量输注不一定有利于疼痛缓解，反而可能引起患者出现不良反应。与持续性静脉输注相比，单次间隔性的冲击剂量患者自控镇痛安全性更高。应对患者自控镇痛内容进行标准化，以减少操作程序方面的错误。吗啡和芬太尼是患者自控镇痛治疗中应用最为广泛的药物。患者自控镇痛中使用吗啡和芬太尼的常规参数设定详见表 28-2。患者自控镇痛中也可使用曲马多、羟考酮和氢吗啡酮。

表 28-2　成人静脉患者自控镇痛的常用参数

| 药　物 | 冲击计量 | 锁定时间（min） |
|--------|----------|----------------|
| 吗啡 | 1mg | 5 |
| 芬太尼 | 20μg | 5 |

对 PCA 装置内的药物浓度根据相关规定内容进行标准化，有利于减少发生操作程序方面的错误

患者对治疗方案和设备的理解程度、使用患者自控镇痛触发按钮的能力以及对不良反应耐受力，均可影响镇痛效果。一般而言，患者自控镇痛的有效性和安全性取决于医护人员对相关技术和设备的熟悉程度；患者理解程度；合适的运转设备；良好的监测等。

高龄患者使用患者自控镇痛，疗效可能相对

较差。如术前合并认知功能障碍，则不建议使用患者自控镇痛。当患者无法按下患者自控镇痛泵的按钮，则可以由护士帮助启动冲击剂量。加强急性疼痛的处理模式可以提高患者使用患者自控镇痛的安全性和有效性。

(3)口服阿片类药物：尽早地将非口服给药方式转变为口服具有稳定的药物吸收比例的即释型阿片类药物，有利于患者在院内或出院后平稳地撤药。常规起始剂量见表28-3。如患者已经接受了长期阿片类药物治疗，或者为控制术后疼痛已使用较大剂量非口服途径的阿片类药物，则需要酌情减少起始剂量。

| 表28-3 口服阿片类药物控制术后疼痛的常规起始剂量 | | |
|---|---|---|
| 口服阿片类药物 | 阿片类药物未耐受的70岁女性患者 | 阿片类药物未耐受的25岁男性患者 |
| 即释型羟考酮 | 5mg | 10mg |
| 即释型吗啡 | 10mg | 30mg |
| 即释型曲马多 | 50mg 每日最大剂量为300mg | 100mg 每日最大剂量为400mg |

每隔2小时即需要重新评估患者的疼痛情况，如果疼痛缓解不理想或出现不良反应，则需要调整剂量。转变为口服阿片类药物后，要尽早考虑撤药

羟考酮广泛应用于急性术后疼痛。开具此药时要警惕潜在的药物滥用风险。吗啡的剂型包括复方制剂和即释制剂。由于口服吗啡的生物利用度在人群中波动较大，故在治疗急性疼痛时，吗啡的滴定过程要比其他阿片类药物更容易出现问题。如果患者接受的是小型手术治疗（如日间手术），曲马多也可作为其他阿片类药物的替代用药。曲马多出现阿片类药物相关不良反应的概率和严重程度较其他阿片类药物低（特别是呼吸抑制、肠梗阻和便秘），长期使用曲马多也不会出现明显的药物耐受、躯体依赖和成瘾性。但曲马多可能引起恶心、出汗、头晕和过度镇静等不良反应（5-羟色胺作用所致）。大于75岁的老年患者，每日的总剂量建议不超过300mg。

缓释型阿片类药物制剂用于治疗顽固性术后疼痛效果欠佳。如患者可能出现术后疼痛的迁延发作，且患者服用的即释型阿片类药物的剂量较稳定，可将每日服用的即释型药物转换为等量的缓释型药物。如患者出现暴发痛，则可在缓释型药物的基础上联合使用即释型药物。对于合并重度呼吸系统疾病、颅脑损伤、颅内压升高、肝肾功能损伤等患者，应避免使用缓释型药物。

(4)硬膜外腔用药：使用留置导管将局部麻醉药和（或）阿片类药物直接注入硬膜外腔可治疗很多由手术操作引起的急性术后疼痛。

药物的使用：芬太尼或舒芬太尼是在硬膜外给药途径中最常使用的阿片类药物。与单独使用局部麻醉药相比，局部麻醉药联合芬太尼使用可显著提高硬膜外镇痛的效果。与芬太尼相比，低脂溶性的阿片类药物（如吗啡）起效较慢，但作用持续时间更长且镇痛范围更广，单次给药且不留置导管的情况下可长时间缓解术后疼痛（12～24h），但也可能引起迟发性呼吸抑制（可能会延迟12～24h）。如在此期间给予其他作用中枢的药物可能引起严重呼吸抑制，故吗啡硬膜外镇痛期间应避免联合使用全身阿片类药物。最常用于硬膜外镇痛的局部麻醉药是布比卡因（0.125%）和罗哌卡因（0.2%），左旋布比卡因（0.125%）也可使用。常规情况下，芬太尼联合局部麻醉药应用于硬膜外腔阻滞的浓度通常为2～5μg/ml（舒芬太尼浓度通常为0.2～0.5μg/ml）。进行有效镇痛的常规输注速率为5～15ml/h，滴定至镇痛平面足够覆盖手术伤口区域。即使在没有明确的感觉神经阻滞的情况下，使用这种方法也可以产生足够的镇痛。

(5)外周神经阻滞：对手术切口区域所支配的神经进行阻滞，可在缓解疼痛的同时，阻滞交感神经进而改善肢体的灌注状况。神经阻滞可以使患者获得24～48h有效的镇痛效果，若希望获得更长时间的镇痛，可选择连续外周神经阻滞。某些特定的手术，外周神经阻滞可提供确切的镇痛效果，且创伤小于硬膜外镇痛。作为多模式镇痛方案的一部分，连续外周神经阻滞可以持续输注

局部麻醉药，时间可持续 1～4 天。同时可通过患者自控镇痛装置给药，或联合口服对乙酰氨基酚、NSAID。

### 4. 非手术性术后疼痛

(1) 膀胱膨胀：若患者长时间行下肢、盆、腹部手术，术后可能发生尿潴留。术后早期，患者可能因嗜睡无法准确说出不适的部位，导致患者出现烦躁不安、心动过速及高血压。若患者出现下腹部不适，则优先考虑是否存在膀胱膨胀，治疗措施首选导尿。

(2) 肌肉痉挛：骨科手术术后，患者可能伴有反射性的肌肉痉挛，其发生原因可能与术中使用止血带致肌肉痉挛有关。治疗上可给予物理治疗（热敷、按摩、制动等）和 NSAID。

（徐桂萍　张宇轩）

## 参 考 文 献

[1] (澳大利亚) 治疗指南有限公司 . 治疗指南 : 疼痛分册 [M]. 6 版 . 北京 : 化学工业出版社 , 2018.

[2] 中华医学会 . 临床治疗指南·疼痛学分册 [M]. 北京 : 人民卫生出版社 , 2007.

[3] Enno Freye Joseph Victor Levy. 阿片类药物的应用 [M]. 北京 : 人民卫生出版社 , 2011.

[4] 朱大年 . 生理学 [M]. 8 版 . 北京 : 人民卫生学出版社 , 2013.

# 第29章 阿片类镇痛药相关并发症及处理

阿片类镇痛药在围术期镇痛治疗中被广泛应用，中度至重度疼痛以及大部分术后疼痛的治疗依赖于阿片类镇痛药的使用，但其不良反应可能会影响部分患者的临床应用。只有正确认识阿片类镇痛药的不良反应，才能安全有效地使用镇痛药物，制订出最适合每一个患者的治疗方案，最大限度地发挥镇痛药物或药物组合的药理作用。

阿片类镇痛药的不良反应主要发生于用药初期及过量用药时，而非阿片类镇痛药物的不良反应则常发生于长期持续用药一段时期后。阿片类镇痛药的不良反应大多是暂时性或可耐受的反应，只有便秘可能长期持续存在。阿片类镇痛药的不良反应与多种因素有关，如个体差异、年龄因素、肝肾功能、药物剂量、药物相互作用等，而与阿片类镇痛药的种类和给药途径关系不大。其中，阿片类镇痛药不良反应与剂量之间的关系随不良反应种类的不同而不同，剂量与中枢神经系统不良反应的相关性最明显；胃肠道不良反应的剂量－反应关系微弱，其中便秘的发生与剂量有轻度相关，并且不会随服药时间的延长而改善。防治阿片类镇痛药的不良反应与疼痛治疗本身同样重要，应把预防和处理阿片类镇痛药物不良反应的措施视为镇痛治疗计划的重要组成部分。

## 一、阿片类镇痛药所致的呼吸抑制

呼吸抑制是使用阿片类镇痛药治疗围术期疼痛时最大的缺点，且与药物的效能及剂量呈正相关。比如具有较强镇痛作用的芬太尼在较小的剂量就可以出现呼吸抑制；但镇痛效力低的可卡因或曲马多即使剂量超出了治疗范围，仍不会出现

临床相关的呼吸抑制。纯 $\mu$ 受体激动药如吗啡、芬太尼或舒芬太尼，都具有剂量依赖性呼吸抑制直至呼吸停止；但部分激动剂丁丙诺啡随着剂量的增加会出现天花板效应（剂量为 $20\mu g/kg$）。

阿片类镇痛药所致的呼吸抑制，表现为呼吸频率减慢，潮气量降低，呼吸幅度减弱或消失，$PaCO_2$ 升高等。其作用机制为阿片类镇痛药通过激活尾髓区 $\mu$ 受体抑制延髓呼吸中枢对高碳酸血症的反应；通过抑制脑桥呼吸调节中枢使呼气延迟，呼吸间歇延迟；通过降低颈动脉体和主动脉体对缺氧的反应性。

当出现呼吸频率 $\leq 8/min$，呼吸空气时 $SpO_2 < 90\%$ 或出现浅呼吸，呼气末二氧化碳升高，可判断为呼吸抑制，应立即给予治疗。治疗方法包括立即停止给予阿片类镇痛药，吸氧，强疼痛刺激，必要时建立人工气道或机械通气。所有阿片类镇痛药导致的呼吸抑制，都可以通过给予阿片特异性拮抗药纳洛酮有效逆转。由纳洛酮的高亲和力将阿片药物从受体上替换下来（竞争性拮抗），当拮抗药与受体结合后，呼吸抑制被逆转，出现正常呼吸。临床上使用纳洛酮逆转阿片相关的呼吸抑制需滴定（根据呼吸抑制的程度，每次 $0.1\sim0.2mg$）直至出现满意的自主呼吸，避免出现急性戒断症状如心动过速、高血压等。

阿片类镇痛药所致的呼吸抑制是围术期导致死亡和脑损害的重要原因，较大剂量给药后，若未及时调整剂量，或用于高龄、慢性阻塞性肺疾病和合并使用镇静剂的患者，易发生呼吸抑制。医务人员可通过识别高危人群、个体化给药、密切监测镇静程度和通气状况、建立多学科团队等措施预防其发生，保障患者用药安全。

## 二、阿片类镇痛药所致的中枢神经系统不良反应

### （一）镇静、认知功能障碍

具有阿片受体的第四脑室及网状激活系统是调节镇静的相关脑区，阿片类镇痛药都有剂量相关的镇静催眠作用，表现为脑电图慢δ波增多同时快β波减少。当给予大剂量时，如芬太尼7～10μg/kg，阿芬太尼50μg/kg，吗啡3～10mg/kg或舒芬太尼2～3μg/kg，立刻出现明显的δ波同时伴有睡眠。这种睡眠源于中脑的网状上行激动系统被短暂阻断，同时伴有较强镇痛作用。芬太尼或舒芬太尼等强效μ受体激动药诱导后初始的催眠作用将转化为纯镇痛作用，这是由于药物重新分布导致药物在中枢神经系统浓度较低及网状激活系统区结合减少。在这种状态下脑电图以α波（7～13Hz）为主，不易被伤害性刺激影响。在这种状态下患者可对指令有反应，但同时处于很深的镇痛状态。

镇静通常发生在开始应用阿片类镇痛药或明显增加剂量时，发生镇痛的同时常伴有短暂的嗜睡、轻度的认知功能障碍、幻觉、谵妄，多在1周内消失。合并其他疾病，如代谢性脑病、肾衰竭、脱水，或同时应用其他抑制药，例如抗组胺药物、抗抑郁药物、抗焦虑药物，可加重上述症状。

如果患者出现显著的过度镇静症状，则应减少阿片类镇痛药的剂量，或减低分次用药量而增加用药次数，或换用其他镇痛药物，或改变用药途径。除茶、咖啡等饮食调节外，必要时可给予兴奋剂治疗，如咖啡因100～200mg口服，每6小时一次，待症状减轻后再逐渐调整剂量至满意镇痛。少数情况下，患者的过度镇静症状持续加重，此时应警惕出现药物过量中毒及呼吸抑制等严重不良反应。患者出现嗜睡等过度镇静症状时应注意排除引起嗜睡及意识障碍的其他原因，如使用其他中枢镇静药、高钙血症等。初次使用阿片类镇痛药时剂量不宜过高，剂量调整以25%～50%幅度逐渐增加。老年人尤其应注意谨慎滴定用药

剂量。长时间大剂量使用阿片类镇痛药有可能导致认知功能减退，偶可出现谵妄，可给予氟哌利多1～1.25mg治疗。

### （二）潜在致癫痫作用

给予不同强度的大剂量阿片药物后，可诱发动物强直-阵挛性癫痫发作伴脑电图上癫痫样兴奋。当哌替啶、吗啡、阿芬太尼、芬太尼和舒芬太尼的使用超过一定剂量后，可诱发癫痫样放电。由于常规麻醉和急慢性疼痛镇痛治疗过程中几乎不会使用如此大的剂量，所以虽然芬太尼和舒芬太尼的致癫痫作用有相关文献报道，但临床并不常见。因为临床表现为强制性癫痫，但脑电波上并不能观察到这种放电。因此能够引起癫痫样兴奋的所谓的大剂量与阿片药物的治疗剂量相差甚远。一般来讲，阿片药物的致癫痫效应可以忽略。但有例外，在使用大剂量哌替啶后，其代谢产物去甲基哌替啶是一种强效致癫痫物质，特别是对新生儿，它可诱发产生癫痫样兴奋。在治疗剂量时很少能观察到阿片药物的假致癫痫作用，而在麻醉诱导或血浆浓度下降的情况下可以观察到，这可能是由于中枢神经系统内皮质运动中枢去抑制的原因。这一假设在单纯使用依托咪酯诱导时的致癫痫作用表现最明显，而运动皮质区的去抑制是导致皮质区放电的原因。

### （三）眩晕

眩晕的发生率约6%。眩晕主要发生于阿片类镇痛药治疗的初期。晚期癌症、老年人、体质虚弱、合并贫血等患者，用阿片类药时容易发生眩晕。轻度眩晕可能在使用阿片类药数日后自行缓解。中重度眩晕则需要酌情减低阿片类镇痛药的用药剂量。严重者可以酌情考虑选择抗组胺类药物、抗胆碱能类药物或催眠镇静类药物，以减轻眩晕症状。如苯海拉明25mg口服，或美克洛嗪25mg口服。

### （四）中枢神经毒性反应及精神错乱

使用哌替啶的患者易出现中枢神经毒性反应。去甲哌替啶是哌替啶的毒性代谢产物，其半衰期

3～18h，长期用药容易蓄积。哌替啶的中枢神经毒性反应与用药剂量及代谢产物去甲哌替啶的血浆浓度相关，哌替啶口服生物利用度差，重度疼痛者口服用药需要加大剂量，此时中枢神经系统毒性反应将会明显增加。阿片类镇痛药引起精神错乱罕见，主要出现于老年人及肾功能不全的患者。临床应注意鉴别其他原因所致的精神错乱，如其他精神药物所致的高钙血症。治疗上以合用辅助性药物减低阿片类镇痛药用药剂量为主；可给予氟哌啶醇 0.5～2mg，口服，4～6h 一次。

### 三、阿片类镇痛药相关的胃肠道不良反应

#### （一）便秘

位于外周肠道的阿片受体结合点的生理学意义是调节肠道蠕动的动力，肠道总的表面积约为 $400m^2$，聚集大量的神经组织，被称为肠道神经系统，功能如同第二个大脑，肠道神经系统通过迷走神经与中枢神经系统有着紧密的联系，交换从肠道神经系统传出或传入的有规律刺激。解剖上胃肠道被两种不同的像网一样的神经结构包裹着，一个是肠肌间神经丛（Auerbach）位于纵向肌和环向肌纤维之间，另一个是黏膜下梅斯诺丛，位于环向肌和黏膜下肌纤维之间。在肠道系统的肌间神经丛，胆碱能神经元与脑啡肽神经元之间存在这样的平衡：外源性阿片类物质与脑啡肽神经元相应位点结合后可导致肠道运动受抑，表现为便秘。相反，胆碱酯酶抑制药可诱导乙酰胆碱受体部位乙酰胆碱堆积，并使肠道运动增强。然而，目前在肠肌层神经丛，作用于阿片受体的中枢性镇痛药物的长期效应并不完全明确。

便秘是长期应用阿片类镇痛药的主要不良反应，发生率很高，患者不会因长期用药产生耐受，因此，便秘不仅出现于用阿片类镇痛药初期，而且还会持续存在于阿片类镇痛药镇痛治疗的全过程，这是患者不容易接受和影响患者生活质量的主要因素。阿片类镇痛药引起的便秘主要是由于外周阿片受体激动，抑制局部乙酰胆碱释放，之后肠道协调性推进运动减缓，使肠道分泌和蠕动减低，括约肌张力增高，导致大便干燥和便秘；

口服给药，因药物直接与肠道阿片受体结合，更易引发便秘。脱水、长期卧床、脊髓压迫、合并使用 5- 羟色胺受体拮抗药、抗胆碱药和利尿药均引发或加重便秘。因此，预防和治疗便秘不良反应始终是阿片类镇痛药镇痛治疗时不容忽视的问题。

医师一旦为患者使用阿片类镇痛药物，就应该同时使用预防便秘的缓泻药。

预防措施：①多饮水，多摄取含纤维素的食物，适当活动；②适量用番泻叶、麻仁丸或便乃通等缓泻药。应告诉患者如何根据个体情况调节饮食结构、调整缓泻药用药剂量，并且养成规律排便的习惯。如果患者 3 天未排大便就应给予更积极的治疗。

治疗措施：出现便秘后，临床医师应仔细分辨便秘的真正原因，针对原因积极治疗。①评估便秘的原因及程度；②增加刺激性泻药的用药剂量；③重度便秘可选择其中一种强效泻药（容积性泻药）：硫酸镁 30～60ml，每日 1 次，比沙可啶 2～3 片，每日 1 次，比沙可啶直肠内灌肠，每日 1 次；乳果糖 30～60ml，每日 1 次；山梨醇 30ml，每 12 小时 1 次，连用 3 次，继后必要时重复用药；④必要时灌肠；⑤必要时减少阿片类镇痛药剂量，合用其他镇痛药物；⑥选择使用引起便秘风险较小的药物。如芬太尼透皮贴剂，其受体选择性高，其胃肠道与中枢神经系统的药物分布比例远远低于口服吗啡的比例，其便秘的发生率远远低于口服缓释吗啡、口服缓释羟考酮。⑦阿片类镇痛药所致的便秘可用选择性外周拮抗药甲基纳曲酮或爱维莫潘治疗。

#### （二）恶心、呕吐

阿片类镇痛药引起的恶心、呕吐主要是直接刺激中枢化学感应带，这一中枢毗邻呕吐中枢，在第四脑室外周，延脑极后极区上面。这一区域富含多巴胺能，组胺，5- 羟色胺及胆碱能受体，是代谢性及药物引起呕吐的根源。中枢化学感应带区存在能释放阿片和毒素的有窗型渗透毛细血管网。由于均位于网状激活系统背侧区，因此所

有视觉、大脑皮质和周围传出神经以及血管收缩、流涎和呼吸控制中枢神经核团的传出神经就受到统一调控，从而导致呕吐的一系列反应。一旦呕吐中枢受到某种刺激的激发，就会触发以下的系列反应：胃肠的规律性收缩停止，导致食物淤滞；出现往复性运动；贲门收缩，胃内压升高；由于膈肌、肋间肌和腹直肌的同步收缩导致胃内物通过胃上口、扩张的食管和打开的声门喷射出来。同时，阿片类镇痛药引起的恶心、呕吐，可因前庭敏感性增加而增强。由于阿片类镇痛药可以提高前庭的敏感性，所以临床有效的 μ 受体激动药都会引起一定程度的恶心和呕吐。

阿片类镇痛药引起的恶心、呕吐呈剂量依赖性和自限性，一般在用药后 3～7 天可耐受，在治疗之初预防性用药有一定的作用。是否出现恶心、呕吐不良反应及其严重程度与患者个体差异、不同制剂以及给药途径有关。与麻醉相关的术后恶心呕吐问题值得我们关注。相关研究证明术后恶心呕吐的危险因素为：女性、年轻患者、晕动病史、无吸烟史、麻醉持续时间长，麻醉时间每增加 30min，术后恶心呕吐危险性相应增大 60%，基础危险性从 10% 增大到 16%。与上述危险因素相比，手术类型、吸入氧化亚氮、高龄和使用阿片类镇痛药对术后恶心呕吐的发生率影响较小。通常用于抗呕吐药物有 5- 羟色胺拮抗药、地塞米松、氟哌啶醇、甲氧氯普胺、苯海拉明等。

### 1.5- 羟色胺拮抗药

5- 羟色胺受体拮抗药常用于术后恶心呕吐的预防和治疗，且不良反应少。其在手术结束时应用效应最强，且对呕吐的预防作用要强于对恶心的预防作用。多拉司琼、格雷司琼和昂丹司琼都具有不良反应少的优点。尚无证据显示这些 5- 羟色胺受体拮抗药预防术后恶心呕吐的效应性和安全性存在差异。

### 2. 地塞米松

地塞米松被发现能用于防治术后恶心呕吐，其作用机制为膜稳定作用和炎症抑制作用。此药因为所谓的可能导致刀口延迟愈合而存在争议。因为起效缓慢但作用持久，因此建议给药时间为

麻醉诱导之前。成人最常用的剂量是 8～10mg 静脉注射。2.5～5mg 的较小剂量也曾被使用过且同样有效。经过 Meta 分析认为单次应用抗呕吐药地塞米松没有发现不良反应，特别是刀口延迟愈合。

### 3. 氟哌啶醇

神经安定类药物氟哌啶醇是一种丁酰苯类衍生物，被广泛用于预防术后恶心呕吐，其效应与恩丹司琼相当。氟哌啶醇是一种作用于中枢化学感应带和海马区域的多巴胺 $D_2$ 受体拮抗药。为了产生最大效应，氟哌啶醇常在手术结束时使用或者与吗啡一起加入患者自控镇痛泵中。0.625～1.25mg 的低剂量氟哌利多不会产生高剂量所致的典型不良反应（低血压、锥体外系症状、镇静、静坐不能、烦躁）。

### 4. 甲氧氯普胺

甲氧氯普胺属于苯甲酰胺类，阻断中枢和胃肠道的多巴胺 $D_2$ 受体，促进胃排空。

### 5. 苯海拉明

以苯海拉明为代表的抗组胺释放药物作用于中枢化学感应带和内耳前庭环路。然而在高剂量时会延长全身麻醉作用，导致苏醒延迟。

普遍认为术后恶心呕吐中高危患者最可能从预防措施中受益。而对于低危患者则不必常规进行预防，除非恶心呕吐会对患者产生损害。对于那些中危患者应接受一种或多种预防药物。而对高危患者就应联合应用 2～3 种不同种类的药物进行预防。不同作用机制的药物联合应用能达到最好的效果。比如，5- 羟色胺受体拮抗药（抗呕吐作用更强）与氟哌啶醇（抗恶心效果更好）联合应用。

阿片类镇痛药引起的轻度恶心、呕吐可选用甲氧氯普胺、氯丙嗪或氟哌啶醇。重度恶心呕吐应按时给予止吐药，必要时用昂丹司琼或格拉西酮。对于持续性重度恶心呕吐的患者，应了解是否合并便秘。由于便秘可能加重恶心呕吐反应，因此对于严重恶心呕吐的患者，应注意及时解除便秘症状。恶心呕吐持续 1 周以上者，需减少阿片类镇痛药用药剂量或换用药物，也可以改变用药途径。应当注意止吐药物本身也有许多不良反

应，包括镇静、精神错乱以及锥体外系症状。此外，顽固性呕吐还需要排除其他非药物的原因包括脑转移、消化道梗阻、电解质紊乱等。

## 四、阿片类镇痛药相关的耐受性、药物依赖性

### （一）耐受性及痛觉过敏

耐受性是机体对长期用药产生的适应性反应，指机体对药物的敏感性降低，需要增大药物剂量才能达到原有的效应，常以镇痛作用时间缩短为首先表现，阿片类镇痛药均可产生不同程度的耐受。一些患者甚至出现痛觉过敏或疼痛敏感性的改变，尤其是短效 μ 受体激动药，在停药后容易发生。长期使用阿片药物或美沙酮治疗的患者都是术后镇痛管理的挑战。这些患者术后阿片类镇痛药的用量增加，但疼痛往往不能通过增加阿片类镇痛药剂量而充分缓解。阿片类镇痛药耐受患者可以通过采用区域麻醉技术的多模式镇痛方案获益。最近也有研究者使用氯胺酮，获得不错的镇痛效果。在阿片耐受的脊柱手术患者中，Loftus及其同事发现，术前和术中使用氯胺酮能够缓解术后即刻至术后 6 周的疼痛，减少阿片类镇痛药用量。小剂量氯胺酮已广泛用于阿片耐受患者的术后镇痛。但是对于何时何地使用氯胺酮尚存争议。术后氯胺酮注射也是多模式镇痛的一种有效辅助药物。未来需要进一步明确氯胺酮的治疗剂量和用药时间。

### （二）药物依赖性（成瘾性）

药物依赖的神经通路是中脑缘 - 多巴反馈系统（如可卡因、尼古丁、酒精），直接的激活或抑制腹侧顶盖区的 GABA 神经元，直接投射至伏隔核多巴胺能神经元（如阿片）导致伏核释放多巴胺以及额前区刺激最终出现欣快感。反之，多巴胺释放不足出现不开心表现，这就是戒断症状（图29-1）。大脑内多巴胺受体反馈系统被成瘾性药物激活，通过直接再摄取抑制（如可卡因）或间接通过抑制性 GABA 能通路的去抑制（如吗啡），出现寻药行为。大多数滥用药物都增加伏核的多巴

胺水平。

药物依赖性分为躯体依赖性（生理依赖性）和精神依赖性（心理依赖性）两种。反复应用阿片药物产生躯体依赖性，它的特点是停药以后产生停药综合征。表现为焦虑、易激惹、震颤、皮肤潮红、全身关节痛、出汗、卡他症状、发热、恶心呕吐、腹痛腹泻等。其治疗措施为对症处理，镇静药和作用于 α₂ 受体的可乐定或右美托咪定是主要对症治疗药物。反复应用阿片药物产生精神依赖性，俗称"心瘾"，指药物可使人产生一种愉快、满意的感觉，并在精神上驱使人们有一种继续用药的欲望，已获得满足感。停药后无戒断症状，它的特点是强迫征，强迫性寻找药物的行为，导致身体损伤、心理伤害和社会功能的损害，可伴有或不伴有躯体症状。精神的欣快感给人留下的记忆和渴求非常强烈，精神依赖性非常顽固，难以消除，是当前治疗的难点与方向。目前精神依赖性和复发的机制还不清楚，主要依靠心理医生、家庭和社会的帮助，关心患者的感情、学习、生活和工作，使患者有心灵的寄托和事业的追求，避免无所事事和不良择友，心理脱离药物依赖的环境。

常规剂量下规范使用阿片类镇痛药，患者出现依赖性的概率是非常罕见的。癌性疼痛通常需要长时间高剂量的阿片类镇痛药治疗，可能会导致耐受和依赖但并不常见。耐受和依赖的存在以及对于耐受和依赖可能发生的恐惧，都不应该干扰阿片类镇痛药的正确应用，一旦患者不需要镇痛药而又未发生撤药症状，就可以停用阿片类镇痛药。

## 五、肌僵、肌阵挛

阿片引起肌肉强直的相关解剖结构是纹状体，纹状体作为基本神经系统的一部分，还能控制运动。在纹状体内有阿片结合位置的密集区，与多巴胺族 D₂ 受体发生反应。与帕金森病相似，多巴胺水平的降低引起胆碱能递质系统的失衡，两种递质的平衡是控制肌肉强度的必要的先决条件。在帕金森病时，纹状体内多由胺能神经元的下降

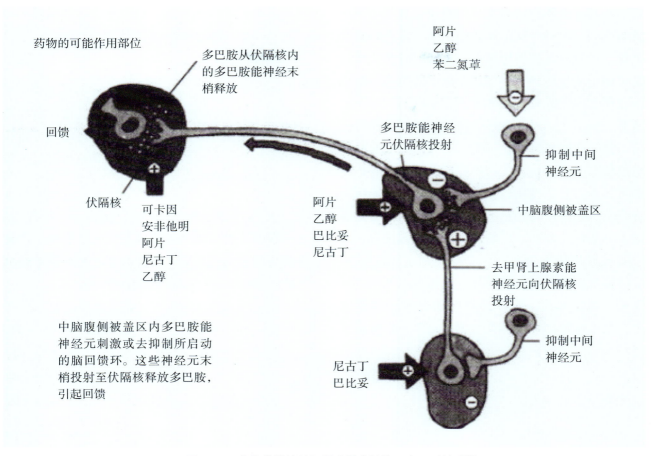

▲ 图 29-1　药物依赖的神经通路是中脑缘 - 多巴反馈系统

导致肌肉强度增加。阿片引起的肌肉强直是由于增加了多巴胺递质的降解，导致黑质纹状体正常水平的多巴胺递质功能性不足。

肌僵直主要是胸壁和腹壁肌肉僵直，见于迅速静脉给予阿片类镇痛药及长期使用吗啡治疗，尤其是大剂量长期治疗时。临床上这种强直导致患者的通气不足是不利的，这种强直有以下几个特点：静脉注射强效阿片药后很快出现；老年患者多见；一氧化氮能够增强此效应；在帕金森病患者中更易出现。使用肌松药物或阿片受体拮抗药可使之消除。肌阵挛通常是轻度和自限性的在困倦和轻度睡眠状态下更容易发作，偶有持续全身发作呈惊厥状态。

## 六、其他

### （一）尿潴留

口服阿片类镇痛药尿潴留的发病率不高，通常是短暂的，多见于肌内或静脉注射，其主要原因是阿片类镇痛药引起膀胱括约肌张力增加所致。相关研究表明，尿潴留发生率低于 5%。某些因素可能增加发生尿潴留的危险性，如同时使用镇静剂、腰椎麻醉术后、合并前列腺增生等。腰椎麻醉术后，使用阿片类镇痛药发生尿潴留的危险率可能增加至 30%。在同时使用镇静药的患者中，尿潴留发生率可能高达 20%。临床表现可从排尿迟缓到完全尿潴留。治疗方法可首先应用非药物疗法，例如听流水声、会阴部热敷，膀胱部位轻度按摩、针灸等，避免膀胱过度充盈，给患者良好的排尿时间和空间。诱导排尿失败时，可考虑导尿，经过几次导尿，患者常可恢复排尿。对于难以缓解的持续尿潴留患者可考虑换用镇痛药物。

### （二）瘙痒

常规应用阿片类镇痛药偶可引起瘙痒，但鞘内给药更多见，其发生机制不十分清楚，可能与

脊髓背角 μ 受体激活或全身用药使肥大细胞释放组胺有关。常见于皮脂腺萎缩的老年患者和皮肤干燥、黄疸以及糖尿病患者。尽管组胺在瘙痒发生机制中的作用仍有争议，但抗组胺药物仍是治疗瘙痒的一线药物。基础治疗包括加强皮肤护理，注意皮肤卫生，避免搔抓、摩擦、强刺激性外用药、强碱性肥皂等不良刺激，贴身内衣宜选择质地松软的棉制品。轻度瘙痒可给予适当皮肤护理即可，不需要全身用药。瘙痒症状严重者，可以适当选择局部用药和全身用药。局部用药主要选择无刺激性止痒药。皮肤干燥可选用凡士林、羊毛脂或尿素脂等润肤剂。全身用药主要选择 $H_1$ 受体拮抗药类的抗组胺药物，包括苯海拉明、异丙嗪、氯雷他定。阿片药物轮换可减轻瘙痒发生，也可应用阿片受体部分激动 / 抑制药物布托啡诺、地佐辛或纯拮抗药纳洛酮及小剂量丙泊酚（40～50mg）治疗瘙痒。

### （三）缩瞳

缩瞳是由于 μ 受体和 κ 受体激动药兴奋动眼神经副交感核所致，长期使用阿片类镇痛药的患者可能发生耐受，但若增加剂量仍可表现为瞳孔缩小。应注意与高碳酸血症和低氧血症引起的瞳孔大小改变相鉴别。

### （四）免疫抑制

强阿片类镇痛药可造成免疫功能抑制，严重疼痛也导致免疫抑制，但曲马多、阿片部分激动药和激动拮抗药对免疫功能影响较小。

（徐桂萍　张宇轩）

## 参考文献

[1] 弗雷耶 . 阿片类镇痛药的应用 [M]. 孙莉，译 . 北京：人民卫生出版社，2011.

[2] 郭政，王国年 . 疼痛诊疗学 [M]. 4 版 . 北京：人民卫生出版社，2016.

[3] 王月兰，邓小明，田玉科，等 . 成人手术后疼痛管理专家共识 (2017)[EB/OL]. (2018-08-16)[2024-07-17]. https://mp.weixin.qq.com/s?__biz=MjM5MjY5ODEzNA==&mid=2653737218&idx=1&sn=1c8e35ab3c4eac5c2989c8825dde695f&chksm=bd7a2b7b8a0da26d1c56532afcd050da16f27e0da518aabe0b4624679509c8d91e39cf31d9bb&scene=27

# 第 30 章　非阿片类药物相关并发症及处理

围术期常用的非阿片类镇痛药有 NSAID（如对乙酰氨基酚）、COX 抑制药、$\alpha_2$ 受体激动药、NMDA 受体拮抗药和钙通道阻滞药、局部麻醉药等。在我国临床上用于围术期镇痛的口服非阿片类药物主要有布洛芬、双氯芬酸、美洛昔康、塞来昔布和氯诺昔康；注射药物有氟比洛芬酯、帕瑞昔布、酮咯酸、氯诺昔康、双氯芬酸及氯胺酮等。

## 一、消化系统

### （一）并发症

如溃疡、出血、穿孔等主要由 NSAID 引起，其中上消化道出血是服用 NSAID 的常见并发症。NSAID 引起消化道溃疡发生率为 15%～30%，并使溃疡并发症如出血、穿孔等发生的危险性增加 46 倍。NSAID 对消化道的损害程度存在差异，其风险高低按药物种类依次为吲哚美辛＞萘普生＞双氯芬酸＞吡罗昔康＞替诺昔康＞布洛芬＞美洛昔康。

### （二）发生机制

#### 1. 抑制环氧合酶 -1 和前列腺素合成酶

COX-1 在胃肠、血管、肾脏等组织中普遍表达，其参与合成的前列腺素发挥胃黏膜保护作用。由于 NSAID 能抑制 COX-1 和前列腺素合成酶，使前列腺素合成减少，削弱胃黏膜保护作用，引起胃黏膜损伤。

#### 2. 与弱酸性有关

NSAID 对胃黏膜细胞有直接的细胞毒性作用，破坏胃黏膜屏障引起损伤。这种直接细胞毒性作用与 COX-1 的抑制无关。本身为弱酸性的 NSAID 在 pH 为 2.5 的正常胃液中，多呈非离子状态，非

离子状态的 NSAID 易进入胃黏膜细胞，在细胞内离解成离子状态，这种现象称为"离子捕获"。NSAID 迅速扩散入胃黏膜细胞，细胞膜的通透性改变，使 $K^+$、$Na^+$ 离子进入胃液内，而 $H^+$ 则逆向扩散入黏膜内，造成黏膜细胞损害。

#### 3. 白介素介导的胃黏膜损伤

在花生四烯酸代谢中，由于 NSAID 抑制了 COX 代谢途径，使脂氧酶代谢途径增强，白介素合成增加，介导血管收缩。同时，在脂氧酶代谢过程中产生大量氧自由基，直接损伤血管，造成胃黏膜缺血性损伤。

#### 4. 抑制一氧化氮合成

NO 可增加胃血流量，对胃肠道有保护作用。NSAID 通过抑制结构性一氧化氮合酶，使 NO 生成减少，从而加速胃肠道的损害。

### （三）非甾体抗炎药相关性消化系统并发症防治

#### 1. 预防措施

围术期应用 NSAID 前对患者进行胃肠道风险评估，根据胃肠道风险等级制订相应的治疗方案，采用个体化策略。NSAID 引起消化道危险因素包括：①高龄：年龄＞65 岁；②高剂量 NSAID 治疗（处方推荐的最大剂量）；③复合用药（同时服用阿司匹林、糖皮质激素或抗凝药）；④既往病史（主要是消化性溃疡或上消化道出血）；⑤合并疾病（主要是心血管疾病、肾病等）；⑥幽门螺杆菌感染；⑦吸烟等。根据患者胃肠道风险等级分为：①高危患者（有溃疡出血史或多个消化道危险因素）；②中危患者（1～2 个危险因素）；③低危患者（无危险因素）。

存在以上危险因素的患者应权衡利弊，尽

量使用药物的最低有效剂量；避免不必要的大量长期应用和重复用药；餐后服用，宜戒烟、忌酒，避免服用含咖啡因的食品或酸性饮料；用药过程中出现胃肠道不良反应时应及时停药；使用NSAID同时合并使用胃黏膜保护剂（如质子泵抑制药）或米索前列醇等前列腺素类似物，以减少胃肠道的损伤；对于需要NSAID较长程治疗者，应先检测幽门螺杆菌感染与否，阳性者应先行根除幽门螺杆菌治疗。

(1) 低风险者无须考虑使用抑制胃酸分泌的药物。

(2) 中风险者，可选用选择性COX-2抑制药或非择性NSAID+质子泵抑制药/米索前列醇。通常包括两种方法：①选用选择性COX-2抑制药。选择性COX-2抑制药的胃肠道不良反应远小于非选择性NSAID。②选用非选择性NSAID+抑制胃酸分泌药物质子泵抑制药/米索前列醇。

(3) 对于高胃肠道损伤风险患者，建议选用选择COX-2抑制药+米索前列醇/高剂量质子泵抑制药。合并幽门螺杆菌感染的NSAID相关溃疡，根除幽门螺杆菌感染是溃疡愈合及预防复发的有效防治措施。对于高胃肠道风险患者，建议选用选择性COX-2抑制药+米索前列醇/高剂量质子泵抑制药。

### 2. 非静脉曲张性上消化道出血治疗

(1) 液体复苏：目的是在采取措施控制出血的同时恢复终末器官灌注和组织氧合。

(2) 输血治疗：对于没有潜在心血管疾病的急性非静脉曲张性上消化道出血（acute nonvariceal uppergastrointestinal bleeding，ANVUGIB）患者，建议对血红蛋白水平低于80g/L的患者进行输血，对于存在潜在心血管疾病的ANVUGIB患者，建议输血的血红蛋白阈值要高于无心血管疾病的患者。

(3) 早期进行内镜检查（发病24h内）。需要注意的是，在内镜检查前需权衡与早期内镜检查相关的安全问题。对于接受抗凝治疗（包括维生素K拮抗药及口服抗凝药）的ANVUGIB患者，在改善凝血功能同时不应推迟内镜检查（不论是否进行内镜止血治疗）；对于具有再出血高风险或死亡风险的ANVUGIB患者，是否在发病12h内进行内镜检查仍有争议。对于高风险急性溃疡出血患者，建议内镜下采用热凝或硬化剂注射止血或使用Through-The-Scope-Clip（TTSC）钛夹止血。对于溃疡出血患者，内镜止血治疗可有效改善预后。对于有活动性溃疡出血的患者，建议在无法实行常规内镜治疗或内镜治疗失败时使用TC-325止血粉末喷雾作为临时治疗。对于内镜治疗成功的高风险溃疡出血患者，建议给予质子泵抑制药治疗，给药途径建议静脉给予负荷量后持续静脉输注，不推荐使用H$_2$受体拮抗药治疗。对内镜治疗成功的高风险溃疡出血患者使用大剂量质子泵抑制药疗法（即首剂80mg静脉推注，然后持续72h以8mg/L的速度连续静脉输注）较常规剂量质子泵抑制药或不使用质子泵抑制药治疗可显著降低再出血率和死亡率。

## 二、心血管系统

### （一）并发症

NSAID引起的心血管并发症包括不稳定型心绞痛、心肌梗死、猝死等血栓性并发症；增加脑卒中、充血性心力衰竭、高血压、冠心病等发生的风险。选择性COX-2抑制药和非选择性NSAID均显著增加脑卒中的风险，前者的发生率约为后者的3倍。NMDA受体拮抗药氯胺酮可以引起交感神经反应，释放去甲肾上腺素、多巴胺和5-羟色胺，这种反应常常导致高血压和心动过速，氯胺酮还可使心力衰竭患者的左心室功能恶化。α$_2$受体激动药右美托咪定最常见的不良反应包括心动过缓、低血压。这些都与剂量和给药速度有关。静脉单次大剂量注射或快速注射1μg/kg的右美托咪定可明显降低心率和血压。

### （二）发生机制

### 1. 非甾体抗炎药导致心血管系统并发症可能的机制

包括①血栓学说：COX-2抑制是血栓风险增加的始动因素。选择性COX-2抑制了内皮细胞对前列腺素的合成，使血栓素 A2/ 前列腺素 I$_2$ 增加，血小板聚集，加速了动脉粥样硬化的发生。②心肾学说：选择性 COX-2 抑制使前列腺素 I$_2$ 合成减少，通过影响肾血流调节肾素 – 血管紧张素系统（renin-angiotensin system，RAS）系统，使水钠潴留，引起高血压的发生。进一步发展可致动脉粥样硬化和心功能不全。这种反应在有无高血压病史的患者都会出现。③其他学说：COX-2 源的前列腺素可上调人平滑肌细胞凝血酶抑制药血栓调节蛋白。同时，推测 COX-2 抑制药还可能通过不依赖目前血小板的机制而导致促血栓效应。另外，抑制 COX 可以提高花生四烯酸水平，花生四烯酸可以抑制线粒体氧化磷酸化，增加活性氧生成。活性氧可促进血小板活化和聚集，从而增加心血管不良事件的发生。

**2. 非甾体抗炎药心血管不良反应的相关因素**

(1) 药物品种因素：由于不同种类的 NSAID 具有的生物化学性质及药动学特点各不相同，导致其产生的药效也存在差异，在导致心脏不良反应发生的药物种类中，昔布类药物的诱发频率要明显高于其他种类药物，其中由罗非昔布导致的心肌梗死、血栓形成、高血压、脑卒中风险概率要明显高于萘普生。

(2) 药物剂量因素：对于同一品种 NSAID 而言，用药方案中不同剂量也会造成不同的心血管作用。

(3) 疗程因素：疗程过短或长时间用药都可造成心血管不良事件的发生概率增加，例如对于相同的结缔组织疾病患者，均接受同样的 NSAID 用药方案，不管是 3～7 天短疗程，还是 5 个月以上的长疗程，患者中均出现了动脉栓塞不良反应病例。

(4) 药物的相互作用因素：联合用药及药物间的相互作用也是导致心血管不良反应发生的重要因素之一，例如当患者联用阿司匹林与布洛芬时，布洛芬药物成分能够削弱阿司匹林对机体已有心血管疾病的保护作用，从而加速病情发展，增加心血管疾病的致死率。在水钠潴留引起的高血压治疗中，常规用利尿药治疗的同时加入 NSAID 治疗，发生充血性心力衰竭事件的概率要比单一用

药高出近 2 倍。NSAID 可抑制肾上腺素合成，导致 ACE 抑制药的作用效果下降，患者血压的控制机制减弱，如患者合并原发性高血压、心肌梗死及充血性心力衰竭等心血管疾病，药效将有所下降。

(5) 患者的自身因素：对于同样是无原发性高血压病史的患者，在接受相同种类的 NSAID 治疗后，女性患者出现心血管不良反应的概率要高于男性患者。对于接受 COX 抑制药治疗的动脉粥样硬化病变患者而言，其并发心血管不良反应的概率也要显著升高。NSAID 用药高风险人群还包括充血性心力衰竭患者及风湿性关节炎患者。

**（三）预防及治疗处理**

(1) 选择心血管风险较小的药物或剂量：心血管风险最小的药物是萘普生，故对于心血管风险较高的患者，建议选择萘普生进行治疗。但因国内萘普生应用较少，可选择其他心血管风险相对较小的 NSAID，如日剂量 ≤1200mg 布洛芬或日剂量 ≤200mg 的塞来昔布，不建议选择心血管风险较大的双氯芬酸或吲哚美辛。必须注意布洛芬和塞来昔布的日限制剂量，若超过两药的日限制剂量，心血管风险会随剂量的升高而升高。

(2) 长期服用小剂量阿司匹林进行抗凝治疗的患者，属于高心血管风险人群。故在选择 NSAID 时，有 3 种方案：一是选择与阿司匹林相互作用较小且心血管风险较低的 NSAID，如塞来昔布；二是选择心血管风险较低的 NSAID，且调整阿司匹林与 NSAID 的服药间隔。对于需要长期服用小剂量阿司匹林或氯吡格雷进行抗凝治疗的患者，选择 NSAID 时首选塞来昔布（日剂量 ≤200mg），或调整抗凝药与 NSAID 的服药时间。当临床上将 NSAID 与 ACE 抑制药联合应用时，由于 NSAID 能够减弱 ACE 抑制药的药效，在联合用药过程中，患者的血压及血流动力学指标可能有紊乱的风险，因此在临床实际用药过程中应当尽量避免联合用药，根据实际情况对用药方案进行酌情调整。

**（四）其他**

因氯胺酮会导致高血压和心动过速，有明显

心血管病史的患者通常避免使用氯胺酮。α₂肾上腺素受体激动药右美托咪定最常见的不良反应包括心动过缓、低血压和恶心，这些都与剂量有关，更与给药速度有关。静脉单次大剂量注射或快速注射 1μg/kg 的右美托咪定，可明显降低心率和血压，延长静脉输注时间超过 10min 或维持一定剂量连续输注可以减少这种效应，对于心率降低明显者，可予阿托品静脉注射。

## 三、血液系统并发症

血液系统并发症主要 NSAID 引起，包括各种血细胞减少和缺乏，其中以粒细胞减少和再生障碍性贫血较为常见，发生率不高。服用阿司匹林后出现血红蛋白下降者为 1.6%。有萘普生引起溶血性贫血，双氯芬酸钠引起血小板减少以及吡罗昔康致过敏性血小板减少性紫癜的文献报道。

几乎所有 NSAID 都可抑制血小板凝集，降低血小板黏附力，使出血时间延长，但具体机制目前并不完全清楚，可能与其抑制 COX，使血栓素 A₂ 生成减少，进而抑制血小板聚集有关。除阿司匹林外，其他 NSAID 对血小板的影响是可逆的，术前停药 1~2 天即可恢复。应用阿司匹林 0.3g 即可出现出血时间延长，0.6g 时出血时间显著延长，可持续 4~7 天。治疗剂量的阿司匹林或其他水杨酸制药一般只引起轻微出血。有肝功能损害、低凝血酶原血症、维生素缺乏和术前患者应慎用阿司匹林等水杨酸类药，尤其当与抗凝药同用时应减少或停止后者用药。

较大剂量的 NSAID 能延长出血时间，脑血管病变时则可诱发严重的出血，所以有脑血管病变的患者要慎用，有肝损害或者维生素缺乏的患者也应该应当慎用 NSAID。一些 NSAID，如保泰松和吲哚美辛，可使骨髓衰竭的风险增加。任何 NSAID 均可引起中性粒细胞减少和抗血小板作用，需严密监测血常规及凝血功能，调整用药量，对于有严重出血倾向，可予纠正凝血功能。

对明确由药物引起轻微粒细胞减少的患者，减少 NSAID 的摄入量或更换其他镇痛药物，对于严重粒细胞减少的患者可选择普通短效剂型重组

人粒细胞集落刺激因子多次注射，或者半衰期更长的聚乙二醇化重组人粒细胞刺激因子单次注射，以提升粒细胞，同时避免感染发生。对出现再生障碍性贫血的患者治疗包括病因治疗、支持疗法和促进骨髓造血功能恢复的各种措施，慢性型一般以雄激素为主，辅以其他综合治疗。

## 四、肝肾功能的损害

### （一）肝脏损害

多数 NSAID 可致肝损害，从轻度的转氨酶升高到严重的肝细胞坏死。肝毒性的两种主要临床表现：一种是急性肝炎（以黄疸为特征伴恶心、发热和血清转氨酶水平升高），另一种为慢性活动性肝炎（以血清学和组织病理学异常为特征）。既往研究表明，天冬氨酸转氨酶和丙氨酸转氨酶为两种最常见的与肝毒性相关的生物标志物。然而，血清学碱性磷酸酶和总胆红素水平的异常也有报道。NSAID 所致肝损害多为一过性肝功能异常，停止用药后可恢复，但老龄、肾功能不全、长期大剂量应用者可增加肝损害的风险。

多数 NSAID 导致的肝脏损伤为特异体质反应、药物引起的超敏反应或个体对药物的代谢异常所致，其特点是发生率低、与剂量无关，潜伏期较长（数周至数用）且不固定，其发生不可预测。另有些 NSAID 可对肝脏造成直接损伤，通过对组织结构的直接损伤引起胆汁淤积及肝细胞形态改变，严重时可导致急性肝衰竭，常见肝损害药物如阿司匹林、对乙酰氨基酚和贝诺酯等，其特点是发生率高、与剂量有关、潜伏期较短（数天至数周）而且相对一致，其发生可以预测。近来研究发现，NSAID 也可通过引起肠道通透性改变，导致细菌及肠源性有毒物质的异位，通过肠肝循环到达肝脏，导致内毒素血症，引起一系列病理改变，如脂肪肝和肝纤维化，从而引起肝脏的炎症反应，引起肝损伤。

### （二）肾脏损害

NSAID 可导致多种肾脏并发症如急性肾损伤和慢性肾病，包括电解质失衡、肾小球肾炎、肾

脏乳头坏死、液体潴留引起的高血压、肾小管酸中毒、低钠血症和高钾血症。NSAID 仅次于氨基糖苷，是肾毒性和急性肾衰竭最常见的原因。

NSAID 相关肾损害的主要机制在于其抑制前列腺素合成，使肾脏灌注血流量减少和肾小球滤过率下降而导致肾功能异常，其还可通过其代谢产物晶体沉积引起肾小管梗阻；破坏线粒体、耗竭细胞内谷胱甘肽等物质，产生直接毒性及细胞介导免疫损伤等多种机制，导致急慢性肾损伤的发生。COX-2 对肾脏正常发育起重要作用，并调节水和电解质平衡及保护肾小球功能。无论传统的 NSAID 或新型选择性 NSAID，都对 COX-2 起抑制作用，削弱其肾保护作用，从而引发药物相关的肾脏不良反应。

NSAID 引起肾损害的临床类型主要包括急性肾衰竭，多合并高钾，为可逆性肾衰竭，多见于应用吲哚美辛、布洛芬、双氯芬酸钠、萘普生等；肾病综合征和间质性肾炎，可表现为蛋白尿、水肿、少尿、泡沫尿等；肾乳头坏死，多见于应用保泰松、布洛芬、甲芬那酸等药物者；水电解质平衡紊乱，在肾功能不全和肾功能正常的患者均可出现；高血压和充血性心力衰竭患者，其高血压的发生及程度与药物种类相关，如吲哚美辛和萘普生升高血压作用较明显，而阿司匹林则无明显升压作用。

NSAID 导致急性肾衰竭的危险性主要受药物种类、剂量和用药时间的影响。下列情况也是危险因素或诱因：老年人、有效循环血容量不足、原有肾血管病、肾小球肾炎、肾病综合征、尿路梗阻、慢性肾功能不全等，与利尿药、受体拮抗药、氨基糖苷类抗生素和 ACEI 并用时，其他如严重感染、脓毒血症、恶性高血压、应激状态等。

所有 NSAID 在高危患者中都可引起水钠潴留，一般发生在用药后 1 周左右，同时收缩压和舒张压可能有一定升高，停药后血压可恢复正常。

### （三）预防及治疗措施

#### 1. 肝损伤的治疗

考虑药物引起的肝损伤，及时停用可疑药物

是最为重要的治疗措施。怀疑药物性肝损伤诊断后立即停药，约 95% 患者可自行改善甚至痊愈；少数发展为慢性，极少数进展为急性肝衰竭 / 亚急性肝衰竭。有报道，肝细胞损伤型恢复时间约（3.3 ± 3.1）周，胆汁淤积型恢复时间为（6.6 ± 4.2）周。由于机体对药物肝毒性的适应性在人群中比较普遍，谷丙转氨酶和谷草转氨酶的暂时性波动很常见，进展为严重药物性肝损伤和急性肝衰竭的情况相对少见，所以多数情况下血清谷丙转氨酶或谷草转氨酶升高≥正常值上限的 3 倍而无症状者并非立即停药的指征；但出现总胆红素和（或）国际标准化比值（international normalized ratio，INR）升高等肝脏明显受损的情况时，若继续用药则有诱发急性肝衰竭 / 亚急性肝衰竭的危险。

#### 2. 出现下列情况之一应考虑停用肝损伤药物

（1）血清谷丙转氨酶或谷草转氨酶>8 倍正常值上限。

（2）血清谷丙转氨酶或谷草转氨酶>5 倍正常值上限，持续 2 周。

（3）血清谷丙转氨酶或谷草转氨酶>3 倍正常值上限，且总胆红素>2 倍正常值上限或 INR>1.5。

（4）血清谷丙转氨酶或谷草转氨酶>3 倍正常值上限，伴逐渐加重的疲劳、恶心、呕吐、右上腹疼痛或压痛、发热、皮疹和（或）嗜酸性粒细胞增多（>5%）。

#### 3. 药物性肝损害的药物治疗

重型药物性肝损害（drug-induced hepatic injury，DILI）的患者可选用 N- 乙酰半胱氨酸（N-Acetyl-L-cysteine，NAC）。NAC 可清除多种自由基，临床越早应用效果越好。成人一般用法：50～150mg/（kg·d），总疗程不低于 3 天。治疗过程中应严格控制给药速度，以防不良反应。糖皮质激素对药物性肝损害的疗效尚缺乏随机对照研究，应严格掌握治疗适应证，充分权衡治疗获益和可能的风险。异甘草酸镁可用于治疗谷丙转氨酶明显升高的急性肝细胞型或混合型药物性肝损害。轻中度肝细胞损伤型和混合型药物性肝损害，炎症较重者可试用双环醇和甘草酸制剂（甘草酸二铵肠溶胶囊或复方甘草酸苷等）；炎症较轻者，可试用水飞蓟宾；胆汁淤积型药物性肝损害可选用熊去氧胆酸或腺苷蛋氨酸，对药物性急性肝衰竭/亚急性肝衰竭和失代偿性肝硬化等重症患者，可考虑肝移植治疗。

**4. 非甾体抗炎药导致的肾损伤的治疗**

停药后部分患者肾脏病变可自发缓解。若停药1～2周肾功损害无明显好转，或已呈现急性肾功不全和（或）肾病综合征的患者可考虑使用糖皮质激素治疗。一般采用中等剂量激素，可予泼尼松30～40mg/d治疗。病情缓解后，逐渐减量，总疗程持续2～3个月。对激素反应不好的病例，可尝试环磷酰胺等免疫抑制药治疗，但疗效不确切。肾功能急剧下降达到透析指征的病例，应及时行透析治疗。经上述治疗后，多数患者的肾脏病变可消退，少数老年或重症患者可遗留慢性肾功能损害。慢性间质性肾炎和肾乳头坏死是由于长期、大量服用NSAID引起的一类肾脏病变，又被称为"镇痛药肾病"。本病尚无特效治疗方法，诊断后应停用NSAID，并按慢性肾脏疾病治疗原则处理。肾损害较轻者，停药后可望病情停止发展或得以恢复，较重者仍将进行性发展至终末期肾脏疾病。

**5. 预防措施**

(1) 尽量减小NSAID剂量，缩短使用时间。

(2) 老年人、肾病患者等高危人群要避免使用。

(3) 选择非NSAID的镇痛药，如曲马多。对原因不明的肾间质损害患者，询问病史时应注意了解有无慢性头痛或腰背、关节痛等和有无长期使用镇痛药的病史，有无消化道溃疡病史，从而判断是否存在镇痛药肾病的可能。对必须依靠NSAID长期治疗的患者，临床医师应重视药物相关的肾损害，指导患者合理用药，密切监测肾功能，一旦发现肾功能损害要及时停药和治疗，这对减少慢性肾衰竭的发生具有重要意义。

## 五、过敏反应

### （一）过敏反应表现

服用NSAID偶见过敏，发生率约为0.2%，其症状从轻微的皮疹、胃部不适到严重的呼吸道症状（呼吸道水肿、哮喘等），甚至是威胁生命的过敏反应。其引起的过敏反应主要分为两种：一种是由于COX-1受抑制引起的药物之间的交叉反应，如"阿司匹林哮喘"。主要表现为呼吸道症状，通常在药物摄入后30～180min内发生，有些患者服药后迅速出现呼吸困难、喘息，严重可导致死亡，并可伴有除气道外的其他症状，如前胸部的潮红、皮疹或水肿、恶心、呕吐等，该类反应在既往有哮喘等慢性气道疾病的患者更易发生。另一种是由IgE或T细胞介导的超敏反应，在服用NSAID后可能立即出现，表现为荨麻疹或神经性水肿等，也可表现为迟发型超敏反应，在用药后24h出现的药疹等。出现过敏反应时应注意询问服药史、过敏反应发生的时间、新增过敏症状与原有疾病之间的关系等，对过敏类型进行判断从而提出正确的治疗方案。

### （二）过敏反应的防治措施

#### 1. 过敏反应的预防

易过敏人群用药时要密切观察，不要随意更换药物种类。在使用固定的药物，尽量使用患者既往使用的种类，除非医生建议，否则不能随意更换其他药物，患者更不能随意增减剂量，科学、合理、安全用药。患者需将药物过敏史如实表述，如果用药后出现了过敏症状，应该立即停止用药。在治疗过程中，用药可能存在种类多、杂、时间乱的情况，很容易引起不良反应或药物交叉过敏的情况。

#### 2. 过敏反应的治疗

(1) 去除病因，停用一切可疑的致敏药物。切忌在已经出现药物过敏反应的先兆表现时未能及时停药。

(2) 支持疗法，给患者以有利的条件，避免不利因素，以期顺利地度过其自限性的病程。

(3) 加强排泄，酌情采用泻药、利尿药，以促进体内药物的排出。

(4) 药物治疗，需根据病情轻重采取不同措施。

轻症病例：①抗组胺药物1～2种口服；②维生素C 1g静脉注射，每日1次；③10%葡萄糖酸钙或 10% 硫代硫酸钠静脉注射，每日 1～2 次；④局部外搽含有樟脑或薄荷的炉甘石洗剂、振荡洗剂或扑粉，一日多次，以止痒、散热、消炎，一般 1 周左右可痊愈。

病情稍重的病例（指皮疹比较广泛，且伴发热者）：①卧床休息；②涂上述药物；③泼尼松每日 20～30mg，分 3～4 次口服，一般 2 周左右可完全恢复。

## 六、神经系统并发症

### （一）非甾体抗炎药导致的神经系统并发症

NSAID 引起神经系统症状的发生率<5%，但吲哚美辛所致的神经系统发生率可高达 10%～15%。神经系统不良反应有头痛、头晕、耳鸣、耳弹、嗜睡、失眠、感觉异常、麻木等，并可发生视神经炎和球后视神经炎，还有些不常见症状如多动、兴奋、肌阵挛、震颤、共济失调、幻觉等。大剂量阿司匹林可引起水杨酸综合征，表现为眩晕、耳鸣、呕吐、精神错乱及呼吸中枢兴奋，引起通气过度甚至呼吸性碱中毒。NSAID 的应用可能会增加脑出血的风险，研究表明 NSAID 主要影响血小板功能，通过调节血栓形成可导致脑出血风险增加。阿司匹林的抗血栓作用为与血小板前列腺素 H 合成酶活性的不可逆和几乎完全抑制有关，可减少血栓事件，从而增加出血的风险。

NSAID 对中枢神经系统的影响通常是暂时性的，减量后可消失，症状严重者应立即停止使用。为降低并发症发生率，需严格掌握 NSAID 的适应证，防止滥用。NSAID 用于解热一般限用 3 天，用于镇痛一般限定 5 天；避免联合用药，只用一种 NSAID，避免不良反应累积发生；应尽可能以最低剂量、最短疗程，对风湿性关节炎等其他疾病尽早加用治疗药物；个体化用药，在用药过程中不断调整，以求达到最好的疗效，最小的不良反应；尽量避免和减少其他危险因素对用药的影响。

### （二）氯胺酮导致的神经系统并发症

由于 NMDA 受体广泛分布于中枢和外周神经系统，且氯胺酮不仅作用于 NMDA 受体，还与前述的其他受体相互作用，因此氯胺酮的不良反应较显著，神经系统表现主要包括精神分裂样作用（幻觉、妄想和惊恐发作等）、恶心、呕吐和高血压等。氯胺酮所致的精神分裂样作用限制了患者的用药依从性，但如果只用小剂量氯胺酮，或者加用苯二氮䓬类药物和 α₂ 受体激动药，则不良反应的发生率相对低，患者经常能耐受良好，可加用丙泊酚（1mg/kg）和咪达唑仑（0.01mg/kg）降低氯胺酮引起的谵妄发生率。

### （三）局部麻醉药导致的神经系统并发症

局部麻醉药罕有直接应用于大脑皮质，多经血流而进入大脑。一种方式是经注射部位的血；另一种方式为局部麻醉药误入血管。对中枢神经系统的作用，取决于局部麻醉药的血浆浓度，如普鲁卡因有抑制中枢活性、镇痛、抗惊厥作用，高浓度则诱发惊厥。利多卡因、地布卡因与可卡因均有抗惊厥的作用。

## 七、毒性反应

使用局部麻醉药时，血液中局部麻醉药的浓度过高，可引起毒性反应，临床主要表现为中枢神经系统毒性和血管功能不全。毒性反应发生的主要原因是局部麻醉药误入血管内或剂量过大。

### （一）毒性反应的预防

预防局部麻醉药毒性反应关键在于防止或尽量减少局部麻醉药吸收入血和提高机体的耐受力。

(1) 在安全剂量范围内使用局部麻醉药。

(2) 在局部麻醉药液中加入血管收缩药，延缓吸收。

(3) 注药时注意回抽，避免血管内意外给药。

(4) 警惕毒性反应先兆，如突然昏睡、多语、惊恐、肌肉抽搐等。

(5) 麻醉前尽量纠正患者的病理状态，如高热、低血容量、心力衰竭、贫血及酸中毒等，术中避免缺氧和 $CO_2$ 潴留。

### （二）毒性反应的治疗

(1) 首先停止继续给药，保持患者呼吸道通畅，给氧。轻度的毒性反应多为一过性，一般无须特殊处理即能很快恢复。

(2) 如遇到患者极其紧张甚至烦躁给予地西泮 0.1～0.3mg/kg，但安定类药物有封顶效应，如不能制止烦躁或惊厥，不应一味增加剂量，而应合并使用巴比妥类药物或丙泊酚。

(3) 如惊厥发生，除吸氧或人工呼吸外，应及时控制惊厥的发作，如给氧后使用丙泊酚、短效肌松药并给予气管插管人工通气。

(4) 应注意循环系统的稳定和监测患者的体温，因严重长时间惊厥导致缺氧可引起中枢性高热，后者提示缺氧性脑损伤。发生低血压应给予及时有效的对症处理，一般先静脉注射麻黄碱 10～30mg，如效果不好，改用多巴胺 20～40mg 或间羟胺 0.5～5.0mg。局部麻醉药中毒可使用 20% 脂肪乳剂静脉注射，首次剂量 1ml/kg，静脉推注 1min 以上，可重复给药，间隔 3～5min，但应≤3ml/kg，如果心跳恢复且稳定，以 0.25ml/（kg·min）持续静脉注射，直至血流动力学稳定。

## 八、常用非阿片类镇痛药物不良反应

### （一）阿司匹林

#### 1. 不良反应

胃肠道的不良反应是较常遇到的不良反应，一般会引起恶心、呕吐、腹痛等。大剂量口服对胃黏膜有直接刺激作用，引起上腹部不适、恶心、胃出血或胃溃疡，宜与抗酸药如质子泵抑制药合用。用量过大可出现精神紊乱、呼吸加快、酸碱平衡紊乱、皮疹及出血等水杨酸反应，此时应立即停药并对症治疗。少数患者（0.3%）可发生阿司匹林过敏，过敏者禁用阿司匹林及其他前列腺素合成酶抑制。

#### 2. 防治措施

尽量餐后服药，合用前列腺素衍生物米索前列醇可降低溃疡发生率，维生素 K 可以预防出血，但严重肝病、出血倾向、产妇、孕妇禁用；若需手术治疗，手术前 1 周停用阿司匹林，静脉滴注 NaHCO₃ 碱化尿液可治疗水杨酸反应。

### （二）对乙酰氨基酚

#### 1. 不良反应

常规剂量下，对乙酰氨基酚的不良反应很少。偶尔可引起恶心、呕吐、厌食、腹痛等，很少引起胃肠道出血。可出现过敏反应，表现为药物热、皮疹、荨麻疹、剥脱性皮炎、大疱性表皮松解症等。长时间用药可引起粒细胞减少、血小板减少性紫癜、白血病，偶可导致溶血性贫血、再生障碍性贫血等。长期或大剂量用药可致肝脏损害、淤胆型肝炎、肾乳头坏死。如果小儿过量服用还可引起中枢神经系统的中毒症状，出现大脑损害、神经功能减退、陷入昏迷等。

#### 2. 特殊人群中的应用及注意事项

(1) 支气管哮喘患者禁用；消化道活动性溃疡、胃肠道出血或炎症性肠病患者禁用；急性或慢性肝功能障碍、慢性肾脏疾病患者禁用。

(2) 老年患者本品半衰期延长，易发生不良反应，应慎用或适当减量。

(3) 本品可通过胎盘，考虑可能对胎儿造成不良影响，故孕妇及哺乳期妇女不推荐应用。

(4) 本品可引起患者皮疹、荨麻疹、皮肤瘙痒等，故对乙酰氨基酚过敏者慎用。

### （三）布洛芬

研究报道 16% 长期用药者，可出现消化道不良反应，包括消化不良、胃烧灼感、胃痛、恶心和呕吐，一般不必停药，继续服用可耐受，出现胃溃疡和消化道出血者不足 1%，1%～3% 的患者可出现头痛、嗜睡、眩晕和耳鸣等神经系统不良反应。少见的其他不良反应有下肢水肿、肾功能不全、皮疹、支气管哮喘、肝功能异常、白细胞减少等。大剂量使用可引起骨髓抑制和肝功损害。哮喘、孕妇、哺乳妇女、严重肝肾功能不全者、严重心力衰竭者、对阿司匹林或其他 NSAID 过敏者，以及既往有消化性溃疡史、胃肠道出血或穿孔的患者应禁用，有出血倾向者慎用。

### （四）氟比洛芬酯

#### 1. 不良反应

短期使用氟比洛芬酯不良反应发生率低，主

要为胃肠道反应，如恶心、呕吐、腹泻。静脉用药使其对胃黏膜的损害作用小于其他 NSAID 口服药物。神经精神症状可见发热、嗜睡、畏寒，个别患者出现注射局部反应，皮下出血和注射部位疼痛。偶见瘙痒、皮疹等过敏反应；严重的罕见不良反应如罕见再生障碍性贫血、中毒性表皮坏死症（Lyell 综合征）、剥脱性皮炎等。

**2. 特殊人群中的应用及注意事项**

（1）重度心力衰竭患者、严重高血压或高血压控制不佳者禁用。

（2）可增加术后患者出血时间，有出血倾向及血液系统异常患者慎用。

（3）老年患者应从小剂量开始，缓慢增加剂量，慎用。

（4）严重慢性肾脏疾病者禁用；慢性肾脏疾病或有既往史的患者慎用。

（5）严重肝功能障碍者（血浆白蛋白＜25g/L 或 Child-Pugh 评分≥10 分）禁用。肝功能障碍或者有肾脏疾病既往史的患者慎用。

（6）活动性消化道溃疡、出血或炎症性肠病患者禁用。

（7）服用阿司匹林或其他 NSAID 后诱发哮喘、荨麻疹或者过敏反应的患者禁用。

**（五）帕瑞昔布**

**1. 不良反应**

不少于 1% 的患者有以下不良反应：消化不良、外周水肿、血压改变、背痛、失眠、术后贫血、呼吸困难、少尿，短期使用可能发生胃肠道溃疡、糜烂。对出血时间的影响类似于酮铬酸。严重皮肤反应包括多样型红斑、剥脱性皮炎和 Stevens-Johnson 综合征等。对体重＜50kg 的老年患者、中度肝功能损害的患者，建议适当降低剂量。对肾衰竭的患者使用时应小心，但不需要调整剂量。禁用于急性胃肠道出血、消化性溃疡、炎性肠病严重肝衰竭及严重充血性心力衰竭者。禁用于对其他 NSAID 过敏者，慎用于心脏搭桥手术患者、肝衰竭患者。

**2. 特殊人群中的应用及注意事项**

（1）充血性心力衰竭（纽约心功能分级Ⅱ～Ⅳ）、冠状动脉搭桥手术术后、缺血性心脏疾病、外周动脉血管和（或）脑血管疾病的患者禁用。

（2）活动性消化道溃疡、胃肠道出血以及炎症性肠病患者禁用。

（3）肝病患者，若 Child-Pugh 评分＞10 分，禁用，Child-Pugh 评分 7～9 分者慎用（剂量应减至常规推荐剂量的一半且每日最高剂量降至 40mg），Child-Pugh 评分 5～6 分者可不调整剂量。

（4）严重慢性肾脏疾病或严重急性肾损伤（肌酐清除率＜30ml/min）或有液体潴留倾向者，应选择最低推荐剂量（20mg）开始治疗并密切监测肾功能；轻度至中度慢性肾脏疾病或急性肾损伤（肌酐清除率 30～80ml/min）者可不调整剂量。

（5）老年患者（＞65 岁）通常不需调整剂量。对于体重低于 50kg 的老年患者，本品的初始剂量应减至常规推荐剂量的一半且每日最高剂量应减至 40mg。

（6）对磺胺类药物超敏者、处于妊娠晚期或正在哺乳的患者禁用。

**（六）酮咯酸氨丁三醇**

**1. 不良反应**

本药物在临床治疗过程中可能会发生的并发症有胃肠道溃疡、出血、穿孔、手术后出血、肾衰竭、过敏等。可能会出现的不良反应有恶心、呕吐、消化不良、腹泻、便秘、胃气胀、胃肠胀痛等胃肠道反应；风疹、瘙痒等过敏反应；头痛、头晕、出汗、震颤、抑郁、失眠、口干、注意力不集中、麻痹等神经系统反应；水肿、血尿、蛋白尿、多尿、尿频等泌尿系统反应等。用药不当或剂量增加会增加不良反应发生率。

**2. 特殊人群中的应用及注意事项**

（1）有心血管疾病或心血管疾病危险因素的患者应慎用，可能引起这类患者出现严重心血管血栓性不良事件，如心肌梗死和卒中的风险增加，可能发生致命性事件。

（2）有肝功能损伤或有肝病史的患者慎用。患者使用本品期间若出现肝功能异常应立即停止用药。

(3)有胃肠道病史如溃疡性结肠炎、克罗恩病患者应慎用，以免使病情恶化。当患者应用该药发生胃肠道出血或溃疡时应停药。老年患者应用NSAID出现不良反应的概率增加，尤其是胃肠道出血和穿孔，其风险可能呈致命性。

(4)本品主要经肾脏排泄，慢性肾脏疾病、血容量不足或有肾衰竭风险的患者禁用。

(5)可能引起致命的严重皮肤不良反应，如剥脱性皮炎、Stevens-Johnson综合征和中毒性表皮坏死溶解症。这些严重事件可在没有征兆的情况下出现。应告知患者严重皮肤反应的症状和体征，在第一次出现皮肤皮疹或过敏反应的其他征象时，应停用产品。

### （七）塞来昔布

#### 1. 不良反应

长期使用塞来昔布可能引起严重心血管血栓性不良事件，心肌梗死和卒中的风险增加，其风险可能是致命的；可导致新发高血压或使已有的高血压加重，高血压患者应慎用，可能会出现液体潴留和水肿；塞来昔布引起消化性溃疡和出血的风险虽比其他NSAID小，但穿孔的可能性仍存在，其他不良反应包括头痛、上呼吸道感染、消化不良、腹泻、腹痛、鼻窦炎、腰痛、失眠、咽炎、胃肠胀气、皮疹、周围水肿和头晕等。

#### 2. 特殊人群中的应用及注意事项

(1)充血性心力衰竭（纽约心功能分级Ⅱ～Ⅳ）、冠状动脉搭桥手术术后、缺血性心脏疾病、外周动脉血管和（或）脑血管疾病患者禁用。

(2)活动性消化道溃疡、胃肠道出血以及炎症性肠病患者禁用。

(3)肝病患者，若Child-Pugh评分＞10分禁用，Child-Pugh评分7～9分者慎用（剂量应减至常规推荐剂量的一半且每日最大剂量降至100mg），Child-Pugh评分5～6分者可不调整剂量。

(4)不推荐在严重慢性肾脏疾病患者中应用。

(5)老年人（＞65岁）患者通常不需要进行剂量调整。对于体重低于50kg的老年患者，开始治疗时建议使用最低推荐剂量。

(6)对磺胺类药物超敏者、妊娠晚期或正在哺乳患者禁用。

### （八）右美托咪定

#### 1. 不良反应

右美托咪定是高选择性$\alpha_2$受体激动药，其激动受体$\alpha_1$、$\alpha_2$比例为1620∶1，约是可乐定的8倍。右美托咪定具有镇静、抗焦虑、镇痛以及减弱应激反应等多种效应，并且不引起呼吸抑制。其镇痛作用静脉注射右美托咪定可产生利量依赖的镇静作用，但其镇痛效应更为多变，其镇痛作用弱于$2\mu g/kg$的芬太尼的镇痛效果。最常见的不良反应包括心动过缓、低血压和恶心，这些都与剂量有关，更与给药速度有关。静脉单次大剂量注射或快速注射$1\mu g/kg$的右美托咪定可明显降低心率和血压，延长静脉输注时间超过10min或维持一定剂量连续输注可以减少这种效应。快速推注超大剂量右美托咪定引起非常明显的$\alpha_1$肾上腺素受体效应，如急剧、短暂的高血压。

#### 2. 特殊人群中的应用及注意事项

(1)尚未确定右美托咪定用于孕妇的安全性，不推荐用于围产期。尚未确定右美托咪定经乳液分泌情况，哺乳期妇女应当慎用。

(2)老年患者应用本品后心动过缓和低血压的发生率较高，负荷剂量应减少。

(3)右美托咪定可能引起低血压、心动过缓及窦性停搏等严重不良反应；严重心脏传导阻滞或心力衰竭的患者应慎用。

(4)右美托咪定主要经肾脏排泄，慢性肾脏疾病或急性肾损伤患者慎用。

### （九）氯胺酮

#### 1. 不良反应

NMDA受体拮抗药抑制兴奋性神经递质和阻断NMDA受体，唯一有确切镇痛作用的静脉麻醉药。镇痛作用的机制：阻滞脊髓网状结构束对痛觉信号的传入，激动阿片类受体对脊髓丘脑传导无影响，故对内脏疼痛改善有限。静脉注射后30s起效，1min达峰值苏醒期出现精神运动性反应。

氯胺酮的主要不良反应是在麻醉恢复期有幻觉、躁动不安、噩梦及谵语等精神症状，其次是在术中常有泪液、唾液分泌增多，血压、颅压及眼压升高；偶有一过性呼吸抑制或暂停，喉痉挛及气管痉挛，多半是在用量较大、分泌物增多时发生。

**2. 特殊人群中的应用及注意事项**

(1) 顽固性高血压、严重心血管疾病及甲状腺功能亢进症患者禁用。

(2) 颅内压增高、脑出血、青光眼患者不推荐使用。

(3) 失代偿性休克患者或心力衰竭患者应用氯胺酮可引起血压剧降甚至心搏骤停，应慎用。

(4) 氯胺酮可使孕妇子宫压力及收缩强度与频率增加，且氯胺酮可迅速通过胎盘，应慎用。

(5) 个别患者可出现幻梦或错觉，有时伴有谵妄、躁动，需避免外界刺激（包括语言等），必要时需镇静治疗。

(6) 精神疾病患者不推荐使用。

**（十）加巴喷丁**

本品为钙通道阻滞药（作用于钙通道的 $\alpha_2\delta$ 亚基），主要作为多模式镇痛的组成部分，推荐方案为术前 1～2h 口服 200～600mg，以 600mg 较为合适；术后口服 300～600mg，3 次 / 天，持续 3 天。

**1. 药物相互作用**

(1) 术前口服本品能减少术后阿片类药物的用量，减轻术后疼痛，但是可协同阿片类药物的呼吸抑制作用，增加术后早期呼吸抑制的发生率；本品呼吸抑制作用与用量有关，尤其是老年患者，应加强呼吸监测，备好纳洛酮进行解救。

(2) 与镇静药合用时，可增加头晕、嗜睡、疲倦等不良反应。

(3) 抑酸药可减少加巴喷丁从胃肠道的吸收。

**2. 特殊人群中的应用及注意事项**

(1) 严重心力衰竭患者禁用。

(2) 加巴喷丁在体内几乎不代谢，主要由肾脏清除，大部分药物以原形经尿排出，因此慢性肾脏疾病患者应慎用或减量。

(3) 老年患者术前口服加巴喷丁，术中阿片类药物应减量，以减少术后呼吸抑制的发生。

(4) 长期服用加巴喷丁的患者，术后早期呼吸抑制的发生率增加，且与剂量相关。

(5) 阻塞性睡眠呼吸暂停综合征患者，术前服用加巴喷丁可增加术后呼吸抑制的发生率。

**（十一）普瑞巴林**

本品为钙通道阻滞药，主要作为多模式镇痛的组成部分，推荐方案为术前晚口服 150mg；术前 1～2h 口服 150～300mg；术日晚口服 150mg，术后第 2 天口服 150mg，2 次 / 天，持续 3 天。

**1. 药物相互作用**

(1) 与加巴喷丁类同，术前口服本品能减少术后阿片类药物的用量，减轻术后疼痛，但是可协同阿片类药物的呼吸抑制作用，增加术后早期呼吸抑制的发生率；本品呼吸抑制作用与用量有关，尤其是老年患者，应加强呼吸监测，备好纳络酮进行解救。

(2) 与加巴喷丁相比，本品的口服生物利用度较高，药物代谢动力学表现为线性，更容易滴定。

**2. 特殊人群中的应用及注意事项**

(1) 严重心力衰竭患者禁用。

(2) 本品可引起头晕、嗜睡、视觉障碍等不良反应。

(3) 术前晚口服本品可改善睡眠，减轻患者焦虑。

(4) 本品在体内几乎不代谢，98% 以原形药物经尿排出，因此慢性肾脏疾病患者应慎用或减量。

(5) 老年患者术前口服本品，术中阿片类药物应减量，以减少术后呼吸抑制的发生。

(6) 阻塞性睡眠呼吸暂停综合征患者术前服用本品可增加术后呼吸抑制的发生率。

非阿片类镇痛药是围术期疼痛治疗的重要药物。围术期应用对乙酰氨基酚、COX 抑制药包括特异性 COX-2 抑制药、$\alpha_2$ 受体激动药、氯胺酮、普瑞巴林或加巴喷丁等，可明显减少围术期阿片类药物用量，降低围术期阿片类药物的不良反应，抑制中枢或外周疼痛敏化作用。实施个体化给药方案和多模式镇痛的治疗策略，通过不同机制和途径，能更好地缓解患者术后急性疼痛，减少不良反应的发生，并降低术后慢性疼痛的发生率与严重程度。若无禁忌，建议常规使用非阿片类镇痛药，特别是 NSAID 药物。围术期应用非阿片类镇痛药物应遵循预防性镇痛、多模式镇痛和全程个体化镇痛原则，并提倡口服镇痛类药物。应用非阿片类镇痛药进行多模式镇痛时，需严格把控用药适应证及禁忌证，降低其并发症发生率，提升镇痛效果的同时提高患者远期生存质量。

（邹小华　黎安良）

## 参考文献

[1] 罗纳德·米勒. 米勒麻醉学 [M]. 9 版. 北京：北京大学医学出版社，2021.

[2] 徐建国，黄宇光，杨建军，等. 疼痛药物治疗学 [M]. 2 版. 北京：人民卫生出版社，2020.

[3] 邓小明，姚尚龙，于布为，等. 现代麻醉学 [M]. 5 版. 北京：人民卫生出版社，2020.

[4] RANE M A, FOSTER J G, WOOD S K, et al. Benefits and risks of nonsteroidal anti-inflammatory drugs: methodologic limitations lead to clinical uncertainties[J]. Ther Innov Regul Sci, 2019, 53(4): 502–505.

[5] BINDU S, MAZUMDER S, BANDYOPADHYAY U, et al. Non-steroidal anti-inflammatory drugs (NSAIDs) and organ damage: A current perspective[J]. Biochem Pharmacol, 2020, 180: 114–147.

[6] TSUJIMOTO S, MOKUDA S, MATOBA K, et al. The prevalence of endoscopic gastric mucosal damage in patients with rheumatoid arthritis[J]. PLoS One, 2018, 13(7): e0200023.

[7] Coxib and traditional NSAID Trialists' (CNT) Collaboration, BHALA N, EMBERSON J, et al. Vascular and upper gastrointestinal effects of non-steroidal anti-inflammatory drugs: meta-analyses of individual participant data from randomised trials[J]. Lancet, 2013, 382(9894): 769–779.

[8] 国家风湿病数据中心. 非甾体消炎药相关消化道溃疡与溃疡并发症的预防与治疗规范建议 [J]. 中华内科杂志，2017, 56(1): 81–85.

[9] 杨雪苹，朱亮，陈幼祥.《2019 年国际共识组指南：非静脉曲张性上消化道出血的管理》更新内容解读 [J]. 中国循证医学杂志，2020, 20(9): 1000–1003.

[10] CHATTERJEE S, DUREJA G P, KADHE G, et al. Cross-sectional study for prevalence of non-steroidal anti-inflammatory drug-induced gastrointestinal, cardiac and renal complications in india: interim report[J]. Gastroenterology Res, 2015, 8(3–4): 216–221.

[11] SAAD J, MATHEW D. Nonsteroidal Anti-Inflammatory Drugs Toxicity. In: StatPearls [Internet] [M]. Treasure Island (FL): StatPearls Publishing, 2022.

[12] GHLICHLOO I, GERRIETS V. Nonsteroidal Anti-inflammatory Drugs (NSAIDs). In: StatPearls [Internet] [M]. Treasure Island (FL): StatPearls Publishing, 2022.

[13] HERSH E V, MOORE P A, GROSSER T, et al. Nonsteroidal Anti-Inflammatory Drugs and Opioids in Postsurgical Dental Pain[J]. J Dent Res, 2020, 99(7): 777–786.

[14] WICK E C, GRANT M C, WU C L, et al. Postoperative multimodal analgesia pain management with nonopioid analgesics and techniques: a review[J]. JAMA Surg, 2017, 152(7): 691–697.

[15] WALKER C, BIASUCCI L M. Cardiovascular safety of non-steroidal anti-inflammatory drugs revisited[J]. Postgrad Med, 2018, 130(1): 55–71.

[16] SCHJERNING A M, MCGETTIGAN P, GISLASON G, et al. Cardiovascular effects and safety of (non-aspirin) NSAIDs[J]. Nat Rev Cardiol, 2020, 17(9): 574–584.

[17] BRAUN J, BARALIAKOS X, WESTHOFF T, et al.. Nonsteroidal anti-inflammatory drugs and cardiovascular risk – a matter of indication[J]. Semin Arthritis Rheum, 2020, 50(2): 285–288.

[18] BOURNIA V K, KITAS G, PROTOGEROU A D, et al. Impact of non-steroidal anti-inflammatory drugs on cardiovascular risk: Is it the same in osteoarthritis and rheumatoid arthritis?[J]. Mod Rheumatol, 2017, 27(4): 559–569.

[19] JO H A, KIM D K, PARK S, et al. Cardiovascular risk of nonsteroidal anti-inflammatory drugs in dialysis patients: a nationwide population-based study[J]. Nephrol Dial Transplant, 2021, 36(5): 909–917.

[20] RADI Z A, KHAN K N, . Cardio-renal safety of non-steroidal anti-inflammatory drugs[J]. J Toxicol Sci, 2019, 44(6): 373–391.

[21] NAUMOV A V, TKACHEVA O N, KHOVASOVA N O, et al.. Safety of nonsteroidal anti-inflammatory drugs in patients with cardiovascular risk[J]. Ter Arkh, 2019, 91(1): 108–113.

[22] 赖荣陶，于乐成，陈成伟. 2021 药物性肝损伤研究回顾和临床关注的问题 [J]. 肝脏，2022, 27(1): 3.

[23] 于乐成，茅益民，陈成伟. 药物性肝损伤诊治指南 [J]. 肝脏，2015, 23(10): 1752–1769.

[24] DROŻDŻAL S, LECHOWICZ K, SZOSTAK B, et al. Kidney damage from nonsteroidal anti-inflammatory drugs-Myth or truth? Review of selected literature[J]. Pharmacol Res Perspect, 2021, 9(4): e00817.

[25] TANG K S, SHAH A D. Nonsteroidal anti-inflammatory drugs in end-stage kidney disease: dangerous or underutilized?[J]. Expert Opin Pharmacother, 2021, 22(6): 769–777.

[26] BAKER M, PERAZELLA M A. NSAIDs in CKD: Are they safe?[J]. Am J Kidney Dis, 2020, 76(4): 546–557.

[27] SWATHI V S, SAROHA S, PRAKASH J, et al. Retrospective pharmacovigilance analysis of nonsteroidal anti-inflammatory drugs-induced chronic kidney disease[J]. Indian J Pharmacol, 2021, 53(3): 192–197.

[28] HUNG A M, CHUNG C P. Renal safety of nonsteroidal anti-inflammatory drugs and opioids in hospitalized patients on renin-angiotensin system inhibitors[J]. Kidney360, 2020, 1(7): 586–587.

[29] GONG J, MA L, LI M, et al. Nonsteroidal anti-inflammatory drugs associated acute kidney injury in hospitalized children: A systematic review and meta-analysis[J]. Pharmacoepidemiol Drug

*Saf*. 2022 Feb; 31(2): 117–127.

[30] 杨霁云. 药物性肾损伤 [J]. 中国实用儿科杂志, 2005, 20(7): 387–390.

[31] 汤晓静, 梅长林. KDIGO 指南解读: 急性肾损伤的诊治 [J]. 中国实用内科杂志, 2012, 32(12): 4.

[32] ZHAO D, ZHANG S, IGAWA T, et al. Use of Nonsteroidal Anti-inflammatory Drugs for COVID-19 Infection: Adjunct Therapy?[J]. *Cardiol Rev*, 2020 , 28(6): 303–307.

[33] 中华医学会麻醉学分会. 成人手术后疼痛处理专家共识 [J]. 临床麻醉学杂志, 2017, 033(9): 911–917.

[34] SPENCE J D, GROSSER T, FITZGERALD G A, et al. Acetaminophen, nonsteroidal anti-inflammatory drugs, and hypertension[J]. *Hypertension*, 2022, 79(9): 1922–1926.

[35] CUNNINGHAM K, CANDELARIO D M, ANGELO L B, et al. Nonsteroidal anti-inflammatory drugs: updates on dosage formulations and adverse effects[J]. *Orthop Nurs*, 2020, 39(6): 408–413.

[36] BONNESEN K, SCHMIDT M. Recategorization of non-aspirin nonsteroidal anti-inflammatory drugs according to clinical relevance: abandoning the traditional NSAID terminology[J]. *Can J Cardiol*, 2021, 37(11): 1705–1707.

[37] WANG X, LIN C, LAN L, et al. Perioperative intravenous S-ketamine for acute postoperative pain in adults: A systematic review and meta-analysis[J]. *J Clin Anesth*, 2021, 68: 110071.

[38] NOWACKA A, BORCZYK M. Ketamine applications beyond anesthesia – A literature review[J]. *Eur J Pharmacol*, 2019, 860: 172547.

[39] CEBAN F, ROSENBLAT J D, KRATIUK K, et al. Prevention and management of common adverse effects of ketamine and esketamine in patients with mood disorders[J]. *CNS Drugs*, 2021, 35(9): 925–934.

# 第 31 章　其他并发症

近年来，在疼痛诊疗工作蓬勃开展的部分医院由于诊疗技术或操作失误而致残或致命的事件，对于疼痛学科的发展常常也是"致残或致命"的影响，必须引起足够的重视，加强风险意识可以提高疼痛诊疗工作的技术水平和安全系数。医疗意外或并发症存在任何一个临床学科的医疗实践之中，虽然临床疼痛诊疗工作也必然与其他学科医疗工作一样无法完全避免，但是如何端正自己的认识，时刻保持清醒的头脑，那么绝大部分的医疗意外或并发症都是可预防的。因此，探讨围术期疼痛管理操作相关并发症及其防治，以提高疼痛管理能力。

## 一、硬膜外阻滞的并发症及其防治

硬膜外阻滞是指在盲探、放射线或超声引导下，将药物注入硬膜外腔扩散浸润到相应神经节段，阻滞背根神经节、相应脊神经或其分支的神经传导通路，以缓解或治疗疼痛。

### （一）并发症

#### 1. 穿破硬膜

穿破硬膜的原因有操作因素及患者因素两方面。①操作因素：初学者由于对椎间韧带的不同层次的针刺感体会不深，难免发生穿破；穿刺时图快进针过猛，有时不免失误；穿刺针斜面过长，导管质地过硬，都增加穿破硬膜的可能性。②患者因素：由于反复创伤、出血或药物的化学刺激，使硬膜外间隙因粘连变窄，穿刺针穿过黄韧带后往往也可一并穿破硬膜；脊柱畸形或病变，腹内巨大肿块或腹腔积液，脊柱不易弯曲而造成穿刺困难；反复试探性穿刺时有可能穿破硬膜；老年人韧带钙化，穿刺时用力过大，常在穿过黄韧带后滑入蛛网膜下腔，故老年人穿破率比年轻人高 2

倍；小儿由于其硬膜外腔较成人更为狭窄，操作更加困难，更易穿破硬膜。

#### 2. 穿刺针或导管误入血管

硬膜外腔有丰富的血管，穿刺针或导管误入血管并不罕见，尤其是足月妊娠者，因硬膜外腔静脉怒张，更容易误入血管。

#### 3. 空气栓塞

行硬膜外穿刺，利用注气试验判断穿刺针是否进入硬膜外腔，是常用的鉴别手段，也为空气进入循环提供了途径。由于空气栓塞缺乏特异性临床表现，即使较大的空气栓塞明确诊断也是很困难的。通常在发生空气栓塞时，患者表现为呼气末 $CO_2$ 分压和血压急剧下降、心室异位及心音改变，如患者神志清醒可表现为喘息性呼吸困难。

#### 4. 穿破胸膜

穿刺针偏向一侧，进针又过深，可能刺破胸膜，产生气胸或纵隔气肿，严重者须按气胸紧急处理。

#### 5. 导管折断或打结

导管折断或打结是连续硬膜外阻滞的并发症之一。其发生的原因有：导管被穿刺针切断、导管质量较差和导管拔出困难。预防措施：①导管尖端越过穿刺针斜面后，如需拔出时应连同穿刺针一并拔出；②硬膜外隙导管留置长度 2～4cm 为宜，不宜过长，以免打结；③采用一次性质地良好的导管。

#### 6. 全脊椎麻醉

穿刺针或硬膜外导管误入蛛网膜下腔而未能及时发现，超过脊椎麻醉数倍量的局部麻醉药注入蛛网膜下腔，可产生异常广泛的阻滞，称为全脊椎麻醉。临床表现为全部脊神经支配的区域均无痛觉、低血压、意识丧失及呼吸停止。全脊椎麻醉的症状及体征多在注药后数分钟内出现，若处理不及时可能发生心搏骤停。预防穿破硬膜，强调注入全量局部麻醉药前先注入试验剂量。

#### 7. 异常广泛阻滞

异常广泛阻滞是指硬膜外隙注入常规剂量局部麻醉药后，出现异常广泛的神经阻滞现象，但并非是全脊椎麻醉，阻滞范围虽广，但仍为节段性，没有意识消失和瞳孔的变化，症状可不对称分布，需处理呼吸循环抑制现象。发生原因：①硬膜外阻滞时局部麻醉药误入硬膜下间隙；②患者并存的病理生理因素，如妊娠、腹部巨大肿块、老年动脉硬化、椎管狭窄等，致使潜在的硬膜外间隙容积减少。

#### 8. 神经机械性损伤

穿刺针或导管的直接机械损伤，包括脊髓损伤、脊髓神经损伤、脊髓血管损伤。间接机械损伤包括硬膜内占位损伤（如阿片类药物长期持续鞘内注射引起的鞘内肉芽肿）和硬膜外隙占位性损伤（如硬膜外隙血肿、硬膜外隙脓肿、硬膜外隙脂肪过多症、硬膜外隙肿瘤、椎管狭窄）。

对于椎管内阻滞后发生的神经损伤，迅速地诊断和治疗是至关重要的。临床表现：①穿刺时的感觉异常和注射局部麻醉药时出现疼痛提示神经损伤的可能；②临床上出现超出预期时间和范围的运动阻滞、运动或感觉阻滞的再现，应立即怀疑是否有神经损伤的发生；③进展性神经症状，如伴有背痛或发热，则高度可疑硬膜外隙血肿或脓肿，应尽快行影像学检查以明确诊断；④值得注意的是，产科患者椎管内阻滞后神经损伤的病因比较复杂，并不是所有发生于椎管内阻滞后的神经并发症都与椎管内阻滞有关，还可能由妊娠和分娩所引起；⑤影像学检查有利于判定神经损伤发生的位置，肌电图检查有利于神经损伤的定位。由于去神经电位出现于神经损伤后两周，如果在麻醉后不久便检出该电位则说明麻醉前就并存有神经损伤。

尽管大多数的神经机械性损伤是无法预测的，但仍有一些可以避免的危险因素：①肥胖、脊柱侧弯等体表解剖异常的患者，可能存在椎间隙定位错误、穿刺针偏离中线、脊髓终止位置异常、黄韧带中线融合不良等椎管内穿刺引起脊髓损伤的危险因素；②外科特殊体位、严重椎管狭窄、椎管内占位病变（如硬膜外脂肪过多症、黄韧带肥厚、硬膜囊肿、室管膜瘤等）可能导致椎管内阻滞后短暂或永久的脊髓损伤，尤其合并有硬膜外血肿或脓肿的情况更容易发生严重的后果；③硬膜外肿瘤患者应进行影像学检查以明确肿瘤位置，并尽量避免实施椎管内阻滞；④长期鞘内应用阿片类药物治疗的患者，有发生鞘内肉芽肿风险；⑤伴后背痛的癌症患者，90%以上有脊椎转移。

#### 9. 硬膜外血肿

硬膜外血肿是一种罕见但后果严重的并发症。形成血肿的直接原因是穿刺针尤其是置入导管的损伤，促使出血的因素如患者凝血机制障碍及抗凝治疗。临床表现为在血肿形成 12h 内出现严重背痛，短时间后出现肌无力及括约肌功能障碍，最后发展到完全性截瘫。感觉阻滞平面恢复正常后又重新出现或出现更高的感觉或运动障碍，则应警惕椎管内血肿的发生。其诊断主要依靠病史、临床症状、体征及影像学检查。最好为 MRI，同时尽可能快速地请外科医师会诊，以决定是否需要行急诊椎板切除减压术。

#### 10. 感染

椎管内阻滞的感染并发症包括穿刺部位的浅表感染和深部组织的严重感染。前者表现为局部组织红肿、压痛或脓肿，常伴有全身发热。后者包括蛛网膜炎、脑膜炎和硬膜外脓肿。细菌性脑膜炎多表现为发热、脑膜刺激症状、严重的头痛和不同程度的意识障碍，潜伏期约为 40h。其确诊依靠蛛网膜下隙穿刺脑脊液化验结果和影像学检查。危险因素：①脓毒症或菌血症；②穿刺前穿刺部位存在皮肤、软组织或脊椎的感染；③无菌术不严格；④硬膜外隙置管（相对于蛛网膜下隙阻滞），以及导管长时间留置；⑤激素治疗、慢性疾病或免疫抑制状态（如艾滋病、癌症化疗、器官移植、糖尿病、慢性消耗状态、慢性酒精中毒、静脉药物滥用等）。

### （二）防治措施

#### 1. 预防穿破硬脊膜

①每次都要按正规操作规程施行；②不要过分依赖各种硬膜外腔指示装置；③操作者知识及经验对确定穿刺针进入硬膜外腔更重要；④熟练掌握各种入路的穿刺方法，遇困难时可随意改换进针方式以求顺利成功；⑤熟练从容，不盲目追求速度，其中最为重要的是第一次试验量，避免误入蛛网膜下腔；⑥一旦硬膜被穿破，最好改换其他方法，如神经阻滞。

#### 2. 预防穿刺针或导管刺入血管

导管宜从背正中入路置入；导管前端不要过于尖锐；导管置放就位后注射局部麻醉药前应轻轻抽吸，验证有无血液；常规通过导管先注入试验剂量局部麻醉药；导管及盛有局部麻醉药的注射器内如有血染，应警惕导管进入静脉的可能性。治疗需抢救和应用脂质复苏。

#### 3. 防治空气栓塞

一旦诊断为静脉气栓，应立即置患者于头低左侧卧位，不仅可防止气栓上行入脑，还可使气栓停留在右心房被心搏击碎，避免形成气团阻塞。如为房间隔缺损或室间隔缺损患者，应置患者于左侧卧位，使左右冠状动脉开口处于最低位，以防冠状动脉气栓；对心脏停搏者，如胸外心脏按压2～3min无效，应立即开胸按压并做心室穿刺抽气。

#### 4. 防治气胸

包括给氧和拍胸部X线片。确诊后，进行生命体征的监测及复苏，立即行胸腔闭式引流术，症状改善后，一般取半卧位，有利于引流和呼吸。指导患者做深呼吸，适当咳嗽，以帮助萎陷的肺膨胀。有效的胸腔闭式引流能及时彻底地排除胸膜腔的积血和积气，使压缩的肺复张，而肺的膨胀本身就能压迫胸膜壁层的血管使出血很快停止。经常评估肺部呼吸音和生命体征及胸导管排气系统的适当功能，监测危及呼吸和循环系统的症状和体征。当胸部完全扩张，经X线证实肺已膨胀，

胸腔闭式引流管4～7天即可拔出。

#### 5. 防治导管折断或打结

①如遇导管拔出困难，应使患者处于穿刺相同的体位，不要强行拔出；②椎肌群强直者可用热敷或在导管周围注射局部麻醉药；③可采用钢丝管芯作支撑拔管；④导管留置3天以便导管周围形成管道有利于导管拔出；⑤硬膜外隙导管具有较高的张力，有时可以轻柔地持续牵拉使导管结逐渐变小，以便能使导管完整拔出；⑥如果术毕即发现断管，且导管断端在皮下，可在局部麻醉下切口取出，如果导管断端位于硬膜外隙或深部组织内，手术方法取出导管经常失败，由于遗留在硬膜外腔的导管残端不易定位，即使采用不透X线的材料制管，在X线片上也难与骨质分辨，而残留导管一般不会引起并发症。最好是向患者家属说明，使家属放心，这样可避免患者不必要的担心，同时应继续观察。

#### 6. 防治全脊椎麻醉

维持患者循环及呼吸功能。如患者呼吸停止、神志消失，应行气管插管、机械通气，加速输液，必要时静脉滴注血管收缩药升高血压。若能维持循环功能稳定，30min后多可清醒，自主呼吸恢复。如发生心搏骤停应立即施行心肺复苏，对患者进行严密监测直至神经阻滞症状消失。

#### 7. 防治异常广泛阻滞

硬膜外阻滞应采用试验剂量。对于妊娠、腹部巨大肿块、老年动脉硬化、椎管狭窄等患者局部麻醉药的用量应酌情减少。异常广泛的脊神经阻滞的处理原则同全脊椎麻醉，即严密监测、注意维持呼吸和循环功能稳定，直至局部麻醉药阻滞脊神经的作用完全消退。

#### 8. 防治神经损伤

①应强调预防为主，$L_2$以上穿刺尤应谨慎小心，穿刺过程有异感或疼痛，应退针观察，切忌注入局部麻醉药或置管，避免扩大损伤范围；②脊髓穿刺伤，因继发性水肿使其临床表现比实际损伤的程度要严重得多。皮质类固醇能防止溶酶体破坏，减轻脊髓损伤后的自体溶解，应及早应用。治疗措施包括立即静脉给予大剂量的类固

醇激素（氢化可的松 300mg/d，连续 3 天），严重损伤者可立即静脉给予甲泼尼龙 30mg/kg，45min 后静脉注射 5.4mg/（kg·min），持续 24h，同时给予神经营养药物，脱水治疗，可减轻水肿对脊髓内血管的压迫，减少神经元的损害。

#### 9. 防治硬膜外血肿

对有凝血障碍及正在使用抗凝治疗的患者，应避免应用硬膜外麻醉；对一般患者硬膜外穿刺及置管应细致轻柔，遇有出血可应用生理盐水多次轻柔冲洗，每次用量 5ml，待回流液血色变淡后，改用其他麻醉方法。预后取决于早期诊断，在 8h 内手术清除血肿效果较好；手术延迟者常致永久残疾，故争取时机尽快手术减压是治疗的关键。

#### 10. 防治感染

①麻醉的整个过程应严格遵循无菌操作程序，建议使用一次性椎管内阻滞包；②理论上任何可能发生菌血症的患者都有发生椎管内感染的风险，是否施行椎管内阻滞取决于对患者个体化的利弊分析；③除特殊情况，对未经治疗的全身性感染患者不建议采用椎管内阻滞；④硬膜外隙注射糖皮质激素以及并存潜在的可引起免疫抑制的疾病，理论上会增加感染的风险，但人类免疫缺陷病毒（human immunodeficiency viru，HIV）感染者并不作为椎管内阻滞的禁忌。治疗：①中枢神经系统感染早期诊断和治疗是至关重要的，即使是数小时的延误也将明显影响神经功能的预后；②脑膜炎最初的治疗是应用广谱抗生素和支持治疗，在病情诊断期间不应推迟抗生素开始应用的时间；③穿刺部位脓肿形成可能比较表浅，浅表感染经过治疗很少引起神经功能障碍，其治疗需行外科引流和静脉应用抗生素；④硬膜外隙脓肿伴有脊髓压迫症状，使用广谱抗生素治疗同时，尽早地进行积极的外科治疗。应在症状出现后 12h 内行外科手术治疗，以获得最好的神经功能恢复。如同椎管内血肿一样，神经功能的恢复取决于治疗前功能损害的持续时间和严重程度。当病原微生物和敏感的抗生素确定后，应给予针对性的抗生素。

## 二、脊神经根阻滞的并发症及其防治

### （一）颈脊神经根阻滞

颈脊神经根病可由颈椎退行性疾病引起，通常表现为颈部疼痛，以及放射到肩部和手臂的疼痛。严重颈脊神经根病可导致躯体功能障碍，常见的原因包括椎间盘突出（主要是 $C_{5\sim6}$ 和 $C_{6\sim7}$ 水平）、椎间关节与小关节骨性关节炎、椎间盘高度减少等。在颈脊神经根病治疗方面，许多患者保守治疗后症状有所改善，但当保守治疗和手术对患者无效时，选择性脊神经根阻滞提供了另一种治疗方法，并广泛用于该病的诊断、根性疼痛、头痛、肩部僵硬或上肢疼痛的治疗。此外，它可以为一般状况不佳或因症状与影像学诊断不匹配不能、不愿接受颈椎手术的患者提供有效的替代治疗方法。目前，选择性颈脊神经根阻滞通常在影像学引导下进行，相较以往的盲探阻滞方法，可视化条件下进行阻滞能明显降低并发症的发生。超声引导技术与 X 线引导或 CT 引导相比，可以清晰地看到神经周围的血管，使操作者避免无意中的血管内注射以及血管、神经损伤，同时超声引导下治疗还可减少患者和医生的辐射暴露。阻滞疗法均为有创操作，皆可能出现严重的并发症。因此，密切观察、及时处理是医者在治疗过程中需要时刻谨记的。

#### 1. 并发症

(1) 局部麻醉药中毒反应：多因局部麻醉药误入血管所致，严格掌握穿刺针尖部位及局部麻醉药浓度、容量及注药速度，因颈部血管丰富，药物吸收迅速，注药前、中、后应回抽。一旦出现症状，立即停止注药，并给予吸氧、抗惊厥等对症处理。

(2) 全脊椎麻醉与高位硬膜外腔阻滞：可因局醉麻醉药误入蛛网膜下腔或硬脊膜外腔所致。一旦发生全脊椎麻醉或高位硬膜外阻滞症状应立即支持呼吸与循环，面罩下加压供氧；呼吸骤停者立即气管插管，机械通气；合并低血压则加快输液及应用血管收缩药。

(3) 霍纳综合征：因颈交感神经阻滞所致，无需特殊处理，一般会自行消退。

(4) 喉返神经、膈神经阻滞：前者出现声音嘶哑或失音、轻度呼吸困难，短时间可自行恢复。后者系累及膈神经导致膈肌麻痹，出现胸闷、呼吸困难，吸氧可缓解。

(5) 其他严重并发症：如小脑栓塞、脊髓栓塞、硬膜外血肿、失明及短暂性四肢瘫痪，甚至死亡等，NSAID 入血往往是上述并发症产生的主要原因。超声引导能够显示神经周围血管，很大程度上可避免不良反应的发生，后入路背侧穿刺的方法也很大程度可减少不良反应的发生。

### 2. 防治措施

需具备资质的医师进行操作，初学者或无资质者必须由有资质的上级医师带教，较为熟练者也应在操作中审慎，操作时有 1 位以上同事在旁。为确保患者安全，治疗前应做好应急准备，有条件的应在影像引导下进行。

操作者应充分熟悉解剖结构，穿刺操作过程中避免反复穿刺及寻找易感而损伤神经、血管及周围组织结构；避免穿刺过深或穿刺角度过大而刺破血管、硬脊膜、胸膜及肺组织，导致血肿、气胸甚至严重并发症。

穿刺成功后在注药前应反复回抽确认无血液或脑脊液，避免注药时误入血管或蛛网膜下腔出现意外，如意识丧失或全脊椎麻醉。在注药过程中出现明显的疼痛或注药阻力突变，均应立即停止注药观察、回抽并重新调整穿刺针位置。

颈部的血管丰富，麻醉药吸收快，周围组织结构复杂，用药宜掌握最低的有效浓度、最低的有效剂量，最准确应用于靶点的原则。若需在阻滞液中加入其他药物如糖皮质激素、肾上腺素等，需严格遵照药物适应证，并且排除相关禁忌，避免出现不良反应或并发症时增加抢救或处理的复杂性。神经阻滞前，尽量避免使用过多镇静药。

不论是在 X 线、CT 或是超声引导下进行阻滞并不代表零风险，操作前应充分熟悉影像学的图像、解剖结构等，避免因对影像不熟悉而将药液注入血管、蛛网膜下腔甚至邻近器官。

### （二）胸脊神经根阻滞

胸脊神经根紧贴椎间孔上壁出椎管，在椎间孔外口发出前支、后支、脊膜支和交通支，支配相应组织结构，且超过 60% 的胸背根神经节起始于椎间孔中部，止于椎间孔外口。因此，在胸椎小关节外侧（即椎间孔外口）行胸脊神经根阻滞即能较完善地阻滞胸背根神经节和神经根的所有分支，能够阻滞胸部及上腹部的前壁、后壁及侧壁的神经传导，故除合并严重心肺疾病、严重出血倾向或注射部位感染者，胸部及上腹部手术均可采用胸脊神经根阻滞进行围术期麻醉镇痛。

### 1. 并发症

胸脊神经阻滞的并发症包括气胸、脊髓损伤、药物误入硬膜外和蛛网膜下所致的广泛阻滞以及循环和呼吸抑制、全脊椎麻醉。

### 2. 防治措施

超声引导下能清晰地显示胸膜、椎体、小关节以及重要的神经、血管，精准度及安全性较高。在超声引导下行胸椎小关节外侧入路进行注射时，当针尖越过肋横突上韧带，由于该部位组织结构薄弱，注射药物能经小关节外侧渗入到胸脊神经根附近。而且，椎间孔的前后径约 1cm，后壁距胸膜较远，发生气胸的风险相对较小。因此，超声引导下经胸椎小关节外侧入路行胸脊神经根阻滞能显著提高阻滞的安全性和有效性。

注药前反复回吸，确认无血、脑脊液和空气后方可注药。注药过快、压力过大、药量过多，药液能渗入硬膜外腔／蛛网膜下腔，穿刺后应常规检查下肢感觉及运动功能。操作治疗室应有抢救复苏设备，以便发生意外及时抢救。

### （三）腰骶脊神经根阻滞

腰下肢痛患者的治疗，单靠 X 线或 MRI 等影像学诊断，有时难以确定疼痛的特定原因。若疼痛部位用脊神经皮肤分布图对照后位于腰、骶部时，对此进行相应神经根阻滞，疼痛则立即消失。这种神经根阻滞疗法，不仅有治疗性意义，也有诊断性价值，借此在难以确定疼痛部位时，神经根阻滞有助于其诊断，而且根据造影所见可判断压迫等形态改变。也可治疗带状疱疹后神经痛、手术后疼痛、反射性交感神经萎缩症等。

**1. 并发症**

腰骶脊神经根阻滞的并发症，包括感染、硬膜外血肿、神经根损伤以及血管内注射引起暂时性下肢瘫痪、脊髓梗死甚至死亡。

**2. 防治措施**

为了避免并发症，需要很好地掌握邻近血管和神经结构的解剖。Adamkiewicz 动脉是脊髓前动脉最大的分支，可以由 $T_7 \sim L_4$ 的任何节段椎间孔的上部沿着椎间孔的腹侧面进入脊髓腔，80% 的个体从 $T_9$ 和 $L_1$ 水平的左侧进入椎管。无论是由于穿刺针直接刺伤或局部麻醉药 / 类固醇药物间接损伤该动脉，均可引起脊髓前动脉缺血和永久性下肢运动障碍。针尖置于椎间孔的后部安全区域可以减少药物进入脊髓供应血管的危险。在透视实时动态监视下注射造影剂可以显示最终的针尖位置，并能检测出进入血管的注射。

在 CT 非实时动态监视下注射造影剂时，应间断轻柔回抽注射器，以确认针尖未进入血管内。同时也应尽量避免对神经根的直接注射，后者会引起患者严重、持续的根性疼痛。当针尖进针过于靠近中线以及当针尖向神经根位置过于偏外侧刺中神经根袖时，可能有注射进入蛛网膜下腔的危险。对神经根或脊髓造成的直接损伤也可能发生。注射用皮质激素有颗粒型和非颗粒型两种。直接将颗粒型激素药注入供应脊髓的动脉中会导致严重的脊髓梗死，所以应选用非颗粒型药物。注射局部麻醉药浓度过高和剂量过大，患者可出现阻滞侧下肢发热、运动无力感觉，也可以出现药液进入硬膜外腔出现双侧阻滞现象。

## 三、头颈部神经阻滞的并发症及防治

### （一）面神经阻滞

面神经为第Ⅶ对脑神经，为混合神经，含有四种纤维成分：特殊内脏运动纤维（运动纤维）、一般内脏运动纤维（副交感纤维）、特殊内脏感觉纤维（味觉纤维）、一般躯体感觉纤维。面神经阻滞疗法是指使用化学药物或物理方法，暂时或长期阻断面神经的传导，或在面神经周围注射治疗性药物，使面神经结构、功能发生改变的治疗方法。

面神经阻滞疗法常用于面（眼）肌痉挛、特发性面神经麻痹（Bell 麻痹）、亨特综合征（Ramsay-Hunt 综合征，Hunt 综合征）的治疗，也可用于美容除皱等手术或眼科等某些手术的麻醉。

**1. 并发症**

面神经阻滞疗法的并发症，茎乳孔、茎突与乳突周围的重要结构包括耳道、腮腺、椎动脉、颈动脉、颈静脉、面神经、迷走神经、舌咽神经、舌下神经和副神经等，定位不精确可损伤这些毗邻结构。注射药物过多、速度过快可影响其他神经，出现相应症状，如声带麻痹、喉痉挛或呼吸道梗阻、吞咽困难，呼吸无力。穿刺进入耳道可导致内耳损伤或外耳道内出血，需清除血块，并留意是否发生感染。药物侵入内耳，可导致听力障碍、眼震、头晕、恶心呕吐。

面神经毁损性阻滞后的并发症为不同程度面瘫，控制面瘫程度非常重要。其他常见并发症包括局部肿胀、耳部轻度疼痛、耳道内麻木、肌肉痉挛 / 抽搐、干眼症、味觉改变、耳鸣和听力下降。射频热凝术中如进针较浅，可发生皮肤烧伤。

**2. 防治措施**

茎乳孔附近面神经干周围的重要结构包括舌咽神经、迷走神经、副神经、舌下神经、交感干、颈内动静脉及其分支与外耳道等。盲穿面神经阻滞过程中易损伤相邻重要结构，反复穿刺还可引起患者出现疼痛、恶心、呕吐等不良反应。因此，影像学引导是增加阻滞安全性和成功率的重要方法。超声引导、CT 引导、X 线引导、采用影像引导联合神经刺激器实施面神经阻滞，可取得更为精确的定位，提高阻滞成功率，提高神经阻滞的安全性。

用于特发性面神经麻痹与亨特综合征的治疗，在茎乳孔处注射糖皮质激素，推荐使用缓释剂型，减轻面神经的炎症水肿。

化学性毁损药物的容量不要高于试验性局部麻醉药。影像引导下进行穿刺，首先采用运动刺激模式，2Hz、0.3～0.5mA 电流测试，面部肌肉出现规律颤动，提示射频针尖接近面神经，建议热凝温度由 50℃ 开始，每 30 秒为一个周期进行热凝。热凝过程中应及时观察患者面部，嘱患者持续做鼓腮、闭眼动作。至患者自感鼓腮稍漏气，用力闭目时仍有少许光线漏入眼内，即停止热凝。不建议对面神经毁损过重，以免发生严重面瘫的不良反应。射频热凝术可导致面神经功能缺失，患者出现轻度的上睑闭合力量差、额纹变浅、鼓腮漏气，随着时间可逐渐减轻，一般 3～18 个月后面神经功能可恢复，面肌痉挛可能复发。

### （二）三叉神经阻滞

三叉神经阻滞广泛应用于区域麻醉及头面部疼痛的诊断与治疗。常见的三叉神经阻滞术包括半月神经节阻滞、上颌神经阻滞、下颌神经阻滞、眶上神经阻滞、眶下神经阻滞及颏神经阻滞，主要应用于术后镇痛、牙关紧闭以及三叉神经痛、非典型面痛、三叉神经分布区内癌痛和带状疱疹疼痛的诊断与治疗。

#### 1. 并发症

面部感觉障碍，大多数患者表现为触觉减退或麻木。眼部损害以角膜反射减退为主，角膜反射一旦消失，应立即带眼罩或缝合眼睑。三叉神经运动支损害主要表现为咬肌或翼肌无力，咀嚼障碍。这种情况一般在 6～9 周后恢复。颈内动脉损伤少见，但十分危重，一旦发生，立即停止手术，密切观察，出血严重者应手术治疗。脑脊液漏很少见，多在腮部形成皮下积液，经穿刺抽吸、加压包扎一般可治愈。其他包括颅神经麻痹、动静脉瘘、脑膜炎、唾液分泌异常等。

#### 2. 防治措施

三叉神经阻滞在 X 线或 CT 及超声引导下进行，能够清晰显示神经周围软组织，实时追踪进针深度，及时调整进针角度，观察注射液的扩散，从而提高了神经阻滞技术的质量，降低了并发症及不良反应的发生。

如进针到颅底诱发出上颌神经异感后仍继续进针，有可能损伤三叉神经第 1 支眼神经。进针

过深损伤颅内血管造成颅内血肿，或将神经毁损药误注入蛛网膜下腔导致其他脑神经功能长期丧失。出现穿刺部位肿胀，可以嘱患者用冰袋间断冷敷，减轻肿胀，禁止用热敷，以免加重肿胀。

### （三）枕神经阻滞

枕神经阻滞包括枕大神经阻滞和枕小神经阻滞，常用于改善不同类型的慢性原发性头痛，包括枕神经痛、颈源性头痛、偏头痛和丛集性头痛。神经阻滞具有创伤小、不良反应少、镇痛效果明确、起效快等优势。

枕神经阻滞的治疗目标是缓解患者疼痛。对于需要重复注射的患者，建议治疗频率为每隔 2～4 周 1 次，视个人反应而定。如果重复使用类固醇激素，应减少注射次数，通常间隔不少于 3 个月。对于慢性头痛患者，可以适当缩短时间间隔。对于丛集性头痛或其他类型头痛，如果单纯神经阻滞对患者无效，可以在局部麻醉药物中添加糖皮质激素类药物。

#### 1. 并发症

枕大神经、枕小神经阻滞一般情况下较为安全，但仍可能出现一些并发症（如局部麻醉药过敏、局部麻醉药误注入椎动脉和血肿等），需要积极预防。

#### 2. 防治措施

局部麻醉药物过敏，如速发型过敏反应，对这类患者可使用类固醇激素、肾上腺素等处理。注药前反复回抽，避免将局部麻醉药误注入椎动脉内，否则引起心搏骤停。

老年患者易发生高血压、低血压等不良心血管事件，主要是由于情绪紧张，且局部麻醉药物对循环系统具有一定影响，主要预防措施是：减少麻醉药浓度，避免使用 5% 利多卡因，限制单次阻滞的神经数量，可能的话限制神经阻滞为单侧枕大神经阻滞。

对于妊娠期女性，局部麻醉药物具有致畸性，可导致胎儿畸形，应慎重对孕产妇进行枕大神经、枕小神经阻滞，必须使用时，可用利多卡因代替布比卡因；避免使用倍他米松和地塞米松，后者

可促进胎儿肺功能发育；谨慎在妊娠人群使用任何糖皮质激素类药物。

晕厥或血管迷走神经反射，对于以往发生过晕厥或者血管迷走神经反射患者要谨慎使用枕大神经阻滞、枕小神经阻滞，避免发生血管迷走神经性反应，对于晕厥先兆或晕厥，必须使用时，在可行的情况下，采用仰卧位进行神经阻滞；用布比卡因代替利多卡因；减少麻醉药的浓度；在治疗结束后，要留出仰卧位的额外时间以作预防措施。

麻醉药物的颅内扩散，对于开颅术后颅骨缺损患者，禁止使用枕大神经、枕小神经阻滞，防止麻醉药物的颅内扩散。局部血肿形成：接受抗凝治疗、凝血功能障碍的患者容易发生局部血肿，在病情允许的情况下，可暂停抗凝治疗，操作时注意触诊（并避免穿刺）邻近的动脉；在每个神经阻滞部位按压 5~10min。脱发、皮肤萎缩，容易发生在长期使用化妆品的患者，预防措施：避免使用糖皮质激素，如果必须使用时采用甲泼尼龙，使用剂量应<80mg。

### （四）颈丛神经阻滞

颈丛神经由第 1~4 颈神经前支构成。颈丛神经阻滞主要用于头颈肩部位手术的麻醉或镇痛。颈丛神经阻滞疗法是将特定药液注射到颈丛神经周围，诊断或治疗头颈肩部慢性疼痛性疾病的方法。在诊断方面，诊断性颈丛神经阻滞可用于头面部、颈枕部疼痛疾病的鉴别，为选择治疗方案提供依据。在治疗方面，颈丛神经阻滞可用于头颈肩部疼痛性疾病的治疗，例如颈源性头痛、颈肩部肌筋膜炎、颈枕部带状疱疹神经痛，以及肿瘤转移所致的颈枕部疼痛。颈深丛神经阻滞还可用于膈神经阻滞无效的顽固性呃逆的治疗。

#### 1. 并发症

颈神经丛阻滞并发症包括局部麻醉药不良反应、膈神经阻滞、局部麻醉药误入颈部蛛网膜下腔和硬膜外腔、声带功能障碍（不完全性麻痹）、吞咽困难、霍纳综合征、颈动脉鞘受压、臂丛神经阻滞、副神经麻痹。

#### 2. 防治措施

熟悉相关解剖知识并接受专门技能培训。阻滞前开放静脉通道，做好监测和急救设备准备。阻滞过程中应注意和患者保持沟通，了解其精神状态，以便及时发现和处理意外情况。避免局部麻醉药过量，注射过程中随时回吸注射器。如果进行颈丛神经阻滞治疗时禁用颗粒型糖皮质激素。

颈深丛神经阻滞针尖抵住后结节，稍后退再注药；注药时仔细回吸注射器，判断有无脑脊液流出。出现蛛网膜下腔阻滞，观察患者意识，立即行呼吸循环支持。硬膜外阻滞时需要维护呼吸功能。

对呼吸困难者应适度镇静，必要时行气管插管或喉罩置入，保持呼吸道通畅。拔管前先行纤维支气管镜评估患者自发呼吸，如双侧声带内收并伴有中度声门上水肿，则建议行气管切开术。声音嘶哑一般是短暂的，随着神经阻滞作用消退而消除。

不建议同时实施双侧颈中间丛神经阻滞和颈深丛神经阻滞；存在呼吸问题者不建议行颈深丛神经阻滞。

## 四、上肢神经阻滞的并发症及其防治

### （一）臂丛神经阻滞

#### 1. 并发症

(1) 血管损伤及血肿形成：臂丛走行过程中与血管关系紧密。肌间沟臂丛神经在 $C_7$ 横突水平与椎动脉伴行。在锁骨上区，神经围绕锁骨下动、静脉走行；同时有颈横动脉和肩胛背动脉穿过。在锁骨下区，除神经围绕锁骨下动、静脉走行外，还有胸肩峰动脉和头静脉穿过。在腋窝区域神经伴腋动静脉走行，而且易出现多支变异动脉和静脉；腋路臂丛阻滞时，表浅的血管容易被超声探头压迫而显像不清晰。

(2) 神经异感和神经损伤：肌间沟入路神经损伤的发生率最高，大多可在术后 4~12 周内恢复，偶有发生永久性神经根损伤。

(3) 高位硬膜外阻滞及蛛网膜下腔阻滞：肌间沟入路因邻近颈神经根，因此有高位硬膜外阻滞及蛛网膜下腔阻滞、全脊椎麻醉的风险。

(4) 膈神经阻滞：当局部麻醉药容量达 25ml 时，肌间沟入路臂丛神经阻滞的膈神经阻滞发生率为 100%。锁骨上入路膈神经阻滞率可达 67%。垂直锁骨下入路膈神经阻滞率可达 24%～26%。喙突旁锁骨下入路及腋路膈神经阻滞发生概率较低。

(5) 喉返神经阻滞：因肌间沟入路与锁骨上入路与喉返神经的邻近关系，两者具有喉返神经阻滞的可能。

(6) 霍纳综合征：星状神经节位于第 7 颈椎和第 1 胸椎旁，肌间沟臂丛神经阻滞不可避免地会出现星状神经节阻滞出现霍纳综合征，有观点认为霍纳综合征是肌间沟臂丛阻滞的相关效应而不应被认为是并发症。

(7) 气胸：锁骨周围神经阻滞时，进针位置过低、进针方向偏外及偏后可能损伤胸膜顶和肺组织导致气胸。四种入路中，以锁骨上入路气胸发生率最高，锁骨下入路发生率相对较低，腋路无气胸风险。

### 2. 防治措施

运用超声多普勒技术识别目标神经周围及穿刺路径血管和血流信号。可运用探头提拉法发现被压瘪的血管，穿刺过程中避免穿刺针刺破血管。缓慢注射局部麻醉药前，反复回抽，密切观察患者的反应变化。注药后发现目标周围没有药物扩散的液性暗区，要警惕局部麻醉药可能注射进血管内，应立即停止注射。

超声引导肌间沟臂丛神经阻滞时，若经中斜角肌进针，胸长神经和肩胛背神经易被穿刺损伤；经平面外穿刺或者经前斜角肌从内往外进针可避免损伤。

单侧膈神经阻滞可使肺功能下降 25%，对于呼吸功能不全的患者应仔细评估、谨慎实施。禁忌行双侧肌间沟阻滞，单侧肌间沟阻滞也应慎重。长时间输注局部麻醉药可引起膈神经持续性阻断和同侧膈肌持续性麻痹，导致胸膜渗液及肺不张，因此连续肌间沟臂丛阻滞时要警惕持续性膈神经阻滞。

气胸早期患者可无明显症状或仅有轻微咳嗽。

多数于 4～6h 内逐渐出现呼吸困难，少数可延迟至 24h，症状轻重取决于病情进展急缓、肺萎缩程度及原有心肺功能状况等。床旁超声、胸部透视等可发现肺萎缩程度。熟悉解剖，准确定位，避免进针过深和进针方向过于偏外偏后；使用超声清晰辨识胸膜，在穿刺过程中保持针尖可见。肺压缩<20% 的患者可进一步观察，吸氧，休息，一般 1～2 周可完全吸收。肺压缩>20% 且伴有明显症状者应立即行胸腔穿刺抽气或胸腔闭式引流。

### （二）尺神经阻滞

无论是腋部、肱部、肘部还是腕部的尺神经阻滞都是相对安全的治疗技术。需要注意的是，肘部尺神经沟处及腕部尺管处间隙密闭，在注入药物时应控制药物容量，缓慢注药，避免注药后局部高压力对神经造成进一步损伤。

### 1. 并发症

(1) 局部感染：由于未严格执行无菌操作、患者免疫功能低下或合并其他部位感染引起。

(2) 出血和血肿：凝血功能异常或操作时穿破伴行的尺动脉、肱动脉会导致肌肉内血肿、出血等并发症，但用细针穿刺是基本安全的。在阻滞后迅速压迫注射部位可避免血肿的发生。此外，在操作后 20min 内，局部冰敷可降低术后疼痛及出血的发生率。

(3) 神经损伤：多与穿刺针直接损伤尺神经有关。穿刺要轻柔，穿刺针要细，最好采用短斜面、稍钝的针头。进针诱发出特别明显的异感后，在注药前应将穿刺针稍后退 1～2mm，以免将药物注入神经鞘内。否则，可能导致尺神经长期麻木、功能障碍，恢复时间较长。由于尺神经表浅、定位较准确，即使在无异感的情况下将麻醉药注射于局部亦可获得良好的阻滞和治疗效果，故为防止尺神经损伤，穿刺时可不必强求异感。

(4) 局部麻醉药毒性反应：可因药液超量、浓度过大、配伍禁忌，或者吸收过快或误注血管，或者患者特异性体质等因素引起。局部麻醉药穿刺入血可能会发生严重的局部麻醉药全身中毒反应。临床应该使用最小有效剂量，并养成注药前回抽、缓慢注射的良好习惯。

**2. 防治措施**

神经阻滞注射靶点应为神经周围而非神经之内。为避免神经损伤，建议使用细针如 25G 或 27G 穿刺针，采用短斜面、稍钝的针头。穿刺时操作者动作应轻柔且缓慢。为避免神经直接刺伤，穿刺时不要强求寻找异感。超声和（或）神经刺激器引导下的神经阻滞是值得推荐的。由于条件限制，鉴于尺神经位置相对表浅、体表定位较为容易，根据体表定位技术，穿刺突破皮下浅筋膜后在无异感的情况下注射药物也可达到良好的治疗效果。虽然此法证据级别有限，但如果穿刺时出现明显异感，应立即将针头回退 1～2mm，待异感消失后再缓慢推注药物。

严格掌握适应证，严格无菌操作。科学合理用药，使用最小有效剂量，注药前要常规回抽，回抽无血液方可注射，以免血管内注射，神经组织本身无法被药物浸润，或造成急性局部麻醉药中毒。使用抗凝剂者，应采用 25G 或 27G 的细穿刺针，注射后迅速压迫注射局部，20min 内予局部冰袋外敷处理。

行神经阻滞前仔细检查神经系统，明确是否已有神经损害，以避免将已有的神经损害归咎于神经阻滞术。

### （三）正中神经阻滞

正中神经由发自第 5 颈神经至第 1 胸脊神经根的纤维组成，在腋窝内，正中神经走行于腋动脉前上方，出腋窝后，沿上臂与肱动脉伴行。在肘关节水平，肱动脉走行于肱二头肌内侧，正中神经在肱动脉内侧，继续下行至前臂发出许多肌支支配前臂肌群，在腕部走行于桡骨上方，向深部走行于桡侧屈肌腱和掌长肌腱之间。正中神经终支支配部分掌面，拇指、示指及中指掌面，环指桡侧半皮肤，正中神经主干也参与支配示指、中指的远端背侧面及环指的桡侧皮肤。可在肘部和腕部行正中神经阻滞。

**1. 并发症**

正中神经阻滞操作相对简单安全，主要并发

症有感染、血肿等，无菌操作欠规范、穿刺部位附近有感染灶等。轻度感染无明显临床表现。严重感染时穿刺部位或导管周围有红肿、压痛甚至溢脓等表现。单次阻滞感染很罕见。

**2. 防治措施**

在行正中神经阻滞之前，应仔细检查神经系统，操作时要严格无菌操作。有感染时，使用抗生素；拔除导管；有脓肿形成时考虑切开冲洗引流。对应用抗凝药的患者，会增加血肿发生的风险，但用 25G 或 27G 穿刺针操作基本是安全的，迅速压迫注射局部可避免血肿的发生。操作后 20min 内，局部冰袋处理可降低操作后疼痛及出血的发生。

### （四）桡神经阻滞

桡神经由发自第 5 颈神经至第 1 胸脊神经根的纤维组成，在腋窝内，桡神经走行于腋动脉后下方，出腋窝后，先经肱三头肌长头和内侧头之间，继而绕至肱骨后方，并发出肌支分布于肱三头肌，继续下行，沿途分支分布于前臂皮肤。在肱骨外上髁和肌间沟之间，桡神经分为（浅、深）两终支。桡神经浅支沿桡动脉下行，分布于手背桡侧半和拇指、示指、中指 3 个半手指近节背面。桡神经深支主要为肌支，分布于前臂伸肌。可在桡神经沟、肘部、腕部行桡神经阻滞。

**1. 并发症**

桡神经阻滞操作相对比较安全，主要并发症有血肿、神经损伤和肌腱损伤。神经系统并发症的发生，与损伤强度、患者易感性及环境等因素相关。目前临床应用局部麻醉药的单次神经阻滞作用时间，一般不会超过 24h，如果阻滞区域感觉和（或）运动异常超出局部麻醉药作用时间，可考虑神经阻滞后神经损伤。神经损伤症状和持续时间与损伤程度相关，损伤较轻者，其阻滞区域感觉异常或肌力减弱多在 2 周内恢复；较重损伤者，可有长期或永久的神经功能障碍。

**2. 防治措施**

超声及神经刺激仪等技术的普及应用，极大提高了阻滞的准确性及成功率，但神经损伤也不可完全避免。目前可采取的预防措施包括：①实施操作前仔细询问病史，对于已有弥漫性神经病变或者亚临床表现的患者，应尽量避免实施神经阻滞，确因病情需要时应权衡利弊，签署知情同意书；②尽量避免深度镇静下实施神经阻滞，使患者保留一定的沟通能力；③超声引导神经阻滞时，尽量清楚显示针尖与目标神经的位置关系，可避免神经内穿刺注射；④当穿刺、注药时患者出现异感、疼痛或出现阻力过大时应立即停止进针或注药；⑤避免使用较大容量注射器进行注药，以免压力反馈错误所导致的压力性神经损伤；⑥推荐"水分离""水定位"技术，避免穿刺针与神经的直接接触；⑦选择最低有效浓度和剂量的局部麻醉药，慎用局部麻醉药佐剂；⑧合理摆放手术体位，特别是对于肥胖患者和消瘦患者要避免体位相关性神经压迫损伤，上肢外展不要超过90°，肘部保护垫避免局部压迫，正确使用止血带或加压包扎；⑨术后随访以早期发现可能出现的神经损伤，并做好记录以应对可能出现的纠纷；⑩可采取营养神经（糖皮质激素、维生素 $B_{12}$ 等）和物理疗法，短暂性神经损伤可自行恢复；⑪对于局部血肿压迫神经或者神经离断和严重轴索断伤的患者，必要时可行外科手术探查。

## 五、躯干神经阻滞的并发症及其防治

躯干神经阻滞是将局部麻醉药物直接注射于特定的肌间平面，在此平面内药物扩散并浸润目标神经，起到镇痛效果。

### （一）椎旁间隙阻滞

椎旁间隙阻滞特别是胸段椎旁间隙阻滞有替代椎管内麻醉的趋势，阻滞成功率较高，目前广泛应用于胸科、乳腺及腹部等手术，但一些并发症依然需要关注。

#### 1. 并发症

常见并发症包括刺破血管、胸膜、局部麻醉药椎管内扩散、高位胸段椎旁间隙阻滞导致的臂丛神经阻滞和霍纳综合征等。

#### 2. 防治措施

根据手术部位神经分布，科学选择椎旁间隙

阻滞的节段。超声清楚显像胸膜、横突、肋骨横突上韧带等结构。穿刺要全程显示针尖与胸膜、肋骨横突上韧带的位置关系，当针尖显示不清时，可以通过水定位技术来寻找针尖位置。穿刺突破肋骨横突上韧带时，阻力消失往往不明显，当针尖进入椎旁间隙后，注药前要反复回抽，确保无血或脑脊液。注射局部麻醉药时观察胸膜推移情况。操作完成后密切观察患者，测试阻滞侧效果并观察对侧躯干是否出现感觉减退。

### （二）筋膜层阻滞

筋膜层阻滞技术是将较大剂量、容量的局部麻醉药注射到躯干部特定筋膜层，以希望阻滞其间的神经，主要发挥一定程度的体表镇痛作用，作为促进患者康复的多模式镇痛技术的组成部分，但是阻滞效果存在很大不确定性，尤其对于内脏疼痛作用有限。临床常用的筋膜层阻滞技术主要包括以下方法。

腹横肌平面阻滞是在腹内斜肌和腹横肌之间的筋膜层注射局部麻醉药，阻断相关神经感觉传导，从而使前腹部皮肤、肌肉及壁腹膜的疼痛感觉减弱，达到良好的腹壁镇痛作用。腹横肌平面阻滞是躯干阻滞技术中最易掌握，也是应用最广泛的一种阻滞技术。腹横肌平面阻滞阻断前腹壁（$T_6 \sim L_1$ 节段）的感觉神经传递，可用于各类腹部手术（包括普外科、泌尿科、妇产科等）后镇痛。

腹直肌鞘阻滞主要用于中线切口手术的镇痛，包括脐疝、切口疝和其他中线切口手术。腹直肌鞘内包含的神经节段包括 $T_7 \sim L_1$ 神经的终末分支，但由于腹直肌鞘阻滞主要应用于脐部区域的切口，故临床主要是阻滞 $T_9 \sim T_{11}$ 神经的终末分支，这些分支走行于腹内斜肌及腹横肌之间，穿过腹直肌后壁，最终形成支配脐部区域皮肤的前皮支，而腹直肌鞘阻滞的目标即将局部麻醉药物注射至腹直肌后壁和腹直肌后鞘之间。

腰方肌阻滞指通过不同路径将局部麻醉药注射在腰方肌附近的筋膜间隙或腰方肌内，使局部麻醉药在筋膜间隙扩散达到不同神经节段的目的。在腰方肌阻滞中，局部麻醉药物沿着胸腰筋膜进行扩散。胸腰筋膜是一层包绕着背部肌肉的筋膜层，可分为3层：深层位于竖脊肌后方，中层位于竖脊肌和腰方肌之间，浅层位于腰方肌前方，浅层向内与腰大肌筋膜相延续，向外与腹横筋膜相延续。胸腰筋膜从胸椎延续至腰椎，为局部麻醉药物头尾方向的扩散提供了解剖学基础。腰方肌阻滞临床应用范围涵盖腹部手术、下肢及腰椎手术的围术期镇痛及腹部慢性疼痛治疗。

前锯肌平面阻滞是一种新颖的局部肌肉筋膜阻滞技术，其操作简单、不良反应少。应用于胸壁疼痛管理，取得了较好的镇痛效果。前锯肌的肌齿起于第1～9肋骨外侧，止于肩胛骨内侧缘和下角。背阔肌覆盖于前锯肌的部分表面，形成前锯肌浅面的筋膜间隙，其间有肋间神经外侧皮支的分支、胸背神经和胸长神经主干经过。前锯肌深面为肋间外肌和肋骨外面，是肋间神经外侧皮支斜穿前锯肌浅出的起始部位。

竖脊肌平面阻滞是一种针对脊神经腹支、背支和丛支神经阻滞的新手段。操作更简单而安全。一项Meta分析显示竖脊肌平面阻滞用于乳腺或胸部手术患者可改善术后镇痛效果、减少阿片类药物消耗，作用持续达24h，其镇痛效果优于全身用药。

### 1. 并发症

一般认为筋膜层阻滞相对安全，但是可能出现的并发症依然需要重视，如穿刺过深导致的内脏损伤（气胸、心脏压塞、腹腔脏器损伤等）、局部麻醉药全身和局部不良反应、局部血肿、感染、局部麻醉药溢散邻近组织结构导致的相应并发症等。对于腹壁的筋膜层阻滞如腰方肌阻滞、腹横筋膜阻滞等，要注意局部麻醉药扩散到腰丛或者股神经导致的下肢感觉和运动异常，对于要求早期下床活动的患者阻滞后，应先评估下肢肌力，以避免患者跌倒。

### 2. 防治措施

科学合理选择阻滞技术和穿刺注药部位。对于凝血功能障碍或者接受抗凝治疗患者，筋膜层阻滞特别是深部筋膜层阻滞发生血肿的风险较大，如腰方肌阻滞。超声引导筋膜层阻滞应避免穿刺

针过深而刺入胸腹腔重要脏器，可通过穿刺全程针尖可见，将局部麻醉药准确注射到目标筋膜层加以预防。因筋膜层阻滞局部麻醉药用量普遍较大，可能会发生延迟性局部麻醉药全身不良应，局部麻醉药总量应根据患者体重等情况严格控制总剂量；严格无菌操作。

## 六、下肢神经阻滞的并发症及其防治

### （一）腰神经丛阻滞

腰神经丛是由第12胸神经前支的一部分、第1～3腰神经前支的部分和第4腰神经前支的一部分组成。腰神经丛阻滞是指在患者腰部的神经干、神经丛、神经节的周围注射局部麻醉药，通过暂时阻滞其神经冲动的传导而产生局部的麻醉镇痛效果。

### 1. 并发症

(1) 腰大肌及腹膜后血肿：患者行抗凝治疗或者凝血功能障碍；穿刺过深、损伤血管。早期可无明显症状。随出血量增加及血肿范围增大，患者可出现背部或肋腹部疼痛。出血量大时，可出现低血压、少尿及贫血。

(2) 局部麻醉药椎管内扩散：部分患者表现为椎管内麻醉，可出现对侧下肢麻木和肌力下降。约15%患者可发生显著的低血压。局部麻醉药误入蛛网膜下腔可发生全脊椎麻醉，出现严重低血压甚至心跳呼吸骤停。

(3) 肾脏损伤：左肾脏下极位于$L_2$椎体水平，右肾下极接近$L_3$椎体，$L_3$椎体以上水平的后路腰丛阻滞可致肾包膜下血肿；盲穿进针过深；应用超声引导，针尖显像不清导致进针过深。患者可能出现严重腰背痛、肉眼血尿或镜下血尿，C反应蛋白升高。超声或CT等检查会发现肾脏血肿。

### 2. 防治措施

避免多次穿刺，尤其在使用抗凝治疗的患者；连续腰丛阻滞应避免用于抗凝治疗的患者。避免穿刺针过于靠近椎间孔。避免由外向内往椎间孔方向穿刺。注射局部麻醉药时避免高压注射。超声引导"Shamrock"（三叶草）入路能够更加清楚地显示腰丛和针尖的位置关系；阻滞后加强对患

者的监测包括对健侧下肢感觉和运动功能的评估。避免穿刺时进针过深，尽可能在 $L_3$ 水平以下行后路腰丛阻滞。超声引导腰丛阻滞时可精准定位腰椎节段，同时可发现肾脏。超声与神经刺激器双重引导腰丛阻滞，穿刺前判断深度，可避免肾脏损伤。

### （二）骶神经丛阻滞

骶神经前、后支分别出骶前孔和骶后孔，前支与腰骶干汇合于骶骨前方形成骶丛。骶丛的主要分支有臀上神经、臀下神经、阴部神经、股后皮神经、坐骨神经、股方肌神经和闭孔内肌神经等，主要分布于盆壁、臀部、会阴、股后部、小腿和足部的肌肉及皮肤。

#### 1. 并发症

可能出现的并发症包括局部麻醉药物中毒、骶尾部血肿、盆腔脏器损伤、蛛网膜下腔阻滞和术后感觉运动异常。

#### 2. 防治措施

根据药品说明书限制罗哌卡因总量；在超声引导下准确定位骶后孔，避免反复穿刺形成血肿；神经阻滞针进入骶后孔后，参考骶后孔至骶前孔距离而限制进针深度；在神经刺激仪引导下前行，避免神经损伤；注药前保证回抽无血、无液，且推注药物时压力正常。备好全身麻醉及抢救物品，出现严重局部麻醉药物中毒时，控制呼吸保证血氧饱和度，维持循环保证重要脏器灌注，静脉滴注脂肪乳剂拮抗局部麻醉药物。

### （三）坐骨神经阻滞

坐骨神经为骶丛的分支，是全身最大的神经，向下延续为胫神经和腓总神经，支配大腿后侧及膝关节以下小腿和足的感觉与运动。坐骨神经阻滞的目的是治疗疼痛疾病，缓解疼痛，促进神经功能恢复，预防某些疾病的慢性化和并发症。

#### 1. 并发症

(1) 出血和血肿：骶丛处有臀上动脉和臀下动脉与相对于神经伴行，此处位置较深，穿刺是可能损伤血管出现局部血肿。在腘窝处坐骨神经的两个分支胫神经和腓总神经分离，距离腘动脉和

腘静脉非常近，穿刺不当可能发生血管损伤。

(2) 神经损伤：坐骨神经比较粗大，神经内结缔组织丰富，发生损伤的概率较低。坐骨神经位置较深，超声经常显像不清晰，平面内穿刺时进针角度较大，针尖难以清晰显影，易发生神经内穿刺或注射。下肢手术止血带压力较高，特殊的手术体位可对坐骨神经造成进一步压迫。

(3) 局部麻醉药中毒：即便在使用超声引导时，仍建议注射时反复抽吸，以避免局部麻醉药误入血管。

#### 2. 防治措施

治疗前明确诊断，选择合理的适应证。成人在局部麻醉下进行，年幼儿需要在深度镇静或基础麻醉下操作。需具备相应资历的医师进行操作，年轻医师操作应在上级医师指导下进行。操作者应熟知注射部位解剖特点及相邻组织器官解剖关系，避免损伤邻近的神经、血管及脏器，或者误将药液注入血管内。治疗在治疗室或手术室进行，注意治疗室或手术室的无菌环境，避免穿刺部位感染。建议应用一次性器材、避免交叉感染；注射部位严格消毒、注射过程中严格无菌操作，避免局部感染。反复穿刺有损伤神经的可能，有条件的建议尽可能在超声和（或）神经刺激器引导下进行。治疗前与患者或家属充分沟通，取得患者及家属的配合，并在知情同意书上签字。治疗前与治疗中要反复核对患者姓名及治疗部位等，最好在穿刺部位做好标记。治疗时最好有两位医护人员在场，如为女性患者，需要有一名女医师或女护士陪伴。如行前路坐骨神经阻滞，因穿刺部位较深，成功率相对较低，定位要仔细，尽可能避免损伤股神经、股动脉及股静脉。治疗过程中与患者沟通，如出现不适及时处理。患者治疗后应观察 10～15min，注意伤口的保护。治疗室需备有急救设备和常用急救药品。治疗前告知患者治疗后可能会出现的不良反应及并发症。如患者有糖尿病、高血压、冠心病等疾病，应充分评估患者后再行治疗。治疗后做好随访等工作。治疗过程如有心血管虚脱或局部麻醉药中毒现象，需急救。

## （四）股神经阻滞

股神经是腰丛最大的分支，来源于 $L_{2\sim4}$ 神经。股神经阻滞是一种常用的神经阻滞技术，它易于掌握且出现并发症的风险低，在手术麻醉和术后疼痛管理中有着重要的临床应用。

### 1. 并发症

由于进针点邻近股动脉，所以可能会发生血管内注射或血肿形成、动静脉瘘、假性动脉瘤的风险。解剖上，股神经和股动脉分别位于两个相距 1cm 的独立鞘内。大多数解剖正常的患者容易触到股动脉搏动，在搏动外侧可准确找到安全的进针点。神经损伤比较罕见。股神经阻滞导致术后摔倒主要是股四头肌肌力减弱，本体感受器、旋转以及平衡校正障碍，降低下肢的稳定性。

### 2. 防治措施

借助可视化技术临床应用、以精准医疗为导向，应用超声引导下肢神经阻滞，提高神经阻滞的安全性。预防术后摔倒尤为重要，住院期间，应对患者进行术前宣教，评估摔倒风险，留置导管的患者应使用膝部固定器及功能锻炼时应有看护人员陪同。

## （五）股外侧皮神经阻滞

股外侧皮神经发自第 2、第 3 腰神经前支，支配大腿外侧的皮肤感觉，并且易发生解剖变异。与传统的盲法相比，神经电刺激器辅助下和超声引导下的神经阻滞方法具有较高的成功率。股外侧皮神经阻滞一般有两种入路，第一种入路在髂前上棘内侧，第二种入路在髂前上棘下方，现在更推荐的是第二种入路方法，即在缝匠肌和阔筋膜张肌之间的脂肪垫寻找神经，此处的股外侧皮神经位置相对固定。

### 1. 并发症

股外侧皮神经阻滞的不良反应与并发症非常少，但理论上存在感染、出血、血管内注射、局部麻醉药中毒以及神经损伤的可能。由于解剖变异和局部麻醉药未能充分扩散而导致的阻滞不全亦可发生。

### 2. 防治措施

穿刺针误入血管，回抽有血，停止给药，调整针尖位置直至回抽无血，给予 1～2ml 试验剂量，确保在超声下能看到局部麻醉药扩散。局部麻醉药中毒症状包括口周麻木、耳鸣、神志不清、惊厥，发现症状应立即停止给药，依据局部麻醉药中毒指南进行抢救。注射时阻力高或疼痛，针尖可能在神经内，缓慢退针直至阻力消失。神经阻滞失败，在局部麻醉药安全剂量范围内可以重新阻滞，或者改用其他麻醉或镇痛方法。超声下看不到股外侧皮神经，可以两种入路交替寻找。穿刺过程中如果不能诱发异感，可在筋膜下注药，不宜为寻找异感反复穿刺损伤神经或局部组织。

## （六）闭孔神经阻滞

闭孔神经由腰 2、腰 3、腰 4 神经根发出，既有运动神经成分，又有感觉神经成分。闭孔神经自髂腰肌内侧缘穿出，在腰大肌后方和闭孔内肌前方向下走行，在耻骨结节外下方 2cm 处自盆底穿出，在进入闭孔后分为前支和后支。前支走行于长收肌和短收肌之间，后支走行于短收肌和大收肌之间。前支主要支配长收肌、短收肌、股薄肌、大腿中部和膝后皮肤、髋关节分支；后支主要支配闭孔外肌、腰方肌、大收肌、膝关节分支。闭孔神经阻滞常用于闭孔神经支配区域痛症的治疗，包括慢性髋 / 膝关节疼痛、内收肌疼痛和痉挛等。

### 1. 并发症

经典的穿刺途径进针方向朝向盆腔，向头侧进针过深，有刺破膀胱、直肠和精索，以及该吻合支刺入闭孔血管的风险。此外，髂外动脉和闭孔动脉耻骨后吻合支出现概率多达 10%，一旦刺破吻合支，止血将会很困难。因此，闭孔神经阻滞避免用于使用抗凝治疗的患者。

### 2. 防治措施

定位务必准确，熟悉局部解剖；穿刺应轻柔，缓慢进针，切勿过深，以免损伤盆腔脏器，尤其是膀胱、子宫；此处血液丰富，注药前务必充分回吸，避免药物误注入血管。

### （七）隐神经阻滞

隐神经作为一支纯粹的感觉神经，支配着小腿前内侧从膝到内踝的皮肤感觉，是股神经最长的皮支。隐神经在大腿近端1/3处自股神经分出。在大腿处，隐神经全程位于缝匠肌深面，与股动脉一起进入收肌管。在收肌管内，隐神经先伴行在股动脉前外侧，至接近大收肌末端水平，从股动脉前方跨过，行至股动脉前内侧。之后，股动脉离开收肌管前向深部走行，与缝匠肌逐渐分离，在收肌腱裂孔处股动脉向后移行为腘动脉，正是这种在深度上的突然改变成为收肌管末端界限的重要标志，是进行隐神经收肌管阻滞（缝匠肌下阻滞）的理想位置。而后隐神经继续行走在缝匠肌深面，但是隐神经离开收肌管的形式存在变异。

#### 1. 并发症

隐神经阻滞的主要并发症，包括出血、血管内注射、局部麻醉药中毒以及神经损伤的可能、阻滞不全。

#### 2. 防治措施

穿刺针误入血管，回抽有血，停止给药，调整针尖位置直至回抽无血，给予1～2ml试验剂量，确保看到局部麻醉药扩散。出现局部麻醉药中毒症状（口周麻木、耳鸣、神志不清、惊厥等），立刻停止给药，依照局部麻醉药中毒治疗指南进行抢救。注射时阻力高或疼痛，针可能在神经内，缓慢退针直到阻力消失。神经阻滞失败时，在局部麻醉药安全剂量范围内可以重新阻滞，或者改用其他麻醉或镇痛方法。超声下看不到收肌管，试着从腹股沟皱褶处沿着股动脉根部向远端追踪收肌管，可以看到缝匠肌从股动脉外侧逐渐移动到股动脉正上方。

## 七、难治性癌痛的微创介入治疗的并发症及其防治

对于多数难治性癌痛患者，往往药物治疗效果欠佳或者出现不能耐受的不良反应。近年来，各种微创介入治疗技术的开展为难治性癌痛的治疗提供了一种有效的解决方案，常用的技术包括患者自控镇痛泵技术、神经毁损术、经皮椎体成形术、放射性粒子植入术和鞘内药物输注系统植入术等。本部分将讨论上述技术的适应证、禁忌证、不良反应以及临床推荐意见，临床应用不限于此。

### （一）患者自控镇痛泵技术

患者自控镇痛泵技术常用的强阿片类药物包括吗啡注射剂、氢吗啡酮注射剂、芬太尼注射剂、舒芬太尼注射剂、羟考酮注射剂等。

#### 1. 并发症

患者自控镇痛的常见不良反应包括出血、感染、导管堵塞或脱落以及镇静过度。

#### 2. 防治措施

患者自控镇痛技术作为传统药物镇痛的补充措施，用于癌痛患者阿片类药物的剂量滴定，频繁暴发痛的控制、吞咽困难、胃肠道功能障碍以及临终患者的持续镇痛治疗；推荐以上常用药物，不推荐μ受体部分激动药或激动-拮抗药。基于临床研究的结果，氢吗啡酮适合持续模式给药（静脉或皮下），镇痛效价优于吗啡；鉴于羟考酮注射剂缺乏临床研究，不推荐用于鞘内给药；临终患者的镇痛治疗方案中通常需要联合镇静药物，并参考近期治疗方案，首选推荐咪达唑仑联合吗啡持续输注。

### （二）射频热凝神经毁损术

射频热凝是一种连续、低强度的能量输出模式，是常用的物理毁损技术，其通过电流产生的热效应导致蛋白变性、神经纤维破坏，从而阻断疼痛信号的传导，达到缓解疼痛的目的。治疗区域温度超过60℃可破坏传导痛温觉的神经纤维，高于85℃则无选择地破坏所有神经纤维。可根据治疗目的选择合适的射频温度。

#### 1. 并发症

射频热凝术的不良反应常见为神经损伤、血管损伤和出血、低血压、感染、皮肤烧伤等。

#### 2. 防治措施

临床推荐意见为射频热凝术推荐用于胸部节段的神经，颈部及腰骶部，涉及肢体运动功能应慎用，除非已经存在肢体运动功能障碍。射频

热凝术禁用于：①穿刺部位皮肤、软组织感染；②全身严重感染；③凝血功能异常，有严重出血倾向；④合并精神疾病或严重心理异常；⑤严重心肺功能异常；⑥穿刺路径存在肿瘤侵袭；⑦体位欠配合。

### （三）化学性神经毁损术

化学性毁损常用的药物包括乙醇、苯酚，在酒精或苯酚毁损风险较大时也可考虑使用亚甲蓝。苯酚具有神经选择性，首先阻断痛觉，随后为触觉和本体感觉，最后为运动障碍。在临床运用中，通常与甘油混合，使得其在机体中扩散有限，在局部组织作用效果大。苯酚的镇痛特点如下：①浓度5%～6%时，产生破坏伤害性神经纤维作用，不良反应最小；②可作用在鞘内、硬膜外、外周神经末梢及交感神经。乙醇：主要作用在神经纤维节和髓鞘磷脂上，产生脱髓鞘，进而导致神经破坏。乙醇能产生满意的镇痛效果，而没有局部麻痹或瘫痪的最低浓度为33%。镇痛特点：48%～100%的乙醇可产生不完全暂时性进行性的或持久的运动麻痹。95%以上的乙醇阻断交感神经和混合神经的感觉和运动成分；可以用于鞘内和内脏神经丛。

#### 1. 并发症

苯酚的不良反应如下：①不经意的血管内注射或吸收可导致暂时性的耳鸣和脸部发红；②给药剂量如高于推荐的600～2000mg可导致癫痫，中枢神经抑郁和心血管意外。乙醇的不良反应有注射部位的疼痛、出血、水肿和酒精性神经炎等。

#### 2. 防治措施

建议苯酚不能用于在较多血管附近的腹腔神经丛的阻滞。乙醇存在导致神经及周围组织炎风险，用于外周躯体神经毁损时应慎重，避免注入参与脊髓血供的肋间及腰动脉，以防截瘫。

### （四）肋间神经毁损技术

肋间神经毁损术常用于恶性肿瘤浸润或治疗引起的难治性神经病理性疼痛。肋间神经毁损术主要用于：①肋骨转移破坏；②恶性肿瘤椎体转移、椎旁转移、胸膜转移等侵犯肋间神经；③开胸术后疼痛综合征。

#### 1. 并发症

肋间神经毁损术的不良反应常见为气胸、出血、感染等。

#### 2. 防治措施

肋间神经毁损术用于肿瘤治疗导致疼痛的疗效优于肿瘤浸润导致的疼痛，对于胸壁疼痛的晚期肿瘤患者采用该技术可能获益。严格无菌操作，建议超声引导下操作，减少并发症的发生。

### （五）腹腔神经丛毁损术

腹腔神经丛毁损术通过对腹腔神经丛注射神经破坏药以破坏神经，阻断疼痛传导，可有效缓解疼痛并减少镇痛药物的使用。腹腔神经丛毁损术适应证如下：①胰腺癌或胃癌、肝癌、食管癌等上腹部肿瘤所导致的疼痛；②其他恶性肿瘤腹膜后转移导致的疼痛。

#### 1. 并发症

腹腔神经丛毁损术的不良反应包括低血压、腹泻和刺激性疼痛，血尿、气胸等较少见，截瘫罕见。

#### 2. 防治措施

早期腹腔神经丛毁损术以体表解剖为标记，采取盲探的穿刺方法，神经毁损效果较差。近年来，随着影像学技术的迅速发展，建议X线透视、CT、MRI、超声、内镜超声、胸腔镜引导下行腹腔神经丛毁损术治疗。多项高质量临床研究已证实，腹腔神经丛毁损术能缓解上腹部癌性内脏痛；推荐疼痛以腰背痛为主、被动体位、存在消化道功能障碍以及严重不适感觉的患者应用该技术；提倡在阿片类药物使用的早期应用该技术，如果需要可重复使用。

### （六）经皮椎体成形术

经皮椎体成形术（percutaneous vertebroplasty，PVP）和后凸成形术能有效缓解因脊柱转移瘤或者椎体压缩性骨折导致的疼痛，改善脊柱稳定性。PVP的适应证：恶性肿瘤所致的椎体转移性疼痛；存在骨折风险；经MRI或核素成像证实的有症状的椎体微骨折和（或）CT提示溶骨性病变且椎体高度无明显变小；骨转移放疗后疼痛不能缓解的患者。PVP 的禁忌证：聚甲基丙烯酸甲酯或造影剂过敏；椎体压缩性骨折高度＞70%；存在脊髓压迫；成骨性骨转移。

### 1. 并发症

PVP 的常见不良反应为骨转移造成骨皮质不完整，有骨水泥泄露可能。如骨水泥泄露到椎旁、椎间隙、骨周围软组织，可能造成疼痛；如骨水泥泄露到椎管，可加重疼痛，严重者会造成脊髓压迫，需紧急行外科手术；如骨水泥泄露到椎旁静脉，有导致肺栓塞可能，严重者危及生命。

### 2. 防治措施

对于肿瘤导致的椎体压缩性骨折后出现的疼痛，PVP 是一种有价值的辅助治疗手段。建议有条件的医院尽可能使用椎体后凸成形术；对于混合型骨转移存在骨折风险者，可使用本技术；建议一次治疗不超过 3 个椎体；个别患者在脊髓减压术前可以行 PVP，骨折碎片向后凸入椎管引起重度椎管受累或硬膜外肿瘤明显侵犯椎管者属于相对禁忌证，操作需慎重。

### （七）放射性粒子植入术

放射性粒子植入术的适应证：肿瘤浸润神经干/丛导致的疼痛或功能损伤；溶骨性骨转移导致疼痛；肌肉、软组织或淋巴结转移导致疼痛。放射性粒子植入术的禁忌证：空腔脏器；邻近脊髓区域。

### 1. 并发症

全身性不良反应：放射性粒子治疗通常不引起全身性并发症的发生；局部不良反应：局部高剂量照射可造成放射性骨坏死、放射性神经、脊髓炎以及放射性脏器或皮肤损伤等。

### 2. 防治措施

椎体转移瘤粒子植入需要借助 CT 引导下实施；椎体转移瘤边界以影像学边界为准；对既往有外照射治疗史者应慎重；与脊髓保持适当距离，避免损伤，通常粒子距离脊髓应＞1cm；肿瘤侵及皮肤形成溃疡、侵及脊髓和大血管时应谨慎；术后要即刻进行剂量验证。放射性粒子因存在放射

性，推荐有相关资质的医疗机构，并配备接受过相关培训的专业医务人员后开展此项业务；对于存在恶病质、一般情况差、生存期＜2 个月的患者不推荐使用。

### （八）鞘内药物输注系统植入术

1979 年 Wang 等首次将吗啡蛛网膜下腔注射控制癌症痛以来，鞘内镇痛用于治疗各类慢性顽固性疼痛在全世界范围得到了广泛认可。鞘内药物输注系统植入术（implantable drug delivery system，IDDS）与全身用药相比，鞘内注射镇痛药物用量小，且不良反应更小，可明显改善患者的生存质量。

IDDS 适应证：采用多模式治疗方法后癌痛未得到充分控制者；接受阿片类药物等治疗虽有效，但无法耐受其不良反应者；自愿首选 IDDS 植入术治疗的癌痛患者。

IDDS 禁忌证：患者不愿意接受；感染（穿刺部位、败血症等）；凝血功能异常；脑脊液循环不通畅者、椎管内转移等为相对禁忌证。

IDDS 药物使用原则：IDDS 应以单一阿片类药物为主导，根据药物推荐表所示阶梯用药，如需混合用药，应该有临床评估结果为依据，并符合伦理学要求。

### 1. 并发症

手术操作相关并发症：皮下瘀血和血肿、低颅压头痛、脑脊液漏、脊神经损伤、脊髓损伤、硬膜外出血和血肿、蛛网膜下腔出血、术后感染或者长期使用后椎管内感染。

药物相关并发症：呼吸抑制/停止、过敏反应，阿片类药物的不良反应较其他药物要常见。

输注装置相关并发症：导管打折、断裂、脱开、完全性植入泵装置故障、泵移位、低电池电量输出、泵再注药失败、泵自身故障等原因皆可导致撤药反应。

医源性并发症：完全性植入泵加药时出现药物误注射、剂量过大继发的不良反应。参数人为设计错误等导致药物剂量过大及其不良反应。

导管尖端炎性肉芽肿：肉芽肿炎形成主要与

应用的药物相关，包括吗啡、氢吗啡酮、舒芬太尼和曲马多等。巴氯芬也会引起与阿片类药物不同的导管尖端异物反应。

**2. 防治措施**

通过 IDDS 进行椎管内给药能有效缓解疼痛，减少药物不良反应，改善生存质量，文献支持 IDDS 有效镇痛后能延长患者生存期；选择合适的患者、IDDS 植入时机和药物是保证获得良好治疗效果的基础，而治疗、处理其潜在并发症及相应的质量保证措施是确保患者安全的保障。

微创介入治疗需影像学评估，这是获得良好疗效的前提。因为微创介入是针对引起疼痛的靶点治疗，如果影像学找不到与疼痛特征相一致的病灶时，应当再次评估，明确责任病灶，避免错误诊断而使治疗不当。

术前病变范围的评估有助于镇痛疗效的预估，同时也有助于治疗方法的选择，如椎体出现转移，根据骨破坏的不同程度以及是否伴脊柱不稳定、脊髓压迫等情况，分别采取放疗、经皮椎体成形或外科手术等不同治疗措施。

术前根据影像学表现合理选择穿刺路径，避开重要脏器、血管、神经以及避免经过瘤体，以免增加损伤。

减少肉芽肿炎的方法包括：应用尽可能小的剂量和浓度的阿片类药物；间断给药而非持续给药；使用非阿片类的辅助药物；可选用一些不会导致肉芽肿炎形成的药物包括齐考诺肽、芬太尼等。

## 八、射频治疗的并发症及其防治

射频治疗技术是通过专用设备和穿刺针精确输出超高频无线电波作用于局部组织，起到热凝固、切割或神经调节作用，从而治疗疼痛疾病。

该微创治疗方法有以下 3 种。①标准射频模式：又称射频热凝或连续射频模式，是一种连续、低强度的能量输出模式。标准射频通过电流产生的热效应导致蛋白变性、神经纤维破坏，从而阻断疼痛信号的传导。②脉冲射频模式：脉冲射频模式是一种不连续、脉冲式的电流在神经组织周围形成的高电压、低温度的射频模式。射频仪间断发出脉冲式电流传导至针尖，在神经组织附近通过电压快速波动引起的场效应而起到镇痛效果。同时电极尖端温度保持在 42℃，不会破坏运动神经功能。脉冲射频治疗可取得镇痛效果且不出现神经热离断效应。③双极射频模式：由两根电极针形成射频回路，可产生更加广泛的射频治疗范围。根据参数和治疗目的不同又可分为双极标准射频和双极脉冲射频。

### （一）并发症

常见的射频治疗并发症包括神经损伤、血管损伤和出血、低血压、感染、皮肤烧伤等。

### （二）防治措施

实施射频治疗的前提包括局限性疼痛，诊断性阻滞有效者。明确疼痛来源于局部原因，如脊椎小关节、椎间盘、肌筋膜、肿瘤或其他原因引起所在神经支配区域的疼痛。慢性疼痛经非损伤性保守治疗无效者，或对药物治疗不能产生良好效果，或者因药物或治疗的不良反应无法耐受，或者不愿意应用药物者。疼痛已经影响患者正常生活或工作，如干扰睡眠，或者患者产生心理异常如焦虑、抑郁、愤怒，需要实施行为治疗者。经其他保守治疗效果不佳，而要求射频治疗者。没有穿刺治疗的禁忌证，如凝血功能障碍，能予以治疗合作者。

射频治疗可能会导致装有起搏器的患者发生心跳停止。对于装了脊髓电刺激器的患者，需要预防在颈部操作时，电流会沿着脊神经刺激器的方向通过而牵连脊椎神经索。

老年人血流动力学不稳定，射频治疗可能会因局部血液循环的改变而影响邻近脊髓的供血而出现射频部位对侧的不全麻痹，应慎重。

## 九、脊髓电刺激的并发症及其防治

慢性疼痛原因及发病机制复杂，持续时间长，治疗方法手段多样，临床疗效不尽如人意，成为广受关注的医疗和社会问题。近年来，采用以脊髓电刺激（spinal cord stimulation，SCS）为代表的神经调控技术治疗慢性疼痛，愈来愈受到疼痛医师的重视。经过数十年的发展，SCS 逐渐成为临床治疗慢性疼痛的重要手段。目前认为，对常规治疗无效的慢性疼痛患者，在充分考虑适应证和禁忌证的前提下，越早植入 SCS，患者获益越大。

### （一）适应证

SCS 适应证（包括但不限于）：腰椎术后疼痛综合征、复杂性区域疼痛综合征、周围神经损伤性疼痛、慢性神经根性疼痛、交感神经相关性疼痛、带状疱疹后神经痛、痛性糖尿病周围神经病变、周围血管性疾病、顽固性心绞痛（经规范内外科治疗无法缓解）、内脏痛、多发性硬化引起的神经痛、放化疗引起的痛性神经病变、脑卒中后疼痛、脊髓损伤后疼痛、神经根（丛）性撕脱伤、癌性疼痛等。近年来，SCS 被用于脏器功能保护、改善胃肠功能、中枢催醒，并取得了一定效果。

### （二）禁忌证

绝对禁忌证包括患者有凝血功能异常、手术部位感染、精神心理疾病、躯体形式障碍、不具备使用 SCS 装置的能力、特殊排异体质等。相对禁忌证包括患者药物（如阿片类）滥用、全身感染、妊娠、免疫抑制、体内已植入心脏起搏器或除颤器（脉冲发生器可能会损害这些设备的功能）。

### （三）术前评估

术前应对患者病情和疼痛情况进行评估。需要注意的是，SCS 的疼痛治疗效果会受到抑郁、焦虑、躯体化等因素的影响，故术前应评估患者的心理状态。术前应针对性进行实验室和影像学检查（MRI、CT 和 X 线等），了解患者的血常规、尿常规、血生化、凝血功能等，明确手术相关节段的椎板间隙、硬膜外腔、脊髓情况等，排除椎管内肿瘤。

### （四）电极选择

电极的选择取决于患者的情况，以平衡风险和获益。穿刺电极侵入性小，可减轻或避免与神经根压迫相关的潜在风险，但其较易移位。对电极移位风险较高的患者（如青壮年、运动员等），可考虑采用外科电极，或借助良好的固定技术降低移位风险。对患有严重脊柱相关疾病并接受过脊柱手术的患者，以及存在严重椎管狭窄、黄韧带肥厚或手术瘢痕的患者，穿刺电极在硬膜外腔的行进容易受阻，可考虑采用外科电极。

### （五）并发症

SCS 的并发症包括与手术相关和机械相关的并发症，总发生率为 5%～10%。与手术相关的并发症有脊髓损伤、脑脊液漏、感染、排异反应等；与机械相关的并发症有电极移位、电极断裂、失连接、刺激器工作不正常等。其中并发症中最常见的是电极移位，其次是局部感染。

### （六）防治措施

SCS 手术部位感染发生率为 5%～8%，常由葡萄球菌引起。手术部位感染很少累及硬膜外腔。若累及硬膜外腔，在清创和抗感染治疗不能有效控制的情况下，需移除整个 SCS 系统。术前和术后给予抗生素可降低感染发生率。脑脊液漏若由穿刺所致，通常无须特殊处理；若外科手术所致，可即时修补。脊髓损伤（如截瘫）极少发生，通常系手术操作直接损伤脊髓所致。

2017 年，神经刺激治疗委员会（Neurostimulation Appropriateness Consensus Committee，NACC）发布了神经调控手术并发症的预防和处理指南，以减少并发症的发生。电极移位是最常见的并发症，多见于经皮穿刺电极。需告知植入 SCS 患者，术后避免做可能导致电极移位的动作，如提重物、举手过头、伸展运动等。SCS 电极移位可导致疼痛区域电刺激消失，也可能导致难以忍受的异感。一旦发生电极移位，需调整刺激参数或再次手术重新放置电极。术后部分患者的植入式脉冲发生器（implantable pulse generator，IPG）植入处皮肤可能会变薄，导致植入式脉冲发生器外露，需更换位置后重新植入。

脊髓电刺激持续一段时间后会出现刺激耐受，部分患者早期出现刺激耐受后，通过调整刺激参数改变刺激方式来解决。

## 十、抗血小板和抗凝患者行脊柱介入和疼痛介入治疗的推荐意见

临床疼痛介入治疗的患者中，有部分患者长期服用抗血小板及抗凝药物，对这类患者在介入操作期间如何使用这些药物，一直是医学界关注的焦点之一。由于操作因素和患者因素的差异，应区别对待疼痛介入治疗应与周围区域麻醉技术，疼痛介入治疗的范畴较周围区域麻醉技术更为广泛，两者具有不同的目的和目标。疼痛治疗技术涵盖高风险的微创手术（如经皮 SCS 电极置入、椎体成形术、深部脏器神经阻滞、脊柱介入操作）及低风险的周围神经阻滞（表 31-1）。

### （一）脊柱和非脊柱部位血肿形成的解剖基础

脊柱出血形成血肿的原因很多，但因其解剖结构和血液供应所固有的解剖特征而有着更高的出血风险。膜外腔结构包括硬膜外脂肪、硬膜囊、脊神经、丰富的静脉丛、淋巴管、结缔组织（如背正中皱襞和外科术后瘢痕组织等）。硬膜外腔后方脂肪含量与年龄和体重直接相关，脂肪含量随着年龄的增长而降低。硬膜外脂肪含量在腰骶部最多，向头侧逐渐减少，在颈椎消失。硬膜外脂肪过多症（即脂肪过度增生和异常积聚）可见于长期外源类固醇使用、肥胖。硬膜外腔的大小变化也同解剖节段相关，硬膜外后方距离 $C_7 \sim T_1$ 为 0.4mm，上胸段为 7.5mm，$T_{11 \sim 12}$ 为 4.1mm，腰段为 4~7mm。

硬膜外腔有丰富的薄壁无瓣静脉丛（椎内、椎前及椎后静脉丛），这些静脉容易被手术操作所损伤，例如穿刺进针、SCS 电极置入、硬膜外导管置入等。这些静脉主要位于硬膜外腔的前方及侧方。此外，这些静脉血管的脆性随着年龄的增长而增加。脊柱介入和疼痛介入治疗前应完善影像学检查，用于评估椎管和椎间孔狭窄、椎间盘突出伴椎管狭窄、黄韧带肥厚、硬膜外纤维化、外科手术后瘢痕等严重程度，这些因素可影响手术难度。

其他典型的易发生危险血管分布区域，包括颈中神经节、星状神经节、腰交感神经和腹腔神经丛。例如，星状神经节阻滞位点由多个血管结构包围，包括椎动脉、颈升动脉、甲状腺下动脉。甲状颈干发出甲状腺下动脉，而颈升动脉起源于甲状腺下动脉，并经过颈椎椎体前结节，损伤这些动脉可导致咽后血肿。

### （二）阿司匹林的推荐意见

疼痛介入手术围术期应该停止还是继续使用阿司匹林，需对患者及围术期的具体情况具体分析。决策制订应考虑到阿司匹林的适应证、目标

| 表 31-1　据潜在出血风险的疼痛治疗手术分级 | | |
|---|---|---|
| **高风险手术** | **中风险手术\*** | **低风险手术\*** |
| SCS 测试和置入 | 椎板间硬膜外类固醇注射（颈/胸/腰/骶） | 外周神经阻滞 |
| 鞘内置管及镇痛泵置入 | 椎间孔硬膜外类固醇注射（颈/胸/腰/骶） | 外周肌骨关节注射 |
| 椎体扩张术（椎体成形术和后凸成形术） | 颈椎小关节及内侧支阻滞/射频 | 痛点注射/梨状肌注射 |
| 硬膜外腔镜及硬膜外腔减压术 | 三叉神经和蝶腭神经节阻滞 | 骶髂关节/骶侧支阻滞 |
| 背根神经节刺激 | 椎间盘内治疗（颈/胸/腰） | 胸/腰椎小关节及内侧支阻滞/射频 |
| 经皮椎板切开减压术 | 交感神经阻滞（星状/胸/内脏/腹腔/腰/腹下） | 外周神经电刺激测试/置入 |
| | | 皮下囊袋调整和植入式脉冲发生器/鞘内泵更换 |

\*.高风险出血的患者（如老年人、有出血倾向史、同时使用其他抗凝药/抗血小板药、肝硬化或晚期肝病、晚期肾脏疾病）接受低危或中危手术时，应分别按中危或高风险处理

靶点周围血管解剖、手术大小、围术期潜在出血风险（表 31-1）。另外，应充分了解患者既往病史及用药情况，避免增加阿司匹林的抗血小板效果（如双嘧达莫）。

阿司匹林用于一级预防时，进行高风险性操作应暂停使用阿司匹林，因为围术期出血及后遗症风险性较高。此外，一些中风险手术或操作（如颈椎板间硬膜外类固醇注射和星状神经节阻滞），因其特殊的解剖结构可能会增加出血风险，因此同样应考虑停止使用阿司匹林。当阿司匹林用于一级预防时，停药相对长时间（如 6 天）来完全恢复血小板功能。

作为二级预防使用阿司匹林的患者拟行高风险手术或操作，需要疼痛科医生、患者、开具阿司匹林处方的医生共同评估风险程度。需要权衡继续使用阿司匹林的出血风险和停止使用阿司匹林的心血管事件风险。

作为二级预防使用阿司匹林的患者拟行择期疼痛介入手术操作时，存在出血高风险（表 31-1），阿司匹林应停止至少 6 天。作为二级预防使用阿司匹林的患者拟行中 / 低风险手术操作时，如果决定停药，停药时间可以缩短至 4 天，用以平衡出血风险和心血管事件风险。Zisman 等表示大多数使用阿司匹林治疗的患者，血小板功能可在停药 4 天后恢复。

### （三）非阿司匹林的非甾体抗炎药推荐意见

与阿司匹林不同，非阿司匹林 NSAID 用于镇痛而不是心脑血管保护，因此暂停这些药物不影响心脑功能。

疼痛介入手术过程中出血和血肿风险性较高时（如高风险手术，见表 31-1），应考虑停药。NSAID 的停药时间应考虑到每种药物的半衰期和药物代谢动力学特点，还应考虑到某些特殊治疗方法，如星状神经节阻滞和硬脊膜激素注射，这些部位的特殊解剖特点造成了出血风险增加和止血困难。

每种 NSAID 的停药时间应根据不同的半衰期来决定，5 个半衰期足以使非阿司匹林 NSAID 对

血小板的影响消除。例如在一个健康受试者，布洛芬和双氯芬酸钠的停药时间建议为 24h，依托度酸停药 2 天，萘普生和美洛昔康停药 4 天。

一些疾病，低蛋白血症、肝功能异常、肾功能异常包括肾病综合征等患者，不推荐 5 个半衰期停药的建议。

COX-2 选择性抑制药对血小板功能及围术期出血风险无显著影响，无须停药。

### （四）磷酸二酯酶抑制药的推荐意见

高风险手术操作，西洛他唑和双嘧达莫（没有联合阿司匹林）应该在术前 48h 停药。对于中、低风险手术操作，西洛他唑和双嘧达莫（没有联合阿司匹林）不需要停用。双嘧达莫与阿司匹林联合使用的停药时间应遵循之前阿司匹林的相关建议，即双嘧达莫与阿司匹林联合用药出血风险会增加。

### （五）华法林和醋硝香豆素的推荐意见

对于低风险手术操作，操作前应与经治医师共同商议是否需要暂停使用华法林。我们相信，治疗水平 INR（INR<3）对于大多数低危操作是安全的。强烈推荐，对于存在高出血风险的患者，应与患者的经治医师共同进行病情评估、风险分级和制订管理方案，这与抗血小板药物的管理相同。对于高危或中危的疼痛介入治疗，华法林应暂停 5 天，且 INR 需恢复至正常范围（INR≤1.2）。

对于高危或中危疼痛介入治疗，醋硝香豆素应暂停 3 天，且 INR 需恢复至正常范围。操作结束后次日可以恢复使用华法林。对于存在高危血栓栓塞的患者，在与其经治医师协商后，也可采用低分子量肝素（low molecular weight heparin，LMWH）"桥接治疗"。

### （六）肝素的推荐意见

静脉使用肝素，在低危、中危或高危操作治疗前，静脉使用肝素应暂停 6h 以上。治疗操作至少 2h 后才可以静脉使用肝素。如中危和高危操作中出血较多，应观察 24h 后再静脉使用肝素。

采用一日 2 次或一日 3 次皮下注射肝素的患

者，可以在皮下注射肝素后 6h，行中风险手术操作。对于高危手术（如 SCS、鞘内泵置入、椎体成形术 / 后凸成形术），建议为从最后一剂皮下注射肝素后 24h 且活化部分凝血活酶时间恢复正常。中风险疼痛介入治疗后至少需间隔 2h 才可重新开始肝素皮下注射。高风险疼痛介入治疗后至少需间隔 6～8h 才可重新开始肝素皮下注射。

低分子肝素：推荐低危、中危和高危疼痛操作治疗前 12h 应停用预防剂量（剂量为 1mg/kg 时除外）的依诺肝素。推荐低危、中危和高危疼痛操作治疗前 24h 应停用治疗剂量的依诺肝素（1mg/kg）或达肝素。低 / 中危操作后 4h 可以使用低分子肝素；中、高危性操作后至少 12h 可以使用低分子肝素。

### （七）P2Y12 受体抑制药的推荐意见

对于低风险操作，操作前需与治疗医生小心评估暂停氯吡格雷的风险和收益。我们相信，低风险性操作在不暂停 P2Y12 抑制药的情况下可以安全地进行。

对于出血风险性较大的情况，强烈建议综合评估、风险分层，与治疗医师共同完成决定，特别是在：①同时服用抗血小板药物；②高龄；③存在肝肾功能疾病；④异常出血病史。当存在血栓栓塞风险的患者需要暂停使用氯吡格雷时，需要评估上述因素。

对于中 / 高风险性操作，氯吡格雷需常规暂停使用 7 天。对于血栓栓塞高风险的患者，建议在血小板功能正常的检验结果下，暂停使用氯吡格雷 5 天。

对于 SCS 测试手术操作时，在咨询处方医生评估风险收益比后，氯吡格雷可以停药 5 天，但可以使用测试血小板功能检验。

对于中 / 高风险性操作，普拉格雷暂停 7～10 天，替卡格雷暂停 5 天，坎格雷洛至少停 3h。当氯吡格雷、普拉格雷或替卡格雷停药时，可在有血栓栓塞事件高风险的患者中使用低分子肝素进行过桥治疗，在介入治疗前 24h 停用低分子肝素。

治疗操作结束 12h 后使用氯吡格雷，每天 75mg，如果使用负荷剂量，用药间隔应为 24h。普拉格雷和替卡格雷应在操作后 24h 开始使用。

临床医生可参考围术期抗凝药和抗血小板药物的管理方案（表 31-2），以全面考虑各种影响因素的影响。

**表 31-2 围术期抗凝药和抗血小板药物的管理**

| 药 物 | 停药时间 | | | 重新用药时间 |
| --- | --- | --- | --- | --- |
| | 高风险手术 | 中风险手术 | 低风险手术 | |
| 阿司匹林和阿司匹林合用 | 一级预防：6 天，二级预防：评估风险分层 | 评估风险分层 | 不停 | 24h |
| NSAID | 5 个半衰期 | 不停 | 不停 | 24h |
| 双氯芬酸 | 1 天 | | | |
| 酮咯酸 | 1 天 | | | |
| 布洛芬 | 1 天 | | | |
| 依托度酸 | 2 天 | | | |
| 吲哚美辛 | 2 天 | | | |
| 萘普生 | 4 天 | | | |
| 美洛昔康 | 4 天 | | | |
| 萘丁美酮 | 6 天 | | | |
| 奥沙普秦 | 10 天 | | | |
| 吡罗昔康 | 10 天 | | | |

（续表）

| 药　物 | 停药时间 | | | 重新用药时间 |
| --- | --- | --- | --- | --- |
| | 高风险手术 | 中风险手术 | 低风险手术 | |
| 香豆素 | 5 天，INR 正常 | 5 天，INR 正常 | 不停 | 6h |
| 醋硝香豆醇 | 3 天，INR 正常 | 3 天，INR 正常 | 不停 | 24h |
| 静脉使用肝素 | 6h | 6h | 6h | 2h |
| 皮下注射肝素 | 24h | 6h | 6h | 2h（低 / 中风险）6h（高风险） |
| 依诺肝素（预防用药） | 12h | 12h | 12h | 4h（低风险）12～24h（中 / 高） |
| 依诺肝素（治疗用药） | 24h | 24h | 24h | 4h（低风险）12～24h（中 / 高） |
| 氯吡格雷 | 7 天 | 7 天 | 不停 | 12～24h |
| 普拉格雷 | 7～10 天 | 7～10 天 | 不停 | 24h |
| 替格瑞洛 | 5 天 | 5 天 | 不停 | 24h |
| 坎格雷洛 | 3h | 3h | 评估风险分层 | 24h |

（刁玉刚）

## 参考文献

[1] 薄存菊，宫庆娟，黄乔东，等．尺神经阻滞疗法专家共识（2019版）[J]. 实用疼痛学杂志，2019, 15(6): 402–416.

[2] 脊髓电刺激治疗慢性疼痛专家共识编写组．脊髓电刺激治疗慢性疼痛专家共识 [J]. 中国疼痛医学杂志，2021, 27(6): 406–409.

[3] 中华医学会疼痛学分会．射频治疗技术疼痛科专家共识 [J]. 中华医学杂志，2019, 99(45): 3547–3553.

[4] 贺纯静，蒋宗滨，段自坤，等．硬膜外阻滞疗法中国专家共识（2020 版）[J]. 中华疼痛学杂志，2020, 16(3): 166–176.

[5] 樊龙昌，陈亚军，韩冲芳，等．坐骨神经阻滞疗法中国专家共识（2022 版）[J]. 中华疼痛学杂志，2022, 18(1): 8–20.

[6] 中华医学会麻醉学分会区域麻醉学组．外周神经阻滞并发症防治专家共识 [J]. 临床麻醉学杂志，2020, 36(9): 913–919.

[7] HAN Y, LU Y, WANG D, et al. The use of remote programming for spinal cord stimulation for patients with chronic pain during the COVID-19 outbreak in China[J]. *Neuromodulation*, 2021, 24(3): 441–447.

[8] NAAZ S, ASGHAR A, JHA N K, et al. A unique case of hoarseness of voice following left supraclavicular brachial plexus block[J]. *Saudi J Anaesth*, 2020, 14(1): 109–111.

[9] ELSHARKAWY H, SONNY A, GOVINDARAJAN S R, et al. Use of colour Doppler and M-mode ultrasonography to confirm the location of an epidural catheter-a retrospective case series[J]. *Can Anesth*, 2017, 64(5): 489–496.

[10] NAROUZE S, BENZON HT, PROVENZANO D, et al. Interventional Spine and Pain Procedures in Patients on Antiplatelet and Anticoagulant Medications (Second Edition): Guidelines From the American Society of Regional Anesthesia and Pain Medicine, the European Society of Regional Anaesthesia and Pain Therapy, the American Academy of Pain Medicine, the International Neuromodulation Society, the North American Neuromodulation Society, and the World Institute of Pain[J]. *Reg Anesth Pain Med*, 2018, 43(3): 225–262.

# 第七篇

围术期疼痛医学新进展

# 第32章 术后疼痛基础研究新进展

术后疼痛是手术后普遍存在的现象，幸运的是，急性术后疼痛可以被控制住的且往往在1周内即可恢复，并不会影响患者术后恢复。然而，有些患者在损伤组织愈合后疼痛仍然持续存在，甚至转入慢性术后疼痛的状态。慢性术后疼痛作为一种严重的术后并发症，严重影响患者的生活质量，其过程复杂，机制未明，临床治疗困难。因此，急性疼痛向慢性疼痛转化的机制研究已经成为科研工作者关注的焦点，提高对其病理生理学机制的理解可为临床预防和治疗提供新的思路。

在慢性术后疼痛的动物模型中已经确定了一些导致急性疼痛慢性化的分子机制及其神经生物学机制。疼痛的感觉由传递各种有害信号的双向神经元网络承载从外周伤害性 $A_\delta$ 纤维和 C 纤维到脊髓背角。在脊髓背角，有害信号被传递到上行投射神经元，这些神经元通过丘脑将它们传送到大脑皮层。有害信号在神经系统的每个层面都受到调控，包括下行疼痛通路的调节。本章将从神经系统的不同层面对术后疼痛以及急性疼痛慢性化的相关基础研究新进展进行阐述。

## 一、外周机制

疼痛感知或伤害感受来自机械或化学有害刺激的部位。伤害感受器通过初级传入 $A_\delta$ 和 C 感觉纤维的神经末梢来感知这些刺激，这些神经末梢对受损细胞和周围免疫细胞释放的各种炎症介质做出反应。这些介质包括钾、5- 三磷腺苷、钠、质子、NGF、基质金属蛋白酶、TNF-α、趋化因子、前列腺素、缓激肽、组胺和白介素。随着 P 物质、CGRP、神经激肽 A 和一氧化氮（NO）的释放，这种初始炎症反应可能会加剧。

### （一）免疫机制与炎症反应

手术创伤启动了一个伤口修复过程，其特点是 3 个重叠阶段：炎症、增殖和组织重构。保护性炎症反应是对身体损伤的先天免疫反应的主要部分，是实现伤口修复和功能的恢复的必要步骤。常见的炎症主要体征是疼痛、发红、肿胀、发热和功能丧失。伤口愈合涉及角质细胞、成纤维细胞、内皮细胞、巨噬细胞和血小板的激活。足底切口诱发小鼠切口表皮的角质细胞增殖并表达 IL-1β 和 TNF-α，在术后 3 天时表达达到顶峰，这可能与术后疼痛的发生与维持密切相关。NLRP 炎症小体是先天免疫系统的介质，负责在特定分子信号的刺激下激活和分泌 IL-1β。*NLRP3* 基因缺陷型小鼠相较于 NLRP3 野生型小鼠，其在足底切口术后切口周围组织愈合和痛行为恢复更迅速。

与急性炎症反应相关的疼痛主要是由损伤区域的 C 纤维释放的促炎肽 P 物质和 CGRP 引起的，这些是神经系统中参与神经可塑性的信使物质。例如，在炎症损伤后，通常可以传导触觉和本体感觉的 $A_\beta$ 纤维可以被诱导合成通常存在于 C 纤维伤害感受器中的受体。这种情况是一种表型转变，其中 $A_\beta$ 纤维具有 C 纤维特征并激活类似地被炎症致敏的脊髓神经元。在转录组学和蛋白质组学的研究中均发现，足底切口痛模型小鼠背根神经节（dorsal root ganglion，DRG）中表达差异最显著的蛋白大多与免疫和炎症反应相关，例如 MAPK 信号通路、蛋白激酶 C 信号通路、C3 补体系统激活等。研究报道，手术切口引起小鼠损伤部位的树突细胞释放趋化因子配体 CCL17 和 CCL22，与感觉神经元上特异性受体 CCR4 结合，进而上调感觉神经元的兴奋性，诱发术后疼痛的发生。而背根神经节中 Toll 样受体 4（Toll-like receptor 4，

TLR4）介导的胞内炎症级联反应不仅在急性术后疼痛中发挥作用，在慢性术后疼痛中同样是关键因素。

### （二）离子通道

电压门控钠通道（voltage-gated sodium channel，VGSC）是一种大型跨膜蛋白复合物，由 9 种 α 亚基（分别命名为 $Na_v1.1\sim1.9$）和 4 个附属的 β 亚基（β1~β4）组成，它们对于感觉刺激的初始转导、感觉神经元末梢神经递质释放以及动作电位的生成至关重要，是调节神经元兴奋性的基础。VGSC 表达的改变可诱发感觉神经元在疼痛状态的敏化，产生异常的自发放电模式。至少 6 种亚型的 VGSC 存在于背根神经节神经元，分别是 $Na_v1.1$、$Na_v1.2$、$Na_v1.6$、$Na_v1.7$、$Na_v1.8$、$Na_v1.9$，其中 $Na_v1.7$、$Na_v1.8$ 和 $Na_v1.9$ 主要表达于背根神经节小直径伤害性神经元，作为疼痛信号事件的关键组成部分而受到特别关注。$Na_v1.7$ 是快电流钠离子通道，几乎特异性表达在背根神经节上。抑制背根神经节中 $Na_v1.7$ 表达上调，可减少小鼠脊髓中枢敏化，并减轻皮肤 / 肌肉切开和牵拉术（skin/muscle incision and retraction，SMIR）引起的慢性术后疼痛。减少外周感受器上 $Na_v1.7$ 表达失衡可能成为预防急性术后痛向慢性术后痛转化的有效策略。

电压门控钙通道（voltage-gated calcium channel，VGCC）在背根神经节神经元细胞膜上表达丰富。VGCC 通过电压门控钙离子（$Ca^{2+}$）内向电流或 $Ca^{2+}$ 敏感的钾离子（$K^+$）通道产生外向电流来调节背根神经节神经元的兴奋性。术后疼痛以背根神经节致敏和高兴奋为特征，可能机制与外周神经损伤和炎症反应致 VGCC 的上调，$Ca^{2+}$ 内流触发突触前囊泡释放兴奋性神经递质增加有关。VGCC 可分为高电压激活型（L、N、P/Q 和 R 型）和低电压激活型（T 型）。在急性术后疼痛动物模型中，利用电生理学技术发现大鼠背根神经节中 T 型 $Ca_v3.2$ 通道电流密度明显上调，而鞘内注射选择性 T 型通道阻断剂 TTA-P2 则会显著改善术后疼痛。围术期睡眠剥夺可以上调和激活 L 型 VGCC，并延缓足底切口诱发术后疼痛的恢复，进而转为慢性术后疼痛。通过背根神经节显微注射抑制 L 型 VGCC 表达的慢病毒，可以缓解睡眠剥夺对术后疼痛的影响。

酸敏感离子通道（acid-sensing ion channel，ASIC）属于上皮钠离子通道 / 退化蛋白超家族成员，是一种感受细胞外酸碱环境的阳离子通道，可被氢离子激活，主要通透钠离子和少量钙离子，目前发现的亚型有 ASIC1a、ASIC1b、ASIC2a、ASIC2b、ASIC3、ASIC4，其中 ASIC3 对细胞外 pH 的降低最为敏感。足底切口可引起大鼠切口周围组织 ASIC3 表达上调，并沿坐骨神经实现 ASIC3 在切口周围组织和背根神经节之间的双向转运，进而诱发急性术后疼痛的发生。

### （三）嘌呤 2X 受体

嘌呤受体分为离子通道型嘌呤 2X（purinergic 2X，P2X）受体和 G 蛋白偶联型嘌呤 2Y（purinergic 2Y，P2Y）受体。P2X 受体家族在背根神经节和脊髓背角神经元中表达，是腺嘌呤三磷酸核苷（adenosine triphosphate，ATP）配体门控的非选择性阳离子通道，与 ATP 结合被激活后，触发细胞膜上离子通道的开放，包括 $Ca^{2+}$、$Na^+$ 内流和 $K^+$ 外流，它也是背根神经节神经元和卫星胶质细胞之间双向作用的关键元素。目前在哺乳动物和其他脊椎动物中共克隆出 7 种亚型 P2X（P2X 1~7）。P2X7 受体对 ATP 的亲和力较低，同聚体激活需要较高浓度的 ATP（>100μmol/L），该浓度大约是 ATP 激活其他 P2X 受体亚型的 10 倍。通过预先给予 P2X7 受体拮抗药可抑制背根神经节中 c-Raf、MEK 和 ERK1/2 的磷酸化激活，下调 TNF-α 的表达，进而提高 SMIR 大鼠痛阈值。

### （四）外周敏化

外周敏化是外周组织损伤或炎症后，伤害性感受器周围的炎症因子和感受器细胞上受体、通道，以及胞质内各种信号通路与核内基因调控相互作用的结果，它是慢性疼痛或急性疼痛慢性化发生与维持的重要机制之一，其表现为感受器的兴奋性增强包括感受器的兴奋阈值降低，对相同伤害性刺激的反应增大，对非伤害性刺激产生伤害性反应，对刺激产生反应的时程缩短和激活静默感受器。

## 二、脊髓机制

### （一）中枢敏化

增强的有害信号的中枢传输和正常无害信号对有害信号的错误编码构成了中枢敏化。中枢敏化定义为"一组涉及放大中枢神经系统内的有害信号以引发动态的触觉性异常性疼痛、继发性点状或压力性痛觉过敏的现象"，从理论上讲，慢性术后疼痛可能是由中枢敏化引起的。

手术创伤会激活 C 纤维和 Aδ 纤维伤害感受器，随后在它们的中枢末端释放谷氨酸，谷氨酸是中枢神经系统中的主要兴奋性神经递质。谷氨酸作用于两类受体以影响有害信号传递：配体门控离子型谷氨酸（ligand-gated ionotropic glutamate，iGlu）受体和 G 蛋白偶联代谢型（G-protein coupled metabotropic，mGlu）受体。当谷氨酸激活以下 iGlu 受体时，突触兴奋性会发生长期变化：NMDA 受体、AMPA 受体和红藻氨酸（kainic acid，KA）受体。来自外周的重复伤害性信号加强了伤害性传入神经和参与有害信号传导的脊髓神经元之间的突触连接，导致痛觉过敏。预先给予 NMDA 受体拮抗药硫酸镁，可抑制 SMIR 模型小鼠脊髓中 NMDA 受体 Grin1 亚型的表达，从而提高小鼠的痛阈值。轴突导向因子 –1（netrin-1）控制着突触后膜 AMPA 受体的募集，研究表明，脊髓中 Caspase-6 通过调控轴突导向因子 –1 分泌从而调节 AMPA 受体 GluA1 亚型的活性，介导慢性术后疼痛的发生。而在长期饮酒小鼠足底切口痛模型中发现，脊髓 AMPA 受体 GluA1 亚型上 Ser831 位点发生磷酸化上调，兴奋性突触传递增强，进而产生急性痛向慢性痛的转化。研究表明，脊髓红藻氨酸受体在术后疼痛的发生中同样发挥重要作用。足底切口可增加脊髓红藻氨酸受体 GluK2 亚型与谷氨酸受体相互作用蛋白（glutamate receptor interacting protein，GRIP）的结合，诱发痛觉过敏的发生，因此，破坏 GluK2-

GRIP 相互作用可能会为缓解术后疼痛提供一种新方法。

mGlu 受体的多种亚型在学习、记忆和情绪以及疼痛中发挥重要作用。它们既存在于初级传入神经的突触前，也存在于脊髓的突触后。mGlu 受体的谷氨酸激活启动比 iGlu 的激活更慢但更持久地调节神经传递。mGlu 受体的几种亚型有助于长期伤害性致敏的发生和维持。星形胶质细胞和小胶质细胞（见下文）也表达 mGlu 受体。由于它们在调节疼痛方面的作用更大，与 NMDA 和 AMPA 相比，mGlu 受体更可能在慢性疼痛中发挥重要作用。

### （二）长时程增强和长时程抑制

同步刺激两个神经元会在它们之间产生持久的信号传递增强，从而加强突触连接，突触强度根据神经递质的释放或摄取而变化，这种突触连接增强就是长时程增强（long-term potentiation，LTP），它是一种记忆和学习机制。LTP 是中枢敏化的细胞机制，可能是术后剧烈急性疼痛的原因。具有诱导 LTP 模式的有害刺激会导致痛觉过敏，LTP 可以解释多种形式的痛觉过敏。传统理论认为，LTP 应该随着时间的推移自然下降，并且由此引起的疼痛状况应该自发解决。然而，减少内源性镇痛处理可能会维持经历 LTP 的一部分受试者表现出异常的长时间恢复，这表明 LTP 可能是持续疼痛发生的一个重要因素。突触前膜和后膜上的蛋白复合物在调节突触连接和神经环路中发挥重要的功能。研究表明，当经历了足底切口的新生大鼠，在其成年期进行重复切口损伤后，可导致脊髓小胶质细胞激活和 BDNF 上调，促进脊髓产生 LTP，从而诱发急性痛向慢性痛的转化。神经配蛋白（neuroligin）是一种重要的突触细胞黏附分子，通过蛋白质 – 蛋白质相互作用调节突触的功能。研究表明，手术切口可上调小鼠脊髓中 neuroligin 1/2 的表达，促进了与突触后膜致密蛋白（postsynaptic density，PSD-95）的相互作用，增强了兴奋性突触连接和 LTP，诱发术后疼痛的发生与维持。

长时程抑制（long-term depression，LTD）是 LTP 的对立过程，它是突触强度的活性依赖性降低或突触减弱。LTP 和 LTD 都发生在谷氨酸能突触中，因此可以改变有害信号传输的兴奋性。然而，LTP 和 LTD 也可以影响抑制性突触。因此，尽管仍然缺乏有利于这些对立过程进行有害信号传递的特定条件，但文献表明，活性依赖性的神经可塑性可以增强或削弱脊髓背角内部兴奋性或抑制性突触。

### （三）神经免疫机制

大量的研究关注于损伤后炎症级联反应中免疫反应和中枢神经系统的相互作用。组织损伤后，骨髓来源的免疫细胞会跟随化学信号到达伤口，但血脑屏障会阻止它们进入中枢神经系统，而位于中枢神经系统内的胶质细胞则承担着免疫调节的作用。

#### 1. 胶质细胞

胶质细胞存在于整个中枢神经系统中，主要分为 3 种类型：小胶质细胞、星形胶质细胞和少突胶质细胞。小胶质细胞本质上是常驻巨噬细胞，因此在中枢神经系统中提供第一道免疫防御。它们通常以分支或静止形式存在，但受化学刺激而激活为吞噬状态。活化的小胶质细胞可以迁移、吞噬有害物质、分泌促炎物质并增殖。它们是中枢神经系统中炎症介质的主要来源。如果被激活，小胶质细胞不会返回分支状态，而是保持吞噬状态，它们可能通过中枢致敏作用永久化，从而促进急性疼痛向慢性疼痛的转变。在围术期持续焦虑或压力打击诱发急性术后疼痛转为慢性术后疼痛的动物模型中，通过抑制脊髓小胶质细胞的激活，可抑制促炎因子的释放，促进术后疼痛的恢复。

星形胶质细胞是包围突触的星形神经胶质细胞，它们自身产生广泛的网络。星形胶质细胞分泌或吸收神经递质，帮助维持血脑屏障并为神经元提供代谢支持以及其他功能。它们可与肥大细胞相互作用，产生有助于中枢敏化的炎症反应。术前焦虑刺激小鼠血浆中糖皮质激素上调，诱发

脊髓中星形胶质细胞分泌 ATP，介导小鼠足底切口术后急性痛向慢性痛转化的维持。星形胶质细胞也响应全身炎症或神经损伤而激活，但它们通常在小胶质细胞激活后变得活跃并维持其激活状态一段时间。星形胶质细胞产生趋化因子和促炎细胞因子增加兴奋并减少对脊髓通路中伤害性信号的抑制，从而维持神经炎症。脊髓中小胶质细胞激活后分泌促炎细胞因子作用于星形胶质细胞上受体 CXCR7，并通过胞内 PI3K/Akt 信号通路诱导星形胶质细胞 A1 型（具有神经毒性）增多，而 A2 型（具有神经保护性）减少，从而导致慢性术后疼痛的发生。另有研究表明，星形胶质细胞膜上受体酪氨酸激酶样孤儿受体 2（the receptor tyrosine kinase-like orphan receptor-2，Ror2）上调也可以促进星形胶质细胞 A1/A2 比例升高，导致开胸手术后慢性疼痛的发生。因此，将 A1 型星形胶质细胞恢复为 A2 型可能成为预防慢性术后疼痛的新策略。

针对神经和免疫系统相互作用的研究表明，中枢敏化不仅仅依赖于谷氨酸介导的初级传入神经末梢和二级神经元之间突触的可塑性，神经胶质细胞和其他免疫细胞产生的炎症介质，包括促炎细胞因子、趋化因子、前列腺素、组胺、一氧化氮和生长因子，同样促进脊髓背角神经元中伤害感受的兴奋性传递。

#### 2. 趋化因子

趋化因子是一种小细胞因子，主要作用为引导迁移单核细胞。虽然有些趋化因子具有稳态功能，但另一些具有促炎作用，并在神经免疫相互作用中起致敏作用。除了吸引循环单核细胞外，这些物质还可以作用于神经胶质细胞和神经元。趋化因子引起的神经炎症在兴奋性突触传递和伤害性信号传导的过程中发挥至关重要的作用。足底切口术可引起脊髓 CXCL12 表达上调，CXCL12 与其受体 CXCR4 结合并通过激活神经元内 ERK 信号通路从而介导术后疼痛的发生。在胫骨骨折内固定手术模型小鼠脊髓中 CCL1/CCR8 表达上调，给予人工合成的 CCL1 后小鼠表现出痛行为，且脊髓中 AMPA 受体 GluA1 亚型磷酸化上调，提

示脊髓 CCL1/CCR8 可能通过调控兴奋性突触受体 AMPA 活性介导慢性术后疼痛的发生。

### 3. Toll 样受体

当外周组织或神经结构受到损伤时，受压或坏死的细胞会释放危险相关分子模式或"警报"，激活 TLR。TLR 是免疫系统的模式识别受体，它感知损伤的存在并通过产生神经元和其他免疫细胞可以接收的信号来做出反应。TLR4 反过来通过促炎级联反应激活神经胶质细胞。研究表明，TLR4 上调可能是致敏胶质细胞的标志物，这是一种潜在的中枢敏化机制，用于从急性疼痛向慢性疼痛的转变。

### 4. γ- 氨基丁酸和甘氨酸

GABA 和甘氨酸是中枢神经系统中的主要抑制性神经递质，这些中间神经元对谷氨酸能兴奋性传递提供一种抑制性平衡。例如，外周神经的电刺激激活 GABA 受体和甘氨酸受体神经元，抑制来自无髓鞘伤害感受器的脊髓传递并改善疼痛反应。然而，伴随强直异常放电的周围神经损伤可导致 GABA 受体和甘氨酸受体抑制以及抑制性神经传递的持续丧失，这可能是慢性疼痛的一种机制。术前焦虑可诱发大鼠糖皮质激素增多，而增多的糖皮质激素可下调脊髓中 GABA 受体 $GABA_A$ α1 和 $GABA_A$ γ2 两种亚型，导致 GABA 受体抑制性传递受损，进而发生急性疼痛慢性化。

### 5. μ 阿片受体

μ 阿片受体存在于整个神经轴，全身给药 μ 阿片激动药会影响注意力、疼痛敏感性和对体温、排便和呼吸的自主控制。μ 阿片类药物对疼痛的抑制作用是毋庸置疑的，并且以吗啡作为典型的镇痛药而享有盛誉。但是吗啡往往需要非常高的全身剂量（通常为 5～10mg/kg）来产生疼痛反射减退，因此阿片类药物治疗的一个关键问题与疼痛的慢性化有关。μ 阿片类药物给药对 C 伤害感受器激活引起的急性疼痛有效，但持续使用这些化合物来控制慢性疼痛是非常值得怀疑的。如果要让慢性疼痛患者继续使用吗啡，则必须确定这些化合物随时间推移的有效程度，同时考虑到整个神经系统的众多复杂作用和不良反应，包括对疼痛的敏感性增加。因此，寻找新型的 μ 阿片受体激动药显得尤为重要。最新研究发现一种内啡肽类似物 MEL-0614，具有高选择性激动 μ 阿片受体，与吗啡相比，MEL-0614 可以促进慢性术后疼痛的恢复且不产生耐受性。因此，MEL-0614 有望成为长期治疗慢性术后疼痛的潜在药物。

## 三、脊髓上机制

### （一）疼痛信号的传递

伤害性信息在脊髓背角伤害性投射神经元整合后，有脊髓白质的腹外侧索和背外侧索等形成不同上行神经传导束，将初级痛觉信息传递到丘脑，最后到大脑皮层进行信息加工和整合，产生痛觉。在上行神经传导束中最重要的脊髓丘脑束，简称脊丘束。脊丘束由脊髓背角非伤害性感受、特异伤害性感受和非特异伤害性感受等三类投射神经元的轴突组成，三类神经元的胞体分别位于脊髓背角 I 层、IV～VI 层。特异伤害性感受投射神经元轴突在脊髓同一节段交叉至对侧，它又分为传递痛感觉成分的"新脊丘束"和传递痛觉情感成分的"旧脊丘束"。"新脊丘束"在中侧央灰质前交叉至对侧的前外侧索，沿脊髓丘脑侧束外侧部上行，抵达丘脑的腹外侧核。"旧脊丘束"沿脊髓丘脑侧束的内侧部上行，最终到达丘脑的髓板内核群等结构。丘脑是痛觉信息重要的中继站，脊髓传入的痛觉信息在此被分类处理并传递到大脑皮层和皮层下核团。

### （二）疼痛的感知

丘脑外侧核群神经元轴突投射到躯体感觉去 $S_1$ 和 $S_2$ 区，主要参与痛的定位、痛强度的感知和痛性质的分辨等。丘脑内侧核群神经元轴突则投射到前扣带回（anterior cingulate cortex，ACC）、岛叶、中脑边缘系统等，主要参与痛相关的情绪、情感调节、认知变化（注意力、记忆、警觉等）。痛信号在皮层及相关脑结构进行整合，产生与意识相关的多维性的痛主观感受和情感体验，该过程称为疼痛的感知。

前扣带回位于大脑额叶的内表面，接受丘

脑内侧核群的纤维投射，主要参与痛觉情绪信息的编码。前扣带回是疼痛与焦虑抑郁共同的神经解剖学部位，动物实验研究进一步证实前扣带回既参与了痛的感觉成分，也参与了痛的情感成分。研究发现，术前焦虑的子宫切除术大鼠前扣带回中星形胶质细胞激活且 LTP 增强，进而形成慢性术后疼痛，而单纯焦虑或单纯子宫切除术大鼠并未发现星形胶质细胞激活和 LTP 的变化，并且未形成慢性术后疼痛，这说明在焦虑诱发急性术后疼痛慢性化的过程中前扣带回可能是关键部位。

杏仁核在痛情绪产生及其躯体反应均存在密切关系，损毁杏仁核可以减轻疼痛刺激所导致的情绪反应。研究表明，术前慢性束缚应激可导致大鼠抑郁样行为并上调杏仁核基底外侧核中 NLRP3 炎症小体，诱发神经炎症进而促进急性术后痛向慢性痛的转化。而杏仁核中央核团中 μ 阿片受体同样被证实在急性疼痛慢性化的过程中发挥重要作用，当足底切口模型小鼠给予 μ 阿片受体拮抗药纳洛酮后，将会恢复原先的痛觉过敏并激活杏仁核中央核团的 PKC-δ 阳性神经元。

### （三）疼痛的调控

当机体感知疼痛后，机体调动所有的调控机制改变或抑制伤害性刺激的产生和伤害性信号的传递，以避免进一步的组织或避免急性疼痛转归为慢性疼痛，这一过程称为疼痛的调控。疼痛的下行调控系统分为疼痛的下行抑制系统和疼痛的下行易化系统。

疼痛的下行抑制系统主要由中脑导水管周围灰质、延髓头端腹内侧核群和一部分脑桥背外侧网状结构等组成，它们的轴突经脊髓背外侧束和腹外侧束下行对脊髓背角痛觉信息传递产生调制作用。导水管周围灰质通过疼痛下行抑制系统在脊髓背角水平抑制疼痛信号上传，从而产生内源性的镇痛效应。有部分导水管周围灰质神经元直接投射到脊髓，但大部分脊髓和导水管周围灰质之间的连接是间接的，导水管周围灰质神经元投射到位于延髓头端腹侧的中缝大核（nucleus raphes

magnus，NRM）和邻近的网状结构以及蓝斑和背外侧脑桥。导水管周围灰质可通过多种方式抑制脊髓背角的伤害性投射神经元将疼痛信号上传至丘脑：①由阿片肽和阿片受体系统介导；②由 5-羟色胺和 5- 羟色胺 1A 受体系统介导；③由去甲肾上腺素和 $\alpha_2$ 肾上腺素受体介导；④由 GABA 和 GABA$_A$ 受体及甘氨酸受体系统介导。在足底切口痛动物模型中，当减少延髓头端腹侧中 GABA 能神经传递时，机械性痛觉超敏将得到改善，而 GABA 的释放则受阿片类受体调控。雌激素和它的受体 G 蛋白偶联雌激素受体（G protein coupled estrogen receptor，GPER）在调控疼痛的过程中发挥重要作用。有研究发现，在延髓头端腹侧中 GPER 是术后疼痛慢性化的关键因素，通过化学遗传技术激活延髓头端腹侧中 GPER 阳性神经元，可使已从急性疼痛中恢复的小鼠再次出现痛觉过敏。5- 羟色胺系统受延髓头端腹侧中小胶质细胞活化的调控，在 SMIR 模型大鼠中，通过向延髓头端腹侧中微量注射 P2X7R 拮抗药亮蓝 G 不仅抑制延髓头端腹侧中小胶质细胞激活，还可抑制脊髓中小胶质细胞的激活和 5- 羟色胺的上调，这提示小胶质细胞的活化在 5- 羟色胺系统介导的下行抑制系统中发挥关键作用。

在脑干中，人们还发现存在着一个与下行抑制系统作用相反的下行易化系统，但是对于其结构和功能的链接还不是十分清楚，仅作简单介绍。在目前的研究中，大多数的研究者认为下行易化系统与下行抑制系统源于相同的中枢核团，并且都可以通过脊髓背外侧束和脊髓腹外侧束到达脊髓。在组织损伤和炎症后，疼痛下行调节系统在功能上表现出可塑性。脑干的下行抑制及易化系统是同时被激活的，当下行抑制及易化调节系统的失衡并引起内源性易化系统的效应增高时，非伤害性刺激也可被感觉为疼痛。

## 四、总结与展望

近年来，随着多种术后疼痛动物模型的提出、分子生物学技术、基因调控技术，以及电生理学技术的发展，术后疼痛机制的研究取得了显著的进步。急性术后疼痛在体内的转导、传递、感知和调控过程，相关的神经通路、神经元、胶质细胞、伤害性感受器、神经递质、受体、信号分子、基因逐渐被大家认识。慢性术后疼痛时，兴奋性神经元的过度兴奋、GABA 能神经元去抑制以及神经元与胶质细胞的相互作用，被认为是突触功能和结构可塑性改变的重要机制，并最终导致了外周和中枢敏化、疼痛迁延和疼痛慢性化。尽管我们对术后疼痛的机制有了越来越多的理解，但如何把基础研究的成果转化到临床的治疗中，如何理解临床不同患者出现不同的疼痛表现以及不同分子机制与临床疼痛表现的关系，如何理解脑区结构在术后疼痛慢性化中的机制，如何处理术后疼痛与焦虑、抑郁及认知共病等一系列的问题还需要我们进一步的探索，以更好地治疗急、慢性术后疼痛的患者。

（杨建军　邢　飞）

## 参考文献

[1] GLARE P, AUBREY K R, MYLES P S. Transition from acute to chronic pain after surgery[J]. *Lancet*, 2019, 393 (10180): 1537–1546.

[2] Chapman C R, Vierck C J. The transition of acute postoperative pain to chronic pain: an integrative overview of research on mechanisms[J]. *J Pain*, 2017, 18 (4): 359.e1–359.e38.

[3] FELLER L, KHAMMISSA R A G, BOUCKAERT M, et al. Pain: Persistent postsurgery and bone cancer-related pain[J]. *J Int Med Res*, 2019, 47(2): 528–543.

[4] ARORA V, MARTIN T J, ASCHENBRENNER C A, et al. Psychosocial Stress Delays Recovery of Postoperative Pain Following Incisional Surgery in the Rat[J], *Neuroscience*, 2018, 382: 35–47.

[5] COOPER A H, HEDDEN N S, CORDER G, et al. Endogenous micro-opioid receptor activity in the lateral and capsular subdivisions of the right central nucleus of the amygdala prevents chronic postoperative pain[J]. *J Neurosci Res*, 2022, 100(1): 48–65.

[6] COWIE A M, MENZEL A D, O'HARA C, et al. NOD-like receptor protein 3 inflammasome drives postoperative mechanical pain in a sex-dependent manner[J]. *Pain*, 2019, 160 (8): 1794–1816.

[7] CUI W, LI Y, WANG Z, et al. Spinal caspase-6 regulates AMPA receptor trafficking and dendritic spine plasticity through netrin-1 in postoperative pain after orthopedic surgery for tibial fracture in mice[J]. *Pain*, 2021, 162 (1): 124–134.

[8] DING X, LIANG Y J, SU L, et al. BDNF contributes to the neonatal incision-induced facilitation of spinal long-term potentiation and the exacerbation of incisional pain in adult rats[J]. *Neuropharmacology*, 2018, 137: 114–132.

[9] ELISEI L M S, MORAES T R, MALTA I H, et al. Antinociception induced by artemisinin nanocapsule in a model of postoperative pain via spinal TLR4 inhibition[J], *Inflammopharmacology*, 2020, 28 (6): 1537–1551.

[10] FAN Y X, HU L, ZHU S H, et al. Paeoniflorin attenuates postoperative pain by suppressing Matrix Metalloproteinase-9/2 in mice[J], *Eur J Pain*, 2018, 22 (2): 272–281.

[11] Feehan A K, Zadina J E. Morphine immunomodulation prolongs inflammatory and postoperative pain while the novel analgesic ZH853 accelerates recovery and protects against latent sensitization[J]. *J Neuroinflammation*, 2019, 16 (1): 100.

[12] BARBOSA NETO J O, GARCIA J B S, CARTÁGENES MDSS, et al. Influence of androgenic blockade with flutamide on pain behaviour and expression of the genes that encode the NaV1.7 and NaV1.8 voltage-dependent sodium channels in a rat model of postoperative pain[J]. *J Transl Med*, 2019, 17 (1): 287.

[13] BASU P, CUSTODIO-PATSEY L, PRASOON P, et al. Sex differences in protein kinase a signaling of the latent postoperative pain sensitization that is masked by kappa opioid receptors in the spinal cord[J]. *J Neuro. sci*, 2021, 41 (47): 9827–9843.

[14] GU D, ZHOU M, HAN C, et al. Preoperative anxiety induces chronic postoperative pain by activating astrocytes in the anterior cingulate cortex region[J]. *Rev Assoc Med Bras* (1992), 2019, 65(9): 1174–1180.

[15] GU H W, XING F, JIANG M J, et al. Upregulation of matrix metalloproteinase-9/2 in the wounded tissue, dorsal root ganglia, and spinal cord is involved in the development of postoperative pain[J]. *Brain Res*, 2019, 1718: 64–74.

[16] GUO R, HAO J, MA D, et al. Persistent proliferation of keratinocytes and prolonged expression of pronociceptive inflammatory mediators might be associated with the postoperative pain in KK mice[J]. *Mol Pain*, 2020, 16: 1744806920927284.

[17] GUO R, LI H, LI X, et al. Increased neuroligin 2 levels in the postsynaptic membrane in spinal dorsal horn may contribute to postoperative pain[J]. *Neuroscience*, 2018, 382: 14–22.

[18] GUO R, LI H, LI X, et al. Downregulation of neuroligin1 ameliorates postoperative pain through inhibiting neuroligin1/postsynaptic density 95–mediated synaptic targeting of alpha-amino-3–hydroxy-5–methyl-4–isoxazole propionate receptor GluA1 subunits in rat dorsal horns[J]. *Mol Pain*, 2018, 14 : 1744806918766745.

[19] GUO R, LI H, SHI R, et al. Intrathecal injection of GRIP-siRNA reduces postoperative synaptic abundance of kainate receptor GluK2 subunits in rat dorsal horns and pain hypersensitivity[J], *Neurochem Res*, 2021, 46(7): 1771–1780.

[20] GUO R, SUN Y, LI H, et al. Upregulation of spinal glucose-dependent insulinotropic polypeptide receptor induces membrane translocation of PKCgamma and synaptic target of AMPA receptor GluR1 subunits in dorsal horns in a rat model of incisional pain[J]. *Neurochem Int*, 2020, 134: 104651.

[21] HEINRICHER M M. Pain modulation and the transition from acute to chronic pain[J]. *Adv Exp Med Biol*, 2016, 904: 105–115.

[22] KATSUDA Y, TANAKA K, MORI T, et al. Histone modification of pain-related gene expression in spinal cord neurons under a persistent postsurgical pain-like state by electrocautery[J]. *Mol Brain*, 2021, 14 (1): 146.

[23] KIDO K, KATAGIRI N, KAWANA H, et al. Effects of magnesium sulfate administration in attenuating chronic postsurgical pain in rats[J]. *Biochem Biophys Res Commun*, 2021, 534: 395–400.

[24] LI H, LI H, CHENG J, et al. Acid-sensing ion channel 3 overexpression in incisions regulated by nerve growth factor participates in postoperative nociception in rats[J]. *Anesthesiology*, 2020, 133(6): 1244–1259.

[25] LI Q, ZHU Z Y, LU J, et al. Sleep deprivation of rats increases postsurgical expression and activity of L-type calcium channel in the dorsal root ganglion and slows recovery from postsurgical pain[J]. *Acta Neuropathol Commun*, 2019, 7 (1): 217.

[26] LI T, LIU T, CHEN X, et al. Microglia induce the transformation of A1/A2 reactive astrocytes via the CXCR7/PI3K/Akt pathway in chronic post-surgical pain[J]. *J Neuroinflammation*, 2020, 17 (1): 211.

[27] LI X, GUO R, SUN Y, et al. Botulinum toxin type A and gabapentin attenuate postoperative pain and NK1 receptor internalization in rats[J]. *Neurochem Int*, 2018, 116: 52–62.

[28] LI Z, LI Y, CAO J, et al. Membrane protein Nav1.7 contributes to the persistent post-surgical pain regulated by p-p65 in dorsal root ganglion (DRG) of SMIR rats model[J]. *BMC Anesthesiol*, 2017, 17 (1): 150.

[29] LIU B W, ZHANG J, HONG Y S, et al. NGF-Induced Nav1.7 upregulation contributes to chronic post-surgical pain by activating SGK1-Dependent Nedd4-2 phosphorylation[J]. *Mol Neurobiol*, 2021, 58 (3): 964–982.

[30] LIU C, SHEN L, XU L, et al. Ror2 mediates chronic post-thoracotomy pain by inducing the transformation of A1/A2 reactive astrocytes in rats[J]. *Cell Signal*, 2022, 89: 110183.

[31] LIU S, ZHAO Z, GUO Y, et al. Spinal AMPA receptor GluA1 Ser831 phosphorylation controls chronic alcohol consumption-produced prolongation of postsurgical pain[J]. *Mol Neurobiol*, 2018, 55 (5): 4090–4097.

[32] MARTUCCI K T, MACKEY S C. Neuroimaging of pain: human evidence and clinical relevance of central nervous system processes and modulation[J]. *Anesthesiology*, 2018, 128 (6): 1241–1254.

[33] MATSUDA M, HUH Y, JI R R. Roles of inflammation, neurogenic inflammation, and neuroinflammation in pain[J]. *J Anesth*, 2019, 33 (1): 131–139.

[34] PAN P, HUANG S S, SHEN S R, et al. Role of p120 catenin in epac1-induced chronic postsurgical pain in rats[J]. *Pain Res Manag*.2019, 2019: 9017931.

[35] POGATZKI-ZAHN E M, GOMEZ-VARELA D, ERDMANN G, et al. A proteome signature for acute incisional pain in dorsal root ganglia of mice[J]. *Pain*, 2021, 162(7): 2070–2086.

[36] SILVA J R, IFTINCA M, FERNANDES GOMES F I, et al. Skin-resident dendritic cells mediate postoperative pain via CCR4 on sensory neurons[J]. *Proc Natl Acad Sci U S A*, 2022, 119 (4): e2118238119.

[37] SIRACUSA R, MONACO F, D'AMICO R, et al. Epigallocatechin-3-Gallate modulates postoperative pain by regulating biochemical and molecular pathways[J]. *Int J Mol Sci*, 2021, 22 (13): 6879.

[38] SONG J, YING Y, WANG W, et al. The role of P2X7R/ERK signaling in dorsal root ganglia satellite glial cells in the development of chronic postsurgical pain induced by skin/muscle incision and retraction (SMIR)[J]. *Brain Behav Immun*, 2018, 69: 180–189.

[39] SONG T, MA X, MA P, et al. Administrations of thalidomide into the rostral ventromedial medulla produce antinociceptive effects in a rat model of postoperative pain[J]. *J Neurosci Res*, 2018, 96(2): 273–283.

[40] SONG Z, XIE W, STRONG J A, et al. High-fat diet exacerbates postoperative pain and inflammation in a sex-dependent manner[J]. *Pain*, 2018, 159 (9): 1731–1741.

[41] SUN R, LIU Y, HOU B, et al. Perioperative activation of spinal alpha7 nAChR promotes recovery from preoperative stress-induced prolongation of postsurgical pain[J]. *Brain Behav Immun*, 2019, 79: 294–308.

[42] TRAN P V, JOHNS M E, MCADAMS B, et al. Global transcriptome analysis of rat dorsal root ganglia to identify molecular pathways involved in incisional pain[J]. *Mol Pain*, 2020, 16: 1744806920956480.

[43] VELICHKOVA A N, COLEMAN S E, TORSNEY C. Postoperative pain facilitates rat C-fibre activity-dependent slowing and induces thermal hypersensitivity in a sex-dependent manner[J]. *Br J Anaesth*, 2022, 128(4): 718–733.

[44] WANG C, XU R, WANG X, et al. Spinal CCL1/CCR8 regulates phosphorylation of GluA1-containing AMPA receptor in postoperative pain after tibial fracture and orthopedic surgery in mice[J]. *Neurosci Res*, 2020, 154: 20–26.

[45] WANG W, LIU W Z, WANG Z L, et al. Spinal microglial activation promotes perioperative social defeat stress-induced prolonged postoperative pain in a sex-dependent manner[J]. *Brain Behav Immun*, 2022, 100: 88–104.

[46] WANG W, ZHONG X, LI Y, et al. Rostral ventromedial medulla-mediated descending facilitation following P2X7 receptor activation is involved in the development of chronic post-operative pain[J]. *J Neurochem*, 2019, 149 (6): 760–780.

[47] WEI S, HAN C Z, WANG J, et al. Repeated endomorphin analogue MEL-0614 reduces tolerance and improves chronic postoperative pain without modulating the P2X7R signaling pathway[J]. *ACS Chem Neuro. sci*, 2021, 12 (16): 3124–3139.

[48] XING F, KONG C, BAI L, et al. CXCL12/CXCR4 signaling mediated ERK1/2 activation in spinal cord contributes to the pathogenesis of postsurgical pain in rats[J]. *Mol Pain*, 2017, 13: 1744806917718753.

[49] XING F, ZHANG W, WEN J, et al. TLR4/NF-kappaB signaling activation in plantar tissue and dorsal root ganglion involves in the development of postoperative pain[J]. *Mol Pain*, 2018, 14: 1744806918807050.

[50] XU J J, GAO P, WU Y, et al. G protein-coupled estrogen receptor in the rostral ventromedial medulla contributes to the chronification of postoperative pain[J]. *CNS Neurosci Ther*, 2021, 27 (11): 1313–1326.

[51] ZHANG Z, WU H, LIU Y, et al. The GCs-SGK1-ATP signaling pathway in spinal astrocytes underlied presurgical anxiety-induced postsurgical hyperalgesia[J]. *Anesth Analg*, 2019, 129 (4): 1163–1169.

[52] ZHU A, SHEN L, XU L, et al. Suppression of Wnt5a, but not Wnts, relieves chronic post-thoracotomy pain via anti-inflammatory modulation in rats[J]. *Biochem Biophys Res Commun*, 2017, 493 (1): 474–480.

国际疼痛研究学会（International Association for The Study of Pain）将疼痛定义为"与实际或潜在的组织损伤相关，或者可以用组织损伤描述的一种的不愉快的感觉和情绪体验"。

疼痛体验是多方面和复杂的，超出了有害刺激的生理解释，还包括其他方面，如心理、认知、社会文化、情感和情绪因素。例如，对许多儿童来说，疼痛的心理社会方面，包括恐惧、压力和焦虑等情绪，往往比痛苦经历本身更令人不快。痛苦和焦虑等情绪反应通常与对疼痛的预期有关，会加剧疼痛体验，并显著降低痛阈。一项研究使用了一种观察性疼痛评估工具来探索儿童的疼痛体验。研究结果表明，接受"非痛苦"程序（如约束）的儿童的疼痛评分与接受痛苦程序（如静脉插管）的儿童相同，在某些情况下更高。寻求儿童的观点可以提供一种更可靠、更充分的方式，让他们在痛苦中洞察自己的需求和期望，从儿童的整体角度捕捉疼痛的主观体验。有研究表明，儿童确定了镇痛在疼痛管理中的作用，但他们也非常重视父母和医疗保健专业人员在实施疼痛管理中非药物干预方面的作用。这些发现促使人们在照顾儿童时注意有效的疼痛管理方法。

制订一个成功的镇痛方案始于对患者的评估，并与患者和家属讨论预期效果。围术期疼痛控制方案应根据手术类型、患者特征、术后疼痛的预期严重程度和持续时间进行定制。

围术期疼痛的诊断和治疗得益于疼痛评价的生理指标，包括心率、血压变化、瞳孔反射、皮肤电位活动、双频指数及心率变异性。这些方法都在一些方面显示出优势，但目前仍无可推荐用于临床的伤害疼痛评价指标，尽管临床需要且理论上具有前景，目前并没有足够的证据证明任何一种生理指标能够作为疼痛和伤害的"客观"指标。

疼痛强度评分是临床疼痛研究核心领域之一。疼痛强度经常采用一系列评分测量，如 VAS、数字分级评分法和语言分级评分法等。VAS 和数字分级评分法的优势在于可以提供大致的比率值，允许采用参数检验。当应用于小于等于 4 组的比较时，VAS 和数字分级评分法比语言分级评分法更敏感。然而，采用 VAS 或数字分级评分法评估疼痛强度，要求受试者具有将疼痛这个主观体验转化为空间或数字的能力，能力本身会影响研究结果。语言分级评分法的优势在于简单地将疼痛划分为轻度、中度、重度，是一种在临床实际操作和社区调查中常用的方式。有研究表明，VAS 评分和功能之间以及 VAS 评分和口头等级评分仅为低到中等关联，因此临床实际操作中简单地分为轻度、中度、重度疼痛的有效性是很低的。反应度是评价疼痛强度的一项重要指标，一项检测的反应度越好，医生和研究者对于检测治疗效果的敏感性越有信心。研究表明，采用数字分级评分法评估当前疼痛和复合平均分在疼痛改善的患者中具有更好的反应度和鉴别能力。该结果对采用相似干预措施的研究中疼痛强度评价方法的选择具有指导意义。

在儿科患者中评估主观疼痛是一种非常重要的能力，镇痛伤害性刺激指数（analgesia nociception index，ANI）是一种衡量自主差异的无创技术。ANI 是一个 0～100 的非侵入性指数，从心率变异性进行分析，心率的快慢是副交感神经张力的可持续性测量方法，也是镇痛－伤害感受平衡的替代参数。其中高值对应最大副交感神经活动（镇痛），低值对应交感神经活动（伤害性刺激）。患儿到达恢复室后，每隔 5～10min，根据 FLACC

疼痛量表对患者进行疼痛程度评估。FLACC 评分是根据 5 项标准：面部表情、下肢位置、活动度、痛苦的程度和可安慰性，来评估疼痛的量表。同时记录 ANI 值（0～100，0 分表示最强疼痛）。研究结果表明，ANI 可能为急性术后疼痛的评估提供新的客观测量方法，主要利用 FLACC 量表对年轻或认知障碍儿童进行评估。

修订版简式麦吉尔疼痛问卷可以有效地评估神经病理性和非神经病理性慢性疼痛。有国外医院尝试应用该疼痛量表对行剖宫产术的健康产科人群的持续性疼痛进行评估，并对剖宫产术后疼痛特征进行综合性描述。该研究是首次大规模应用量表对术后疼痛进行评估的前瞻性研究，这些研究可应用于今后产科手术和其他手术术后疼痛的比较，并可评估不同麻醉药物和镇痛药物的疗效。

（吴多志　孔令琼）

## 参 考 文 献

[1] POPE N, TALLON M, MCCONIGLEY R, et al. The experiences of acute non-surgical pain of children who present to a healthcare facility for treatment: a systematic review protocol[J]. *JBI Evidence Synthesis*, 2015, 13(10): 12–20.

[2] FRIZZELL K H, CAVANAUGH P K, HERMAN M J. Pediatric perioperative pain management[J]. *Orthopedic Clinics*, 2017, 48(4): 467–480.

[3] 田雪 . 疼痛评价的生理指标 [N]. 医学参考报疼痛学频道 , 2015.

[4] 徐霜霜 , 刘晓明 . 视觉模拟评分的轻、中、重度评分切点 [N]. 医学参考报疼痛学专刊 , 2014.

[5] 肖红 . NRS 评估当前疼痛和复合平均分具有更好的反应度 [N]. 医学参考报疼痛学专刊 , 2013.

[6] 黄鹤 . ANI 用于儿童术后疼痛评估 [N]. 医学参考报疼痛学专刊 , 2015.

[7] 赵菲 . 修订版显简式麦吉尔疼痛量表可评估剖宫产术后持续性疼痛 [N]. 医学参考报疼痛学专刊 , 2014.

# 第 34 章  围术期疼痛管理的新理念

自从将疼痛列为第五大生命体征以来，美国的阿片类药物滥用事件不断上升，目前美国人消耗了全球阿片类药物供应的 80%，而其人口只占世界人口的 5%。医生的任务是优化围手术期疼痛治疗方案，改善患者的舒适度，减少术后并发症，促进患者术后恢复，缩短住院时间。

多模式疼痛管理策略对于减少术后阿片类药物消耗是有效的。使用区域阻滞麻醉，尤其是长效药物或留置导管，有助于术后疼痛的处理。区域麻醉将在术后提供良好的镇痛效果，例如前锯肌平面阻滞用于胸壁术后镇痛；双侧持续胸椎旁阻滞可行肝切除术围术期镇痛治疗；收肌管神经阻滞用于膝关节术后镇痛治疗；臂丛阻滞用于上肢手术术后镇痛等。然而，只有 15%～20% 的外科病例会得到这样的镇痛治疗。大多数外科患者只有在外科医生熟悉术后疼痛治疗原则的情况下才能获得充分的镇痛。定期评估疼痛是优化疼痛治疗的基石，因此围术期疼痛管理一定程度上依赖于护理人员的正确评估。

病态肥胖在世界范围内越来越普遍，导致生理改变和合并症增加。由于该患者群体中睡眠呼吸障碍的发病率较高，传统的以阿片类药物为中心的疼痛管理往往会导致阿片类药物引起的通气障碍，并增加发病率和（或）死亡率。多模式镇痛策略可以改善患者的安全性和预后。这些方案应该标准化，并在病态肥胖患者的围术期护理中实施。除了规范术后疼痛管理，无论使用何种麻醉和镇痛方案，一些病态肥胖患者还需要对潜在的呼吸功能障碍进行长期监测。

门诊手术的增加使得患者家属在家中处理疼痛变得越来越普遍。研究表明，患者家属往往对疼痛治疗不足，使患者容易受到不理想镇痛的负面影响。多个因素影响疼痛管理，如患者的年龄、语言、受教育程度、对疼痛的耐受程度、对镇痛药物接受程度、群体间的生物学差异等。了解所有相关因素可以帮助医疗保健提供者和患者家属更好地理解疼痛，有助于优化疼痛管理。

父母在儿童的术后疼痛护理中起着重要作用。他们的积极参与可能有助于对孩子进行准确的疼痛评估和有效的疼痛管理。父母可以为孩子使用一系列非药物镇痛干预措施。父母与子女的关系、护士的支持、家庭教育信仰，以及儿童的年龄和成熟程度是促进父母参与的因素，而父母的负面情绪、知识匮乏和护士的繁忙是阻碍因素。家长们需要更多地参与孩子的护理、充分的休息和护士的信息支持。

患者教育、设定期望值、心理干预以及解决与术后疼痛相关的风险因素，对疼痛管理的成功至关重要。术中麻醉通过多种方式完成。经皮神经电刺激、针灸、按摩和局部加热与术后镇痛药物治疗配合使用，以继续疼痛管理。其他用于慢性疼痛管理的治疗策略，如射频消融和神经调节，已被提出以优化急性术后疼痛。这些技术的早期经验令人鼓舞，需要更多的研究来探索将这些程序纳入围术期疼痛治疗。

（吴多志　孔令琼）

## 参考文献

[1] GAUGER E M, GAUGER E J, DESAI M J, et al. Opioid use after upper extremity surgery[J]. *The Journal of Hand Surgery*, 2018, 43(5): 470–479.

[2] SCHWENK W, SCHINKEL B. Perioperative Schmerztherapie [Perioperative pain therapy] [J]. *Chirurg*, 2011, 82(6): 539–54; quiz 555–556.

[3] BELCAID I, EIPE N. Perioperative pain management in morbid obesity[J]. *Drugs*, 2019, 79(11): 1163–1175.

[4] MAKHLOUF M M, GARIBAY E R, JENKINS B N, et al. Postoperative pain: factors and tools to improve pain management in children[J]. *Pain Management*, 2019, 9(4): 389–397.

[5] LIM S H, MACKEY S, LIAM J L W, et al. An exploration of Singaporean parental experiences in managing school-aged children's postoperative pain: a descriptive qualitative approach[J]. *Journal of Clinical Nursing*, 2012, 21(5–6): 860–869.

[6] NEUMEISTER E L, BEASON A M, THAYER J A, et al. Perioperative pain management in hand and upper extremity surgery[J]. *Clinics in Plastic Surgery*, 2020, 47(2): 323–334.

[7] ARBOLEDA M F, GIRÓN-ARANGO L, PENG P W H. Can recent chronic pain techniques help with acute perioperative pain?[J]. *Current Opinion in Anesthesiology*, 2019, 32(5): 661–667.

# 第 35 章 围术期疼痛医学未来发展的方向

在生理条件下，急性疼痛通过对实际或潜在有害刺激做出反应和适应性改变，起到危险信号预警的作用。在一定的病理条件下，疼痛可能会持续发生并变成一种慢性疼痛，从而失去其预警功能，最终转变为疾病状态。迄今为止，疼痛已成为一种巨大的社会经济负担，影响着全世界 1.5 亿～19 亿人并损害人类的身心健康。围术期疼痛医学研究的基本目的是揭示疼痛如何发展、如何诊断、如何消除不良的疼痛，以及其并发症、寻找有效的预防及干预措施。换言之，围术期疼痛医学研究的侧重点就是探索及开发的疼痛敏感性、疼痛诊断、疼痛预后、疼痛治疗药效学、疼痛预测、镇痛药物安全性等生物标志物。

围术期疼痛医学是一个大概念及大范畴，其涵盖的内容较多，包括但不局限于疼痛医学基础、围术期疼痛的诊断、围术期疼痛的治疗药物、围术期疼痛管理等。谈及围术期疼痛医学未来发展方向是一个比较泛化的主题。其囊括基础医学和临床医学的内容、方向、思路众多，无法通过一个章节完全阐述清楚。本章节仅简要概述围术期疼痛医学未来的侧重点，方便引导或者介绍围术期疼痛医学未来发展的走向和趋势。

## 一、围术期疼痛生物标志物 / 表型分析开发、分层、优化

对围术期疼痛的生物标志物的全面分析和筛选是解决围术期疼痛问题的关键一环。生物标志物是一种基于分子生物学、组织学、放射学、生理学中被定义的特征，可作为正常或病理生物过程的指标，或对暴露及干预的反应进行测量的指标。重要的是，生物标志物不同于对终点和临床结果的评估。探索疼痛生物标志物需要将多个领域的信息进行整合形成科学的参考标准。生物标志物类别大体包括以下类型：敏感性 / 风险、诊断、预后、药效学 / 反应、预测、监测、安全性和替代终点指标。易感性 / 风险生物标志物可识别风险因素和处于危险中的个体；预后生物标志物可以预测疾病轨迹，从而指导预防和治疗工作；诊断生物标志物可以确认疾病或疾病亚型；监测生物标志物用于监测疾病进展、治疗反应和安全性；药效学 / 反应生物标志物可以直接或间接反映靶标在疾病中的参与情况；预测性生物标志物可以预测对治疗的反应性；安全性生物标志物可以反映与治疗药物相关的潜在毒性。在围术期疼痛医学领域，分层生物标志物在精准疼痛医学临床实践中尤为重要，比如，精准镇痛药的药效生物标志物、预测性生物标志物、安全性生物标志物、与治疗药物有关的毒性标志物等。这些生物标志物可以从疼痛评估及疼痛治疗的多个层面进行指标反馈，可以帮助医疗人员辅助临床决策。从围术期疼痛发生发展的角度出发，这些生物标志物又可以大体分类为：急性疼痛阶段、慢性疼痛阶段、疼痛转化阶段、疼痛治疗阶段、疼痛恢复阶段生物标志物（图 35-1）。

围术期疼痛生物标志物开发的一般指导原则包括以下几点：第一，标准化定义；第二，发现科学的生物标志物；第三，进行生物标志物的验证并评估标准。生物标志物开发过程是一项系统、有针对性的工作。随着生物标志物从研究转向临床试验和临床实践，研究人员必须提供生物标志物验证的证据和评估标准。该过程涉及诸多环节，包括确定生物标志物的需求、发现候选生物标志物、筛选标志物、确定关键标志物、验证生物标志物。可重复、可靠、灵敏和特异性的生物标志

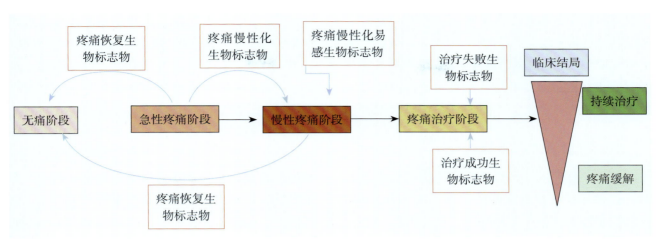

物主要来源于疼痛临床实践及患者的普遍性特征。这就要求研究人员需要丰富的疼痛医学从业经验和工作实践。这些基础将有助于研究人员寻找到有意义生物标志物进行开发及验证。值得一提的是，生物标志物的验证需要进行前瞻性临床试验来验证。

## 二、基于电生理的生物标志物筛选

电生理学可以揭示与疼痛相关的周围神经以及中枢神经系统电信号的动态变化。中枢神经系统的电信号测量包括脑电图和相关的脑磁图测量、与疼痛相关的诱发电位和振荡。脑电图是一种使用电生理指标记录大脑活动的方法，大脑在活动时，大量神经元同步发生的突触后电位经总和后形成的。它记录大脑活动时的电波变化，是脑神经细胞的电生理活动在大脑皮层或头皮表面的总体反应。当下，与疼痛相关脑电信号的研究是围术期疼痛医学领域的研究热点和难点。如何通过脑电图对疼痛进行客观评估，如何特征筛选与疼痛直接相关脑电图波普及脑电信号是未来亟待解决的科学问题。

## 三、基于多组学的生物标志物筛选

多组学的方法已经成为当前医学界疾病靶点、生物标志物探索的重要辅助手段。组学（omics）主要包括基因组学（genomics）、蛋白质组学（proteomics）、代谢组学（metabolomics）、转录组学（transcriptomics）、脂类组学（lipidomics）、免疫组学（immunomics）等。组学方法从整体的角度出发，研究人类组织细胞结构、基因、蛋白及其分子间相互的作用，通过整体分析，反映人体组织器官功能和代谢的状态，为探索人类疾病的发病机制提供新的思路。目前临床医学中使用的生物标志物主要是血液中测量的代谢物、蛋白质或 DNA 等。在组学时代的背景下，临床上可通过组学来获得关键生物标志物，以此来研究疼痛的病理生理机制及防治策略。未来研究人员需要从人体的生物样本（如血液、尿液、脑脊液或渗出液）中获得的组学特征，并进行疼痛表型的关联和相关分析，最终获得有效的生物标志物。

## 四、基于成像的生物标志物筛选

神经影像学（neuroimaging）与脑功能成像（functional brain imaging）目前作为神经科学研究工具广泛应用于疼痛医学领域的研究中。脑神经活动表现为明显的三维动态特性。因此，仅靠记录随时间变化的一维信号来解读大脑工作机制是远远不够的。通过影像学方法在二维与三维空间以图像的方式揭示脑的解剖结构与功能，是脑科学研究中的重要方法。疼痛中枢的传导及中枢敏化会引起中枢神经系统的生理、病理、脑化学物质、脑结构、脑区功能连接的变化。这些变化可以通过脑功能成像或者影像学加以捕捉及呈现。影像学研究已经确定疼痛生理病理机制存在于多个脑区环路中，包括伤害性神经元的发生敏感化，额纹状体通路的改变等。在疾病状态下，受累大脑的变化增强了下行疼痛的促进作用，从而放大了脊髓对有害刺激的反应程度。因此，通过成像的生物标志物筛选有望寻找围术期疼痛的影像学特征。

## 五、社会心理因素筛选

生物－心理－社会医学模式将疼痛描述为生理、心理和社会因素之间的多维动态相互作用。这些因素相互影响、互相作用，最终可以导致急性疼痛慢性化及复杂性疼痛的发生。抑郁、焦虑、痛苦等心理、社会因素的变量是从急性疼痛转变为慢性疼痛最有力的预测因素。严重的负面情绪与疼痛异化、疼痛加重、疼痛治疗获益是密切相关的。一项关于阿片类药物的镇痛试验发现，治疗前抑郁和焦虑量表评分的增加与阿片类药物治疗组中镇痛效果的降低有关。因此，从疼痛发生发展的社会心理学角度出发，寻找干扰疼痛治疗或者加重疼痛的社会心理学因素，亦是解决围术期疼痛的重要方面。未来研究者应更多地开展关于这些社会心理学因素的分析并开发心理学测量表，以此来进行科学的心理学干预。

## 六、临床大数据及人工智能工具的开发

随着云时代的来临，大数据（big data）也吸引了越来越多的关注。临床大数据的优势在于涵盖面广，包含医疗信息、生物学信息、社会心理学信息等。首先利用大数据筛选特定疼痛人群，并通过组学方法获得差异信息进行后续筛选、验证。此外，利用大数据建立疾病干预与未干预的人群队列，然后发现用药干预与对照组之间的差异性，针对差异性进行数据分析，筛选出可以研究的分子或是基因改变，由此来解释药物的治疗疼痛的机制，或是寻找药物的新型治疗靶点。未来研究人员可以整合非生物及生物测量指标，包括医疗、临床、成像数据、生物样本、社会心理等因素；开发云平台和人工智能算法；建立智能化疼痛临床大数据库。

## 七、进行精准围术期疼痛医学研究

疼痛的情感成分会根据物种、年龄、性别、文化、社会背景、创伤史、压力、环境等不同呈现出差异。因此，实施精准围术期疼痛医学研究显得尤为重要。基于精准围术期疼痛医学研究，研究人员在未来科学研究中需要考虑以下几个方面：检验治疗效果的异质性、选择经过验证的表型测量、仔细考虑样本量的要求、考虑交叉试验、考虑基于表型的分层分配、在试验中实施动态测量等。通过对患者进行精准围术期疼痛医学研究，才可能实施健康医疗和科学的临床决策。

（陈向东　徐　锋）

## 参考文献

[1] DAVIS K D, AGHAEEPOUR N, AHN A H, et al. Discovery and validation of biomarkers to aid the development of safe and effective pain therapeutics: challenges and opportunities[J]. *Nat Rev Neurol*, 2020, 16(7): 381–400.

[2] VACHON-PRESSEAU E, TÉTREAULT P, PETRE B, et al. Corticolimbic anatomical characteristics predetermine risk for chronic pain[J]. *Brain*, 2016, 139(7): 1958–1970.

[3] FISCHER T Z, WAXMAN S G. Neuropathic pain in diabetes--evidence for a central mechanism[J]. *Nat Rev Neurol*, 2010, 6(8): 462–466.

[4] TRACEY I, WOOLF C J, ANDREWS N A. Composite pain biomarker signatures for objective assessment and effective treatment[J]. *Neuron*, 2019, 101(5): 783–800.

[5] PARKER K S, CROWLEY J R, STEPHENS-SHIELDS A J, et al. Urinary Metabolomics Identifies a Molecular Correlate of Interstitial Cystitis/Bladder Pain Syndrome in a Multidisciplinary Approach to the Study of Chronic Pelvic Pain (MAPP) Research Network Cohort[J]. *EBioMedicine*, 2016, 7: 167–174.

[6] EDWARDS R R, SCHREIBER K L, DWORKIN R H, et al. Optimizing and accelerating the development of precision pain treatments for chronic pain: IMMPACT review and recommendations[J]. *J Pain*, 2023, 24(2): 204–225.

# 第八篇

## 围术期疼痛医学的科学研究

围术期疼痛医学具有围术期医学和疼痛医学的双重属性，因此，基础研究方向和选题应围绕围术期疼痛诊疗实践中面临的，影响手术患者医疗感受和病情转归的临床问题背后的科学问题。我们可以从不同的角度去分析围术期疼痛诊疗实践中的临床问题，例如：①从诊断和监测的角度看，疼痛的诊断仍依赖患者的主诉，尚缺乏诊断疼痛或疼痛相关不良影响的客观标准；术中的伤害性刺激监测尚没有有效的方法；即使术中使用强效的阿片类镇痛药物，手术创伤引起的强烈伤害性刺激是否影响全身麻醉效果也不清楚。②从治疗的角度看，围术期镇痛仍依赖阿片类药物和（或）NSAID，而这两类药物都有多种不良反应，围术期镇痛策略较为单一，缺乏个体化围术期镇痛策略。③从预防的角度看，手术后慢性疼痛发病率高，严重影响患者的生活质量和病情转归，尽管手术后慢性疼痛已被纳入国际疾病分类（第11版），得到广泛的关注，但尚没有有效的预防方法。④从围术期疼痛对患者的不良影响看，围术期疼痛不仅影响原发病的转归，也会继发焦虑、抑郁等情感障碍、失眠、认知改变等精神系统问题。深入分析这些围术期疼痛诊疗实践中的临床问题背后的科学问题，借助先进的神经科学研究技术和研究理念，开展深度的基础研究是最终解决这些临床问题的有效途径。

## 一、围术期疼痛医学基础研究的主要方向

### （一）围术期个体化镇痛策略的理论基础

传统的围术期疼痛治疗是根据患者的病情、身体状况等信息，以及医生的临床经验来选择药物、确定剂量与治疗方式等，但由于个体之间的差异，镇痛效果及相关的不良反应往往因人而异。

个体化镇痛是根据患者的基因型、生化标志物，以及其他的一些个体化相关因素来优化镇痛方案，选择个体化的药物和剂量，使每位患者得到恰当的镇痛处理，以达到最佳的镇痛效果和最轻不良反应。药物基因组学是保证个体化镇痛的主要理论基础，一方面需要研究和确定患者基因型与不同镇痛药物有效性和安全性的联系，另一方面研究确定患者基因型差异与不同类型疼痛临床表现和镇痛药物相关不良反应的联系；随着基因组学、蛋白质组学、代谢组学、表观遗传学的不断发展，为明确患者个体差异与疾病表现和治疗个体化之间的关联创造了有利条件。在这一领域需要重点关注的问题有：①构建能预测不同个体对某种类型围术期疼痛易感性的客观指标体系；②患者基因型与药物效果和不良反应之间的相关性；③基于发生机制和动态变化规律的围术期疼痛诊断、预测、防治、疗效和不良反应评价的生物标志物研究；④基于表观遗传调控的围术期疼痛精准医学研究；⑤围术期疼痛相关的基因组学、蛋白质组学、代谢组学、表观遗传学等研究之间如何相互影响、相互关联。

表观遗传调控与慢性疼痛发生发展的关系是近年来疼痛分子机制研究的热点方向。深入理解表观遗传调控组分与围术期疼痛关系，寻找参与围术期疼痛发生发展和药物治疗效果密切相关的表观遗传调控相关标志物，从而对围术期疼痛易感性进行诊断及对药物治疗效果进行评价，最终推动个体化镇痛和精准医疗的发展。探索围术期疼痛的表观遗传调控机制，发现与表观遗传调控相关的特定酶类，对于新型镇痛药物的开发也具有重要意义。研究发现，不同的表观遗传修饰方式，如 DNA 甲基化与去甲基化、组蛋白乙酰化与

去乙酰化、组蛋白甲基化及非编码 RNA 等，在围术期疼痛调控中发挥重要作用，为临床镇痛药物研发提供可能的靶标分子，也为围术期疼痛的诊疗提供了可能的生物标志物。

疼痛生物标志物研究是围术期个体化镇痛策略的重要基础。根据其用途的不同，围术期疼痛生物标志物可用于疼痛诊断（diagnostic；客观诊断是否存在疼痛症状）、监测（monitoring；持续测量疼痛状态及治疗效果）、药效评价（pharmacodynamics/response；客观评价个体对镇痛药物的生物学反应）、预测（predictive；确定个体对某种治疗方法能否产生有益的效果）、病程进展评估（prognostic；确定围术期急性疼痛慢性化发生的可能性）、安全性评价（safety；确定某种镇痛治疗药物或方法是否会出现安全性风险）、易感性（susceptibility/risk；筛选不同个体对围术期疼痛反应程度或对手术后疼痛易感等）。不同用途的生物标志物在围术期疼痛病理过程中的作用或其变化规律是不同的，因此，研究设计要围绕不同用途生物标志物需满足的指标要求。如用于围术期疼痛诊断的生物标志物应具有即时改变或出现，能被有效治疗迅速逆转、能反映疼痛感觉程度变化、对不同类型疼痛具有普适性的特点；用于围术期疼痛监测的生物标志物除具有诊断价值，还需有易于连续测量的特点；用于围术期疼痛病程进展评估的生物标志物应具有在疼痛的不同时相和不同痛感觉程度下保持稳定，能反映慢性疼痛的发生机制或具有因果关系的特点。总的说来，绝大部分关于疼痛生物标志物有较好的选择性，但没有特异性，从疼痛特别是慢性疼痛性质看，依赖单一生物标志物用于任何一个诊疗过程都是非常困难的，不同类型生物标志物和临床数据的联合使用提高灵敏度和特异度可能是这一研究领域未来的研究方向。

## （二）手术后慢性疼痛发生及其易感性机制及防治策略

在大多数情况下，手术创伤引起的急性疼痛是可控的，不会造成患者严重痛苦或影响术后恢复；但部分患者，术后急性疼痛会超出组织愈合的时间，并转变为慢性疼痛状态。临床研究显示，慢性术后疼痛的患病率约为 10%，全球每年进行手术的人数超过 3.2 亿，慢性术后疼痛患者群是庞大的。手术后慢性疼痛不仅引起患者的不适、痛苦和（或）残疾，还因为治疗过程中过度阿片类药物而导致阿片危机，因此，手术后慢性疼痛越来越被认为是一个公共卫生问题。

2015 年，慢性术后疼痛被纳入国际疾病分类第 11 版并定义为手术后在手术区域发生并逐渐加重的疼痛，持续超过康复过程（即至少 3 个月），且不能用感染、恶性肿瘤或先前存在的疼痛状况等其他原因更好地解释。慢性术后疼痛一个共同特征是疼痛感觉由熟悉的术后急性且与手术创伤有关的以创口为中心的疼痛，逐渐演变为一个复杂、多层次的疼痛综合征，在手术后的几天、几周，甚至几个月内可能逐渐加重。与其他慢性疼痛一样，慢性术后疼痛很少单独发生，通常伴随着其他症状，包括与情绪障碍如焦虑、抑郁、睡眠障碍及兴趣缺失等。

构建慢性术后疼痛的风险预测体系，对其预防至关重要，特别是围术期可控的风险，如避免使用高剂量短效阿片类药物瑞芬太尼等。目前的研究主要在识别临床风险因素，已经明确五类核心风险因素：人口统计学、遗传学、临床因素、手术相关和心理因素。尽管近年来在急性疼痛慢性化的机制研究取得一些进展，但还没有一个能被广泛验证的预测慢性术后疼痛发生的生物标志物应用到临床诊疗中。

慢性术后疼痛发病率较高，但大部分患者并没有发生，提示慢性术后疼痛具有易感和非易感的临床特点。大部分的基础和临床研究聚焦在其易感机制，而对非易感的研究较少。患者没有发生慢性术后疼痛可能的原因是机体调动所有的保护性反应来对抗伤害性刺激以避免其发生慢性化，因此，深入解析非易感个体的这些保护性机制，可以为防治慢性术后疼痛提供新的思路。

慢性术后疼痛的预测和防治依赖于对其临床特征和发病机制的研究，其背后基本科学问题是急性疼痛慢性化的神经生物学机制。研究证实，创伤区域的炎症反应介导的外周敏感化和兴奋性氨基酸递/受体系统（谷氨酸和 NMDA 受体）介导的脊髓背角中枢敏感化，是急性疼痛慢性化参与疼痛感觉成分变化的主要机制。通过术前或围术期抑制 NMDA 受体或电压门控钙通道（如加巴喷丁）可以预防慢性术后疼痛，并减少术后阿片类药物使用，但临床效果差异大，这可能与手术类型差异、心理社会风险因素相关。人脑功能影像学研究发现，与情绪和动机相关脑区在伤害性刺激时会被激活，因此，慢性疼痛患者的这些脑区及相关环路的结构、活动或连接性会发生变化，并直接参与急性疼痛慢性化过程。一项对急性腰背痛患者 3 年随访的研究发现，从前额叶皮质到伏隔核的皮质边缘回路（负责情绪和奖励）的解剖特征性变化（功能连接增强）是患者发生慢性疼痛的主要预测因素，该研究为急性疼痛慢性化预测和通过特异性干预预防慢性疼痛提供了新策略。

针对急性疼痛慢性化尚有很多的基础性问题没有解决：①急性疼痛慢性化是否有关键的时间窗（手术后哪个时间段对其至关重要）；②其发生的重要解剖学基础是什么（外周、脊髓、大脑）；③风险因素是怎样促进其发生的；④适于急性疼痛慢性化研究的动物模型构建和优化；⑤急性疼痛慢性化易感人群预测的生物标志物研究；⑥急性疼痛慢性化非易感机制研究；⑦非药物措施防治急性疼痛慢性化的策略优化及其机制研究。

### （三）基于非阿片依赖性内源性镇痛机制的新型镇痛药物研发

非阿片依赖性、中枢性的新型强效镇痛药物研发不仅是围术期疼痛医学，也是疼痛医学重要研究方向。自 1806 年德国化学家 Serturner 首次从鸦片中分离出吗啡晶体以来，阿片类药物一直是临床治疗中、重度疼痛的主流用药，吗啡更是被 WHO 推荐为治疗重度癌痛的金标准用药。20 世纪 60 年代，中国科学家邹刚和张昌绍的研究发现，将微量的吗啡注射到中脑导水管周围灰质可

以产生明显的镇痛效应，这一工作开启内源性阿片镇痛系统和痛下行调控系统的两个研究领域，成为自然科学领域内具有里程碑式意义的科学发现。

随着阿片类药物的广泛应用，其引起的便秘、尿潴留、耐受、瘙痒等并发症日益凸显，过量用药导致的呼吸抑制甚至是致命的；长期使用导致的成瘾业已成为严重的社会问题。基础研究一直致力于开发选择性更高的阿片类受体激动药以减少并发症，然而收效甚微，一个多世纪鲜有成功案例。因此，越来越多的科学家和制药公司认为，发现非阿片依赖性镇痛的神经生物学机制，开发新的非阿片依赖性镇痛药物（策略）是疼痛基础研究领域内的重要方向。著名的疼痛学家 Clifford Woolf 等在 Science 杂志上发文认为"我们需要主动进入一个非成瘾性镇痛的新时代"，倡议政府、制药公司和科研机构加大非阿片依赖性镇痛的机制研究与药物开发。辉瑞公司认为"在现有的情况下，临床和社会对新型的非成瘾性、非阿片类镇痛药的渴望和需求是巨大的（辉瑞公司）"。因此，加强非阿片依赖的中枢性镇痛药物研发已经成为重大的临床和社会需求。

早在 20 世纪初有研究就发现了非依赖阿片受体的镇痛物质和相关机制，但在阿片类药物强大临床镇痛效果的影响下，这些研究并没有得到足够的重视。经过 100 多年阿片类药物镇痛的临床实践后，人们开始重新审视非阿片依赖的疼痛调控和镇痛机制。针对非阿片依赖的镇痛药物研发最成功的案例是 NSAID，其镇痛主要机制是通过抑制前列腺素的合成发挥外周镇痛效应，但因其仅对轻、中度疼痛有效，无法满足临床需要。此外，研究发现 CGRP、大麻素（cannabinoid）和神经降压素（neurotensin）等多种神经肽类物质，以及瞬时阳离子通道家族成员 V1、白介素–6、神经营养因子，一氧化氮合酶、电压门控钠离子通道 1.7，钙离子通道 2.2 和钾离子通道等，均具有非阿片依赖性的镇痛作用，但针对这些靶点的镇痛药物研发大多未获成功。究其原因和这一领域

面临的挑战是：①由于受技术的限制，针对上述分子的靶向和干预特异性不足；②对这些靶点的研究大多局限在外周神经系统的特定疼痛感受器上受体、通道或信号通路水平，而疼痛是一个多维度的感觉和情感体验，需要在中枢神经系统特别是大脑水平全面理解这些靶点的疼痛调节机制；③对非阿片依赖性镇痛的认识与重视不足，缺乏成熟的理论框架。

发现脑内介导非阿片依赖性疼痛调控的结构与分子靶点及研究现有的非阿片镇痛药物的脑机制，可能是研发新型非阿片受体依赖性麻醉镇痛药物的两个重要策略。随着现代神经科学技术的快速发展，神经元类型、神经环路特异性的标记和靶向干预技术为上述策略的实现提供了重要保障，如通过带荧光标记和特异性启动子的病毒标记脑内特定的神经元（细胞类型或投射特异性），通过在体双光子技术观察它们时间依赖性的活动变化，通过在体光纤成像技术观察神经元活动或神经递质释放，通过特异性的光遗传学技术上调或下调神经元活动，结合行为学研究这些神经元的功能。另外，结合传统的神经药理学技术研究一些具有非阿片镇痛作用物质的功能机制如神经降压素、CGRP 和大麻素等。因此，发现非阿片受体依赖性镇痛的脑内细胞或神经环路机制，可能为开发特异性更高的非阿片受体依赖性镇痛策略或药物靶点提供重要证据。

### （四）围术期疼痛感觉症状与非感觉症状相互影响的神经机制

疼痛是与意识相关的多维性主观感受（感觉成分）和情感体验（情感成分）。疼痛的情感体验是与疼痛刺激密切相关的厌恶、焦虑、恐惧以及迫切想终止疼痛刺激的愿望等，疼痛后产生的各种负性情绪，是高级中枢对疼痛相关信息整合的结果。疼痛相关的负性情绪对慢性疼痛的发展会有更加长久和深远的影响，其相关机制较急性疼痛更为复杂。因此，痛与镇痛的研究正从以往以脊髓为"中心"、以疼痛感觉为重点的疼痛基础和临床研究向更加关注疼痛多维度临床表征及疼痛

脑机制研究转变。近年来，脑功能成像领域的研究表明，多个皮质和皮质下结构或神经环路，如体感皮质、前扣带回和中脑多巴胺奖赏环路等情感环路，与伤害性刺激信息传递和调控脑区如丘脑、中脑导水管周围灰质、中缝核群、蓝斑核等，形成了复杂的疼痛脑网络（pain matrix），共同介导了慢性疼痛的发生发展和维持过程。

现代医学的观念认为急性疼痛是一种症状，慢性疼痛是一种疾病。慢性疼痛不可避免导致负性情感反应或非感觉症状，包括抑郁、焦虑、失眠、负性情绪、认知损伤和社交障碍等，长时间的负性情感反应既可使痛的感觉加重，也会引起慢性疼痛患者并发精神系统疾病，形成共病状态如疼痛 – 抑郁 / 焦虑 / 失眠共患疾病等。随着病理性疼痛病程的迁延，这两种成分相互影响交织在一起形成恶性循环，这也是慢性疼痛迁延不愈的重要原因之一。另一方面，疼痛或痛觉异常也是抑郁、焦虑、癔症、精神分裂症、自闭症等多种精神系统疾病的常见症状。疼痛 – 精神系统疾病（以慢性疼痛为始发疾病）或精神系统疾病 – 疼痛（以精神系统疾病为始发疾病）共患疾病已成为危害人类健康和严重影响人们的生活质量的最常见的临床病症之一。随着对这两种疾病认识的加深，虽然临床治疗上有一定的进展，但现有的治疗方法和药物仍难达到满意的治疗效果，大部分患者仍得不到有效的治疗。因此，慢性疼痛与精神系统疾病共患疾病机制成为近年来包括围术期疼痛医学在内的疼痛医学的热点方向，揭示这一共患疾病机制的核心问题是明确：①在生理层面上，疼痛感觉症状与非感觉症状是怎样相关影响的；痛感觉信息处理和负性情感调控共享的脑机制是什么；②在病理层面上，慢性疼痛 / 精神系统疾病发生发展过程中，中枢神经系统是怎样协同调控痛感觉信息和负性情感的。

### （五）围术期疼痛非药物治疗策略及理论基础

近年来，非药物治疗慢性疼痛得到广泛关注，其中下面两类方法在围术期疼痛治疗中也有较大发展空间，应予以重视。

**1. 神经调控技术**

神经调控技术包括无创重复经颅磁刺激（repetitive transcranial magnetic stimulation，rTMS）、经颅直流电刺激（transcranial direct current stimulation，tDCS）和经颅聚焦超声刺激（transcranial focused ultrasound stimulation，tFUS），临床研究已证实了这些技术的有效性。其镇痛机制可能与改变相关脑区神经元兴奋性和突触可塑性，影响不同脑区间功能连接强度、同步性和振荡活动有关。其应用缺点是：①缺乏特异性，②同一治疗方案个体差异较大，③刺激脑区、刺激模式较难优化，④治疗周期和长期效应尚不明确等。这些问题需要深度整合基础研究和临床研究加以解决。

**2. 感觉刺激技术**

应用视觉（虚拟现实技术）、嗅觉（芳香气味刺激等）、听觉（音乐疗法）、运动（多种感觉刺激）等感觉刺激在临床上证实具有镇痛效应；经皮外周神经刺激（transcutaneous electrical nerve stimulation，TENS）可能与刺激触觉相关神经纤维有关。但其镇痛机制及如何整合多种感觉刺激形成多模态治疗方案尚不清楚。感觉刺激镇痛背后基本的科学问题是感觉系统与痛觉相互作用机制。

### （六）围术期疼痛的免疫调控机制

免疫细胞在周围神经系统附近有大量表达，而感觉神经元可以支配淋巴等免疫器官，这为免疫系统与神经系统的相互作用提供了结构基础。免疫系统和神经系统可以通过炎症介质及其受体等多种途径相互作用，进而影响免疫系统功能及相关神经系统疾病发生发展。

手术患者在围术期多个环节会影响其免疫系统功能，如外科本身疾病、手术创伤和失血、麻醉、围术期疼痛、围术期应激、负性情绪（抑郁/焦虑）、睡眠障碍、药物不良反应等。围术期免疫系统功能变化也会影响围术期疼痛发展和转归。免疫系统可能通过以下途径影响围术期疼痛进程。①固有免疫系统，主要是通过外周固有免疫细胞包括中性粒细胞（neutrophils）、自然杀伤细胞（natural killer）、巨噬细胞（macrophages）、成纤维细胞（fibroblasts）和中枢固有免疫细胞小胶质细胞（microglia），在组织损伤或感染后这些免疫细胞释放致痛的 IL-1β、TNF、前列腺素 $E_2$ 等作用于伤害性感受器或中枢神经系统中与调节疼痛相关的神经元上的相应受体调节其兴奋性，进而调节疼痛。②习得免疫系统：活化的 T 细胞可以释放多种炎症介质及肽类物质参与疼痛调控，疼痛引起的神经元分泌多种神经肽可驱动 T 细胞向不同亚型分化，进而影响免疫功能和调控疼痛。习得免疫系统另外一个重要细胞 B 细胞是否和如何调控疼痛尚不明确。③肠道微生物组（gut microbiome）：是机体免疫功能调节的重要组成部分。围术期创伤、应激、精神、药物（如阿片类药物）等多种因素导致肠道微生物种类和代谢物显著改变，并通过释放经典神经递质（如 5-羟色胺等）、代谢产物（如短链脂肪酸、氨基酸、胆汁酸等）和病原相关分子模式（如脂多糖、肽聚糖等）等调节炎症和免疫反应，这些调节效应在外周可以直接通过伤害性感受器直接参与痛觉调控，也可以通过肠-脑轴影响中枢神经系统功能参与痛觉调控。④特化抑痛介质（specialized pain pro-resolving mediator，SPM）：慢性疼痛状态下，机体会通过代谢途径等增加一些保护性物质的合成以避免产生过度损伤，这些物质被统称为特化抑痛介质，包括二十二碳六烯酸（docosahexaenoic acid，DHA）衍生介质（包括消退素 resolvins、保护素 D1、新型抗炎介质 maresins 等），二十碳五烯酸（eicosapentaenoic acid，EPA）衍生介质（包括 Ω-3、Ω-6 多不饱和脂肪酸等）以及花生四烯酸衍生介质（如脂氧素 A4 等）。但这些介质如何对免疫和神经系统发挥保护效应尚需深入研究。

尽管免疫系统在围术期疼痛中作用的研究越来越受关注，但这一领域仍有许多基础性的科学问题没有解决：①包括围术期疼痛在内的不同类型疼痛状态下，不同免疫调节分子的时空变化特征；②是否有疼痛特征性免疫分子；③靶向性免疫分子的镇痛策略研究；④靶向免疫细胞的镇痛策略研究；⑤慢性疼痛状态下的外周免疫－中枢免疫相互作用机制；⑥围术期疼痛的免疫学生物标志物研究；⑦特化抑痛介质的保护机制研究。

### （七）阿片类药物不良反应机制及防治

阿片类镇痛药是围术期常用药物，尽管多数情况下这些药物能产生良好的镇痛效应，但也会产生多种并发症或不良反应，包括呼吸抑制、镇痛耐受、皮肤瘙痒、恶心呕吐、便秘和肠道功能障碍、排尿困难、睡眠障碍、痛觉过敏、嗜睡眩晕和过度镇静等。随着短效和超短效阿片类药物在围术期的广泛应用，其诱发的痛觉过敏或增加手术后疼痛发生率已得到广泛关注，其发生机制、易感个体预测、危险因素和预防性治疗仍需深入研究。阿片类药物引起的皮肤瘙痒、恶心呕吐、便秘和肠道功能障碍、排尿困难、睡眠障碍等并发症，尽管不是致命的，但却严重影响手术患者的就医体验，甚至影响患者的临床转归，对这些"视而不见"的不良反应产生机制及防治策略仍很肤浅。

### （八）麻醉状态下伤害性刺激对脑功能影响及监测

研究表明，全身麻醉（甚至深度麻醉）且使用阿片类强效镇痛药状态下，手术创伤（伤害性刺激）仍可引起大脑相关脑区活动（功能）改变，但这些改变的临床特征和临床意义仍不清楚，也缺乏有效的监测手段。一些与之相关的基础性的临床问题和科学问题需要研究：①这些改变是否影响麻醉深度和麻醉恢复，如果有影响，如何将这些改变整合到以脑电监测为基础的麻醉深度监测体系中。②这些改变对相关脑功能（特别是某些特殊人群如老年人、婴幼儿、伴有有神经精神疾病患者）的短期和长期影响及其机制。③这些改变是否与围术期神经精神系统并发症，如术后谵妄、术后认知功能障碍、术后睡眠障碍、术后情绪障碍和手术后慢性疼痛等相关。④不同个体之间这些改变是否存在差异，这些差异的临床意义和机制。

## 二、围术期疼痛医学基础研究实施中应关注的几个问题

### （一）研究范式及研究理念

#### 1. 研究范式

20 世纪以来，生命科学和医学的主要（主流）研究范式是"假设驱动"的研究范式，但应清楚认识以"大数据＋人工智能"的研究范式在近 10 年来得到迅猛发展，其重要性和优势也越来越突显，因此，未来较长一段时间该领域的研究应是这两种研究范式并存，并可能逐渐演变为"大数据＋人工智能"的研究范式成为主流。

"大数据＋人工智能"研究范式在围术期医学研究中具有广泛的应用前景和数据基础。从海量的患者围术期数据寻找共性规律，构建智能化的围术期相关疾病诊疗系统以指导和优化围术期管理，因此，建立围术期规范性、可共享、易于识别和抓取的数据库应是这一研究领域重要的基础性工作。

#### 2. 研究理念

(1) 从易感到非易感研究：围术期相关疾病基础研究往往关注为什么发病，发现治疗这些疾病的诊断和治疗的新靶点，进而研发可用于诊断的生物标志物或治疗疾病的新药物或方法。但对相同致病条件下，有些个体为什么不发病的机制研究重视不够。不发病的个体是机体对致病因素不是没有任何反应，而是这些个体主动地调动机体所有可用的保护性机制，以对抗致病因素给机体带来的危害，从而让机体不发病，这些保护性机制理论上应可应用于易感个体的防治。

(2) 从病理到生理研究：医学相关基础研究往往重视疾病病理性机制的研究。尽管人们对自身正常生理功能变化和调节已有较为完整的系统的认识，但很多教科书级别的经典理论往往是建立在所处年代的方法学基础上建立的。近半个世纪以来，生命科学和医学研究方法取得巨大进步，有必要使用这些新的方法进一步深入认识机体的生理性功能调节机制，以揭示尚未明晰或需加深了解的新机制。对这些新机制的认识将从新的角

度认识相关疾病的发展，以创新发展疾病诊疗新方法，例如意识、认知和情绪调控机制、生理性衰老机制、内源性非阿片依赖性中枢性镇痛机制等。

(3) 从治疗到预防研究：围术期相关疾病如术后认知功能障碍、手术后慢性疼痛等要把重点放在预防上。需要通过不同生物标志物以及临床数据联合应用以：①发现可预测个体对特定致病因素的易感性；②确定可反应特定治疗效果的患者因素；③建立预测不良治疗结果的基因和环境因素，如药物相关的不良反应、器官毒性和成瘾性等；④开发生物统计学方法，结合患者因素提高诊断准确性和优化防治方案。

(4) 从临床现象到临床问题再到科学问题：围术期基础研究的科学问题应着眼于影响手术患者转归的临床问题。优秀的临床医生应能从每天的临床实践中发现相关临床现象，从临床现象中梳理相关临床问题（某种临床现象会有不同临床问题），而不同的临床问题背后有不同的科学问题。举例来说，胸科手术患者的手术后疼痛的发生率高，这是一个易于发现的临床现象，这个临床现象背后至少有两个临床问题，一是为什么胸科手术后易于发生手术后慢性疼痛，二是为什么有些患者发生手术后慢性疼痛而有些不发生。这两个临床问题背后有不同的科学问题，前者的科学问题是急性疼痛慢性化机制，而后者是不同遗传背景或者临床因素下急性疼痛慢性化易感和非易感机制。

### （二）先进神经科学技术应用

进入 21 世纪以来，神经科学研究方法的突飞猛进使基础研究向着特异性、实时性、整体性和可视化的方向发展。这些先进的方法主要应用于神经细胞或目标分子标记与成像（如神经示踪、全脑成像和跨单突触标记技术）、神经细胞功能干预（如化学遗传学和光遗传学技术）和细微过程的可视化研究（如在体钙成像和神经递质成像技术）。这些神经科学研究方法为实时、准确地研究神经环路和神经环路相关生理病理性过程

提供了可能和保障。虽然这些方法在疼痛研究领域的应用起步较晚，但已经展现出极大的应用前景：①特异性标记是形态学和功能学研究的前提，神经示踪技术，特别是结合转基因动物使用的神经投射和细胞类型特异性的标记技术，使关于生理病理过程神经环路机制的研究越来越细致、深入。②使用基于投射和细胞类型特异性标记技术的 mRNA 测序和基因分析（Retro-TRAP 技术），为筛选围术期疼痛调控的细胞类型和投射特异性分子靶标提供了保障。③光遗传学和化学遗传学技术可以实时、准确、特异性干预某一类神经元或神经环路功能，同时观察清醒动物的行为改变。跨单突触标记技术，并使跨单突触病毒携带光遗传学或化学遗传学相关蛋白，进而实现多个核团间直接投射的标记和功能模拟。④突触是核团间联系的最基本单位，如何在自由活动动物直接观察突触水平的递质释放和突触作用的受体基础一直是神经科学领域的一个难题。在体光纤成像和神经递质探针技术的出现促进了这一难题的解决。

### （三）围术期疼痛动物模型及行为学监测

疼痛特别是慢性疼痛类型繁多、病因和临床表现极其复杂，加之医学伦理学等原因难以在人体深入研究疼痛的发生机制，因此，疼痛机制研究依赖于能客观反映疼痛各种临床症状的动物模型。疼痛动物模型是现代疼痛医学和神经科学研究中一个极为重要的实验方法和手段，有助于更方便、更有效地认识人类疼痛的发生、发展规律，为临床疼痛治疗和镇痛药物的研发提供新思路。

疼痛是包括性质、强度和程度各不相同的多种感觉的复合，并往往与自主神经系统、运动反应、心理和情绪反应交织在一起，它既不是简单地与躯体某一部分的变化有关，也不是由神经系统某个单一的传导束、神经核团或神经递质进行传递或整合的，所以很难将某种客观指标与疼痛直接联系起来。因而，我们只能根据模型动物对伤害性刺激的保护反应和保护性行为来推测它们的疼痛程度。疼痛研究中需要清晰区分伤害性感受（nociception）和疼痛（pain）之间的不同。前

者是指中枢神经系统对由于伤害性感受器的激活而引起的传入信息的加工、整合和反应，以提供组织损伤的信息，是感觉神经系统对伤害性或潜在伤害性刺激产生的反应。疼痛则是机体对伤害性刺激加工整合之后产生的包括感觉（sensory）、情感（emotional）、认知（cognitive）和社会行为（social）等在内多维度的反应和体验。为了能够对痛觉现象及其机制作深入细致的观察，必须建立动物的痛觉模型。由于痛觉是意识水平的主观感觉，无法确定动物是否具有痛觉，所以，只能通过观察其对伤害性刺激的伤害性行为反应来判断，如果这种伤害性刺激是可以回避的，疼痛模型实际上就是对伤害性感受阈值的测量，它是通过观察动物对伤害性温度和机械等刺激的逃避反应实现的。如果动物遇到无法逃避的伤害性刺激，就会引起它的情绪反应，发出嘶叫声，因而，在伤害性刺激下引起的嘶叫反应也可以作为伤害性感受阈的测量指标。

疼痛动物模型制备和痛觉行为检测应该注意的以下问题：①所有实验动物应置于饲养笼中自由饮水摄食，保持饲养室内安静，环境温度维持在（22±2）℃，12h/12h 昼夜节律（7:00—19:00 给予日光灯光照）。实验前所有动物应适应环境 1 周，每天轻轻抓取、握持实验动物 3～5min，以免应激引起的镇痛作用影响实验行为学测试结果。行为测试时保持测试环境安静；②如果需要测试动物痛行为变化的时间相（不同天），应保证每次测量在一天的同一段时间，以排除时钟节律对痛觉的影响；③如果需要使用雌性动物作为研究对象，要确定动物是否处于发情周期；④如果需要较长时间观察动物痛阈变化，动物应饲养在同一环境，避免中途改变饲养环境，避免长时间单笼或拥挤饲养动物（大鼠 4～6 只 / 笼，小鼠 6～8 只 / 笼）；⑤不同时间段测试要保证每次测试为同一测试者、同一台测试仪器、相同环境温度；⑥如果需要观察注射药物对痛阈的影响，药物要使用同一批次，每次新鲜配制（如果使用二甲基亚砜作为溶媒，其浓度应低于 1%，如果为中枢神经系统直接用药，其浓度应低于 0.1%）；⑦进行鞘内置管的动物，要在置管后至少 1 周的时间进行进一步的实验，以确保置管手术后动物恢复；⑧对动物实施各种有创操作都要在麻醉下进行；⑨任何一个疼痛模型都无法完全模型临床疼痛的病因、病理过程和临床表现，疼痛机制的研究中也很少发现只存在于某种疼痛模型的发病机制；⑩如果想验证不同病因引起的慢性疼痛共享相同的机制，需要使用不同的动物模型；⑪疼痛与精神系统疾病共患疾病（如抑郁、焦虑、双向情感障碍、自闭症等）的研究尚缺乏公认的符合临床病因的动物模型，简单地将疼痛模型上复合使用精神系统疾病模型，其结果的解释需要非常谨慎；⑫疼痛与神经系统疾病共患疾病（如帕金森病、阿尔茨海默病、卒中等）的研究，可以在神经系统疾病模型上直接观察疼痛或伤害性反应变化，其研究时程需要和相关神经系统疾病的发展相吻合。

（曹君利　张咏梅）

## 参考文献

[1] WOOLF C J. Capturing Novel non-opioid pain targets[J]. *Biol Psychiatry*, 2020, 87(1): 74–81.

[2] TRACEY I, WOOLF C J, ANDREWS N A. Composite pain biomarker signatures for objective assessment and effective treatment[J]. *Neuron*, 2019, 101(5): 783–800.

[3] GLARE P, AUBREY K R, MYLES P S. Transition from acute to chronic pain after surgery[J]. *Lancet*, 2019, 393(10180): 1537–1546.

[4] PRICE T J, BASBAUM A I, BRESNAHAN J, et al. Transition to chronic pain: opportunities for novel therapeutics[J]. *Nat Review Neuroscience*, 2018, 19(7): 383–384.

[5] DANTZER R. Neuroimmune interactions: from the brain to the immune system and vice versa[J]. *Physiological Review*, 2018, 98(1): 477–504.

[6] KUNER R, KUNER T. Cellular circuits in the brain and their modulation in acute and chronic pain[J]. *Physiol Rev*, 2021, 101(1): 213–258.

# 第 37 章　临床研究的选题与方向

一直以来，关于医生应该如何对待临床和科研工作的话题始终备受关注。面对繁重的临床工作，很多临床医生认为临床与科研不可兼得。其实两者并不矛盾，甚至是相辅相成的，且从医院的诊疗服务和医疗质量来看，科研和临床也是分不开的，医院医疗水平的高低和其科研能力的强弱亦是相一致的。临床医生只要对临床工作不断反思、不断发现尚未有合理解释的临床问题，就可能让这些问题成为有价值的临床课题。临床医生也不要把临床科研复杂化，对现有的临床诊疗工作所存在的不足或缺陷进行部分改进或完善，或许就是一项有意义的研究课题。因此，只要善于观察、发现和思考，就可以把琐碎繁重的临床工作转化为临床研究的素材。下面介绍在临床实践中如何将临床工作与临床科研有机结合，以开展病例报告、横断面研究、病例对照研究、队列研究、非随机对照实验以及随机对照试验等一系列有临床价值的研究，最终做到临床和科研两者兼顾。

## 一、如何进行临床研究的选题和确立研究思路

对于一线的临床医务工作者而言，最便捷的选题方式就是在临床实践中发现问题。然而临床医生常常忽略了自己身边最宝贵的资源，即临床病例。我国的人口基数大，大部分医院也并不缺少病例资料，但是由于医生缺乏对临床科研的敏感性，对临床数据和资料的收集和发掘做得并不好，很多非常好的病例资料在不经意间中都丢失了。那么如何才能提高临床医生对临床科研的敏感性呢？这需要临床医生对自己的工作进行不断地反思，发现临床上那些尚未有合理解释的问题，

然后深入思考，查阅文献获取目前已知的国内外的相关研究证据，对这些研究结果进行评估，从而进一步探索那些未知的领域，从这个角度说，每一个临床问题都可能开启一项有意义的临床研究。

## 二、临床研究的分类

如图 37-1 所示，临床研究可以分为原始研究和二次研究两大类。

### （一）原始研究

原始研究是指通过直接对患者进行单个有关病因、诊断、预防、治疗和预后等研究后所获得的第一手数据后，进行统计学处理、分析、总结后得出的结论。原始研究根据有无干预因素分为观察性研究和实验性研究。

#### 1. 观察性研究

观察性研究是指研究过程中不存在人为措施干预的研究。观察性研究根据是否存在对照组又分为描述性研究和分析性研究。

(1) 描述性研究：描述性研究没有设置对照组，其研究形式主要包括病例报告（case report）、病例系列研究（case series）和描述性横断面研究（cross-sectional study）。

①病例报告：病例报告是医学论文的一种常见体裁，通过对一两个生动的病例进行记录和描述，试图在疾病的表现、机制以及诊断治疗等方面提供第一手感性资料的医学报告。

如 Gordon 等发表于 *The Journal of Pain* 上的对阿片类药物耐受个体的围术期疼痛管理以及 Kim 等发表于 *Journal of Clinical Anesthesia* 上的利用腘动脉与膝关节后囊间隙阻滞减少膝关节炎患者的慢性疼痛，以上两项研究分别描述了如标题

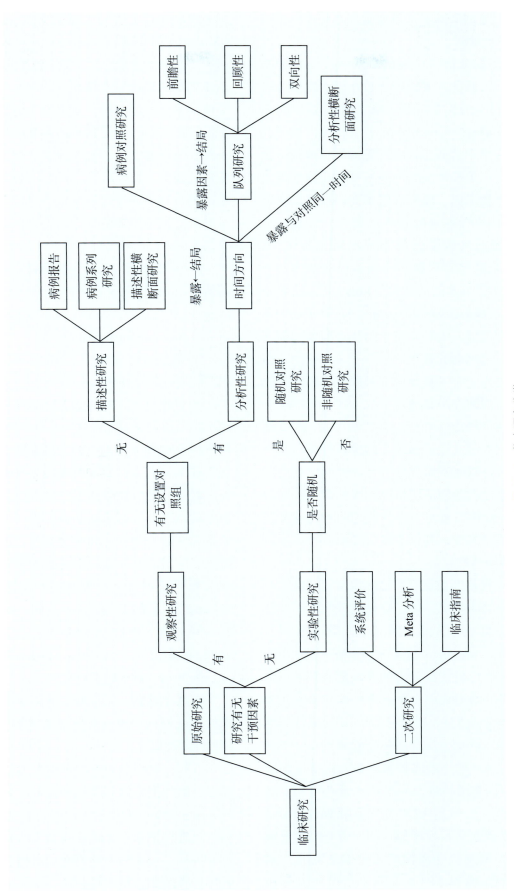

▲ 图 37-1　临床研究分类

所述的单个病例的围术期疼痛管理，是经典的病例报告的表现形式。

②病例系列研究：病例系列研究通常是描述一群相同诊断的患者或经历过相同治疗的患者的某一段时间的医学经历。如 Melvin 等发表于 *Canadian Journal of Anesthesia* 上的研究，该研究是基于脊柱手术后通常伴有严重的术后疼痛，是引起并发症、延长住院时间和过度使用阿片类药物的一个重要原因，而竖脊肌平面阻滞可以麻醉支配椎旁肌和脊椎骨的脊神经背支。因此，该研究团队通过 6 例腰骶部手术患者进行 $T_{10}$ 或 $T_{12}$ 平面的双侧竖脊肌阻滞作为多模式镇痛的一部分，实现了围术期的镇痛。Rotstein 等发表于 *International Journal of Colorectal Disease* 的研究亦与上述研究类似，该研究基于阿片类药物在腹部手术后围术期疼痛的管理中发挥了关键作用，但阿片类药物亦具有不良反应和局限性的特点，提出了一种新的阿片类镇痛的替代方法，即通过直肌鞘置管注射局部麻醉药，将其作为 ERAS 方案的一部分。该研究通过描述 3 例患者行腹腔镜下结直肠术后经双侧直肌鞘导管行局部麻醉后的疼痛评分、阿片类药物使用情况和腹部对尖锐刺激的敏感性，最终发现患者在住院期间对阿片类药物的需求明显减少，其中 2 名患者术后不需要使用阿片类镇痛药物。

③描述性横断面研究：描述横断面研究主要描述人群的健康状况，仅仅是描述性的，不涉及影响因素与健康状况的关联情况。如 Knoetze 等发表于 *Pediatric Anesthesia* 的研究，该研究是基于中度至重度术后疼痛使高收入国家儿童的手术复杂化，陪护者的情境焦虑和焦虑障碍也会影响儿童的围术期体验的背景，通过招募 76 例接受选择性门诊扁桃体切除术或腺扁桃体切除术的 4—12 岁的儿童，对患儿的主要陪护者在患儿接受手术前完成了有效的焦虑测量（Beck 焦虑量表和 Kessler 心理忧郁量表），术后 4h 对患儿采用 Wong-Baker 面部表情量表测量术后疼痛。这项研究最终发现在中低收入国家接受择期门诊手术的儿童，术前陪护者的焦虑程度与患儿的术后疼痛显著相关（中度强度相关）。与上述研究有所不同的是，Cavalcanti 等发表于 *Frontiers in Pharmacology* 的研究主要描述了硫酸镁在巴西麻醉中的应用概况。围术期使用硫酸镁有镇痛、抑制儿茶酚胺释放和预防血管痉挛等益处，该研究为前瞻性描述性横断面研究，9869 例巴西麻醉师和受训人员收到了一份在线问卷，问卷主要涉及麻醉过程中使用硫酸镁的频率、临床效果、不良事件以及使用剂量。最终通过对问卷反馈的结果分析得到结论硫酸镁是麻醉实践中重要的辅助药物，在推荐剂量下使用具有多种临床效果，不良事件发生率低。

(2) 分析性研究：分析性研究设置对照组，其研究形式主要包括病例对照研究（case-control study）、队列研究（cohort study）和分析性横断面研究（cross-sectional study）。

①病例对照研究：病例对照研究是一种具有对照的调查研究方法，选定病例组（患有该病的患者）和对照组（正常或未患该病的人群）的，分别调查两组过去有无暴露于某种危险因素的历史，而该因素被疑为和该病的发生有联系；或调查是否存在某种因素，而该因素疑为与疾病的某项特征有联系。然后比较两组的暴露情况或具有某种因素的情况，从而验证某种因素与疾病是否存在联系以及联系的性质和强度如何，进而为病因学研究、防治研究和预后研究提供重要信息，但病例对照研究的结果不能确切论证因果联系。如 Reisener 等发表于 *European Spine Journal* 上的研究（例 37-1）和 Oh 等发表于 *Regional Anesthesia and Pain Medicine* 上的研究（例 37-2）。

**例 37-1　病例对照研究**

标题：腹横平面阻滞与前路或侧路腰椎融合术后住院时间、疼痛和阿片类药物消耗的关系：一项回顾性研究。

目的：前路和侧路腰椎融合术与显著的术后疼痛、阿片类药物的使用和住院时间有关。在其他手术亚型中，腹横肌平面阻滞可改善这些结果，但其对脊柱手术的作用仍不清楚。作者对 250 例患者进行了一项回顾性研究，以描述腹横肌平面阻滞与前路和侧路腰椎融合术后预后之间的关系。

方法：将 129 例接受前路和侧路腰椎融合术以及腹横肌平面阻滞的患者与 121 例未接受前路和侧路腰椎融合术的患者的电子病历进行比较。所有患者均接受标准化的围术期镇痛。采用双变量和多变量回归分析比较手术因素、住院时间、阿片类药物消耗、阿片类药物相关副作用和疼痛评分等的差异。

结果：在双因素分析中，腹横肌平面阻滞阻断与在麻醉恢复室停留时间显著缩短、术后恶心 / 呕吐减少和阿片类药物消耗减少相关。在多因素分析中，腹横肌平面阻滞阻断与住院时间显著缩短相关（$P=0.021$）。术前阿片类药物使用是麻醉恢复室中较高概率的阿片类药物使用、术后 24h 阿片类药物使用和较长住院时间的强预测因素。没有发现两组之间在任何时间的疼痛评分有显著差异。

结论：腹横肌平面阻滞可能是一种有效的疼痛管理和阿片类药物减少策略，并改善前路和侧路腰椎融合术后的预后。

### 例 37-2 病例对照研究

标题：全膝关节置换术后围术期他汀类药物使用与术后疼痛的关系。

背景和目的：当前数据不足以确定围术期使用他汀类药物是否会增加或减少术后疼痛。该研究旨在探讨围术期他汀类药物的使用与脊柱麻醉下全膝关节置换术后疼痛之间的关系。

方法：这是一项基于 2005 年 1 月至 2017 年 10 月某三级医院病历的回顾性观察研究。分析了住院期间在脊柱麻醉下行择期全膝关节置换术患者的病历资料。比较了术后 3 天内服用他汀类药物的患者与未服用他汀类药物的患者的疼痛结果。

结果：共有 1088 例匹配的参与者被纳入最终分析（544 例患者在他汀组和 544 例患者在非他汀组）。他汀类药物组术后 3 天消耗的吗啡总量高于非他汀组［均数（标准差）］，他汀组 525.4（119.7）mg vs. 非他汀组：495.3（115.3）mg（$P<0.001$）。线性回归分析显示，与非他汀组相比，他汀组术后 3 天消耗的吗啡总量增加了 30.14mg（$P<0.001$）。

结论：围术期使用他汀类药物与脊柱麻醉下全膝关节置换术后阿片类药物消耗量显著增加相关，然而这种增加的临床重要性仍然存在争议。

②队列研究：队列研究是将一组研究对象（队列）按是否暴露于某种研究因素分为暴露组与非暴露组（对照组），随访观察适当长的时间，比较两组之间所研究疾病（或事件）的发病率（或发生率）或死亡率差异，从而判断这些暴露因素与疾病之间的相关性及强度的一种观察性研究方法。队列研究是明确疾病发病率及其自然史的最佳方法，可以以现在为观察起点随访至将来某个时间点（即前瞻性队列研究），也可在过去的一个时间段里面确定一个队列，观察到现在为止（及回顾性队列研究），还可以双向收集资料，用于暴露因素作用后可能会既有短期效应又有长期效应的研究（即双向性队列研究）。

• 回顾性队列研究（retrospective cohort study）：回顾性队列研究的设计与前瞻性队列设计区别在于，其队列的募集、基线测量以及随访均发生在过去。这种类型的研究通常仅在因其他研究目的而纳入队列的研究对象具有足够的预测变量的数据的情况下才具有可行性，如 Barry 等发表于 *British Journal of Anaesthesia* 的研究所示（例 37-3）。

### 例 37-3 回顾性队列研究

标题：门诊手术外周神经阻滞后反跳痛的相关因素。

背景：反跳痛是周围神经阻滞消退后一种常见的但尚未得到充分认识的急性加重的严重疼痛，通常在阻滞后 24h 内表现出来。这项回顾性队列研究调查了接受周围神经阻滞门诊手术的患者反跳痛的发生率和相关因素。

方法：纳入 2017 年 3 月至 2019 年 2 月接受术前周围神经阻滞的门诊手术患者。反跳痛定义为在神经阻滞 24h 内从疼痛控制良好（数字分级评分法评分 ≤3 分）过渡到严重疼痛（数字分级评分法评分 ≥7 分）。通过单变量、多变量和机器学习方法分析患者、手术和麻醉因素与反跳痛的相关性。

结果：972 例纳入患者中，482 例（49.6%）出现了符合定义的反跳痛。多变量分析显示，与反跳痛独立相关的因素为低龄［优势比（odds ratio，OR）0.98，95% 置信区间（confidence level，CI）0.97～0.99］，女性（OR=1.52，95%CI 1.15～2.02），涉及骨骼的手术（OR=1.82，95%CI 1.38～2.40］），以及围术期未静脉注射地塞米松（OR=1.78，95%CI 1.12～2.83）。尽管反跳痛的发生率很高，但患者满意度（83.2%）和恢复日常活动（96.5%）的比例也很高。

结论：近一半患者出现反跳痛，并与年龄、女性性别、骨手术和术中未静脉注射地塞米松独立相关。

• 前瞻性队列研究（prospective cohort study）：在前瞻性队列研究中，调查者在研究开始时选择一组研究对象样本，同时测量每个研究对象的某些可预测结局发生的特征变量，随后随访一段时间定期测量结局指标，如 Khan 等发表于 *Anesthesiology* 的研究（例 37-4）。

**例 37-4　前瞻性队列研究**

标题：非心脏手术后持续性切口疼痛：一项国际前瞻性队列研究。

背景：该研究的目的是确定持续性切口疼痛的发生率、特征、影响和危险因素。假设患者的人口统计和围术期干预与持续性疼痛有关。

方法：对 2012—2014 年的一项国际前瞻性队列研究进行二次分析。本研究纳入了 45 岁及以上的非心脏手术患者。收集围术期和术后 1 年的数据以评估持续切口疼痛的发展（术后 1 年切口周围疼痛）。

结果：在 14 831 例患者中，495 例（3.3%；95%CI 3.1～3.6）报告 1 年持续切口疼痛，平均疼痛强度为 2.5～3.6～（数字分级评分法评分），其中 35% 和 14% 报告中度和重度疼痛强度。超过一半的持续性疼痛患者需要镇痛药物，85% 的患者日常活动受到干扰（上述比例中分母为 495）。持续性疼痛的危险因素包括女性（$P=0.007$）、亚裔（$P=0.001$）、骨折手术（$P=0.001$）、慢性疼痛史（$P=0.001$）、冠状动脉疾病（$p=0.001$）、吸烟史（$P=0.048$）、术后自控镇痛（$P=0.001$）、术后持续神经阻滞（$P=0.010$）、术后 24h 内胰岛素使用

（$P=0.001$），手术当天不给 NSAID（$P=0.029$）或 COX-2 抑制药（$P=0.001$）。老年（$P=0.001$）、内镜手术（$P=0.005$）和南亚裔（$P=0.001$）、美洲原住民 / 澳大利亚人（$P=0.004$）、拉丁裔 / 西班牙裔（$P=0.001$）与较低的持续性疼痛风险相关。

结论：持续性切口疼痛是非心脏手术的常见并发症，成人的发生率约为 1/3。它导致严重的发病率，干扰日常生活，并与持续服用镇痛药有关。某些人口、种族和围术期操作与持续性疼痛的风险增加有关。

• 双向性队列研究（ambispective cohort study）：双向性队列研究是在一个队列研究中先进行回顾性队列研究，然后再进行一段时间的前瞻性队列研究，同时具备上述两种方法的特点，在一定程度上弥补了两者的不足，如 Mehr 等发表于 *Female pelvic medicine & reconstructive surgery* 的研究（例 37-5）。

**例 37-5　双向性队列研究**

标题：快速康复策略对盆腔器官脱垂手术中阿片类药物使用的影响。

目的：该研究的主要目的是比较实施快速康复策略（ERP）前后接受盆腔器官脱垂手术的患者阿片类药物的总使用情况。

方法：这项双向性队列研究的参与者包括一个"ERP 前"的回顾性队列和一个"ERP"队列，该队列是在 2019 年 1 月 ERP 全面实施后前瞻性纳入的患者。从电子病历中收集人口统计学和临床数据。人口统计变量采用描述性统计。使用吗啡毫克当量（MME）计算了每个参与者的总阿片类药物使用量，并使用独立样本 $t$ 检验比较各队列之间的差异。

结果：该研究的参与者（$n=65$）在队列间相似，年龄的均数（标准差）为 62.4（9.7）岁，体重指数为 28.9（4.8），中位胎数为 3（四分位差范围，2～4）。用 Charlson 共病指数评估的共病条件也相似，均数（标准差）为 2（2.9）。子宫切除术和根尖手术在两组间无差异。实施 ERP 后，术中术后 MME 均数（标准差）显著下降［59.4（31.6）vs. 36.9（20.5），$P<0.01$］。出院时开出的总 MME

也减少了［392.3（88.4）vs. 94.6（61.3），P<0.01］。总麻醉时间和手术时间相似，但平均总入院时间减少［27.3（10.8）h vs. 18（8.6）h，P<0.01］。30 天内的通话次数从平均 1（1.0）次增加到平均 2.2（1.9）次（P<0.01），而门诊就诊和 30 天再入院次数没有差异。

结论：在医疗中心接受盆腔顶端器官脱垂手术的女性，在实施 ERP 后使用的阿片类药物明显减少，而术后疼痛评分没有变化。

③分析性横断面研究：在横断面研究中，研究者在某一时点或短时间内调查和收集某个特定人群中疾病的健康状况，以及其与某些因素的相关关系。相比较于描述性横断面研究，分析性横断面研究所获取的切面不仅可以用来描述患病率，还可以用来探索某种疾病的危险因素，如 Dunn 等发表于 *Anesthesia and Analgesia* 的研究所示（例37–6）。

**例 37–6　分析性横断面研究**

标题：脊柱大手术后慢性术后阿片类药物使用的发生率和危险因素——一项纵向结局的横断面研究

背景：慢性阿片类药物使用是一个严重的公共卫生问题。手术是发展为慢性阿片类药物使用的一个风险因素。接受大型脊柱外科手术的患者术前经常被给予阿片类药物，术后可能有慢性使用阿片类药物的风险。该研究的目的是调查大型脊柱手术后与慢性阿片类药物使用相关的发病率和围术期的危险因素。

方法：回顾性分析 2011 年 3 月至 2016 年 2 月在弗吉尼亚大学接受择期大脊柱手术的患者记录。主要结局是术后 12 个月的阿片类药物的长期使用。收集人口统计数据、并发症、术前疼痛评分和药物使用情况包括每日吗啡当量（ME）剂量、术中利多卡因和氯胺酮使用情况、失血量、术后疼痛评分和药物使用情况以及术后阿片类药物使用情况。Logistic 回归模型用于检验与慢性阿片类药物使用相关的因素。

结果：1477 例患者记录中，412 例（27.9%）患者未使用阿片类药物，1065 例（72.3%）患者术前使用阿片类药物。1325 例患者的阿片类药物数据可用，而 152 例患者在 12 个月的随访中丢失并被排除。在 958 名术前阿片类药物使用者中，498 名（52.0%）在 12 个月内保持慢性使用。术前至术后 12 个月阿片类药物剂量（mg ME）下降，平均差异为 –14.7mg ME（标准差为 1.57；95%CI –17.8～–11.7）。在 367 例既往未使用阿片类药物的患者中，有 67 例（18.3%）成为慢性阿片类药物使用者。

使用 Logistic 回归模型检验与慢性阿片类药物使用相关的因素。在 12 个月内，术前阿片类药物使用者成为慢性阿片类药物使用者的可能性是初次使用阿片类药物患者的近 4 倍（OR=3.95；95%CI 2.51～6.33；P<0.001）。平均术后疼痛评分（0～10）与慢性阿片类药物使用的概率增加相关（疼痛评分增加 1 个单位，OR=1.25，95%CI 1.13～1.38；P<0.001）。静脉使用氯胺酮或利多卡因与 12 个月的慢性阿片类药物使用无关。

结论：超过 70% 的脊柱外科患者术前使用阿片类药物。术前阿片类药物使用和术后较高的疼痛评分与 12 个月的长期阿片类药物使用相关。氯胺酮和利多卡因的使用并没有降低慢性阿片类药物使用的风险。对患者进行这些因素的监测，可以识别出慢性阿片类药物使用风险最高的人群，并针对他们采取干预和减少策略。

**2. 实验性研究**

实验性研究又称干预性研究，是实验者通过认为设定某些干预因素，观察这些干预因素的改变所导致的结果，因而实验性研究是前瞻性研究。实验性研究的核心包括三大要素：对象、干预、结局；五大原则为对照、重复、随机、均衡、盲法。分为非随机对照研究（non-randomized controlled trail，nRCT）和随机对照研究（randomized controlled trail，RCT），其中随机对照研究是临床研究的金标准。非随机对照研究和随机对照研究的区别在于分组设置是否随机，非随机对照研究的分组夹杂了人为因素，因而相对于随机对照研究来说，结果存在偏倚，进而使结果的客观性下降。

(1) 随机对照研究：随机对照研究是一种对医疗卫生服务中的某种疗法或药物的效果进行检测的手段，特别常用于医学、生物学、农学。随机对照试验的基本方法是，将研究对象随机分组，对不同组实施不同的干预，以对照比较效果的不同。具有能够最大限度地避免临床试验设计、实施中可能出现的各种偏倚，平衡混杂因素，提高统计学检验的有效性等诸多优点，被公认为是评价干预措施的金标准。如 Hailstorks 等发表于 *American Journal of Obstetrics and Gynecology* 的研究，如例 37-7 所示。

### 例 37-7 随机对照研究

标题：加巴喷丁作为宫颈旁阻滞辅助治疗孕早期吸宫术的围术期疼痛———一项随机对照试验

背景：吸宫术期间的疼痛管理方法各不相同，包括局部麻醉、口服镇痛、适度镇静、深度镇静或多种方法的结合。对于局部麻醉方法，目前仍然不能很好地控制疼痛。加巴喷丁作为疼痛管理的辅助药物在妇科手术中已被证明是有益的，该研究评估加巴喷丁在局部麻醉下对早期妊娠流产或使用吸宫术的自发性流产的围术期疼痛的影响。该研究推测加巴喷丁合并局部麻醉可以减少围术期和术后由于吸宫术引起的疼痛。不良反应包括加巴喷丁耐受性和术后疼痛、恶心、呕吐和焦虑。

研究设计：在门诊手术中心进行了一项随机双盲安慰剂对照试验，在术前 1~2h 内给药加巴喷丁 600mg，受试者接受早期妊娠吸宫术，采用宫颈旁阻滞。有 111 名受试者被随机分配。主要结果是吸宫术时疼痛，用 100mm VAS 测量。次要结果包括其他围术期时间点的疼痛。为了评估疼痛测量的变化，建立了一个混合效应模型，其中治疗组（加巴喷丁 vs. 对照组）作为受试者之间的因素，时间点作为受试者内的因素再加上相互作用项。由于疼痛评分呈非正态分布，利用 Mann-Whitney U 检验计算二次结果的曲线下面积。

结果：111 例随机化研究中，以黑种人或非洲裔美国人居多（69.4%），平均年龄 26 岁（5.5 岁），平均胎龄 61.3 天（标准差 14.10 天）。刮宫术时的平均疼痛评分是 66.77（加巴喷丁）vs. 71.06（安慰剂），平均差异为 −3.38（$P$=0.51）。术前、术中疼痛评分均无明显变化。接受加巴喷丁治疗的受试者在术后 10min［（−13.0 ± −5.0；$P$=0.01）］和术后 30min（−10.8 ± −5.1；$P$=0.03）的疼痛水平显著降低。术前和术后恶心评分和呕吐发生率的中位数在两组之间没有差异。同样，在手术前后，各组之间的焦虑得分也没有差异。在手术后的 10min 和 30min，大多数参与者没有不良反应或轻微不良反应，这在两组之间没有差异。

结论：术前使用加巴喷丁不能减轻吸宫术时疼痛，但可以减少术后疼痛。

(2) 非随机对照研究：非随机对照试验是指未按随机化原则将研究对象分组，由研究者确定研究对象的分组或按不同地点加以分组，一组作为试验组，另一组作为对照组。经过不同干预措施后比较两组的研究结果。非随机对照试验是前瞻性研究，常用于比较临床不同干预措施的效果。该试验在研究对象的分组分配上，由于人为的因素，易造成试验组和对照组两组在试验前即处于不同的基线状态，缺乏可比性。在研究过程中难以盲法评价试验结果，使得许多已知 / 未知的偏倚影响测量结果的真实性。

非随机对照试验研究结果的论证强度虽远不及随机对照试验，但在尚无随机对照试验结果或不能进行随机对照试验时是可取的，但在分析和评价研究结果的价值及意义时，应持审慎的科学态度。如 Wall 等发表于 *Phlebology* 的研究（例 37-8）。

### 例 37-8 非随机对照研究

标题：静脉曲张手术局部麻醉和全身麻醉的比较：一项前瞻性非随机对照实验。

目的：比较局部麻醉（LA）和全身麻醉（GA）下原发性静脉曲张手术（股隐或腘隐结扎 / 切除）的可接受性和预后。

方法：对 2004 年 4 月至 2006 年 3 月间治疗的患者进行非随机对照试验。在完全知情同意后，患者被要求选择他们首选的麻醉形式（LA 或 GA）。记录术前疾病状况和并发症。采用包括 Aberdeen 静脉曲张症状严重程度评分（the Aberdeen varicose vein symptom severity score，AVVSS）在内的患者评分系统评估围术期和术后 6 周和 6 个月的结果。

结果：72 例［LA 46 例（62%），GA 26 例（38%）］患者参与；中位（范围）年龄分别为 48（21—74）岁和 36（21—59）岁（$P=0.0164$）。所有手术均为日间手术。LA 和 GA 术后 12h 的中位疼痛评分没有差异（4 vs. 4；$P=0.48$）和 4 天（5 vs. 6；$P=0.44$）。LA 组和 GA 组在 6 周和 6 个月时 AVVSS 的中位改善分别为 5.7 vs. 6.1（$P=0.875$）和 6.5 vs. 8.3（$P=0.131$）。患者的总体满意度在 6 周时没有显示任何组间差异。

结论：在 LA 下手术治疗原发性静脉曲张是安全的，其预后与自行选择 GA 患者相当。

### （二）二次研究

二次研究是指利用各类资源尽可能全面地收集某一问题的全部原始研究证据，随后进行全面评价、整合处理以及分析总结后所得出的综合结论，是对多个原始研究证据再加工后得到的更高层次的证据，包括系统评价、Meta 分析和临床指南等多种研究类型。

系统评价是一种文献综合评价临床研究方法，是针对某一具体的临床研究问题，系统全面地收集全世界所有已发表或未发表的与研究问题相关的文献，采用临床流行病学严格评价文献的原则和方法，筛选出符合质量标准的文献，进行定性或定量合成，从而得出综合可靠的结论。同时随着新的临床研究的出现，及时更新，随时为临床实践和卫生决策提供尽可能接近真实的科学证据，是重要的临床决策的依据。因为系统评价综合了所有的试验，也就增大了样本量，减少了各种偏倚和随机误差，增强了检验效能，得出的结论也就更为真实可靠。

Meta 分析是指通过查找文献收集了某一特定研究问题相关的多个研究，并综合汇总这些研究结果并进行定量分析的统计方法。有时系统评价与 Meta 分析交叉使用，当系统评价采用了定量合成的方法对资料进行统计分析时即称为 Meta 分析。因此，系统评价可以采用 Meta 分析（定量系统评价），也可以不采用 Meta 分析（定性系统评价）。如 Busse 等发表于 *JAMA* 的研究，就利用系统评价和 meta 分析研究了慢性非癌性疼痛患者使用阿片类药物的影响。

临床实践指南则是针对特定的临床情况，收集、综合和概括各级临床研究证据，系统制订出帮助医师做出恰当处理的指导意见。一般由卫生行政主管部门组织制定和监督执行。在临床实践中，遇到一个需要解决的问题时，能找到质量较高的指南非常有用。如 Kelley-Quon 等发表于 *JAMA Surgery* 上的儿童和青少年手术后阿片类药物处方指南。

### 三、结语

万事开头难，选好题目是开展研究的关键所在，最好的选题当属于临床实践所需要或者尚未解决的问题。因此作为一名临床医生，在临床工作应该要保持一颗好奇心，善于发现临床工作中的难点和疑点，不要轻易放弃这些难点和疑点，因为这些都可能是科研思路的来源。临床研究也不一定要一味地追求复杂深奥的研究内容，要根据自身的实际情况，避免出现课题设计的天花乱坠，却无法实施。临床研究也应该勇于质疑和挑战现成的结论，不要迷信权威，要具有批判性思考的精神，尊重研究结果，用数据说话。

（陈向东　钱　昊　徐尤年　张诗海）

## 参考文献

[1] GORDON D, INTURRISI C E, GREENSMITH J E, et al. Perioperative pain management in the opioid-tolerant individual[J].

*Journal of Pain*, 2008, 9(5): 383–387.

[2] KIM J, LEE K, KIM Y, et al. Using the IPACK block to reduce

chronic pain in a patient with knee osteoarthritis: a case report[J]. *Journal of Clinical Anesthesia*, 2021, 74(July): 110476.

[3] MELVIN J P, SCHROT R J, CHU G M, et al. Low thoracic erector spinae plane block for perioperative analgesia in lumbosacral spine surgery: a case series[J]. *Canadian Journal of Anesthesia*, 2018, 65(9): 1057–1065.

[4] ROTSTEIN D, PARK C, KHAITOV S, et al. Rectus sheath catheters-–a novel approach to perioperative analgesia for colorectal surgery in an enhanced recovery after surgery (ERAS) protocol: a case series[J]. *International Journal of Colorectal Disease*, 2019, 34(7): 1345–1348.

[5] KNOETZE R, LACHMAN A, MOXLEY K, et al. Caregiver anxiety and the association with acute postoperative pain in children undergoing elective ambulatory surgery in a lower-middle-income country setting[J]. *Paediatric Anaesthesia*, 2020, 30(9): 990–997.

[6] CAVALCANTI I L, DE LIMA F L T, DA SILVA M J S, et al. Use profile of magnesium sulfate in anesthesia in brazil[J]. *Frontiers in Pharmacology*, 2019, 10: 1–8.

[7] REISENER M J, HUGHES A P, OKANO I, et al. The association of transversus abdominis plane block with length of stay, pain and opioid consumption after anterior or lateral lumbar fusion: a retrospective study[J]. *European Spine Journal*, 2021, 30(12): 3738–3745.

[8] OH T K, CHANG C B, SHIN H J, et al. Association between perioperative statin use and postoperative pain after total knee arthroplasty[J]. *Regional Anesthesia and Pain Medicine*, 2019, 44(2): 221–226.

[9] Barry G S, Bailey J G, Sardinha J, et al. Factors associated with rebound pain after peripheral nerve block for ambulatory surgery[J].

*British Journal of Anaesthesia*, 2021, 126(4): 862–871.

[10] KHAN J S, SESSLER D I, CHAN M T V, et al. Persistent incisional pain after noncardiac surgery: an international prospective cohort study[J]. *Anesthesiology*, 2021, 135(4): 711–723.

[11] MEHR A A, ELMER-LYON C, MAETZOLD E, et al. Effect of enhanced recovery protocol on opioid use in pelvic organ prolapse surgery[J]. *Female Pelvic Med Reconstr Surg*, 2021, 27(12): e705–e709.

[12] DUNN L K, YERRA S, FANG S, et al. Incidence and risk factors for chronic postoperative opioid use after major spine surgery: a cross-sectional study with longitudinal outcome.[J]. *Anesthesia and Analgesia*, 2018, 127(1): 247–254.

[13] HAILSTORKS T P, CORDES S M D, CWIAK C A, et al. Gabapentin as an adjunct to paracervical block for perioperative pain management for first-trimester uterine aspiration: a randomized controlled trial[J]. *American Journal of Obstetrics and Gynecology*, 2020, 223(6): 884.e1–884.e10.

[14] WALL M L, DEALEY C, DAVIES R S M, et al. Local versus general anaesthesia for varicose veins surgery: a prospective non-randomized controlled trial[J]. *Phlebology*, 2009, 24(2): 61–66.

[15] BUSSE J W, WANG L, KAMALELDIN M, et al. Opioids for chronic noncancer pain: a systematic review and meta-analysis[J]. *JAMA*, 2018, 320(23): 2448–2460.

[16] KELLEY-QUON L I, KIRKPATRICK M G, RICCA R L, et al. Guidelines for opioid prescribing in children and adolescents after surgery: an expert panel opinion.[J]. *JAMA Surgery*, 2021, 156(1): 76–90.

# 第38章 临床研究的实施

医学研究依据分类标准可分为不同类型。例如，根据研究目的可以分为验证性研究与探索性研究；根据研究形式可以分为观察性研究与试验性研究；根据研究时限可以分为前瞻性研究、横断面研究与回顾性研究；根据研究对象，着重强调以患者为基础的临床研究。临床研究是对人体健康和疾病的病因、诊断治疗、预后和预防的研究，直接影响患者的健康。它使用临床试验和流行病学方法来综合论证，评估诊断、治疗和预防措施，并治疗疾病。它还用于研究和测试新的医疗设备、医疗程序，以及诊断测试。临床研究描述了科学调查的许多不同元素，并有助于将基础研究转化为临床相关信息，最终改善患者生活质量。临床研究的主要组成部分包括流行病学、统计学和临床试验。现代流行病学强调统计学、计算机科学、遗传学、基因组学和生物信息学。临床流行病学可以为临床医生提供信息，从而做出最符合患者利益的决策。这些信息来自科学、循证的临床研究和系统的数据驱动分析。为了解释数据，并批判性地评估这些临床试验，了解临床试验的基本原则、流行病学和统计学是必不可少的。临床试验是循证医学、医学指南制订或卫生政策决策的基础，每天有 5000 多项新研究发表在电子数据库中。因此，研究的数量和获得的信息是巨大的。无论是医生、研究人员还是科学家，都需要了解临床研究的基础知识，以推进医学知识并最终改善患者结局。

## 一、开展一项研究

开展一项完整临床研究大体包括以下内容：计划并设计一项临床研究方案、实施研究、数据收集、数据分析、提交结果、发表论文（图 38-1）。

每个流程都融会大量工作和付出。

良好的研究设计，是高质量临床研究的前提。研究计划始于研究人员的想法。在开展研究之前有一个深思熟虑的研究计划非常重要。相反，不完善的研究计划会导致大量的系统错误，从而导致研究的内部效度和外部效度降低。如果研究设计不够完善，在试验开展之后往往无法事后纠正。因此，在开展研究之前，与不同的专家讨论研究

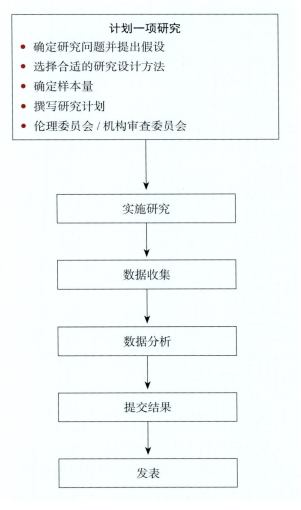

▲ 图 38-1 开展研究总流程

计划尤为重要，一份好的研究计划往往在定稿前进行多次修改。

## 二、撰写研究计划书

撰写研究计划的目的是展示研究人员的能力和理想，以及一个良好的实施计划。研究计划必须解决以下几个问题：主要标题；主要的研究问题（我想研究什么，怎样完成）；研究背景（为什么这个问题很重要）；简要的背景文献综述（其他人是否实施过类似的研究）；研究方法（如何实施这项研究）；研究进度时间表（这项研究从开始到结束的时间）。

## 三、研究问题

研究问题是研究设计中最重要的部分。提出一个合理的研究问题需要具备广泛的课题知识并熟悉当前的研究趋势。研究者应对该特定主题进行文献和数据库检索，并寻求专家的咨询和指导。研究问题应该足够具体和详细，简洁而全面，具有一定原创性和创新性。主要结果测量是指研究人员衡量治疗有效（或无效）最重要的若干测量结果。次要结果（附属结果）测量是方案中计划的结果测量，它不像主要结果测量那么重要，但在评估干预效果方面仍然有重要意义。大多数临床研究都有不止一个次要结局指标，但每项临床研究必须有一个主要结果。无论是主要结果，还是次要结果或附属结果，都应仔细选择，明确界定，并事先说明。PICO 标准［对象（patient）、干预（interventions）、对照（comparisons）、预后（outcomes）］是由 McMaster 大学开发的创建结构化研究问题的一种有用工具。根据 PICO 标准制订研究问题有助于形成一个研究问题的过程，从而清晰地提出研究问题。

## 四、科学假设

科学假设是一种具体的预测性陈述。它是一个群体的特定属性，例如假定群体之间在特定变量上的差异或变量之间的关系。研究前应先提出一种可检验的假设或解释，然后通过实验的方法进行检验。零假设（$H_0$）是一种假设，它提出两个被测量的现象之间没有差异或关系，或者在特定变量组之间没有关联。备择假设（$H_1$）是在假设检验中使用的与零假设相反的假设。它通常与研究假设一致，因为它是通过文献综述、以前的研究、以前的知识体系等构建出来的。零假设（$H_0$）永远不会被"接受"。要么是"被拒绝"，要么是"不能拒绝"。"接受"和"不拒绝"之间的区别最好通过置信区间来理解。不能拒绝假设意味着置信区间包含"无差异"的值。因此，接受或证明一种假设是不正确的。一个假设只能是被拒绝或不能拒绝。

## 五、研究方案

所有的研究在进行之前都应该仔细计划。研究方案是一份详细描述研究各个方面的文件。在研究开始前，必须详细说明研究相关的所有信息。虽然国际上有相关的指导方针，但大多数机构都有自己的研究协议模板。研究方案完成后，应提交给负责的机构审查委员会、伦理委员会或审批机构。研究方案基本包括表 38-1 所述内容。

## 六、研究注册

在临床研究开始之前会有一个进行登记的研究注册平台。大多数伦理委员会和期刊要求所有临床试验在收集病例患者登记前进行注册。这里"临床试验"的定义并不统一，但通常包括任何有潜在以患者为中心、需要患者登记的研究。进行研究注册可以确保临床研究的透明度和真实度，让公众可以更好地接触到研究，避免改变主要或次要研究结果和假设。中国临床试验注册中心网址：https://www.chictr.org.cn/index.aspx。

## 七、样本量估算

样本量估算是基于对样本研究结果（精确度、流行率、比例、平均值等）的统计分析。合理估算样本量是获得有效研究结果的必要条件。当计划一项研究时，研究者应该定义如何和使用何种方法对结果进行统计分析。样本量的计算方法和

| 表 38-1　研究方案 | |
| --- | --- |
| 标题页 | 包含研究题目和涉及研究机构的名称及地址 |
| 摘要 | 概述研究的主要方面 |
| 伦理 | 伦理委员会的批准，患者信息以及知情同意 |
| 管理机构 | 参与研究实施所有人员的姓名、职业和职能 |
| 研究介绍 | 进行研究的科学背景及理由 |
| 研究目的 | 研究科学问题（形成假设） |
| 研究设计 | 研究设计的描述（如观察性研究、随机化），目标患者数量及参与的中心 |
| 时间表 | 研究的关键日期（开始、中期分析和结束日期） |
| 研究对象 | 研究参与者的描述（纳入和排除标准，如年龄、性别和共病） |
| 研究实施 | 详细的研究流程图 |
| 研究方法 | 记录数据的说明、检验方法和测量仪器 |
| 缺失 | 说明提前终止研究的原因，以及根据要求排除的参与者 |
| 治疗安全性 | 记录不良事件（不良反应）的过程 |
| 数据管理 | 描述数据库和数据结构 |
| 数据保护 | 描述数据保密的具体措施 |
| 质控 | 监控、审核等措施确保所收集数据的正确性 |
| 病例数估计，统计分析 | 计算样本量，确定统计分析方法 |
| 报告 | 制订研究方案、中期报告、最终报告；计划在科学期刊上发表文章 |
| 参考文献 | 列出手稿中使用的所有科学文献 |
| 附加信息 | 问卷样本、患者信息及知情同意 |

统计分析必须匹配。研究人员应尽量减少接受研究干预的所需患者的数量，合理的样本量可以降低实验成本，保障患者安全。在样本量计算中应考虑损失量。例如，如果在研究过程中有 5% 的患者会中途退出，那么在患者入组前就应该将这 5% 的患者加入到样本量的计算中。表 38-2 列出了几种样本量计算常用的软件及网址。

## 八、临床研究设计

流行病学研究一般分为观察性研究和干预性研究。观察性研究是研究人员观察风险因素、诊断测试、治疗或其他干预措施的影响，而不试图对参与人群进行任何干预。描述研究和分析性研究是两种类型的观察性研究。尽管观察性研究更容易出现混淆和偏见，但在流行病学中，它们可能是一个非常有用的工具，因为在某些问题上可能存在重要的实践或伦理问题，无法设计随机对照试验。一般来说，在观察性研究中使用足够大的样本量和适当的抽样数据，可以对大多数测量的混杂因素进行统计调整。描述性研究是观察性研究，描述被研究人群的特征或现象。换句话说，描述性研究主要集中在描述人口统计部分的性质，而没有关注某一现象发生的"原因"。描述性研究根据人、地点和时间等变量描述疾病发生的模式（如流行率、死亡率、出生率、生育率、疾病频率等）。与干预性研究相比，观察性研究更容易出现

| 表38-2 计算样本量软件 | | |
|---|---|---|
| 软件/网址 | 费用 | 国家及单位 |
| PASS（power analysis & sample size） | 付费 | 美国 |
| nQuery advisor | 付费 | 美国 |
| 梅斯医学 https：//www.medsci.cn/tool | 线上免费 | 中国 |
| Epi info | 免费软件 | 美国疾病预防控制中心 |
| http://www.rad.jhmi.edu/ jeng/javarad/samplesize/ | 线上免费 | 美国约翰霍普金斯医院 |
| http://www.openepi.com | 线上免费 | 美国埃默里大学罗林斯公共卫生学院 |
| http://www.stat.uiowa.edu/ Brlenth/Power/index.html | 线上免费 | 美国爱荷华大学 |

混淆和偏差，但可以避免一些实际或伦理问题，它们是流行病学研究中非常有用的工具。

分析性研究试图通过测试特定假设来确定疾病与其原因/接触之间的关系。确定受试者的样本，收集有关暴露状态和结果的信息。在分析性研究中，为了估计暴露和结果之间的关联程度，对受试者进行分组比较。临床研究分类汇总见图38-2。

## 九、病例对照研究

### （一）定义

病例对照研究是指以现在患有某病的患者为患病组（case），以未患该病但其他条件与患病组相似的人为对照组（control），通过询问、问卷调查或复查病史，搜集既往各种可疑致病因素的暴露史，测量并比较两组对各种因素的暴露比例，经假设检验若判为有统计学意义，则可认为因素与疾病间存在着统计学关联，在估计各种偏倚对研究结果的影响之后，再借助病因推断技术，推断出危险因素，从而达到探索和检验病因假说的目的。病例对照研究的设计模式图如图38-3所示。

这是一种回顾性、由结果探索病因的研究方法，是在疾病发生之后去追溯假定病因的方法，也是在某种程度上检验病因假说的一种研究方法。从逻辑上讲，这是一种由果溯因的研究。这里需要强调的是，有病例组+有对照组的研究未必是病例对照研究，还需满足一个必要条件，即暴露因素发生于是否患病结局之前，通俗地说，假设的"病因"是通过追溯病史或者既往史获得的。

例如某研究者按照冠状动脉造影检查结果将门诊就诊的患者分为"冠心病组"和"非冠心病组"，同时对这些患者进行肝功能检测，并且发现冠心病组的患者总胆红素显著高于非冠心病组患者，经过多因素分析校正混杂因素后得出结论：低胆红素是冠心病的一个危险因素。这个结论显然是错误的，这个研究的本质是一个横断面研究，即所谓的"因"（低胆红素）与所谓的"果"（患冠心病）在同一个时点出现，从逻辑上讲，在同一个时间点出现的两种现象是无法推断因果的。

目前临床上在疾病的病因未明时，使用病例对照研究可以广泛地筛选机体内外环境中可疑的危险因素；在通过描述性研究或探索性病例对照研究初步产生病因假设后，可以通过精良的病例对照研究来验证假说，为进一步研究提供线索。

### （二）病例对照研究的设计与实施要点

#### 1. 明确研究目的

在制订研究计划之前，首先应该明确本研究是以探讨病因为目的还是以检验病因假设为目的。单纯为了检验某个病因假设的病例对照研究是比较少的，对于有明确病因假设的疾病，一般以检验病因假设为主，同时还可对其他可疑危险因素进行探讨。

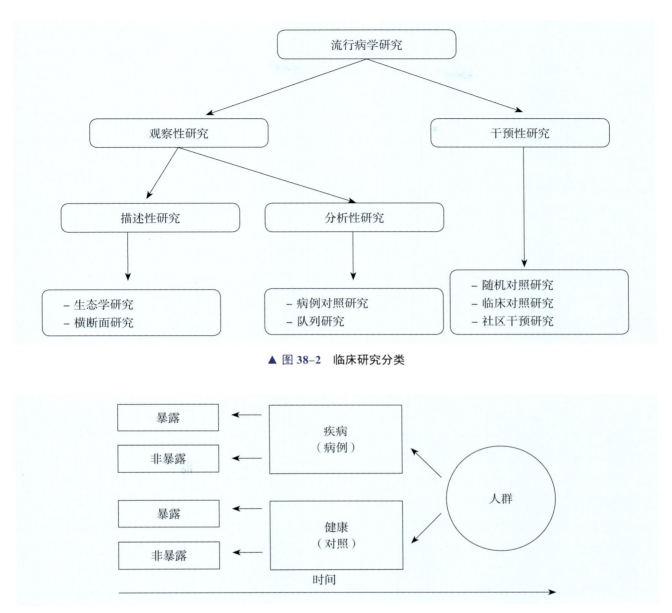

▲ 图 38-2 临床研究分类

▲ 图 38-3 病例对照研究

## 2. 确定研究对象

(1) 病例的选择：首先应对所研究疾病的诊断标准做出明确的规定，所有病例都应符合一定的定义。研究的诊断标准应该客观、具体、可操作性强，还应充分考虑诊断的灵敏性和特异性。保证入选的病例在所有患该病的患者中具有代表性（所有该病的患者都能被确认、诊断并收住院）。所有的病例应都有暴露的可能性，并尽可能选用新病例（incident case）。选用新病例的优点在于有关暴露的回顾较可靠，暴露环境也较均一，并可避免因影响临床预后的因素而引起选择偏倚。例

如，有的癌症预后较好，如果研究的病例中包括几年前经过治疗现仍存活的患者，而未包括未存活的患者，且这种癌症的良好预后与病因有某种联系，则结果就会偏倚。用现患病例（prevalent case）的缺点是由于间隔时间较长，疾病的诊断方法、记录保存等都会改变，回忆错误的概率增加。另外，病后的暴露状态可能会改变，还有一些预后因素也可影响现患病例的生存。所有病例应都能合作。

病例可以选自医院，也可以在社区人群中选择。在医院中选择病例的优点是方便，对于罕见病是唯一可行的方法。病例可以是门诊患者或住

447

院患者，也可以是已经出院甚至死亡的患者。在医院中选择病例的方法通常难以保证患者的代表性。为此，有些研究在社区人群中选择病例，此时可以利用疾病监测资料或居民健康档案选择合格的病例，对于常见病也可以组织专门的调查，从社区居民中发现该病的病例。社区中往往存在各种病程的患者，所以在社区中选择病例能够保证病例的代表性，但工作量比在医院中选择要大得多。

在选择病例时，应该注意有 3 种不同类型的患者，即死亡病例、现患病例和新发病例，应该根据研究目的进行选择。新发病例由于刚刚发病，对疾病危险因素的记忆较清晰，提供的信息较准确，所以在病因研究中以选择新发病例为佳。现患病例除受发病的因素影响外，还受一些患者存活的因素影响。死亡病例的资料主要由家属提供，可靠性较差。

(2) 对照的选择：病例对照研究中最困难的是选择对照。对照的定义取决于病例的定义，该定义应能除外病例。确定对照时采用的诊断标准应与病例的诊断标准相同。对照也应有暴露的可能性，但这种暴露既不能增加也不能减少对照中有关疾病的发生。病例与对照的暴露机会应均等。对照也应有代表性，即能代表一般人群。与疾病有关的外源性变量在病例和对照中的分布应相同（无混杂）。对照必须是不患所研究疾病的人。对照应来自受所研究疾病危险威胁的人群。也就是说对照应该以无偏的方式选自这样的人群，他们如果发生了所研究的疾病，就可能被入选到病例之中。对照应与病例具有可比性。

对照的形式主要有两种：匹配与不匹配。匹配可以提高研究的效率，在对罕见病的研究中，如果样本含量不足，只能以匹配的形式选择对照。当研究的目的是为了检验某个病因假设时，采用匹配的形式有助于控制混杂因素，保证对照与病例的可比性。但匹配又会增加对照选择的难度，所以如果研究目的仅仅是为了广泛地探索病因，而研究的疾病又为非罕见病时，就不一定需采用匹配的形式。

实用的对照可以选择同一个或多个医疗机构

中诊断的其他病例；选择病例的邻居或在同一居委会、住宅区内的健康人或非研究疾病患者；选择社会团体人群中的非研究疾病患者或健康人；选择社区人口中的非研究疾病患者或健康人；选择病例的配偶、同胞、亲戚、同学或同事。不同的选择方法各有优缺点，在医院中选择对照简便易行，最常使用。

**3. 样本含量估计**

病例对照研究所需样本含量的大小与对照的形式有关，以匹配的形式选择对照所需样本含量一般相对较少。匹配与非匹配病例对照研究样本含量的估计方法不同，但均取决于以下 4 个因素：①研究因素在人群中的估计暴露率（$P_0$）；②所研究因素的估计相对危险度（relative risk，RR）或 OR；③希望达到的统计学检验假设的显著性水平，即第 I 类错误（假阳性）概率（$\alpha$），一般取 $\alpha=0.05$；④希望达到的统计学检验假设的效能，也称为把握度（$1-\beta$），$\beta$ 为第 I 类错误（即假阴性）。

样本含量估计只有相对意义，并非绝对精确的数值。因为样本含量估计是有条件的，而这种条件在重复研究中很少一成不变。实际研究中往往同时探索几个因素，而每个因素都有其各自的 OR 及 $P_0$，这时样本大小常以最小的 OR 和最适的 $P_0$（距 50% 最远）为准进行估计，以使所有的因素都能获得较高的检验效率。一般研究多种危险因素时，样本含量的大小近似等于危险因素的数目乘以 5～10。病例对照研究样本含量估计中几个参数之间有如下的相互关系：①对一定的 $\alpha$、$\beta$ 和 $P_0$，当 OR 增大时，所需样本含量减小；②对一定的 $\alpha$、$\beta$ 和 OR 来说，当 $P_0$ 为 50% 时，所需样本含量最小；③对一定的 $\beta$、OR 和 $P_0$，当 $\alpha$ 增大时，所需样本含量减小；④对一定的 $\alpha$、OR 和 $P_0$，当 $\beta$ 增大时，所需样本含量减小。

直接从显著性检验公式反推得到的样本含量估计的计算公式，存在一定的问题，因为这类公式未考虑 $\beta$ 错误概率。如不考虑 $\beta$ 错误概率，就是将 $\beta$ 错误概率定为 0.5。这个意思是说，如果总体指标确有差异，在显著性检验中只有 $1-\beta=50\%$ 的机会可获显著性的结果，显然，这样的检验效率是不能令人满意的。病例和对照两组样本含量相等时，检验效率最高。应纠正"样本越大越好"的不正确看法。样本含量过大会影响调查工作的质量，调查工作的方法和要求难以统一，调查者的负担重、耗时长，受检率和复查率都难以达要求。样本过大有时还可产生稀释效应。因此，单纯以增加样本来减少抽样误差往往事倍功半。因为抽样误差与样本含量平方根（不是与样本含量本身）成正比。在确定实际样本含量时，还需考虑调查的覆盖率和应答率，做适当调整。

#### 4. 确定研究因素

病例对照研究可以同时探讨疾病与多种危险因素暴露之间的联系，暴露因素的选择直接影响了研究的质量，应根据研究的目的慎重选择。对于一般的常见疾病，可以根据研究的目的，使所研究的暴露因素尽可能详细、具体，但也不宜过多，能够满足研究目的即可。对于罕见病或新出现的疾病，病例对照研究的目的是广泛探索病因，因此，在保证调查工作质量的前提下，可以考虑多调查一些暴露因素。对每个所研究的暴露因素或变量均应有明确的定义，暴露因素的测量应该尽可能客观、能够定量。为了方便统计分析，定性的暴露资料在收集时应该尽可能量化。

#### 5. 资料的收集

收集的数据包括所研究的危险因素、可疑危险因素、混杂因素、可疑混杂因素，以及效应修饰因素的暴露来源、特性、程度、时间（时间长短、首次暴露时间和最后暴露时间），以及暴露是连续性还是间断性。例如，对职业暴露应了解工作（种）名称、行业、具体工作任务等。流行病学中的暴露包括机体在外环境中接触某些因素（化学、物理、生物学），以及机体本身具有的特征（生物学、社会、心理等）。

收集暴露信息的目的包括以下几个方面：①评价暴露与疾病之间的联系；②估计致癌危险性评价中的阈效应；③评价暴露与疾病之间的时间关系（癌的始动与促进因子、累积暴露与癌、孕期暴露与致畸性）；④在暴露率低的情况（如职业人群）暴露评价尤为重要。

收集暴露信息的方法包括以下几个方面：①面询、函询、电话询问、计算机辅助询问、自填问卷。可询问本人或其亲友等代理人（proxy或surrogate）；②查阅各种登记、记录（出生、疾病、死亡及测量记录）；③测量各种指标，如机体和环境的测量，区域监测、个体采样器监测、生物监测；机体的测量，血清和组织库的利用等；④现场观察是了解暴露情况必不可少的手段，如食物中毒或传染病暴发流行时的现场环境调查。

上述各种方法都有其各自的优缺点，如对暴露标准的解释、资料收集的监督、信息的详尽程度和客观性、是否方便等。在收集暴露资料时，质量控制非常重要，故在调查前应该对调查员进行培训和考核。对病例组和对照组的调查方式应该一致（标准化），保证暴露测量的准确性。

暴露评价应注意以下几个方面：①对病例和对照的调查方法应一致，资料来源和收集方法应相同（准确性可比），以获得最佳的检验效果。最理想的方法是盲法或交叉调查；②注意控制测量错误，如重复测量、质量控制；③对调查员进行培训和监督；④注意不同暴露的交互作用，如环境与遗传易感性的交互作用；⑤注意工作负荷的监测或改变；⑥面询时宜选择适宜的场所，方便问答。

#### 6. 资料的整理和分析

病例对照研究的第三个重要步骤是对调查获得的数据资料进行整理和分析。

(1) 描述性分析：描述性分析主要描述研究对象的一般特征，对数据的一般性特征如年龄、性别、诊断方法、居住地等进行描述，即计算出各种特征的构成比重，从而对资料的一般情况有一定的了解；进行均衡性检验，比较暴露组与对照组除欲研究因素以外的各特征是否近似或齐同，来鉴定两组资料是否具有良好的可比性。

(2) 推断性分析：推断性分析主要是分析暴露与疾病有无统计学关联，以及关联强度的大小。某因素与某疾病如存在联系，则可以进一步估计其关联强度。关联强度可用RR来说明。RR是暴露组的发病或死亡率与非暴露组的发病或死亡率之比。它说明暴露组发病或死亡的概率为非暴露组的倍数。病例对照研究一般无暴露组与非暴露组的观察人数，故不能计算发病率或死亡率，亦不能直接计算相对危险度。只能计算 OR 来估计相对危险度。当 RR=1 时，表示暴露与疾病危险无关联；RR＞1 说明疾病的危险度增加，称为"正"关联；RR＜1 说明疾病的危险度减少，称为"负"关联。不同数值范围表明不同程度的危险性。

### 7. 主要偏倚及控制方法

作为一种回顾性的观察性研究，病例对照研究比较容易产生各种偏倚，常见的偏倚有选择偏倚、信息偏倚和混杂偏倚。

(1) 选择偏倚：这是由于选择研究对象的方法有问题或缺点，导致入选者与未入选者的某些特征有系统差别而产生的误差。由于病例对照研究中常常未能随机抽样，故易产生选择偏倚。特别在医院选择病例与对照时更易产生偏倚。医院收治患者有不同的选择，同时，患者到哪个医院也有选择，不同病种也有不同的入院条件，这使研究的病例或对照不能代表有关人群。由于不同的进入率，使病例组与对照组缺乏可比性。由于诊断标准不明确，或者标准不够详细，使病例组内构成不一致。

(2) 信息偏倚：在调查时对两组的暴露史采取了不同的标准或收集手段，可引起信息偏倚。观察者在调查或测量时收集的资料在两组间准确性不一致或被调查者提供不准确的信息时都会产生信息偏倚，例如吸烟者说自己不吸烟等。

(3) 混杂偏倚：混杂偏倚是由于混杂因子所造成的偏倚。混杂因子是指既和研究的疾病有联系（即这个因子必须是一个危险因子），又和研究的暴露有联系的因子。年龄、性别和多种疾病与许多暴露都有联系，所以是最常见的混杂因子。

关于偏倚的控制，首先应加强科学设计。在选择对象时，尽可能采取随机抽样原则；进行检查或调查时尽可能采取盲法；调查的变量尽可能采取客观性强的指标，并注意研究对象的代表性。如果在医院选择病例，则尽可能多选几所医院进行。对无应答的对象，要设法补救并在分析时对无应答的影响做出特别分析。其次，应加强对混杂因子的控制，例如在研究设计阶段可采用限制和匹配的方法进行控制，在分析阶段可采用分层分析方法、标准化处理或应用多因素分析方法进行处理。

### 8. 得出结论，撰写报告

结果分析完成后，应尽快整理结果并同时撰写研究报告，选择合适目标期刊进行投稿。一定注意结合期刊收录范围和要求进行文章撰写。同时，文章撰写完成后也应进行学术交流。

## 十、队列研究

### （一）定义及分类

队列（cohort）原意是指古罗马军团中的一个分队，流行病学上表示有共同经历或有共同暴露特征的一群人，例如一组吸烟队列有共同的吸烟经历。队列研究（cohort study）是将某一特定人群按是否暴露于某可疑因素或暴露程度分为不同的亚组，追踪观察两组或多组成员结局（如疾病）发生的情况，比较各组之间结局发生率的差异，从而判定这些因素与该结局之间有无因果关联及关联程度的一种观察性研究方法（图 38-4）。"暴露"是指研究对象接触过某种因素（如重金属）或具有某些特征（如年龄、性别、遗传）和行为（如吸烟）。暴露可以是危险因素，也可以是保护因素。队列研究是探讨疾病病因的常用方法之一，其论证强度较高，能较好地揭示两事件间客观存在的因果关系。而其设计原理也常常用在疾病预后、临床试验等研究中。队列研究是循证医学的二级证据，证据级别仅次于随机对照试验。

队列研究按其研究时间的起止点（时序）又可分为 3 种设计模式：前瞻性队列研究、回顾性队列研究和双向性队列研究。前瞻性队列研究（prospective cohort study）是指观察时间从现在开始，追踪观察到将来某个时间，了解其发病或死亡情况，以确定某暴露因素与疾病的关系。通常提到的队列研究就是指前瞻性队列研究，这种研究是队列研究的基本形式。回顾性队列研究（retrospective cohort study）是指以过去某个时间为

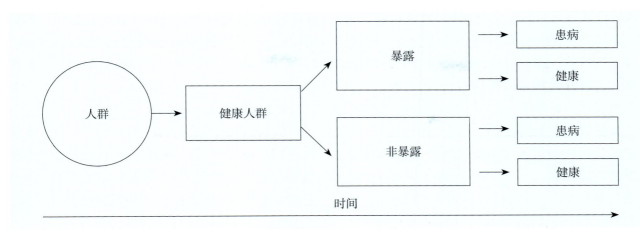

▲ 图 38-4　队列研究

起点，收集基线和暴露资料，以当时人群对研究因素的暴露情况将其分为暴露组和非暴露组，追踪观察到现在发病或死亡的结局情况，以研究暴露与疾病的关系。这种设计模式又称为历史性队列研究（historical prospective study）。回顾性队列研究的前提是过去有关暴露与发病的记录必须准确和完整。尽管收集暴露与结局资料的方法是回顾性的，但究其性质，仍是从因到果的研究方法。双向性队列研究（ambispective cohort study）是指在回顾性队列研究之后，继续追踪观察到将来某个时间，又称为混合型队列研究，它是前瞻性队列研究和历史性队列研究方法的结果，兼有上述两种队列研究的优点，并在一定程度上弥补了相互的不足。在进行回顾性队列研究的过程中，如果从暴露到现在不能达到观察结果所需的足够观察时间，还需继续前瞻性观察一段时间时，就可选用双向性队列研究。

### （二）队列研究的设计与实施要点

#### 1. 确定研究因素

队列研究是一项费事、费力、费钱的研究，因此队列研究的研究因素确定至关重要。在研究中也要考虑如何选择、定义和测量暴露因素。如在重症新型冠状病毒肺炎患者的细胞免疫功能特征及其预后评估价值的队列研究中，确定细胞免疫功能为研究因素，并采用可靠的方法进行检测。

#### 2. 确定研究结局

结局变量也叫结果变量，简称为结局，是

指随访观察中将出现的预期结果事件，即研究者希望追踪观察的事件。结局就是队列研究观察的自然终点。研究结局的确定应是全面、具体、客观的。

#### 3. 确定研究现场和研究人群

由于大多队列研究的随访时间较长，因此研究现场必须有足够的人口数量，人口相对稳定，当地的领导重视，群众理解和支持，愿意合作，当地也要有较好的医疗条件，交通便利，便于随访。人口流动大的地区或单位，失访率会较高，对结果有较大影响，一般不适于作为研究现场。

研究人群包括暴露组和非暴露组，根据研究目的和研究条件不同，研究人群有不同的选择方式。

暴露组：即对研究因素有暴露的人群。通常可以选择在某社区或地理区域居住的全体人群，其中暴露于某研究因素（如吸烟）的人群即为暴露组。如果要研究一些特殊暴露、职业暴露与疾病的关系，往往要选择特殊人群或职业人群，因为这些特殊暴露人群某种疾病的发病率或死亡率高于其他一般人群，有利于探索该暴露因素与疾病之间的联系，如选择石棉作业工人研究石棉与肺癌的关系等。职业人群有关暴露与疾病的历史记录较为全面、真实和可靠，因此作为历史性队列研究的暴露人群。

非暴露组：即对照人群。观察人群确定后，将其中暴露于所研究因素的对象作为暴露组，其余即为非暴露组（如不吸烟者）。但非暴露组人群与暴露组要有可比性。对照人群除未暴露于所研究因素外，其他因素或一般人口学特征（年龄、性别、民族等）都尽可能地与暴露组人群相同。但是，当以特殊暴露人群（包括职业人群）作为暴露组时，不应在同一人群选择对照组，而应在与该暴露或职业无关的另一人群中选择对照。如在研究二硫化碳与冠心病的关系时，就以二硫化碳暴露史的纤维厂的工人作为暴露组，而以附近造纸厂的工人作为非暴露组。从中可以看出，对于非暴露组的设置，临床研究中通常多在同一群体中进行，为"内对照"；若研究某种环境因素的致病效应时，则对照组（非暴露组）应在无该因素的地区或人群中选择，即"外对照"。

### 4. 确定样本量

由于队列研究要求的样本量较大，通常需要在几家研究场所进行观察，如不同的医院或社区，应制订相应的纳入和排除标准。对象的选择可以采用问卷或访谈、体格检查、中医辨证分型（针对中医研究）和实验室检查等方法获取基线信息。队列研究中影响样本量的因素如下。①一般人群中所研究疾病的发病率水平；②暴露组与对照组人群发病率之差，暴露人群的发病率与非暴露人群相差越大，需要的观察人数越少；③显著性水平，即第一类错误的大小；要求的显著性水平越高，即第一类错误越小，样本量越大；④第二类错误的大小，要求第二类错误越小，需要的样本量越多。

### 5. 资料的收集与随访

首先必须详细收集研究对象的基线资料，然后对研究对象进行有计划、严格的随访，例如中国乳腺癌专病队列研究中，分为明确的两个阶段随访，并且制订了乳腺癌社区队列整合随访信息及说明。根据研究计划中确定的结局指标对观察对象进行定期测量、记录，采集的信息，主要包括暴露情况（注意队列迁移的问题）和结局。

对于治疗观察，应追踪观察，登记接受治疗措施的情况及治疗措施的接受程度；登记所研究疾病结局的发生日期和测定日期，登记随访对象的迁移、外出及返回等信息。由于随访时间较长，

研究小组应当制订提高患者依从性的措施，包括建立研究患者就诊的绿色通道，定期提醒系统，提供宣教手册，减免医疗费用，甚至为患者提供随访的交通补助。

### 6. 质量控制

队列研究费时、费力、消耗大，加强实施过程，特别是资料收集过程中的质量控制显得特别重要，一般的质量控制措施包括下列几点：①调查员的选择；②调查员培训；③制订调查员手册；④监督。

### 7. 资料整理与分析

队列研究除需建立"病例观察表"外，还需要建立数据库，定期将收集到的病例资料录入计算机数据库中，对资料进行核对和整理。检验并调整治疗组和非治疗组所调查原因以外的主要特征，如年龄、性别和疾病分期等的均衡性。

研究结束后进行资料的统计分析，计算人年（person year）数、结局的发生率、病死率并对其差异作显著性检验；计算有关联系强度如 RR、归因危险度（attributable risk，AR）、人群归因危险度（population attributable risk，PAR）及标准化死亡比（standardized mortality ratio，SMR）等，或进行生存分析。对于研究中出现的混杂因素可以进行配比分析和多元分析。

### 8. 得出结论，撰写报告

结果分析完成后，应尽快撰写研究报告，进行学术交流或发表。

## 十一、横断面研究

### （一）定义

横断面研究一般指从较大人群中选出一部分人群，按照某种特征分成不同的亚组，然后比较不同组别的结局。横断面研究又称横断面调查，因为所获得的描述性资料是在某一时点或在一个较短时间区间内收集的，它客观地反映了这一时点的疾病分布，以及人们的某些特征与疾病之间的关联。由于收集的资料是调查当时所得到的现况资料，故又称现况研究或现况调查；又因横断面研究所用的指标主要是患病率，因此，又称患

病率调查（prevalence survey）。

横断面研究最常用于描述疾病分布，从而获得病因线索。疾病的患病率常常被用来衡量疾病的负担。当需要对一个国家或是一个地区的某种疾病的负担进行描述和比较分析时，需要开展基于横断面研究的患病率统计。横断面研究也经常会被用来估计某个特定人群的习惯或特征，如男性/女性人群中饮酒和吸烟的状况。面对面调查和问卷调查是主要收集信息的方式。例如，了解男性不同年龄段人群吸烟的分布状况，可以在特定时间范围内完成选定人群的问卷调查，并按照年龄段分组计算吸烟率。研究者也可以设计一项横断面研究来帮助调查，了解研究对象对某一事件、知识和现象的态度、认知和行为状况。大多数评估暴露与疾病之间关系的分析性观察研究，都是队列研究或病例对照研究，但横断面研究有时也可用于因果推断分析，但应用的前提很有限，除非在特殊情况下，否则不能做出因果推论。

横断面研究主要有以下几个特点。①观察性：研究本身不施加任何干预或对干预效果进行评价；②横断面研究只观察一个较短的时间段；③设计阶段不设对照，但分析阶段可进行分组分析；④可同时测量多个变量，如同时调查糖尿病和高血压患病率；⑤确定因果关系受限，但可为探索因果关系研究假说提供依据。

### （二）横断面研究设计与实施要点

图38-5为横断面研究设计与实施要点的技术路线流程图。

#### 1. 确定研究目的和对象

根据研究提出的问题，明确调查目的；进行横断面研究目的在于描述疾病或健康状况的分布，发现病因线索，用于疾病的二级预防，评价疾病的防治效果，进行疾病监测，衡量国家或地区的卫生水平和健康状况，确定生理指标或正常值范围、进行卫生服务需求研究和社区卫生规划制订，评估、制订有关卫生或检验标准、提供卫生决策依据等。根据研究目的和实际情况确定研究对象，选定目标人群，建立研究对象的入选标准和排除标准。

#### 2. 研究方法设计：普查或抽样

横断面研究的主要研究方法包括普查和抽样调查两种，应根据不同研究目的的选择，选择合适的研究方法。横断面研究两种方法的特征如表38-3所示。

普查是指调查特定时点或时期、特定范围内的全部人群（总体人群），以对某些疾病早发现、早诊断、早治疗，了解人群中疾病和健康状况的分布或制订某生物学检验标准。选择普查的原则包括：所普查的疾病患病率不宜太低；检测手段和方法简易、准确；有足够的人力、物力和财力进行调查。通过普查，能发现人群中的全部患者。一次调查可观察多个因素和疾病的关系，同时进行卫生宣教，但应注意普查研究的质量不易控制。抽样，即从一个较大人群中抽出一部分人群，来代表整个研究对象。这时就面临一个重要问题，样本的代表性，即抽出的人群是否具有代表性。

抽样策略主要分为简单随机抽样、系统抽样、分层抽样及整群抽样，具体使用原则是哪个方便选哪个。简单随机抽样是最原始的一种抽样方式，即每一个人都有同等的概率被抽出来；系统抽样是按照某一种登记顺序，每十个人或者每一百、每一千个人中选出一个人，即存在一个间距；在分层抽样中，当研究者认为男性和女性或不同年龄组对于研究结果的影响特别大时，为了保证每一层里抽到的人群都能满足最终样本量计算的要求，在研究开始时，直接进行分层，每层再单独抽取；整群抽样多用于区域性的调查。比如在黑龙江进行一个调查，比较简单的方法是，从黑龙江里抽取几个地级市，然后在地级市里面抽取几个区县，每个区县里再选几个医院或者几个社区，在某一个医院/社区里，全部进行调查。

#### 3. 计算样本含量

当使用抽样调查方法开展横断面研究时，研究对象（即样本人群）的选择首先取决于研究目的；其次则是样本的代表性。在质量方面，随机抽样是样本代表总体的有力保证，在数量方面，足够的样本含量是样本代表总体的有效措施。开始收集相关资料之前，估计样本含量是必不可少

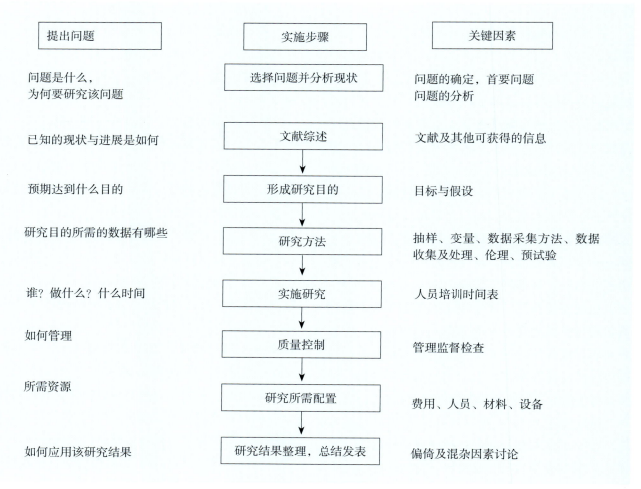

| 提出问题 | 实施步骤 | 关键因素 |
|---|---|---|
| 问题是什么，为何要研究该问题 | 选择问题并分析现状 | 问题的确定，首要问题问题的分析 |
| 已知的现状与进展是如何 | 文献综述 | 文献及其他可获得的信息 |
| 预期达到什么目的 | 形成研究目的 | 目标与假设 |
| 研究目的所需的数据有哪些 | 研究方法 | 抽样、变量、数据采集方法、数据收集及处理、伦理、预试验 |
| 谁？做什么？什么时间 | 实施研究 | 人员培训时间表 |
| 如何管理 | 质量控制 | 管理监督检查 |
| 所需资源 | 研究所需配置 | 费用、人员、材料、设备 |
| 如何应用该研究结果 | 研究结果整理，总结发表 | 偏倚及混杂因素讨论 |

▲ 图 38-5 横断面研究设计

的步骤。样本含量估计要考虑 3 点因素：①总体标准差平均水平 $\sigma$ 的高低，其值越大，所需样本含量越大，一般从以往的研究资料或预调查获得；②容许误差 $\delta$，即对调查要求的精确性；③确定控制容许误差的概率，即显著性水准 $\alpha$，其值越小，可靠性越好，所需样本含量也越大，通常取 0.05。

横断面研究样本含量计算方法按不同抽样方法各异。以下主要介绍横断面研究单纯随机抽样样本量计算。根据不同资料类型，使用不同的估计方法。

(1) 估计总体率所需的样本含量：$n = \dfrac{\mu_{a/2}^2 \pi (1-\pi)}{\delta^2}$。

(2) 估计总体均数所需的样本含量：$n = (\dfrac{\mu_{a/2}\delta}{\delta})^2$。

估算总体率所需的样本含量的公式中，$\alpha$ 为显著性水平，一般设为 0.05，$\mu_{a/2}$ 值为对应的标准正态分布曲线下的面积；$\pi$ 为总体率的标准差；$\delta$ 为容许误差。估算总体均数所需的样本含量的公式中，为 $\sigma$ 总体均数标准差。

无限总体抽样按上述 2 个公式求 $n$，有限总体还需要使用以下校正公式进行校正；校正公式中 $N$ 是有限总体包含的单位数。当 $n/N < 0.05$ 时，可省去校正公式。

(3) 校正公式：$n_c = \dfrac{n}{1+n/N}$。

### 4. 确定研究变量与研究要素

制订调查表首先应确定研究变量。研究变量应该反映研究目的，研究变量可以是疾病指标和相关因素变量（疾病指标、死亡、可疑危险因子）、人口学指标（性别、年龄）和相关因素（经济收入、教育程度、饮食习惯、家族史等）。

测量的尺度可以为二值尺度，即 0~1 变量，

| 方　法 | 目　的 | 特　点 | 优　点 | 缺　点 |
|---|---|---|---|---|
| 普查 | • 早期发现患者，了解疾病的基本分布情况<br>• 了解人群健康水平及评价卫生服务利用 | • 适用于高发生率结局<br>• 可以发现人群中全部病例 | • 代表性好<br>• 病例早发现早治疗<br>• 方便普及医学知识 | • 难以避免遗漏造成的偏倚<br>• 工作量大，需足够的人力物力和设备资源<br>• 不适用于患病率低的疾病 |
| 抽样调查 | • 根据抽样调查的结果估计总体人群疾病或健康的特征 | • 通过样本人群估计总体人群情况<br>• 范围远小于普查 | • 费用少，速度快<br>• 工作量较小，易做到精确细致 | • 不适用于患病率低的疾病<br>• 设计、试验和资料分析较为复杂 |

表 38-3　普查与抽样调查特征

也可以设置为列名尺度，即有明确分类且类别之间界限清晰。另外根据研究目的，变量也可以采用序列尺度（有顺序的分类）或区间尺度（有顺序并连续的分类）。调查表的编制是关系到研究成败的关键，在编制过程中应注意以下几点：①调查表文字表达应清晰、准确、易懂，以客观定量问题为主；②问题的排列方式应先易后难、先一般后隐私；调查表的设置方式可采用"闭关式"调查表，即将各种可能的答案列在调查表上，由回答者选择其中一个答案，对于难于限定答案尺度的，也可采用"开放式"调查表，即被调查者问题的回答不受限制；在每个问题的右边留出适当位置，注出标号，供编码用，适于计算机处理资料；应采用不同角度询问同一问题，以了解被调查者回答问题的正确性；应记录调查的时间和调查员的姓名，以备检查调查的质量。

### 5. 资料的收集

了解该研究课题的背景资料和国内外现状和进展，对暴露测量必须有明确的定义和测量尺度，采用调查表、实验室检查、体检等手段来测量。通过现场调查、信访、电话调查等形式来实现。资料的收集应保证较高的应答率，一般认为调查的无应答率不得超过 30%，否则将会影响结果的真实性。按照标准的方法对调查员进行统一培训，保证收集资料方法和标准的统一规范。

### 6. 资料整理与分析

当资料收集完成后，应对原始资料进行检查与核对，并进行逻辑检错，以提高原始资料的正确性和完整性。应填补缺漏、删去重复，纠错，合并归纳等，保证资料的质量。然后对原始资料进行整理，进行必要的划组、整理，制订统计表。再对数据进行统计描述，指标多采用现患率、阳性率、检出率等，定量资料计算平均数；分析结果时，为了便于不同地区的比较，常采用率的标准化方法。数据分析包括描述数据分布、相关分析、关联分析、多因素分析等研究分析疾病或健康状况的规律性。横断面研究结果的解释非常重要，将描述性资料进行对比分析，寻找规律，可以为进一步流行病学分析病因假设提供证据。将调查对象分为患者和非患者，通过对比两者的差异可对病因作初步检验，但结果不能作因果关系的分析。

### 7. 常见偏倚

在研究中容易出现的以下偏倚，应采取相应措施分析和避免。

(1) 选择偏倚（selection bias）：分无应答偏倚和志愿者偏倚两种。由于各种原因对访问调查或通信调查未提供答案者称为无应答者。如果无应答者比例很高（达到 30%），其调查结果就可能不同于真实情况而产生，称为无应答偏倚。原因主要有调查对象对调查的意义不认识或不配合而拒绝调查或检查，甚至有意躲避；调查方法或调查内容不适当；调查对象因各种原因未到场。主观选择研究对象、任意变换抽样方法，调查对象为幸存者而无法调查死亡者等，均可导致该偏倚。志愿者偏倚是指来自特殊群体的志愿者（如肥胖、高血压），其心理因素和躯体状况与非志愿者有差别（关注健康、多锻炼、饮食控制等），且对研究的依从性可能优于一般人群，以该类人群的样本作为研究对象所获得的资料会明显不同于非志愿者，由此影响了结果的真实性。

(2) 信息偏倚（information bias）：在资料收集阶段，由于观察和测量方法上有缺陷使，各比较组所获得的信息产生系统误差，主要是由于诊断或判断结果的标准不明确、既往资料不准确或遗漏、对各比较组采用了不一致的观察或测量方法，以致获得错误信息影响了结果的真实性。其中回忆偏倚是当询问调查对象有关疾病、既往病史、个人习惯、特征或暴露史时，由于多种原因使回答不准确从而引起的偏倚，当询问患者某种暴露史，患者因自己患病而对暴露史记忆犹新，而健康人则由于不在意而遗忘。由于调查对象不愿意提供敏感性的真实情况会引起报告偏倚。

(3) 观察者偏倚（observer bias）：在实际观察中由于不同观察者同一名调查对象的调查或检查结果（如血压测量、细胞计数等）存在差异所造成的误差，或者同一名观察者对不同调查对象前后 2 次检查或调查结果不同所造成的误差。

(4) 测量偏倚（measurement bias）：由于检查器械或仪器本身不准确，试剂不符合规格，或试验条件不稳定等引起测量误差。

(5) 预期偏倚（expecting bias）：希望研究获得预期的结果而在调查时无意的有选择性地收集材料。

### 8. 质量控制

质量控制是临床实践重要一环，具体质量控制方法简述如下：确保抽样过程的随机化原则；提高研究对象的依从性和受检率；做好宣教和组织工作，广泛收集信息，消除被调查对象顾虑，做好补漏补查工作；选择正确的测量工具和检测方法，对调查内容认真考虑，对疾病诊断和阳性结果应有明确的标准，尽量询问近期情况，采用客观指标仪器使用前应进行标定，试验、检验方法应有详细规定并要求严格遵循；进行调查员培训，统一标准和方法；进行预调查，通过预调查及时发现问题，及时调整和改进调查方法；做好资料的复查、复核等工作，一般应该复检 10% 的

资料；选择正确的统计分析方法，注意混杂因素的影响，应结合临床流行病学的统计方法和原则，结果的分析解释和推理须慎重严密。

## 十二、干预性研究

干预性研究属于前瞻性研究，随机分组，具有均衡可比的对照组，有干预措施的特点。实验流行病学亦称干预研究，是指以人群为研究对象，以医院、社区、工厂、学校等现场为"实验室"的实验性研究，实验流行病学研究是流行病学研究的主要方法之一。干预性研究主要分为临床试验、现场试验、社区试验。考虑临床研究特性，本文重点叙述随机对照试验。在研究中随机分组，平行比较，为前瞻性研究，研究因素事先设计，结局变量和测量方法事先规定，研究中能观察到干预前，干预过程和效应发生的全过程，有助于了解疾病的自然史，并且可以获得一种干预与多种结局的关系。干预性研究中，由于暴露量由审查员决定，因此不需要寻找暴露组，这在罕见暴露情况下是困难或不可能的（如新药物、新手术技术、新治疗方法）。干预性研究要求研究对象有很好的依从性，但实际工作中有时很难做到，受干预措施范围的约束，所选择的研究对象代表性不够，以致会不同程度地影响试验结果推论到总体。费用较观察性研究高，因为研究因素是研究者为了实现研究目的而施加于研究对象，故容易涉及伦理道德问题。

## 十三、随机对照试验

### （一）定义

随机对照试验是一种对医疗卫生服务中某种疗法或药物的效果进行检测的手段，特别常用于医学、药学、护理学研究中。此外，随机对照试验在司法、教育、社会科学等其他领域也有所应用。随机对照试验是评价某种药物或某种干预手段安全性和有效性的金标准，合理的设计是高质量随机对照试验和科学评判试验结果的核心。如何提高随机对照试验设计的严谨性、合理性和完善性，保证随机对照试验实施的质量，是许多临

床研究者常见的困惑。

随机对照试验作为一种行之有效的临床试验设计，在医学研究中有着不可替代的重要作用。医学的四大顶级杂志皆对大样本随机对照试验青睐有加，循证医学也十分重视来自于高质量随机对照试验的结论，并大量参考。但要注意无法保证正确、可靠的随机化和盲法的实施，以及缺乏合适对照的低质量随机对照试验的泛滥问题。此外，开展大样本随机对照试验需要大量的人力、资金支持和长时间投入，研究者开展一项高质量的随机对照试验会面临很多困难；随机对照试验人群外推性常常受到限制也是它的局限性之一。

随机对照试验的设计遵循 3 个基本原则，即对研究对象进行随机化分组，设置对照组，以及应用盲法。随机分组是双盲设计的前提条件，双盲设计导致研究者和受试者双方均无法知晓分组结果，又保护了随机化不被破坏。正因为以上设计原则，随机对照试验被公认为评价干预措施的金标准。

### （二）随机对照试验原则

#### 1. 随机化原则

随机化（randomization）是临床科研的重要方法和基本原则。对于随机化最简单的理解就是使所有的参与者（患者）有相同的机会被分配到干预组或对照组。相比于与其他对照组的选择方法，随机对照试验有 3 个优势，而这些优势恰恰是由于随机化而体现。第一，随机化可以在分配治疗方案时消除偏倚；第二，随机化有利于对研究者、参加者和评价者进行干预措施的设盲，包括可能使用安慰剂；第三，随机化允许用概率来表示各组之间的结局差异仅仅是由机遇造成的可能性。

#### 2. 对照原则

对照（control）的选择分为阳性对照（活性药物或其他有效干预手段）和阴性对照（安慰剂）。需要注意的是，根据伦理学原则参与者必须知晓有关治疗目的、方法、预期风险和疗效的全面、

精确的信息，并且参与者在任何时候都有权退出试验。如果设计阴性对照组，参与者势必知晓安慰剂组的存在，而自己也有一定概率接受安慰剂的治疗，因此设置阴性对照存在着较大的局限性。更为常用的对照方式是阳性对照，但阳性对照的选择也有一定局限性，它必须是相关领域内公认的对研究的适应证疗效最为肯定并最安全的药物，并且原则上必须与治疗药物的药理作用类似，此外剂型、给药途径等因素也需保证较好的同质性。

#### 3. 盲法原则

设计良好的随机对照试验通常采用双盲设计（double blind），意味着所有参与者，无论是患者还是研究者，都不知道具体的干预措施，从而避免数据收集和评价过程中带来的可能的偏倚。如果由于客观条件限制（如手术、针灸等干预）无法采用双盲设计，则采用单盲设计和其他方法降低偏倚的产生。

### （三）设计模式

随机对照试验设计中最常见的是两组平行随机对照试验。随机对照试验设计包括至少 10 余种设计模式，确定使用何种设计模式取决于具体的研究目的和实际情况。为了贴合临床需要，本章重要叙述常用随机对照试验设计模式如下。

#### 1. 两组平行随机对照试验

两组平行随机对照试验（parallel random controlled trial）是采用随机分配的方法，将符合纳入与排除标准的研究对象分别分配到试验组与对照组，然后接受相应的试验措施，在一致的条件环境中，同步进行研究和观察试验效应，并用客观的效应指标，对试验结果进行测量和评价的试验设计。正因为有了随机化的概念，这种试验设计是临床研究中避免选择偏倚和混杂因素的唯一方法。

#### 2. 非等量随机对照试验

在临床研究中，常常会遇到实际的情况是当与"标准治疗"作为对照时，参加试验组（新药组）的研究对象不会很多，或者由于对照组设计

为"安慰对照"，则参加对照组的人数也不会很多，并且可能会长期无人问津。出于加快试验完成进度或节约经费的目的，可以考虑设计试验组或对照组较少的纳入对象比例，即非等量随机对照试验（unequal randomized controlled trial）。需要注意的是，通常接受组间疗效差异的显著水平为$P<0.05$，所以随着组间样本量比例的差距增大，则检验效能也随之降低，因此应当选择合适比例以保证统计学的检验效能和正确的结论，通常可按照2∶1或3∶2的样本量比例，随机地分配于试验组和对照组，以保证非均衡比例对于检验效能的影响可以接受。

### 3. 群组随机对照试验

在个体不适宜被作为试验的个体单位的情况时（如同病房内或同社区内的试验对象），群组随机对照试验（cluster randomized controlled trial）是一种可以整个医院或者社区作为随机对照试验的一个对象单位，将其随机地分配在试验组或对照组，分别接受试验措施的研究。除了研究单位的不同，其试验设计和要求基本与一般随机对照试验相同，需要注意的是，群组随机对照试验一般需要的样本含量比普通随机对照试验要大得多，此外，群组随机对照试验的准备和组织实施也更为复杂。

### 4. 单例患者随机对照试验

与群组随机对照试验相反的是针对单个患者的研究，即单例患者随机对照试验（randomized controlled trial of single patient）。例如，某些患者由于慢性疾病困扰，长期同时服用多种药物，然而其所服用的全部药物中可能有部分确实对控制疾病有效的药物，也有部分是无效甚至具有严重不良反应的药物。此时作为临床医师可对于个体患者开展多种药物作随机对照试验，筛选出对该患者确有疗效的药物用于本身的治疗，以便于做出正确、高质量的临床决策。

### 5. 析因设计随机对照试验

析因设计随机对照试验（factorial design randomized controlled trial）得以在一个研究内比较多种干预措施，整合两个或数个研究为一个研究，与常规随机对照试验相比，析因设计是一种更高效且经济的研究方法。最简单的析因设计通常为2×2的形式，即如果在该试验中有A和B两种干预措施，则1/4的研究对象分配至试验组A，1/4的研究对象分配至试验组B，1/4的研究对象分配至安慰对照组，1/4的研究对象分配至试验组A+B。这样设计的好处是试验组A可以与非试验组A的组别，如试验组B、试验组A+B以及安慰对照组进行比较。同样，试验B组也可以与非试验组B的组别，如试验组A、试验组A+B以及安慰对照组进行比较。尽管析因设计随机对照试验看上去很完美，但需要注意的是在析因设计中，通常预先假设干预措施之间彼此相互独立，即假设干预措施间不存在交互效应。而现实情况是，正如研究者无法识别出所有混杂因素一样，研究者也很难检测出所有的交互效应。

### 6. 交叉设计随机对照试验

与普通随机对照试验不同的是，交叉设计随机对照试验（crossover randomized controlled trial）包含两个阶段，第一阶段中试验组和对照组的试验对象将会在第二阶段中交换位置，并且两个阶段之间还设计洗脱期用以消除第一阶段中的治疗效果，也避免患者的心理效应影响第二阶段的结果。因为此种设计是在同一个体内进行两种干预方式的效果比较，所以可以消除个体差异，具有更好的一致性，并且在一定意义上增大了样本含量。但需要注意的是，由于交叉设计不仅包含两个阶段的干预时长，且还需要设计结合药物半衰期而制定洗脱期，所以研究时间较长，影响试验对象的依从性，增加脱落情况的发生率。

### （四）随机对照试验的实施

设计一个好的临床研究并不是一件容易的事情，对于随机对照试验来说，在试验开始之前需要进行大量的准备工作。设计临床研究方案需要团队合作，不同背景的专家进行讨论，不断完善才能最终启动一项研究。

### 1. 明确研究目标及研究假设

任何研究在开始之前都需要有明确的研究目

标和研究假设，随机对照试验也不例外。通常情况下随机对照试验的研究目标是评价某种干预措施的有效性和安全性（如针刺缓解慢性前列腺炎/慢性盆底疼痛综合征的随机对照试验）。研究假设基于研究目标，假设是研究者对于结果的一种尝试性的猜测，但它的正确性犹未可知。要注意研究假设必须包含以下特征：单一性、可验证性、与已知知识有联系以及可操作性。

### 2. 研究对象的选择

在临床试验中，定义研究对象的选择标准是研究开展的第一步。制订入选标准（inclusion criteria）或排除标准（exclusion criteria）的目的是，为了确定一组用于研究措施对结局影响的人群。入选标准是根据研究问题和研究效率确定目标总体；排除标准是依据研究问题所定义的不能参与研究的人群。常见入选标准包括疾病特征、人口学特征、入组前疾病的状态等；排除标准常为潜在高风险人群、失访可能性较高的人群。需要注意的是，入选标准应该产生足够数量的受试者，入选标准也应将试验发现的可外推性和招募的容易程度最大化。例如，如果感兴趣的结局发生率较低（如心血管事件），通常有必要招募高危人群（如 2 型糖尿病患者合并一项或多项心血管危险因素）以减少样本量和随访时间，从而保证可行性。排除标准应该是慎重的，因为不必要的排除可能导致招募到足够数量的受试者更加困难，削弱结果的外推性，并增加招募的复杂性和成本。

### 3. 样本量计算

样本量计算是随机对照试验研究中的重要环节，直接影响结果的可信度和研究效率。样本量过大可能会降低研究的可行性，样本量过小可能导致检验效能较低。一项研究应当有足够大的样本量，以便在存在差异时能够发现这种差异是否有统计学意义。由于样本量计算的公式复杂多样，目前有各种软件（如收费软件 PASS、SAS 中调用 proc power 语句等，免费软件 WinPepi）可以方便、准确地完成这一任务。但值得注意的是，在计算前，研究者需要准备好所需的条件参数，包

括预期疗效（组间差异）、统计参数（显著性和把握度）。如使用了非劣效性设计、等效性设计、优效性设计，相应地还需提供计算样本量所需的界值。样本量计算需要考虑的因素有各组预期的结局（可以揭示组间结局指标的差异）；Ⅰ类错误概率 $\alpha$（通常取双侧 $\alpha=0.05$）；Ⅱ类错误概率 $\beta$（通常取 $\beta=0.20$，Power=$1-\beta$=0.80）；当结局为连续性变量时，指标的标准差。作者应当说明是在哪个主要结局变量的基础上计算的，计算中所使用的各个参数，以及所获得的各组样本大小。还应说明是否考虑了失访和退出等情况，将样本量进行相应扩大。

### 4. 随机化和盲法

控制偏倚是随机对照试验中最重要的一项内容，方法主要包括随机和设盲。影响转归的因素在组间可比是准确估计和比较干预效果大小的前提。要获得组间的可比性，分组的程序必须与任何已知和未知的可能影响患者转归的因素无关，这种分组方式就是常说的随机分组（random allocation 或 randomization）。

随机分组是在人群研究中获得组间可比性最可靠的方法，是随机对照试验重要的科学基础之一。随机分组意味着所有的受试者具有相同的（或一定的）概率被分配到试验组或对照组，分组不受研究者、治疗者和受试者好恶的影响。常见的随机策略有简单随机化、区组随机化、分层随机化、协变量适应随机化等。通常情况下，首选的方式是将纳入的受试者个体采用简单的随机化方法分配到每个干预组。区组随机化是指预先确定好一个"区组"，比如 6 个人（也可以是 4 或 8 个人），在这个区组内进行随机化，对每个区组内的 6 个人进行随机化分配，是一种可以平衡对照组和试验组受试者人数的常用方法。分层区组随机化是为了确保组间与结局紧密相关的变量水平均匀分布，比如研究心血管疾病发病率的试验中，根据有无心血管疾病病史、合并心血管风险因素的个数等进行分层，因而能确保基线每组分配的受试者发生心血管疾病的风险组间均衡，也能提高小样本试验的效能。而对于受试者超过 1000 名的

大型试验中，分层随机化则获益甚微，因为随机分配可以保证基线变量的均匀分布。

盲法指为了使患者、医师或资料搜集人员不知道患者接受的是何种治疗而采用的一种程序或方法。当结局指标是主观评价的指标，如疼痛、乏力时，使用盲法尤为重要，采用盲法可以消除患者、医师和资料收集者的期望偏倚。除了一些十分客观的结局指标，如死亡和仪器自动测量的结局外，都应该尽可能对资料收集或结局评价人员采取盲法，以降低测量误差，减少信息偏倚。实施盲法可以减少进入不同研究组的患者对干预措施心理上或生理上反应的差异，也使患者更易遵守试验方案，从而减少寻求其他治疗措施的机会，也可减少失访。对实施研究的医师，盲法可避免他们对不同组别的患者区别对待，从而使随机分组获得的组间可比性在治疗和观察阶段得到维持和延续，减少可能发生的混杂和信息偏倚。

### 5. 对照的选择

治疗措施的总效应来自三方面：疾病的自然缓解、非特异性反映以及治疗措施本身的特异效果。对于临床医生来说，只要总的疗效好，能治愈疾病或缓解患者的症状、体征就行，但对于研究人员，评价一项干预措施特别是药物时，应该明确本身的特异性效应有多大。因此，为了明确某种措施的真正疗效，必须设立对照以排除因疾病自然缓解和非特异性反映所产生的效果。应设立与试验组条件相同及诊断一致的一组对象，接受某种与试验组不一样的干预措施，目的是用以与试验组结果进行对照性比较，以消除非干预措施的影响，有效地评价试验措施的真实效果。对照组不接受试验组的疗法或干预措施外，其基线情况、其他方面的试验条件、观察指标和效应标准等均与试验组相同，才具有可比性。例如，评价降压药或降脂药物的疗效，而血压和血脂的改变受到生理、心理、饮食、运动等多种因素影响，且两类药物均需长期服用，如果要评价它们的疗效，应该采用适当的对照组排除上述因素的影响，明确药物本身的特异性效应，以避免患者承受因药物带来的不必要的沉重经济负担和潜在的不良反应。

### 6. 干预的选择

干预措施可以是某种药物、某种行为干预治疗方法或是这些方面的组合。研究者在设计干预措施时应考虑如下事项：干预措施如药物的剂量、疗程，以及能达到效力和安全性最大平衡的干预频率。考虑使用单一还是联合干预措施、受试者的可接受性，以及治疗方式在实践中的可外推性也很重要。由于随机对照试验研究人力和财力耗费较大，因此，在研究问题尚未确定之前，建议是先开展观察性研究，确定研究问题后再开展随机对照试验研究。

### 7. 临床结局的评估和不良反应

随机对照试验研究中的终点指标，常见包括主要终点和次要终点、有效性终点和安全性终点等。试验通常应包括几类结局事件，以丰富研究结果并增加二次分析的可能性。但是，应将其中的一个结局设定为主要结局，以反映主要研究问题，估算样本量，并明确研究实施的优先方向。一些试验将主要结局定义为许多不同事件或测量组成的结局，称为复合结局。如果每一个结局都有重要的临床意义，每一种治疗情况起效机制是相似的，并且干预有希望减少每一种事件的发生风险时，这可能是合理的。复合结局通常比单一结局提供更高的效能，因为会有更多的事件发生。通常，采用连续变量评价结局，如血糖、胰岛功能、体重、血压、生活质量等，通常比二分类变量的结局所需要的样本量更少。以二分类变量指标，如糖尿病发生、心血管死亡等为主要结局的随机对照试验需要更多的受试对象、更长的干预时间，所需的费用也更加昂贵，但是能够直接反映和回答所提出的科学问题。

另外，研究者应该加入能识别由干预导致的不良反应（adverse effects）产生的安全性指标的测量。不良反应通常按严重程度进行分类，可能从相对较轻的症状到严重且致命的并发症。严重不良事件（serious adverse event，SAE）定义为死亡或危及生命的事件、需要住院治疗或延长住院治疗时间的事件、残疾或永久性损伤，出生缺陷，以及其他需要医疗或手术干预来防止其中一个结局发生的重要医学事件。SAE 通常必须立即报告伦理审查委员会和试验的资助者。

（陈向东　徐　锋）

## 参考文献

[1] 詹思延 . 流行病学 [M]. 8 版 . 北京：人民卫生出版社 , 2017.

[2] 王培玉 , 袁聚祥 , 马骏 . 预防医学 [M].4 版 . 北京：北京大学医学出版社 , 2018.

[3] 刘宝花 , 王培玉 , 危险因素研究中偏倚与混杂的控制 [J]. 中华健康管理学杂志 , 2011, 5(2): 115–118.

# 相 关 图 书 推 荐

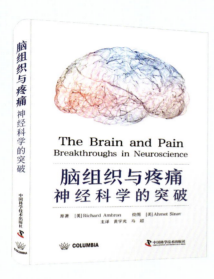

原著 ［美］Richard Ambron

主译 黄宇光 马 超

定价 218.00 元

本书引进自哥伦比亚大学出版社，是一部全面介绍脑组织与疼痛的经典指导用书。本书分为两篇，共 13 章。上篇介绍了疼痛通路的分子机制，包括神经系统的组成，疼痛的知觉和归因，疼痛的分子神经生物学，疼痛的适应、来源和分子信号；下篇介绍了大脑回路对疼痛的调节，包括疼痛的外周调节、缓解疼痛的药理学方法、大脑认知对疼痛的调节、神经矩阵的概念，以及疼痛治疗的现状等内容。本书内容先进，科学实用，指导性强，既可作为刚入门疼痛科医师的指导用书，又可作为中高级疼痛科、麻醉科医师及从事药物研发人员的参考用书。

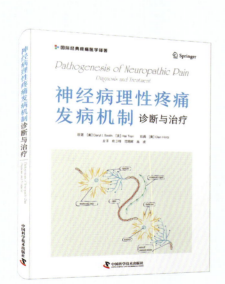

原著 ［美］Daryl I. Smith 等

主译 俞卫锋 范颖晖 高 坡

定价 229.00 元

本书引进自 Springer 出版社，是一部全面介绍神经病理性疼痛发病机制的经典著作。全书共两篇 13 章，详细阐述了神经病理性疼痛的致病性起源，介绍了目前已知的神经病变分子基础，并给临床医生提供了改善疼痛更具体、更有效的治疗方案。本书内容全面，实用性强，既可为基础研究人员研究神经病变特定分子机制提供参考，又可为临床疼痛科医生对神经病理性疼痛发病机制的进一步理解提供指导。

# 相 关 图 书 推 荐

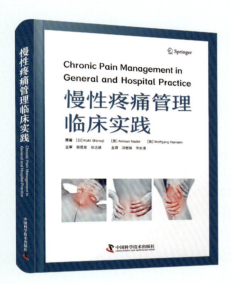

原著　[日] Koki Shimoji 等

主译　冯智英　李水清

定价　258.00 元

本书引进自 Springer 出版社，是一部全面介绍慢性疼痛管理的实用著作。全书共两篇 28 章，从疼痛的机制出发，阐述了疼痛管理技术，如神经阻滞、药物治疗、无创治疗技术和电刺激技术等，同时详细描述了常见疾病疼痛的病因、临床表现、诊断和相关疼痛管理，如头痛、背痛、四肢痛、带状疱疹后疼痛及复杂区域疼痛综合征等，为临床医生指导患者自我评估和自我管理治疗提供了独到见解。本书层次清晰，图文并茂，内容翔实，可操作性强，是临床疼痛科及相关学科医生不可多得的案头参考书。

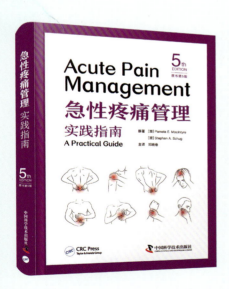

原著　[澳] Pamela E. Macintyre 等

主译　郑晓春

定价　158.00 元

本书引进自 CRC 出版社，由麻醉学与疼痛医学领域的知名专家 Pamela E. Macintyre 和 Stephan A. Schug 共同打造。全书共 17 章，将循证信息与实用指南相结合，采用生物－心理－社会和多学科的方法，从急性疼痛症状的诊断到疼痛医学的实践，全面讨论了外科和非外科环境中的急性疼痛管理方法，并详细介绍了相关药物对急性疼痛的影响。书中附有大量图表，各章均设有要点总结，内容全面，层次清晰，可为临床医生、医学生及相关的卫生工作人员提供有价值的实用信息。

# 相 关 图 书 推 荐

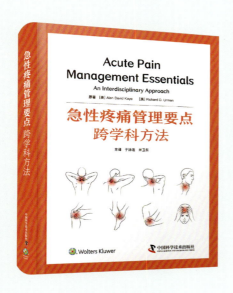

原著 [美] Alan David Kaye 等

主译 于泳浩 米卫东

定价 338.00 元

本书引进自 Wolters Kluwer 出版社，是一部全面、实用的急性疼痛管理参考书。全书共五篇 51 章，涵盖了手术疼痛和非手术疼痛的处理措施，汇集了麻醉学、外科学和其他与健康相关的专业知识，为防治复杂和快速变化的急性疼痛提供了跨学科方法。本书从疼痛管理的基本原理开始，阐述了急性疼痛的解剖学和生理学、疼痛的评估和测量、神经生物学和遗传学、急性镇痛，以及手术疼痛、术后疼痛管理服务等基本原则，并通过器官系统、患者群体和治疗模式探讨了疼痛的管理方法，为专门从事疼痛医学的麻醉医生及护理手术或非手术疼痛患者的其他学科医生和研究人员提供了宝贵资源。

出版社
官方微信二维码